国家卫生和计划生育委员会"十三五"规划教材

全国高等学校教材

供研究生护理学专业用

高级护理药理学

主 编 李小妹 陈 立

副主编 李湘萍 郭紫芬

编 者（按姓氏拼音排列）

蔡福满（温州医科大学护理学院）　　　　马雪玲（北京中医药大学护理学院）

陈 立（吉林大学护理学院）　　　　　　欧阳艳琼（武汉大学健康学院）

董银凤（南京中医药大学护理学院）　　　庹勤慧（湖南中医药大学医学院）

高东雁（大连医科大学药学院）　　　　　王 鹏（郑州大学护理学院）

郭紫芬（南华大学药学与生物科学学院）　王春梅（北华大学药学院）

李 涛（齐齐哈尔医学院基础医学院）　　王小艳（中南大学湘雅二医院）

李小寒（中国医科大学护理学院）　　　　张抗怀（西安交通大学第二附属医院）

李小妹（西安交通大学护理学院）　　　　张银萍（西安交通大学护理学院）（兼秘书）

李湘萍（北京大学护理学院）

人民卫生出版社

图书在版编目（CIP）数据

高级护理药理学 / 李小妹，陈立主编 . —北京：人民卫生出版社，2018

ISBN 978-7-117-26003-9

Ⅰ. ①高… Ⅱ. ①李… ②陈… Ⅲ. ①护理学 – 药理学 – 研究生 – 教材 Ⅳ. ①R96

中国版本图书馆 CIP 数据核字（2018）第 038995 号

| 人卫智网 | www.ipmph.com | 医学教育、学术、考试、健康，购书智慧智能综合服务平台 |
| 人卫官网 | www.pmph.com | 人卫官方资讯发布平台 |

高级护理药理学

主　　编：李小妹　陈　立
出版发行：人民卫生出版社（中继线 010-59780011）
地　　址：北京市朝阳区潘家园南里 19 号
邮　　编：100021
E - mail：pmph @ pmph.com
购书热线：010-59787592　010-59787584　010-65264830
印　　刷：北京人卫印刷厂
经　　销：新华书店
开　　本：850×1168　1/16　　印张：31
字　　数：853 千字
版　　次：2018 年 3 月第 1 版　2018 年 3 月第 1 版第 1 次印刷
标准书号：ISBN 978-7-117-26003-9/R · 26004
定　　价：92.00 元

打击盗版举报电话：010-59787491　E-mail：WQ @ pmph.com
（凡属印装质量问题请与本社市场营销中心联系退换）

第三轮修订说明

我国护理学专业研究生教育自20世纪90年代初开展以来,近年来得到了迅速发展,目前全国已有近百所学校开设护理学专业研究生教育,初步形成了由护理学博士、学术学位和专业学位硕士构成的研究生教育体系。为适应我国医疗卫生事业发展对高级护理人才的需求,在对全国护理学专业研究生教育教学情况与需求进行充分调研的基础上,在国家卫生和计划生育委员会领导下,经第三届全国高等学校护理学类专业教材评审委员会的审议和规划,人民卫生出版社于2016年1月进行了全国高等学校护理学类专业教材评审委员会的换届工作,同时启动全国高等学校研究生护理学专业第三轮规划教材的修订工作。

本轮教材修订得到全国高等学校从事护理学研究生教育教师的积极响应和大力支持,在结合调研结果和我国护理学高等教育的特点及发展趋势的基础上,第四届全国高等学校护理学类专业教材建设指导委员会确定第三轮研究生教材修订的指导思想为:**遵循科学性、前沿性、开放性、研究性、实践性、精约性**的教材编写要求,符合研究生培养目标和教学特点,具有护理学学科和专业特色。

本轮教材的编写原则为:

1. **紧扣护理学专业研究生的培养目标** 教材从内容的选择、深度和广度的规划,到编写方式的设计等应服务于护理学专业研究生层次人才培养目标的要求。

2. **凸显护理学科的科学性和人文性** 教材应反映具有护理学科特色的知识体系,注重科学思维和人文精神的融合,同时要反映国内外护理学及相关学科的学术研究成果和最新动态,把学生带到学科的发展前沿。

3. **体现研究生的教学和学习特点** 研究生的教学方法和内容具有研究性、拓展性的特点,学生的学习过程具有自主性、探索性的特点。因此研究生教材的内容和呈现方式不仅应具有科学性,而且应具备创新性、专业性、前沿性和引导性。

本套教材采取新型编写模式,借助扫描二维码形式,帮助教材使用者在移动终端共享与教材配套的优质数字资源,实现纸媒教材与富媒体资源的融合。

全套教材共 11 种,于 2018 年 7 月前由人民卫生出版社出版,供各院校研究生护理学专业使用。

人民卫生出版社

2017 年 12 月

获取图书网络增值服务的步骤说明

❶——▪ 扫描封底圆形图标中的二维码,登录图书增值服务激活平台。

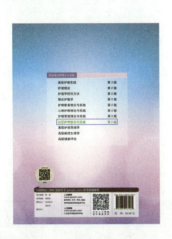

❷——▪ 刮开并输入激活码,激活增值服务。

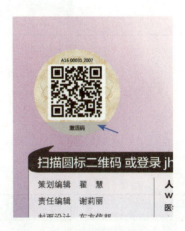

❸——▪ 下载"人卫图书增值"客户端。

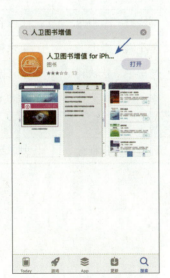

❹——▪ 使用客户端"扫码"功能,扫描图书中二维码即可快速查看网络增值服务内容。

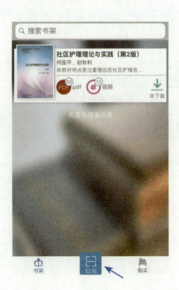

国家卫生和计划生育委员会"十三五"规划教材
全国高等学校研究生护理学专业规划教材

第三轮研究生护理学专业教材目录

序号	教材	版次	主审	主编	副主编
1	高级护理实践	第3版		黄金月　夏海鸥	李惠玲　赵丽萍
2	护理理论	第2版	姜安丽	袁长蓉　蒋晓莲	刘明　颜君
3	护理学研究方法	第2版		李峥　刘宇	李巍　刘可
4	循证护理学	第2版		胡雁　郝玉芳	李晓玲　袁浩斌
5	护理教育理论与实践	第2版	夏海鸥	孙宏玉　范秀珍	沈翠珍　万丽红
6	心理护理理论与实践	第2版		刘晓虹　李小妹	王维利　赵海平
7	护理管理理论与实践	第2版		姜小鹰　李继平	谌永毅　江智霞
8	社区护理理论与实践	第2版		何国平　赵秋利	王健　刘喜文
9	高级护理药理学	第1版		李小妹　陈立	李湘萍　郭紫芬
10	高级病理生理学	第1版	吴立玲	赵岳　杨惠玲	徐月清　王娅兰
11	高级健康评估	第1版		孙玉梅　章雅青	尹志勤　陈垦

教材建设指导委员会名单

顾　　问：	周　军	中日友好医院
	李秀华	中华护理学会
	么　莉	国家卫生计生委医院管理研究所护理中心
	姜小鹰	福建医科大学护理学院
	吴欣娟	北京协和医院
	郑修霞	北京大学护理学院
	黄金月	香港理工大学护理学院
	李秋洁	哈尔滨医科大学护理学院
	娄凤兰	山东大学护理学院
	王惠珍	南方医科大学护理学院
	何国平	中南大学护理学院
主 任 委 员：	尤黎明	中山大学护理学院
	姜安丽	第二军医大学护理学院
副主任委员：	安力彬	大连大学护理学院
（按姓氏拼音排序）	崔　焱	南京医科大学护理学院
	段志光	山西医科大学
	胡　雁	复旦大学护理学院
	李继平	四川大学华西护理学院
	李小寒	中国医科大学护理学院
	李小妹	西安交通大学护理学院

刘华平	北京协和医学院护理学院
陆　虹	北京大学护理学院
孙宏玉	北京大学护理学院
孙秋华	浙江中医药大学
吴　瑛	首都医科大学护理学院
徐桂华	南京中医药大学
殷　磊	澳门理工学院
章雅青	上海交通大学护理学院
赵　岳	天津医科大学护理学院

常 务 委 员：
（按姓氏拼音排序）

曹枫林	山东大学护理学院
郭桂芳	北京大学护理学院
郝玉芳	北京中医药大学护理学院
罗碧如	四川大学华西护理学院
尚少梅	北京大学护理学院
唐四元	中南大学湘雅护理学院
夏海鸥	复旦大学护理学院
熊云新	广西广播电视大学
仰曙芬	哈尔滨医科大学护理学院
于　睿	辽宁中医药大学护理学院
张先庚	成都中医药大学护理学院

研究生教材评审委员会名单

指 导 主 委：	姜安丽	第二军医大学护理学院
主 任 委 员：	胡 雁	复旦大学护理学院
	刘华平	北京协和医学院护理学院
副主任委员：	李小寒	中国医科大学护理学院
	赵 岳	天津医科大学护理学院
	尚少梅	北京大学护理学院
委　　 员：	曹梅娟	杭州师范大学护理学院
（按姓氏拼音排序）	陈 立	吉林大学护理学院
	单伟颖	承德医学院护理学院
	甘秀妮	重庆医科大学附属第二医院
	韩世范	山西医科大学第一医院
	胡秀英	四川大学华西护理学院
	李 津	西安交通大学护理学院
	李丽萍	上海中医药大学护理学院
	刘 明	澳门理工学院
	刘化侠	泰山医学院护理学院
	毛 靖	华中科技大学同济医学院护理学院
	莫新少	广西医科大学护理学院
	沈翠珍	浙江中医药大学护理学院
	王爱红	南京中医药大学护理学院

王红红　　中南大学湘雅护理学院

王维利　　安徽医科大学护理学院

肖惠敏　　福建医科大学护理学院

徐莎莎　　第四军医大学护理学院

袁长蓉　　第二军医大学护理学院

张俊娥　　中山大学护理学院

张立力　　南方医科大学护理学院

赵秋利　　哈尔滨医科大学护理学院

朱京慈　　第三军医大学护理学院

朱小平　　武汉大学中南医院

秘　　书　邢唯杰　　复旦大学护理学院

于明明　　北京协和医学院护理学院

数字教材评审委员会名单

指 导 主 委： 段志光 山西医科大学

主 任 委 员： 孙宏玉 北京大学护理学院

章雅青 上海交通大学护理学院

副 主 任 委 员： 仰曙芬 哈尔滨医科大学护理学院

熊云新 广西广播电视大学

曹枫林 山东大学护理学院

委 员： 柏亚妹 南京中医药大学护理学院

（按姓氏拼音排序）

陈 嘉 中南大学湘雅护理学院

陈 燕 湖南中医药大学护理学院

陈晓莉 武汉大学 HOPE 护理学院

郭爱敏 北京协和医学院护理学院

洪芳芳 桂林医学院护理学院

鞠 梅 西南医科大学护理学院

蓝宇涛 广东药科大学护理学院

李 峰 吉林大学护理学院

李 强 齐齐哈尔医学院护理学院

李彩福 延边大学护理学院

李春卉 吉林医药学院

李芳芳 第二军医大学护理学院

李文涛 大连大学护理学院

李小萍　　四川大学护理学院

孟庆慧　　潍坊医学院护理学院

商临萍　　山西医科大学护理学院

史铁英　　大连医科大学附属第一医院

万丽红　　中山大学护理学院

王桂云　　山东协和学院护理学院

谢　晖　　蚌埠医学院护理学系

许　勤　　南京医科大学护理学院

颜巧元　　华中科技大学护理学院

张　艳　　郑州大学护理学院

周　洁　　上海中医药大学护理学院

庄嘉元　　福建医科大学护理学院

秘　　书　杨　萍　　北京大学护理学院

范宇莹　　哈尔滨医科大学护理学院

吴觉敏　　上海交通大学护理学院

网络增值服务编者名单

主　编　李小妹　张银萍

副主编　陈　立　李湘萍　郭紫芬

编　者（按照姓氏拼音排列）

陈　立（吉林大学护理学院）　　　　　　　　欧阳艳琼（武汉大学健康学院）

董银凤（南京中医药大学护理学院）　　　　　孙瑞阳（北京中医药大学大学护理学院）

高东雁（大连医科大学药学院）　　　　　　　王　鹏（郑州大学护理学院）

关凤英（吉林大学基础医学院）　　　　　　　王　娜（西安交通大学第二附属医院）

郭紫芬（南华大学药学与生物科学学院）　　　王春梅（北华大学药学院）

李小寒（中国医科大学护理学院）　　　　　　王小艳（中南大学湘雅二医院）

李小妹（西安交通大学护理学院）　　　　　　王玉春（齐齐哈尔医学院国际教育学院）

李湘萍（北京大学护理学院）　　　　　　　　张银萍（西安交通大学护理学院）

刘惠敏（湖南中医药大学临床技能中心）

主编简介

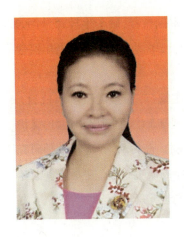

李小妹，教授，博士生导师，陕西省教学名师，西安交通大学医学部护理学系主任。澳大利亚拉托贝大学护理心理学学士，泰国清迈大学护理学硕士，西安交通大学流行病与卫生统计学博士。教育部医学硕士专业学位研究生指导委员会委员，教育部高等学校护理教学指导委员会委员，国家卫生计生委护士注册考试专家委员会委员，全国高等学校护理学教材评审委员会副主任委员，本科教材评审委员会主任委员。国家卫生计生委突发公共卫生事件国家级应急专家，国家卫生计生委科教司护理项目专家库专家，中华护理学会教育委员会副主任委员，中国心理学会护理心理学专业委员会副主任委员。全国高等医学教育学会护理教育分会副理事长。International Journal of Nursing Science 副主编，英国 Nursing Education in Practice 编委，日本 Nursing and Health Science 编委等。

主要研究领域包括护理教育、心理护理、肿瘤护理等。分别获得了国家自然科学基金会、世界卫生组织、美国中华医学基金会（CMB）、欧盟、世界助老会等国内外组织的资助共13项，资金约950万元。曾多次获得省级、校级科研和教学成果及教材奖，发表专业论文100余篇，其中SCI 10篇，主编及副主编卫计委及教育部规划教材10本，专著5本。

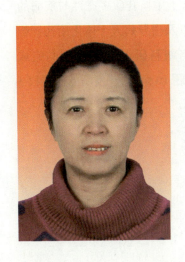

陈立，教授，博士生导师，现任吉林大学护理学院院长，吉林省护理学会教育分会主任委员，中国药理学会理事，吉林省药理学会理事长，吉林省护理与康复工程实验室主任，吉林省纳米医学工程实验室主任，吉林省新药临床前药理评价科技创新中心主任。曾获吉林省学科领军教授、长春市第六批突出贡献专家、吉林省优秀海外归国人才学术贡献奖、宝钢优秀教师等荣誉称号。

主要从事慢性疾病发病机制，护理及药物干预研究，主编国家级教材3部，副主编2部，参编教材12部，1部主编教材获得中国大学出版社图书优秀教材二等奖。承担国家自然科学基金项目6项，省部级科研项目10余项，横向科研项目7项，省部级教改项目3项，校级教改项目4项，累计经费600余万元，获吉林省自然科学学术成果二等奖1项，国家发明专利1项。发表论文70余篇，其中SCI论文56篇。

副主编简介

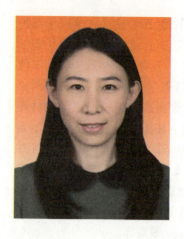

　　李湘萍，北京大学护理学院内外科教研室副教授，硕士生导师。1999年毕业于北京大学医学部。中华护理学会会员，中国老年学学会老年医学青年委员会常务委员兼副总干事。

　　从事护理药理学教学10余年，近5年曾主编《临床护理药理学(成教)》(北京大学医学出版社)、副主编《临床护用药理学》(人民卫生出版社)、《护用药理学》(北京大学医学出版社)等专业教材。获得CMB青年教师研究基金支持完成了慢性疾病出院病人用药差异的研究课题，主要从事老年护理、慢性疾病的延续性护理及用药差异的护理研究。

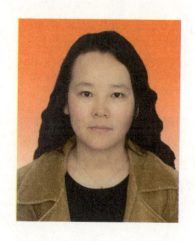

　　郭紫芬，博士，教授，硕士生导师，南华大学药理教研室主任中国药理学会会员，湖南省生理科学会青年委员会委员，湖南省普通高校青年骨干教师。

　　主要研究方向为分子药理学，长期致力于单核苷酸多态性与疾病的基因诊断研究，从而对疾病进行预警、诊断以及指导病人个体化用药。曾主持国家自然科学基金、湖南省科技厅等各级科研项目多项，参与完成863计划与国家自然科学基金等各级科研课题10余项，获发明专利授权1项，在国内外优秀期刊发表学术论文30余篇。

前　言

高级护理药理学是护理硕士专业学位的重要专业基础课程。本教材的主要目的是帮助学生掌握临床常用药物治疗相关的护理知识与技能，以便其在将来的临床专科护理实践中，能够熟悉临床常用药物的用法，应用相关知识有效地指导病人合理安全用药，观察用药效果及不良反应，并对病人进行药物治疗方面的健康教育。本教材的重点是培养学生解决临床用药过程中护理问题的能力，为将来作为专科护士对病人进行临床用药全面管理奠定坚实的基础。

按照全国高等学校护理学类专业教材建设指导委员会所制定的护理学专业研究生规划教材编写要求，考虑到本课程在护理硕士专业学位课程体系中的特殊地位与功能，本教材在充分了解国内外同类教材的基础上，调研了解护理硕士专业学位毕业生的岗位需求，重点介绍了临床常见疾病常用药物的用法、用量，药物的作用原理、代谢特点和不良反应，以及用药护理要点等内容。

本教材涉及临床药理学、临床药剂学、药物治疗学、护理学等多门学科的专业知识，同时注重临床合理安全用药及用药护理知识。主要内容包括总论、安全合理用药、心血管疾病药物治疗、呼吸系统疾病药物治疗、消化系统疾病药物治疗、泌尿系统疾病药物治疗、免疫性疾病药物治疗、神经系统疾病药物治疗、心理和精神障碍药物治疗、内分泌和代谢性疾病药物治疗、血液系统疾病药物治疗、皮肤病药物治疗、特殊感染性疾病药物治疗、肿瘤药物治疗、女性健康用药及健康促进相关用药共16章。本书力求从实际出发，内容及文字简明、详略得当，安排合理，重点突出。

本版教材在整体上除教材正文外，设置了3个内容：一是在每章正文前列出学习要求，与正文中的重点、难点内容相呼应，使学生对本章学习内容与要求能够心中有数；其次，在每章结束后有中英文要点提示，对本章内容进行简要归纳总结，以强化学生的学习效果；再次，以案例与思考、知识拓展、科学证据、经验分享等形式引入课外阅读内容，其目的是拓展学生的思维，并激发其学习兴趣。此外，本教材配有丰富的数字资源，包括配套习题集和多媒体课件，对教材学习和使用提供参考及引导。

本教材在编写过程中，各位编者克服重重困难，真诚合作，在此表示衷心的感谢！

　　由于我国护理硕士专业学位毕业生的就业范围与国外有一定的差别,如我国专科护士尚没有处方权,国内能够参考与收集的资料又非常有限,加之编者知识水平的限制,难免会有疏漏之处,敬请使用本教材的各位老师、同学、读者及护理界的同仁不吝指正,以使本教材能够不断完善。

李小妹　陈　立

2017 年 12 月

目　录

第一章 总 论

学习目标

学生在学习完本章内容之后能够：

认识与记忆：

1. 简述药物治疗学的概念。
2. 了解药物治疗学的阶段。
3. 阐述药物治疗中护士的作用。

理解与分析：

1. 掌握药代动力学的四个过程。
2. 举例阐述药代动力学的常用名词。
3. 掌握何谓药效动力学。
4. 解释药物如何在体内发挥疗效。

综合与运用：

1. 用一个案例说明护士在药物治疗学中发挥的作用。
2. 通过文献查阅，简述国内外专科护士在药物治疗中的职责有什么不同。

　　药物治疗是疾病治疗及健康促进的重要组成部分。据统计，医院门诊及住院病人75%以上均需接受药物治疗。药物治疗的疗效及安全性不仅取决于医生合理的治疗方案，更取决于作为药物治疗实施者及监护者的护士，其严谨的工作态度、科学的执行力度以及对医药知识的掌握程度，都将影响临床药物治疗的效果。专科护士只有完全掌握药物治疗学的基本理论及相关知识，才能及时评估药物的作用及副作用，指导病人安全合理用药。因此，药物治疗学是护理学专业硕士临床工作中必需的知识储备。本章将从护理的角度介绍药物治疗学基本概念和内容，重点强调药效及药物在体内的作用过程，为学生后面各章节的学习做好理论铺垫。

阅读笔记

第一节　概　　述

对护理学专业硕士毕业的临床护士,全面掌握药物治疗的知识,不仅有利于个人在临床实践中观察及指导病人用药,进行安全、恰当、有效的药物治疗,提高病人对药物治疗的依从性,也有利于其他临床护士对病人进行临床用药的指导。

一、药物治疗学及护理药物治疗学的概念

(一) 药物治疗学

药物治疗学(pharmacotherapeutics)是以临床疾病为系统,在药理学、临床药理学的基础上,以疾病的病因和发病机制为基础,研究药物作用和机制,并根据病人的病理、生理和遗传特征,结合药物的经济学特点,研究如何选用适当药物、适当剂量、适当用药时间和疗程,制订和实施个体化的药物治疗方案,以获得最佳治疗效果,并承受最低治疗风险的学科。

药物从进入人体到发挥其治疗作用,此过程分为几个阶段。首先,药物以不同制剂形式,通过不同给药途径,被机体吸收进入体内,这是药物治疗最初的生物制剂学(biopharmaceutics)阶段;进入体内的药物随着血液分布到各脏器组织,到达病变部位,使该部位的药物浓度达到能起到治疗作用的有效浓度,并维持一定时间后逐渐消除,此阶段为药代动力学(pharmacokinetics)阶段;药物到达靶组织后,一般通过与组织细胞内受体结合,发挥其药理作用,此阶段为为药效动力学(pharmacodynamics)阶段;药物通过其药理作用对病变部位或疾病的病理生理过程产生影响,从而转变为治疗效应,产生治疗作用,为药物的治疗学阶段(therapeutics)(图 1-1)。

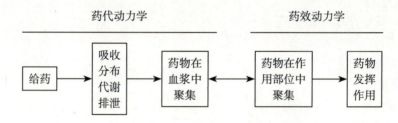

图 1-1　药代动力学与药效动力学的关系

药物的治疗阶段是临床医生和护士最关心的问题。一般情况下,有药理效应的药物应有相应的治疗效应,但有时不一定能取得满意的治疗效果,这与前几个治疗阶段的影响有关:可能是药物在病变部位未达到有效浓度,也可能是疾病病理、生理及其动态变化的影响,还可能是每个病人的个体差异所致。因此,要提高药物的治疗效果,必须对疾病、机体、药物三者之间的相互作用做出恰当的分析和判断。

(二) 护理药物治疗学

目前,尚无公认的护理药物治疗学的定义及概念,根据药物治疗及护士在临床药物治疗中的作用,本教材将护理药物治疗学(nursing pharmacotherapeutics)定义为:将临床药物治疗学和护理学专业特点紧密结合,从护理的角度研究药物治疗的一门应用性学科。内容涉及临床药理学、临床药剂学、药物化学、药物治疗学和护理学等多门学科。其重点内容不是强调药理学基础知识,而是注重药物在临床的合理应用,使药物达到最好的治疗效果,保证病人良好的依从性及用药安全。

二、药物治疗学的内容和任务

(一) 药物治疗学的内容

药物治疗学是研究合理选用药物预防、治疗疾病的理论和方法的一门学科,其核心内容是合理用药。合理用药是指以当代药物和疾病的系统知识和理论为基础,安全、有效、经济、适当地使用药物。安全性是指药物在正常剂量下不会造成严重危害;有效性是指药物的治疗效果必须确切;经济性是指消耗最低的药物治疗成本、实现最佳的治疗效果,达到最合理的效价比;适当性是指将适当的药物、以适当的剂量、在适当的时间、经适当的途径、给适当的病人,使用适当的疗程,达到适当的治疗目标。

合理用药的判断标准包括:①按照药物的适应证选择药物,药物的药理作用能针对疾病的病因和病理生理改变;②所选用的药物对病人具备有效、安全、经济、适当4个方面的要素;③在明确遗传多态性与药物反应多态性的基础上,采用个体化给药方案,确定临床用药的剂量、用法、疗程、药物调剂配伍恰当;④病人应无禁忌证,所选用的药物对病人引发不良反应的可能性最低或易于控制、纠正;⑤病人对临床所用的药物具有良好的依从性。

(二) 药物治疗学的任务

药物治疗学在传统的药理学和临床医学之间起衔接作用,其主要任务包括3个方面:①研究如何依据疾病的病因和发病机制、病人的个体差异、药物的作用特点等,对病人实施合理用药;②研究药物对机体作用的各种影响因素;③研究药物之间的相互作用如何影响药物反应。

三、护士在药物治疗中的作用

在临床工作的团队中,护士与病人的接触最为密切,可及时观察与评估药物的作用及副作用,必要时给予及时干预。护士也是病人药物治疗安全的守护者,全面扎实的药物治疗知识,可帮助护士及时发现和纠正医生所开处方的错误,在执行医嘱过程中发现药物治疗所存在的问题,是保障病人用药安全、防止用药差错的最后防线。专科护士在药物治疗中的作用可以概括为以下五个方面。

(一) 用药前充分了解病人的相关情况,为合理用药提供基本资料

专科护士在用药前需要对病人进行全面系统的评估,不仅需要对病人的病情和检查结果有全面的了解,而且需要评估病人的社会心理状况及自我照顾能力。因为病人的社会经济状况、社会心理、文化等多方面的因素会影响药物的选择及治疗效果。通过全面收集资料并分析,可以判断其可能的治疗效果、不良反应、以及是否存在影响治疗效果的危险因素,如是否为特殊病人(孕妇、老人、幼儿、新生儿等),有无肝肾功能的损害,有无药物过敏史,需要服用的药物是否种类繁多,药物之间有无配伍禁忌或协同作用,有无使用镇静催眠药或降糖药等易出现问题的药物,既往是否出现过药物不良反应,是否存在遗传危险因素等。

Box 1-1【知识拓展】

药物经济学分析方法 (pharmacoeconomics)

• 最小成本分析 (cost minimization analysis,CMA) 是成本效果分析的一种特例,它是在临床效果完全相同的情况下,比较两个或多个药物治疗方案间的的成本差异。由于它要求药物的临床治疗效果,包括疗效、副作用、持续时间完全相同,所以应用范围较局限。

- 成本效果分析（cost effectiveness analysis，CEA）是较为完备的综合经济评价形式之一，主要比较健康效果差别和成本差别，其结果以单位健康效果增加所需成本值（即成本效果分析比值）表示。其特点是治疗结果不用货币单位来表示，而采用临床指标，如抢救病人数、延长的生命年、治愈率等。
- 成本效用分析（cost utility analysis，CUA）是成本效果分析的发展，是在结合考虑用药者意愿、偏好和生活质量的基础上，比较不同治疗方案的经济合理性。
- 成本效益分析（cost benefit analysis，CBA）是比较单个或多个药物治疗方案之间或其他干预措施所耗费的全部成本和由此产生的结果价值（效益）的一种方法，它要求成本和效益均用货币来表示。

（二）给药过程中注重各个环节，防止治疗中各种差错事故的发生

专科护士在给药时，需要注重3个环节：①用药前仔细阅读医嘱，有不清楚的地方及时与医生核对，做好对处方的审查；核对内容包括病人姓名、床号、疾病名称、药物名称、药物剂量、浓度、给药时间、给药途径等，并核对剂量计算方法是否正确。②熟知药物知识，杜绝治疗差错；熟悉临床用药的相关知识，因为用一种药物在治疗不同疾病时用量可能不同；同一种药物可能具有不同的剂型，不同剂型给药剂量会有所差异。同时，某些静脉注射的药物若渗出血管可引起局部损伤，应掌握发生意外时要采取哪些措施。③防止药物配伍禁忌：除对药物性质、已有报道的注射药物配伍资料、影响药物稳定性等因素有深入了解。除此，还需遵守以下原则：根据药物性质选择适宜的载体溶媒；在药物配伍时一次只加一种药物到输液瓶中，充分混匀后，检查有无可见的变化，再加入另一种注射药物，并重复相同的操作和检查；两种药物在同一输液瓶中配伍时，先加浓度较高者，再加浓度较低者；有色的注射用药应最后加入，以防有细小沉淀时不易被发现；注射用药配制结束后应尽快使用。

（三）随时监测病情变化和药物治疗效果，为医生调整治疗方案提供依据

护士与病人接触最为密切，对病人病情变化观察最为直接，所提供的资料最为真实可靠。为了更好地观察药物疗效，护士在对病人所使用的药物充分了解的基础上，仔细观察病人药物治疗效果的反应、起效时间、有无不良反应等。

（四）促进病人治疗的依从性

护士与病人长期接触并建立起良好的护患关系，可明确病人治疗的依从性及其影响因素，从而采取针对性措施提高病人治疗的依从性。如针对老年人用药依从性差的问题，护士可与医生沟通，尽可能简化用药方案，调整用药时间以适应老人的生活习惯；用药方法的书写要清楚，字体要大而清晰；制订药物的治疗方案时，特别对长期用药的病人，需要考虑到病人的经济承受能力，才能提高其依从性；通过书面和语言两种方式，简要清楚地向病人或其照顾者讲明治疗计划和用药方法；初次使用的药物或药物用法有所改变时，可通过用药日记、特殊药盒标记、手机定时提醒等方式，帮助病人及时、正确用药，并记录自己的用药情况。

（五）用药的健康教育

对病人进行用药的健康教育，可极大促进药物的治疗效果，提高依从性，保障药物治疗的安全性。用药健康教育的方法可以是口头阐述或书面表达，其内容涵盖了用药知识的各个方面，主要包括：①告知病人所用药物的名称，最好是药物的通用名称，以及药物所属类别；②告知病人准确的用药剂量和用药时间；③教会病人正确的用药方法；④使病人了解疗效出现的表现和时间；⑤教会病人使用增强药物疗效的非药物治疗方法；⑥告诉病人停药的时间；⑦告诉病人所用药物的不良反应以及减轻不适和损害的方法。

(六) 新药研发

新药研发从最初的实验室中先导化合物的确定、优化、临床试验,到最终摆放到药柜销售,平均需要花费 15 年的时间。在新药研发的过程中,临床试验是不可缺少而又极其重要的阶段。新药临床研究者通过试验,掌握人体对新药的耐受程度、新药的药代动力学指标以及药物安全性、有效性的研究数据,为药品上市提供必要的临床依据。药品是一种密切关系人类生命和健康的特殊商品,因此必须保证药品的安全性、有效性和质量控制,切实保障用药安全,维护人们促进健康和安全用药的合法权益。研究护士作为新药临床试验中必不可少的研究者之一,承担着重要的工作职责。

Box 1-2【知识拓展】

美国 FDA 新药研制批准程序

- 临床前试验 将一个新发现的化合物经过实验室和动物试验,证明该化合物针对特定目标疾病具有生物活性,并评估该化合物的安全性。
- 新药临床研究申请 当一个化合物通过了临床前试验后,需要向食品和药物管理局(Food and Drugs Administration,FDA)提交新药临床研究申请,以便可以将该化合物应用于人体试验。
- 一期临床试验 需征集 20~80 名正常且健康的志愿者进行试验研究。目的是通过试验获得该药物的安全性资料,以及其吸收、分布、代谢和排泄、药效持续时间的数据和资料。
- 二期临床试验 需要征集 100~300 名相关病人进行试验,目的是获得药物治疗的有效性资料。
- 三期临床试验 需 1000~5000 名临床和住院病人,该阶段试验一般采取多中心,在医生的严格监控下,进一步获得该药物的有效性资料和鉴定不良反应,以及与其他药物的相互作用关系。

研究护士(study nurse/research nurse),又称研究协调员(clinical research coordinator,CRC),在欧美作为临床研究中的一员和一项专门的职业已有 30 多年的历史。专职研究护士的参与可以在药品管理、标本采集、资料收集、数据录入、病人随访及临床试验过程中起着重要的协调和管理作用。除不能直接对病人进行临床诊断与治疗外,CRC 的工作范围涉及临床试验的其他各个方面。研究护士有专门的标准操作流程,保证试验过程方案和临床管理规范,降低了医生的研究工作难度,提高了临床试验的质量;研究护士有完善的研究护士培训及认证机构;研究护士的雇佣方式多样,一般大型医疗机构试验项目多,可长期雇佣研究护士;小型机构或诊所可互相合作共同雇佣,在有试验项目时临时从临床试验管理单位雇佣研究护士。我国目前虽然没有专门的研究护士,但很多大型医院都对参与临床研究的护士进行一定的培训。

研究护士的角色除了病人的直接照顾者、咨询师、技术顾问和病情观察者、不同专业科室的联络者外,在临床试验中,更是学习者、执行者、教育者、管理者、资料收集者、资料录入者和协调者,在临床试验中占据重要的中心地位。

1. 学习者 研究护士首先应是一名具有评判性思维能力的学习者。研究护士上岗前要学习药物临床试验质量管理规范(good clinical practice,GCP)和标准操作规程(standard operating procedure,SOP)。参加临床试验启动前的研究者会议,在学习及充分了解临床试验设计的基础上,根据个人临床试验的经验,对新试验方案的可操作性,实施过程中可能出现的问题,以及如何在方案中规避这些问题提出自己的见解。

临床试验启动前,研究护士必须认真阅读研究者手册,了解试验的背景及研究目的,熟悉试验方案和受试者的入组和排除条件,掌握试验药物的药理作用、药物的特殊性质及保存条件,掌握药物已知的毒理作用和不良反应,学习识别药物不良反应,掌握标本的采集方法,熟练掌握各项抢救仪器的操作程序,以应对可能发生的紧急情况,保护受试者的安全。

2. 执行者　在临床试验过程中,研究护士要严格执行药物临床试验质量管理规范和标准操作规程。严格按照试验方案进行操作和管理,未获得申办方和主要研究者的同意,不得擅自修改方案。若试验方案有新的修改,需经过伦理委员会审批后,才能依照执行。

协助建立防范和处理临床试验中受试者损害及突发事件的预案,包括:①各种急救及护理方案,如心搏骤停、过敏性休克、药物中毒等抢救标准操作规程;②人力、物力、通信、交通等保障措施;③严重药物不良反应的处理及报告流程,同时组织医护人员学习,要求熟练掌握。

3. 教育者　临床实验过程中,研究护士要对受试者进行健康教育,向受试者说明试验的目的、过程和方法,各项检查的配合注意事项、受试者的收益和可能发生的风险。告知受试者有权在试验的任何阶段随时退出试验,而不会受到歧视或报复,其医疗待遇和权利不会受到影响,其所有的资料将会严格保密,使受试者对药物临床试验有一定的认识,能够在临床试验过程中给予较好的配合。同时研究护士需要对临床护士进行知识培训,提高其对临床试验的理解和认知。

4. 管理者　研究护士需要进行药品管理、受试者的管理、设备管理、文件管理和财务管理。

(1) 药品管理:临床试验启动后,研究护士需要接收试验药品,与专职试验药师协作,确保药物储存环境符合要求,将未用或备用的药物暂存于专柜或冰箱上锁。做好相关信息的登记,包括领用人、日期、药物名称、数量、剂量等。研究中,研究护士凭研究医生的处方向专职试验药师取药。核对所取药物的名称、剂量、生产日期、失效日期,确认无误后签名。试验药物包装需标记上病人的入组编号及给药日期,给药时研究护士要仔细核对医嘱,确保剂量与用法符合试验方案,按要求控制给药时间,并严密监测是否有药物不良反应发生。口服给药时,研究护士应协助病人服下试验药物,避免病人可能出现的作弊行为,如呕吐。如发生作弊行为,应及时报告医生,判断是否需要补服药物,以保证剂量准确。另外,定期清点试验药品,以保证有足够的储备量,及时将过期和剩余的药品回收,归还试验申办方统一销毁。

(2) 受试者管理:根据不同的试验方案,对受试者进行住院或门诊管理。住院期间需要及时与主治医生协调,计算受试者治疗时间和治疗剂量。病人治疗完成出院后,需要进行门诊访视。安排好病人的访视时间,为病人写好详细访视计划和安排的便签,以便病人的配合。对于门诊口服药物治疗的病人,根据治疗周期情况,一次制定一个周期或两个周期的访视计划和安排,包括各种检查的预约时间,以减少就诊挂号次数,减轻受试者及家属的负担。

(3) 设备管理:临床试验中除了病房必备的急救设备外,申办方提供的设备一般包括试验文件柜,密码生成器、密码信封,心电图机,填表或专用的电脑。研究护士要妥善保管,尤其是密码生成器和密码信封,没有授权的人员不得接触。心电图机要定期检查,充电,保持备用状态。专用电脑不得随意装入其他相关软件,除了临床试验使用外,不得存储其他文件,不得随意连接其他存储设备,以防病毒入侵。

(4) 文件管理:临床试验的文件管理贯穿于整个临床试验的始终,包括准备阶段、进行阶段和试验完成阶段。

1) 临床试验准备阶段:此阶段需要管理的文件包括研究者手册、试验方案及其修正案、病例报告表(样表)、知情同意书、财务规定、研究协议(研究者、申办者、合同研究组织)、伦理委员会批件、伦理委员会成员表、临床试验申请表、临床前实验室资料、国家食品药品监督管理局批件、研究者履历及相关文件、临床试验有关的实验室检测正常值范围、医学或实验室操作的质

阅读笔记

控证明、试验用药品的标签、试验用药品与试验相关物资的运货单、试验药物的药检证明、设盲试验的破盲规程、总随机表、监查报告等。

2）临床试验进行阶段：试验进行阶段需要管理的文件包括研究者手册更新件,其他更新的文件（方案、病例报告表、知情同意书、书面情况通知）,更新的研究者履历、医学、实验室检查的正常值范围,试验用药品与试验相关物资的运货单、新批号试验药物的药检证明、监查员访视报告、已签名的知情同意书、原始医疗文件、病例报告表（已填写,签名,注明日期）、研究者致申办者的严重不良事件报告、临床试验保存文件、申办者致药品监督管理局、伦理委员会的严重不良事件报告中期或年度报告、受试者鉴认代码表、受试者筛选表与入选表、试验用药品登记表、研究者签名样张等。

3）临床试验完成后需要管理的文件包括试验药物销毁证明、完成试验受试者编码目录、稽查证明件、最终监查报告、治疗分配与破盲证明、试验完成报告（致伦理委员会、国家食品药品监督管理局）、总结报告等。

（5）财务管理：虽然临床试验的所有经费都从医院或研究基地的账户流通,但是研究护士在试验准备阶段就需要进行财务管理,包括根据研究方案进行财务合同的拟定、修改和最终签订。试验过程中,需要根据签订的合同对受试者的相关费用进行减免或报销,发放交通和营养补贴,及时根据入组情况与试验申办方联系后续研究经费的补充。试验结束时要跟药理基地和申办方一起将所有的经费结清,以便完成最终的总结报告。

5. 资料收集者　受试者每次随访接触的第一个对象为研究护士,护士通过与受试者的沟通和交流,获得其相关资料,包括测得的生命体征,相关检验、检查报告,服药日记,生活质量问卷、疼痛问卷和疗效评价表的评分,血样、病理标本,医嘱单或输液单,外院诊断或治疗的病历复印件等等。同时协助研究医生了解和评估药物不良反应的严重程度、不良事件的起始时间及相应的合并用药,以及受试者的主观感受,以便根据具体情况进行相应的健康宣教和心理护理。对于出组的受试者仍然需要随访其后续治疗情况和生存情况。因此,研究护士资料收集者的角色也是贯穿于临床试验的始终。

6. 数据录入者　数据录入是研究护士工作中技术含量最低,但又最耗时的一项工作。随着每个试验单位接的临床试验量的增加,这部分工作常常难以在规定的时间内完成,势必影响临床试验数据的总结、分析。因此,作为申办方和主要研究者需要进一步协商来解决这方面的问题。比如,有的临床试验外聘专门的研究护士,协助本单位研究护士的工作。另外有些大的研究中心,自己外聘数据录入员来完成数据录入的工作,从而减轻研究护士的工作负担,专心完成其他管理工作。

7. 协调者　在临床试验过程中,研究护士始终在协调各个方面的关系,因此又称研究协调员。首先协调临床药理基地、伦理委员会、主要研究者和申办方各方的关系,从而顺利完成临床试验的审批和启动工作。试验启动后,为了完成各项随访工作,需要进一步协调医院相关科室的工作,包括病理科、检验科、影像科、财务、住院处和急诊等等。同时还要协调受试者和主要研究者、研究医生、住院总、临床护士等的关系。

（李小妹　蔡福满）

第二节　药物代谢动力学

药代动力学能够指导临床药学、临床药理学、制剂学等学科的实验设计和数据处理,对新药研制、药物制剂的体内质量控制、尤其是临床合理用药具有重要的实用价值。对专科护士来讲,学习药物代谢动力学必须理解病人身体与药物之间的关系,不仅要知道药物对身体起什么作用,而且要知道身体对药物产生哪些影响,这些知识也利于后面章节对药物治疗学分论知识

阅读笔记

的理解和领会。

一、药物代谢动力学的概念

药物代谢动力学(pharmacokinetics,PK)简称为药代动力学,是研究药物在体内吸收、分布、代谢和排泄的过程,并运用数学原理和方法阐释药物在机体内的动态规律,即研究药物在各个作用部位的浓度受药物体内过程的影响而动态变化。确定给药剂量和间隔时间的依据是药物在作用部位能否达到安全有效的浓度。

二、药物的体内过程

药物在体内的过程分为吸收、分布、代谢、排泄四个步骤。其中药物在体内的吸收、分布、排泄过程只是药物在体内的位置发生了改变,所以又称为药物的转运;在药物的代谢过程中,药物的分子结构发生了变化,所以药物的代谢又称为生物转化或转化过程。

(一) 吸收

药物自用药部位进入血液循环的过程称为吸收(absorption)。血管外给药途径均存在吸收过程,不同给药途径具有不同的吸收过程和特点。

1. 口服　口服是最常用的给药途径,给药方便。只要病人的吞咽功能良好,大多数药物能充分吸收,口服给药的制剂形式包括片剂(tablets)、胶囊(capsules)、囊片(caplets)、溶液剂(solutions)、混悬剂(suspensions)、锭剂(troches)及粉剂(powders)。

(1) 影响吸收效果的因素:经口服的大多数药物在胃肠道以简单扩散的方式被吸收。药物一般在下消化道(包括小肠及大肠)被吸收。影响胃肠道对药物吸收的因素包括:服药时的饮水量、是否空腹、胃肠蠕动度、胃肠道 pH 值、药物颗粒大小、药物与胃肠道内容物的理化性相互作用(如钙与四环素形成不可溶的络合物引起吸收障碍)等。此外,胃肠道分泌的酸和酶以及肠道内菌群的生化作用均可影响口服药物的吸收,如一些青霉素类抗生素因被胃酸迅速灭活而口服无效。

(2) 首关消除(first pass elimination):从胃肠道吸收入门静脉系统的药物在到达全身血液循环前必先通过肝脏,如果肝脏对其代谢能力很强,或由胆汁排泄的量很大,则进入全身血液循环内的有效药物量明显减少,这种作用称为首关消除或首过消除。有的药物可被吸收入肠壁细胞内而被代谢一部分也属首关消除。首关消除高时,要达到有效治疗浓度,必须加大用药剂量。但因剂量加大,代谢产物也会明显增多,可能出现代谢产物的毒性反应。因此,护士在了解到应用的是首关消除高的药物而且需要加大剂量口服时,一定要清楚药物代谢产物的毒性和消除过程。

2. 吸入　由于肺泡表面积很大,肺血流量丰富,因此只要具有一定溶解度的气态药物即能经肺迅速吸收。可以吸入给药的除了气态麻醉药和一些治疗性气体外,容易气化的药物(如沙丁胺醇)也可吸入给药。有的药物(如色甘酸钠)难溶于一般溶剂,水溶液又不稳定,可制成直径约 5μm 的极微细粉末以特制的吸入剂气雾吸入。

3. 局部用药　局部给药的目的是在皮肤、眼、鼻、咽喉、阴道等部位产生局部作用。有时也在直肠给药以产生局部抗炎作用,但大部分直肠给药是为了产生吸收作用,因为直肠给药可在一定程度上避免首关消除。

4. 舌下给药　舌下给药时由血流丰富的颊黏膜吸收,直接进入血液循环,可在很大程度上避免首关消除。如硝酸甘油一般采用舌下含化,因为如果口服硝酸甘油其首关消除可达90% 以上。

5. 注射给药　包括血管注射、肌内注射和皮下注射。①血管注射:因避开了吸收屏障直接入血,不存在吸收过程。②肌肉和皮下注射:都主要经毛细血管以简单扩散和滤过方式吸收,吸收速率受注射部位血流量和药物剂型的影响。肌肉组织的血流量比皮下组织丰富,故药物肌内注射一般比皮下注射吸收快。

(二) 分布

药物吸收后从血液循环到达机体各个器官和组织的过程称为分布(distribution)。药物在体内的分布受很多因素影响,包括药物的脂溶度、毛细血管通透性、器官和组织的血流量、与血浆蛋白和组织细胞的结合能力、体液的 pH 值和药物的解离度、特殊组织膜的屏障作用等。

1. 器官和组织的血流量 药物由血液向组织器官分布的速度主要取决于该组织器官的血流量和膜的通透性,如肝、肾、肺、脑等血流丰富的器官药物分布较快,尤其是在分布的早期,随后还可再分布(redistribution)。如静脉注射麻醉药硫喷妥钠,首先分布在血流量大的脑组织发挥作用,随后由于其脂溶性高又向血流量少的脂肪组织转移,以致病人迅速苏醒,这就是药物在体内的再分布现象。

2. 血浆蛋白结合率 大多数药物在血浆中均可与血浆蛋白不同程度地结合而形成结合型药物,与游离性药物同时存在于血液中。白蛋白主要结合弱酸性药物,α_1 酸性糖蛋白主要结合弱碱性药物,脂蛋白结合脂溶性强的药物。结合型药物不能跨膜转运,是药物在血液中的一种暂时性贮存形式,因此,药物与血浆蛋白结合影响药物在体内的分布、转运速度、作用强弱及消除速度。另外,不同药物与相同血浆蛋白结合时可发生竞争性置换作用。如抗凝药华法林血浆蛋白的结合率约为99%,当与保泰松合用时,结合型华法林被置换出来,使血浆内游离药物浓度明显增加,抗凝作用增强,可造成严重出血,甚至危及生命。需要注意的是,并非所有的药物在血浆蛋白结合部位上的相互作用都有临床意义,一般只有血浆蛋白结合率高、分布容积小、消除慢、治疗指数低的药物在临床上的相互作用才有意义。

3. 组织细胞结合 药物与组织细胞结合是因为药物与某些组织细胞成分具有特殊的亲和力,使得这些组织中的药物浓度高于血浆游离药物浓度,使药物的分布具有一定的选择性。如庆大霉素与角质蛋白亲和力强,故易分布在皮肤、毛发和指甲中。多数情况下,药物与组织的结合是药物在体内的贮存方式。有的药物与组织发生不可逆结合而引起毒性反应,如四环素与钙形成络合物储于骨骼和牙齿中,导致小儿生长抑制与牙齿变黄或畸形。

4. 体液的 pH 值和药物的解离度 弱酸性药物在偏碱性的体液中解离增多,弱碱性药物在偏酸性体液中解离度大。在生理情况下,细胞内液的 pH 值为7.0,细胞外液为7.4,因而弱酸性药物在细胞外液的浓度高于细胞内液,弱碱性药物在细胞内液的浓度高于细胞外液。可通过升高血液 pH 值使弱酸性药物从细胞内向细胞外转运,降低血液 pH 值使弱酸性药物从细胞外向细胞内转移。如在抢救巴比妥类药物中毒时,可利用巴比妥类药物的弱酸性,口服碳酸氢钠碱化血液,促使中毒药物由脑组织向血浆转运,同时碱化尿液,进一步减少巴比妥类药物在肾小管的重吸收,促进药物从尿中排出。

5. 特殊组织的屏障作用 体内屏障包括血脑屏障、胎盘屏障和血眼屏障。

(1) 血脑屏障(blood-brain barrier):此屏障是血浆与脑脊液之间的屏障,能阻碍许多大分子、水溶性或解离型药物通过,只有脂溶性高的药物才能以简单扩散的方式通过。这种特性是由脑组织内毛细血管的结构决定的,脑组织内的毛细血管内皮细胞紧密相连,内皮细胞之间无间隙,且毛细血管外表面几乎均为星形胶质细胞包围。但血脑屏障的通透性会受到炎症的影响,如脑膜炎时,血脑屏障对青霉素的通透性增高,可使青霉素在脑脊液中达到有效治疗浓度。

(2) 胎盘屏障(placental barrier):胎盘绒毛与子宫血窦之间的屏障称为胎盘屏障。胎盘对药物的转运并无屏障作用,几乎所有的药物都能穿透胎盘进入胎儿体内,药物进入胎盘后,在胎儿血液内的药物浓度通常与母亲的血浆药物浓度相似。因此,应该指导孕妇禁用可引起胎儿畸形或对胎儿有毒性的药物,对其他药物的使用也应该十分谨慎。

(3) 血眼屏障(blood-eye barrier):由于血眼屏障的存在,吸收入血的药物在房水、晶状体、玻璃体中的浓度远低于血液。故作用于眼部的药物多以局部应用为宜。与血脑屏障相似,脂溶性或小分子药物比水溶性或大分子药物容易通过血眼屏障。

(三) 代谢

药物在体内经酶或其他物质作用使药物的化学结构发生改变,这一过程称为代谢(metabolism)或生物转化(biotransformation)。代谢是药物在体内消除的重要途径,肝脏是最主要的药物代谢器官。此外,胃肠道、肺、皮肤、肾等也可产生有意义的药物代谢作用。药物经过代谢后其药理活性或毒性发生改变,大多数药物被灭活,药理作用降低或完全消失,但也有少数药物被活化而产生药理作用或毒性。

1. 药物代谢基本内容

(1) 药物代谢时相:药物代谢涉及Ⅰ相和Ⅱ相反应。Ⅰ相反应过程通过氧化、还原、水解,在药物分子结构中引入或脱去功能基团(如 -OH、-NH₂、-SH)而生成极性增高的代谢产物。Ⅱ相反应是结合反应,药物分子的极性基团通过与内源性物质(如葡糖醛酸、硫酸、醋酸等)经共价键结合,生成极性大、水溶性高的结合物而经泌尿系统排泄。多数药物的代谢是经Ⅰ相和Ⅱ相反应先后连续进行,但也有个别药物先发生Ⅱ相反应,再进行Ⅰ相反应。

(2) 药物代谢酶:药物的生物转化是在酶的催化作用下进行的,这些催化药物代谢的酶统称为药物代谢酶(drug metabolizing enzyme),简称药酶。肝脏中药酶种类多而含量丰富,因此是药物代谢的主要器官。按照药酶在细胞内的存在部位分为微粒体酶系和非微粒体酶系,其中前者比较重要。

(3) 药物代谢酶的诱导与抑制:某些药物的反复应用可影响药酶的活性,导致药酶活性增高,即药酶被诱导。药酶诱导可引起合用的底物药物代谢速度加快,因而药理作用和毒性反应发生变化。如苯巴比妥的药酶诱导作用强,可加速抗凝药双香豆素的代谢,使凝血酶原时间缩短。有些药物可抑制肝微粒体酶的活性,导致同时应用一些药物代谢减慢。如氯霉素可抑制甲苯磺丁脲和苯妥英钠的代谢。

2. 影响药物代谢的因素　药物代谢的速度除与药物本身的理化性质及药物浓度有关外,还与药酶催化活性的大小有关,遗传因素、年龄、性别、病理生理条件以及合并用药等因素均可影响药酶活性。

(1) 遗传因素:当遗传因素造成药物代谢酶的活性降低或缺陷时能够影响到很多药物的代谢过程。如 β 受体阻滞剂代谢酶,即羟化酶缺陷的病人在东方人种占 0~2%,在白种人中占 3%~9%,这些弱代谢者体内 β 受体阻滞剂的浓度均高于正常人,从而使得 β 受体阻滞剂的作用明显增强而持久。

(2) 年龄因素:临床研究发现,儿童及老年人对许多药物的敏感性比成年人高,这主要是由于其药酶的催化活性较成年人低。因此,临床用药中应严格掌握婴幼儿及老年人的用药剂量。

(3) 性别:个体对一些药物的敏感性存在性别差异,也是来源于不同性别个体药酶活性的不同。

(4) 病理生理状态:肝脏发生病理改变会影响药物的代谢,主要也是因为影响了药酶的活性。许多维生素是药酶的辅酶或辅酶的组成成分,因此维生素摄取不足可能影响药物的代谢过程。

(5) 药物对药酶的诱导和抑制作用:凡是能提高药酶活性或加速药酶合成的药物称为药酶诱导剂,如苯巴比妥、水合氯醛、苯海拉明等,它们能加速药酶对另一些药物的代谢。凡是能使药酶活性降低或合成减少的药物称为药酶抑制剂,如氯霉素、西咪替丁、别嘌醇等,它们能使一些药物的代谢减慢。

(6) 饮食及营养:饮食会影响药物的代谢及作用。蛋白质对药物代谢的影响较其他营养成分大。研究表明,高蛋白质低碳水化合物饮食可使肝脏的药物代谢能力下降。例如,高蛋白质

阅读笔记

饮食可使长期应用茶碱的支气管哮喘病人其半衰期缩短、清除率增高;而高碳水化合物低蛋白质饮食可使茶碱稳态血药浓度增高,哮喘发作次数减少。

(四) 排泄

药物以原型或代谢产物的形式经不同途径排出体外的过程即为排泄(excretion),这是药物体内消除的重要组成部分。药物及其代谢产物主要经肾脏从尿液排泄,其次经胆汁从粪便排泄,挥发性药物主要经肺随呼出气体排泄,也可经汗液和乳汁排泄。

1. 肾脏排泄 肾脏对药物的排泄方式为肾小球滤过和肾小管的分泌,肾小管重吸收是对已经进入尿内的药物的回收和再利用。

(1) 肾小球滤过:除与血浆蛋白结合的结合型药物过大难以滤过外,游离型药物及其代谢产物均可经肾小球滤过。滤过速度受药物分子大小、血浆内药物浓度、肾小球滤过率的影响。

(2) 肾小管分泌:近曲小管能以主动方式将药物自血浆分泌入肾小管内。除了特异性转运机制外,肾小管细胞具有两种非特异性转运机制分别分泌有机阴离子(酸性药物离子)和有机阳离子(碱性药物离子)。许多药物与近曲小管主动转运载体的亲和力显著高于和血浆蛋白的亲和力,因此药物经肾小管分泌的速度不受血浆蛋白结合率的影响。

(3) 肾小管重吸收:非解离型的弱酸性药物和弱碱性药物在肾脏远曲小管可通过简单扩散而被重吸收。重吸收程度受血、尿 pH 值和药物解离度的影响。碱化或酸化的尿液可分别使弱酸性药物、弱碱性药物的解离度增加,脂溶性减小,不易被肾小管重吸收。

Box 1-3【研究证据】

老年人药物不良反应

研究证明,老年人更容易发生药物的不良反应。原因主要有:①老年人的肝肾功能下降,代谢及排泄能力下降;②老年人同时服用多种药物,药物的协同作用导致不良反应;③老年人患多种慢性病,可能影响药代动力学;④老年人的认知功能下降,导致多用或少用药物;⑤老年人的运动功能下降,口服药物的药片大小或无法正确使用药物也会影响药物的不良反应;⑥治疗方案过于复杂导致错服出现不良反应;⑦害怕出现不良反应而在需要服药的时候不服药。

2. 消化道排泄 药物从血浆内通过胃肠道壁的脂质膜以简单扩散方式排入胃肠道内,位于肠上皮细胞膜上的 P- 糖蛋白也可直接将药物及其代谢产物从血液内分泌排入肠道。由于胃内的酸性环境,当碱性药物血药浓度很高时,消化道排泄途径十分重要。

部分药物经肝脏转化形成极性较强的水溶性代谢产物,被分泌到胆汁内经由胆道及胆总管进入肠腔,然后随粪便排泄。经胆汁排入肠腔的药物部分可再经小肠上皮细胞吸收经肝脏进入血液循环,此过程称为肠肝循环(enterohepatic cycle)。肠肝循环可延长药物的半衰期和作用维持时间,若中断肠肝循环,半衰期和作用时间均可缩短(图 1-2)。

3. 其他途径排泄 经汗液、唾液、泪液和乳汁排泄主要是依靠脂溶性分子型药物通过腺上皮细胞进行简单扩散,与 pH 值有关。药物也可以主动转运方

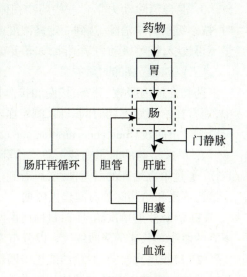

图 1-2 药物的肠肝循环

阅读笔记

式分泌入腺体导管中,排入腺体导管内的药物可被重吸收。挥发性药物和气态麻醉药可通过肺排泄。

三、药物体内动态规律研究相关理论

(一) 房室模型

为了分析药物在体内转运和转化的动态规律,并以数学方程式加以表示,就需要建立一个模型来模拟机体,房室模型(compartment model)就是目前广泛应用的分析药物体内动态规律的一种数学模型。它将机体视为一个系统,并将该系统内部按动力学特点分为若干房室。房室的划分依据是药物在体内的转运速率,在解剖上身体并不存在这种房室。只要体内某些部位药物的运转速率相同,均视为同一房室。

在多数情况下,药物可进出房室,故将其称为开放式房室系统,通常有一室和二室两种开放性模型,少数情况下也有三室模型。

1. 一室模型　如果给药后,体内药物瞬时在各部位达到平衡,即血液浓度和全身各组织器官部位浓度平衡,就将身体视作一个房室,即一室模型(one-compartment open model)。

2. 二室模型　多数情况下,药物在某些部位的药物浓度可以与血液中的浓度迅速达到平衡,而在另一些部位的转运有所延后。将迅速平衡的部位称为中央室,延后达到平衡的部位称为周边室,即为二室模型(two-compartment open model)。中央室往往是药物首先进入的区域,除血浆外,还有细胞外液以及心、肝、肾、脑等血管丰富、血流通畅的组织。周边室一般是血管稀少、血流缓慢的组织。

3. 三室模型　如果药物转入到周边室的速率过程仍有较明显的快慢之分,就称为三室模型(three-compartment open model)。

(二) 消除动力学

在研究药物在体内的消除动力学时,按照药物的消除速度与药量(或药物浓度)之间的关系,可将消除过程分为一级消除动力学和零级消除动力学。

1. 一级消除动力学(first-order elimination)　是指体内的药物按照恒定比例消除,在单位时间内的消除量与血浆药物浓度成正比。大多数药物在体内按照一级动力学消除。

2. 零级消除动力学(zero-order elimination)　是指药物在体内以恒定的速率消除,即不论血浆药物浓度高低,单位时间内消除的药物量不变。通常是因为药物在体内的消除能力达到饱和所致。

3. 混合消除动力学　一些药物在体内可表现为混合消除动力学,即在低浓度或低剂量时,按一级动力学消除,达到一定高浓度或高剂量时,因消除能力饱和,单位时间内消除的药物量不再改变,按零级动力学消除,如苯妥英钠、水杨酸、乙醇等。

(三) 体内药物的时量关系

药物在体内吸收、分布、代谢和排泄是一个连续变化的动态过程,在药物动力学研究过程中,通常在给药后不同时间采血,测定血药浓度,然后以时间(min)为横坐标,血药浓度为纵坐标绘制时量曲线(time-concentration curve),研究药物在体内的时量关系。

1. 单次给药的时量曲线　单次给药时,静脉注射和口服给药所形成的时量曲线不同(图1-3)。通过单次给药的时量曲线,可看到药物在体内吸收、分布和消除的动力学规律,为临床制定给药剂量和给药间隔时间提供依据。

(1) 静脉注射单次给药:时量曲线由两部分构成,开始为急速下降的曲线,后半部分为缓慢下降的曲线。急速下降曲线代表以分布为主的分布相,缓慢下降代表以消除为主的消除相。

(2) 口服单次给药:时量曲线也由两部分构成,开始为迅速上升的曲线,后半部分为缓慢下降的曲线。迅速上升曲线代表以吸收为主的吸收相,缓慢下降代表以消除为主的消除相。曲

阅读笔记

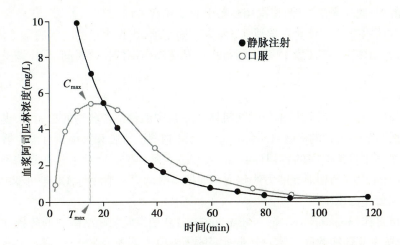

图 1-3 同一病人分别单次口服和静脉注射阿司匹林 650mg 的时量曲线

线的斜率(坡度)反映了吸收或消除的速度,峰值(高度)反映给药后所达到的最高血药浓度。

2. 多次给药的时量曲线 临床用药一般采用多次给药,其目的在于维持有效的血药浓度,避免发生毒性反应。多以口服多次给药常用。按照一级动力学规律消除的药物,其体内药物总量随着不断给药而逐渐增多,直至体内消除的药物量和进入体内的药物量相等时,体内药物总量不再增加而达到稳定状态,此时的血浆药物浓度称为稳态浓度(steady-state concentration,C_{ss})。

等量多次给药时,血药浓度先呈锯齿状上升,继而趋于平稳,不会持续无限上升,在 4~5 个半衰期接近稳态浓度,并在峰值(高限)与谷值(低限)范围内波动(图 1-4)。在剂量不变情况下,给药频率加快可使体内的药物总量增加,峰谷浓度之差缩小;延长给药间隔,使得体内药物总量减少,峰谷浓度差加大。一般来说,长期慢性给药较为安全,多不会出现有重要临床意义的毒性反应。

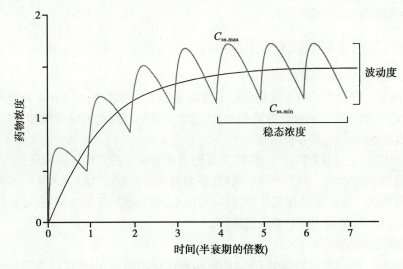

图 1-4 多次间歇给药的时量曲线

四、药代动力学重要参数及临床意义

(一)消除半衰期

消除半衰期(half-life,$t_{1/2}$)是血浆药物浓度下降一半所需要的时间。其长短可反映体内药物消除速度。如青霉素的 $t_{1/2}$ 为 0.5~1 小时,地高辛的 $t_{1/2}$ 为 33~36 小时,说明青霉素消除快,不易在体内蓄积,地高辛消除慢,多次用药易引起蓄积性中毒。

因大多数药物按照一级动力学消除,$t_{1/2}$ 为一固定值,可作为给药时间的参考依据,同时也可通过 $t_{1/2}$ 估计出多次给药后体内药物的蓄积量及药物作用的持续时间,用作调整药物给药剂量的参考。

(二)清除率

清除率(clearance,CL)是指单位时间机体从血浆中消除某种药物的总能力,也指单位时间内有多少体积血浆中所含的药物被机体清除,是体内肝脏、肾脏和其他所有消除器官清除药物的总和。清除率用单位时间的容积(ml/min 或 L/h)表示。按一级动力学消除的药物,CL 是一个恒定值,但当体内的药物消除能力达到饱和而按零级动力学消除时,CL 是可变的。

(三)表观分布容积

表观分布容积(apparent volume of distribution,V_d)是当血浆和组织中的药物分布达到平衡时,体内药物按血浆药物浓度在体内分布所需的体液容积即为表观分布容积,也就是体内药量与血药浓度之比,单位是 L。其并不是一个生理的容积空间,只是假定当药物在体内按血药浓度均匀分布(一室模型)时所需的容积。

V_d 在药代动力学研究中具有重要意义。①根据 V_d 可以推测药物在体内的分布情况。V_d 的大小与血药浓度呈反比,V_d 大则提示药物分布广或集中于血液循环外某种组织;V_d 小则提示药物分布多局限与血浆中。②利用 V_d 值可以计算出体内药物总量,或计算出要达到某一血浆有效浓度时所需的药物剂量。

(四)生物利用度

生物利用度(bioavailability,F)是指当药物经血管外途径给药后,吸收进入全身血液循环的相对量。其反映药物被机体吸收的速度和程度,是最终进入机体血液循环的药量占所给药物剂量的比例。

药物的生物利用度受两方面因素的影响。①药物因素:药物的理化性质、剂型、离解度、颗粒大小、生产工艺等的不同均会引起生物利用度的不同;②机体因素:机体的病理生理状态、给药部位、年龄等可能改变药物的利用度。

五、药代动力学对临床合理用药的指导

(一)对药物剂量和给药速度的指导

1. 给药剂量　合理的给药方案是使稳态血药浓度达到有效的、而不产生毒性反应的浓度范围,即靶浓度。要根据靶浓度计算给药剂量,给药后还应及时监测血药浓度,以进一步调整剂量,使得药物浓度始终维持在靶浓度水平。

2. 给药速度　在大多数情况下,临床多采用多次间歇给药或持续静脉滴注,以使稳态血浆药物浓度维持在靶浓度。为了维持靶浓度,需要调整给药速度使得进入体内的药物速度等于体内消除药物的速度。在已知靶浓度、药物清除率、生物利用度的情况下,可通过相应公式(给药速度 = [CL× 靶浓度]/F)计算给药速度。

(二)对给药方法的指导

1. 给药途径　同一种药物剂型不同,即使给药途径相同,体内药代动力学的过程也不完全相同。因此,在临床用药过程中,应该按照药物剂型的要求,正确使用药物,如肠溶片、缓释剂型应整片吞服,不能掰开或研碎,否则会引起胃肠道刺激或用药过量。药物同一剂型,给药途径不同,药物的起效时间甚至药物的不良反应也不同。如长春新碱注射剂可用于静脉注射,但鞘内给药则可引起严重的,甚至危及生命的药品不良反应。

2. 负荷量给药　用维持量给药通常需要 4~5 个半衰期才能达到稳态血药浓度,增加剂量或缩短给药间隔时间均不能提前达到稳态浓度,只能提高药物浓度。因此,当病人急需达到稳

阅读笔记

态血药浓度以迅速控制病情,或使用半衰期较长的药物而需要尽快达到有效治疗浓度时,可使用负荷量给药法,即首次剂量加大,然后再给予维持剂量,使稳态血药浓度提前产生。如心肌梗死后的心律失常需用利多卡因立即控制,但利多卡因的半衰期为1小时以上,静脉滴注需要4~6小时才能达到治疗浓度,因此必须使用负荷量给药。

(三)对个体化治疗的指导

以药物代谢动力学为依据,针对个体设计合理化治疗方案的步骤是:①选择和确定一个靶浓度;②根据已知人群药代动力学参数和所治疗个体的病理生理特点(如体重、肝肾功能),估计此个体的清除率和分布容积;③计算负荷量和维持量的给药速度,以求产生靶浓度;④根据计算所得的给药情况,估计达到稳态浓度后,测定血药浓度值;⑤根据测得的血药浓度值,计算个体的清除率和分布容积;⑥如果需要,根据临床反应修正靶浓度;⑦修正靶浓度后,再从第三步按顺序操作。

(李小妹　蔡福满)

第三节　药物效应动力学

药物效应动力学(pharmacodynamics)简称药效学,是研究药物对机体的药理作用、作用机制、量效关系及影响因素的科学,也是临床合理用药的主要理论依据。只有所选药物在作用性质、强度、起效和维持时间等各方面符合病人的特定需求,才能达到通过用药消除病因、促进机体组织和功能的改善或恢复的目的。因此,专科护士必须熟悉药效学知识,并结合药动学知识和病人的实际情况,才能对临床用药方案做出科学的判断,明确药物的作用效果,协助医生达到增强药物治疗效果,减轻毒副作用的目的。

一、药物的基本作用

药物作用于机体,通过药物作用和药理效应对机体起到一定的治疗作用,最终体现在治疗效果方面,但同时会产生一些与药物疗效无关的不良反应。

(一)药物作用的概念

要理解药物作用(medication action),必需同时理解药理效应(pharmacological effect),因为这两个概念意义相近,在习惯用法上常常并不严加区别,但当两者同时使用时,一定要注重两者的前后顺序。药物作用是指药物对机体的初始作用,是动因,而药理效应是药物作用的结果,是机体反应的表现。

(二)药物作用的表现

药物的基本作用表现为兴奋和抑制两个方面。凡是能使机体器官、组织原有生理、生化功能水平提高即为兴奋作用,如肾上腺素使心肌收缩力加强,心率加快等;凡使机体器官、组织原有功能减弱即为抑制作用,如吗啡产生镇痛和阿司匹林退热等。另外,药物在作用时还体现为特异性和选择性的特点。其中特异性的物质基础是药物的化学结构,化学结构决定了某些药物化学反应的专一性,如阿托品特异性地阻断M胆碱受体,而对其他受体影响不大;药物作用的选择性是指某些药物只影响机体的某一种功能,其物质基础与药物在体内分布不均匀、机体细胞组织结构不同、生化功能存在差异有关。

(三)药物作用的结果

药物作用的结果体现在治疗效果和不良反应两个方面。

1. 治疗效果　是指药物作用的结果有利于改善病人的生理、生化功能或病理过程,使患病的机体恢复正常。根据治疗目的不同可分为对因治疗和对症治疗,对因治疗目的在于消除原发致病因子,对症治疗的目的在于改善症状。

阅读笔记

2. 不良反应　凡是与用药目的无关,并为病人带来不适或痛苦的反应统称为药物的不良反应(adverse reaction)。在药物使用的过程中,因为药物的作用机制、使用时间、所用剂量、或者病人自身机体因素所引起的不良反应又有不同的命名。

(1) 副反应(side reaction):药物效应涉及多个器官,当某一效应作为治疗目的时,其他的效应就成为副反应。副反应是在治疗剂量下产生的,是药物本身固有的作用,一般较轻微,且可以预料。如阿托品用于解除胃肠痉挛时,可引起口干、心悸、便秘等副反应。

(2) 毒性反应(toxic reaction):当药物剂量过大或在体内蓄积过多时发生的危害性反应就是毒性反应。一般比较严重,但通常也是可以预知的。

(3) 后遗效应(residual effect):停药后血药浓度已降至阈浓度以下时残存的药理效应就是后遗效应。如服用巴比妥类催眠药后,次日晨出现的乏力、困倦现象。

(4) 停药反应(withdrawal reaction):突然停药后原有疾病加重的表现即为停药反应。如长期使用可乐定降血压,突然停药次日血压将明显上升。

(5) 变态反应(allergic reaction):也称为过敏反应,是一类免疫反应。由非肽类药物作为半抗原与机体蛋白结合为抗原后,经过 10 天左右的敏感化过程而发生的反应就是变态反应。常见于过敏体质病人,反应性质与药物原有效应无关,与剂量无关,用药理性拮抗药解救无效,停药后反应逐渐会消失,但再用可能再发。对这类药临床在使用前应该做皮肤过敏试验。

二、药物的作用机制

药物的作用机制(mechanism of action)是阐明药物为什么能起作用、如何起作用及作用部位等问题的有关理论。药物作用的性质首先取决于药物的化学结构,包括基本骨架、活性基团、侧链长短及立体构形等因素。从这些构效关系来讲,很多化学结构相似的药物会有相似的作用,这是由于它们能与同一受体或酶结合所致,但也可能引起恰好相反的作用。构效关系是药物化学研究的主要问题,药理效应是机体细胞原有功能水平的改变,因此,药物的作用机制主要从细胞功能方面探索,受体学说的建立和发展是这一领域研究成果的突出代表,将作为重点进行介绍。

(一) 药物的不同作用机制

机体的每一个细胞都有其复杂的生命活动过程,而药理作用又几乎涉及与生命代谢活动过程有关的所有环节,因此药物的作用机制十分复杂,大致可以归纳为以下几种。

1. 改变细胞周围的理化环境　有些药物通过其理化作用而发挥药理效应,如抗酸药通过中和胃酸使胃液酸度降低;甘露醇进入血液循环造成高渗环境而达到消除水肿和利尿的效果。

2. 参与或干扰细胞代谢　有些药物通过补充机体所缺乏的物质而发挥作用,如补充维生素 B_{12} 和叶酸纠正巨幼细胞性贫血,补充铁盐纠正缺铁性贫血,补充胰岛素治疗糖尿病等。有些药物化学结构与正常代谢物非常相似,掺入代谢过程却不能起到正常代谢的生理效果,实际上起到抑制或阻断代谢的后果,称为抗代谢药。如氟脲嘧啶的结构与尿嘧啶相似,掺入癌细胞DNA 及 RNA 中干扰蛋白质合成而发挥抗癌作用。

3. 影响生理物质转运　很多无机离子、神经递质、激素等在体内主动转运需要载体参与,干扰这一环节可以起到明显的药理效应,例如利尿药通过抑制肾小管 Na^+-K^+、Na^+-H^+ 交换而发挥排钠利尿作用。

4. 对酶的抑制或促进　酶在体内参与所有细胞的生命活动,且极易受到各种因素的影响,是药物作用的一类重要对象。如新斯的明竞争性抑制胆碱酯酶产生拟胆碱作用,奥美拉唑不可逆性抑制胃黏膜 H^+,K^+-ATP 酶活性抑制胃酸分泌,解磷定能使遭受有机磷酸脂酶抑制的胆碱酯酶复活等。

阅读笔记

5. 作用于细胞膜的离子通道 细胞膜上无机离子通道控制 Na^+、Ca^+、K^+、Cl^- 等离子的跨膜转运,药物可以直接作用于离子通道而影响细胞功能。如局麻药通过抑制钠通道而阻断神经传导产生局麻作用;维拉帕米阻滞细胞膜钙通道而产生抗心律失常作用。

6. 影响核酸代谢 核酸(DNA 或 RNA)是控制蛋白质合成及细胞分裂的生命物质。许多抗癌药物是通过干扰细胞 DNA 或 RNA 的代谢过程而发挥疗效的,许多抗生素也是作用于细菌的核酸代谢而发挥抑菌或杀菌效应。

7. 影响免疫机制 除免疫血清或疫苗外,免疫增强药(如左旋咪唑)及免疫抑制药(如环孢素)通过影响免疫机制而发挥疗效。某些免疫成分也可直接入药。

8. 受体作用机制 具体介绍见下文。

药物作用过程是一系列生理生化过程的连锁反应,故上述几种作用方式也是互相联系的。药物作用机制的研究还在不断发展和完善过程中。

(二) 药物作用的受体机制

1. 受体的概念和特性 受体(receptor)是一类介导细胞信号转导的功能蛋白质,能够识别周围环境中某种微量化学物质并与之结合,并通过中介的信息放大系统,触发后续的生理反应或药理效应。体内能与受体特异性结合的物质称为配体,也称第一信使。受体对相应配体有极高的识别能力,受体均有相应的内源性配体,如神经递质、激素、自体活性物质等。通常药物与相应受体结合后形成复合物,然后通过复合物的作用,激活细胞其他成分产生效应。

受体具有 4 个方面的特性:①灵敏性:受体只需与很低浓度的配体结合就能产生显著的效应;②特异性:引起同一类型受体兴奋的配体的化学结构非常相似,同一类型的激动药与同一类型的受体结合时产生的效应类似;③饱和性:受体数目是一定的,因此配体与受体结合的剂量曲线具有饱和性,作用于同一受体的配体之间存在竞争现象;④可逆性:配体与受体的复合物可以解离,解离后可以得到原来的配体而非代谢物;⑤多样性:同一受体可广泛分布到不同的细胞而产生不同效应,受体多样性是受体亚型分类的基础。

2. 受体与药物作用的经典学说 占领学说的提出已经有 70 多年,得到许多实验资料的支持,并做过不少修正和补充,虽尚有不足,但至今仍不失为受体学说的基础。该学说认为,受体只有与药物结合才能被激活并产生效应,而效应的强度与被占领的受体数目成正比,当受体全部被占领时出现最大效应。以后的修正认为,药物与受体的结合需要具备两个条件:一是药物与受体相结合的能力即亲和力,二是药物能产生效应的能力即内在活性。

3. 作用于受体的药物分类 根据药物与受体结合后所产生的效应不同,习惯上将作用于受体的药物分为激动药、部分激动药和拮抗药 3 类。

(1) 激动药(agonist):指药物与受体有较强的亲和力,并有较强的内在活性,它能兴奋受体产生明显效应,如吗啡激动阿片受体引起镇痛作用。

(2) 部分激动药(partial agonist):此类药物与受体有较强的亲和力,但只有弱的内在活性,单独应用时能产生较弱的效应,而与激动剂合用时,则表现出较弱的对抗激动剂的作用,即会削弱激动剂的效应。因此,部分激动剂具有激动剂和拮抗剂的双重特性,喷他佐辛、烯丙吗啡均属此类。

(3) 拮抗药(antagonist):指药物与受体亲和力很强,但没有内在活性,故不能引起效应,但因占据受体故能阻断激动剂和受体的结合,与激动剂有对抗作用。如纳洛酮本身无明显药理效应,但在体内和吗啡竞争同一受体,具有对抗吗啡的药理作用。

占领学说强调受体必须与药物结合才能被激活并产生效应,而效应的强度与药物所占领的受体数量成正比,全部受体被占领时方可产生最大效应。一些活性高的药物只需与部分受体结合就能发挥最大效应,在产生最大效应时,常有 95%~99% 受体未被占领,剩余的未结合的受体称为储备受体,拮抗剂必须完全占领储备受体后,才能发挥其拮抗作用。

阅读笔记

三、药物的量效关系

药物的剂量大小和效应之间呈一定关系,称为剂量 - 效应关系(dose-effect relationship),简称量效关系。其目的是从剂量角度阐明药物作用的规律。在一定范围内,药物剂量增加,药物的效应相应增加,剂量减少,药效减弱;当剂量超过一定限度时可引起质的变化,即产生中毒反应。因此,结合药物特性和病人实际情况选用最合适的剂量是十分重要的。

(一) 药物不同剂量的概念

药物的用量即是剂量,按药物剂量大小与药效之间的关系,可将剂量分为下列几种:①最小有效量:是出现药效的最小剂量;②治疗量:是指大于最小有效量,并能对机体产生明显效应而又不引起毒性反应的剂量,也是适合大多数人选用的常用量;③极量:是根据《中华人民共和国药典》明确规定允许使用的最大剂量,比治疗量大,但比中毒量小,也是医生用药剂量的最大限度。超过极量用药若产生毒性反应,医生要负法律责任,故护士应及时向医生提醒注意。中毒量和致死量是在临床治疗中绝对不允许使用的。最小有效量和极量之间的距离称为药物的安全范围,药物的安全范围越大越好,反之则易中毒。药物不同剂量之间的关系(图 1-5)。

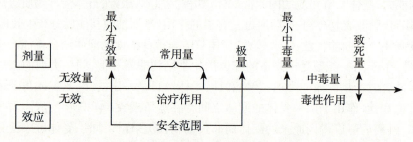

图 1-5 药物剂量和效应关系示意图

(二) 量效关系和量效曲线

多数药物在一定范围内当药物剂量增大时,其作用强度也增强,但其量效之间并非呈简单的线性关系。以药物的剂量(或对数剂量)为横坐标,以药物效应(实际数值或百分率)为纵坐标,作图可得量效曲线图(图 1-6)。量效曲线可提供以下信息:

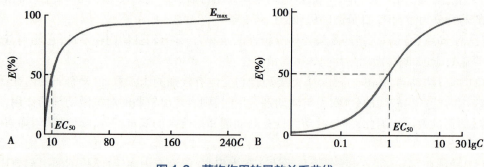

图 1-6 药物作用的量效关系曲线

1. 最大效应(maximal effect,E_{max}) 随着剂量或浓度的增加,效应也增加。当效应增加到一定程度后,若继续增加药物浓度或剂量而其效应不再继续增强,这一药理效应的极限称为最大效应,也称效能(efficacy)。

2. 半最大效应浓度(concentration for 50% of maximal effect,EC_{50}) 指能引起 50% 最大效应的浓度。

阅读笔记

3. 效价强度（potency） 指药物产生某一强度效应的时所需的剂量,剂量越小者,效价强度越大。一般采用 50% 的效应量。

4. 曲线的斜率（slope） 斜率大表示当剂量增加时效应增强的幅度大;斜率小则表示当剂量变化时效应变化的幅度小。绝大多数药物量效曲线的不同节段的斜率不等,通常总是曲线中央段的斜率最大。因此,这一节段所表示的剂量数值有更重要的意义。

（三）量反应和质反应

药理效应按照性质可以分为量反应（graded response）和质反应（quantal response）两种情况。药物效应的强弱呈连续增减变化,能用数量来表示的反应叫做量反应,如心率、血压、尿量等。而质反应是指药物的效应不是随着药物剂量或浓度的增减呈连续性变化,且不能用数量表示,需用阴性或阳性、有或无来表达,如死亡或成活、昏迷或无昏迷等。量反应的研究对象为单一的生物单位,而质反应的研究对象为一个群体。

在实际工作中,常将实验动物按用药剂量分组,以阳性反应百分率为纵坐标,以剂量或浓度为横坐标作图,可得到与量反应相似的曲线。如果按照药物浓度或剂量的区段出现阳性反应的频率作图,可得到常态分布曲线;如果按照剂量增加的累计阳性反应百分率作图,则可得到典型的 S 形量效曲线（图 1-7）。质反应的量效曲线可以提供以下信息:

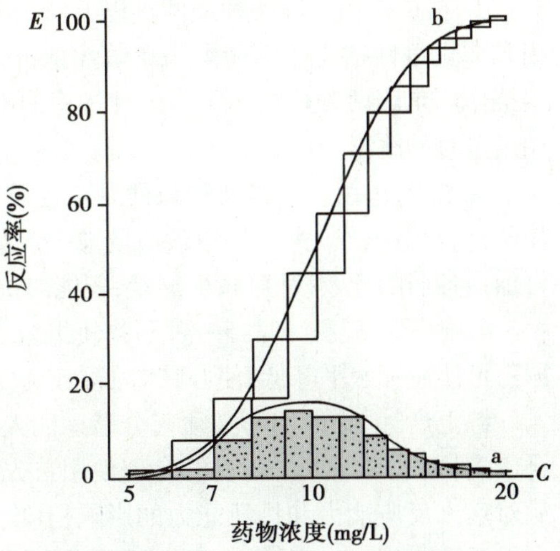

1. 半数有效量（median effective dose, ED_{50}）指能引起 50% 的实验动物出现阳性反应时的药物剂量。如效应为死亡,则称为半数致死量（median lethal dose, LD_{50}）。

2. 治疗指数（therapeutic index, TI） 通常将半数致死量与半数有效量的比值（LD_{50}/ED_{50}）称为治疗指数,用以估计药物的安全性。比值越大越好,即治疗指数大的药物相对治疗指数小的药物更安全。也有人用 1% 致死量（LD_1）与 99% 有效量（ED_{99}）的比值或 5% 致死量（LD_5）与 95% 有效量（ED_{95}）之间的距离衡量药物的安全性。

图 1-7 质反应的量效曲线

曲线 a 为区段反应率;曲线 b 为累计反应率;E:阳性反应率;C:浓度或剂量

需要强调的是,治疗疾病时只要求药物发挥治疗所需的强度,作用太强反而会产生不良影响,如利尿作用超过需要时可导致脱水。药物剂量过大还会产生毒性,甚至导致死亡。没有一种药物是绝对安全的,只有根据量效曲线中的相关指标正确选用剂量才能达到满意的治疗效果。

四、药效动力学对临床合理用药的指导

（一）对药物选择的指导

机体不同的组织器官对药物的敏感性是不同的,一定剂量的药物对某些组织器官可以产生明显的效应,而对另一些组织器官可能无效应。这种药物作用的选择性是临床选择用药的重要依据。选择性强,其治疗的针对性则强,选择性差,则由于较多组织器官受到影响,药物在发挥治疗作用的同时,可能会产生与治疗作用无关的不良反应。

（二）对药物剂量的指导

通过对药物量效曲线的分析,可指导临床用药的合适剂量。对大多数病人要选用药典规定的常用剂量,不能超过极量,否则就可引起中毒。同时,可根据药物质反应的量效关系确定

阅读笔记

药物使用的安全剂量范围。另外,临床用药还要考虑到药物的疗效或毒性与血药浓度的关系,比其与剂量的关系更为密切,绝大多数药物借助血液循环到达作用部位或受体部位,药物在这些部位集聚到一定浓度后,才能产生药理效应。

(三) 对药物配伍的指导

药物作用的机制和受体学说解释了临床不同药物使用时的相互作用,对临床用药时的配伍提供了相应的指导。药物之间的相互作用概括为相加作用、拮抗作用、协同作用及敏感化现象。

1. 相加作用　是指等效剂量的两种药物合用的效应等于单用一种药物双倍剂量的效应。合用的两种药物共同作用于同一部位或受体,并对这个部位或受体作用的内在活性相等时,相加作用才会发生。凡能发生相加作用的两种药物合用时,如每种药物不减半使用,就有发生中毒的危险。

2. 拮抗作用　即两种或两种以上药物合用引起药效降低的现象。又可分为竞争性拮抗作用和非竞争性拮抗作用两类。竞争性拮抗作用的发生是因两种药物直接竞争受体,非竞争性拮抗作用是因两种药物作用与生理过程的不同环节。药物的拮抗作用可用于其中一种药物使用过量时的解毒。

3. 协同作用　是指两种或两种以上药物作用于不同的部位或受体,诱发出相同的效应,使两药合用的效应大于单用效应的总合。如氢氯噻嗪类与其他降压药合用治疗高血压时,既可加强各药的疗效,又可减少剂量,还能对抗水钠潴留的作用。

4. 敏感化现象　是指一种药物使组织或受体对另一种药物作用的敏感性增强。如排钾利尿药可使血钾水平降低,使心脏对强心苷敏感化而容易发生心律失常。

综上所述,临床用药必须充分考虑病人、药物以及其他各种因素,调节药物剂量使其既适合于病,更适合于人。药物的合理使用首先要考虑到药物的效力和毒性、病情的轻重程度、疾病对病人反应能力和排泄能力的影响;其次要考虑到药物的效应是持续、间歇还是临时性的,在需要维持疗效时,反复给药是否便利等;最后,还有一个无法预知的因素需要考虑,即病人对药物的耐受性和反应性。在考虑诸多因素的基础上,权衡利弊,最后决定药物的品种、剂量和使用方法,以期达到有效治疗的目的。

（李小妹　蔡福满）

要点提示 / key points

1. 药理学与治疗密切相关,药物治疗学是应用药物预防疾病或减轻痛苦的科学。

The fields of pharmacology and therapeutics are closely connected, and pharmacotherapy is the application of drugs to prevent disease and ease suffering.

2. 护理药物治疗学是药物治疗学在护理领域中的应用。

Nursing pharmacotherapeutics is the use of medication therapeutic knowledge in nursing care.

3. 护士在药物治疗中的主要作用是保障病人安全准确的用药,确保病人理解所用药物的使用方法,检测药物的使用效果及副作用,防止发生不良反应。

The role of nurse in pharmacotherapy is to ensure that medications are administered and delivered in a safe manner, ensure that the patient understands the basic knowledge and administration technique for all prescribed medications, monitor the therapeutic effect and side effect, and prevent severe adverse effectsin advance.

4. 药代动力学是研究药物在体内吸收、分布、代谢和排泄的过程。

Pharmacokinetics relates to how the drug is absorbed, distributed, metabolized, and eliminated from the body.

阅读笔记

5. 药代动力学的知识能使护士明确某种药物发生作用的时间及持续作用时间,以及药物发生治疗作用及毒性作用的血液浓度。

The fundamental knowledge of pharmacokinetics help nurses understand the effects and duration of medications, the blood therapeutic concentration and toxic concentration.

6. 药效动力学是研究药物对机体的药理作用、作用机制及影响因素的科学,也是临床合理选用药物的主要理论依据。

Pharmacodynamics refers to the set of processes by which drugs produce specific biochemical or physiologic changes in body, as well as the mechanism and related factors, which is also the theoretical basis for clinical drugs selection.

案例

王先生是一位 52 岁的公司经理,患 2 型糖尿病 6 年,治疗中用饮食控制及口服降糖药无效,以"多尿、视力模糊及疲倦"而入院,并患有右膝关节炎,有冠心病家族史,他因业务需要每月至少有两次出差,有时需要去国外出差。他没有按时测量血糖及尿糖。体格检查显示:体重 89kg,身高 174cm,血压 139/94mmHg,脉搏 72 次 / 分。实验室检查:空腹血糖 12.5mmol/L,血清总胆固醇 11.8mmol/L。

问题:

1. 王先生的治疗方案,还需要收集哪些资料?

2. 王先生的社会心理学因素中,应考虑到哪些因素会影响药物治疗的效果?

3. 从药代动力学与药效动力学的角度,用药应注意什么?

4. 如果你是一名专科护士,会从哪些方面对王先生进行健康教育?

第二章　安全合理用药

学习目标

学生在学习完本章内容之后能够：

认识与记忆：

1. 了解药物过度治疗与治疗不足的基本原因。

2. 诠释病人的依从性及其影响因素。

3. 描述处方药与非处方药的定义与分类管理。

理解与分析：

1. 掌握药物治疗的安全性、有效性、经济性和适当性的基本概念。

2. 理解用药错误的界定和合理用药的基本概念。

3. 明确向病人提供用药指导的方法与内容。

综合与运用：

1. 运用药物治疗的一般原则及特殊人群用药原则制定给药方案。

2. 阐述给药错误的常见原因并对其进行预防与处理。

3. 分析药物、机体与疾病三大因素对药物作用的影响。

安全合理用药是指在疾病的临床治疗中，以药物和疾病的系统知识为基础，安全、有效、经济、适当地使用药物。合理用药最基本的要求是：将适当的药物，以适当的剂量，在适当的时间，经适当的途径，给适当的病人使用适当的疗程，达到适当的治疗目标。不合理使用药物，不仅不能解除病人的痛苦，达不到防治疾病的目的，反而会给病人带来危害。因此在药物治疗过程中应对各种可能影响药物对机体作用的因素加以考虑，根据疾病的病因和发病机制、病人的个体特征、药物的作用特点等，选择合适药物，对病人实施个体化的合理用药，力求以最小的药物不良反应风险、最低的治疗成本来取得最佳的治疗效果。护理学专业硕士毕业的临床护士既是药物治疗的实施者，又是用药前后的监护者，全面掌握临床合理安全用药的知识，不仅能协助医生制定合理的药物治疗计划，也有利于更好地监督落实及评估该计划，从而提高药物治疗

阅读笔记

的依从性,以保证药物治疗取得预期的疗效。

Box 2-1【知识拓展】

WHO 的合理用药标准

1. 开具处方的药物应适宜。
2. 在适宜的时间,以公众能支付的价格保证药物供应。
3. 正确地调剂处方。
4. 以准确的剂量,正确的用法和用药时间服用药物。
5. 确保药物质量安全有效。

第一节　影响药物作用的因素

药物在机体内发挥药效是药物与机体间相互作用的结果,这一过程受多种因素影响。总的来说,影响药物作用的重要因素包括 3 个方面:药物因素、机体因素和疾病因素。临床医药人员在执业过程中应该运用药学相关学科的基础知识,针对疾病的病因和病理发展过程,依据病人的生理、心理和遗传特征,制定和实施合理的个体化药物治疗方案。作为护理人员,了解和熟悉这些影响因素,有助于采取相应的护理措施,防止和减少不良反应的发生,使药物更好地发挥作用,达到最佳治疗效果。

一、药物因素

(一) 药物制剂和给药途径

药物可制成多种剂型并采用不同的给药途径,如供口服给药的片剂、胶囊剂和口服液;供注射用的水溶液剂、乳剂和混悬剂等;还有控制药物释放速度的控释剂。同一药物由于剂型不同,其生物利用度往往不同,所引起的药物作用也会不同。通常注射药物比口服吸收快,到达作用部位的时间快,因而起效快、作用往往较为显著。在注射剂中,水溶性制剂比油溶液或混悬剂吸收快,起效时间短。在口服制剂中,溶液剂比片剂和胶囊剂容易吸收。缓控释制剂可以控制药物缓慢而恒速或非恒速释放药物,药物作用持久而温和。靶向制剂可使药物靶向性地分布到靶器官,可提高疗效,降低毒副反应。

药物采用不同的给药途径不仅会改变药物作用的强弱和快慢,有时还可改变药物作用的性质,使药物产生不同的作用和用途,如硫酸镁口服产生导泻、利胆作用,而注射给药则产生解痉、镇静和降低血压作用。

(二) 药物剂量

药物剂量可以决定药物和机体组织相互作用的程度,因而不同剂量的药物产生的药物作用也不相同。通常在一定范围内,药物剂量越大,药物在体内的浓度越高,作用也越强;药物剂量越小,作用就越小。且同一药物不同剂量可产生不同的治疗作用,如阿司匹林小剂量可治疗血栓性疾病,中等剂量具有解热镇痛作用,而大剂量则可用于关节炎的治疗。临床上规定的药物的治疗量或有效量,是指能产生明显治疗效果而不易引起毒性反应的剂量,也是适用于大多数人使用的常用量;若药物剂量超过有效量,则可能引起毒性反应。

(三) 给药间隔时间、疗程及用药时间

给药间隔时间对于维持稳定的有效血药浓度尤为重要。给药间隔时间应以药物的半衰期作为参考依据,尤其是抗生素类药物更应注意维持药物在血液中的有效浓度。若肝、肾功能不

阅读笔记

良者可适当调整给药间隔时间。如不按规定的给药间隔时间给药,可使血药浓度发生较大的波动,过高时可导致毒性反应,过低时则治疗无效。

用药疗程应根据疾病、病情、治疗反应和治疗目标等因素确定,可以是数天也可以是终生治疗。一般情况下,在症状消失后即可停药,但在应用抗生素类药物治疗某些感染性疾病时,为了巩固疗效和避免耐药性的产生,在症状消失后尚需再用药一段时间。某些慢性疾病如结核病、高血压等的治疗则是长期甚至终生的。

用药时间尚需从药物的性质、对胃的刺激、病人的耐受能力和可能发生药物相互作用的时间等方面考虑,如易受胃酸影响的药物可于饭前服用;而对胃有刺激的药物,则宜饭后服用;四环素与铁剂或抗酸药并用时,应间隔 2~3 小时。

(四) 反复用药

长期反复用药后可引起机体(包括病原体)对药物的反应发生改变,主要表现为耐受性、耐药性和依赖性。还可因长期用药突然停药后出现停药综合征。

耐受性(tolerance)是指机体在连续用药后对药物的反应性降低的现象。增加药物剂量方可保持原有药物疗效,停药后耐受性可消失。易引起耐受性的药物有巴比妥类、麻黄碱、亚硝酸类等。耐药性(resistance)是指长期应用抗生素或化疗药物后,病原体或肿瘤细胞对抗生素或化疗药物的敏感性降低的现象,也称抗药性。防止耐药性的产生和传播是临床治疗面临的重要而又棘手的问题。依赖性(dependence)是指长期应用某种药物后,机体对这种药物产生生理性或精神性的依赖和需求,从而病人要求继续服药的现象。生理依赖性(physiological dependence)又称躯体依赖性(physical dependence)即停药后病人产生身体戒断症状。精神依赖性(psychological dependence)即停药后病人只表现主观不适,无客观症状和体征。对吗啡药物产生依赖性者在停药后可产生精神上和躯体上一系列特有的症状。病人在长期用药后突然停药可发生停药症状,如长期应用肾上腺皮质激素突然停药后,出现肾上腺皮质功能低下症状。因此,这类病人停药时必须逐渐减量至停药。

(五) 联合用药和药物相互作用

联合用药是指两种或两种以上药物同时或先后序贯应用,其目的不外乎增强疗效或减轻不良反应。联合用药往往会发生体内或体外药物之间的相互作用。药物相互作用(drug interactions)是指同时或相继使用两种或两种以上药物时,由于药物之间的相互影响而导致其中一个或几个药物作用的强弱、持续时间甚至性质发生不同程度改变的现象。若联合用药后使原有的药物作用增加称为协同作用,若联合用药后使原有的药物作用减弱称为拮抗作用。药物相互作用产生的主要原因包括药动学药物相互作用、药效学药物相互作用及药剂学药物相互作用。

药物相互作用可发生在吸收、分布、转运、代谢、排泄的药动学过程中。如抑制胃排空的药物阿托品可延缓合用药物的吸收;四环素与 Fe^{2+}、Ca^+ 等联合互相影响其吸收。血浆蛋白结合率高的药物可被同时应用的血浆蛋白结合率高的药物置换,导致被置换药物的分布加快、作用部位药物浓度增高,临床疗效或毒性反应增强,如双香豆素抗凝药易受阿司匹林等解热镇痛药置换而使其在血中游离型双香豆素量增加,产生出血反应。肝药酶诱导剂苯巴比妥等能增加肝脏转化药物的能力,可使大部分药物药效减弱;而肝药酶抑制剂异烟肼等能减慢肝脏转化药物的能力,使大部分药物药效增强。经肾小管分泌的药物如丙磺舒可竞争抑制青霉素分泌而延长其效应持续时间;利用离子障原理,碱化尿液可加速酸性药物自肾脏排泄,减慢碱性药物自肾脏排泄。

药物相互作用也可通过影响药物对靶点(基因、离子通道、酶或受体)的作用,表现在药效学上,甚至产生新的更严重的不良反应。如氟烷使 β 肾上腺受体敏感性增强,故手术时用氟烷静脉麻醉易引起心律失常。服用镇静催眠药后饮酒或喝浓茶会加重或减轻中枢抑制作用。三

阅读笔记

环类抗抑郁药抑制儿茶酚胺再摄取,可增强肾上腺素及拟似药的升压反应,而减弱可乐定及甲基多巴的降压作用。

药物相互作用也可发生在体外,即药剂学药物相互作用,是指药物制剂在进入可利用状态之前发生化学或物理的相互作用,使药物理化性质发生变化,从而影响药物作用的发挥。本类药物相互作用发生于药物吸收之前,在药物配伍应用的过程中,药物与药物,或药物与溶剂、赋形剂之间发生物理或化学反应,对药效或安全性产生不良影响,又称药物配伍禁忌,常见于液体制剂。如氨基糖苷类抗生素与 β- 内酰胺类抗生素合用时,二者不能放在同一瓶溶液中混合,因为 β- 内酰胺环可使氨基糖苷类抗生素失去抗菌活性。20% 磺胺嘧啶钠注射液(pH 值为 9.5~11)加入 10% 的葡萄糖注射液(pH 值为 3.2~5.5)中,由于 pH 值的改变,可使磺胺嘧啶微结晶析出,如输入血管,可引起微血管栓塞。因此,在静脉滴注时尤应注意配伍禁忌。

药物相互作用是引起药物不良反应的主要原因。对于药效曲线斜率大或者治疗指数低的药物如抗凝药、抗心律失常药、抗癫痫药、抗肿瘤药和免疫抑制剂,使用时更应注意药物的相互作用,否则极易诱发或加重不良反应。

二、机体因素

(一) 生理因素

1. 年龄 儿童特别是新生儿或早产儿,各种生理功能及自身调节功能尚未发育完全,与成年人有巨大差别,对大部分药物的反应比成年人更敏感,用药不当可引起器官或组织发育障碍,甚至发生严重不良反应,造成后遗症。儿童用药量首先考虑体重的差异,通常可按比例折算,但也要注意儿童对药物的敏感性与成人不同。老年人随年龄增长,其生理功能和代偿适应能力都逐渐衰退,对药物的代谢和排泄功能降低,因此对药物的耐受性较差,且常伴有老年性疾病,因而对药物的敏感性较高。因此,儿童和老年人用药时要严格掌握药物的剂量。

2. 性别 性别对药物的反应在性质上并无差异,但男女生理功能不同,对药物反应也不同,女性多数比男性对药物敏感。女性体重一般较男性轻,在使用治疗指数低的药物时,为维持相同效应,女性可能需要较小剂量;女性脂肪比例比男性高而水的比例比男性低,可影响药物的分布和作用;此外药物反应和药物代谢酶活性也有性别差异。另一方面,妇女又有月经、妊娠、哺乳等生理特点,用药时应予注意。如月经期女性使用泻药或抗凝药可引起月经量过多、流血不止,哺乳期用药应考虑到药物通过乳汁分泌对婴儿产生影响,妊娠妇女除了维持妊娠的药物外,其他药物均应慎用。

3. 营养状况 病人的营养状况也能影响药物的作用。营养不足、体重减轻者,由于血浆蛋白不足,结合药物能力较小,肝药酶活性较低,故对药物作用较为敏感,对药物毒性反应的耐受性较差。

(二) 心理因素

病人的精神状态和思想情绪与药物的治疗效果有密切关系。心理因素对药物作用有明显影响,医护人员鼓励性语言、良好的服务态度和病人对医护人员的信任以及病人的乐观情绪可对疗效产生良好的影响。如乐观、愉快的情绪能使呼吸、循环、内分泌、代谢等机体功能趋于稳定,在此基础上进行药物治疗能使药物更好发挥疗效。医护人员应重视此类因素的影响,尽量发挥其积极作用;反之,若病人有悲观、失望、抑郁等不良情绪,则往往就会降低治疗效果,甚至还可诱发或加重疾病,如氯丙嗪用在抑郁病人身上可能出现自杀倾向。

安慰剂(placebo)一般是指本身没有特殊药理活性的中性物质如乳糖、淀粉等制成的外形似药的制剂,对紧张、焦虑、疼痛、咳嗽、感冒以及心绞痛的控制等有效率可达 30% 以上。安慰

阅读笔记

剂产生的效应称为安慰剂效应,安慰剂效应主要由病人的心理因素引起,来源于对药物和医护人员的信任。由于安慰剂效应广泛存在,在评价药物的临床疗效时,应考虑这一因素的影响,排除假阳性疗效及假阳性不良反应。

(三) 遗传因素

遗传是影响药物体内过程和药物效应最重要因素之一。基因是决定药物代谢酶、药物转运蛋白和受体活性与功能表达的结构基础,基因突变可引起所编码的药物代谢酶、药物转运蛋白和受体结构和功能的异常,成为产生药物效应个体差异和种族差异的主要原因。目前已明确知道了许多药物代谢酶、转运蛋白和受体具有遗传多态性,而其中一些的临床意义也得到了阐明。如 CYP2C9 和 VKORC1 的基因多态性在华法林需求剂量的个体差异中发挥着重要作用,不同基因型病人所需华法林剂量差异明显;葡萄糖 -6- 磷酸脱氢酶缺乏者对伯氨喹、磺胺类药等药物易发生溶血反应;有 EGFR 基因第 19 号外显子上的 E19del 缺失突变和第 21 号外显子上的 L858R 非同义突变的非小细胞肺癌(NSCLC)病人使用吉非替尼治疗后的有效率大于 90%。

三、疾病因素

疾病可使机体生理状态发生一系列改变,这些改变一方面可使药物在体内的吸收、分布、代谢和排泄等发生变化,导致药动学改变;另一方面会使某些组织器官的受体数目和功能(或受体 - 效应机制)发生变化,改变机体对相应药物的敏感性,导致药效学改变。

病理状态可以影响中枢神经系统、内分泌器官,以及其他效应器官的反应性,因而能改变机体对治疗药物的反应。例如,不同病因所致的心力衰竭因 Na^+-K^+-ATP 酶后效应机制受到抑制或损害的程度不一致,使用强心苷的临床效果也不一样:对有心房颤动(房颤)伴快心室率的心力衰竭疗效最佳;对高血压、心脏瓣膜病、先天性心脏病等心脏长期负荷过重引起的心力衰竭疗效较好;对甲状腺功能亢进、严重贫血所继发的高心排血量型心力衰竭,肺源性心脏病、活动性心肌炎(风湿活动期)引起的心力衰竭,疗效较差,易引发毒性反应;而对扩张性心肌病、心肌肥厚、舒张期心力衰竭者则无效。长期哮喘病人支气管平滑肌上的 β 受体数目减少,且与腺苷酸环化酶的偶联有缺陷,所以大剂量 β 受体激动药不仅本身疗效不佳,而且能拮抗内源性糖皮质激素恢复 β 受体 - 腺苷酸环化酶 -cAMP 依赖性蛋白激酶系统的功能,反而对哮喘病人不利。应用 β 受体阻断剂普萘洛尔在治疗高血压病时,对于内源性儿茶酚胺高的病人减慢心率作用相当显著;而在体内儿茶酚胺浓度不高时,减慢心率作用就不明显。正常人服用利尿药后血压并不明显下降,高血压者则血压明显降低。解热镇痛药对正常人无降温作用,而发热者可出现明显的解热退烧作用。甲状腺功能亢进的病人即使只使用小剂量肾上腺素,也会出现强烈的升压反应。

肝肾功能是影响药物作用的重要因素。肝功能不良者,药物的吸收、分布、代谢、排泄均受到不同程度的影响,主要表现为首关消除降低,药物与血浆蛋白结合减少、经肝代谢的药物消除变慢及经胆汁排泄的药物减少,导致药物在体内蓄积,增加毒副作用。肾功能减退者,主要经肾脏排泄的药物消除变慢,使药物在体内蓄积,产生过强或过久的药物作用,甚至引起不良反应,导致严重后果。循环障碍性疾病包括休克、恶性高血压和充血性心力衰竭等,由于组织灌流量减少,药物的吸收、转运发生障碍,进而影响药物疗效,在临床用药时也应加以考虑。

因此,疾病对药物作用的影响应引起医护工作者的足够重视,它是影响临床用药的重要因素之一,需要通过调整给药剂量、给药间隔时间及给药途径,甚至更改治疗方案,以达到预期治疗效果并避免产生严重的不良反应。

阅读笔记

（郭紫芬　孙少卫）

第二节　药物治疗的一般原则

药物治疗是临床上疾病治疗中最常用、最基本的治疗手段。在药物治疗过程中要综合考虑药物治疗的安全性、有效性、经济性与适当性,对药物、疾病和病人三者信息进行综合分析、权衡利弊后,制订合理的治疗方案,才能获得最佳的效益/风险比。

一、药物治疗的安全性

药物治疗的安全性(safety)是指药物在发挥防治疾病作用的同时,可能对机体产生不同程度的损害。保证病人的用药安全性是临床药物治疗的基本前提。安全性是贯穿药物治疗始终需要考虑的问题,只有在用药安全的基础上才考虑其他方面的原则。

(一)影响安全性的因素

理解影响药物治疗安全性问题的主要因素,有助于我们更好地保证药物治疗的安全性。

1. 药物本身固有的生物学特性　药物具有两重性,在产生防治作用的同时,也可能产生不良反应,因此药物安全性问题是客观存在的。通常将药物的50%致死量(LD_{50})与50%有效量(ED_{50})的比值(LD_{50}/ED_{50})称为治疗指数(therapeutic index,TI),用以表示药物的安全性,治疗指数大的药物相对比治疗指数小的药物安全。也有人用5%致死量(LD_5)与95%有效量(ED_{95})之间的距离即安全范围来衡量药物的安全性,距离越宽,安全范围越大。药物的不良反应对药物的使用群体是不可避免的,但其发生概率对不同的群体可能各不相同。而对用药个体而言,具体的某一不良反应是否发生及其严重程度,则存在个体差异,它可以发生,也可以不发生;可以是轻微的,也可以是严重的。因此,为了更好地控制药物固有的安全性问题,应该在药物的研发阶段对药物的安全性评价严格把关,努力避免对机体可能产生潜在严重不良反应的药物上市;对已上市的药物要加强不良反应监测,及时发现药物的不良反应。

2. 药品质量　药物制剂中不符合标准的有毒有害相关物质超标准或有效成分含量过高可影响药物治疗的安全性。因此,应通过严格执行药品生产质量管理规范(GMP)以及药品经营质量管理规范(GSP),加强药品生产、流通、储存及使用各环节的质量控制和监管,避免药品质量问题的发生,杜绝此类安全性问题。

3. 药物的不合理使用　目前临床因药物的不合理使用导致的药物损害发生率逐年上升。如无适应证用药、药物剂量过大、疗程过长、停药过程太突然、合并用药不合理、在长期用药过程中未能按要求及时监测重要脏器功能等,都属于药物不合理使用的范畴。年老体弱多病者,同时使用多种药物或由多位医生诊治,重复交叉使用多种药物,都可能导致不良的药物相互作用的产生,也是不合理用药的表现。不合理用药必然导致不良的结果,不仅浪费医药资源,还会延误疾病治疗,导致药物不良反应甚至药源性疾病的发生,酿成医疗事故。因此,在临床药物治疗过程中,应权衡利弊,决定取舍,不滥用或过量使用药物,同时注意病人的病史、用药史、个体差异、药物相互作用等因素,尽量减少和避免临床医疗实践中的不合理用药。

Box 2-2【他山之石】

美国护理学会给药八准确原则(eight right principles)

1. 药物准确(right drug)
2. 剂量准确(right dose)
3. 病人准确(right client)

4. 途径准确（right route）

5. 时间准确（right time）

6. 记录准确（right documentation）

7. 原因准确（right reason）

8. 反应准确（right response）

（二）安全用药的原则

在临床医疗过程中,药物治疗的安全性须反复强调,保证医疗安全应放在一切医疗行为的首位。但追求绝对安全是不可能的,也不符合科学规律,"安全性"是相对的:首先,对药物安全性的要求是相对的。对某些非致死性疾病或妊娠妇女的药物治疗,安全性要求很高,即使是很轻微的不良反应或发生率很低的不良反应也是难以接受的;但对肿瘤等一些致死性疾病或可能导致其他严重后果的疾病的药物治疗,安全性要求可以适当降低,毕竟挽救生命比减少一些不良反应更有价值。其次,对药物安全性的认识也是相对的。新药的不良反应可能需要更长期的临床应用,才可能被发现、被了解。因此,病人从药物治疗中获益的同时也可能会冒一定风险,不同的药物治疗,病人的获益不同,从而对安全性的要求(或者说对风险的可接受程度)也不一样,在临床用药过程中需要在二者间权衡后作出选择,理想的药物治疗应有最佳的获益 /风险比(benefit/risk ratio)。如何做到安全用药,应该遵循以下原则:

1. 了解病史,对症用药　在确定合适的治疗方案前,应该详细了解病人的病史、用药史以及病人及家属的药物和食物过敏史等。对某药有过敏史的病人应终身禁用该药;对可能发生严重过敏反应的药物,可通过皮肤试验等方法来筛查有用药禁忌的病人。

2. 掌握药物资料,慎重用药　应注意了解药物的药效学和药动学知识等,全面考虑可能影响药物作用的因素,扬长避短,慎重用药。同时需要检查药品是否过期,做到"四查十对",对于过期或失效以及无法确定的药品千万不能使用。

3. 遵守给药原则,个体化给药　药物治疗中严格遵照用法、剂量、适应证和禁忌证,并根据病人的生理与病理学特点实行个体化给药。护士在执行医疗工作的过程中,必须严格根据医嘱给药。护士应具有一定的药理学知识,熟悉常用药物的作用、副作用、用法、毒性反应,了解病人的健康状况,对有疑问的医嘱,应及时向医生提出,不可盲目执行,也不得擅自更改医嘱。并且严格执行查对制度,认真做到"三查七对",才能达到"五个准确",即将准确的药物,按准确的剂量,用准确的方法,在准确的时间给予准确的病人。再者不同人群需要调整药物用法和剂量。例如老年人用药量从小剂量开始,特别是以前从未用过的新药,应从成人剂量的1/4~1/3开始,然后逐渐加量,直至最低有效维持量;对于小儿,尤其新生儿,其剂量应按体重或体表面积计算,用药期间应加强观察;对于孕妇或哺乳期妇女,必须选用药物治疗时,应当参照药品危险等级分类和药品哺乳期安全性的资料,慎重选择。

4. 合理联合用药　注意了解病人从不同科室或不同医院开具的处方药品和自用药品使用情况。联合用药要注意药物相互作用,可用可不用的药物尽量不用;在必须联合用药时,要兼顾增加疗效与减少药物不良反应。

5. 密切观察,及时调整给药方案　对于长期用药病人来说,应注意定期监测器官功能,如用头孢菌素类、氨基糖苷等抗生素以及利尿剂,需定期监测病人的肝肾功能、电解质及酸碱平衡;长期使用利福平、异烟肼时应检查肝功能;长期使用地高辛、氨茶碱的病人尽可能到有条件的医院做血药浓度监测。一旦发现异常反应,应尽快查明原因,以便及时调整剂量或更换治疗药物。

6. 提高病人防范意识,及时报告异常反应　最早发现药物不良反应症状往往是病人自己,因此医护人员应树立一种观念,即"病人不只是药物治疗的被动接受者,更应是药物治疗的主动合作者"。不仅要向病人介绍药物的疗效,还应详细地解释有关药物不良反应和用药注意事项的信息,告诫出现药物不良反应早期征兆时的应对方法,从而增强病人对药物不良反应和药源性疾病的防范意识,提高用药的依从性。

7. 避免用药错误 有相当部分的药物不良反应和药源性疾病的发生与医药护理人员在处方、配制、发药和用药过程中的差错、事故有关。通过加强对医生、药师和护理人员的专业技能训练和职业道德教育,可在一定程度上减少这类药物不良反应的发生。护理工作在安全用药中是一个非常重要的环节,护士是医嘱的执行者,若该环节出现问题,即使医嘱合理,药物药剂正确,也不能保证良好的治疗效果。因此,护理工作者在执行医嘱,配药、给药过程中应本着严谨的工作作风,掌握合理的用药途径,注意配伍禁忌等。表 2-1 列出了护士临床用药时需考虑的主要问题。

表 2-1 护士用药时需要考虑的主要问题

一般问题	需要考虑的因素	护理目标
谁用药	病人的姓名、年龄、性别、身体及社会心理健康状况,有无药物及食物禁忌等	保证药物为病人治疗所需,明确有无影响病人用药的生理因素(如口服药有无吞咽问题)、生化因素(如与病人所用的其他药物有无拮抗作用)、社会心理因素(如药物是否符合病人的文化或宗教信仰)
什么药	病人所用药物的正确名称,剂型及剂量,医嘱的具体要求是什么?	保证病人按照医嘱要求正确用药,剂量及剂型正确
何时用	最佳用药时间是什么?最佳用药期限是什么?病人什么时候最后一次服用此剂量的药物?	保证在最佳时间,最佳期限用药。保证用药时间不影响病人的其他治疗、休息等。保证药物之间没有拮抗,保证食物不影响药物的吸收及利用。保证药物与食物或其他药物有协同作用
怎样用	医嘱的用药途径是什么?此用药途径是否与其他药物有影响?是否有其他因素影响病人通过此途径用药?	确保用药途径正确,与医嘱要求一致确保药物之间无配伍禁忌
为何用	病人因为什么原因用此药?什么情况下用此药?用药后会出现治疗作用?可能会有哪些副作用?	防止在不需要的情况下用药。防止用药过程中发生不良反应,并最做好应对不良反应的措施

(三) 用药中常见问题的预防与处理

药物治疗是疾病常见的治疗方法,涉及多个部门、多个环节和多个责任人,而用药错误则是临床常见的医疗错误。医院的管理者和各级、各类医务人员应当明确用药错误的定义、分类与分级、可能发生的环节及责任人,具备防范用药错误的意识和能力,从而减少用药错误、保障病人安全。

1. 用药错误的界定 原国家卫生部等联合颁布实施的《医疗机构药事管理规定》将用药错误(medication error,ME)定义为合格药品在临床使用全过程中出现的、任何可以防范的用药不当。用药错误与药物不良反应不同,药物的不良反应是药品本身的属性,在很大程度上往往是不可避免的,而用药错误实际上是可以避免的事件。用药错误实际上在开处方到调配处方到用药整个过程当中都可能会发生,用药错误包括处方错误、转抄错误、调剂错误、给药错误、病人依从性错误、监测错误以及其他用药错误等:

（1）处方错误：是指执业医生或其他合法的处方者在开处方时发生的错误,包括药物选择（根据适应证、禁忌证、已知过敏反应、现有的药物治疗及其他因素）、剂量、剂型、数量、给药途径、浓度和给药速率等医嘱错误,或医生指导用药错误,难于辨认的处方或医嘱单等导致用药差错,累及病人。

（2）转抄错误：是指护士或下级医生通过抄写（包括电子和人工记录）把医嘱传递给其他医护人员时发生的错误。常见于转科、口头医嘱等。

（3）调剂错误：是指药师根据处方或医嘱调剂药品过程中发生的错误,包括药品品种、规格、数量、用药剂量、剂型错误,用药时间错误,药物制备错误等。

（4）给药错误：是指在假定医嘱或处方无用药错误的情况下,发生在给药环节,与医嘱或处方内容相偏离而造成的错误,包括药物品种、数量、用药剂量、用药途径、用药时间、用药间隔、疗程错误以及给药遗漏错误。

（5）病人依从性错误：是指病人没有依照处方进行用药。

（6）监测错误：是指没有对处方的给药方案的合理性进行审核,未能及时发现其中存在的问题;或没有使用正确的临床或实验室数据对病人的药物治疗反应进行评估,未能及时调整病人用药方案等。

（7）其他用药错误是指除上述以外的任何用药错误。用药错误事件可发生于处方、转抄、药物标签与包装、药物名称、药物混合、配方、发药、给药、用药指导、检测及应用等诸多环节。医生、药师、护士、病人,甚至收费处、药物信息维护人员都有可能是用药错误的责任人。

2. 用药错误的后果   我国目前尚未开展用药错误的监测报告工作,人们对用药错误的危害性尚无足够认识。根据美国国家用药错误报告及预防协调委员会制定的分级标准,将用药错误根据其发生程度及对病人造成机体受损程度,分为 9 级（A-I),其中 A 级无损害,B-H 级有损害,I 级死亡。

A 级：环境或事件可能造成出错的发生。

B 级：发生差错但未累及病人,或将药物已经发给病人但未使用。

C 级：病人已经使用,但未使病人受损。

D 级：未使病人受损,但需监测差错对病人的后果。

E 级：造成病人短暂损害,需要治疗或干预。

F 级：造成病人短暂损害,需要住院或延长住院时间。

G 级：造成病人永久性损害。

H 级：引起危及生命的事件,如过敏性休克、心律失常。

I 级：造成病人死亡。

3. 常见给药错误的原因   药物治疗是临床医疗工作中的重要组成部分,护士是药物治疗最直接的实施者和管理者,及时准确使用药物,并对药物治疗进行全程的安全管理,是护士的重要职责之一,也是确保病人安全的重要环节。因此,护士作为临床给药最后的把关者在病人用药安全中起到举足轻重的作用。如果这个过程中出现任何错误,病人就有可能得不到有效的药物治疗,病人的安全就会受到威胁。产生给药错误的原因比较复杂,可能是流程标准化不够、信息系统不完善、输液泵等设备故障以及缺乏监测,也可能是医务人员未遵守医疗规范、对药物相关知识了解不够、缺乏病人的病程资料、记忆错误、识别病人身份错误、遗漏核对、药物储存不当、配置错误等多方面问题。常见的错误原因可概括为 3 个方面：

（1）管理因素：①工作任务与环境的缺陷：目前普遍存在人力不足、工作过于繁忙、工作嘈杂、给药过程常有电话打扰、病房呼叫铃声、病人家属的询问等造成注意力分散等问题,是不可忽视的重要因素;②工作流程的缺陷：工作流程不完善、未执行双人核对制度、临时稀释药品、新手值班、频繁加床移床等;③培训缺乏：医务人员对新购药品知识缺乏培训,不了解药物的正确使用方法、注意事项和禁忌证等;④病人教育欠缺:护士没有足够的时间和耐心教会病人如何用药,则病人对药物的储存条件、服用方法和时间、出现不良反应的对策、用药疗程等问题没有充分了解,从而造成用药错误。

(2) 个人因素:①各种护理工作制度和措施如"三查七对"执行不到位,病人用药张冠李戴或看错药名、剂量等;②护士缺乏责任心,如错过正常的给药时间、错将口服或外用剂型注射给药以及错将滴鼻剂用于滴眼,或将滴鼻剂用于滴耳等;③护理人员操作不规范,药物溶解不完全,残余药量较多,多次穿刺输液瓶塞增加污染等;④护士自身业务水平不够,仪器使用不熟练,对特殊用药的注意事项未完全掌握,造成药物保存不当、药物配制时间过早、滴速不适合、药物配伍禁忌等错误。

(3) 产品因素:包装外观相似的药物极易导致护士拿错药物,药物标签的浓度表示方式不当易造成药量计算错误;同种药物不同规格也常常引起药物剂量错误。

4. 给药错误的防范策略　随着临床用药的不断增加,在实际护理工作中经常会出现用药上的失误,轻者影响病人治疗效果,重者可危及病人生命,引发医疗纠纷。

护士在给药过程中的缺陷及差错主要包括:药物保存不当、配伍不合理、使用不准确、配制方法不当、给药时间不准确、给药速度控制不当、护患沟通不到位、操作不规范和查对制度执行不完善等。如何做好用药安全管理,消除用药安全隐患,减少给药错误,已成为护理管理者值得思考的问题。

(1) 强化用药安全管理的思想,提高护士安全用药意识,加强责任教育:严格执行医嘱、严格执行查对制度、严格执行规范操作,严格控制给药速度、严格按标准处理各类药物。药物使用前要认真核对医嘱,药物名称、剂量、浓度、给药途径等是否正确,并核实病人的身份是否属实,在正确的时间给予正确的病人等。

(2) 组织学习新业务、新知识:加强药物知识的学习,提升护士的专业技术水平。护士不能满足于"执行医嘱",要熟悉药物名称、作用、用法、配伍禁忌、不良反应的防范等。

(3) 建立良好的护患关系:加强交流、耐心听取和解答病人的问题,向病人提供用药指导,告知用药注意事项,了解用药后的不良反应及病情变化等,使病人参与到治疗过程中,以预防差错事故的发生。

(4) 认真观察用药后病人的反应:如发现异样及时报告科室主任和护士长并使病人得到及时的救治。

5. 给药错误的处理措施　给药错误一旦发现,立即进行积极有效的处理,避免错误对病人造成进一步的严重损害。

(1) 立即停药:一旦发生给药错误,立即停止用药,保持冷静,评估病人,必要时保持静脉通路通畅。

(2) 及时报告:凡发生给药错误,当事人或者知情人应立即向科室领导或护士长报告,护士长向护理部报告,护理部向医院领导逐级迅速上报,最后再由医院将处理的情况上报一级卫生行政部门。对主动报告、认真查处、明细改进的当事人,应适当鼓励;对隐瞒不报的,应严肃处理。

(3) 迅速补救:报告医生,立即采取有效的补救措施,尽量减轻由于给药错误造成的不良后果,配合医生抢救。如输错血或输入霉菌液体时应立即停止输入,及时配合医生,给予对症处理;口服者应清除胃内容物,必要时行心肺复苏。对现场的血液、液体、药物及物品进行保留,不得擅自涂改、销毁,以备检验,为抢救提供依据。

(4) 做好记录:对病人的病情变化密切观察,对其生命体征及所用药物的名称、剂量、用药途径、反应时间、不良反应的症状、体征及处理过程进行详细记录。

(5) 心理指导:做好病人及家属的安抚工作,护士在处理过程中,做好心理护理,减轻病人

阅读笔记

及家属的恐惧、不安情绪。

(6)调查分析:发生护理事故及给药错误时,护士长应立即组织有关人员到现场了解情况,及时进行调查,核对事实,封存病历及有关原始材料,并对当事人及有关人员进行调查,同时应指导科室确定差错性质及等级,总结原因,帮助改进工作,最后形成文字材料进行上报。

(7)事故处理:对护理差错事故的处理,应根据《医疗事故处理条例》的有关规定进行处理,以事实为依据,客观地、实事求是地公正处理,既要考虑到造成的影响及后果,又要注意保护医护人员的合法权益,对护理差错的性质和等级的判定,当事人与科室领导或者护士长意见不一致的由护理部仲裁;科室意见与护理部有分歧时,由医院医疗事故技术鉴定委员会或小组仲裁。

(8)健全的差错等级制度:建立各级护理差错事故记录本,护理部门应当制定专人负责护理事故及差错等级、统计,详细记录差错事故发生的原因、性质、当事人的态度、处理结果及改进措施。

6. 给药错误的报告及记录 给药错误是影响医疗护理质量的重要因素,是关系到病人疾苦和生命安危的大事,护士必须加强责任心,认真执行各项护理规章制度和护理技术操作规程,严防护理差错事故的发生,以保证医疗护理质量。一旦发生给药错误,应进行彻底的调查并提交一份"药物给药差错报告",报告应该涵盖差错情况、问题调查、药物情况以及病人的情况等内容。①差错情况,对差错进行描述,包括差错分级、事件发生的顺序、所涉及的人员及工作环境;②问题调查,包括病人是否已用药,最初的差错由哪类医务人员所致,差错导致了什么后果(例如死亡、损害类型、不良反应),采用了何种干预措施使病人未发生用药差错,谁发现了差错,差错发生于何时和如何被发现,差错发生在什么场所,差错是否涉及其他工作人员,是否向病人提供了咨询;③药物情况,包括药物的通用名与商品名、制药公司、药物剂型、时间、含量和浓度、包装形式与大小等;④病人年龄、性别、诊疗过程等情况。

二、药物治疗的有效性

药物治疗的有效性(efficacy)是指药物通过其防治作用使病人临床获益的特征。有效性是临床药物治疗的基本目的,药物的药效学特征是药物治疗有效性的基础。但临床实践中不能因追求药物有效性,忽略了安全性等其他方面的原则。因此,药物治疗要在权衡利弊的基础上,综合考虑多种因素,尽可能追求更好的治疗效果,药物治疗的有效性才具有实际意义。在临床上往往要根据疾病的轻重、药物疗效的优劣与不良反应的大小进行综合判断,确定合理的治疗方案进行药物治疗。药物治疗的有效性是临床药物治疗效果的重要体现,了解影响药物治疗有效性问题的主要因素,有助于我们更好地保证药物治疗的有效性。

(一)药物因素

药物的生物学特性、理化性质、剂型、剂量、给药时间、给药途径、药物之间的相互作用等因素均会影响药物治疗的有效性。应根据病情选择针对病因或对症治疗的药物。同时根据药物的药动学和药效学特点选择生物利用度高,又能维持有效血药浓度的剂型和给药途径,尽量避免可能产生有害的药物相互作用的药物组合,以减少不良反应,尽可能取得满意的治疗效果。

(二)机体因素

病人年龄、体重、性别、精神因素、病理状态、遗传因素、时间因素等对药物治疗效果均可产生重要影响。病人保持良好的生理和心理状态,积极配合药物治疗是取得满意疗效的关键。因此要采取积极的支持治疗措施,改善病人生理状况,使之保持健康乐观的态度。疾病的分期也影响疗效,许多疾病的早期药物治疗,如早期肿瘤、早期脑血管疾病等,最有可能取得满意疗效,所以抓住有利的治疗时机也很重要。病人的个体差异是影响药物疗效的一个重要因素,现在已有人采用生物芯片的方法,筛查可能对某种药物产生严重不良反应的个体,或筛查对某种

阅读笔记

药物代谢消除有重要差异的个体,这对保证病人取得满意疗效有重要意义。再者,病人对医生提出的治疗方案是否依从,对药物治疗效应会产生很大影响。因此应根据不同情况采取相应的应对措施来提高药物治疗的依从性,获得理想的药物治疗效果。

三、药物治疗的经济性

药物治疗的经济性(economy)是以消耗最低的药物成本,实现最佳的治疗效果。经济性是合理用药的基本要素,主要受治疗总成本影响,根据安全性和有效性制定的最理想的治疗方案也可能是比较昂贵的,在财力有限时不可能实施。所以治疗总成本、病人的经济状况、医疗保险等是确定药物治疗方案时必须考虑的实际问题。把经济性作为合理用药的基本要素之一,关键在于药品属于重要的卫生资源,我国仍属发展中国家,要从可持续发展的角度合理利用药品。可以应用现代经济学的研究手段,分析、评价药物治疗的经济学价值,其目的在于:①控制药物需求的不合理增长,改变盲目追求新药、高价药的现象;②控制有限药物资源的不合理配置,如有些地区或群体存在资源浪费,而有些地区或群体却存在资源紧缺,尤其是那些因经济原因不能得到应有药物治疗的情况;③控制被经济利益驱动的不合理过度药物治疗,如一方面个别医院和医生喜欢用进口药或高价药,另一方面某些疗效明确的基本药物或称"老药"因价格低廉,企业停止生产供应。如何控制医疗费用的快速增长现已成为世界各国共同关注的难题。药品费用在整个医疗费用中则占有相当大的比例,有些医疗单位甚至超过 50%,新药、进口药、高价药不断涌现,使药品费用增长成为医疗费用急剧增长的主要原因之一。造成药品费用增长的因素有两个方面:一方面是合理性的因素,包括人口增加和老龄化、疾病谱改变、慢性病增加、环境污染、药品研发成本大幅增加等;另一方面是不合理的因素,包括药物价格管理体系存在某些缺陷、医院补偿机制不完善、"以药养医"现象普遍存在、治疗方案选择不合理、药物使用不合理、药物销售行为不规范以及抗生素滥用等。而药物经济学为控制临床用药过程中的药物费用的不合理增长提供了一种可借鉴的方法,可适当提高药物治疗的经济性。它是应用现代经济学的研究手段,结合流行病学、决策学、生物统计学等多学科研究成果,分析不同药物治疗方案、不同医疗或社会服务项目的成本 - 效益比,评价其经济学价值的差别。它通过对药物治疗的成本和结果两方面进行鉴别、测量和比较,确定经济的药物治疗方案。但由于成本或结果都难以简单的量化,局限了该方法的使用。随着科学的发展,药物经济学应用将得到进一步的推广和完善。

四、药物治疗的适当性

药物治疗的适当性(appropriateness)是指在明确疾病诊断的基础上,从病情的实际需要出发,以循证医学为依据,选择适当的药物治疗方案。药物治疗的适当性是实现合理用药的基本保证,用药的适当性表现在用药的各个方面,一般指在用药时必须做到根据病情与机体情况权衡利弊选择适当的药物,确定适当的剂量、疗程与给药方案,使药物的作用发挥得当,达到治疗疾病的目的。违背药物治疗的适当性原则可造成药物治疗过度或治疗不足。

Box 2-3【案例与思考】

> **案例**:男性病人,53 岁,因严重抑郁发作,需要服用抗抑郁药盐酸帕罗西汀,有报道称该药可能增加出血的风险。而该病人近 5 年因骨关节炎引起的疼痛,一直在服用酮洛芬肠溶胶囊剂。同时服用盐酸帕罗西汀和酮洛芬可能会增加上消化道出血的危险,建议换药。
>
> **思考**:你如何让医生采纳你的建议?

阅读笔记

药物过度治疗是指超过疾病治疗需要过度使用药物,而且没有得到理想效果的治疗。药物过度治疗表现为超适应证用药、用药剂量过大、用药疗程过长、无病用药、轻症用重药等,以病因不明或目前尚无有效治疗手段,而又严重危害人类健康的疾病最为常见,如乙型肝炎和肿瘤。临床常常可以见到某些癌症病人的死因不是因为癌症本身造成,而是由于过度化疗所致。造成过度治疗的原因主要有:①病人求医心切;②虚假广告泛滥,病人受诱惑;③为了减少医疗纠纷,部分医务人员有意识地采取一些保护性的过度用药行为,处方追求"大而全";④也有个别医务人员或医疗单位,为追求经济利益而开大处方、贵处方。药物过度治疗不仅延误病情、损害健康,还加重病人的经济负担,造成有限的医疗资源浪费。

与药物过度治疗相对的另一个不适当的药物治疗是治疗不足,主要表现为用药剂量不够,达不到有效的治疗剂量;或是疗程太短,达不到预期的治疗效果。引起治疗不足的原因主要有:①病人对疾病认识不足,依从性差,未能按剂量用药或坚持治疗;②病人收入低,又没有相应的医疗保障,导致无力支付而终止治疗;③一些安全有效的廉价药因利润低,企业停止生产而缺货,影响了疾病的治疗等。药物治疗不足达不到预期的治疗效果。

(郭紫芬　孙少卫)

第三节　特殊人群的临床用药注意事项

医学上特殊人群是指妊娠和哺乳期妇女、新生儿、婴幼儿、儿童及老年人。这些特殊人群在生理、生化功能等方面与一般人群相比存在着明显差异,而这些差异则显著影响药物在这些人群的体内过程和药物效应。若对这些特殊群体按常规的给药方案进行药物治疗,药物在机体内或不能达到最低有效浓度,使治疗失败;或超过最低中毒浓度,产生毒性反应;或产生不同于一般人群的药物效应和不良反应。因此,只有掌握这些特殊人群的病理、生理学特点和用药注意事项,临床上才能有针对性的合理用药,保证特殊人群的用药安全。

一、妊娠期妇女用药

在整个妊娠期,母体、胎盘、胎儿组成一个生物学和药动学整体。因此,妊娠妇女用药后,药物既存在于母体,又可通过胎盘进入胎儿体内,从而对胎儿产生影响。妊娠期用药不当可能带来严重的危害,引起流产、早产或先天性畸形等。因此,妊娠期用药应权衡利弊,尽量选用对妊娠妇女及胎儿比较安全的药物,并且注意用药时间、疗程和剂量的个体化,这对保护母婴健康均十分重要。

美国食品药品监督管理局(FDA)于1979年根据动物实验和总结临床实践经验,对影响胎儿的药物进行了危险性评估,将药物分为A、B、C、D、X五类,并要求制药企业应在药品说明书上标明等级。A~X级药物的安全程度逐渐递减,A类最安全,X类为妊娠期禁用药物。妊娠期妇女用药需要有明确用药指征,应当做到合理选择、合理使用,防止胎儿受母体用药的影响。妊娠期间为保证用药的安全有效,应注意以下几个原则:①可用可不用的药物一律不用,可以推迟治疗的则推迟治疗,小剂量有效的避免用大剂量,单药治疗有效的避免联合用药。②必须用药时,应采用疗效肯定、不良反应小且已清楚的老药,避免使用尚难确定有无不良影响的新药;中药及西药同样有效的,应用西药;禁止试验性用药。③用药时需清楚地了解妊娠周数,在妊娠的前3个月是胚胎器官形成期,应尽量避免使用药物,尤其是已确定或怀疑有致畸作用的药物;如需要应用可能对胎儿有影响的药物时,要权衡利弊以后再决定是否用药;若病情急需,应用了肯定对胎儿有危害的药物,则应终止妊娠。④应选择同类药中最安全的,首选A、B类药物,尽量避免使用C、D类药物,禁用X类药物。至于给药途径,在一般情况下,应以口服给药为宜。

阅读笔记

二、哺乳期临床用药

哺乳是一个重要的生理过程。母乳喂养不仅对婴儿提供理想的营养以及抗病能力，还能增进母婴感情。几乎所有药物都可通过乳汁转运为乳儿吸收，因此哺乳期用药日益受到重视。

(一) 药物的乳汁分泌

大多数药物可从乳汁中排出，但多数药物乳汁中的浓度较低，乳汁中药物含量不超过母体摄药量的 1%~2%，小于乳婴治疗量，因而一般不会对乳婴产生不良的影响。但有些药物由乳汁分泌较多，对哺乳期婴儿影响较大。故哺乳期用药必须了解药物自乳汁的排出情况。影响药物从乳汁分泌的因素有：①药物相对分子量大小、脂溶性、解离度、血浆蛋白结合率等。由于乳汁脂肪含量比血浆高，pH 值比血浆低，故脂溶性高、蛋白结合率低、分子量小、解离度低的弱碱性药物更易进入乳汁中。个别药物在乳汁中可达到较高浓度，如甲硝唑、异烟肼、红霉素及磺胺类等药物，它们在乳汁中的浓度可达到乳母血药浓度的 50%。而新生儿肝脏的代谢能力和肾脏的排泄能力都较差，由乳汁所摄入的药物，可因蓄积导致中毒；②哺乳期妇女所用药物的剂量、用药次数及给药途径等因素。哺乳期妇女用药后，药物在母体内的吸收、分布、代谢、排泄等将决定乳汁中的药物浓度；③乳儿每日哺乳量、哺乳时间、胃肠黏膜成熟状态以及胃、十二指肠的 pH 值等都影响乳儿所摄入的药量。

(二) 哺乳期用药原则

由于经乳汁排泄的药物可对哺乳婴儿产生毒副反应，哺乳期妇女的用药应十分谨慎，要充分考虑用药的风险与疗效，确保乳儿的健康，而哺乳期妇女也是药品不良反应监测的重要对象。哺乳期用药应遵循以下原则：①明确母体用药指征，权衡利弊，谨慎选药。应选择疗效确定、对哺乳期妇女和乳儿危害和影响小的药物，同时尽量选用短效类药物，以减少药物在乳儿体内蓄积的机会。如哺乳期妇女泌尿道感染时，应选氨苄西林，而不用磺胺类药，这样既可有效地治疗乳母泌尿道感染，又可减少对婴儿的危害。②适时哺乳，防止蓄积。药物应用剂量较大或时间较长时，最好能监测乳儿血药浓度，调整用药和哺乳的间隔时间，避免在哺乳期妇女血药浓度高峰期哺乳，应在哺乳期妇女用药前，血药浓度较低时段哺喂乳儿。③加强用药指导。要在临床医生指导下使用慎用药物，并密切观察用药过程中乳儿的反应。④人工喂养。如果病情需要必须使用对乳儿影响不明确的药物时，应停止母乳喂养或改为人工喂养。

三、小儿临床用药

小儿时期是人生的基础阶段，包括新生儿期、婴儿期、幼儿期、学龄前期、学龄期、少儿期等生长发育阶段。小儿从解剖结构到生理和生化功能都处于不断发育时期，身高、体重、体表面积、细胞外液、血浆蛋白结合率、肝、肾和内分泌功能等都处于动态变化之中。小儿的药动学和药效学特征与成人相比差异显著，且各年龄组儿童之间也有一定差异。与成人的药动学相比，新生儿药物分布容积较大，肝代谢和肾排泄药物的能力较差；儿童的药效学特点与成人基本相似，但由于儿童的生理特点与成人有异，对某些药物呈现出特殊反应性，有时不仅表现为量的差异，甚至可能发生质的改变，如吗啡易引起呼吸抑制，利尿剂易引起水、电解质平衡紊乱而出现呕吐，氯丙嗪易引起呕吐等。传统的小儿用药方案是按小儿体重、体表面积或根据年龄按照成人量折算，其共同缺点是把小儿看成小型成人。为保证用药安全、合理，应依据小儿身体的特殊性及药物在体内的药动学和药效学特点选择用药。

(一) 小儿给药剂量的计算

由于儿童的年龄、体重逐年增加，体质又各不相同，用药的剂量有较大的差异。儿童用药剂量计算方法有多种，包括按体重、体表面积或年龄等方法计算。

1. 根据体重计算　儿童剂量(每日或每次)= 药量 /kg·次(或日)× 估计体重(kg)。如患儿

阅读笔记

未实测体重,可按下列公式推算其净重的 kg 数:

　　6 个月前儿童体重(kg)=3+ 月龄 ×0.6

　　7~12 月儿童体重(kg)=3+ 月龄 ×0.5

　　1 岁以上儿童体重(kg)=8+ 年龄 ×2

2. 根据体表面积计算　　根据体表面积计算是目前广为推荐的使用方法。由于人体生理现象与体表面积的关系比与体重、年龄的关系更密切,因此该法科学性强,既适用于成人,又适于各年龄的儿童。

体重在 30 kg 以下小儿按下式计算:体表面积(m^2)= 0.035($m^2 \cdot kg^{-1}$)× 体重(kg)+ 0.1(m^2)。

对 30kg 以上者,则按体重每增加 5kg,体表面积增加 $0.1m^2$;或可参照下列数字进行药量计算:35 kg 为 $1.2m^2$,40 kg 为 $1.3m^2$,45kg 为 $1.4m^2$,50kg 为 $1.5m^2$。

3. 根据成人剂量折算　　国内外儿童药物剂量根据成人剂量折算,总的趋势是剂量偏小,然而较安全。常见的成人剂量折算法有:

(1) 小儿剂量 = 成人剂量 × 儿童年龄(岁)/20

(2) 婴儿剂量 = 成人剂量 × 婴儿月龄(月)/150

(3) 小儿剂量 = 成人剂量 × 儿童体重(kg)/ 成人体重(按 60kg)

(4) 小儿剂量 = 成人剂量 × 儿童体表面积(m^2)/1.7

4. 按药动学参数计算　　按药动学参数来计算设计小儿给药方案是更为科学和合理的给药方法,其原理就是根据血药浓度监测结果,计算出药物的各种药动学参数,如生物利用度(F)、分布容积(V_d)、半衰期($t_{1/2}$)、消除速率常数(K_e)等,用药时再根据这些参数计算出达到有效血药浓度所需的剂量。如:

$$D=C \cdot V_d \cdot K_e \cdot \tau/F$$

其中,C:血药浓度,D:剂量,τ:给药间隔。

虽然这种计算方法合理,但由于目前我国血药浓度监测还不普遍,使其在临床应用方面还受一定限制。

(二) 小儿用药的一般原则

小儿用药要根据其生理特点和疾病状态,考虑药物对小儿生长发育的影响,做到个体化。

1. 明确诊断,严格掌握适应证　　选择疗效确切、不良反应较小的药物,特别是对中枢神经系统肝、肾功能有损害的药物尽可能少用或不用。如四环素类药物容易引起小儿牙齿黄染及骨骼发育障碍,氨基糖苷类抗生素会造成小儿耳、肾毒性,使用氯霉素可能使新生儿出现再生障碍性贫血。

2. 根据儿童特点选择适宜的给药方法　　由于给药途径关系到药物的生物利用度和药代动力学,明显影响疗效,因此小儿用药选择合适的给药途径非常重要。给药途径取决于病情的轻重缓急、用药目的、药物本身性质以及小儿特点。一般来说,能吃奶或耐受经鼻饲给药的婴幼儿,胃肠道给药是患儿最常用的给药途径。为使小儿喂药方便,应用一些糖浆剂、含糖颗粒或加入水果香料来改善口感,使小儿易于接受,如滴剂、混悬剂、咀嚼片、果味泡腾片等。如对危重病儿(含新生儿、小婴儿),宜用静注或静滴,以迅速控制病情,一定要按规定速度滴注,切不可过快过急,要防止药物渗出引起组织坏死。但有些药物如地高辛,口服给药较肌内注射吸收快,应引起注意。由于皮下注射给药可损害周围组织且吸收不良,一般不用于新生儿。地西泮溶液直肠灌注比肌内注射吸收快,可用于迅速控制小儿惊厥。婴幼儿皮肤角化层薄,药物很易透皮吸收,外用药时切不可涂得过多过厚,用药时间不要过长。

3. 根据儿童生长发育的不同阶段严格掌握用药剂量　　儿童期组织器官逐步成熟,功能逐步完善,用药剂量应根据儿童年龄、体重、体表面积或药动学参数等进行调整,剂量太小达不到治疗效果,太大则有可能引起不良反应。

4. 密切监护患儿用药,防止产生不良反应　儿童的应急能力较差,对某些药物较敏感,极易产生药物不良反应。在用药过程中应密切注意药物不良反应,必要时对治疗药物浓度进行监测,以维持患儿的血药浓度处于最低有效浓度和最低中毒浓度范围内,从而最好的发挥药物的治疗作用,最大限度地避免或减少药物的毒副反应,以免造成严重后果。

四、老年人临床用药

老年人一般是指年龄超过 65 岁的人。随着高龄社会的发展,老年人口剧增,人口老龄化已成为当代世界所面临的共同问题。我国人口的平均预期寿命已达 70 岁,老年人在总人口中所占比重增加,是全世界老龄人口最多的国家。随着年龄增长,老年人各脏器生理功能减弱,常患多种疾病,并对药物的代谢和药物的反应性等发生改变,血药浓度与靶器官的敏感性均随增龄而增高,使老年人用药具有其特殊性,使其用药具有以下特点:①往往同时患有多种疾病,用药品种较多,用药时间较长;②生活阅历丰富,有一定的用药经验,主观选择药物的要求高;③健康状态各不相同,实际年龄与生理年龄不一定相一致,用药个体差异大;④用药依从性差;⑤不良反应发生率亦较高。因此,对老年人要做到合理用药,减少不良反应,必须从老年人的生理、心理、病理等方面的具体特点进行个体化的综合考虑。老年人合理用药的原则如下:

(一) 选择恰当的药物及剂型

用药前须明确诊断和详细询问用药史,明确用药适应证,权衡治疗药物的利弊,以合理选择药物。老年人并非所有症状或者慢性病都需要药物治疗,如对失眠、多梦的老年人而言,有时只需调节生活习惯,节制烟酒、咖啡等其他精神兴奋因素,而不必使用中枢抑制药物。药物治疗时,应恰当地选择疗效可靠、作用温和的药物,尽量减少药物种类,联用药物以不超过 3~4 种为宜,并注意药物间潜在的相互作用。避免使用老人禁用或慎用的药物,如肾毒性大、易引起抑郁症、体位性低血压等药物。不滥用滋补药及抗衰老药。老年病人需要长期用药时,选择适合老年人且服用方便的药物剂型。尽可能口服给药,对部分吞咽困难的,可改用液体剂型,必要时可用注射给药。急性病人可选用静滴或静注给药。尽量少用肌内或皮下注射,因为老年人的肌肉对药物的吸收能力较差,注射后疼痛较显著且易形成硬结。

(二) 制定个体化的给药方案

许多药物在老年人应用时半衰期延长,若用常规剂量和间隔时间往往会引起中毒,原则上老年人用药剂量宜小,间隔时间宜长。严格遵守从小剂量开始和剂量个体化原则。老年人用药量在中国药典规定为成人量的 3/4,一般开始用成人量的一半即见效果,再根据临床反应调整剂量,直至出现满意疗效而无不良反应为止。每次增加剂量前至少要间隔 3 个血浆半衰期。老年人用药后反应的个体差异比其他年龄的人更为显著,最好根据病人肝肾功能情况来决定及调整剂量。对主要由原型经肾脏排泄的药物、安全性差的药物以及多种药物同时合用时,及时调整剂量更为重要。对一些治疗指数较小的药物需进行血药浓度监测。

(三) 掌握合适的用药时间

选择合适的用药时间对老年人进行治疗,可以提高疗效和减少毒副作用。如降血压药宜在早晨血压上升前半小时服用,皮质激素类药物现在主张长期用药者在控制病情后,采取隔日疗法,即根据皮质激素昼夜分泌的节律性,把 2 天的总量于隔日早晨 6~8 时 1 次给予,对肾上腺皮质功能抑制较小,疗效较好,产生库欣氏综合征等不良反应的机会较小。

(四) 提高病人的依从性

老年人用药存在依从性差,用药方案太复杂、经验用药、理解记忆力差、视力不佳、听力减退等特点。所以,老年人的服药方法宜简不宜繁,服药时间宜在早晨或临睡前,尽可能跟踪用药过程,强化用药监督。

(郭紫芬　孙少卫)

阅读笔记

第四节　病人的依从性和用药指导

护士作为药物治疗的直接执行者和观察者,如何为病人提供更加安全、有效、规范、科学的服药指导,以减少病人的疑虑,提高病人口服药物依从性,是护理工作中急需解决的问题。帮助病人严格执行治疗方案是护士药物治疗的重要职责之一。本节主要分析药物治疗的依从性、不依从的原因,以及如何对病人进行用药指导,提高其依从性。

一、依从性的概念

依从性(compliance)有广义及狭义之分,广义的依从性是指病人的行为(如用药、饮食或改变其他生活方式等)与医嘱的一致性。从狭义的角度,依从性是指病人对药物治疗方案的执行程度。一个合理的治疗方案可能因为病人的不依从(non-compliance)而导致治疗的失败。由此可见,依从性不仅包括服药依从性,还包括个体所有健康相关行为的依从性。

二、病人不依从的主要类型

(一)不按处方取药

有的门诊病人拿到处方后并不取药,住院病人在出院时也不去取应继续使用的药物。

(二)不按医嘱用药

药物剂量、服用频次、用药时间或顺序、用药途径或方法错误。

(三)提前终止用药或更改疗程

病人因各种因素擅自停药、自行缩短或延长疗程。

(四)不当的自行用药

病人自行根据症状、自行诊断而自行用药,如病人认为自己症状与他人相似而使用他人的药物。

(五)重复就诊

表现为就诊于不同专科,或者同时就诊于不同医院,或者中西医同时就诊,而不告知医生有关详细情况,造成相同或者相似药物的重复使用。

三、病人不依从的常见原因

(一)疾病因素

疾病类型、并发症、治疗方案、治疗的不良反应等都是影响病人药物治疗依从性的因素,其中治疗不良反应对依从性的影响最大。一些疾病(如高血压病)本身无明显症状或经过一段时间治疗后症状已改善,病人由于症状改善而误以为疾病康复而停药。

Box 2-4【经验分享】

服药依从性进行科学评估的方法

对病人的服药依从性需要进行具体的科学评估,测量的方法主要有病人自我报告及他人报告、药片计数、药物浓度测量法、服药监控系统、生物标记法、量表等。如采用高血压病人服药依从性评分,参考 Mofisky-Green(MG)测评表对病人依从性进行评价,MG 测评表包括 4 个问题:

1. 您是否忘记有服药的经历?

阅读笔记

2. 您是否有时不注意服药?

3. 自觉症状改善时,您是否曾停药?

4. 服药自觉症状更坏时,您是否曾停药?

回答"是"得1分,"否"得0分;总分0分,则依从性佳,分数越高者依从性越差,总分4分者其依从性不佳。

(二) 病人因素

病人的年龄、性别、文化程度等都会影响其服药的依从性。年龄是依从性差的一个重要影响因素,年龄过大或过小都会影响病人的依从性。病人对疾病、药物相关知识的认知与病人的依从行为有密切关系。病人信念也可以影响其服药依从性,包含健康信念、药物疗效信念、对医务人员的信念等。其他因素包括担心药物不良反应、经济拮据、理解能力差或求治心切、相信他人经验、对处方的误解、情绪、精神状态、认知功能、动机、社交、聚餐和外出旅行等,都会影响药物治疗的依从性。

(三) 医药护人员因素

医药护人员对病人的态度、是否清楚的指导用药、随访次数、持续时间、以及是否提供相关知识的健康教育是影响病人药物治疗依从性的重要因素。此外,医患关系不佳、医患沟通不良、缺少与病人的沟通、未清楚地提供用药指导等会降低病人的依从性。

(四) 药物因素

药片太小,使视力和手指灵活性减退的老年病人用药困难;药片太大难以吞咽;制剂带有不良气味及颜色,致使儿童病人拒服。

(五) 给药方案因素

药物治疗方案过于复杂、药物种类过多或服药次数过于频繁,病人难以遵从医嘱或治疗方案;或用药方式、途径不方便而不能及时用药。

四、病人不依从的后果

病人不依从的直接后果取决于不依从的程度、治疗药物的浓度 - 效应关系和治疗窗大小。当药物的治疗窗较宽,通常的处方剂量所产生的血药浓度足以到达浓度 - 效应曲线的上段平坦区间时(曲线斜率较小、效应对浓度变化不敏感),为数不多的漏服与重复用药出现药物浓度低于最小治疗浓度或高于最小中毒浓度的概率较小,对疗效的影响不会很大。典型的例子如噻嗪类利尿药,即使不规则用药也同样有效。如果药物的治疗窗较窄(如氨茶碱),潜在的毒性反应限制了用药剂量,使血药浓度较低而处于浓度 - 效应曲线的中段陡峭区间时(曲线斜率较大,效应对浓度变化敏感),不规则用药将导致疗效减退或产生毒性反应。

不依从的间接后果会导致医生或临床药师在监测治疗结果时做出错误判断。将病人不依从而造成的治疗失败误认为是诊断错误或所采用的药物治疗无效,从而有可能进一步导致额外的化验检查、改变剂量、更换毒性及费用更高的二线药物等错误决策,使病人承受更大的药物不良反应风险和经济损失。这从另一方面也提示临床医药工作者,在分析药物疗效不佳的原因时,不要疏漏病人的依从性因素。临床上评估病人依从性的方法主要有:病人自报、服药日记、计数剩余药量、电子剂量监测、体液药物浓度测定,其评估结果的可信度依次递增。

阅读笔记

Box 2-5【经验分享】

提高服药依从性的方法

- 电话回访：建立病人出院回访日程维持治疗登记本，制订回访计划，安排相关班次，按计划进行电话回访，能促使出院后病人按医嘱服药，按时做相关检查，及时来院续药，能为病人及家属提供必要的心理支持及有效的应对方法。
- 手机定时提醒：按照每天的服药次数及服药时间，设置手机定时提醒。
- 代币激励法：给一定时间内依从性好，按时服药的病人采用一定的代币，用此来激励病人。
- 健康教育：对病人进行相关知识教育的干预可以提高病人药物的依从性。

五、提高依从性的措施

改善病人的依从性可从三方面着手：

(一) 加强沟通

医患沟通不仅是医生与病人之间的沟通，更是整个医疗团队与病人的沟通。临床医护人员应尊重病人的感受和观点，理解病人，与病人建立良好的医患关系，赢得病人的信任与合作，使病人乐于与医生沟通。

(二) 优化药物治疗方案

优化的药物治疗方案容易被实施，最终才能体现药物治疗的效果。药物治疗方案所选用的药物剂型和给药方案应该尽量方便病人。一个优化的药物治疗方案要素是包含尽可能少的药物种类，选择起效迅速、不良反应少的药物，采用合适的剂型和尽量简单、方便的给药方法和尽可能短的疗程。

(三) 提供用药指导

用通俗易懂的语言向病人提供充分的用药指导，有助于缓解病人的恐慌情绪，使病人主动参与到药物治疗过程中来，帮助病人正确地认识、使用药物，保证药物发挥应有的疗效。在这个过程中，临床医师、药师与护士的交流技巧很重要，目光游动不定或不当姿势会降低病人的信任感。要熟悉病人的心理，要表现出应有的同情心，冷静耐心地倾听，保持温和友善及积极的态度有助于建立病人对临床医生、药师与护理人员的信任。应多替病人考虑，如果语言不通，可以写下要说的话，有许多聋哑人可以阅读。指导或者回答问题过程中应突出重点，避免面面俱到，因为一般的病人很难在短时间内记住许多陌生的专业技术问题。用药指导的基本内容包括：①告知药物疗效。为什么选择此药治疗；哪些症状会消失或改善，哪些不会；估计何时起效；如果不服药或不正确地服药将出现什么情况。②药物不良反应。帮助病人适当了解药物的作用与不良反应，预防或避免不必要的困扰与危险。告知病人可能出现哪些(最重要的)药物不良反应；怎样识别这些药物不良反应；药物不良反应会持续多久；有多严重；采取什么措施；对于多疑者，可能还需要强调不良反应的发生是一个统计学概率事件，是整体人群的反应，对于个人来说不一定发生，提醒的目的是万一发生时，可采取相应措施，例如停药或者就医。③指导药物使用。怎样服用此药；何时服用此药；连续服用多久；怎样贮存此药；剩余的药品如何处理。忘记按时服药是常见的事，可以提示病人利用闹钟、电脑、移动电话等提醒功能，或者推荐缓释剂型药物。④告诫病人。什么情况下不应再服用此药；不要超过的最大剂量；为何必须全程服药。⑤关于复诊。何时复诊，哪些情况下不必复诊，哪些情况下要提前复诊，下次复诊时医生需要了解什么信息。⑥确认沟通效果。询问病人对上述各项是否都明白，并且让病人复述最重要的信息，询问

阅读笔记

病人是否还有其他问题。

（郭紫芬　孙少卫）

第五节　处方药与非处方药

处方药与非处方药是根据用药者获得药品途径不同,在药品分类管理上的界定,而不是药品本质的属性。药品分类管理可控制药品分发,保证公共用药安全。20世纪50~60年代以来,欧美等发达国家逐渐建立了比较成熟的处方药和非处方药的分类管理制度。我国目前是根据2005年发布的《关于做好处方药与非处方药分类管理实施工作的通知》,对药品实行处方药与非处方药分类管理。药品分类管理制度既促进了药品生产、流通和医药经济的发展,又方便了公众防病治病、提高了健康水平。

一、处方药与非处方药的概念和分类

处方药(prescription drugs,简称 Rx 药)是指凭执业医生或执业助理医生处方才可配制、购买和使用的药品。这类药品通常都具有一定的毒性及其他潜在的影响,用药方法和时间都有特殊要求,必须在医生、药师或其他医疗专业人员监督或指导下方可使用。目前我国没有指定处方药目录,国家食品药品监督管理局(China food and drug administration,CFDA)公布了 9 类处方药,必须凭医生处方销售,具体包括:①麻醉药品、精神药品、医疗用毒性药品、放射性药品;②药品类易制毒化学品、疫苗、蛋白同化剂、肽类激素及其他按兴奋剂管理的药品;③终止妊娠药品;④肿瘤治疗药;⑤精神障碍治疗药(抗精神病、抗焦虑、抗躁狂、抗抑郁药);⑥抗病毒药(逆转录酶抑制剂和蛋白酶抑制剂);⑦未列入非处方药目录的抗生素和激素;⑧注射剂;⑨CFDA 公布的其他必须凭处方销售的药品。

非处方药(nonprescription drugs,over the counter,简称 OTC 药)是指由国务院药品监督管理部门公布的,不需要凭执业医生和执业助理医生处方,消费者可自行判断、购买和使用的药品。非处方药的使用可能会延误疾病的诊断和治疗,但另一方面,则有利于不严重的自身限制性疾病的治疗。我国根据药品的安全性,非处方药分为甲、乙两类,甲类非处方药的安全性低于乙类非处方药。每类又可分为化学药、中成药,均分为 7 个治疗类别。化学药非处方药分类是参照《国家基本药物目录》,根据非处方药遴选原则与特点划分为:神经系统、呼吸系统、消化系统、皮肤科、五官科、妇科用药以及维生素与矿物质类药 7 个治疗类别。中成药非处方药分类是参考国家中医药管理局发布的《中医病证诊断疗效标准》,将其中符合非处方药遴选原则的 38 种病证归属为内科、外科、骨伤科、妇科、儿科,皮肤科,五官科 7 个治疗科。非处方药毒副作用较少、较轻,而且也容易察觉,不会引起耐药性、成瘾性,与其他药物相互作用也小,在临床上使用多年,疗效肯定。

Box 2-6 【知识拓展】

我国历版《国家基本药物目录》				
发布调整时间	化学药	中成药	民族药	总计
1982 年	278 种	0 种	0 种	278 种
1996 年	699 种	1699 种	0 种	2398 种
1998 年	740 种	1333 种	0 种	2073 种
2000 年	770 种	1249 种	0 种	2019 种

阅读笔记

续表

发布调整时间	化学药	中成药	民族药	总计
2002 年	759 种	1242 种	0 种	2001 种
2004 年	773 种	1260 种	0 种	2033 种
2009 年	205 种	102 种	0 种	307 种
2012 年	317 种	203 种	0 种	520 种
2015 年	292 种	184 种	21 种	497 种

非处方药专有标识图案为椭圆形背景下的 OTC 三个英文字母,是国际上对非处方药的习惯称谓。非处方药的专有标识图案的颜色分为红色和绿色,红底白字的图案用于甲类非处方药,绿底白字的图案用于乙类非处方药。非处方药专有标识只允许已列入《国家非处方药目录》并通过药品监督管理部门审核登记的非处方药使用,作为药品标签、使用说明书和包装的专有标识,也可用作经营非处方药企业的指南性标识。

Box 2-7【科学证据】

非处方药目录中的双跨品种

《国家非处方药目录》中一些药品备注栏中标注"双跨"二字,何谓"双跨"品种呢?

"双跨"品种是指同种药品(同名称、同剂型、同规格)既可以作处方药、又可以作非处方药使用和管理。同种药品适用于不同的适用证,即处方适用证、非处方适用证,则其用量、疗程不同。例如奥美拉唑肠溶胶囊(10mg/粒)适用于胃酸过多引起的胃灼热和反酸症状的短期缓解时,成人病人一般能够了解自己的疾病状况并作自我治疗,奥美拉唑做非处方药使用、管理,每次剂量 10mg,疗程 7 日以内。适用于其他适用证如消化性溃疡及其出血、穿孔等时,因病情严重,每次剂量大于 20mg,且疗程在 4 周左右,只能按处方药使用、管理。

二、处方药与非处方药的分类管理

(一)处方药与非处方药分类管理的意义和作用

1. 规范临床用药行为　分类管理的实质是加强对处方药的销售控制,规范非处方药的管理,保证临床用药安全、有效、方便、及时。分类管理的首要作用是确保用药安全,将麻醉药品、精神药品、医疗用毒性药品、放射性药品、注射剂等不良反应严重或使用要求高的药品作为处方药管理,需凭医生处方、经药师审核调配后病人才可以购买,这样可保证用药安全。

2. 提供控制药品费用的依据　我国的医疗保险制度,将为社会民众提供医药费用的部分补偿。因此,从处方药中遴选医疗保险报销药品,即确保医疗必需的用药,也可控制医药费用的快速增长,维持医疗保险制度的正常运行。

3. 提高药品监管水平　按处方药和非处方药实施药品质量监督,管理目标明确,分类管理要求各异,可进行科学的高效管理。药品分类管理是国际普遍的做法,做好分类管理有利于国家间药品监管人员的交往、经验交流。通过实施药品分类管理,有利于增强人们自我保健、自我药疗的意识,病人对一些可作自我判断的普通病症不必再去医院就诊,这既为病人节省了时间和经费开支,避免了医院就诊人员的拥挤,也为医生节省了工作时间,有利于保证医务人

阅读笔记

员有更多时间和精力去解决临床疑难重病,提高医疗服务质量。

4. 促进新药研发 企业可根据药品分类要求,明确研发药品的目标,生产市场需要的产品,尤其是适用于大众自我用药的新产品以及继承、整理和改良传统药,促进药品的进出口贸易。

(二) 处方药管理

处方药的安全性和稳定性、使用方便程度都不及非处方药,应当在生产、流通、经营、使用中严格管理。

处方药生产企业必须在处方药的包装、标签和说明书上醒目地印制相应的警示语或忠告语:"处方药:凭医生处方销售、购买和使用!"处方药的批发企业必须具有《药品经营许可证》、《药品 GSP 证书》。药品生产、批发企业必须按照有关规定和原则向相应的具有合法经营资格的药品零售企业和医疗机构销售处方药,不得以任何方式直接向病人推荐、销售处方药。

处方药的销售和购买必须凭执业医生或执业助理医生处方,可在医疗机构药房调配、购买、使用,也可凭处方在有《药品经营许可证》的零售药房购买使用。CFDA 规定从 2006 年 1 月 1 日起,麻醉药品、第一类精神药品、放射性药品、终止妊娠药品、药品类易制毒化学品、疫苗、蛋白同化制剂、肽类激素(胰岛素除外),以及我国法律法规规定的其他药品零售企业不得经营的药品均不得在全国范围内的药品零售企业中经营。

处方药与非处方药应当分柜台摆放,处方药不得采用开架自选方式销售。销售处方药零售药店必须配备驻店执业药师或者药师以上药学技术人员。执业药师或者药师必须对医生处方进行审核、签字后依据处方正确调配、销售药品,对处方不得擅自更改或代用。对有配伍禁忌或超剂量的处方,应当拒绝配药、销售。零售药店对处方必须留存 2 年以上备查。

(三) 非处方药管理

我国在遴选非处方药本着"安全有效、慎重从严、结合国情、中西(药)并重"的指导思想,因此,所遴选的非处方药具有以下特点:①应用安全。根据文献和长期临床使用证实安全性大的药品,不会导致严重的药品不良反应,如致突变、致畸、致癌、致死、危及生命以及导致住院等。不产生药物依赖性。无潜在毒性,不易引起药物蓄积。不良反应发生率很低且程度较轻,有的基本无不良反应。②疗效确切。药品的适应证和功能主治明确。药品临床作用确切、效果好,治疗期间不需要经常调整药品剂量,不需医生辨证和检查。连续使用不会引起疗效降低或引起耐药性。③质量稳定。药品有完善的质量标准,质量可控。在规定条件下保存,药品理化及生物学性质稳定,有效期较长。④使用方便。消费者可以根据说明书使用,用药时不需要医护人员的治疗监护,以口服、外用、吸入为主。

非处方药生产企业必须在非处方药的包装、标签和说明书上醒目地印制相应的警示语或忠告语:"请仔细阅读药品使用说明书并按说明使用或在药师指导下购买和使用。"甲类非处方药是必须在具有《药品经营许可证》并配备执业药师(或驻店药师)的药店调配、销售的非处方药。乙类非处方药是可在经省级药品监督管理部门或其授权的药品监督管理部门批准的其他商业企业零售的非处方药。

三、处方药与非处方药的使用注意事项

由于处方药容易产生不良反应,为减少药品的误用和滥用,病人在购买、使用处方药时,必须凭执业医生的处方,并在医生的监护指导下使用。医疗机构可以根据临床住院和门诊治疗需要,按照法律法规的规定使用处方药。麻醉药品、精神药品、医疗用毒性药品、放射性药品属处方药中的特殊管理药品,在销售使用中应严格遵守有关法规。

使用非处方药应重视合理选药、重视观察自我用药反应、根据说明书规定的用法用量使用药品,避免潜在性不良反应的发生。

(郭紫芬 孙少卫) 阅读笔记

要点提示 /key points

1. 医生在制定药物治疗方案时,应考虑诸多因素,以达到安全、有效、经济和适当的治疗目的。

In developing a treatment plan including drug therapy, the prescribing practitioner must consider many issues in order to achieve the goal of safe, effective, economy and desirable efficacy.

2. 安全用药是药物治疗的前提,应该遵循一定原则,做到安全用药。

Drug safety is a prerequisite for drug therapy, and should be achieved by certain principles.

3. 为了制定最佳的药物疗法,医生应进行风险 - 效益分析,评估药物的治疗价值与风险。

To determine which therapy is best for the patient, the practitioner should perform a risk-benefit analysis, evaluate the therapeutic value versus the risk associated with each drug to be prescribed.

4. 用药错误是合格药品在临床使用过程中出现的、任何可以防范的用药不当。

Medication error is any improper medication usage during the treatment process of using qualified drugs in the mecical field, and it can be prevented.

5. 护士给药错误常涉及管理制度、护士个人与药品缺陷方面,应该按照相关规定做好给药差错的防范与处理。

Medication error often relates to many aspects such as management system, individual nurse and medicine deficiencies, and this should be prevented and dealt with in accordance with the relevant protocol.

6. 特殊人群包括妊娠和哺乳期妇女、儿童及老年人等,须掌握这些特殊人群的用药注意事项,确保其用药安全。

The practitioner must have a sound understanding of the considerations of special populations, such as children, pregnant or breast-feeding women and the elderly, to ensure safe and effective drug therapy of them.

7. 药物治疗依从性是指病人的行为与医疗或保健建议相符合的程度,可以通过优化药物治疗方案、提供用药指导来提高依从性。

The term "medication adherence" is used to describe the extent to which patients take medication as prescribed by their health care providers, and can be improved through optimizing drug treatment programs and providing medication guidance.

8. 影响药物作用的因素有机体、药物与疾病三大因素。

Patient, drug and disease are the three major factors affecting drug effect.

9. 药品按照处方药与非处方药进行分类管理。

Drugs are administered in accordance with prescription and nonprescription drugs.

案例

病人,男,70 岁,反复活动后胸闷,气促,心前区不适 1 个月,每次持续约 5 分钟,可逐渐缓解。查体:BP 150/70mmHg,口唇及四肢末梢无发绀,心率 70 次 / 分,律齐,各瓣膜区未闻及杂音,双下肢无水肿。病史和其他各种检查无其他异常。初步诊断为稳定型心绞痛。

问题:

1. 药物治疗的基本原则是什么?

2. 对该病人制定合理的药物治疗方案应考虑的因素有哪些?

3. 采取哪些措施才能确保对该病人进行适当的药物治疗?

4. 医护人员应该向该病人提供哪些方面的用药指导?

5. 根据你掌握的信息和个人观点,提出处理好药物治疗的安全性、有效性、经济性的建议。

阅读笔记

第三章　心血管系统疾病药物治疗

学习目标

学生在学习完本章内容后能够：

认识与记忆：

1. 描述心血管系统疾病的临床症状及体征。

2. 列举常用心血管系统疾病药物种类。

3. 简述常用心血管系统疾病药物的不良反应及禁忌证。

4. 阐述常用心血管系统疾病药物治疗的目的和原则。

理解与分析：

1. 简述常见心血管系统疾病的病因和发病机制。

2. 解释心血管系统疾病药物的作用机制和药物相互作用。

3. 认识护理人员在心血管系统疾病药物治疗中的作用。

综合与运用：

1. 通过对药物作用机制的综合理解，掌握心血管系统疾病药物联合治疗方法。

2. 为心血管系统疾病病人制定药物治疗护理和健康指导计划。

心血管系统疾病是严重威胁人类健康的常见疾病之一，具有高发病率、高致残率及高死亡率等特点，目前居人群死因的首位。心血管系统疾病的治疗主要为综合治疗，包括一般生活方式干预、药物治疗、介入及外科手术等，而药物治疗作为心血管系统疾病最常用且重要的治疗方式，是其综合治疗的基石。本章分别就高血压、冠心病、心律失常及心力衰竭的药物治疗及对应专科护理进行重点阐述。

第一节　高　血　压

高血压是冠心病、脑卒中及慢性肾病等多种临床常见慢性疾病的重要危险因素。随着中

阅读笔记

国社会老龄化的加速,高血压发病率逐年递增,但其知晓率、治疗率及控制率仍然很低,给国家和家庭带来了极大的经济负担。流行病学调查显示,全球高血压的患病率约为20%,而我国的成人高血压患病率为25.2%,且呈逐年上升趋势;提高对高血压的认识,及时发现高血压并接受治疗,提高病人依从性,可显著降低高血压病人心脑血管事件的发生率,改善预后。

一、疾病简介

高血压病(hypertension)是一种以体循环动脉收缩期和(或)舒张期血压持续升高为主要特征的全身性疾病。根据《2010年中国高血压防治指南》的诊断标准,将收缩压≥140mmHg和(或)舒张压≥90mmHg定义为高血压,根据血压水平进一步细分为1级、2级、3级高血压及单纯收缩期高血压(表3-1)。根据高血压是否由确定的疾病或病因引起,可将其分为原发性高血压和继发性高血压。原发性高血压病因未明,而继发性高血压可继发于肾脏疾病或内分泌系统疾病等。高血压缺乏特殊的临床表现,仅在测量血压或发生心脑肾等并发症时才被发现。接受以药物为主的综合治疗对原发性高血压病人极为重要,继发性高血压的治疗关键在于消除病因。

表3-1 血压水平分类和定义(中国2010年指南)

分类	收缩压(mmHg)		舒张压(mmHg)
正常血压	<120	和	<80
正常高值	120~139	和(或)	80~89
高血压	≥140	和(或)	≥90
1级高血压(轻度)	140~159	和(或)	90~99
2级高血压(中度)	160~179	和(或)	100~109
3级高血压(重度)	≥180	和(或)	≥110
单纯收缩期高血压	≥140	和	<90

Box 3-1【知识拓展】

难治性高血压的处理

• 难治性高血压是指在改善生活方式的基础上,联合应用了足量且合理的三种降压药物后,血压水平仍在目标值以上,或至少需要四种药物才能使血压达标。

• 除常用降压药物外,难治性高血压病人还可选用三磷酸腺苷(ATP)钾通道开放剂(如二氮嗪、吡那地尔等)以及敏感性新型降压药(如依普利酮等)。

• 去肾交感神经治疗(RDN)可选择性破坏肾交感神经从而降低血压。

• 颈动脉感受器治疗可通过刺激颈动脉窦,达到降低血压目的。

二、药物治疗的目的与原则

(一)药物治疗的目的

1. 控制血压至目标水平。

2. 最大限度减少高血压对心、脑和肾等靶器官的损害。

3. 对已发生靶器官损害者要尽量避免损害加重。

阅读笔记

(二) 药物治疗的原则

1. **小剂量**　初始治疗通常采用较小的有效治疗剂量,再根据需要,逐步增加剂量。

2. **优先选择长效制剂**　为了有效地防止靶器官损害,减少心脑血管事件的的危险,要求每天 24 小时血压稳定于目标范围内,积极推荐使用一天给药一次而药效能持续 24 小时的长效药物。

3. **联合用药**　当低剂量单药治疗疗效不满意时,根据情况可选择采用两种或多种降压药物进行联合降压治疗,以增加降压效果而又尽量避免不良反应。针对血压≥160/100mmHg、高于目标血压 20/10mmHg 或高危及以上病人,起始即可采用两种药物小剂量联合治疗,或用固定配比复方制剂治疗。

4. **个体化**　根据病人个体情况、药物有效性和耐受性以及个人意愿或经济承受能力等综合因素,选择适合的降压药物。

三、药物分类及常用药物

目前常用降压药物可分为 5 大类:即血管紧张素转化酶抑制剂(angiotensin converting enzyme inhibitors,ACEI)、血管紧张素受体拮抗剂(angiotensin receptor blocker,ARB)、β 受体阻滞剂、钙通道阻滞剂(calcium channel blocker,CCB)及利尿剂(diuretic)。各种常用降压药物名称、剂量及用法(表 3-2)。

表 3-2　常用降压药名称、剂量及用法

药物分类	药物名称	单次剂量(mg)	每日用法
ACEI	卡托普利	12.5~50	2~3 次
	依那普利	10~20	2 次
	贝那普利	10~20	1 次
	赖诺普利	10~20	1 次
	雷米普利	2.5~10	1 次
	福辛普利	10~20	1 次
	西拉普利	2.5~5	1 次
	培哚普利	4~8	1 次
ARB	氯沙坦	50~100	1 次
	缬沙坦	80~160	1 次
	厄贝沙坦	150~300	1 次
	替米沙坦	40~80	1 次
	奥美沙坦	20~40	1 次
	坎地沙坦	8~16	1 次
β 受体阻滞剂	普萘洛尔	10~20	2~3 次
	拉贝洛尔	100	2~3 次
	美托洛尔	25~50	2 次
	卡维地洛	12.5~50	1~2 次
	阿替洛尔	50~100	1 次
	倍他洛尔	10~20	1 次
	比索洛尔	5~10	1 次

续表

药物分类	药物名称	单次剂量（mg）	每日用法
	硝苯地平	5~10	3 次
	尼群地平	10	2 次
	尼卡地平	40	2 次
钙通道阻滞剂	硝苯地平控释剂	30~60	1 次
	非洛地平缓释剂	5~10	1 次
	氨氯地平	5~10	1 次
	左旋氨氯地平	1.25~5	1 次
	拉西地平	4~6	1 次
	乐卡地平	10~20	1 次
	维拉帕米缓释剂	240	1 次
	地尔硫䓬缓释剂	90~180	1 次
利尿剂	氢氯噻嗪	12.5	1~2 次
	氨苯蝶啶	50	1~2 次
	呋塞米	20~40	1~2 次
	阿米洛利	5~10	1 次
	吲达帕胺	1.25~2.5	1 次

（一）ACEI/ARB

此类药物可通过抑制循环和组织肾素-血管紧张素-醛固酮系统（RAAS）发挥降压作用。降压起效缓慢，但持久而平稳。特别适用于伴有心力衰竭、心肌梗死、房颤、蛋白尿、糖耐量减退或糖尿病肾病的高血压病人。应用 ACEI 常从小剂量起始，如能耐受则逐渐加量，直至达到目标剂量，一般每隔 1~2 周剂量倍增 1 次。

（二）β 受体阻滞剂

β 受体阻滞剂可通过抑制中枢和周围 RAAS，抑制心肌收缩力和减慢心率发挥降压作用。降压起效快而迅速。适用于不同程度高血压，尤其是心率较快的中、青年病人或合并心绞痛、慢性心力衰竭病人。静息心率可作为评估心脏 β 肾上腺素受体有效拮抗的指标之一，通常心率降至 55~60 次/分钟的剂量为应用的目标剂量或最大耐受剂量。

（三）钙通道阻滞剂

根据药物分子结构，钙通道阻滞剂可分为二氢吡啶类和非二氢吡啶类，前者以硝苯地平为代表，后者以维拉帕米和地尔硫䓬为代表。降压作用主要通过减少细胞外钙离子进入血管平滑肌细胞内，减弱兴奋-收缩耦联，降低血管阻力。适用于合并糖尿病、冠心病或外周血管疾病等高血压病人。

（四）利尿剂

利尿剂根据作用效果可分为高效能利尿剂（以呋塞米为代表），中效能利尿剂（以氢氯噻嗪为代表）以及低效能利尿剂（以螺内酯为代表）。降压起效较平稳、缓慢，持续时间较长，作用持久。适用于轻、中度高血压病人，对单纯收缩期高血压，盐敏感性高血压，合并心力衰竭、肥胖或糖尿病等病人有较强的降压效应。高血压治疗时优先选择中效能利尿剂，噻嗪类使用最多。

四、药物作用机制

（一）ACEI

阅读笔记

1. 作用机制　ACEI 类药物通过抑制血管紧张素Ⅱ（angiotensinⅡ，AngⅡ）生成，从而阻断

Ang II 收缩血管、刺激醛固酮释放、增加血容量、升高血压等作用；在抑制 Ang II 生成的同时也抑制缓激肽酶使缓激肽降解减少。此类药物亦可通过激活激肽 β_2 受体，使一氧化氮和前列环素生成增加，而一氧化氮与前列环素可舒张血管，降低血压。此外，ACEI 也有保护血管内皮细胞的作用，能逆转高血压引起的内皮细胞损伤。

2. 体内过程　ACEI 类药物中即使同一亚类药物在体内过程也各不相同。常用药物中卡托普利口服吸收快，半衰期约 4 小时，作用维持 6~8 小时，其主要经肝、肾代谢。贝拉普利口服吸收迅速，主要经尿和胆汁排泄。培哚普利口服后吸收迅速，半衰期约 30 小时，主要经肾排泄。

（二）ARB

1. 作用机制　ARB 类药物通过阻断血管紧张素受体 1(AT_1)，使得 Ang II 收缩血管与刺激肾上腺释放醛固酮作用受到抑制，减轻钠水潴留、组织重建，促进血管舒张，并通过激活 AT_2，拮抗 AT_1 的生物学效应，从而起到降压作用。

2. 体内过程　缬沙坦口服后迅速吸收，服药后 2 小时内起效，4~6 小时内达到降压高峰，降压作用可持续 24 小时以上，主要经胆道排泄。氯沙坦口服吸收好，作用可维持 24 小时，半衰期为 2 小时，主要经胆道排泄。厄贝沙坦口服后约 2 小时血药浓度达到峰值，半衰期为 11~15 小时，经胆道和肾脏排泄。

（三）β 受体阻滞剂

1. 作用机制　直接阻断心肌 β_1 受体，抑制心肌收缩力、减慢心率，从而降低心排血量和血压；抑制肾素分泌以降低血压；抑制外周组织交感神经活性及其正反馈作用，减少交感神经末梢去甲肾上腺素的释放，从而降低血压水平。

2. 体内过程　普萘洛尔口服吸收较完全，1~1.5 小时血药浓度达到峰值，半衰期 3~6 小时，主要经肝脏代谢。美托洛尔普通片剂口服吸收迅速完全，1.5 小时后达血药浓度峰值，半衰期为 3~7 小时；缓释片剂的峰浓度明显降低，达峰时间亦延长，口服 1~2 小时达有效血药浓度，3~4 天后达稳态，主要经肾随尿液排出。比索洛尔口服吸收迅速完全，1~3 小时达血药浓度峰值，半衰期 10 小时，主要经肝、肾代谢。

（四）钙通道阻滞剂

1. 作用机制　阻滞细胞外 Ca^{2+} 进入血管平滑肌内；减轻 AT_2 和 α_1 受体的缩血管效应；减少肾小管钠吸收，从而起到扩张血管和降低血压作用。

2. 体内过程　硝苯地平口服后 15 分钟起效，1~2 小时作用达到峰值，维持 4~8 小时；舌下含服 2~3 分钟起效，20 分钟达到峰值。硝苯地平控释片剂的半衰期长达 17 小时，作用可维持 24 小时，主要经肝脏代谢，经肾脏及粪便排泄。非洛地平口服起效时间为 1 小时，半衰期为 10~16 小时，主要经肾脏排泄。氨氯地平口服后 6~12 小时血药浓度达到峰值，终末消除半衰期约为 35~50 小时，主要经肝脏代谢、尿液排泄。

（五）利尿剂

1. 作用机制　利尿剂作用于肾小管或集合管上皮细胞上的离子通道发挥作用，但各类利尿剂作用部位不同。呋塞米作用于髓袢升支粗段髓质部 Na^+-K^+-$2Cl^-$ 同向转运体，抑制肾小管对 Na^+、Cl^- 及水的重吸收，产生强大的利尿作用。氢氯噻嗪作用于肾远曲小管近端和髓质升支远端 Na^+-Cl^- 同向转运体，抑制肾小管对 Na^+ 和水的重吸收。螺内酯通过竞争性拮抗远曲小管和集合管中醛固酮作用，产生保钾、排钠及排尿作用。其利尿作用与体内醛固酮的浓度有关，仅在体内有醛固酮存在时才发挥抑制肾小管对尿液的重吸收作用。

2. 体内过程　呋塞米口服 30 分钟内、静注 5 分钟后起效，作用可维持 2~3 小时，半衰期受肾功能影响，正常时约为 1 小时，肾功能不全时可延长至 10 小时，主要经肾小管有机酸分泌机制排泄或肾小球滤过，以药物原型状态随尿液排出。氢氯噻嗪脂溶性高，口服吸收迅速而完全，口服后 1~2 小时起效，4~6 小时血药浓度达高峰。螺内酯口服 1 天左右起效，2~3 天达高峰，

阅读笔记

主要经肝脏代谢。

（六）其他

1. α受体阻断药　临床上的常用药物有哌唑嗪、特拉唑嗪等。

（1）作用机制：选择性阻断血管平滑肌 α_1 受体，舒张小动脉、降低血管阻力。

（2）体内过程：哌唑嗪口服后 0.5~2 小时起效，1~3 小时达到血药浓度峰值，作用可持续 10 小时，半衰期为 2~3 小时，心力衰竭时半衰期延长，可达 6~8 小时，主要在肝内代谢，随胆汁与粪便排泄。特拉唑嗪单剂口服后 15 分钟起效，1 小时达到血药浓度峰值，降压作用可维持 24 小时，多次给药 6~8 周达疗效峰值，半衰期约为 12 小时，主要经肝脏代谢，20% 以原型从粪便排出，40% 经胆汁排出，40% 随尿排出。

2. 血管平滑肌扩张剂　不良反应较多，一般不作为高血压病人降压治疗的首选，仅在利尿剂、β受体阻滞剂和（或）其他降压药无效时才考虑联用。常用药物有肼屈嗪、硝普钠等。

（1）作用机制：肼屈嗪通过激活鸟苷酸环化酶（cGMP），增加血管平滑肌细胞内的 cGMP 水平，导致细胞内钙离子浓度下降，从而松弛血管平滑肌，降低外周血管阻力。硝普钠在体内经代谢后产生一氧化氮，作用于血管平滑肌，具有强大的舒张血管平滑肌、降低外周血管阻力作用，常用于高血压急危症、高血压脑病及恶性高血压的快速降压治疗。

（2）体内过程：肼屈嗪口服后 45 分钟起效，1~2 小时血药浓度达到峰值，作用可持续 3~8 小时，半衰期 3~7 小时，肾衰竭时半衰期延长。硝普钠口服不吸收，主要经静脉途径给药。静脉给药后 5 分钟内起效，停药后作用可维持 1~15 分钟，半衰期为 7 天，肾功能不全或血钠过低时半衰期延长。在体内代谢产生的氰化物可被肝脏转化为硫氰化物，经肾脏排泄。

五、用药护理

（一）用药评估

药物治疗前需要完成：①评估用药史：既往的药物治疗方案，曾使用药物的种类、用法及疗效，既往有无用药不良反应史；评估有无过敏史。②病史采集：了解病程长短，是否规律监测血压，血压控制情况及既往诊治情况。③评估依从性：病人的作息、睡眠、饮食等生活习惯以及健康知识水平。④实验室及其他辅助检查：评估肝肾功能、电解质情况，尤其是肌酐、血钾等变化；评估心电图、超声心动图、视网膜血管等情况。⑤高血压心血管风险水平分层：正确的高血压心血管危险分层是制定治疗方案的基础，是病人综合管理的重要依据（表3-3）。

表 3-3　高血压病人心血管风险水平分层（2013 年 ESH/ESC 高血压指南）

其他危险因素和病史	血压（mmHg）		
	1 级高血压 SBP140~159 或 DBP90~99	2 级高血压 SBP160~179 或 DBP100~109	3 级高血压 SBP≥180 或 DBP≥110
无	低危	中危	高危
1~2 个其他危险因素	中危	中危	很高危
≥3 个其他危险因素，或靶器官损害	高危	高危	很高危
临床并发症或合并糖尿病	很高危	很高危	很高危

危险因素有：吸烟；高脂血症；糖耐量受损和（或）空腹血糖异常；年龄（男性 >55 岁，女性 >65 岁）；早发心血管疾病家族史（发病年龄女性 <65 岁，男性 <55 岁）；腹型肥胖或肥胖；高同型半胱氨酸。

靶器官损害：左心室肥厚；踝/臂血压指数 <0.9；颈-股动脉脉搏波速度 >12 m/s；估算的肾小球滤过率降低 $[eGFR<60mL/(min \cdot 1.73m^2)]$ 或血清肌酐轻度升高或微量白蛋白尿（30~300mg/24 h）或白蛋白/肌酐比≥30 mg/g（3.5mg/mmol）。

临床并发症：脑血管疾病；心脏并发症；肾脏疾病；外周血管疾病；视网膜疾病；糖尿病。

阅读笔记

（二）用药安全

1. ACEI

（1）用药注意事项：①病人应定期监测血常规、血肌酐和血钾水平，定期监测尿蛋白水平；②出现严重不良反应（血管神经性水肿、无尿性肾衰竭）者、妊娠期妇女、ACEI 过敏者禁用，低血压、双侧肾动脉狭窄、血肌酐升高（>3mg/dl 或 265μmol/L）及高血钾（>5.5mmol/L）者慎用；③食物可减少 ACEI 吸收，宜餐前服用。

（2）药物协同及拮抗：与氯丙嗪合用，降压作用增强，甚至导致严重低血压。非甾体类抗炎药可减弱其降压作用。可增加地高辛血药浓度。

（3）不良反应：主要不良反应包括低血压、一过性肾功能恶化、高钾血症、刺激性干咳、血管神经性水肿及胎儿致畸，味觉障碍、皮疹与白细胞缺乏等。皮疹多为瘙痒性丘疹，可发生于用药几周内，继续服药常可自行消退。

（4）禁忌证：高钾血症，妊娠妇女和双侧肾动脉狭窄病人禁用。

2. ARB　一般不引起刺激性干咳，治疗依从性高。用药注意事项、副作用及禁忌证与 ACEI 相同。

3. β 受体阻滞剂

（1）用药注意事项：①β 受体阻滞剂会延缓使用胰岛素后血糖水平的恢复，故糖尿病病人应监测血糖；②监测心率、血压；③用药期间不可静脉给予维拉帕米；④慢性阻塞性肺部疾病病人应慎用 β 受体阻滞剂；⑤长期使用 β 受体阻滞剂时如欲中断治疗，须逐渐减少剂量，一般于 7~10 天内撤除，至少也要经过 3 天。

（2）药物协同及拮抗：西咪替丁可增加 β 受体阻滞剂的吸收，减少经肝脏的代谢，延迟其消除并提高其血浓度，同样安替比林和利多卡因也可使普萘洛尔的清除减慢。喹诺酮类、氟西汀、普罗帕酮、奎尼丁也可增加 β 受体阻滞剂血药浓度。β 受体阻滞剂可增加环孢素、地高辛的血药浓度，合用时应注意监测血药浓度及不良反应；可增强胰岛素或口服降糖药降低血糖的作用，合用时应注意监测血糖。β 受体阻滞剂与硝酸酯类药物如硝酸甘油、硝酸异山梨酯片等合用抗心绞痛，起到协同的作用，注意合用时的剂量不宜过大。

（3）不良反应：①心率减慢、传导阻滞、血压降低、心力衰竭加重、外周血管痉挛导致的四肢冰冷或脉搏不能触及、雷诺现象；②疲乏和眩晕、抑郁、头痛、多梦、失眠等，偶见幻觉；③恶心、胃痛、便秘、关节痛、瘙痒、腹膜后腔纤维变性、耳聋、眼痛等。

（4）禁忌证：急性心力衰竭、病态窦房结综合征、窦性心动过缓、房室传导阻滞、支气管哮喘的病人禁用。

4. 钙通道阻滞剂

（1）用药注意事项：①因其起效快，降压幅度较大，使用药物期间注意加强血压、心功能监测，警惕低血压和心功能恶化；②极少数病人，特别是严重冠脉狭窄病人，在服用硝苯地平或加量期间，降压后出现反射性交感兴奋而心率加快，心绞痛或心肌梗死的发生率增加；③应用钙通道阻滞剂时偶可有碱性磷酸酶、肌酸磷酸激酶、乳酸脱氢酶、门冬氨酸氨基转移酶和丙氨酸氨基转移酶升高；偶出现血小板聚集度降低，出血时间延长；④定期复查心电图，监测心律失常的发生、发展；⑤停药时应逐渐减量，不可突然中断。

（2）药物协同及拮抗：硝苯地平可能增加地高辛血药浓度，应监测地高辛的血药浓度；与双香豆素类、苯妥英钠、奎尼丁、奎宁、华法林等合用时，这些药的游离浓度常发生改变；增加西咪替丁的血浆峰浓度，应注意调整剂量。维拉帕米可减低地高辛的肾清除，合用时须减小地高辛剂量。地尔硫草可增强 β 受体阻滞药的作用，与奎尼丁合用时还可能增强奎尼丁毒性。

（3）不良反应：心率加快、面部潮红、头痛、下肢水肿、牙龈增生等；个别病人可发生心绞痛，可能与低血压反应有关；还可见心悸、鼻塞、胸闷、气短、便秘、腹泻、胃肠痉挛、腹胀、骨骼肌发

阅读笔记

炎、关节僵硬、肌肉痉挛、睡眠紊乱等。非二氢吡啶类可抑制心肌收缩和房室结传导。

（4）禁忌证：心力衰竭、窦房结功能障碍或房室结传导阻滞病人禁用。

5. 利尿类药物

（1）用药注意事项：①定期监测电解质、血尿酸水平，定期监测肝肾功能，定期监测听力改变；②长期使用噻嗪类利尿剂病人还应定期监测血脂及血糖水平；③长期使用螺内酯病人要警惕男性乳腺结节样增生。

（2）药物协同及拮抗：肾上腺皮质激素、促肾上腺皮质激素、雌激素、两性霉素 B（静脉用药），能降低利尿剂的利尿作用，增加发生电解质紊乱的机会。非甾体类消炎镇痛药尤其是吲哚美辛，能降低利尿剂的利尿作用。

（3）不良反应：呋塞米的主要不良反应为低血钾、低血钠、低血镁、高尿酸血症以及耳毒性等。氢氯噻嗪除上述不良反应外，还可出现高血糖、高血脂、过敏反应、乏力及尿量增多等。螺内酯等保钾利尿剂可引起高血钾，肾功能不全病人慎用；此外，还可引起男性乳房女性化、性功能障碍以及妇女多毛症等。

（4）禁忌证：妊娠期妇女、顽固性低钾血症、高钙血症、胆汁性肝硬化病人禁用氢氯噻嗪。妊娠期妇女禁用呋塞米，哺乳期妇女慎用；系统性红斑狼疮病人慎用呋塞米。肾衰竭及严重高血钾的病人禁用螺内酯。

6. α 受体阻断药

（1）用药注意事项：①剂量必须按个体化原则；②起床时动作宜缓慢，避免立即起床活动，以防止出现体位性低血压而头晕甚至晕厥；③肝肾功能不全者应减小剂量；④使用过程中注意监测血压。

（2）药物协同与拮抗：①与镇痛药、抗炎药、强心苷、降糖药、抗心律失常药及抗生素不会产生相互作用；②与噻嗪类利尿药或 β 阻滞药合用，使降压作用加强而水钠潴留可能减轻，合用时应调节剂量以求达到每一种药物的最小有效剂量；③与磷酸二酯酶抑制剂合用，可引起血压过度降低，应避免同时使用。

（3）不良反应：体位性低血压、肢体乏力、头晕甚至晕厥，亦可出现嗜睡、腹泻、偶发的心动过速，症状多可耐受。临床上建议病人从小剂量开始，睡前服用。

（4）禁忌证：对 α 受体阻断药（如哌唑嗪、特拉唑嗪等）敏感者禁用。

7. 血管平滑肌扩张剂：

（1）用药注意事项：①大剂量或连续使用硝普钠易发生硫氰酸中毒，尤以肾功能损害病人常见，应予以避免；②硝普钠见光易分解，使用过程中静脉输液器应予以避光处理；③硝普钠溶液的保存与应用不应超过 24 小时；④硝普钠使用过程中，偶可出现明显耐药性，此应视为中毒的先兆征象，此时减慢滴速。

（2）药物协同与拮抗：硝普钠与拟交感胺类合用时，作用减弱。硝酸甘油与组织纤溶酶原激活剂合用时，会促进其体内清除；与肝素合用可导致肝素活性部分丢失。

（3）不良反应：低血压、恶心、呕吐、肌肉颤动、头痛、皮疹、出汗、发热及甲状腺功能减退等。大剂量、快速静滴硝酸甘油还可引起反射性心动过速、面部潮红等。

（4）禁忌证：主动脉缩窄、闭角型青光眼、严重贫血、重症脑出血病人禁用。

（三）用药监测

1. 有效性判断　高血压症状如头痛、头晕、心悸、胸闷、恶心、呕吐和（或）视物模糊等缓解甚至消失，测血压控制在目标水平，心脏听诊时主动脉瓣第二心音亢进及收缩期杂音等情况好转；动态血压检查示 24 小时血压维持在目标水平范围内、血压波动平稳，眼底镜检查显示视神经盘充血、水肿及渗出等病变好转、改善。

2. 不良反应监测　密切观察病人的症状及体征，定期复查血电解质及肝肾功能，发现不

阅读笔记

良反应时及时与医生联系，以便进一步处理，必要时更改用药方案。

(四) 健康教育

1. 提高依从性　降压治疗具有长期和复杂性，用药依从性对持久稳定控制病人的血压水平非常重要，提高病人依从性措施包括：优化治疗方案的同时，向病人及家属宣教高血压的相关知识，使病人了解自己的病情，知晓坚持规范化药物治疗的必要性；指导病人规范复诊即降压治疗初期，坚持每月复诊，待血压达标并平稳后，复诊间隔时间可延长至 3~6 个月，如合并心力衰竭、糖尿病等其他疾病或影响因素时，则根据具体情况决定复诊间隔时间；医护人员可通过电话回访、家庭访视、建立医患微信公众平台等方式加强与病人沟通，帮助提醒及督促服药，提高病人用药依从性。

2. 护理措施

(1) 用药指导：指导病人正确服用降压药物，一般根据血压波动生物节律，在血压高峰前 30 分钟用药，目前多建议使用长效制剂，晨起后立即给药。告知病人遵医嘱按时按量服药对高血压治疗非常重要，药物的增减必须在医生的指导下进行，切忌擅自停药以免导致血压突然升高。指导病人给药期间自我监测血压及药物的不良反应，注意避免降压幅度太大而导致心脑血管急性缺血，诱发缺血性脑卒中、心绞痛甚至急性心肌梗死。

(2) 安全指导：在口服强效降压药物时，注意改变体位时动作要缓慢，出现头晕、眼花、乏力等直立性低血压反应时，应立即平卧休息，必要时给予吸氧等对症处理。病人突发头痛、恶心、呕吐、烦躁甚至视物模糊等血压严重升高症状时，立即将硝苯地平嚼碎后舌下含服，如半小时后症状缓解不理想，血压仍无明显下降，应立即去医院就诊。

(3) 生活方式指导：针对所有高血压病人，均可从以下方面进行指导①严格限制钠盐摄入，每日食盐摄入量不超过 6g 为宜，同时适当补充富含钾的新鲜蔬菜和瓜果，戒烟限酒；②控制体重，限制每日总摄入热量，尽可能将体重指数（BMI）控制在 24kg/m^2 以下；③根据病人的年龄及血压水平选择适宜的运动方式，包括步行、慢跑、太极拳、门球等；④高血压病人常因麻痹大意而忽视治疗，或者因血压长期控制不良，尤其是继发严重心脑血管并发症时，产生焦急、紧张、恐惧或意志低下等消极情绪，应采取针对性措施，指导病人调整心态，学会自我心理调节。

（刘启明　王小艳）

第二节　冠状动脉粥样硬化性心脏病

冠状动脉粥样硬化性心脏病（冠心病），是动脉粥样硬化导致器官病变的最常见类型，也是严重危害人类健康的常见疾病。在西方发达国家，冠心病年死亡数可占到总死亡数的 50%~75%，是最常见的死亡原因，超过所有肿瘤致死的总和。本病多发生于 40 岁以上，男性多于女性，脑力劳动者多于体力劳动者，女性常发生于绝经期后；在我国，冠心病的发病率呈逐年上升趋势，从 1998 年至 2008 年的十年间，中国男性冠心病发病率增加了 26%，女性增加了 19%。

一、疾病简介

冠心病（coronary heart disease，CHD）指冠状动脉发生粥样硬化病变，使冠脉管腔狭窄或闭塞，导致心肌缺血、缺氧或坏死而引起的心脏病。既往世界卫生组织将冠心病分为五型：①隐匿型或无症状型冠心病；②心绞痛；③心肌梗死；④缺血性心肌病；⑤猝死。近年来趋向于根据病人发病特点和治疗原则的不同而分为以下两类：①慢性冠脉病，也称慢性心肌缺血综合征（chronic ischemic syndrome，CIS），临床上包括稳定型心绞痛、缺血性心肌病和隐匿型冠心病等；②急性冠脉综合征（acute coronary syndrome，ACS）：包括 ST 段抬高型心肌梗死（ST-segment elevation myocardial infarction，STEMI）和非 ST 段抬高型急性冠脉综合征（non-ST-segment elevation acute coronary syndrome，NSTE-ACS），以及猝死。针对冠心病的治疗，药物治疗是基础，因此，本节主要就冠心病常见药物治疗及相关护理知识进行详细阐述。

二、药物治疗的目的与原则

（一）药物治疗的目的

控制危险因素，改善冠脉血供、降低心肌耗氧，挽救存活心肌，预防并降低急性心肌梗死、心力衰竭、恶性心律失常及猝死等临床心血管事件发生率，延长生存期、提高生活质量。

（二）药物治疗的原则

1. 慢性冠脉病的治疗原则　改善冠脉血供，降低心肌耗氧量，缓解临床症状，提高生活质量，同时治疗冠脉粥样硬化，降低心肌梗死和死亡的风险。

2. NSTE-ACS 的治疗原则　即刻缓解心肌缺血，预防严重心血管不良事件发生（如心源性休克、恶性心律失常、再梗死及猝死等）。

3. STEMI 的治疗原则　缓解临床症状，维持生命体征平稳，恢复心肌血液灌注以挽救濒死的心肌，防止梗死面积扩大或缩小心肌缺血范围。

三、药物分类及常用药物

目前治疗冠心病常用药物主要有如下几种：

1. 抗血小板药物　抗血小板黏附和聚集的药物，可防止血栓形成，有助于减少血栓事件的风险，根据具体作用机制不同，又进一步细分为环氧化酶 -1 抑制剂、二磷酸腺苷（ADP）受体拮抗剂及血小板糖蛋白 Ⅱb/Ⅲa 受体拮抗剂，常用药物包括：①阿司匹林：主要通过抑制环氧化酶 -1 从而抑制血栓烷 A_2 的合成；②氯吡格雷、替格瑞洛：通过拮抗 ADP 受体抑制血小板内 Ca^{2+} 活性，抑制血小板之间纤维蛋白原桥的形成；③血小板糖蛋白 Ⅱb/Ⅲa 受体阻滞剂：能通过抑制 GPⅡb/Ⅲa 受体与纤维蛋白原的结合从而抑制血小板聚集，静脉制剂有替罗非班和阿昔单抗等，主要用于 ACS 病人。

2. 抗凝药物　ACS 病人除非有禁忌证，均应在抗血小板基础上常规接受抗凝治疗，常用抗凝药物包括：①普通肝素（unfractiongated heparin sodium，UFH）：动物体内一种天然抗凝血物质，在体内外均有抗凝血作用，临床上主要用于血栓栓塞性疾病、心肌梗死、心血管手术、心脏导管检查、体外循环、血液透析等；②低分子肝素（low molecular weight heparin，LMWH）：相对普通肝素具有更合理的抗 Xa 因子及 Ⅱa 因子活性比例，可以皮下应用，不需要实验室监测；③直接抗凝血酶抑制剂：在接受经皮冠状动脉介入治疗（percutaneous coronary intervention，PCI）的 NSTE-ACS 病人中，使用直接抗凝血酶抑制剂比伐卢定比联合应用 UFH/LMWH 和 GPⅡb/Ⅲa 受体拮抗剂的出血并发症少、安全性更高；④Xa 因子抑制剂：Xa 因子抑制剂如磺达肝葵钠在降低 NSTE-ACS 缺血事件方面的效果与 LMWH 相当，且出血并发症明显减少，但不能单独用于 PCI 病人治疗中；⑤华法林（wafarin）：华法林使用期间需密切监测国际标准化比值（INR），以减少出血事件的发生率；⑥达比加群酯：是一种新型合成的直接凝血酶抑制剂，可提供有效的、可预测的、稳定的抗凝效果，同时较少发生药物相互作用，无药物食物相互作用，无需常规进行凝血功能监测或剂量调整。

3. 抗心肌缺血药物　主要通过减慢心率、降低心室壁张力和外周血管阻力、扩张冠状动脉、改善冠脉循环等机制，以缓解心肌急性缺血、缺氧，控制心绞痛症状和体征。常用的抗心肌缺血药物包括：①硝酸酯类药物：可选择口服、舌下含服、经皮肤或静脉给药，可改善缺血症状，但不改善预后；②β 受体阻滞剂：通过抑制中枢和周围 RAAS，抑制心肌收缩力和减慢心率，减少心肌耗氧；③钙离子通道阻滞剂：主要通过减少细胞外钙离子进入血管平滑肌细胞内，减弱兴奋 - 收缩耦联，降低血管阻力，从而减少心肌耗氧。

4. 溶栓药物　对于可能错过最佳 PCI 时机的 STEMI 病人，静脉内溶栓仍是较佳选择，院前溶栓效果优于入院后溶栓,对发病3小时内的病人,溶栓治疗的即刻疗效与直接PCI基本相似,但禁用于NSTE-ACS病人。溶栓药物分为:①非特异性溶栓药物,如尿激酶、链激酶;②选择性作用于血栓部位纤维蛋白的药物,如重组型组织纤维蛋白溶酶原激活剂(r-tPA);③TNK-组织型纤溶酶原激活剂,如瑞替普酶(rPA);④单链尿激酶型纤溶酶原激活剂。

5. 血管紧张素转换酶抑制剂 针对稳定型心绞痛及ACS稳定期病人,尤其合并高血压、糖尿病、心力衰竭或左心室收缩功能不全的高危病人建议使用ACEI。长期使用ACEI类药物有助于预防甚至逆转心室重构,可明显降低各种心血管事件的发生率。如果无药物使用禁忌,不稳定型心绞痛(unstable angina,UA)/NSTEMI及STEMI病人均可于起病后24小时内开始长期口服ACEI类药物,若ACEI不能耐受,可改用ARB。临床常用的ACEI类药物有卡托普利、贝拉普利、培哚普利等,具体内容详见高血压部分。

6. 调脂药物 血脂异常是冠状动脉粥样硬化性心脏病发生、发展的重要危险因素之一,调脂治疗可降低心脑血管疾病发病率、死亡率。目前临床常用的调脂药物包括:他汀类调脂药,如阿托伐他汀、瑞舒伐他汀及辛伐他汀等;贝特类调脂药,如非诺贝特、吉非贝特等;烟酸类调脂药,如阿昔莫司等;其他类调脂药,如依折麦布,普罗布考等。

7. 其他药物 目前应用于临床,具有改善心肌能量代谢,辅助抗心绞痛,或扩张冠脉、改善冠脉血流等作用的药物有曲美他嗪和尼可地尔等。

各种类药物中常用药物名称、剂量及用法(表3-4)。

表 3-4 冠心病常用治疗药物名称、用法及用量

药物分类	药物名称	用法、用量
抗血小板药物	阿司匹林	首剂负荷量300mg,此后75~100mg,口服,1次/天。
	氯吡格雷	首剂负荷量300~600mg,此后75mg,口服,1次/天。
	普拉格雷	首剂负荷量60mg,此后10mg,口服,1次/天。
	替格瑞洛	首剂负荷量180mg,此后90mg,口服,2次/天。
	替罗非班	①对拟行PCI病人,首先$10\mu g/kg$静注5分钟,此后$0.1~0.15\mu g/(kg \cdot min)$静滴,维持6~24小时。②对UA/NSTEM病人,首先$0.4\mu g/(kg \cdot min)$静滴30分钟,此后$0.1\mu g/(kg \cdot min)$静滴,维持36~108小时。
	阿昔单抗	①对拟行PTCA病人,术前10~60分钟静推0.25mg/kg,此后静滴$0.125\mu g/(kg \cdot min)$,连续12小时。②对AMI溶栓病人,首先$0.25mg/(kg \cdot min)$静推,此后$0.125mg/(kg \cdot min)$静滴,连续12小时。
抗凝药物	普通肝素	首先80IU/kg快速静注,此后$15~18IU/(kg \cdot h)$维持静滴,维持2~5天。
	低分子肝素	5000~7500IU,皮下注射,2次/天。
	磺达肝癸钠	2.5mg,口服,1次/天。
	比伐卢定	首先0.75mg/kg静注,此后$1.75mg/(kg \cdot h)$静滴,一般不超过4小时。
	华法林	治疗开始时5mg/d,口服,持续5天,此后以1~15mg/d剂量维持,或以监测的凝血酶原时间为参考,一般以凝血酶原时间延长为原来的1.3~1.5倍(重症者延长至1.5~2倍),作为维持剂量。
	达比加群酯	110~150mg,口服,2次/天。
	利伐沙班	15~20mg,口服,1次/天。
	阿哌沙班	2.5~5mg,口服,2次/天。

阅读笔记

续表

药物分类	药物名称	用法、用量
抗心肌缺血药物	硝酸甘油	①普通片：0.5~0.6mg，舌下含服，必要时每间隔 3~5 分钟，连续使用 3 次。 ②注射剂：从 5~10μg/min 开始，每 5~10 分钟增加 10μg/min，一般最大剂量不超过 200μg/min，持续静滴，直至症状缓解或出现头痛、低血压等明显副作用。 ③喷雾剂：0.4mg，舌下喷射，15 分钟内剂量不超过 12mg。 ④皮肤贴剂：5mg，贴胸前或背部皮肤，1 次 / 天。每日注意定时揭去，贴皮时间一般不超过 8 小时。
	单硝酸异山梨酯	①普通片剂：20mg，2 次 / 天。 ②缓释片或胶囊：40~60mg，1 次 / 天。
	硝酸异山梨酯	①普通片剂：10~30mg，3~4 次 / 天。 ②缓释片或胶囊：20~40mg，1~2 次 / 天。
溶栓药物	尿激酶	150 万 ~200 万 U 静滴 30 分钟。
	链激酶	150 万 U 静滴 60 分钟。
	阿替普酶	首先 15mg 快速静注，继而 50mg 静滴 30 分钟，最后 35mg 静滴 60 分钟。
	瑞替普酶	10IU 静注 2 分钟，30 分钟后再次重复上次剂量。
调脂药物	阿托伐他汀	常用剂量 10~20mg/d，夜间服用。
	瑞舒伐他汀	10mg/d，夜间服用。
	辛伐他汀	20~40mg/d，夜间服用。
	依折麦布	10mg/d，可空腹或饭后服用。
	非诺贝特	100mg，饭后服用，3 次 / 天。
其他药物	曲美他嗪	20~60mg，3 次 / 天。
	尼可地尔	2mg，3 次 / 天。

四、药物作用机制

(一) 抗血小板药物

1. 作用机制

(1) 环氧化酶 -1 抑制剂：不可逆抑制环氧化酶 -1 活性，致使其不能与花生四烯酸结合，抑制血小板和血管内膜血栓烷 A_2 的合成，从而起到抑制血小板聚集的作用。

(2) 二磷酸腺苷（ADP）受体拮抗剂：通过选择性不可逆抑制血小板表面 ADP 受体，阻断 ADP 依赖激活的 GPⅡb/Ⅲa 复合物，抑制 ADP 介导的血小板激活和聚集。

(3) 血小板糖蛋白Ⅱb/Ⅲa 受体拮抗剂：阻断激活的血小板 GPⅡb/Ⅲa 受体与纤维酶原结合，抑制血小板血栓的形成，而这种结合是血小板聚集的最后、唯一通路。

2. 体内过程　阿司匹林口服后吸收迅速，嚼服后起效快，服用后 1~2 小时血药浓度达到峰值，半衰期 15~20 分钟，主要经肾脏排泄。氯吡格雷口服起效快，顿服 300mg 后 2 小时即能达到有效血药浓度，半衰期为 8 小时，主要由肝脏代谢，经肾脏及粪便排泄。替罗非班静滴后，血药浓度短时间内即达到峰值，半衰期约 2 小时，肾功能不全可明显影响血浆药物清除率，主要从尿路及胆汁排出。

(二) 抗凝药物

1. 作用机制

阅读笔记

（1）肝素：具有强大抗凝作用，其抗凝作用主要依赖于抗凝血酶Ⅲ（AT-Ⅲ）。普通肝素分子与 AT-Ⅲ 结合后，导致 AT-Ⅲ 构型发生改变，暴露活性部位，迅速与Ⅱa、Ⅹa、Ⅸa、Ⅺa 及纤溶酶等凝血因子结合，从而抑制这些凝血因子活性。低分子肝素（LMWH）则主要通过 AT-Ⅲ 与Ⅹa、Ⅱa 因子结合，强烈拮抗Ⅹa 和Ⅱa 因子活性。

（2）磺达肝癸钠：为人工合成的选择性Ⅹa 因子间接抑制剂，通过 AT-Ⅲ 介导间接抑制Ⅹa 因子活性，从而抑制凝血酶的形成及血栓的增大。

（3）比伐卢定：为直接凝血酶抑制剂，可直接与血循环、血栓中凝血酶的催化位点和阴离子结合位点发生特异性结合，从而直接抑制凝血酶的活性。

（4）华法林：在体内有对抗维生素 K 的作用，可以抑制维生素 K 参与的凝血因子Ⅱ、Ⅶ、Ⅸ、Ⅹ在肝脏的合成。

2. 体内过程　普通肝素一般静脉注射给药，半衰期因用药剂量而异，静脉注射 100U/kg、400U/kg，半衰期分别为 1 小时、2.5 小时；低分子肝素静脉注射的半衰期约为 2 小时，皮下注射的半衰期约为 3~5 小时，大部分经肝脏代谢，肾脏排出，慢性肝肾功能不全和过度肥胖者可延迟其代谢及排泄速率，导致药物蓄积。磺达肝癸钠经过皮下给药后完全快速地吸收，给药后 2 小时达到峰值。比伐卢定肾功能正常者半衰期为 25 分钟，肾功能不全时药物代谢可出现延迟。

（三）抗心肌缺血药物

1. 作用机制　硝酸酯类药物通过扩张冠状动脉，增加冠状动脉血流量，还可通过对周围血管的扩张，减少心脏前后负荷和心肌的耗氧，从而缓解心绞痛。目前临床上常用硝酸酯类抗心绞痛药物有硝酸甘油、硝酸异山梨酯及单硝酸异山梨酯等。

2. 体内过程　硝酸甘油口服因肝脏首关消除，生物利用度低，多选择舌下、静滴、贴剂或雾化给药。舌下给药 2~3 分钟起效，作用维持 10~30 分钟，静脉滴注即刻起效，贴片 30 分钟内起效，口腔喷雾 2~4 分钟起效，半衰期（舌下）为 1~4 分钟。主要经肝脏代谢、肾脏排泄。硝酸异山梨酯口服吸收完全，口服 15~40 分钟起效，持续 4~6 小时；舌下含服 2~5 分钟起效，作用持续 1~2 小时；缓释片 30 分钟起效，作用可持续 12 小时。静脉注射、舌下含服、口服半衰期分别为 20 分钟、1 小时和 4 小时。单硝酸异山梨酯口服吸收好，口服 1 小时后血药浓度达到峰值，普通片剂作用可持续 6 小时，缓释片可维持 8.6 小时，静脉注射 45 分钟起效，作用可持续 24~48 小时，半衰期为 5~6 小时，主要经肾脏和胆汁排泄。

（四）溶栓药物

1. 作用机制　纤维蛋白溶解药可使纤维蛋白溶酶（纤溶酶）原转变为纤维蛋白溶酶（纤溶酶），纤溶酶通过降解纤维蛋白和纤维蛋白原而溶解血栓、限制血栓增大。

2. 体内过程　链激酶多采用静脉给药，血浆单向清除时间为 18~30 分钟，半衰期约 25 分钟，主要经肝脏代谢、肾脏排泄。尿激酶静脉注射后迅速起效，半衰期约 20 分钟，肝功能受损者其半衰期延长，主要经肝脏代谢。阿替普酶静脉注射后血浆清除迅速，静注 5 分钟后，给药量的 50% 自血中清除，10 分钟及 20 分钟后，体内剩余药量分别占给药量的 20% 及 10%，主要在肝脏代谢。

（五）血管紧张素转化酶抑制剂

详见本章第一节。

（六）调脂药物

1. 作用机制

（1）他汀类调脂药：又称羟甲基戊二酸甲酰辅酶 A 还原酶抑制剂，简称 HMG-CoA 还原酶抑制剂。HMG-CoA 还原酶是肝细胞合成胆固醇过程中的限速酶，催化 HMG-CoA 生成甲羟戊酸，甲羟戊酸的生成过程是内源性胆固醇合成的关键步骤，HMG-CoA 还原酶亦是其合成的关键酶之一，抑制 HMG-CoA 还原酶则能抑制内源性胆固醇的合成，从而降低血脂水平。同时他

阅读笔记

汀类药物在急性期可以促进内皮细胞释放一氧化氮(NO),产生类硝酸酯样作用,远期具有抗炎及稳定动脉粥样硬化斑块等多效性作用,因此,长期使用他汀类药物可明显降低死亡、心肌梗死等心血管事件的发生率。

(2) 贝特类调脂药:又称苯氧芳酸类(纤维酸衍生物),可通过激活过氧化物酶增殖激活受体-α(PPAR-α),激活后增加 *LPL*、*apo A* I 等基因的表达,提高血浆和肌肉组织 LPL 活性,促进富含甘油三酯(TG)的脂蛋白(VLDL、CM 和 IDL)颗粒中 TG 成分的水解。贝特类药物也可以诱导肝脏特异性脂肪酸转运蛋白、乙酰辅酶 A 合成酶和肉碱脂酰转移酶的表达来促进肝脏摄取脂肪酸。此外,贝特类调脂药具有改善胰岛素敏感性,改善血管内皮功能,抗炎等非调脂作用。

(3) 烟酸类调脂药:烟酸在体内转化为烟酰胺,后者是烟酰胺腺嘌呤二核苷酸和烟酰胺腺嘌呤二核苷酸磷酸的前体物质,这些是脂质代谢尤其是脂肪酸合成及 β 氧化所必须的辅酶,从而影响机体的脂质代谢。烟酸调脂的机制还未完全阐明,可能与以下机制有关:①抑制脂肪组织内的甘油二酯酶活性从而抑制脂肪组织的动员,降低游离脂肪酸含量,从而减少肝脏的 TG 合成和极低密度脂蛋白(VLDL)的分泌;②增强脂蛋白酯酶的(LPL)的活性,促进血浆 TG 的水解,降低 VLDL 浓度;③减少 apoB 的合成,促进 VLDL 的分解代谢,从而降低 VLDL 和 TG 水平。

2. 体内过程　阿托伐他汀口服后吸收迅速,1~2 小时内血药浓度达到峰值,平均半衰期约为 14 小时,经肝脏代谢、胆汁清除。瑞舒伐他汀口服 3~5 小时血药浓度达到峰值,半衰期为 13~20 小时,主要经肝脏代谢、粪便排出。辛伐他汀口服后 1.3~2.4 小时血药浓度达到峰值,作用可维持 4~6 周,半衰期为 3 小时,主要经肝脏代谢、胆汁排泄。贝特类药物口服容易被肠道吸收,服药后 1~2 小时可检测到血浆中药物浓度,半衰期从数小时至 24 小时不等,大部分经肝脏转化为一种或数种代谢产物,最终衍化为葡糖苷酸从尿液排出。肾衰竭时贝特类药物血药浓度将增高,不仅药物的半衰期延长,而且容易出现肌病等副作用。烟酸类药物有三种不同剂型:①速释型为短效制剂,易溶解吸收,口服 30~60 分钟达血药浓度高峰;②持续释放型为长效制剂,溶解释放时间多长于 12 小时;③缓释型为中效制剂,溶解释放时间在 8~12 小时之间。

(七) 其他药物

1. 作用机制　曲美他嗪(trimetazidine)通过调节心肌能源底物,抑制脂肪酸氧化,优化心肌能量代谢,能改善心肌缺血及左心功能,缓解心绞痛。尼可地尔是一种钾通道开放剂,与硝酸酯类制剂具有相似药理特性,可扩张冠脉血管、持续性增加冠脉血流,对稳定性心绞痛治疗可能有效。

2. 体内过程　曲美他嗪口服吸收迅速,2~3 小时达血药浓度峰值,半衰期为 6 小时。尼可地尔口服吸收完全,0.5~1 小时血药浓度达到峰值,主要通过肾脏清除。

Box 3-2【知识拓展】

PCSK9 抑制剂

● 是一类单抗药物,靶标是一种名为前蛋白转化酶枯草溶菌素 9(PCSK9)的蛋白。该药能结合 PCSK9 并抑制循环型 PCSK9 与低密度脂蛋白受体(LDLR)的结合,从而阻止 PCSK9 介导的 LDLR 的结合。该药用于治疗成人杂合子型家族性高胆固醇血症和服用最大他汀耐受剂量 LDL-C 仍未达标的动脉粥样硬化心血管疾病。

● 在 ACC 2017 上,作为首个应用 PCSK9 抑制剂的临床终点试验 FOURIER 公布阳性结果。结论指出对于已知的心血管疾病病人,在他汀治疗时应用 PCSK9 抑制剂 evolocumab 可安全且显著地降低主要心血管事件。此外,将 LDL-C 降至现有目标值以下仍有获益。

阅读笔记

• Repatha(evolocumab)2015 年获欧盟批准,成为全球首个新一代 PCSK9 抑制剂类降脂药。

• Repatha 是一种皮下注射药物,禁止静脉注射或肌肉注射,可在腹部、大腿及上臂区域皮下注射,该药不应注射于娇嫩、擦伤、发红或硬结皮肤区域。病人在启动 Repatha 治疗前,需要排除导致胆固醇过高或血脂水平异常的一些继发因素。

五、用药护理

(一) 用药评估

病人用药前需要做好如下评估:①冠心病患病危险因素:既往有无高血压、糖尿病、高脂血症及肥胖等常见慢性病史,是否有长期吸烟、酗酒、高盐高脂饮食及缺乏体育锻炼等不良生活方式;②病史采集:包括既往病程,病人症状、体征以及既往治疗情况;③病人的症状、体征及辅助检查结果:发作性疼痛的部位、性质、诱因、持续时间及缓解方式,发作时病人心率、血压以及其他伴随症状,辅助检查结果如心肌损伤标志物心肌钙蛋白 T/I 水平,心电图的变化等;④评估用药依从性及影响因素:病人及家属对疾病的认知程度,教育背景,经济状况,社会和家庭支持度及心理状况等。

(二) 用药安全

1. 抗血小板药物

(1) 用药注意事项:①有消化道溃疡病史的病人若需使用抗血小板药物,最好联用胃黏膜保护剂和(或)质子泵抑制剂;②必要时监测血常规。

(2) 药物协同及拮抗:①与其他抗血小板药物、抗凝药物,以及任何可引起血小板减少及低凝血酶原血症的药物合用,抗栓作用增强,甚至增加出血风险;其中阿司匹林与糖皮质激素和其他非甾体抗炎药物合用,可增加消化道溃疡、出血发生几率;②阿司匹林与尿碱化药、抗酸药物合用,增加阿司匹林随尿排泄速率,降低阿司匹林血药浓度;③与奥美拉唑联用,减弱氯吡格雷抗血小板聚集作用;④阿司匹林与甲氨蝶呤合用,可增加甲氨蝶呤毒性。

(3) 不良反应:阿司匹林较常见的不良反应有恶心、呕吐、上腹部不适、消化道出血、可逆性耳鸣、听力下降,少部分病人可出现过敏反应如哮喘、荨麻疹等,剂量过大易致肝肾功能损害。氯吡格雷、替格瑞洛和替罗非班常见的不良反应有出血,尤以消化道出血、鼻出血等常见;氯吡格雷还可引起皮疹、腹泻、腹痛及消化不良等。

(4) 禁忌证:阿司匹林禁用于对非甾体类抗炎药过敏、活动性消化道溃疡、活动性出血、血友病、血小板减少症等病人。氯吡格雷、替格瑞洛和替罗非班均禁用于活动性消化性溃疡、活动性出血病人,肝肾功能不全病人慎用或禁用。

2. 抗凝药物

(1) 用药注意事项:①用药期间注意监测血常规;②使用普通肝素的病人注意监测 APTT,使用华法林的病人注意监测 INR。

(2) 药物协同及拮抗:①与糖皮质激素、依他尼酸合用,增加消化道出血风险;②普通肝素、低分子肝素与非甾体类抗炎药以及双嘧达莫合用,抗栓作用增强,但可增加出血风险;③磺达肝癸钠与抗血小板聚集、抗凝及溶栓药物联用时,出血风险增加;与口服抗凝药(华法林)、非甾体类抗炎药物(吡罗昔康)以及地高辛合用,不影响磺达肝癸钠的药代动力学;④比伐卢定在与肝素、华法林或溶栓药物合用时,抗栓作用增强,但也会增加各种出血风险;⑤同时静脉给予普通肝素和硝酸甘油,可降低普通肝素活性;⑥普通肝素与胰岛素或磺酰脲类药物合用,可导致低血糖。

(3) 不良反应:普通肝素及低分子肝素主要不良反应是各种出血及血小板减少,常表现为

阅读笔记

黏膜出血、关节腔出血、伤口出血等,但低分子肝素出血风险较普通肝素小,偶见过敏反应如荨麻疹、哮喘等,低分子肝素还可见低醛固酮血症伴高钾血症、皮肤坏死、暂时性转氨酶升高等不良反应。磺达肝癸钠常见不良反应为手术后出血、贫血,还可见血小板减少症、紫癜、血小板增生症、血小板异常、凝血异常等。比伐卢定常见的不良-反应是出血,大出血较少见,多见于注射部位出血,其他还有背痛、头痛、低血压等。

(4) 禁忌证:普通肝素及低分子肝素禁用于对肝素过敏、孕妇、有出血倾向、血友病、血小板功能不全和血小板减少症、严重高血压、细菌性心内膜炎、肝肾功能不全、溃疡病、颅内出血、活动性肺结核等病人。磺达肝癸钠禁用于活动性出血、急性感染性心内膜炎、肌酐清除率小于20ml/min 的严重肾脏损害,以及对磺达肝癸钠过敏病人。比伐卢定禁用于出血活动期以及对其药物过敏者。

3. 抗心肌缺血药物

(1) 用药注意事项:硝酸酯类药物使用前后均需监测病人血压,防止出现血压过低。

(2) 药物协同及拮抗:硝酸酯类药物与其他血管扩张剂、钙通道受体阻滞剂、β受体阻滞剂、三环类抗抑郁药及乙醇合用,可增强硝酸酯类药物降血压效应。

(3) 不良反应:硝酸甘油不良反应主要由其血管舒张作用引起,如头、面、颈、皮肤血管扩张引起暂时性面颊部皮肤潮红,脑膜血管舒张引起搏动性头痛,眼内血管扩张可升高眼内压等,大剂量使用时可引起直立性低血压、晕厥,超大剂量使用时可引起高铁血红蛋白血症,表现为呕吐、发绀等。硝酸异山梨酯及单硝酸异山梨酯常见的不良反应有头痛,治疗初期或增加剂量时可出现低血压和(或)直立性头晕,伴有瞌睡、反射性心动过速,偶见恶心、呕吐,面部潮红,皮肤过敏等。

(4) 禁忌证:禁用于青光眼、严重贫血、颅内压过高及血压过低等病人。禁用于心源性休克、循环衰竭及严重低血压、明显贫血、头部创伤、脑出血、低血容量病人,慎用于肥厚梗阻型心肌病、缩窄性心包炎、心包填塞、伴有颅内压增高的疾病、直立性低血压、闭角型青光眼、甲状腺功能低下、主动脉和(或)二尖瓣狭窄、低充盈压及收缩压 <90mmHg 等病人。

4. 溶栓药物

(1) 用药注意事项:①使用溶栓药物前需排除相关禁忌证;②使用溶栓药物后需注意观察药物疗效及不良反应如病人症状是否有明显好转、心电图是否有 ST 段回落、有无再灌注心律失常及有无出血征象;③定期监测血常规、凝血、血小板聚集率及肝肾功能等。

(2) 药物协同及拮抗:①与香豆素类衍生物、抗凝剂、血小板抑制剂、肝素联用,均可增加出血风险;②阿替普酶与血管紧张素转化酶抑制剂联用,增加阿替普酶过敏反应风险;③尿激酶与肝素同时给药,可抑制尿激酶活性。

(3) 不良反应:溶栓药物一般常见的不良反应主要是出血,如血管损伤处出血、穿刺部位出血、颅内出血、呼吸道出血、胃肠道出血、泌尿生殖道出血。其次可见再灌注心律失常、低血压及心力衰竭等。阿替普酶可有过敏反应如皮疹、支气管痉挛、血管源性水肿、低血压、休克等,还可致恶心、呕吐等胃肠道反应。瑞替普酶可致恶心、呕吐、发热等不良反应。尿激酶抗原性小,过敏反应发生率极低,可引发支气管痉挛、皮疹和发热等。

(4) 禁忌证:合并下列情况者禁用溶栓治疗,包括:①有出血性脑血管意外史或者半年内有缺血性脑血管意外(包括 TIA)史者;②已知的颅内肿瘤;③活动性内脏出血(月经出血除外);④可疑主动脉夹层。

5. 血管紧张素转化酶抑制剂 详见本章第四节。

6. 调脂药物

(1) 用药注意事项:①使用调脂药物过程中需控制好病人的生活方式;②注意药物服用时间,如他汀类药物必须夜间服用,否则会明显降低药物效果;③用药期间监测肝、肾功能及血脂;④用药期间注意观察是否有肌痛、皮疹、腹痛、腹泻等副作用。

（2）药物协同及拮抗：①阿托伐他汀与克拉霉素、伊曲康唑合用，可增加阿托伐他汀血药浓度；与地高辛合用，可增加地高辛血药浓度；与利福平合用，则降低阿托伐他汀血药浓度；②瑞舒伐他汀与华法林合用，会影响血 INR 值稳定，与口服避孕药合用可增加避孕药血药浓度；与红霉素、抗酸药物如含有氢氧化铝镁的混悬液合用，则降低瑞舒伐他汀血药浓度；与蛋白酶抑制剂合用，可明显增加瑞舒伐他汀的暴露量；③辛伐他汀与吉非贝奇、烟酸类降脂药物或胺碘酮、维拉帕米、伊曲康唑、红霉素等合用，可增加横纹肌溶解症发生风险；与香豆素类衍生物合用，则可提高香豆素类抗凝剂的抗凝效果。

（3）不良反应：常见的他汀类药物的不良反应包括转氨酶升高、横纹肌溶解引起的肌酸激酶升高和肌肉痛等，此外还可见恶心、腹泻、便秘、乏力及皮疹等。

（4）禁忌证：禁用于活动性肝脏疾病、妊娠、哺乳期妇女及对他汀药物过敏者等病人。

7. 其他药物：曲美他嗪不良反应主要为消化道不适、腹胀、便秘等，一般无需停药，目前尚未观测到曲美他嗪的药物相互作用，孕妇、哺乳妇女禁用。尼可地尔常见不良反应有头痛、头晕、耳鸣、失眠等反应，亦可有腹痛、腹泻、食欲缺乏、消化不良、恶心、呕吐、便秘、心悸、乏力、面部潮红、下肢水肿、严重低血压等，尼可地尔与西地那非和他达那非合用，可增加尼可地尔引起低血压风险，禁用于青光眼、严重肝肾疾病病人。

（三）用药监测

1. 有效性判断　病人心前区疼痛、胸闷、气促等症状缓解，血压恢复正常水平，心尖部收缩期杂音、第三或第四额外心音等减弱甚至消失。心肌梗死病人心肌坏死标志逐渐恢复正常，心电图示病理性"Q"波及特征性 ST-T 改变明显好转等，心脏超声心动图未见明显室壁异常活动。

2. 不良反应监测　可通过以下途径监测：①实验室检查指标：定期监测病人的血常规、电解质、肝肾功能和出凝血时间等指标的变化，及时发现血小板异常、水电解质紊乱、出凝血时间延长等不良反应；②观察与交流：询问病人的主观症状如是否有头痛、头晕、恶心、呕吐和肌肉疼痛等不适，观察病人有无皮肤黏膜出血、黑便，甚至神志、语言和肢体功能异常等变化；③心电监测：观察病人是否有新出现的心律失常、血压过低等现象。

（四）健康教育

1. 提高依从性　向病人及家属宣教冠心病常见病因、诱因、典型临床症状及主要并发症等相关知识，增强其对自己病情的了解，提高其坚持长期药物治疗的意识。优化用药方案，普及疾病相关防治知识教育，提高家庭及社会对病人的支持力度。采取定期电话和家庭回访等多种方式，加强医患沟通，定期评估病人治疗效果和心理动态，必要时制定应对策略，以提高治疗效果、增强病人坚持治疗的信心，从而最终达到提高病人治疗依从性的目的。

2. 护理措施

（1）药物护理：①硝酸酯类药物：心绞痛发作时立即给予硝酸甘油片 0.5mg 舌下含服，必要时间隔 3~5 分钟连续使用 3 次，若仍无效，应及时告知医生。使用此类药物后尽量平卧休息，避免体位性低血压而继发头痛、头晕甚至晕厥，静脉用药时，切忌随意加快输液速度。连续长期使用该类药物可出现耐药，停用 10 天后可恢复药效。②β 受体阻滞剂：宜于饭前口服，不可随意突然停药，以免引起撤药综合征而诱发心绞痛、急性心肌梗死、心力衰竭甚至猝死等。③钙通道阻滞剂：指导病人注意药物剂型，缓释片或控释片不宜嚼碎或掰开服用，用药期间，避免驾驶、机械操作或高空作业，严密自我监测血压、心率以及药物的不良反应并及时告知医生，按时复查血象及肝功能。④抗凝药物：学会自我监测出血征象，如尿液为粉色或红棕色、呕吐物为红或棕黑色、黑便、齿龈或口腔黏膜出血、紫癜、瘀斑、痰中带血、月经过多等。同时加强自身保护、避免外伤，尽量使用软毛刷刷牙、禁忌进食质硬食物，避免口腔黏膜损伤。定期复查凝血功能、大小便常规、隐血实验及肝功能。⑤溶栓：溶栓过程中注意胸痛缓解情况及出血征象，静脉用药时，切忌随意调整输液速度。⑥抗血小板药物：使用抗血小板药物，如阿司匹林肠溶

阅读笔记

片剂时,为避免对片剂包衣的破坏,建议餐前服用,其他类型抗血小板药物则建议餐后服用,必要时联合使用胃黏膜保护剂,以尽量减少各种消化道不良反应的发生。

(2) 安全护理:指导病人正确识别心肌梗死先兆,熟练掌握心绞痛急性发作时的常规自救处理。嘱病人随时携带硝酸甘油以备急用,同时家属也应熟知该药物的放置地点以备急需。

(3) 生活方式指导:指导病人积极改善生活方式、避免危险因素,包括低盐、低脂、低胆固醇饮食,适当补充蛋白质饮食,多食富含维生素的新鲜蔬菜和瓜果,建议少食多餐,不宜过饱,少吃辛辣饮食,戒烟限酒,控制体重,规律体育锻炼,培养健康生活作息习惯,避免过劳、情绪激动、饱餐及寒冷刺激等常见诱发因素。急性心肌梗死急性期,还需嘱病人绝对卧床休息,保持环境安静,减少探视时间和次数,避免不良刺激,保证充足睡眠。

(4) 康复护理:缓解期病人,如果病情允许,建议在心脏康复中心接受专业指导,坚持心脏康复训练,从而提高运动耐量、改善生活质量,促进心脏功能恢复。指导病人正确判断自身的最大活动耐量,如果病人活动后出现呼吸、脉搏加快,血压升高或降低,胸痛甚或头晕等异常症状、体征时,应立即停止活动,并将此作为最大活动耐量的标准。

(刘启明　王小艳)

第三节　心律失常

心律失常是临床心血管疾病诊治过程中最常见的疾病之一,无论是心脏结构和功能正常者还是有器质性心脏病的病人,均可出现心律失常,我国心律失常的发病率较高,是全世界心律失常患病人数最多的国家,目前仅心房颤动(房颤)的总体患病率即达 0.61%,估计我国有 1000 万房颤病人,每年因心律失常引起心源性猝死的人数约为 54 万。

Box 3-3【案例与思考】

> 案例:病人 66 岁男性,反复心悸伴胸闷、气促 1 年余,再发加重 7 天。病人 1 年前无明显诱因出现心悸,伴胸闷、气促,发作呈阵发性,每月发作 2~3 次,每次持续 10 分钟到 1 小时不等,可自行缓解,无头晕、头痛及胸痛等不适,病人未予以重视。7 天前,病人再次无明显诱因出现心悸,伴胸闷、气促及心前区疼痛,自扣脉搏不齐,于当地行心电图检查提示房颤。病人既往有高血压病史 10 余年。
>
> 目前服用药物:
> 美托洛尔缓释片 47.5mg/ 片,每天一次,每次一片
> 曲美他嗪 20mg/ 片,每天三次,每次一片
> 思考:
> 抗心律失常药物类型? 房颤病人使用美托洛尔的作用? 美托洛尔常见的不良反应? 美托洛尔给药时需要注意的问题?

一、疾病简介

心律失常(cardiac arrhythmia)是指心脏冲动的频率、节律、起源部位、传导速度或激动次序的异常。心律失常的发生机制包括心脏激动起源异常、激动传导异常或者起源和传导均有异常,针对心律失常的治疗包括药物治疗、电复律、电除颤、介入及外科手术等综合治疗措施,其中药物治疗是基础,对心律失常的转复、维持及预后的改善均可发挥重要作用。本章节主要阐

述心律失常的药物治疗和护理策略。

二、药物治疗的目的与原则

(一) 药物治疗的目的

1. 缓解或消除心律失常引起的症状。
2. 纠正心律失常导致的血流动力学障碍。
3. 防止心律失常反复发作,预防心律失常介导的心脏损害,甚至心源性猝死。

(二) 药物治疗的原则

1. 重视基础心脏病的治疗。
2. 及时纠正病因和诱因。
3. 严格掌握抗心律失常药物的适应证。
4. 警惕抗心律失常药物的不良反应。
5. 紧急状态下药物治疗同时及时采用非药物治疗。
6. 评估抗心律失常药物治疗的临床风险和获益。
7. 基本原则指导下的个体化药物治疗方案。
8. 治疗和预防兼顾。
9. 抗心律失常药物合理联合应用。

三、药物分类及常用药物

目前根据抗心律失常药物作用的电生理效应和机制,采用 Vaughan Williams 分类法,将抗心律失常药物分为四大类,其中Ⅰ类又分为Ⅰa、Ⅰb 和Ⅰc、三个亚类,其常用药物名称、剂量及用法详见表 3-5。

表 3-5　抗心律失常药物分类、常用药物用法、用量

		常用剂量范围			
		静脉给药		口服	
		负荷量	维持量	负荷量	维持量
Ⅰa类	奎尼丁		600~1000mg	200mg q6h	200mg q6~8h
	普鲁卡因胺	6~13mg/kg 0.2~0.5mg/(kg·min)	2~4mg/min	500~1000mg	250~500mg q4~6h
	丙吡胺				100~200mg q6~8h
Ⅰb类	利多卡因	1~3mg/kg 20~50mg/min	1~4mg/min		
	美西律				150~200mg q6~8h
Ⅰc类	普罗帕酮	1~1.5mg/kg		600~900mg	150~200mg q8~12h
	莫雷西嗪			300mg	150~400mg q8h
Ⅱ类	普萘洛尔	0.25~0.5mg,总量 <5mg			10~60mg q6~8h
Ⅲ类	胺碘酮	5mg/kg	600~800mg/d	600mg/d 8~10d	100~400mg qd
	索他洛尔				40~80mg q12h
	伊布利特	体重≥60kg,1mg 体重 <60kg,0.01mg/kg			
Ⅳ类	维拉帕米	5mg,必要时 10~15min 后重复一次	0.005mg/(kg·min)		80~120mg q6~8h
其他	腺苷	6~12mg(快速注射)			

1. **Ⅰ类抗心律失常药物**　Ⅰa类药物主要用于各种房性、室性心律失常等的转复和预防。临床研究发现此类药物促室性心律失常副作用明显,合并基础心脏病病人长期应用增加病人死亡率,临床上应该避免长期应用,代表药物有奎尼丁和普鲁卡因胺;Ⅰb类药物主要用于各种室性心律失常的转复和预防,常用药物有利多卡因、美西律及苯妥英钠;Ⅰc类药物主要用于各种心律失常的转复和预防,目前临床常用药物有普罗帕酮等。

2. **Ⅱ类抗心律失常药物**　主要为β肾上腺素能受体阻滞剂,常用药物有普萘洛尔、美托洛尔、艾司洛尔和比索洛尔等。普萘洛尔用于治疗多种原因所致的心律失常,如房性及室性早搏、窦性及室上性心动过速和房颤等,也可用于心绞痛、高血压及嗜铬细胞瘤(手术前准备)等情况。

3. **Ⅲ类抗心律失常药物**　主要适用于室上性和室性心律失常的治疗,可用于器质性心脏病、心功能不全者,促心律失常风险较低,是目前最常用的抗心律失常药物,临床常用药物有胺碘酮、索他洛尔和伊布利特等,其中胺碘酮是目前临床应用最为广泛的Ⅲ类抗心律失常药物。

4. **Ⅳ类抗心律失常药物**　Ⅳ类抗心律失常药物主要用于各种室上性心律失常,临床常用药物有维拉帕米和地尔硫䓬,由于具有负性肌力作用,因此心功能不全病人慎用。

5. **其他药物**　腺苷多用于终止折返性室上性心律失常和源于心室流出道的室性心动过速,阿托品主要用于缓慢性心律失常,异丙肾上腺素用于完全性房室传导阻滞、心搏骤停、阿托品无效或不适用的症状性心动过缓,也可用于治疗心源性或感染性休克。

四、药物作用机制

(一)Ⅰ类药物

1. **Ⅰa类药物**

(1)作用机制:可阻滞激活状态的钠通道,同时也减慢其复活速度,显著减慢动作电位0期除极速率,延长动作电位时程和大部分心肌细胞不应期,并阻断Iks、IK1、Ito及ICa-L等离子通道,降低自律性并减慢传导。

(2)体内过程:奎尼丁口服几乎全被胃肠道吸收,1~2小时血药浓度达到峰值,半衰期为5~7小时,主要经肝脏代谢,其中20%以原型经尿液排泄。普鲁卡因胺口服吸收迅速,1小时血药浓度达到峰值,静注后4分钟血药浓度即达到峰值,半衰期3~6小时。

2. **Ⅰb类药物**

(1)作用机制:Ⅰb类药物轻度阻滞快钠通道,但不减慢动作电位0期除极速率,可缩短动作电位时程,主要作用于心室肌细胞,能延长快反应纤维有效不应期,使4期相除极速度降低,自律性亦减低。

(2)体内过程:利多卡因静脉用药45~90秒后起效,持续10~20分钟,3~4小时达稳态血药浓度,主要经肾脏排泄;美西律口服后30分钟起效,持续约8小时,2~3小时血药浓度达到峰值,单次口服半衰期为10~12小时,肝功能受损者半衰期可延长。苯妥英钠口服吸收较慢,静脉注射吸收快,肌内注射吸收不完全且不规则,口服后4~12小时血药浓度达到峰值,半衰期为7~42小时,长期服用者,半衰期为15~95小时。

3. **Ⅰc类药物**

(1)作用机制:Ⅰc类药减慢动作电位0期除极速率、传导并且轻微延长动作电位时程。其中普罗帕酮能明显阻滞钠通道,减慢心房、心室和蒲肯野纤维的传导,亦能抑制钾通道,延长心肌细胞动作电位时程和有效不应期。

(2)体内过程:普罗帕酮口服后0.5~1小时起效,2~3小时达最大作用,作用可持续6~8小时,主要经肝肾代谢。

阅读笔记

(二)Ⅱ类抗心律失常药物

1. 作用机制　抑制肾上腺素能 β 受体,降低 L 型钙电流及起搏电流,并抑制病理条件下触发的早后除极和延迟除极的发生。

2. 体内过程　美托洛尔口服吸收迅速,1.5~2 小时达到血药浓度峰值,半衰期 3~4 小时,主要由肝脏代谢。

(三)Ⅲ类抗心律失常药物

1. 作用机制　阻断钾通道,延长心肌细胞动作电位时程,延长复极时间及有效不应期。

2. 体内过程　胺碘酮口服吸收迟缓且不规则,3~7 小时血药浓度达到峰值,4~5 天开始起效,5~7 天达最大作用,停药后作用可持续 8~10 天;静脉注射后 5 分钟起效,停药后可维持 20 分钟至 4 小时。胺碘酮主要通过肝脏代谢,经粪便排泄,几乎不经肾脏清除。

(四)Ⅳ类抗心律失常药物

1. 作用机制　Ⅳ类抗心律失常药物均属于非二氢吡啶类钙拮抗剂,主要阻滞心肌细胞 L 型钙通道电流(I_{Ca-L})。I_{Ca-L} 介导心肌的兴奋收缩耦联,可减慢窦房结和房室结的传导,对早后除极和晚后除极电位及 I_{Ca-L} 参与的心律失常有治疗作用。

2. 体内过程　维拉帕米:口服后 1~2 小时内达血药浓度峰值,作用持续 6~8 小时;静脉注射后 2 分钟开始起效,2~5 分钟达最大效应,作用持续约 2 小时。地尔硫草:普通片剂口服吸收较完全,2~3 小时血药浓度达到峰值,半衰期 β 相为 3.5 小时;缓释片 6~11 小时达血药浓度峰值,半衰期 β 相为 5~7 小时,主要通过肾脏排泄。

(五)其他药物

1. 腺苷

(1) 作用机制:腺苷为内源性嘌呤核苷酸,作用于 G 蛋白偶联的腺苷受体,激活窦房结、心房、房室结的乙酰胆碱敏感性钾通道,缩短其动作电位时程以及降低自律性,同时通过抑制 I_{Ca-L} 来延长房室结的有效不应期。

(2) 体内过程:静脉用药后可被体内大多数组织细胞摄取,并被腺苷脱氨酶灭活,半衰期仅为数秒。

2. 阿托品

(1) 作用机制:阿托品与 M 胆碱受体结合后,由于本身内在活性小,一般不产生激动作用,却能阻断乙酰胆碱(ACH)与受体结合,从而拮抗了乙酰胆碱对 M 受体的激动效应。较大剂量的阿托品能阻断窦房结 M_2 受体,并改善房室传导,从而提高心率,治疗缓慢型心律失常。

(2) 体内过程:阿托品口服吸收迅速,1 小时血药浓度达到峰值,肌注 15~20 分钟后达到峰值,作用持续 4~6 小时,半衰期约 3.7~4.3 小时,主要经肝脏代谢,肾脏排泄。

3. 异丙肾上腺素

(1) 作用机制:异丙肾上腺素为 β 受体激动剂,作用于心脏 $β_1$ 受体,提高窦房结兴奋性,加快房室结传导速度,增加心率。

(2) 体内过程:静滴后作用持续不到 1 小时,半衰期为 1 分钟至数分钟不等,静脉应用约 40%~50% 以原型排出。

五、用药护理

(一)用药前评估

药物治疗前需要完成:①评估发生心律失常的危险因素:如是否有导致心律失常的基础性心脏病,有无电解质紊乱和低氧血症、酸碱失衡等;②评估药物治疗指征:心律失常的类别,有无或潜在血流动力学影响等;③评估用药依从性及影响因素:病人及家属对疾病的认知程度,教育背景,经济状况,社会和家庭支持度及心理状况等。

阅读笔记

（二）用药安全

1. Ⅰ类药物

（1）奎尼丁

1）用药注意事项：①最好空腹给药（餐前1小时或餐后2小时），给药后注意监测血压和心律，避免夜间给药，在白天给药量较大时，夜间也应注意心律及血压；②用药早期可出现腹泻，多数自行停止，如出现持续性腹泻，应减少药物剂量，并监测水电解质平衡；③用药期间，勿大量饮咖啡，勿多饮柠檬汁，避免吸烟喝酒。

2）药物协同及拮抗：维拉帕米、胺碘酮可使本药血药浓度上升；与口服抗凝药合用可使凝血酶原进一步减少；与降压药、扩血管药及β阻滞剂合用，可加剧降压及扩血管作用；与β阻滞剂合用可加重对窦房结及房室结的抑制作用。

3）不良反应：恶心、呕吐、腹泻、腹痛、厌食；视觉、听觉障碍，意识模糊；皮疹、发热、血小板减少、溶血性贫血；心脏方面：窦性停搏、房室传导阻滞、QT间期延长与尖端扭转型室速、晕厥、低血压。

4）禁忌证：洋地黄中毒所致二度或三度房室传导阻滞（植入起搏器前）、病态窦房结综合征、心源性休克、严重肝或肾功能损害、血小板减少症、对本药过敏者。

（2）利多卡因

1）用药注意事项：①静脉给药，应严格掌握浓度和用药总量，超量可引起惊厥及心搏骤停；②其体内代谢较普鲁卡因慢，有蓄积作用，可引起中毒而发生惊厥；③用药期间应监测心律、血压的变化，并配备抢救设备；④肝肾功能障碍、肝血流量减低、充血性心力衰竭、严重心肌受损、低血容量及休克等病人慎用；⑤麻醉用时，防止误入血管，注意局麻药中毒症状的观察。

2）药物协同及拮抗：合用普萘洛尔、美托洛尔可增加利多卡因的血药浓度；合用苯巴比妥可降低利多卡因的血药浓度。

3）不良反应：眩晕、感觉异常、意识模糊、谵妄和昏迷；心脏方面：少数引起窦房结抑制、房室传导阻滞。

4）禁忌证：阿-斯综合征、预激综合征、严重心脏传导阻滞（包括窦房、房室及心室内传导阻滞）以及过敏者禁用。

（3）美西律

1）用药注意事项：①本药在危及生命的心律失常病人中使用时需慎重，有使心律失常恶化的可能；②给药期间，应注意监测血压及心律的变化，静脉给药应进行心电监测，出现P-R间期延长、QRS波增宽或原有心律失常加剧，均应立即停药。

2）药物协同及拮抗：美西律与奎尼丁、普萘洛尔或胺碘酮合用治疗效果更好，与苯妥英钠或其他肝酶诱导剂如利福平和苯巴比妥等合用，可以降低美西律的血药浓度。

3）不良反应：恶心、呕吐、运动失调、震颤、步态障碍、皮疹以及低血压（静脉注射时）和心动过缓等。

4）禁忌证：心源性休克、二度或三度房室传导阻滞、病态窦房结综合征以及对本药过敏者。

（4）普罗帕酮

1）用药注意事项：①严重的心动过缓、肝肾功能不全及明显低血压病人慎用；②心肌严重损害者慎用；③静脉给药时最好同时进行动态心电监护，观察疗效及毒副作用，出现QRS波增宽延长20%~25%以上或Q-T间期明显延长、二度或三度房室传导阻滞，均应减量或停药，并及时处理。

2）药物协同及拮抗：与抗心律失常药，包括维拉帕米、普萘洛尔等合用，可增加普罗帕酮不良反应；与华法林合用时可增加华法林血药浓度和凝血酶原时间；与地高辛合用，可增加血

阅读笔记

清地高辛浓度。

3）不良反应：眩晕、味觉障碍、视力模糊，胃肠道不适，还可能有加重支气管痉挛，窦房结抑制、房室阻滞、心力衰竭和致心律失常等。

4）禁忌证：无起搏器保护的窦房结功能障碍、严重房室传导阻滞、双束支传导阻滞病人、严重充血性心力衰竭、心源性休克、严重低血压及对本药过敏者。

2. Ⅱ类药物

普萘洛尔

1）用药注意事项：①本药口服可空腹或与食物共进，后者可延缓肝内代谢，提高生物利用度；②首次用本药时需从小剂量开始，逐渐增加剂量并密切观察用药反应以免发生意外；③长期用本药者撤药须逐渐递减剂量，至少3天，一般为2周；④服用本药期间应定期检查血常规、血压、心功能和肝肾功能等。

2）药物协同及拮抗：与维拉帕米合用可致房室传导阻滞、心脏收缩功能下降；肝酶诱导剂如苯巴比妥可降低普萘洛尔血药浓度，而肝酶抑制剂如西咪替丁可增加普萘洛尔血药浓度。

3）不良反应：加剧哮喘与COPD、间歇性跛行、雷诺现象、精神抑郁；糖尿病病人可能导致低血糖、乏力，低血压、心动过缓、充血性心力衰竭；心绞痛病人突然撤药可导致症状加重、心律失常、急性心肌梗死等心脏不良反应。

4）禁忌证：支气管哮喘、心源性休克、二度或二度以上的房室传导阻滞、重度或急性心力衰竭、窦性心动过缓以及对本药过敏者。

3. Ⅲ类药物

（1）胺碘酮

1）用药注意事项：①餐后给药或与牛奶同服，可减轻胃肠道反应；静脉用药易引起静脉炎，宜选择粗而直的大血管，谨防药物外渗；②长期应用常引起甲状腺功能改变，需定期复查甲状腺功能；③在常用维持剂量下很少发生肺纤维化，但仍应定期行X线胸片检查以早期发现；④服药期间QT间期均有不同程度延长，一般不是停药指征；⑤对于老年人或窦房结功能低下者，胺碘酮进一步抑制窦房结功能，窦性心率小于50次/分钟者，宜减量或暂停用药。

2）药物协同及拮抗：可增加华法林的抗凝作用，增强其他抗心律失常药对心脏的作用；与β受体阻滞剂或钙通道阻滞剂合用可加重窦性心动过缓、窦性停搏及房室传导阻滞；可增加血清地高辛浓度，亦可增高其他洋地黄制剂的浓度达中毒水平；与排钾利尿药合用，可增加低血钾所致的心律失常的风险。

3）不良反应：最严重心外毒性为肺纤维化（300mg/d以下很少发生），转氨酶升高，偶致肝硬化，甲亢或甲减。心脏方面：心动过缓，致心律失常很少发生，偶尔发生尖端扭转型室速。

4）禁忌证：严重窦房结功能异常、二度或二度以上的房室传导阻滞、心动过缓引起晕厥以及对本药过敏者。

（2）伊布利特

1）用药注意事项：①伊布利特注射液可能诱发或加重某些病人室性心律失常症状，可导致潜在的致命性后果；②静脉注射给药时速度要缓慢、匀速，用药时监测QTc变化，用药后至少监测4小时，如出现心律失常，应延长监测时间；③出现以下情况时应立即停药：原心律失常消失、出现持续或间歇性室性心动过速、QT或QTc明显延长；④注意避免低血钾。

2）药物协同及拮抗：目前与其它药物相互作用的研究尚未进行，但近年来，询证医学证据提示伊布利特与Ⅰ类或其他Ⅲ类抗心律失常药物联用，不仅能提高疗效，还具有较好地安全性。

3）不良反应：间歇性单形性室速，连续性单形性室速，房室传导阻滞，束支传导阻滞，室性

阅读笔记

期前收缩、室上性期前收缩、低血压或体位性低血压、心动过缓、充血性心力衰竭、窦性心动过速或室上性心动过速、心悸、高血压、QT间期延长、恶心、头痛。

4）禁忌证：既往药物过敏史、多形性室速、未植入起搏器的病态窦房结综合征、二度或二度以上的房室传导阻滞、QTc间期>440ms的病人。

4. Ⅳ类药物　维拉帕米

（1）用药注意事项：①静脉注射速度不宜过快，注射时间至少2分钟，且必须在持续心电和血压监测下进行，最好备有急救设备与药品；②用药后若出现无症状性心动过缓，宜持续监测心电图变化；若出现症状性心动过缓，建议阿托品治疗；③密切关注不良反应及与其他药物合用时可能出现的不良反应。

（2）药物协同及拮抗：与β受体阻滞剂联合使用，可增强对房室传导的抑制作用；与胺碘酮合用可能增加心脏毒性；肥厚型心肌病和主动脉瓣狭窄的病人，最好避免联合用药。

（3）不良反应：常见不良反应（≥1%）有：症状性低血压，心动过缓、眩晕、头痛、皮疹、严重心动过速；不常见不良反应（<1%）有：恶心、腹部不适、嗜睡、眩晕、出汗、精神抑郁等。

（4）禁忌证：严重左心功能不全、低血压（收缩压小于90mmHg）或心源性休克、未植入起搏器的病态窦房结综合征、二度或二度以上的房室传导阻滞、心房扑动或房颤病人合并房室旁路通道以及对本药过敏者。

5. 其他药物

（1）腺苷

1）用药注意事项：静脉注射应用，应警惕心搏骤停发生。

2）药物协同及拮抗：使用本药时，其它作用于心脏的药物（如β-肾上腺素受体阻断药、强心苷、钙通道阻滞药）、腺苷受体拮抗剂（如咖啡因、茶碱）、腺苷作用增强剂（如潘生丁）一般不宜在至少5个半衰期内使用。

3）不良反应：潮红、呼吸困难、胸部压迫感、通常持续时间少于1分钟、可有短暂的窦性停搏、室性期前收缩或短阵室速。

4）禁忌证：房室传导阻滞、病态窦房结综合征和哮喘者禁用，冠心病病人慎用。

（2）阿托品

1）用药注意事项：①用于慢性心律失常时，应该注意剂量调节，过多时可引起心率加快甚至室颤；②静脉注射时应缓慢给药；③老年人容易发生抗M胆碱样副作用，如排尿困难、便秘、口干，也易诱发未经诊断的青光眼，一经发现，应立即停药。本药对老年人尤易致汗液分泌减少，影响散热，故夏天慎用。

2）药物协同及拮抗：与碳酸氢钠等碱化尿液药物合用时，阿托品排泄延迟，作用时间和毒性增加，普萘洛尔可以拮抗阿托品所致的心动过速。

3）不良反应：口干、眩晕、颜面潮红、尿潴留、瞳孔扩大、黏膜和鼻出血，甚至心律失常、房室传导阻滞、精神症状和昏迷。

4）禁忌证：青光眼、前列腺肥大以及高热者禁用。

（3）异丙肾上腺素

1）用药注意事项：①心肌缺血、高血压病人慎用；②洋地黄中毒所致的心动过速、高血压和糖尿病者慎用。

2）药物协同及拮抗：与其他拟肾上腺素药物合用可增强药效，但不良反应也增多；联用普萘洛尔时本药的作用受到拮抗。

3）不良反应：心悸、头晕，有致窦性心动过速，甚至有心室颤动的风险，静脉滴注时心脏收缩增强，心率增快，外周血管扩张，导致收缩压升高而舒张压下降，可出现头痛、头晕、焦虑、失眠、震颤等中枢兴奋症状。

阅读笔记

4）禁忌证：心绞痛、心肌梗死、甲状腺功能亢进及嗜铬细胞瘤病人禁用。

Box 3-4 【知识拓展】

心律失常介入治疗

- 近年来国际上心律失常介入治疗如导管消融、起搏器和植入型心律转复除颤器（implantable cardioverter defibrillator,ICD）等发展迅速,效果显著,对部分心律失常病人疗效优于药物治疗。
- 目前导管消融能够根治室上性心动过速、房性心动过速、心房扑动、房颤、室性期前收缩和室性心动过速等快速性心律失常,过去被认为难以标测消融的合并器质性心脏病的室性心动过速现在也不再是禁区。
- 对于缓慢性心律失常,在尽可能明确病因、纠正可逆因素后,若药物治疗无效,则需植入临时或永久起搏器治疗。
- 对于具有猝死高风险等符合植入型心律转复除颤器植入的病人,必须在植入的基础上再决定如何应用抗心律失常药物。
- 心律失常引起血流动力学障碍时,如进行性低血压、休克、急性心力衰竭、缺血性胸痛、晕厥等,首选电复律治疗。

（三）用药监测

1. 有效性判断 评估病人的症状和体征是否改善,如胸闷、心悸、乏力缓解,心律转为窦性节律,心室率是否恢复至正常范围内等;病人长期生活质量和运动耐量改善,心律失常发作频次降低,心血管相关临床事件发生风险降低等。

2. 心电监测 严重心律失常者,应进行持续心电监测,尤其静脉使用抗心律失常药物时,除严格控制给药速度、注意药物对血管的刺激外,最好在心电监测下执行医嘱,严密监测病人心率、心律、心电图、血压、血氧饱和度及意识状态,如发现多源、频发、成对的或呈 RonT 现象的室性期前收缩,室性心动过速,窦性停搏,二度Ⅱ型或三度房室传导阻滞等异常情况,需立即报告医生。

（四）健康教育

1. 积极预防心律失常 向病人及家属介绍心律失常的常见病因、诱因及防治相关知识,指导病人积极治疗基础疾病,避免诱发因素,保持情绪稳定、乐观;注意生活规律,劳逸结合,保证充足的休息和睡眠;避免饱餐,戒烟酒,避免摄入刺激性食物如咖啡、浓茶等;避免过劳,预防感染等。

2. 提高依从性 向病人及家属宣教心律失常的潜在并发症等相关知识,使其充分了解坚持规范化药物治疗的必要性。根据病人具体情况,积极动员病人及其家属,共同为病人制定个体化治疗方案。采取定期电话和家庭回访等多种方式,加强医患沟通,及时了解和评估病人服药情况和治疗效果,必要时制定应对策略,以提高治疗效果、增强病人坚持治疗信心。

3. 护理措施

（1）用药指导：抗心律失常药物的用量、疗效有个体化差异,即便同一病人也会因机体缺氧、缺钾、缺镁、休克、心力衰竭、甲亢等而发生改变,故病人不可擅自增减药物甚至更改药物,遵医嘱定期复查。同时应教会病人及家属自测脉搏,以便自我监测病情。指导病人自我识别药物可能出现的不良反应,必要时及时就诊。

（2）安全指导：出现以下情况应及时告知医生：自测脉率低于正常值,伴头晕或黑矇;脉率高于正常值,合并心悸、胸闷;脉搏节律不整,每分钟间歇达 5 次以上。若心律失常频繁发作,并伴有头晕、黑矇、晕厥或有跌倒史者应卧床休息,避免单独外出以防意外,出现头晕、黑矇等先兆时立即平卧休息以免跌倒。对于有潜在或反复发作严重心律失常的病人,需教会病人家属心肺复苏术以备应急。

(3)心理护理:病人通常会有焦虑甚至恐惧的情绪,医护人员应加强与病人、家属的沟通交流,解除病人的顾虑,告知病人稳定的情绪和平静的心态对心律失常治疗的重要性,帮助病人树立治疗信心,对治疗持积极的态度。

(刘启明　王小艳)

第四节　心　力　衰　竭

心力衰竭(心衰)是各种心血管疾病的严重和终末期阶段,是临床上常见的死亡原因之一。随着人类社会的老龄化及医疗水平的提高,心力衰竭的发病率不断升高。流行病学显示,发达国家心力衰竭患病率约为 1%~2%,而我国成人心力衰竭的患病率为 0.9%;并且随着年龄的增加,心力衰竭的患病率则迅速增加,在 70 岁以上人群中上升至 10% 以上;此外,心力衰竭病人的四年死亡率可达 50%,严重者一年死亡率甚至达到 50%,加之该病预后差,治疗费用高,目前已成为全球重大公共卫生问题。

Box 3-5【案例与思考】

> **案例**:18 岁男性病人,因反复胸闷、气促 4 年余,加重伴呼吸困难 1 天入院。病人 4 年来反复于活动、劳累及受凉后出现胸闷、气促,有时伴双下肢水肿,休息可缓解;曾于当地医院心脏彩超诊断为"扩张型心肌病、心功能不全";1 天前病人与人争执后上述症状加重,并伴呼吸困难、咳白色泡沫痰。
>
> 服用药物:
> 美托洛尔、呋塞米,未规律服药。
> 既往史、个人史和家族史无特殊。
> 针对此案例,分析慢性心力衰竭长期治疗原则、急性发作抢救措施,以及心力衰竭病人护理策略。

一、疾病简介

心力衰竭(heart failure,HF)是任何心脏结构性或功能性疾病导致心室充盈和(或)射血功能受损,心排血量难以满足机体组织代谢需求,以肺循环和(或)体循环淤血,器官、组织血液灌注不足为临床表现的一组临床综合征。主要表现为呼吸困难、乏力(活动耐量受限)以及液体潴留(肺淤血和外周组织水肿)。根据心力衰竭发生的时间、进展速度及严重程度,可分为急性和慢性心力衰竭。心力衰竭的治疗包括一般治疗、药物治疗以及非药物治疗措施。本节主要就心力衰竭的药物治疗及相关护理知识进行介绍。

二、药物治疗的目的与原则

(一)药物治疗的目的

阅读笔记

心力衰竭药物治疗的目的是防止和延缓心力衰竭的发生、发展,缓解临床症状,提高生活质量;同时改善预后,降低死亡率和住院率。

(二)药物治疗的原则

采取综合治疗措施,包括对各种可致心功能受损的基础疾病(如冠心病、高血压病、糖尿病等)进行早期管理,调节心力衰竭的代偿机制,减少其负面效应,如拮抗神经体液因子的过度激活等,进而阻止或延缓心室重塑的进展。

三、药物分类及常用药物

(一)慢性心力衰竭

根据药物的主要作用,可将治疗慢性心力衰竭的药物分为两类,即改善症状药物和改善预后药物(表3-6)。

表3-6 慢性心力衰竭常用药物

药物分类	药物名称	用法、用量
利尿剂	呋塞米	起始剂量:20mg 口服,1 次 / 天,必要时 6~8 小时后追加 20~40mg,一般每日应控制在 100mg 以内,分 2~3 次服用。
	氢氯噻嗪	25mg,1~2 次 / 天。
	螺内酯	20mg,1~2 次 / 天。
	托伐普坦	7.5~30mg,1 次 / 天。
洋地黄类正性肌力药物	地高辛	0.125~0.25 mg/d,老年或肾功能受损者剂量减半,控制心房颤动的快速心室率,剂量可增加至 0.375~0.5 mg/d。
	毒毛花苷 C	首剂 0.4~0.8mg,静注 10~15 分钟,2 小时后可酌情再给 0.2~0.4mg。
非洋地黄类正性肌力药物	多巴胺	小剂量[$<2\mu g/(kg\cdot min)$]主要激动多巴胺受体;中等剂量[$2\sim10\mu g/(kg\cdot min)$]直接激动 β_1 和 β_2 受体;大剂量[$>10\mu g/(kg\cdot min)$]可兴奋外周血管 α 受体。
	多巴酚丁胺	$2.5\sim10\mu g/(kg\cdot min)$。
	米力农	$0.25\sim1.0\mu g/(kg\cdot min)$,每日最大剂量 <1.13mg/kg。
	氨力农	$5\sim10\mu g/(kg\cdot min)$,每日最大剂量 <10mg/kg。
血管扩张剂	硝酸甘油	开始剂量为 $5\mu g/min$,根据个体的血压、心率和其他血流动力学参数来调整用量。
	硝普钠	开始剂量为 $0.3\mu g/(kg\cdot min)$,根据血压变化调整用量。
ACEI	依那普利	2.5mg,1 次 / 天,目标剂量 10mg,2 次 / 天。
	培哚普利	2mg,1 次 / 天,目标剂量 4mg,1 次 / 天。
	贝那普利	2.5mg,1 次 / 天,目标剂量 5~10mg,2 次 / 天。
ARB	缬沙坦	80mg,1 次 / 天。
	厄贝沙坦	0.15g,1 次 / 天。可增至 0.3g,1 次 / 天。
醛固酮受体拮抗剂	依普利酮	初始剂量为 12.5mg,1 次 / 天,目标剂量 25~50mg,1 次 / 天。
β 肾上腺素受体拮抗剂	美托洛尔	6.25mg,2~3 次 / 天,根据情况逐渐增加,最大剂量可用至一次 50~100mg,2 次 / 天。
	比索洛尔	1.25mg,1 次 / 天,根据情况逐渐增加,最大剂量 10mg,1 次 / 天。
其他	依伐布雷定	起始用量 2.5mg,2 次 / 天,根据心率调整剂量,最大剂量 7.5mg,2 次 / 天。

1. 改善症状药物

(1) 利尿剂:此药是心力衰竭药物治疗中改善症状的基石,对于有液体潴留的心力衰竭病人均应给予利尿剂,从小剂量开始使用并逐渐增加剂量直至尿量增加,以体重每天减轻0.5~1.0kg 为宜;一旦症状缓解、病情控制,即以最小有效剂量长期维持,并根据液体潴留的情况随时调整剂量。

常用的利尿剂根据机制分为:①袢利尿剂:以呋塞米为代表,为强效利尿剂,静脉注射效果优于口服;②噻嗪类利尿剂:以氢氯噻嗪为代表,为中效利尿剂,轻度心力衰竭可首选此药,常与保钾利尿剂合用;③保钾利尿剂:以螺内酯为代表,利尿效果不强,常与噻嗪类或袢利尿剂合用以加强利尿并减少钾的丢失,同时还有改善心室重构的作用;④血管升压素 V_2 受体拮抗剂:普坦类药物如托伐普坦等,能增加尿液排出和抑制水的重吸收而不增加钠的排出,对血清钾和尿液钠、钾浓度的影响并不显著,且能明显减轻病人的体重和水肿程度,有效纠正低钠血症,适用于伴顽固性水肿和(或)低钠血症的心力衰竭病人。

(2) 正性肌力药物:此类药物适用于低心排血量综合征,如伴症状性低血压或心排血量降低伴有循环淤血的病人,可以缓解组织因低灌注所导致的症状,保证重要脏器的血流供应;血压较低和对血管扩张剂及利尿剂不耐受或反应不佳的病人尤其有效。根据药物作用机制,可分为洋地黄类药物和非洋地黄类药物。

1) 洋地黄类正性肌力药物:洋地黄类药物作为正性肌力药物的代表,常用制剂有地高辛(digoxin)、毛花苷 C(lanatoside C)及毒毛花苷 K(strophanthin K)等。

2) 非洋地黄类正性肌力药物:非洋地黄类正性肌力药物包括 β 受体兴奋剂(如多巴胺和多巴酚丁胺等)和磷酸二酯酶抑制剂(如米力农、氨力农等)。

(3) 血管扩张剂:慢性心力衰竭的治疗并不推荐应用血管扩张剂,而伴有心绞痛或高血压的病人可考虑联合硝酸酯类药物治疗以缓解症状,对治疗心力衰竭则缺乏证据。

2. 改善预后药物

(1) 血管紧张素转化酶抑制剂(angiotensin converting enzyme inhibitors,ACEI):此类药物可显著降低死亡率、减轻症状和改善临床状态,是治疗心力衰竭的基石及首选药物。应用 ACEI 常从小剂量起始,如能耐受则逐渐加量,直至达到目标剂量,一般每隔 1~2 周剂量倍增 1 次,需长期维持,终身用药。

(2) 血管紧张素受体拮抗剂(angiotensin receptor blockers,ARB):与 ACEI 类药物相比,此类药物无抑制缓激肽降解的作用,因此干咳和血管性水肿的副作用较少见。ARB 类药物的适应证基本同 ACEI,心力衰竭病人的治疗首选 ACEI,当 ACEI 引起干咳、血管性水肿难以耐受时可改用 ARB 类药物。目前不主张心力衰竭病人联合应用 ACEI 与 ARB 类药物。

(3) 醛固酮受体拮抗剂:常见的醛固酮受体拮抗剂有螺内酯、依普利酮(eplerenone)等。

(4) β 肾上腺素受体拮抗剂:病情稳定且无禁忌证的慢性心力衰竭病人均应使用该类药物。其与 ACEI 或 ARB 类药物以及醛固酮受体拮抗剂构成慢性心力衰竭药物治疗的黄金三角。β 肾上腺素受体拮抗剂应从小剂量起始,逐渐加大达最大耐受剂量并长期维持。静息心率可作为评估心脏 β 肾上腺素受体有效拮抗的指标之一,通常心率降至 55~60 次/分钟的剂量为应用的目标剂量或最大耐受剂量。目前临床上具有代表性的常用药物有美托洛尔、比索洛尔等。

(5) 伊伐布雷定:伊伐布雷定可减慢心率,研究表明,优化的标准内科药物治疗基础上,心率仍大于 70 次/分钟的收缩性心力衰竭病人应用依伐布雷定有益,可使心血管死亡或心力衰竭住院数量显著减少达 18%。

(二)急性心力衰竭

治疗急性心力衰竭的药物可分为基本治疗药物和血管活性药物。

1. 基本治疗药物

(1) 吗啡镇静:一般用于严重急性心力衰竭的早期阶段,能够减轻心脏前负荷,消除焦虑、紧张、恐惧等不良情绪,减慢呼吸和镇咳而改善通气功能。用法:静脉注射吗啡 3~5mg,必要时每隔 15 分钟重复 1 次或 5~10mg 皮下注射。

(2) 快速利尿:静脉使用袢利尿剂,降低心脏容量负荷,缓解肺淤血。常用剂量:呋塞米 20~40mg 静脉注射,根据反应调整剂量。

(3) 毒毛花苷 C:适合快速心室率的心房颤动合并心室扩大伴左心室收缩功能不全的病人(用法及用量参照前文)。

2. 血管活性药物

(1) 血管扩张剂:可用于急性心力衰竭早期阶段以减轻心脏后负荷。收缩压 > 110mmHg 的病人可以安全使用,常用药物包括硝普钠、硝酸甘油和重组人脑钠肽(rhBNP,奈西立肽)。硝普钠推荐从 0.3μg/(kg·min)起始剂量静脉滴注。硝酸甘油可口服或吸入,静脉用药推荐给予硝酸甘油从 20μg/min 或硝酸异山梨酯 1~10mg/h 起始。奈西立肽可扩张静脉、动脉、冠状动脉,降低心脏前后负荷,还兼有排钠利尿,抑制 RAAS 和交感神经系统的作用。

(2) 正性肌力药物:包括多巴胺、多巴酚丁胺、磷酸二酯酶抑制剂和左西孟旦等。左西孟旦为一种钙增敏剂,可扩张冠状动脉及外周血管,改善顿抑心肌的功能,减轻缺血症状并纠正血流动力学紊乱,适用于无显著低血压或低血压倾向的急性左心力衰竭病人。

四、药物作用机制

(一) 利尿剂

1. 作用机制　①袢利尿剂:主要通过抑制肾小管髓袢厚壁段对 NaCl 的主动重吸收,结果管腔液 Na^+、Cl^- 浓度升高,而髓质间液 Na^+、Cl^- 浓度降低,使渗透压梯度差降低,肾小管浓缩功能下降,从而导致水、Na^+、Cl^- 排泄增多。同时还可抑制前列腺素的分解,使前列腺素 E_2 含量升高,从而具有扩张血管作用;②噻嗪类利尿剂:主要抑制远端小管前段和近端小管(作用较轻)对 NaCl 的重吸收,从而增加远端小管和集合管的 Na^+-K^+ 交换,K^+ 分泌增多。本类药还能抑制磷酸二酯酶活性,减少肾小管对脂肪酸的摄取和线粒体氧耗,从而抑制肾小管对 Na^+、Cl^- 的主动重吸收;③保钾利尿剂:作用于肾远曲小管,竞争性拮抗醛固酮的作用。使 K^+ 吸收增加,同时排钠利尿,但利尿效果不强。此外尚有抑制促成纤维细胞的增殖、胶原蛋白的合成,从而发挥改善心房、心室、大血管的重构的作用;④血管加压素 V_2 受体拮抗剂:托伐普坦,与血管加压素 V_2 受体的亲和力是天然精氨酸血管加压素(AVP,又称抗利尿激素 ADH)的 1.8 倍。当口服给药时,托伐普坦能够拮抗 AVP 的作用,提高自由水的清除和尿液排泄,降低尿液的渗透压,最终促使血清钠浓度提高。

2. 体内过程　呋塞米口服 30 分钟、静脉注射 5 分钟起效,维持 2~3 小时,其半衰期长短受肾功能影响,主要通过肾脏排泄。氢氯噻嗪口服吸收迅速,1~2 小时起效,4~6 小时达到峰值,主要经肾脏排泄。螺内酯口服 1 天起效,2~4 天达最大效果。托伐普坦口服吸收迅速,主要经肾脏排泄。

(二) 正性肌力药物

1. 洋地黄类正性肌力药物

(1) 作用机制:①正性肌力作用:抑制心肌细胞 Na^+-K^+-ATP 酶,升高细胞内 Na^+ 水平,促进心肌细胞 Ca^{2+}-Na^+ 交换,导致细胞内 Ca^{2+} 浓度升高,从而发挥正性肌力作用,但同时细胞内 K^+ 浓度降低,这也成为洋地黄中毒的重要原因;②电生理作用:一般治疗剂量下,洋地黄可抑制心脏传导系统,尤其是对房室交界区的抑制,但大剂量下却可提高心房、交界区及心室的自律性,当血钾过低时,容易发生各种快速性心律失常;③迷走神经兴奋作用:作用于迷走神经传入纤

阅读笔记

维,提高心脏压力感受器对心脏容量变化的敏感性,从而抑制中枢神经系统的兴奋性,在一定程度上对抗心力衰竭时交感神经兴奋的不利影响,但尚不足以取代 β 受体阻滞剂的作用;④其他作用:抑制肾小管对钠的重吸收以及抑制肾脏对肾素的分泌。

(2) 体内过程:地高辛口服后 0.5~2 小时起效,2~3 小时后血药浓度达到峰值,作用维持时间 4~6 小时;静脉注射后 5~30 分钟起效,1~4 小时作用达高峰,持续作用 6 小时,半衰期为 32~48 小时,主要以原型经肾排泄。毛花苷 C 静脉注射,5~30 分钟起效,作用维持 2~4 天,主要经尿液排出。

2. 非洋地黄类正性肌力药物

(1) β 受体激动剂

1) 作用机制:小剂量[<2μg/(kg·min)]多巴胺主要激动多巴胺受体,使肾和肠系膜血管扩张,肾血流量和肾小球滤过率增加,导致排尿排钠增加。中等剂量[2~10μg/(kg·min)]直接激动 $β_1$ 受体,同时间接促进去甲肾上腺素自贮藏部位的释放,对心肌产生正性肌力作用,使心肌收缩力及心排出量增加。大剂量[>10μg/(kg·min)]激动 α 受体,导致周围血管阻力增加,肾血管收缩,收缩压及舒张压均增高。多巴酚丁胺为选择性心脏 $β_1$ 肾上腺素受体激动剂,对 $β_2$ 及 α 受体作用相对较小,通过激动心脏 $β_1$ 受体增强心肌收缩力、增加心排血量,同时还能降低心室充盈压,促进房室结传导。

2) 体内过程:多巴胺静滴 5 分钟内起效,并持续 5~10 分钟,半衰期约为 2 分钟左右,主要经肾排泄。多巴酚丁胺静滴 1~2 分钟内起效,10 分钟作用达高峰,持续数分钟,半衰期约为 2 分钟,主要经肝脏代谢、肾脏排泄。

(2) 磷酸二酯酶抑制剂

1) 作用机制:抑制磷酸二酯酶活性,促进 Ca^{2+} 通道膜蛋白磷酸化而激活通道,促使 Ca^{2+} 内流增加,使心肌收缩力增强、心排血量增加,从而改善心、脑和肾等重要脏器的血流灌注。

2) 体内过程:口服后 0.5 小时内起效,1~3 小时效应达到峰值,作用维持 4~6 小时;静滴后 5~15 分钟起效,半衰期为 2~3 小时,主要经肝脏代谢,肾脏排泄。

(3) 左西孟旦

1) 作用机制:通过与心肌细胞上肌钙蛋白 C 结合,增加肌丝对钙的敏感性,从而增强心肌收缩。另外调控三磷酸腺苷敏感钾通道,扩张冠状动脉和外周血管,改善顿抑心肌的功能,减轻缺血症状并纠正血流动力学紊乱。

2) 体内过程:左西孟旦排泄较慢,在停止注射后 2 天血药浓度达到峰值,半衰期达 75~80 小时。

(三) 血管扩张剂

1. 硝普钠

(1) 作用机制:本药为一种速效和短时作用的血管扩张剂。通过血管内皮细胞产生一氧化氮,对动脉和静脉平滑肌均有直接扩张作用,但不影响子宫、十二指肠或心肌的收缩。血管扩张使心脏前后负荷均减低,从而改善心排血量。后负荷减低可减少瓣膜关闭不全时主动脉和左心室的阻抗而减轻反流。

(2) 体内过程:给药后几乎立即起作用并达到作用高峰,静滴停止后维持 1~10 分钟,本药经肾排泄,肾功能正常者半衰期为 7 天(由硫氰酸盐测定),肾功能不良或血钠过低时延长。

2. 硝酸酯类

(1) 作用机制:硝酸酯类药物如硝酸甘油能降低血管平滑肌张力,对静脉容量血管作用明显,可减少静脉回心血量而降低心脏充盈压力。心脏充盈压力的下降可减少左室舒张末期容积和前负荷,从而显著降低心肌耗氧量。此类药物还可降低全身血管阻力、肺血管和动脉血管压力,从而降低心脏后负荷。除此以外,还能使血流沿心外膜到心内膜的侧枝血管床重新分布,从而改善心肌供氧。

(2) 体内过程:硝酸甘油的分布容积为 3L/kg,并以极快的速度清除,血浆药物半衰期为 3 分钟。清除率[接近 1L/(kg·min)]超过肝血流量,存在肝外代谢,如红细胞和血管壁。

3. α 受体阻滞剂

(1) 作用机制:选择性阻断血管平滑肌 α_1 受体,舒张小动脉、降低血管阻力,从而降低心脏后负荷。

(2) 体内过程:哌唑嗪口服后 0.5~2 小时起效,1~3 小时达血药浓度峰值,作用可持续 10 小时,半衰期为 2~3 小时,心力衰竭时半衰期延长,可达 6~8 小时,主要在肝内代谢,随胆汁与粪便排泄。特拉唑嗪单剂口服后 15 分钟起效,1 小时达血药浓度峰值,降压作用可维持 24 小时,多次给药 6~8 周达疗效峰值,半衰期约为 12 小时,主要经肝脏代谢,20% 以原型从粪便排出,40% 经胆汁排出,40% 随尿排出。

4. 重组人脑钠肽(奈西立肽)

(1) 作用机制:通过扩张血管,排钠、利尿及抑制交感神经系统活性,以降低心脏前后负荷,缓解心肌缺血、缺氧症状。

(2) 体内过程:该类药物尚无系统的国内研究资料。

(四) ACEI

1. 作用机制 ACEI 通过抑制 ACE 减少 AngⅡ 生成而抑制 RAAS 的活性。其中对循环 RAAS 的抑制可以达到扩张血管、抑制交感神经兴奋性的作用,而针对心脏组织中 RAAS 的抑制,则可在改善和延缓心室重塑中起关键作用。另外,ACEI 还通过抑制缓激肽降解而增强缓激肽活性及缓激肽介导的前列腺素生成,发挥扩血管作用,改善血流动力学以及抗组织增生的作用。常见的 ACEI 类药物有贝那普利、培哚普利等。

2. 体内过程 贝那普利口服吸收迅速,初始相半衰期约 3 小时,终末相半衰期约 22 小时,主要经尿和胆汁排泄。培哚普利口服后吸收迅速,1 小时后血药浓度达到峰值,半衰期约 30 小时,主要经肾排泄。

(五) ARB

1. 作用机制 ARB 可阻断经 ACE 和非 ACE 途径产生的 AngⅡ 与 AT_1 受体结合,阻断 RAAS 的效应,但缺少抑制缓激肽降解的作用,因此干咳和血管性水肿的副作用较少见。常用的 ARB 类药物包括缬沙坦、厄贝沙坦等。

2. 体内过程 缬沙坦口服后迅速吸收,服药后 2 小时内起效,4~6 小时内达到高峰,主要经胆道排泄。厄贝沙坦口服后约 2 分钟血药浓度达到峰值,半衰期为 11~15 小时,经胆道和肾脏排泄。

(六) β 受体阻滞剂

1. 作用机制 ①拮抗交感神经系统活性:阻滞心肌 β_1 受体、减少肾素释放,阻滞并拮抗儿茶酚胺、AngⅡ 对心脏的直接毒性作用,同时因拮抗 RAAS 而具有抑制心室重构作用;②抗心律失常与抗心肌缺血:β 受体阻滞剂具有转复房性、房室交界区及室性心律失常的抗心律失常作用。减慢心率、降低心肌收缩力,改善心肌缺血、缺氧。

2. 体内过程 美托洛尔普通片剂口服吸收迅速完全,1.5 小时后达血药浓度峰值,半衰期为 3~7 小时;缓释片剂的峰浓度明显降低,达峰时间亦延长,口服 1~2 小时达有效血药浓度,3~4 天后达稳态,主要经肾随尿液排出。比索洛尔口服吸收迅速完全,1~3 小时达血药浓度峰值,半衰期 10 小时,主要经肝、肾代谢。

(七) 伊伐布雷定

1. 作用机制 是一种选择性特异性心脏窦房结起搏电流(If)抑制剂,以剂量依赖方式抑制 If 电流,降低窦房结发放冲动的频率,从而减慢心率,对心脏内传导、心肌收缩或心室复极化无明显影响,无 β 受体阻滞剂的不良反应及反跳现象。由于心率减慢,舒张期延长,冠脉血流量增加,可产生抗心绞痛和改善心肌缺血的作用。

2. 体内过程　伊伐布雷定口服后,能迅速和较彻底地吸收,在禁食条件下,1 小时后血药浓度达到峰值。主要经肝脏代谢,经肾脏及粪便排泄。

Box 3-6【知识拓展】

—— 2016 ESC 和 AHA/AHA/HFSA 心力衰竭新指南 ——

- 新指南提出了一个新的术语——HFmrEF(heart failure with midrange ejection fraction),即指左室射血分数在 40%~49% 的心力衰竭。
- 新指南推荐了一种新的药物——血管紧张素受体和脑啡肽酶双重抑制剂(ARNI)。指南表明,若能够耐受 ACEI 或 ARB,可替换为 ARNI。但既往有血管性水肿病史的病人不应使用 ARNI。沙库巴曲／缬沙坦(LCZ696)是第一个 ARNI 类药物。推荐剂量是 49/51mg,2 次／天,目标剂量是 97/103mg,2 次／天。LCZ696 使用过程中应注意避免低血压。
- 心力衰竭的治疗除药物治疗之外,还包括非药物治疗,如心脏再同步疗法(CRT)、左心室辅助装置(LVAD)、主动脉内球囊反搏(IABP)等。

五、用药护理

(一) 用药前评估

药物治疗前需要完成:①评估用药史:既往的药物治疗方案,曾使用药物的种类、用法及疗效,既往有无用药不良反应史;②病史采集:病人病程长短、每次发作诱因、加重因素及缓解方法,夜间睡眠状况,有无双下肢水肿、水肿特点、程度及进展状况,有无冠心病、心肌病、心律失常、瓣膜病等疾病病史;③评估病人实验室及其他辅助检查结果:血常规、肝肾功能、脑钠肽(brain natriuretic peptide,BNP)、电解质,尤其是血钾情况,以及心电图、心脏彩超、冠脉造影等检查;④评估用药依从性及影响因素:病人及家属对疾病的认知程度,教育背景,经济状况,社会及家庭支持度及心理状况等。

(二) 用药安全

1. 利尿剂

(1) 用药注意事项:无尿、糖尿病、高尿酸血症、急性心肌梗死、胰腺炎、低钾血症倾向者、红斑狼疮、前列腺肥大病人慎用袢利尿剂及噻嗪类利尿剂;无尿、肝功能不全、低钠血症、酸中毒病人慎用保钾利尿剂;使用托伐普坦应避免过快纠正血钠浓度以免导致神经系统后遗症;利尿剂应用期间注意监测电解质、血尿酸、肝肾功能等,尤其是预防低钾血症的发生。

(2) 药物协同及拮抗:利尿剂与多巴胺合用,利尿作用加强。呋塞米、噻嗪类利尿剂与肾上腺皮质激素、促皮质素、雌激素、两性霉素 B(静脉用药)等药物合用,则降低利尿剂的利尿作用,并增加发生电解质紊乱(尤其是低钾血症)的风险。呋塞米及噻嗪类利尿剂与抗凝药联用时,抗凝作用减弱。噻嗪类利尿剂与 β 受体阻滞剂合用,可增强对血脂、尿酸和血糖代谢的不良影响。螺内酯与含钾药物、ACEI、ARB、环孢素 A 合用,或输注库存血,高钾血症发生率增加。呋塞米及噻嗪类利尿剂与锂制剂合用,可减少肾脏对锂的清除,加重锂的肾毒性;与碳酸氢钠合用,可增加发生低氯性碱中毒的危险。

(3) 不良反应:主要不良反应有水电解质紊乱,血糖、血脂及尿酸代谢紊乱,部分病人出现男性乳腺增生,药物耳毒性,少数可出现皮疹及血小板减少等。

阅读笔记

（4）禁忌证：对磺胺类药过敏、有严重肝肾功能不全及肝性脑病及痛风病人禁用噻嗪类利尿剂。急需升高血清钠浓度、对口渴不敏感、低血容量性低钠血症、无尿症及对托伐普坦过敏的病人禁用托伐普坦。肾功能不全、高钾血症病人慎用或禁用保钾利尿剂。

2. 洋地黄类正性肌力药物

（1）用药注意事项：此类药物不宜与酸、碱类配伍。低钾血症、不完全性房室传导阻滞、高钙血症、甲状腺功能低下、缺血性心脏病、心肌梗死、心肌炎、肾功能损害者慎用。用药期间应注意监测血压、心率及心律、心电图、心功能、电解质、肾功能，疑有洋地黄中毒时，应作地高辛血药浓度测定。

（2）药物协同及拮抗：与奎尼丁、维拉帕米、地尔硫草、胺碘酮、ACEI/ARB、和（或）螺内酯等联用，均可提高地高辛血药浓度，诱发洋地黄中毒风险。吲哚美辛可减少肾脏对地高辛的清除，延长其半衰期，有诱发洋地黄中毒的危险。红霉素由于改变胃肠道菌群，可增加本药在胃肠道吸收；而甲氧氯普胺因促进肠运动而减少地高辛的生物利用度约25%。与两性霉素B、皮质激素或排钾利尿剂如布美他尼、依他尼酸等联用，可引起低血钾，容易引起洋地黄中毒。与钙盐注射剂、可卡因、拟肾上腺素类药联用，可增加心律失常发生风险。与β受体拮抗剂合用，可导致窦性心动过缓和房室传导阻滞。洋地黄化时静脉用硫酸镁应特别谨慎，尤其是静脉注射钙盐时，可发生心脏传导变化和阻滞。

（3）不良反应：过量应用可引起洋地黄中毒，表现为各种类型心律失常如期前收缩、房室传导阻滞、窦性心动过缓等，消化道反应如厌食、恶心、呕吐和腹泻，以及神经精神异常如头痛、失眠、疲倦、谵妄、视觉障碍、黄视、绿视及视物模糊等。

（4）禁忌证：室性心动过速、心室颤动、肥厚梗阻型心肌病、预激综合征伴心房颤动或扑动者禁用。

3. 非洋地黄类正性肌力药物

（1）用药注意事项：嗜铬细胞瘤、闭塞性血管病、频繁室性心律失常病人，慎用多巴胺。应用多巴胺治疗前必须先纠正低血容量，在滴注前须稀释，选用粗大的静脉作静注或静滴，以防药液外溢，造成组织坏死。多巴胺突然停药可产生严重低血压，故停用时应逐渐递减。多巴酚丁胺应用期间须严密监测心率和节律、血压及输注速度。磷酸二酯酶抑制剂用药期间应监测心率、心律、血压、肝肾功能。急性缺血性心脏病和肝肾功能损害者慎用。

（2）药物协同及拮抗：①β受体激动剂：与单胺氧化酶抑制剂联用，可增强多巴胺升压效应；与胍乙啶同联用，可增强多巴胺的加压效应，降低胍乙啶的降压作用；与β受体阻滞剂联用，可拮抗多巴胺对心脏β₁受体的正性心率、正性肌力作用；与硝酸酯类同用，可减弱硝酸酯的抗心绞痛作用，同时多巴胺的升压作用亦减弱；与利尿剂同用，具有协同增强利尿作用；多巴胺与全麻药联用，可引起室性心律失常；与三环类抗抑郁药联用，可能增加多巴胺的心血管副作用，引起心律失常、心动过速及高血压；与苯妥英钠同时静注，可产生低血压与心动过缓。多巴酚丁胺与β受体拮抗剂配伍，可使多巴酚丁胺的效能减弱，而多巴酚丁胺的α激动剂的作用更明显，导致周围血管阻力增加、血压升高。②磷酸二酯酶抑制剂：与丙吡胺同用，可导致血压过低；与强心、利尿、扩血管药合用，尚未见不良相互作用；与硝酸酯类合用，具有协同相加效应；与洋地黄类药物联用，具有协同增强正性肌力作用。③左西孟旦有引起低血压的风险，与其他血管活性药物同时输注时应谨慎。

（3）不良反应：多巴胺不良反应常有胸痛、呼吸困难、心悸、心律失常、全身软弱无力感，头痛、恶心、呕吐者少见，长期大剂量或小剂量用于周围血管病病人，可出现手足疼痛或手足发冷，周围血管长期收缩可能导致局部组织坏死或坏疽，使用过量时可出现血压升高。多巴酚丁胺常见的不良反应有心率加快、血压升高及心室异位搏动，偶有低血压及静脉炎的报道，恶心、呕吐、头痛、心绞痛等不良反应较少见。磷酸二酯酶抑制剂可导致头痛、室性心律失常、无力、

阅读笔记

血小板计数减少等,过量时可引起低血压、心动过速等。

(4) 禁忌证:β 受体激动剂的禁忌证目前尚不明确。低血压、心动过速及心肌梗死急性期禁用磷酸二酯酶抑制剂。

4. 血管扩张剂

(1) 用药注意事项:应用此类药物应监测血压变化,避免血压过低。硝普钠需避光,硝酸酯类药物应用玻璃瓶盛装。

(2) 药物协同及拮抗:硝普钠与其他降压药合用可使血压剧降,与多巴酚丁胺同用可使心排血量增多而肺毛细血管嵌压降低,与拟交感胺类药物同用本药降压作用减弱。硝酸酯类药物与其他降压药物同时使用会增加降血压效应,与神经抑制药和三环类抗抑郁药同用,降压效应也会增强。目前还没有进行过专门的试验来证实注射用重组人脑钠肽与其他药物的相互作用。

(3) 不良反应:主要为低血压,部分病人出现胸闷、心悸、头痛、恶心、呕吐等不良反应。

(4) 禁忌证:代偿性高血压如动静脉分流或主动脉缩窄时,禁用硝普钠。对硝酸盐过敏,严重贫血,重症脑出血,未纠正的低血容量和严重的低血压,闭角型青光眼倾向病人禁用硝酸酯类药物。

5. ACEI/ARB

(1) 用药注意事项:低血压、双侧肾动脉狭窄、血肌酐升高(>3mg/dl 或 265mmol/L) 及高血钾(>5.5mmol/L) 者慎用 ACEI。ARB 类基本不会引起刺激性干咳、血管神经性水肿等副作用,当病人不耐受 ACEI 时,可改用 ARB 类药物。

(2) 药物协同及拮抗:ACEI 与氯丙嗪合用,降压作用增强,甚至导致严重低血压。与其他降压药物合用,可协同降压。ARB 与利尿剂合用,降压作用增强。与补钾药或保钾利尿剂合用,可能引起血钾增高。与锂剂合用,会增加锂剂的毒性反应。

(3) 不良反应:ACEI 主要不良反应包括低血压、一过性肾功能恶化、高钾血症、刺激性干咳、血管神经性水肿及胎儿致畸,味觉障碍、皮疹与白细胞缺乏等。皮疹多为瘙痒性丘疹,可发生于用药几周内,继续服药常可自行消退。ARB 偶可引起头晕头痛、失眠、恶心等。

(4) 禁忌证:出现威胁生命的不良反应(血管神经性水肿、无尿性肾衰竭)、妊娠期妇女、对ACEI 过敏的病人禁用 ACEI。

6. β 受体阻滞剂

(1) 用药注意事项:慢性阻塞性肺疾病、外周血管病变及糖尿病病人慎用。用药期间应注意监测心率变化。

(2) 药物协同及拮抗:与单胺氧化酶抑制剂合用,可导致严重低血压。与普罗帕酮合用,可增加 β 受体阻滞剂血药浓度,引起卧位血压明显降低。与二氢吡啶类钙通道阻滞药合用,有协同降压作用,也可引起血压明显降低或心力储备下降。与非二氢吡啶类钙通道阻滞药合用,可引起低血压、心动过缓、充血性心力衰竭和房室传导阻滞,常见于高龄及合并左室衰竭、主动脉瓣狭窄或两种药物用量都较大的病人。与奎尼丁合用,可使 β 受体阻滞剂清除率下降、血药浓度升高,导致心动过缓、疲乏、气短等。与胺碘酮合用,可导致心动过缓和窦性停搏。

(3) 不良反应:主要不良反应有抑制心脏功能(如心肌收缩力下降、心率减慢及房室传导阻滞)、增加气道及周围血管平滑肌阻力,还可见疲乏、眩晕、抑郁、头痛、失眠或多梦,此外还增强胰岛素抵抗,掩盖和延长低血糖反应。

(4) 禁忌证:急性心力衰竭、病态窦房结综合征、窦性心动过缓、房室传导阻滞、支气管哮喘的病人禁用。

阅读笔记

7. 伊伐布雷定

（1）用药注意事项：应用 β 受体阻滞治疗后心率仍大于 70 次 / 分钟的慢性心力衰竭病人可应用此药。鉴于心率可能随时间大幅波动，因此在开始使用伊伐布雷定进行治疗前，或者对已经使用伊伐布雷定的病人调整剂量时，都应参考连续心率测定、心电图或 24 小时动态心电监测的结果，以明确静息心率。

（2）药物协同及拮抗：不推荐与延长 QT 间期的药物合用，如胺碘酮、西沙必利等，合用可增加尖端扭转型室性心动过速的发生风险；与排钾利尿剂合用时，可新增心律失常患病风险；禁止与唑类抗真菌药物（酮康唑、依曲康唑）、大环内酯类抗生素（红霉素、克拉霉素）合用，合用可明显增加伊伐布雷定血药浓度，导致心动过缓发生的风险升高。

（3）不良反应：心动过缓、光幻症、视力模糊和胃肠道反应等。

（4）禁忌证：重度肝功能不全病人禁用。

（三）用药监测

1. 有效性判断　病人咳嗽、咳痰、气促、胸闷及呼吸困难等症状好转；肺部湿性啰音、二尖瓣反流性杂音、肺动脉瓣区亢进第二心音以及下肢水肿、颈静脉怒张等体征改善；心力衰竭标志物 BNP 水平降低；心脏超声心动图示心脏收缩、舒张功能好转等。

2. 不良反应监测　可通过以下途径监测不良反应：①实验室检查指标：定期监测病人的电解质、血糖、血脂、血尿酸等指标的变化，及时发现病人水电解质紊乱、血糖异常、血脂代谢紊乱、高尿酸血症等不良反应；②观察与交流：关注病人的临床表现，警惕药物不良反应如胸闷、心悸、恶心、呕吐、黄绿视或光幻症、利尿剂抵抗现象、男性病人可能出现乳腺增生伴局部胀痛现象等；③心电监测：观察病人是否出现心动过速或者心动过缓、血压过低等现象。

（四）健康教育

1. 积极预防心力衰竭　针对患有冠心病、心肌病和心律失常等基础疾病的病人，督促其积极治疗原发疾病。培养良好的饮食和生活习惯，避免过度劳累、情绪激动、感染（尤其是呼吸道感染）等诱发因素。育龄妇女应在医生的指导下决定是否怀孕及分娩方式。

2. 提高依从性　向病人及家属宣教心力衰竭的病因、常见诱因、典型临床症状、主要并发症等相关知识，使其了解自己的病情以及坚持规范化药物治疗的必要性。根据病人具体情况，积极动员病人及其家属，共同为病人制定个体化治疗方案。采取定期电话和家庭回访等多种方式，加强医患沟通，及时了解和评估病人服药情况和治疗效果，必要时制定应对策略，以提高治疗效果、增强病人坚持治疗信心。

3. 护理措施

（1）用药指导：①指导病人规范服药，用药前了解药物的使用方法，养成定期复查的习惯；②在使用洋地黄类药物时，学会自我监测脉搏、血压以及药物的不良反应，一旦出现黄视、绿视、心悸等不适时，应立即停药并及时就诊；③建议晨起或白天使用利尿剂，以免夜尿增多而影响病人休息，并严格记录 24 小时尿量和体重变化；④ β 受体阻滞剂和 ACEI/ARB 可预防心室重构、降低心血管事件以及改善预后，不可因症状改善而随意减量甚至停药。

（2）饮食指导：饮食应少量多餐，不宜过饱，应进食易消化、高蛋白、高纤维食物，同时严格限盐限水，每日食盐摄入量控制在 5g 以内（服用利尿剂时可适当放宽），戒烟限酒，适当控制蔗糖、果糖等单糖的摄入。使用利尿剂的病人，指导其多食香蕉、苹果、菠菜和橙子等富含钾的食物。

（3）运动指导：在能耐受的前提下，鼓励病人尽可能生活自理或在协助下自理。在病人症状改善后，指导病人先增加活动时间和频率，再逐渐增加运动强度。可采取床上运动，床边摆动肢体，床边站立，室内活动，短距离步行等运动方式。6 分钟步行实验能很好的反映病人的日常生活能力，可以作为制定个体化运动量的重要依据。

（4）心理护理：心力衰竭急性发作时，病人常因感觉不适而烦躁；慢性心力衰竭的病人由于疾病长期反复发作可能存在焦虑、抑郁情绪。护士要多鼓励病人树立战胜疾病的信心，及时给予情感干预，同时指导家属关注病人的心理状态并及时给予疏导。

（刘启明　王小艳）

要点提示 /key points

1. 心力衰竭治疗目标：防止和延缓心力衰竭的发生与发展、缓解症状、提高生活质量、改善长期预后、降低死亡率与住院率。

The purposes for heart failure therapy are to prevent and delay the occurrence and development of heart failure, to relieve symptoms and improve the quality of life, to ameliorate long-term prognosis, and to reduce mortality and hospitalization rate.

2. 心力衰竭的治疗，除了应积极对症治疗，还应注重对基础疾病的治疗。

The treatment of heart failure should focus on both relieving symptoms and curing the underlying diseases.

3. 心律失常的治疗首先注意基础心脏病的治疗以及病因和诱因的纠正，并非所有的心律失常均需应用抗心律失常药物。

The fundamental treatment of arrhythmia is the treatment of the underlying heart diseases, as well as the correction of etiology and inducement. Not all arrhythmia patients need antiarrhythmic therapy.

4. 任何抗心律失常药物都有致心律失常的风险，药物治疗心律失常时应该严格掌握心律失常药物治疗的适应证、不良反应和禁忌证。

Most of antiarrhythmic drugs have a risk of arrhythmia. Drug treatment of arrhythmia should be strictly managed according to the indications, adverse reactions and contraindications

5. 临床常用的抗心律失常药物包括：普罗帕酮、利多卡因、β 受体阻滞剂、胺碘酮、维拉帕米、地尔硫䓬、异丙肾上腺素、阿托品、腺苷等。

The commonly used anti-arrhythmia drugs in clinical practice include propafenone, lidocaine, β-receptor blocker, amiodarone, verapamil, diltiazem, isoproterenol, atropine and adenosine, et al.

6. 高血压药物治疗的目的是通过降低血压，以预防或延迟脑卒中、心肌梗死、心力衰竭、慢性肾功能不全等并发症发生。

The purpose of hypertensive drug treatment are to lower the blood pressure in order to prevent or delay the occurrence of complications such as stroke, myocardial infarction, heart failure, chronic renal function failure and so on.

7. 高血压降压药物应用基本原则包括：从小剂量开始、优先选择长效制剂、联合用药及个体化治疗。

The basic principles of antihypertensive drugs includestarting with small dosage, giving priority to long-acting preparation, using combination therapy and individualized treatment.

8. 高血压降压药物包括：ACEI/ARB、β 受体阻滞剂、钙通道拮抗剂、利尿剂及 α- 受体阻断剂、血管平滑肌扩张剂。

Antihypertensive drugs including：angiotensin converting enzyme inhibitor /angiotensin Ⅱ receptor blocker, β-receptor blocker, calcium channel blockers, diuretics and α-receptor blockers, and vascular smooth muscle expansion medicine.

9. 冠心病的治疗需应用大量抗凝、抗血小板聚集、溶栓药物，应密切注意出血风险和缺血风险的平衡。

The treatment of coronary heart disease need to use a large number of anticoagulant, anti-platelet aggregation, and thrombolytic drugs. Close attention should be paid to the balance of bleeding risk and

阅读笔记

ischemic risk.

10. 冠心病病人的健康教育除了应注重病人的用药依从性,还应培养病人熟练掌握心绞痛急性发作时的常规自救处理。

Health education for patients with coronary heart disease should be emphasizednot only on the compliance of patients, but also the skill in the first aid and self-management of acute angina episode.

案例

病人,男,74岁,主因突发胸痛、胸闷及气促3小时,咳嗽、咳痰及呼吸困难30分钟入院。病人3小时前因与别人争吵后突发心前区压榨样疼痛、胸闷及呼吸急促,伴左侧下后磨牙附近疼痛,全身大汗淋漓,自行舌下含服"速效救心丸"10粒,效果差,并于30分钟前出现咳嗽、咳痰,多为白色泡沫痰,偶有粉红色,并有呼吸困难,呈进行性加重,急送我院急诊科就诊,查床边心电图提示:①窦性心动过速,②左束支传导阻滞,③广泛胸前导联T波高尖,④偶发室性期前收缩。以"冠心病、急性心肌梗死、Killip Ⅳ级"急送介入导管室拟行进一步诊治。既往有"高血压"病史30余年,坚持口服"厄贝沙坦氢氯噻嗪片,1片,1次/d"、"卡托普利片25mg,2次/d"及"倍他乐克片25mg,2次/d",平时血压控制尚平稳;"2型糖尿病"病史20年,坚持口服"二甲双胍肠溶胶囊0.25g,2次/d"、"格列齐特片40mg,2次/d",血糖控制可;"反复阵发性房颤"病史5年,间断口服"胺碘酮片150mg,1次/隔日",效果一般;否认其他特殊病史。家族中无类似疾病史。

问题:

1. 病人既往降压治疗方案是否合理? 口服药物之间有无协同、拮抗效应?

2. 能够预防甚至逆转心血管重构,从而起到改善预后的药物有哪些?

3. 该病人在日常口服倍他乐克片期间,尤其需警惕何种不良反应的发生?

4. 胺碘酮常见药物不良反应及其处理措施有哪些?

5. 急性心肌梗死、心力衰竭病人需完善哪些日常护理工作?

6. 心力衰竭病人在使用利尿剂过程中,如何判断是否有利尿剂抵抗的发生,其应对措施有哪些?

阅读笔记

第四章　呼吸系统疾病药物治疗

学习目标

学生在学习完本章内容之后能够：

认识与记忆：

1. 陈述呼吸系统疾病治疗药物的分类。
2. 简述呼吸系统疾病药物治疗的目的和原则。

理解与分析：

1. 理解呼吸系统疾病药物治疗的目的与原则。
2. 理解呼吸系统疾病药物治疗的作用机制。
3. 解释呼吸系统疾病治疗药物的不良反应。
4. 解释呼吸系统疾病治疗药物的注意事项。

综合与运用：

运用本章知识为呼吸系统疾病病人进行用药护理。

呼吸系统疾病是引起我国人口死亡的一类重要疾病。据 2009 年全国部分城市及农村前十位主要疾病死亡原因的统计结果显示，呼吸系统疾病（不包括肺癌）在城市（10.54%）及农村（14.96%）人口死亡原因中位居第四位。近年来，由于大气污染加重、吸烟和人口老龄化等因素影响，慢性阻塞性肺疾病、哮喘等疾病的发病率逐年增加。肺结核作为常见的呼吸系统传染病，其发病数和死亡人口数仍居传染病的前三位。呼吸系统疾病的防治以药物治疗为主，护理人员在病人用药治疗过程中起重要作用。本章将介绍呼吸系统常见疾病，包括上呼吸道感染、哮喘、慢性阻塞性肺疾病、支气管炎、肺炎及肺结核的药物治疗及护理。

第一节　上呼吸道感染

上呼吸道感染是呼吸系统最常见的疾病。病人发病不分年龄、性别、职业和地区，有一定

阅读笔记

的传染性,免疫功能低下者易感。通常病情较轻、病程短、可自愈,预后良好。但由于上呼吸道感染发病率高,常用药物控制症状,若症状未得到及时控制,可出现鼻窦炎、支气管炎等并发症。

一、疾病简介

上呼吸道感染(upper respiratory tract infections,URIs)根据病因和临床表现不同,可分为普通感冒和急性病毒性咽炎、急性病毒性喉炎等各类咽喉炎。普通感冒俗称"伤风",多由鼻病毒引起,呈自限性,表现为呼吸道症状,尤以鼻、鼻窦、咽喉部位黏膜急性炎症最常见,临床症状包括喷嚏、流清涕、鼻塞、咳嗽、低热、喉痛或发痒、全身不适等。症状大约在 1 周后消退,但也可持续 2 周。咽喉炎多由病毒感染引起,少数由溶血链球菌、流感嗜血杆菌、肺炎链球菌等细菌感染引起,多表现为咽部发痒、灼热感、咽痛,可有发热或咳嗽。体检可见咽部充血、水肿。局部淋巴结轻度肿大和触痛,有时可闻及喉部的喘息声。

二、药物治疗的目的与原则

(一)药物治疗的目的

上呼吸道感染的药物治疗的目的主要是控制症状,防止发生鼻窦炎和支气管炎等并发症。

(二)药物治疗的原则

上呼吸道感染,尤其是普通感冒,很难确定是由病毒还是细菌感染引起。目前尚无特效抗病毒药,但病人往往认为由病毒引起的感染也需要使用抗生素。上呼吸道感染治疗原则是对症治疗、缓解症状。

三、药物分类及常用药物

根据治疗药物的主要作用机制,可将上呼吸道感染治疗药物分为减充血剂、抗组胺药、镇咳药、祛痰药及解热镇痛药五大类。

(一)减充血剂

减充血剂(decongestants)能引起鼻腔黏膜和鼻窦的血管收缩,缓解上呼吸道感染引起的鼻塞、鼻涕和打喷嚏等症状,改善通气,还可预防鼻窦炎和咽鼓管炎。减充血剂有局部减充血剂或口服制剂。局部减充血剂是鼻腔喷雾剂,机体吸收量少,对血压的影响较小。口服减充血剂与局部减充血剂作用模式相同,但可引起全身反应。常用的减充血剂包括:

1. 盐酸伪麻黄碱(pseudoephedrine hydrochloride)　此药属于口服减充血剂,分为长效和短效。长效适用于成人:口服,每次 0.12g,每日 2 次;短效适用于儿童:口服,7~12 岁 30mg/4~6 小时,3~6 岁 15mg/4~6 小时。

2. 盐酸羟甲唑啉(oxymetazoline hydrochloride)　此药属于局部减充血剂。喷雾,6 岁以上病人,每次 2~3 吸,每日 2 次;2~6 岁的儿童应使用儿童喷雾剂,每次 2~3 吸,每日 2 次。

(二)抗组胺药

抗组胺药(antihistamines)　分为 H_1 受体阻断药和 H_2 受体阻断药。第一代 H_1 受体阻断剂能减轻因变态反应所致的鼻充血、喷嚏等症状,并具有一定程度的抗胆碱作用,有助于减少分泌物、减轻咳嗽症状,为普通感冒的首选药。常用的抗组胺药包括:

1. 盐酸苯海拉明(diphenhydramine hydrochloride)　成人常用量每次 25~50mg,每日 2~3 次。

2. 马来酸氯苯那敏(chlorpheniramine maleate)　成人常用量每次 4mg,每日 3 次。小儿每日 0.35mg/kg,分 3~4 次。

(三)镇咳药

根据药物的作用机制,镇咳药可分为中枢性镇咳药和外周性镇咳药。中枢性镇咳药(central

阅读笔记

antitussive drug)通过抑制延髓咳嗽中枢而发挥作用;外周性镇咳药(peripheral antitussive drug)通过抑制咳嗽反射弧感受器、传入神经以及效应器中任一环节发挥止咳作用。

1. 中枢性镇咳药   此类药物可分为成瘾性和非成瘾性两类。前者主要为吗啡类生物碱及其衍生物,镇咳效果好,但有成瘾性,临床上主要应用成瘾性较低药物,如可待因。后者是对吗啡类生物碱的结构进行改造后发展而来的,如美沙酚。常用的中枢性镇咳药包括:

(1) 成瘾性中枢性镇咳药:代表药为可待因(codeine)。口服给药,每次 15~30mg,每日 30~90mg。极量为每次 100mg,每日 250mg。缓释片 1 片 45mg,每日 2 次。皮下注射,每次 15~30mg,每日 30~90mg。

(2) 非成瘾性中枢性镇咳药:有下列情况的可以考虑使用:①咳嗽剧烈而痰量很少或无痰;②病人病情较重,而咳嗽可导致病情加重或导致难以忍受的痛苦。肺功能减退、痰量多或浓性痰病人应慎用,以减少发生窒息和脓痰排出不畅的危险性。常用的非成瘾性中枢性镇咳药包括:

1) 右美沙芬(dextromethorphan):成人口服,片剂每次 10~20mg;胶囊每次 15mg,颗粒剂每次 15~30mg,咀嚼片每次 15~30mg,每日 3~4 次;缓释片每次 30mg,每日 2 次。

2) 喷托维林(pentoxyverine):口服,每次 25mg,每日 3~4 次。

2. 外周性镇咳药

(1) 苯佐那酯(benzonatate):口服,每次 50~100mg,每日 3 次。

(2) 苯丙哌林(benproperine):口服,每次 20~40mg,每日 3 次。

(四) 祛痰药

祛痰药主要分为痰液稀释药和粘痰溶解药两大类。祛痰治疗可提高咳嗽对气道分泌物的清除率。常用的祛痰药包括:

1. 痰液稀释液

(1) 氯化铵(ammonium chloride):成人口服,每次 300~600mg,每日 3 次;小儿每日用药量按体重 40~60mg/kg,或按体表面积 $1.5g/m^2$ 计算,分 4 次服用。

(2) 愈创木酚甘油醚(glyceryl guaiacolate):成人口服,每次 200mg,每日 3~4 次。

2. 粘痰溶解药

(1) 溴己新(bromhexine):口服,每次 8~16mg,每日 3 次。肌内注射 4mg/2ml,每次 8mg。雾化吸入,0.2% 溶液,每次 1~2ml。

(2) 乙酰半胱氨酸(acetylcysteine):①喷雾吸入:临用前用 0.9% 氯化钠溶液配成 10% 溶液,每次 1~3ml,每日 2~3 次,用于非紧急情况;②气管滴入:急救时用 5% 溶液,直接滴入气管内,每次 1~2ml,每日 2~6 次;③片剂:成人口服,每次 200~400mg,每日 2~3 次。

(3) 羧甲司坦(carbocisteine):口服,每次 500mg,每日 3 次。

(五) 解热镇痛药

解热镇痛药是一类通过抑制环氧酶进而抑制前列腺素合成,具有解热、镇痛和抗炎作用的药物。由于其抗炎作用机制不同于肾上腺皮质激素及其衍生物,本类药物又被称为非甾体类抗炎药(non-steroidal anti-inflammatory drugs,NSAIDs)。本类药物主要用于缓解普通感冒病人的发热、咽痛和全身酸痛等症状。常用的解热镇痛药包括:

1. 乙酰水杨酸(acetyl salicylic acid)   俗称阿司匹林(aspirin),成人每次 0.3~0.6g,每日 3 次。

2. 对乙酰氨基酚(acetaminophen,扑热息痛)   口服每次 0.25~0.5g,每日 3~4 次。一日量不宜超过 2g,疗程不宜超过 10 日。12 岁以下儿童每日按体表面积 $1.5g/m^2$,分次服用。

3. 布洛芬(ibuprofen)   成人口服每次 0.2~0.4g,每日 3 次。

四、药物作用机制

(一) 减充血剂

减充血剂多有拟交感神经作用,能够刺激 α 肾上腺素能受体,引起呼吸道黏膜血管收缩,从而改善通气。

盐酸伪麻黄碱片通过促进去甲肾上腺素的释放而间接发挥拟交感神经作用,具有选择性收缩血管、消除鼻咽部黏膜充血和肿胀的作用,但对血压、心率和中枢神经系统的兴奋作用较弱。口服 2~3 小时后血药浓度达到峰值。伪麻黄碱部分代谢为无活性代谢产物,55%~75% 以原型从尿中排泄。半衰期随尿酸碱度的改变而异。

盐酸羟甲唑林为咪唑林类衍生物,具有直接激动血管 α_1 受体而引起血管收缩的作用,从而减轻炎症所致的充血和水肿。

(二) 抗组胺药

抗组胺药分为 H_1 受体阻断药和 H_2 受体阻断药。H_1 受体阻断药多具有乙基胺的共同结构。乙基胺与组胺的侧链相似,对 H_1 受体有较强的亲和力,但无内在活性,能竞争性阻断 H_1 受体。H_1 受体阻断剂有第一代和第二代之分。第一代 H_1 受体阻断剂可与组胺竞争结合呼吸道黏膜细胞及血管平滑肌细胞上的 H_1 受体位点,减轻因变态反应所致的鼻充血、喷嚏等症状,并具有一定程度的抗胆碱作用,有助于减少分泌物、减轻咳嗽症状,为普通感冒的首选药。

大多数抗组胺药口服吸收良好,2~3 小时达血药浓度高峰,作用一般持续 4~6 小时。

(三) 镇咳药

1. 中枢性镇咳药

(1) 成瘾性中枢镇咳药:可待因对延脑的咳嗽中枢有直接抑制作用,其镇咳作用强而迅速,也有镇痛和镇静作用,强度均比吗啡弱但强于一般解热镇痛药。可待因引起的呼吸抑制、便秘、耐受性和成瘾性也均弱于吗啡。适用于剧烈干咳,刺激性咳嗽,尤其是伴有胸痛的剧烈干咳。

可待因口服及注射后均可吸收,口服后自胃肠道吸收快而完全,易于透过血脑屏障,能透过胎盘,其生物利用度为 40%~70%,口服后约 20 分钟生效,达峰值时间约为 1 小时。在体内经肝脏代谢,经尿排出,主要代谢产物为葡糖醛酸结合物,但约有 10% 的可待因在体内经脱甲基而成吗啡。血浆半衰期为 3~4 小时,镇咳持续时间为 4~6 小时。

(2) 非成瘾性中枢性镇咳药:右美沙芬的中枢镇咳作用与可待因相当或稍强,治疗量对呼吸中枢无抑制作用,无成瘾性和耐受性。除了单独应用外,还常用于多种复方制剂治疗感冒咳嗽。右美沙芬口服后 15~30 分钟起效,作用持续时间为 3~6 小时。部分右美沙芬经肝脏代谢成另一有药效的活性代谢物右啡烷。肝药酶 CYP2D6 是导致右美沙芬在体内失效的主要代谢途径。右美沙芬在体内的效应及其持续时间在 CYP2D6 缺陷的病人中明显增强。

喷托维林能选择性地抑制延髓咳嗽中枢,并对呼吸道黏膜有局部麻醉作用,但无成瘾性。此外,它还可轻度抑制支气管内感受器及传入神经末梢,解除支气管痉挛和降低气道阻力。口服吸收后在 20~30 分钟内起效,每次给药作用持续 4~6 小时。经吸收后部分由呼吸道排出。

2. 外周性镇咳药 外周性镇咳药通过抑制反射弧中的末梢感受器、传入神经或传出神经的传导而起镇咳作用。

(1) 苯佐那酯:口服后 10~20 分钟起效,持续 2~8 小时。吸收后分布于呼吸道,对肺脏的牵张感受器及感觉末梢有明显的抑制作用,抑制肺-迷走神经反射,从而阻断咳嗽反射的传入冲动,产生镇咳作用。

(2) 苯丙哌林:口服后 15~20 分钟起效,持续 4~7 小时。该药除抑制咳嗽中枢外,还可阻断肺-胸膜的牵张感受器而产生肺-迷走神经反射,并具有罂粟碱样平滑肌解痉作用,故其镇咳作用兼具中枢和末梢性双重机制。镇咳作用较可待因强 2~4 倍。

阅读笔记

(四) 祛痰药

祛痰药的作用机制包括增加分泌物的排出量,降低分泌物的黏稠度以及增加纤毛的清除功能。

祛痰药主要分为痰液稀释药和粘痰溶解药两大类。痰液稀释药又分恶心祛痰药和刺激性祛痰药。恶心祛痰药如氯化铵,通过口服后刺激胃黏膜和迷走神经反射,促进支气管腺体分泌;同时,少量药物进入呼吸道,使管腔内渗透压升高,水分得到保留,呼吸道液体分泌增加,从而稀释痰液,使之易于咳出。刺激性祛痰药,如愈创木酚甘油醚,通过刺激支气管分泌、促进痰液稀释而使痰液易于咳出。

氯化铵口服后可完全被吸收,在体内几乎全部转化降解,仅极少量经粪便排出。愈创木酚甘油醚的氨基甲酸酯可从胃肠道吸收并在 1~3 小时内达血药浓度峰值。口服吸收不完全,大部分经肠道排出,少量被代谢成葡糖醛酸化合物经尿排出。

粘痰溶解药又分粘液调节药和粘痰溶解药。粘液调节药如溴己新,主要作用于气管和支气管的粘液产生细胞,促使其分泌粘滞性低的分泌物,使得呼吸道分泌液的流变性恢复正常,痰液变稀而易于咳出。粘痰溶解药主要降解痰液中的脱氧核糖核酸,能有效溶解脓性痰,包括乙酰半胱氨酸、羧甲司坦等。

溴己新口服后 1 小时见效,3~5 小时作用最强,可维持 6~8 小时。绝大部分降解转化成代谢物随尿排出,仅极少数由粪便排出。乙酰半胱氨酸喷雾吸入在 1 分钟内起效,5~10 分钟作用最强。吸收后在肝内脱去乙酰而成半胱氨酸代谢。羧甲司坦口服后 4 小时即可见明显疗效。

(五) 解热镇痛药

解热镇痛药通过抑制环氧酶进而抑制前列腺素合成,具有解热、镇痛和抗炎作用。

1. 阿司匹林　阿司匹林能抑制下丘脑前列腺素的合成和释放,恢复体温调节中枢感受神经元的正常反应性而发挥解热作用;通过阻断痛觉神经末梢的冲动而产生镇痛作用。阿司匹林口服后少部分在胃、大部分在小肠上部迅速吸收。30 分钟起效,2 小时血药浓度达到峰值。阿司匹林被组织吸收后,很快被黏膜、红细胞、肝细胞以及血浆中的水解酶水解,生成水杨酸,并以水杨酸盐的形式迅速分布到全身各组织,因而血浆中阿司匹林本身的半衰期短,浓度低。阿司匹林主要在肝脏代谢,其产物经肾排出。

2. 对乙酰氨基酚　对乙酰氨基酚的解热镇痛作用与阿司匹林相似。口服后几乎完全在胃肠道吸收,30~60 分钟血药浓度达到峰值,在各种体液中均匀分布。在肝内代谢,大部分对乙酰氨基酚与葡糖醛酸或硫酸结合失活后经肾排泄。极少部分对乙酰氨基酚进一步经细胞色素 P450 代谢为肝毒性羟化物。治疗剂量时,药物与肝脏谷胱甘肽的巯基反应,不产生明显的毒性;大剂量服用后,毒性代谢产物可耗竭肝脏的谷胱甘肽,进而与肝细胞中某些蛋白的巯基反应,造成肝细胞坏死。

3. 布洛芬　布洛芬通过抑制环氧酶而减少前列腺素的合成,减轻因前列腺素引起的组织充血、肿胀,降低周围神经痛觉的敏感性。通过下丘脑体温调节中枢起到解热作用。布洛芬口服吸收迅速完全,血浆蛋白结合率为 99%。服药后 1~2 小时血药浓度达到峰值,一次给药后半衰期一般为 1.8~2 小时。在肝内代谢,易通过胎盘,90% 经尿排出,一部分随粪便排出。

五、用药护理

(一) 用药前评估

1. 评估病人鼻塞、喷嚏、咳嗽、发热等症状及痰液对呼吸道的刺激和堵塞情况,明确用药目的。

2. 了解既往用药史,病人是否治疗以及治疗的效果,药物过敏史等。

3. 了解病人整体状况,如病人各主要脏器的功能,尤其是心、肺情况;病史及生活史;心理

阅读笔记

和社会状况等。了解咳嗽的性质及程度、痰液的颜色和黏稠度、发热、鼻塞及鼻涕状况;有无其他伴发症状等。

(二) 用药安全

1. 减充血剂

(1) 盐酸伪麻黄碱片

1) 不良反应:有较轻的兴奋作用、心悸、失眠、头痛。

2) 禁忌证:严重的高血压、冠心病、服用单胺氧化酶抑制剂及对盐酸伪麻黄碱过敏或不能耐受者禁用。

3) 注意事项:①甲亢、糖尿病、缺血性心脏病、眼压高、高血压、前列腺肥大及对拟交感神经药敏感者慎用;②服用其他拟交感神经药、减轻鼻黏膜充血药时,应慎用。

(2) 盐酸羟甲唑啉喷雾剂

1) 不良反应:①用药过频易致反跳性鼻充血,久用可致药物性鼻炎;②少数有轻微烧灼感、针刺感,鼻黏膜干燥以及头痛、头晕、心率加快等反应;③罕见过敏反应。

2) 禁忌证:①萎缩性鼻炎及鼻腔干燥者禁用;②孕妇及 2 周岁以下儿童禁用;③正在接受单氨氧化酶抑制剂(如帕吉林、苯乙肼、多塞平等)治疗者禁用;④对拟交感神经药过敏者禁用。

3) 注意事项:①严格按推荐用量使用,连续使用不得超过 7 天,如需继续使用,应咨询医生;②高血压、冠心病、甲状腺功能亢进、糖尿病等病人慎用;③过敏体质者慎用;④使用局部减充血剂不能超过 3 天,长期使用会导致药物性鼻炎、鼻充血水肿、反弹性鼻塞等严重症状,且由于受体敏感性下降而导致鼻涕增加。

2. 抗组胺药

(1) 盐酸苯海拉明

1) 不良反应:①常见头晕、头昏、恶心、呕吐、食欲缺乏以及嗜睡;②偶见皮疹、粒细胞减少。

2) 禁忌证:①对该药过敏或对其他乙醇胺类药物高度过敏者禁用;②新生儿、早产儿禁用;③重症肌无力者禁用;④孕妇、哺乳期妇女禁用;⑤驾驶机、车、船,从事高空作业、机械作业者工作期间禁用。

3) 注意事项:①老年人慎用;②当该药性状发生改变时应禁用;③如正在服用其他药品,使用该药前请咨询医生或药师。

4) 药物协同及拮抗:①可短暂影响巴比妥类药物的吸收;②与对氨基水杨酸钠同用,可降低后者的血药浓度;③可增强中枢抑制药的作用。

(2) 马来酸氯苯那敏

1) 不良反应:嗜睡、口渴、多尿、咽喉痛、困倦、虚弱、心悸、皮肤瘀斑、出血倾向。

2) 禁忌证:①对该药过敏者禁用;②高空作业者、车辆驾驶人员及机械操作人员工作时间禁用。

3) 注意事项:①老年病人应在医生指导下使用;②服药期间不得驾驶机、车、船,不得从事高空作业、机械作业及操作精密仪器;③新生儿、早产儿不宜使用;④孕妇及哺乳期妇女慎用;⑤膀胱颈梗阻、幽门十二指肠梗阻、甲状腺功能亢进、青光眼、消化性溃疡、高血压和前列腺肥大者慎用;⑥如服用过量或出现严重不良反应,应立即就医;⑦对该药过敏者禁用,过敏体质者慎用。

4) 药物协同及拮抗:①不应与含抗组胺药(如马来酸氯苯那敏、苯海拉明等)的复方抗感冒药同服;②该药不应与含抗胆碱药(如颠茄制剂、阿托品等)的药品同服;③与解热镇痛药物配伍,可增强其镇痛和缓解感冒症状的作用;④与中枢镇静药、催眠药、安定药或乙醇并用,可增加对中枢神经的抑制作用;⑤可增强抗抑郁药的作用,不宜并用。

阅读笔记

3. 镇咳药

(1) 可待因

1) 不良反应:常见的不良反应包括幻想,呼吸微弱、缓慢或不规则,心律失常。单次口服剂量超过 60mg,能导致明显的呼吸抑制,并易出现兴奋及烦躁不安等。连续应用可产生耐药性和成瘾性。对支气管平滑肌有轻度收缩作用,故呼吸不畅者慎用。

2) 禁忌证:呼吸困难、昏迷及痰多者禁用。

3) 注意事项:①该药须口服给药,宜与食物或牛奶同服,以避免胃肠道反应,不可静脉给药;②妊娠期应用可透过胎盘使胎儿成瘾,引起新生儿戒断症状,如腹泻、呕吐、打哈欠、过度啼哭等。分娩期应用可致新生儿呼吸抑制;③缓释片必须整片吞服,不可嚼碎或掰开;④该药长期应用可导致便秘,慢性便秘病人不可长期服用;⑤因乙醇可增强该药的镇静作用,服药期间不应饮酒;⑥告知病人该药服用过量可出现头晕、嗜睡、癫痫、低血压、心率过缓、呼吸微弱、神志不清等症状,一旦发生药物过量应立即通知医生;⑦该药属麻醉药,按麻醉剂管理控制使用,未经医生允许,护士不可擅自发药。

4) 药物协同及拮抗:①与甲喹酮合用,可增强镇咳及镇痛作用;②与解热镇痛药合用有协同作用,可增强止痛效果;③与美沙酮或其他吗啡类药物合用,可加重中枢性呼吸抑制作用;④与抗胆碱药合用,可加重便秘或尿潴留等不良反应;⑤与肌松药合用,呼吸抑制更显著;⑥与西咪替丁合用,能诱发精神错乱、定向力障碍和呼吸急促;⑦与阿片受体激动药合用,可出现戒断综合征。

(2) 右美沙芬

1) 不良反应:①偶有轻度头痛、头晕、嗜睡、食欲缺乏、便秘、嗳气、过敏反应等;②大剂量应用时可引起呼吸抑制,过量中毒可引起意识模糊、精神错乱等中枢抑制症状,可使用纳洛酮解救。

2) 禁忌证:过敏体质者,有精神病或精神病史者,肝肾功能不全者,哮喘、痰多者,妊娠前 3 个月者,以及 2 岁以下儿童禁用。

3) 注意事项:①该药缓释片不要掰碎服用,缓释混悬液服用前应充分摇匀;②注射该药时,应避免在同一部位反复注射,同时应注意避免在神经分布丰富的部位注射;③告知病人用药后避免从事高空作业、驾驶、精密操作等。

4) 药物协同及拮抗:①右美沙芬不应与其他含苯丙醇胺的药物同时服用;②服用降压药或含单胺氧化酶抑制药的抗过敏、抗抑郁药者,未经医生允许不应服用本药;③与单胺氧化酶抑制剂合用,可致痉挛、反射亢进、异常发热、昏迷,甚至死亡;④与帕罗西汀、氟西汀合用,可加重右美沙芬的不良反应;⑤胺碘酮可提高该药的血浆浓度,与之合用时应适当减量。

(3) 喷托维林

1) 不良反应:使用后偶有轻度头晕、口干、恶心、腹胀、便秘等不良反应,是由其阿托品样作用所致。

2) 禁忌证:青光眼、心功能不全伴有肺淤血、呼吸功能不全、因尿道疾病而致尿潴留者、痰多者慎用;大咯血者禁用。

3) 注意事项:①告知病人服药后禁止驾车及操作机器;②痰多者应与祛痰药合用。

4) 药物协同及拮抗:与马来酸醋奋乃静、阿伐斯汀、阿吡坦、异戊巴比妥、阿普比妥、安他唑啉、溴哌利多、阿扎他定、巴氯芬、溴苯那敏、布克力嗪、丁苯诺啡、丁螺环酮、水合氯醛等药合用,可增强中枢神经系统和呼吸系统抑制作用。

(4) 苯佐那酯

1) 不良反应:可引起嗜睡、恶心、眩晕、鼻塞、胸部紧迫感和麻木感、皮疹等不良反应。

阅读笔记

2) 禁忌证:多痰病人禁用。

3）注意事项:服用时勿嚼碎以免引起口腔麻木。

（5）苯丙哌林

1）不良反应:偶见口干、胃部烧灼感、食欲缺乏、乏力、头晕和皮疹等。

2）禁忌证:幽门、十二指肠及肠管闭塞的病人、下部尿路闭塞的病人、青光眼病人、严重的心脏病病人及对该药过敏者禁用。

3）注意事项:①服药期间若出现皮疹,应停药;②此药仅具镇咳作用,如用药一周症状无好转,应咨询医生;③可引起眼调节障碍、困倦及眩晕。服药者不可驾驶汽车及进行有危险性的机械操作;④未对孕妇、哺乳期妇女及小儿进行安全性评价,应慎用。高龄者肝、肾功能多低下,为安全起见,应从 10mg/d 开始用;⑤服用时整片吞服,勿嚼碎以免引起口腔麻木。

4. 祛痰药

（1）氯化铵

1）不良反应:①大量服用可引起头痛、嗜睡、抑郁、抽搐、恶心、呕吐、口渴、胃痛、各种心律失常及高氯性酸中毒;②有利尿及酸化体液、尿液的作用;③偶尔出现皮疹。

2）禁忌证:胃溃疡,肝、肾功能不全病人及孕妇慎用。

3）注意事项:①告知病人为减少对胃刺激,氯化铵宜溶于水中,饭后服用;②氯化铵不宜与碱、碱土金属碳酸盐、银盐和铅盐、金霉素、新霉素、磺胺嘧啶、呋喃妥因、华法林及排钾性利尿药等合用;③服用该药可增加钾的排出,易造成低钾血症,须密切观察是否出现低钾血症;④镰状细胞贫血病人服用该药可引起缺氧和（或）酸中毒,应慎用;⑤因对哺乳期妇女的服药安全性研究尚未确定,不建议用氯化铵;⑥用药前后及用药过程中应当检查或监测血气分析等酸碱平衡指标以及血氯、钾、钠的浓度;⑦过量可致高氯性酸中毒、低钾及低钠血症;⑧静脉给药速度应缓慢,以减轻局部刺激。

4）药物协同及拮抗:①可使需在酸性尿液中显效的药物如乌洛托品产生作用;②可增强利尿剂的作用以及四环素和青霉素等药的抗菌作用;③与磺胺嘧啶、呋喃妥因等成配伍禁忌;④可促进碱性药物如哌替啶、苯丙胺的排泄;⑤不宜与排钾性利尿剂合用。

（2）愈创木酚甘油醚

1）不良反应:恶心、胃肠不适感,偶有嗜睡。

2）注意事项:①该药有刺激和扩张血管平滑肌的作用,故禁用于肺出血、急性胃肠炎和肾炎病人;②该药与右美沙芬合用时,服用单胺氧化酶抑制剂者禁用。

3）药物协同及拮抗:①与镇咳平喘药合用,可增强疗效;②与苯丙醇胺合用,对高血压、心脏病、糖尿病、外周血管病、前列腺肥大、青光眼等病人要特别谨慎。

（3）溴己新

1）不良反应:①偶有恶心、胃部不适及血清转氨酶升高;②溴己新对胃肠道黏膜有刺激性,胃炎或胃溃疡者慎用。

2）注意事项:①宜饭后服用,以减轻胃部不适;②个别病人血清转氨酶会暂时升高,停药即可恢复正常。

3）药物协同及拮抗:溴己新可增加四环素类抗生素在支气管的分布浓度,因而可增加此类抗生素在呼吸道的抗菌疗效。

（4）乙酰半胱氨酸

1）不良反应:偶尔发生恶心和呕吐,极少出现皮疹和支气管痉挛等过敏反应。

2）禁忌证:支气管哮喘者禁用;老年人伴有呼吸功能不全者慎用。

3）注意事项:①告知病人本药有特殊气味,如发生恶心、呕吐可暂停给药。若引起支气管痉挛,可用异丙肾上腺素解除;②服用颗粒制剂,可用少量低于 80℃的温开水或果汁溶解后服用或直接口服;③用药前须将病人咽喉部和气管内的痰液吸净,以免大量粘稠度下降的痰液随呼吸道进入气道末梢,引起小气道梗阻,因此无吸痰器时不可直接向气管内滴入药物;④用药后协助病人尽量咳嗽或进行体位引流,以利排痰;⑤本药水溶液易氧化变质,应用前配制,剩余溶液应在冰箱内密封保存,48小时内使用;⑥不宜与一些金属如铁、铜和橡胶及氧化剂接触,喷雾器要采用玻璃或塑料制品。

4)药物协同及拮抗:①与异丙肾上腺素合用或交替使用可提高药效,减少不良反应;②易使青霉素、头孢菌素、四环素等抗生素破坏而失效,不宜合用,必要时可间隔4小时交替使用;③与碘化油、糜蛋白酶、胰蛋白酶成配伍禁忌。

(5)羧甲司坦

1)不良反应:偶有轻度头晕、恶心、胃部不适、腹泻、胃肠道出血、皮疹等。

2)注意事项:①应避免与强镇咳药同服,以免痰液堵塞气道;②有消化道溃疡病史者慎用。

5.解热镇痛药

(1)阿司匹林

1)不良反应:①胃肠道反应:最常见。口服可直接刺激胃黏膜,引起上腹不适、恶心、呕吐,应用肠溶片等新剂型可减少胃肠反应。大剂量服用可引起胃溃疡或胃出血;②凝血障碍:阿司匹林抑制血小板聚集,延长出血时间,大剂量(5g/d以上)则抑制凝血酶原形成,导致出血倾向,可用维生素K预防;③过敏反应:少数病人可出现荨麻疹、血管神经性水肿、过敏性休克等过敏反应。某些哮喘病人服用阿司匹林或其他解热镇痛药后可诱发哮喘,称为"阿司匹林哮喘"。哮喘、鼻息肉等病人禁用阿司匹林;④神经系统作用:大剂量水杨酸类药物对中枢神经系统有毒性作用,一般是先兴奋(甚至发生惊厥)后抑制。早期表现为头痛、眩晕、恶心、呕吐、耳鸣、听力减退等,总称为水杨酸反应。严重者可出现过度换气、酸碱平衡失调,甚至精神紊乱乃至昏迷;⑤水杨酸可直接刺激呼吸中枢,导致明显的过度通气,呼吸深度和频率增加,每分通气量明显增加,可引起呼吸性碱中毒;⑥儿童使用阿司匹林等水杨酸类药物,可能会发生严重肝损伤和脑病的Reye's综合征。

2)禁忌证:①活动性溃疡或其他原因引起的消化道出血、肝肾功能不全、血友病、血小板减少和(或)有胃肠穿孔病史者禁用;②有阿司匹林或其他非甾体类抗炎药过敏史者,尤其出现哮喘、神经血管性水肿或休克者禁用;③儿童、患青春期水痘者及流感病毒感染者禁用阿司匹林。

3)注意事项:①因阿司匹林可引起胃肠道反应,临床常用肠溶片以减轻对胃的刺激作用,也可通过饭后服药及适当同服抗酸药来减轻胃肠道反应。②阿司匹林哮喘常在服药后20分钟至2小时内发生,可用肾上腺素和抗组胺药治疗,有哮喘病史者禁用阿司匹林及其复方制剂。1岁以下婴儿、孕妇、哺乳期妇女应慎用或禁用。应用阿司匹林类药物前,应询问病人有无过敏史。③服用阿司匹林后,严密观察病人是否出现中枢神经系统中毒症状。若出现严重中枢中毒症状,应立即停药、催吐或洗胃并给予对症治疗,静脉滴入碳酸氢钠溶液碱化尿液,以加速水杨酸盐经尿排出。④阿司匹林可抑制血小板聚集,延长出血时间,有严重肝病、血友病及维生素K缺乏者应禁用阿司匹林,有出血倾向和近期有脑出血史者应禁用。大手术前一周也不宜使用本药。长期使用阿司匹林者应密切观察有无瘀斑或黏膜出血等情况。⑤病毒性感染伴有发热的儿童、青少年病人服用本药时,可发生Reye's综合征。流感、水痘等病毒感染者慎用。

4)药物协同及拮抗:①阿司匹林与任何可引起低凝血酶原血症、血小板减少、血小板聚集功能降低或胃肠道溃疡出血的药物同用时,可有加重凝血障碍及引起出血的风险;②与抗凝药(双香豆素、肝素等)、溶栓药(链激酶、尿激酶)同用,可增加出血的危险;③尿碱化药(碳酸氢钠等)、抗酸药(长期大量应用)可增加阿司匹林自尿中排泄,使其血药浓度下降;④尿酸化药可降低阿司匹林排泄,使其血药浓度升高;⑤糖皮质激素可增加水杨酸盐的排泄;⑥与胰岛素或口

阅读笔记

服降糖药物同用,可加强其降糖效果;⑦与甲氨蝶呤同用时,使血药浓度升高而增加毒性反应。

（2）对乙酰氨基酚

1）不良反应:治疗剂量时,不良反应少,偶见皮疹或其他过敏反应;对乙酰氨基酚过量急性中毒(成人单次剂量 10~15g,或 150~250mg/kg)可致肝坏死;长期服用可能导致药物依赖性及肾损害。

2）禁忌证:对该药过敏者,严重肝、肾功能不全病人及乙醇中毒者禁用。

3）注意事项:①酒精中毒、患肝病或病毒性肝炎、肾功能不全者若需长期大量使用该药时应慎用;②服用该药后出现红斑或水肿症状应立即停药。③不推荐哺乳期妇女使用,孕妇应慎用;④3 岁以下儿童因肝、肾功能发育不全,应避免使用。

4）药物协同及拮抗:①应用巴比妥类或解痉药的病人,长期应用本药可致肝损害;②与氯霉素同服,会增强其毒性;③可抑制华法林的代谢,增加华法林引起出血的危险性;④异烟肼可使该药的肝毒性增加;⑤该药长期大量与阿司匹林、其他水杨酸类药或其他非甾体类抗炎药合用可明显增加对肾脏的毒性;⑥该药可增加醋硝香豆素的抗凝作用;⑦苯妥英钠、磺吡酮与该药合用均使其对肝脏的毒性增加;⑧长期嗜酒者过量应用该药会导致肝毒性增强;⑨食物可减慢本药的吸收,并使血药峰浓度降低。

（3）布洛芬

1）不良反应:布洛芬副作用比吲哚美辛和大剂量阿司匹林轻。胃肠道副作用表现为上腹部疼痛、恶心以及饱胀感等,有 10%~15% 的病人因不能耐受而停药。偶见视力模糊及弱视,应及时停药。

2）禁忌证:对布洛芬过敏者及对阿司匹林过敏的哮喘病人、孕妇及哺乳期妇女、鼻息肉综合征、血管性水肿病人禁用。

3）注意事项:①有下列情况者应慎用:原有支气管哮喘者(可加重);心功能不全、高血压者(可致水潴留、水肿);血友病或其他出血性疾病,包括凝血障碍及血小板功能异常(用药后出血时间延长,出血倾向加重);有消化道溃疡病史者;肾功能不全者。②对血小板聚集有抑制作用,可使出血时间延长,但停药 24 小时即可消失。③可使血尿素氮及血清肌酐含量升高,肌酐清除率下降。④长期用药时应定期检查血象及肝、肾功能。

4）药物协同及拮抗:①饮酒或与其他非甾体类抗炎药同时使用会增加胃肠道不良反应,并有致溃疡的危险;②与阿司匹林或其他水杨酸类药物同用时,药效不增强,而胃肠道不良反应及出血倾向发生率增高;③与肝素、双香豆素等抗凝药及血小板聚集抑制药同用有增加出血的危险;④与呋塞米同用时,后者的排钠和降压作用减弱,与维拉帕米、硝苯地平同用时,该药的血药浓度增高;⑤该药可增加地高辛的血药浓度,同用时须调整地高辛的剂量;⑥该药可增强抗糖尿病药(包括口服降糖药)的作用;⑦与抗高血压药同用时可影响后者的降压效果;⑧丙磺舒可降低该药的排泄,增加其血药浓度,从而增加毒性;⑨该药可降低甲氨蝶呤的排泄,增高其血药浓度,甚至可达到中毒水平,不应与中或大剂量甲氨蝶呤同用。

（三）用药监测

监测上呼吸道感染症状经初期治疗后是否缓解。若病人使用局部减充血剂治疗鼻塞、流鼻涕,观察是否因局部用药而出现反弹充血,建议用药时间不超过 3 天。监测病人在其他症状消失时是否仍有鼻塞,可使用口服减充血药如伪麻黄碱,或减充血剂和抗组胺药联合使用,或抗组胺药单独使用。监测病人是否出现鼻窦炎、咽鼓管炎等并发症。监测病人使用解热镇痛药和抗炎药后,发热及其伴随的疼痛不适症状是否得到缓解。如果病人各种上呼吸道感染症状减轻而不出现并发症则表明治疗有效。若症状在 8~10 天内没有缓解,或出现继发感染(如中耳炎、鼻窦炎、气管炎、肺炎),应高度怀疑由细菌感染引起,须考虑使用抗生素治疗。若病人需服用抗生素,应注意观察症状是否在 48~72 小时内缓解,若症状未缓解,应建议病人尽快就医以便调整用药,并对病情进行整体评估,可在 10~14 天内对病人进行例行检查。

(四)健康教育

教育病人不得随意服用抗生素,若服用抗生素,需完成全程抗生素治疗,不能在症状消退时就自行停止服用。

预防病毒感染、防止病毒传播是健康教育的重要内容。教育病人预防病毒感染,如保持良好的卫生和健康习惯、勤洗手、保证充足的睡眠和锻炼、避免接触传染人群、营养饮食、规律适度运动等。教育病人防止病毒传播,如妥善处理用过的纸巾、勤洗手、咳嗽时用纸巾掩住口鼻等。

另外,教育病人发热时卧床休息,饮食应注意清淡、高蛋白、高维生素、充足热量、易消化,避免刺激性食物。

(李小寒)

第二节　支气管哮喘

支气管哮喘是常见的慢性呼吸道疾病之一。儿童哮喘患病率约为 3%~5%,高于青壮年。老年人群的患病率有增高趋势,成年男性和女性患病率相近,城市高于农村,约 40% 的病人有家族史。哮喘的治疗需长期使用药物控制症状。本节主要介绍哮喘的药物治疗及护理。

一、疾病简介

支气管哮喘(bronchial asthma)简称哮喘,是由嗜酸性粒细胞、肥大细胞、T 淋巴细胞、中性粒细胞、气道上皮细胞等多种细胞参与的气道慢性炎症性疾病。炎症与气道高反应性相关,常出现广泛多变的可逆性气流受限,并引起反复发作性的喘息、气促、胸闷或咳嗽等症状,可自行或经治疗后缓解。若哮喘诊治不及时,随病程的延长可产生气道不可逆性狭窄和气道重塑。支气管哮喘按发作频率和症状严重程度分为 4 级:轻度间歇性、轻度持续性、中度持续性和重度持续性。

二、药物治疗的目的与原则

(一)药物治疗的目的

哮喘药物治疗的目的主要包括:①病人的哮喘症状得到控制,减少复发;②昼夜呼吸流量分值(PEF)率正常,变化范围小于 20%;③急性发作次数减少,无因哮喘发作引起的急诊;④使用 $β_2$ 肾上腺素受体激动剂时,给予最小需要量;⑤气道重塑程度降低或得到改善,以减少肺的不可逆变化,降低发病率和死亡率。

(二)药物治疗的原则

治疗原则和策略包括控制哮喘症状和抗炎治疗。哮喘治疗一般采用与病人哮喘特征或严重程度相对应的阶梯式疗法。

三、药物分类及常用药物

常用药物按其药理作用分为拟肾上腺素药—$β_2$ 受体激动剂、茶碱类、M 胆碱受体阻断药、肾上腺皮质激素类、肥大细胞膜稳定剂、白三烯调节剂。控制哮喘急性发作长期使用的药物包括吸入性肾上腺皮质激素药、肥大细胞膜稳定剂、白三烯调节剂、茶碱类等。控制哮喘持续状态或急性发作的快速缓解药物,包括拟肾上腺素药 -$β_2$ 受体激动剂、全身性肾上腺皮质激素药物等。

(一)拟肾上腺素药—$β_2$ 受体激动剂

此类药物对 $β_2$ 受体有较强选择性,对 $α$ 受体无作用。口服有效,作用时间 4~6 小时。吸

阅读笔记

入给药时,几乎无心血管系统不良反应。但若剂量过大,仍可引起心悸、头晕、手指震颤等。常用药物有沙丁胺醇、克仑特罗、特布他林等。

1. 沙丁胺醇(salbutamol)

(1) 口服:每次 2~4mg,每日 3 次。缓释剂和控释剂,每次 8mg,每日 2 次,早、晚服用。

(2) 气雾吸入:每 4~6 小时 200~500μg,1 次或分 2 次吸入,2 次吸入时间间隔 1 分钟。

(3) 喷雾吸入:采用呼吸器或适当的驱动式喷雾器给药。①间歇性治疗:每次 2.5~5mg,每日 4 次,从低剂量开始,以注射用生理盐水稀释至 2ml 或 2.5ml,喷雾可维持约 10 分钟。部分病人可能需要 10mg 的较高剂量,可不经稀释,取 10mg 药液直接置入喷雾装置中,雾化吸入,直至支气管得到扩张为止,通常约需要 3~5 分钟。②连续性治疗:以注射用生理盐水稀释成 50~100μg/ml 的溶液,给药速率通常为 1mg/h,最高可增至 2mg/h。

(4) 粉雾吸入:每次 0.2~0.4mg,每日 4 次。

(5) 肌内注射:每次 0.4mg,必要时每 4 小时可重复注射。

(6) 静脉滴注:每次 0.4mg,用 5% 葡萄糖注射液 100ml 稀释后滴注。

2. 克仑特罗(clenbuterol)

(1) 口服:每次 20~40μg,每日 3 次。

(2) 舌下含服:每次 60~120μg,先舌下含服,待哮喘缓解后,将剩余部分用温水送下。

(3) 气雾吸入:每次 10~20μg,每日 3~4 次。

3. 特布他林(terbutaline)

(1) 口服:每次 2.5~5mg,每日 3 次。

(2) 气雾吸入:每 4~6 小时 0.2~0.5mg,1 次或分 2 次吸入,2 次吸入时应间隔 1 分钟左右。

(3) 静脉滴注:必要时每 15~30 分钟应用 0.25mg,但 4 小时总量不能超过 0.5mg。

(二) 茶碱类药

茶碱(theophylline)为甲基黄嘌呤类的衍生物,具有松弛平滑肌、兴奋心肌、兴奋呼吸中枢及利尿作用,其松弛平滑肌的作用对处于痉挛状态的支气管更为突出,对急、慢性哮喘,不论口服、注射或直肠给药,均有疗效。短期应用茶碱类药物能促进儿茶酚胺类物质释放。近年研究表明腺苷可引起哮喘病人支气管平滑肌收缩,而茶碱类药物有阻断腺苷受体的作用。本类药物目前在平喘药中占有重要位置,以氨茶碱最常用。

氨茶碱(aminophylline)

(1) 口服给药每次 100~200mg,每日 300~600mg;极量给药每次 300mg,每日 1g。缓释片适用于病情稳定或非急性哮喘发作的病人,起始剂量为每次 400mg,每日 1 次,晚间用 100ml 温开水送服。可根据疗效、血药浓度及病人对药物耐受性等情况调整剂量,最大剂量每日不超过 900mg,分 2 次服用。缓释片每次 100~200mg,每日 200~400mg。

(2) 静脉滴注:使用氨茶碱葡萄糖注射液,每次 200mg,每日 1~2 次,每次滴注时间不少于 20~30 分钟。

(三) M 胆碱受体阻断药

各种刺激引起的内源性乙酰胆碱释放在诱发哮喘中起重要作用。M 胆碱受体阻断剂能阻断乙酰胆碱作用,可用于治疗哮喘。

异丙托溴铵(ipratropium)气雾吸入(每次吸入 20μg),1 次 2 吸(相当于 40μg),每日 3~4 次或每隔 4~6 小时吸 1 次。严重发作时每次 2~3 吸,每 2 小时可重复 1 次。

(四) 肾上腺皮质激素类

肾上腺皮质激素能抑制前列腺素和白三烯的生成,减少炎症介质的产生和反应,收缩小血管,使渗出减少,是哮喘持续状态或急性发作的重要抢救药物。

1. 二丙酸倍氯米松(beclomethasome dipropionate)　气雾吸入每次 0.1mg,每日 4 次,用药

阅读笔记

10 日后作用可达峰值。

2. 布地奈德（budesonide）　起始剂量每次吸入 0.2~0.3mg，每日 2~4 次；维持剂量每次 0.1~0.2mg，每日 2~4 次，可预防哮喘严重复发。

（五）肥大细胞膜稳定剂

该类药物可治疗儿童轻中度哮喘，也可用于运动前或接触不可避免的过敏原之前的预防性治疗。

1. 色甘酸钠（sodium cromoglycate）

（1）干粉吸入每次 20mg，每日 4 次；症状减轻后，每日 40~60mg；维持量，每日 20mg。

（2）气雾吸入每次 3.5~7mg，每日 3~4 次，每日最大剂量 32mg。

2. 酮替芬（ketotifen）　口服每次 1mg，每日 2 次。

（六）白三烯调节剂

白三烯调节剂不是治疗哮喘的首选药物，可作为备选药物，适用于病情较轻而持久的哮喘症。相比长效 β_2 肾上腺素受体激动剂，这种药物只起到辅助治疗的作用。

扎鲁司特（zafirlukast）口服（12 岁以上）：起始剂量应是 20mg，每日 2 次；维持剂量为 20mg，每日 2 次，剂量逐步增加至一次最大剂量 40mg。用药剂量不应超过最大推荐量。

四、药物作用机制

（一）拟肾上腺素药—β_2 受体激动剂

1. 沙丁胺醇　能选择性兴奋支气管平滑肌上的肾上腺素 β_2 受体，对支气管有强而持久的扩张作用，其作用机制是通过激活腺苷酸环化酶，增加细胞内环磷腺苷的合成，从而松弛平滑肌，并可通过抑制肥大细胞等致敏细胞释放过敏反应介质以解除支气管痉挛。口服易吸收，30 分钟后起效，2~3 小时达最大效应，作用持续 6 小时。气雾吸入 3~5 分钟起效，维持 3~6 小时。缓释剂和控释剂可较好地维持有效血药浓度，适用于夜间哮喘发作病人。

2. 克仑特罗　为强效选择性 β_2 受体激动剂，松弛支气管平滑肌作用强，对心脏兴奋作用弱。该药具有抗过敏作用，并能增强呼吸道纤毛活动，可促进粘痰溶解以利排痰，有助于提高平喘疗效。对哮喘病人可明显增加每秒肺活量和最大呼气流速，降低气道阻力。主要用于支气管哮喘和喘息性支气管炎等所致的支气管痉挛。该药口服吸收快而完全，15 分钟起效，血浆药物浓度达峰值时间为 2~3 小时，作用持续 6~8 小时。血浆半衰期为 1 小时，血浆代谢半衰期为 34 小时，主要通过肾脏排泄。给药间隔 12 小时足以维持血药浓度。气雾吸入后 5~10 分钟起效，作用维持 2~4 小时。直肠给药（栓剂）后 10~30 分钟起效，作用维持 8~24 小时。

3. 特布他林　特布他林的作用与沙丁胺醇相似，是选择性 β_2 受体激动剂中唯一能作皮下注射的药物。特布他林以间羟酚环取代了儿茶酚环，并在乙醇胺侧链上的叔丁基取代氨基的氢原子。此结构的变化使之不易被儿茶酚氧位甲基转移酶、单胺氧化酶或硫酸激酶灭活，作用时间持久。适用于支气管哮喘、喘息性支气管炎等。口服时，由于肝脏的首关效应，生物利用度低。皮下注射后 5~15 分钟起效，15~30 分钟达最大效应，持续 1.5~4 小时。气雾吸入经 5~15 分钟起效，0.5~1 小时达最大效应，作用持续 4 小时。哮喘病人血浆半衰期约为 3.6 小时。部分在肝脏代谢，其余以原型由尿液排出。

（二）茶碱类药

氨茶碱能够抑制磷酸二酯酶的活性，使环腺苷单磷酸（cAMP）的分解减少，提高细胞内的 cAMP 浓度，也可促进内源性肾上腺素和去甲肾上腺素的释放，兴奋 β_2 受体，使 cAMP 增加，促使支气管平滑肌松弛。同时，该药是嘌呤受体阻滞剂，能对抗腺嘌呤等对呼吸道平滑肌的收缩作用。此外，该药还可增强膈肌和肋间肌的收缩力，对改善呼吸功能有利。可抑制肥大细胞和嗜碱性粒细胞释放组胺，具有一定的抗炎作用。对冠脉血管有扩张作用，增强心肌收缩力。

阅读笔记

口服吸收完全,血药浓度达峰值时间为 1~3 小时。血浆蛋白结合率为 60%,血浆半衰期为 8~9 小时,儿童为 3~4 小时,有效血浆浓度为 5~20µg/ml。达到有效浓度所需剂量个体差异较大,必要时应监测血药浓度,使给药方案个体化。该药主要由肝脏代谢,经肾排出。

(三) M 胆碱受体阻断药

异丙托溴铵是一种强效抗胆碱药,对呼吸道平滑肌具有较高的选择性,有明显的支气管扩张作用。可增加第一秒最大呼气量,而不影响痰液分泌,且无明显全身性不良反应。口服无效。气雾吸入后 5 分钟左右起效,约 30~60 分钟血药浓度达到高峰,作用持续 4~6 小时。不能透过血 - 脑脊液屏障。

(四) 肾上腺皮质激素类

1. 二丙酸倍氯米松　为地塞米松衍生物,是局部应用的强效肾上腺皮质激素。气雾吸入后直接作用于气道发挥抗炎平喘作用,且无全身不良反应,长期应用不会抑制肾上腺皮质功能。控制哮喘的机制可能是增强了内皮细胞、平滑肌细胞和溶酶体膜的稳定性,抑制免疫反应和降低抗体结合力,从而使组胺等过敏活性物质的释放减少和活性降低,并减轻抗原抗体结合时激发的酶促过程,抑制其他支气管收缩物质的合成和释放,进而抑制平滑肌的收缩反应。二丙酸倍氯米松还能增强 β 受体的激动作用,有助于扩张支气管。可长期低剂量或短期高剂量应用于中度或重度哮喘病人,对依赖口服激素的病人,停用口服而改用吸入该药可维持疗效。气雾吸入 1 次量的二丙酸倍氯米松后,约有 10%~25% 进入肺、气管部位,其余部分通过吞咽由胃肠道吸收,3~5 小时达到血药浓度峰值。血浆蛋白结合率为 87%。在体内迅速代谢失活,大部分代谢物经胆汁由粪便排出,其余从尿液排出。平喘作用可维持 4~6 小时。

2. 布地奈德　该药控制哮喘的机制同二丙酸倍氯米松。吸入该药后,10%~15% 在肺部吸收,吸入 1mg,约 10 分钟后达血药浓度峰值 2nmol/L。生物利用度约为 26%,其中 2/5 来自经口吞咽的部分。血浆蛋白结合率为 85%~90%。约 90% 经肝首关消除,主要代谢物 6β- 羟布地奈德和 16α- 羟泼尼松龙的活性不到该药的 1%。代谢物经肾脏排泄。

(五) 肥大细胞膜稳定剂

1. 色甘酸钠　色甘酸钠在接触抗原前用药,可预防 I 型变态反应所致的哮喘,也能预防运动或其他刺激所致的哮喘。能稳定肥大细胞的细胞膜,阻止肥大细胞释放过敏介质。该药口服后仅 1% 经胃肠道吸收,故口服或灌肠给药可在胃肠道维持高浓度,约 15~30 分钟后达到吸收峰值。口服 20mg,血药浓度可达 9ng/ml,半衰期约 1~1.5 小时,药效可维持 6 小时。药物以原型经胆汁和肾脏排出,无蓄积作用。其余未吸收部分从粪便排出。粉雾吸入时,只有 5%~10% 被肺吸收。该药连用数日后方可见效。用于预防哮喘发作,提前 1~2 周用药为宜。对儿童效果更佳,长期应用无耐受性,用药 5 个月无效者应停用。

2. 酮替芬　具有很强的 H_1 受体拮抗作用和抑制过敏介质释放的作用。该药物不仅能抑制支气管黏膜下的肥大细胞释放组胺、过敏性慢反应物质(白三烯),还能抑制血液中嗜碱性粒细胞释放组胺和过敏性慢反应物质,抗过敏作用较色甘酸钠强。酮替芬不仅能抑制 I 型变态反应中嗜碱性粒细胞和肥大细胞释放组胺、过敏性慢反应物质等过敏反应介质,在 III 型变态反应中对中性粒细胞也有作用。酮替芬能抑制多种细胞中多种介质的释放,主要抑制新生的膜衍生介质,如过敏性慢反应物质、前列腺素、血栓素 $β_2$、血小板激活因子等。对现成的颗粒介质,如组胺的释放也有抑制作用。

酮替芬对已释放的介质还具有拮抗作用,对变态反应性疾病具有预防和治疗的双重功能。为哮喘预防药,对各型哮喘有一定的预防效果,总有效率为 66%~70%。对儿童哮喘的疗效优于成人,用药后哮喘发作的频率、持续时间和严重程度均减轻。对糖皮质激素依赖型哮喘者,可减少糖皮质激素的用量。对运动型哮喘疗效欠佳。作用机制同色甘酸钠,但作用较强,同时具有抗组胺作用。口服吸收快,用药数周后起作用。若哮喘发作,加大剂量可减少糖皮质激素

阅读笔记

或其他平喘药物的用量。口服后迅速自胃肠吸收,血浆药物浓度达峰时间为 0.5~2 小时。可分布于支气管、肺、肝、肾等组织及血液中,可透过血 - 脑脊液屏障。成人单剂量 1mg 顿服,约 30 分钟后达血浆药物浓度峰值,作用持续时间约 12~13 小时,血浆半衰期约 10 小时以上。组织中药物浓度较血浆药物浓度高 2~6 倍。主要经肝脏代谢,以葡糖醛酸结合的代谢物和部分原型药物经尿液和粪便排出,其中大部分与葡糖醛酸结合,10% 为脱甲基化。

(六) 白三烯调节剂

扎鲁司特能特异性阻止白三烯与受体的结合,预防白三烯多肽所致的血管通透性增加、气道水肿及支气管平滑肌收缩,抑制嗜酸性粒细胞、淋巴细胞及组织细胞的升高,从而减轻气管收缩和炎症反应,缓解哮喘症状,抑制哮喘急性发作,减少夜间憋醒次数,改善肺功能。用于 12 岁以上儿童及成人支气管哮喘的长期治疗和预防。该药口服吸收良好,服药后约 3 小时血浆浓度达峰值。服药 2 小时内,药物血浆浓度尚未达到峰值时便可在基础支气管运动张力上产生明显的首剂效应。经肝脏代谢,代谢产物大部分经大便排泄,少量由尿排泄。

五、用药护理

(一) 用药前评估

1. 评估病人哮喘复发的病因和过敏源,避免诱发因素。

2. 密切观察病人血压、脉搏、呼吸、神志、发绀和尿量等情况。密切观察哮喘发作先兆症状,如胸闷、鼻咽痒、咳嗽、打喷嚏等,以便尽早采取药物控制。

3. 了解病人各种辅助检查结果,包括痰液检查、呼吸功能检查、血气分析、胸片检查及特异性变应原检查。

4. 评估病人哮喘的严重程度及用药史,了解病人的用药方法等。

(二) 用药安全

护理人员应熟悉各类平喘药物的不良反应、药物相互作用及使用注意事项等。

1. 拟肾上腺素药—β_2 受体激动剂

(1) 沙丁胺醇

1) 不良反应:口服不良反应的发生率高于吸入法给药。常见骨骼肌震颤,以手指震颤多见,剂量过大可引起心悸、头晕、头痛、心动过速、血压波动,甚至心律失常,一般减量即恢复,严重时应停药。剂量过大或与糖皮质激素合用时可致低钾血症。长期用药可形成耐受性,不仅疗效降低,还可使哮喘加重。

2) 禁忌证:老年人、高血压、糖尿病、青光眼、冠状动脉供血不足、心衰、甲状腺功能亢进者慎用;对该药及其他肾上腺素受体激动剂过敏者、孕妇禁用。

3) 注意事项:①给予缓释片和控释片,嘱病人整片吞服,不可嚼碎或掰开服用,以免影响疗效;②给药期间,注意观察病人血压、心率和心律变化;③该药可致焦虑、失眠,应尽量避开夜间给药,以免影响病人睡眠;④口服给药时,常见反应有手颤、头晕、目眩及视物模糊等症状,应嘱病人用药期间避免进行开车等危险性操作;⑤儿童服药后,易出现中枢神经症状,如活动过度、激动、失眠等,也较易出现心动过速及胃肠道症状,应注意观察,及时发现与处理。

4) 药物协同及拮抗:①β 受体阻滞剂(如普萘洛尔)可拮抗该药支气管扩张作用,故二者不宜合用;②与其他肾上腺素受体激动剂合用时,可增加不良反应;③单胺氧化酶抑制药、抗组胺药、三环类抗抑郁药、左甲状腺素等可增加该药的不良反应;④与降血糖药物合用时,促使血糖升高;⑤与磺胺类药物合用,会降低磺胺类药物的吸收;⑥与洋地黄类药物合用时,可增加洋地黄类药物诱发心律失常的危险性;⑦与糖皮质激素、利尿药等合用时,可加重血钾浓度降低的程度;⑧与甲基多巴合用时,可出现严重的急性低血压反应。

(2) 克仑特罗

1）禁忌证：心律失常、近期有心肌梗死者、高血压、甲状腺功能亢进者禁用；妊娠早期、分娩前期妇女禁用。

2）注意事项：少数病人可见轻度心悸、手指震颤、头晕等，一般于用药过程中自行消失。反复应用可产生耐受性。

3）药物协同及拮抗：克仑特罗口服用过量，给予 β 受体拮抗剂后症状即可消失，与 β 受体拮抗剂有拮抗作用。

（3）特布他林

1）不良反应：少数病人可出现口干、鼻塞、嗜睡、手指震颤、轻度胸闷等反应，个别病人可有心悸、头痛、胃肠道障碍等反应。冠心病、高血压、心功能不全、糖尿病、甲状腺功能亢进、孕妇慎用。过敏者应立即停药。

2）注意事项：①从小剂量开始，逐渐加至治疗量，可减少不良反应的发生。大多数不良反应可在开始用药 1~2 周内自然消失；②大剂量应用，可使有癫痫史者发生酮症酸中毒；③长期应用可形成耐药性，使疗效降低；④给药期间注意观察用药的不良反应，如头痛、心悸、手颤及强直性痉挛等症状，应及时调整剂量，必要时改换其他药物。如出现过敏反应，应立即停药；⑤嘱病人用药期间避免驾驶、机械操作或高处作业。

3）药物协同及拮抗：该药与肾上腺素、异丙肾上腺素合用易致心律失常，故应避免合用。茶碱可加重本药对心血管和代谢方面的作用，特别是血钾下降比较明显，若合用需要检测血钾情况。

2. 茶碱类药（氨茶碱）

（1）不良反应：该药呈强碱性，局部刺激作用强，口服可致胃肠道反应，以恶心、呕吐、胃部不适常见。肌内注射可引起局部红肿、疼痛，故不宜肌内注射。治疗量时，可致失眠或不安。剂量过大可发生谵妄、惊厥，可用镇静药对抗。

（2）禁忌证：对本药及其衍生物过敏者、活动性消化性溃疡者、未经控制的惊厥性疾病病人、急性心肌梗死伴血压下降者、未经治愈的潜在癫痫者、低血压、休克禁用。高血压、心肌损害、甲亢、严重缺氧及妊娠妇女、乙醇中毒、严重低氧血症，以及新生儿、幼儿和 65 岁以上老年人慎用。

（3）注意事项：①告知病人在餐后服用该药以减轻胃肠反应。使用该药时应避免饮用含大量咖啡因的饮料，避免大量食用巧克力，以免增加不良反应；②滴速过快或浓度过高（大于 25μg/ml），可强烈兴奋心脏，引起心悸、头晕、心律失常、血压剧降，严重者可致惊厥，必须稀释后缓慢注射，每次注射时间不少于 5 分钟；③治疗量可兴奋中枢神经，可同时应用少量镇静催眠药，以免失眠；④该药呈强碱性，遇酸性药易产生沉淀，故不宜与哌替啶、洛贝林、维生素 C 等药配合应用；⑤哮喘发作时，常与肾上腺皮质激素合用。与 β 受体兴奋剂合用有协同作用，与 β 受体阻滞剂合用有拮抗作用；⑥该药代谢缓慢，用药剂量个体化。长期使用氨茶碱缓释剂者，用药期间应监测血药浓度，以合理调整剂量，不得超过 20μg/ml，避免发生严重毒性反应；⑦应告知病人控释片勿嚼碎，否则会破坏其疗效；⑧用药后须密切观察病人反应，若出现烦躁不安等反应，可先吸氧或给予地西泮镇静，并尽快报告医生。

（4）药物协同及拮抗：①某些抗菌药物（如喹诺酮类的依诺沙星、环丙沙星、氧氟沙星；大环内酯类的红霉素、罗红霉素、克拉霉素；克林霉素、林可霉素等）、西咪替丁、雷尼替丁、美西律、别嘌醇（大剂量）、卡介苗、流感病毒疫苗均可降低该药清除率，使血药浓度增高，甚至出现毒性反应，尤以依诺沙星最为显著。与上述药物合用时，该药应适当减量；②地尔硫草、维拉帕米、咖啡因、己酮可可碱、氟康唑、噻苯达唑、噻氯匹定、维洛沙嗪、他克林、双硫仑、羟乙桂胺、普萘洛尔、口服避孕药、黄嘌呤类等药物可增强本药的作用和毒性；③该药与沙丁胺醇合用有协同作用，同时增加其不良反应；④抗甲状腺药可减慢机体对本药的代谢，从而使血药浓度升高，作

阅读笔记

用增强。与麻黄碱及其他拟交感胺类支气管扩张药合用时,可使毒性增强;⑤与利血平合用时,可使心率加快;干扰素可降低本药的清除率;阿糖腺苷可使本药的血药浓度增高;⑥与非选择性 β 肾上腺素受体阻滞药有拮抗作用;⑦利福平、甲状腺激素、活性炭、磺吡酮、异丙肾上腺素(静脉注射)可降低本药的血药浓度;⑧该药能增强呋塞米的利尿作用。

3. M胆碱受体阻断药(异丙托溴铵)

(1) 不良反应:少数病人可见头痛、口干、口苦、排尿困难、心率增加、心悸、视物模糊等症状。极少数病人可出现过敏反应,如皮疹、血管性水肿等。气雾剂在少数病例中可引起咳嗽、局部刺激。与沙丁胺醇合用疗效更佳,对不能耐受或禁用 β 受体兴奋剂者更为适用。

(2) 禁忌证:对阿托品类药物过敏者、对大豆卵磷脂或有关的食品(如大豆、花生)过敏者、幽门梗阻者禁用。

(3) 注意事项:①对易患青光眼的病人应用该药时应使用眼罩保护眼睛。发生急性闭角型青光眼征象,如与眼结膜充血和角膜水肿相关的眼痛或不适、视物模糊、虹视或有色成像等症状加重时,需开始缩瞳治疗;②药物过量或误入眼内,会出现瞳孔散大和轻度、可逆的视力调节紊乱,可予以缩瞳治疗。

(4) 药物协同及拮抗:①与非诺特罗、色甘酸钠、沙丁胺醇、茶碱等合用,可产生协同作用;②金刚烷胺、吩噻嗪类抗精神病药、三环类抗抑郁药、单胺氧化酶抑制药以及某些抗组胺药可增强该药的作用;③肾上腺 β 受体激动药或黄嘌呤制剂可增强该药的支气管扩张作用。

4. 肾上腺皮质激素类

(1) 二丙酸倍氯米松

1) 不良反应:长期使用易发生咽部念珠菌感染,每次吸入后应立即用水漱口。若出现肌肉痛、疲乏及抑郁等皮质功能减退症状时,应报告医生。

2) 禁忌证:①在吸入治疗时对哮喘持续状态或其他哮喘急性发作者禁用;②对二丙酸倍氯米松过敏者禁用;③儿童、孕妇及哺乳期妇女慎用,孕妇和婴幼儿避免大面积长期使用;④对活动性肺结核病人应特别慎重。

3) 注意事项:①病人吸入后可有声音嘶哑,可暂停吸入;②长期连续吸入可有口腔念珠菌感染(女性多于男性),可用抗真菌药进行治疗;③二丙酸倍氯米松与血管扩张剂不同,不能立即产生疗效,应按时使用;④对哮喘者在症状控制后应逐渐停药,一般在用药后 4~5 天缓慢减量。

4) 药物协同及拮抗:①该药会增加胰岛素或其他降糖药的用药剂量;②口服避孕药可影响该药的代谢过程;③与喹诺酮类药物配伍可能增加肌腱断裂的风险;④该药可能会降低苯妥英、苯巴比妥及利福平的疗效。

(2) 布地奈德

1) 不良反应:可能发生轻度喉部刺激、咳嗽、声音嘶哑;口咽部念珠菌感染;速发或迟发型的变态反应,包括皮疹、接触性皮炎、荨麻疹、血管神经性水肿及支气管痉挛等;精神症状,如紧张、不安、抑郁及行为障碍等。

2) 注意事项:①对妊娠期及哺乳期妇女应慎用。2 岁以下小儿应慎用或不用;与口服糖皮质激素相比,在达到抗哮喘的等效剂量时,吸入型糖皮质激素的全身性作用较低;②该药不能快速缓解哮喘急性发作,需吸入短效支气管扩张药。如发现病人使用短效支气管扩张药无效,或所需的吸入剂量较平时增加,则应就诊;③哮喘控制后,应调整用药到最小有效剂量;④肝功能下降可轻度影响该药的清除。肺结核病人使用该药需慎重考虑;⑤长期用药过量会引起肾上腺皮质功能亢进和下丘脑 - 垂体 - 肾上腺抑制。

3) 药物协同及拮抗:酮康唑及西咪替丁的使用可影响布地奈德的体内代谢。

阅读笔记　　5. 肥大细胞膜稳定剂

（1）色甘酸钠

1）不良反应：粉末吸入后，少数病人的咽喉部和气管会产生刺激，表现为鼻刺痛、烧灼感、呛咳、喷嚏，甚至诱发哮喘。若在吸药前 5~10 分钟先用少量 β 受体兴奋剂（如异丙肾上腺素）吸入来扩张支气管，可防止支气管痉挛。偶见荨麻疹，孕妇禁用。

2）注意事项：①教会病人正确使用药物的方法，切忌吞服胶囊。吸药后应屏住呼吸数秒钟，避免药粉喷出。不要对喷头吐气，以免使之潮湿而影响喷出的浓度；②告知病人应连续用药，随意停药有诱发哮喘发作的可能；③指导病人若发生喉部刺激症状，如咳嗽、声音嘶哑，可在每次治疗后用清水漱口、喝水或吮糖块等方法以减轻不良反应。

3）药物协同及拮抗：①与异丙肾上腺素合用可提高疗效；②与肾上腺皮质激素合用可增强支气管哮喘的治疗效果；③与氨茶碱合用可减少氨茶碱用量，并提高平喘效果。

（2）酮替芬

1）不良反应：有轻度头昏、口干、嗜睡、困倦、胃肠道反应等，1 周后可自行减轻或消失。少数病人用药后可出现过敏症状，主要表现为皮疹瘙痒，局部皮肤水肿等，遇此情况应及时停药。

2）禁忌证：妊娠早期、哺乳期妇女禁用。3 岁以下儿童及正服用降糖药者禁用。

3）注意事项：①驾驶员、机械操作者、高空作业者慎用；②急性哮喘，应先使用支气管扩张药，症状控制后再与酮替芬合用；③严重肝肾功能不全者剂量酌减；④酮替芬与口服降血糖药合用时，少数糖尿病病人可见血小板减少，故二者不宜合用。

4）药物协同及拮抗：①与抗组胺药物有一定协同作用；②与激素配伍应用时可明显减少激素的用量；③可增加阿托品类药物的阿托品样不良反应；④乙醇可增强酮替芬的中枢抑制作用，合用时应减少剂量；⑤与其他中枢神经系统抑制药合用，可增强中枢抑制作用；⑥与镇静安眠药有一定的协同作用，合用时可加重困倦乏力等症状；⑦不宜与口服降糖药物配伍使用（可出现血小板减少）

6. 白三烯调节剂

扎鲁司特

1）不良反应：最常见的不良反应有轻微头痛、胃肠道反应、咽炎、鼻炎，少见皮疹及血清氨基转移酶升高，罕见血管神经性水肿等变态反应。剂量较大时，可增加肝细胞肿瘤、组织细胞肉瘤和膀胱癌的发生率。

2）注意事项：①12 岁以下儿童禁用；②孕妇和哺乳期妇女、肝功能不良者慎用；③该药不能解除哮喘急性发作的症状，急性发作前应与其他治疗哮喘药物合并应用；④不得长期大剂量使用，以免增加肿瘤发生率；⑤食物可降低该药的生物利用度，应于餐前 1 小时或餐后 2 小时服用；⑥与皮质类固醇合用时，不应骤然以该药取代吸入或口服皮质类固醇药。必须采用皮质类固醇药物逐渐递减和该药少量逐渐递增的取代方法，以免引起反跳现象；⑦对长期给药者，应注意定期检查肝功能，注意是否发生肝毒性。还应注意观察肝细胞肿瘤、组织细胞肉瘤和膀胱癌的早期症状。

3）药物协同及拮抗：与阿司匹林合用，可使该药血药浓度升高 45%。与红霉素合用，使扎鲁司特血浆浓度降低约 40%。与茶碱合用，可出现血浆中扎鲁司特浓度下降约 30%，但对于血浆中的茶碱浓度无影响。与华法林合用，能导致最大凝血酶原时间延长约 35%，应密切监测凝血酶原时间。

（三）用药监测

应密切观察哮喘药物的药效及不良反应。开始治疗 1~2 周后，应持续评估病人症状的控制情况。症状控制良好，治疗就转入阶梯式治疗的较轻阶段，更换药物。症状控制不良，病人治疗方案应转入阶梯式治疗的较重阶段。在更换治疗方案前，还需了解当前病人使用药物的种类、方法及是否接触过敏原。

阅读笔记

(四) 健康教育

1. 用药期间不可擅自停药、增加用药次数或用药过量。病人应有一定的自我监测病情能力,如识别哮喘发作先兆、紧急自我处理,做好哮喘日记。

2. 了解自己所用药物的名称、用法、剂量、注意事项、药物不良反应,知晓采取何种措施以避免哮喘发作。病人应熟悉各种药物吸入工具的使用方法,并随时随身多备一套吸入工具。雾化吸入装置的口吸入和鼻吸入不可混用或交替使用。

3. 明确消除或避免接触引起哮喘发作的诱因,应使病人知晓:

(1) 居室内禁放花、草、地毯等。

(2) 忌食诱发哮喘的食物,如鱼、虾等。

(3) 避免接触刺激性气体、烟雾、灰尘及油烟等。

(4) 避免精神紧张和剧烈运动。

(5) 避免受凉和上呼吸道感染。

(6) 寻找过敏原,避免接触过敏原。

(7) 戒烟、避免接触二手烟。

(李小寒)

第三节　慢性阻塞性肺疾病

慢性阻塞性肺疾病是一种以小气道阻塞和呼气流速降低为特征的肺部疾病。居全球人口死亡原因的第四位,居我国人口死亡原因的第三位,是我国农村人口死亡原因的首位。世界卫生组织报告指出,至 2020 年,慢性阻塞性肺疾病将位居世界疾病经济负担的第五位。本节将主要介绍慢性阻塞性肺疾病的药物治疗及用药护理。

一、疾病简介

慢性阻塞性肺疾病(chronic obstructive pulmonary disease,COPD)常见的两种表现形式是慢性支气管炎和肺气肿。慢性支气管炎病人每年咳嗽、咳痰达 3 个月以上,一般连续 2 年或以上。肺气肿病人以终末细支气管永久性异常扩大、同时伴有肺腺泡壁破坏的特征。病人常同时出现以上两种形式 COPD 的症状,但以其中一种为主。COPD 的发病率随着年龄的增长而上升,男性发病率高于女性。

不同形式的 COPD 的症状不同。慢性支气管炎病人表现为喘息、大量脓性痰液及气短,其诊断必须满足咳嗽、咳痰超过 3 个月并连续 2 年或以上的条件。肺气肿病人表现为轻微活动时呼吸困难、少量黏稠痰液,也有可能出现轻微干咳。当病人表现出 COPD 症状时,其肺部组织通常已丧失 50%~70% 的功能。

二、药物治疗的目的与原则

(一) 药物治疗的目的

COPD 药物治疗的目的是延缓疾病进展,预防急性发作,保证生活质量,改善气道阻塞等相关症状,提高运动耐量,改善睡眠质量及降低死亡率。

(二) 药物治疗的原则

COPD 药物治疗的原则是缓解咳嗽、解除支气管痉挛及增强气流。

三、药物分类及常用药物

阅读笔记

治疗用药包括 β_2 肾上腺素受体激动剂、抗胆碱能药、茶碱类、肾上腺皮质激素及用于控制感染的抗生素。

（一）拟肾上腺素药 -β₂ 受体激动剂

β₂ 受体激动剂（inhaled beta₂ agonists）属于拟交感神经类药，通过激活腺苷酸环化酶来释放 3′,5′ 环腺苷酸，舒张支气管平滑肌，扩张气道和改善肺功能，缓解 COPD 症状。

β₂ 受体激动剂按药效持续时间长短有短效和长效之分。短效 β₂ 肾上腺素受体激动剂（short-acting beta-2 agonists，SABAs）的药效可持续 3~6 小时，长效 β₂ 肾上腺素受体激动剂（long-acting beta-2 agonists，LABAs）的药效可持续 12 小时以上。SABAs 起效快，能有效缓解 COPD 症状。LABAs，如福莫特罗（formoterol）和沙美特罗（salmeterol），能有效改善肺功能，减轻症状。用药剂量应根据药物种类而定。

1. 沙丁胺醇　90μg/ 吸，雾化药液浓度为 0.5% 和 0.83%；吸入次数为 1~2 吸 /4~6h；吸入溶液为 0.5% 药液 2.5mg（0.5ml）溶于 3ml 生理盐水，或 0.83% 药液 3ml。

2. 福莫特罗　20μg/2ml；雾化吸 20μg/12h；12μg/ 吸，1 次 /12h。

3. 沙美特罗　50μg/ 吸，1 次 /12h。

（二）抗胆碱能药

抗胆碱能药（anticholinergics）可松弛支气管平滑肌，阻止支气管平滑肌的收缩，降低副交感神经活动引起的粘液分泌。最常用异丙托溴铵，另一种长效抗胆碱能类药噻托溴铵（tiotropium bromide）可减轻呼吸困难，提高活动耐量，减轻肺部过度充气以及降低中重度 COPD 病人急性发作的频率。

1. 异丙托溴铵　18μg/ 吸，2 吸 / 次，4 次 / 天。

2. 噻托溴铵　每日 1 次吸入，每天 1 粒噻托溴铵干粉吸入胶囊（配用特定吸入器）。

（三）茶碱类药

茶碱类药通过抑制磷酸二酯酶来阻止环腺苷酸的分解，从而舒张支气管平滑肌，阻止内源性变应原的释放，如肥大细胞释放组胺、白三烯等。其主要作用包括舒张平滑肌，兴奋中枢神经系统及强心作用，能增加心脏排出量，降低静脉压。

茶碱成人或 12 岁以上儿童口服（缓释片），起始剂量为 0.1~0.2g（1~2 片），每日 2 次，早、晚用 100ml 温开水送服。日最大量不超过 0.9g（9 片）。

（四）抗生素

由于 COPD 病人易出现由粘液淤塞引起的反复呼吸道感染，应积极控制呼吸道感染，最常见的病原体包括流感嗜血杆菌、肺炎链球菌、肺炎衣原体及嗜肺军团菌。抗生素的使用详见本章第四节。

四、药物作用机制

（一）拟肾上腺素药 -β₂ 受体激动剂

1. 沙丁胺醇

详见本章第二节。

2. 福莫特罗　直接兴奋 β₂ 受体，使支气管平滑肌扩张，作用极强且持久。吸入给药 5 分钟即可见效，约 2 小时作用最强，血浆半衰期为 1~2 小时，该药经肝脏代谢，由肾脏排泄。

3. 沙美特罗　选择性长效 β₂ 受体激动剂，一次剂量的支气管扩张作用可持续 12 小时。吸入沙美特罗后 5~15 分钟达最高血浆浓度。支气管扩张作用（FEV₁ 改善超过 15%）通常约在用药 10~20 分钟后开始。大部分在体内经羟化作用于 72 小时内消除。

（二）抗胆碱能药

1. 异丙托溴铵

详见本章第二节。

阅读笔记

2. 噻托溴铵　为特异选择性的抗胆碱药物,通过抑制平滑肌 M_3 受体,产生支气管扩张作用。吸入噻托溴铵后,5 分钟血药浓度达峰值,血浆蛋白结合率达 72%。不能通过血脑屏障。消除半衰期为吸入后 5~6 天,14% 的剂量经尿排出,其余经粪便排泄。COPD 病人连续每天吸入,2~3 周达到药动学稳态,其后无进一步的药物累积。

五、用药护理

(一) 用药前评估

1. 评估病人 COPD 症状,病人气流受限分级及肺功能情况。

2. 了解病人急性加重期的病史及肺功能分级,评估病人是否有急性加重风险。

3. 评估病人整体状况,是否有其他并发症,COPD 病人常伴有心血管疾病、抑郁及骨质疏松,并发症可发生于各级病人,并可导致其住院和死亡。应积极发现并进行药物治疗,了解病人疾病史及用药史等。

(二) 用药安全

1. 拟肾上腺素药 - β_2 受体激动剂

(1) 沙丁胺醇详见本章第二节。

(2) 福莫特罗

1) 不良反应:①循环系统:偶见心动过速、面部潮红、室性期前收缩、胸部压迫感等;②神经系统:偶见震颤、兴奋、发热、嗜睡、盗汗等,罕见耳鸣、麻木感、头晕等;③消化系统:偶见嗳气、腹痛、胃酸过多等;④过敏反应:偶见瘙痒,罕见皮疹,出现时应停药;⑤耐受性:常规使用可产生与其他长、短效 β_2 受体激动药类似的影响,如支气管扩张的失敏。

2) 禁忌证:使用洋地黄者、肝功能不全者、肾功能不全者、甲状腺功能亢进症病人、心血管功能紊乱者、糖尿病病人、低钾血症者、嗜铬细胞瘤病人、高血压病人慎用。对福莫特罗过敏者、急性支气管痉挛者禁用。

3) 注意事项:①依病情及年龄调节剂量;②正确使用福莫特罗而无疗效时应停药。

4) 药物协同及拮抗:①与肾上腺素及异丙肾上腺素等儿茶酚胺类药物合用时,可能引起心律不齐,甚至导致心搏停止;②与皮质类固醇类药合用可加重血钾浓度的降低程度,并可能引起高血糖症;③可增加洋地黄类药物导致心律失常的易感性;④可增强泮库溴铵、维库溴铵的神经肌肉阻滞作用;⑤与利尿药合用,可增加发生低钾血症的危险;⑥与茶碱合用,可增加发生低钾血症的危险;⑦与单胺氧化酶抑制药合用,可出现毒副反应。

(3) 沙美特罗

1) 不良反应:①可能引起异常的支气管痉挛,喘鸣加剧,应立即停用,改用其他短效的 β_2 受体激动药(如沙丁胺醇);②偶见震颤、心悸、头痛。

2) 禁忌证:患有心律失常、心功能不全、高血压、甲亢、糖尿病者慎用。孕妇、早产儿、新生儿慎用。

3) 注意事项:沙美特罗不适用于急性哮喘发作者,应先应用短效的 β 受体激动剂。

2. 抗胆碱能药

(1) 异丙托溴铵:详见本章第二节。

(2) 噻托溴铵

1) 不良反应:主要是其抗胆碱作用所致。最常见的不良反应为口干;其次为便秘、鼻窦炎、咽炎;少见全身过敏反应、心动过速、心悸、排尿困难;有的病人可出现恶心、声音嘶哑和头晕;此外还可能诱发青光眼和 QT 波间期延长。

2) 禁忌证:对噻托溴铵及其赋形剂、阿托品及其衍生物(如丙托溴铵等)过敏的病人禁用。

3) 注意事项:① 18 岁以下病人不推荐使用;②闭角型青光眼、前列腺增生、膀胱颈梗阻者及妊娠、哺乳期妇女慎用;③作为每日一次维持治疗的支气管扩张药,不能用作支气管痉挛急性发作的抢救治疗药物使用;④中、重度肾功能不全(肌酐清除率≤50ml/min)的病人,使用时应监控;⑤吸入后可能发生过敏反应;⑥长期应用可引起龋齿;⑦须注意避免药物入眼,否则可引起或加重闭角型青光眼、眼睛疼痛或不适、短暂视力模糊、视觉晕轮或彩色影象并伴有结膜充血引起的红眼和角膜水肿的症状。如果出现闭角型青光眼的征象,应立即停止使用。

4) 药物协同及拮抗:噻托溴铵不推荐与其他抗胆碱能药物合用。

(三) 用药监测

对于常规服用茶碱类药物的病人,需要定期监测茶碱的血药浓度。COPD 病人体内茶碱的安全浓度范围为 8~12mg/dL。在服用茶碱类药物 2 周后,病人需要进行一次茶碱浓度分析,以后每 6~12 个月一次。若茶碱浓度过低,则增加 25% 的剂量,2 周后重新检查浓度。若茶碱浓度过高,处于 20~25mg/dL 时,停用下一次剂量,以后剂量减少 10%;处于 25~30mg/dL 时,停用下一次剂量,以后剂量减少 25%;超过 30mg/dl 时,停用下两次剂量,以后剂量减少 50%。数天后重新检测其血药浓度。服用短效支气管扩张剂后 1~2 小时,或服用长效支气管扩张剂后 4 小时,应检测病人体内茶碱的浓度水平。

病人每 2~3 个月安排一次随访检查,监测用药后呼吸道感染的征象及其他症状和体征是否缓解。建议每 1~2 年进行一次肺功能检查,评价药物治疗效果。

(四) 健康教育

1. 病人应注意避免使用可加重呼吸抑制的药物　如抗组胺类药、咳嗽抑制剂、镇静剂、安定剂、β 受体阻滞剂及麻醉剂,因为此类药物会加重病人的呼吸抑制状态。

2. 预防呼吸道感染　应远离其他呼吸道感染者,能分辨感染的征象,其中包括痰液的颜色、黏稠度和数量。一旦出现相关症状,应立即就诊。建议 COPD 病人定期接种肺炎疫苗和流感疫苗。

3. 保存体力　建议病人早晨活动,做手臂和腿部的有氧运动来提高耐力。

4. 加强营养　饮食应采用高热量、高蛋白、高维生素方案,以维持正常体重。低体重与肺功能受损、横膈质量降低、运动能力下降及死亡率有关。COPD 病人因能量需求的增加与食物的摄入不平衡,蛋白质合成与分解的不平衡可能会引起非脂肪组织不成比例的消耗,导致体重下降。正餐进食不足时,应安排少量多餐,避免餐前和进餐时过多饮水。

(李小寒)

第四节　支气管炎和肺炎

急、慢性支气管炎和肺炎由病毒、细菌、支原体、衣原体等微生物感染引起。本节将主要介绍急、慢性支气管炎和肺炎的药物治疗及用药护理。

一、疾病简介

(一) 急性支气管炎

急性支气管炎(acute trachea-bronchitis)是气管 - 支气管黏膜的急性炎症,是在无慢性肺部疾病基础上发生的一种急性病症,其症状包括咳嗽和提示下呼吸道感染(咳痰、气急、喘息、胸部不适 / 疼痛)的其他症状或体征,而且不能以鼻窦炎或哮喘来解释。可发病于所有年龄段,通常呈自限性。急性支气管炎通常发生在冬季,诱因包括冷空气、潮湿气候、疲劳、营养不良、吸入刺激性物质,如污染空气和香烟烟雾。95% 的急性支气管炎由病毒感染引起,最常见的呼吸道病毒有鼻病毒、冠状病毒、流感病毒、副流感病毒、腺病毒和呼吸道合胞病毒。5%~20% 的

阅读笔记

急性支气管炎由细菌感染引起,包括百日咳杆菌、肺炎衣原体和肺炎支原体。

(二) 慢性支气管炎

慢性支气管炎(chronic bronchitis)是气管、支气管黏膜及其周围组织的慢性非特异性炎症。临床上以咳嗽、咳痰为主要症状,每年发病持续 3 个月,连续 2 年或 2 年以上。男性比女性常见。慢性肺疾病病人常检测出流感嗜血杆菌、卡他莫拉菌和肺炎链球菌等菌群在下呼吸道定植。病毒感染可能占慢性支气管炎急性发作病因的近三分之一。

(三) 肺炎

肺炎(pneumonia)是一种导致正常充满空气的肺泡实变的肺部感染。可发生在所有年龄段,常见病原体包括病毒、细菌、分枝杆菌、支原体、真菌。全身性病毒感染,如成人流感病毒 A 或 B 型、儿童麻疹或水痘,可导致细菌性肺炎。肺炎的症状包括咳嗽、呼吸急促、咳痰和胸痛。体格检查大部分病例有发热,听诊约 80% 的病例有湿啰音和支气管呼吸音。

二、药物治疗的目的与原则

(一) 急性支气管炎

急性支气管炎药物治疗的目的是控制感染、缓解症状。急性支气管炎的治疗原则为对症和支持性治疗。

(二) 慢性支气管炎

慢性支气管炎药物治疗的目的是缓解慢性迁延期症状,缓和急性发作症状,延长临床缓解期的时间间隔。

(三) 肺炎

肺炎药物治疗的目的是控制感染,改善通气,对症治疗,防治并发症,并实现完全临床治愈,最大限度地减少药物的不良反应。治疗原则同支气管炎。

三、药物分类、作用机制及安全用药

常用抗生素包括氨基青霉素类、头孢菌素类、四环素类、大环内酯类和氟喹诺酮类。

(一) 氨基青霉素类

氨基青霉素类(aminopenicillin),如氨苄西林(ampicillin),可绑定一个或多个青霉素结合蛋白,抑制细菌细胞壁的合成,可安全应用于儿童、成人和孕妇人群。

1. 不良反应   氨基青霉素类药物的过敏反应表现为嗜酸性粒细胞增多或皮疹(荨麻疹、红斑、麻疹样红斑)。偶发血管性水肿、多形性红斑或剥脱性皮炎,Stevens-Johnson 综合征罕见。恶心、呕吐、腹泻是最常见的副作用。治疗期间或治疗后还可能出现伪膜性肠炎。

2. 禁忌证   对此类药物过敏者禁用。

3. 药物协同及拮抗   ①氨基青霉素类药物可通过减少共轭雌激素在胃肠道的细菌水解,中断雌激素的肝肠循环,降低口服避孕药的功效;②丙磺舒可通过竞争肾小管分泌作用而增加氨基青霉素类的药效;③别嘌醇和氨基青霉素类合用可增加发生皮疹的风险。

(二) 头孢菌素类

头孢菌素类(cephalosporins)抗生素包括头孢克洛(ceclor)、头孢氨苄(keflex)、头孢呋辛酯(cefuroxime axetil)和头孢泊肟(vantin)等,常用于治疗慢性支气管炎急性发作。跟青霉素类药物一样,头孢菌素类药物通过结合一个或多个青霉素结合蛋白,抑制细菌细胞壁的合成。这类药物可安全用于儿童和成人。

1. 不良反应   常见恶心、腹泻及呕吐,也可见真菌感染和伪膜性结肠炎。

2. 禁忌证   对任何一种头孢菌素类抗生素药物过敏的病人禁止使用此类药物。有 5%~7% 的病人出现头孢菌素类和青霉素类之间的交叉过敏反应。因此,对青霉素类药物过敏的病人也应避免使用头孢菌素类药物。

3. 药物协同及拮抗　丙磺舒可降低头孢菌素类药物的肾清除率,增加此类药物的血药浓度。

(三) 四环素类

四环素类(tetracyclines)药物的多西环素(doxycycline)可结合敏感细菌的 30S 和 50S 核糖体亚基而抑制蛋白质的合成。

1. 不良反应　多见胃肠道不良反应,包括恶心、呕吐、腹泻和便溏。偶发二重感染、肠炎、血液病和肝毒性。

2. 禁忌证　①多西环素禁用于对多西环素或四环素严重过敏的病人。②8 岁以下儿童禁服此类药物。若婴儿期使用此类药,可导致骨骼发育迟缓。多西环素可以存留在生长的牙釉质中,导致儿童牙釉质发育不全和永久黄灰褐色牙齿着色。③多西环素是妊娠 D 类药物,不宜用于妊娠期或哺乳期妇女。

3. 药物协同及拮抗　①服用含有二价或三价阳离子的抗酸剂、铁剂、碱式水杨酸铋(次水杨酸铋),可与多西环素进行阳离子螯合,降低其疗效。②巴比妥类、苯妥英钠、卡马西平可以诱导多西环素肝代谢,降低其血药浓度。③华法林可以增强多西环素疗效。④多西环素可以减少胃肠道细菌生产维生素 K。当抗凝药物与多西环素配伍使用时,应监测病人有无出血迹象。

(四) 大环内酯类

大环内酯类(macrolides)药物(如红霉素、克拉霉素、阿奇霉素)可结合核糖体 50S 亚基,通过抑制依赖核糖核酸的蛋白质合成发挥药效。

1. 不良反应　常见不良反应包括腹痛、恶心、呕吐、腹泻和肝功能障碍。皮疹和伪膜性结肠炎也有报道。

2. 禁忌证　对红霉素、克拉霉素或阿奇霉素过敏者禁忌使用大环内酯类抗生素。肝功能损害或原有肝脏疾病的病人禁止使用此类药物。克拉霉素和红霉素制剂因尚未完全确认使用的安全性,不应用于孕妇和哺乳期妇女。

3. 药物协同及拮抗　①红霉素和克拉霉素是肝细胞色素 P450 微粒体酶系统的抑制剂;②卡马西平、环孢素、茶碱、齐多夫定、去羟肌苷、咪达唑仑、华法林与红霉素或克拉霉素同时服用,可增强其药效;③抗酸剂会抑制阿奇霉素吸收,不可配伍使用。

(五) 氟喹诺酮类

氟喹诺酮类(fluoroquinolones)药物(如左氧氟沙星和莫西沙星)抑制敏感菌的脱氧核糖核酸促旋酶和拓扑异构酶,阻碍蛋白合成。

1. 不良反应　常见胃肠道不良反应包括恶心、呕吐、腹痛和腹泻。中枢神经系统不良反应包括头痛、焦虑、意识模糊和躁动。

2. 禁忌证　①对任何一种氟喹诺酮类抗菌药过敏的病人禁忌使用氟喹诺酮类药物。②氟喹诺酮类药物一般不能用于 18 岁以下病人,妊娠期或哺乳期妇女也不能使用。③QT 间期延长者、未纠正的低钾血症者及使用Ⅰa 类(如奎尼丁、普鲁卡因酰胺)或Ⅲ类(如胺碘酮、索他洛尔盐酸)抗心律失常药物者慎用加替沙星、左氧氟沙星及莫西沙星。病人已服用其他可延长QT 间期的药物时(如红霉素、抗精神病药、三环类抗抑郁药),慎用此药。④加替沙星和左氧氟沙星通过肾脏代谢,肾功能损害者应调整剂量。莫西沙星主要通过硫酸和葡糖醛酸结合代谢,轻度至重度肝功能损害者不推荐使用。

3. 药物协同及拮抗　服用氟喹诺酮类药物时不应同时应用抗酸剂、钙制剂、硫糖铝、含铁锌复合维生素、去羟肌苷缓冲片或小儿爽身粉。服用氟喹诺酮类药物后,这些药物应至少间隔2~4 小时后再使用。

阅读笔记

四、用药护理

(一) 用药评估

1. 了解病人的疾病史、药物过敏史。

2. 测量脉搏、呼吸、体温、血压,观察病人呼吸频率、节律、深度和形态的改变。观察病人是否发绀、神志是否清楚。了解各种实验室检查结果,如痰液检查(涂片或培养)、胸片检查等。

3. 观察咳嗽、咳痰的程度和性质及有无其他伴随症状,如胸痛、呼吸困难、恶心、呕吐及食欲下降等。

(二) 用药监测

病人服药数天后,观察症状和体征是否得到改善。若病人病情未改善,应协助医生做痰培养和病菌敏感性分析以确定致病菌的耐药性。

(三) 健康教育

告知病人应坚持完成整个抗生素疗程,以确保根除致病菌。肺炎病人即使开始治疗后几天感觉好转,也须接受全程抗生素治疗。早期中断治疗可能导致复发或病原体耐药性增强。如果已治疗几天,病人病情继续恶化,提示病原体可能产生耐药性,应立即复诊。

对病人进行抗生素相关的知识教育。教育病人注意药物的不良反应(如腹泻等),若发生应立即就诊。病人服用易引起光敏性不良反应的药物(如多西环素)后,须注意保护皮肤,避免太阳或紫外线过度光照,若出现晒伤样反应或皮疹,应立即就诊。氨苄西林应空腹服用(即饭前 1 小时或饭后 2 小时),如饭后服用,药物的吸收速率和程度会下降。大环内酯类药物需饭后服用,以减轻胃肠道不良反应。阿奇霉素口服悬浮液则应空腹服用。氟喹诺酮类药物可引起头晕目眩,病人服药期间,在驾驶机动车辆、操作潜在危险的机器或从事需要精力集中或协调动作时,要注意药物副作用。

(李小寒)

第五节　肺　结　核

肺结核是呼吸系统常见的慢性传染性疾病。全球现有肺结核病人约 2000 万,每年新发病例 800 万 ~1000 万,每年死于结核病者约 300 万。我国是结核病发病第二大国,仅次于印度,是世界上结核病疫情负担最重的 22 个国家之一。肺结核的控制主要采用药物治疗。

一、疾病简介

肺结核(pulmonary tuberculosis)是由结核分枝杆菌引起的肺部慢性传染性疾病。基本病理改变为渗出、增生(结核结节形成)和干酪样坏死。肺结核全身性症状中,发热最常见,多为长期午后低热。部分病人有乏力、食欲缺乏、体重减轻、盗汗等症状。当肺部病灶急剧进展播散时,可有高热,妇女可有月经失调或闭经。呼吸系统症状中,咳嗽、咳痰是肺结核的最常见症状,多为干咳或咳少量粘液痰。伴继发感染时,痰呈脓性且量增多。约 1/3~1/2 病人有不同程度咯血。当炎症波及壁层胸膜时,相应胸壁有刺痛,为胸膜炎性胸痛,随呼吸和咳嗽而加重。慢性重症肺结核时,呼吸功能减损,可出现渐进性呼吸困难,甚至发绀。并发气胸或大量胸腔积液时,则有突发性呼吸困难。

二、药物治疗的目的与原则

(一) 药物治疗的目的

肺结核的药物治疗采用化学治疗。化学治疗的目的是迅速杀死病灶中大量繁殖的结核分

阅读笔记

枝杆菌,使病人由传染性转为非传染性,中断传播、防止耐药性产生,最终达到治愈。

(二)药物治疗的原则

化学治疗的原则是早期、联合、适量、规律和全程治疗。

1. 早期 指一旦发现和确诊结核后均应立即给予化学治疗。早期病灶内结核菌以 A 群为主,局部血流丰富,药物浓度高,可发挥其最大的抗菌作用,以迅速控制病情及减少传染性。

2. 联合 是指根据病情及抗结核药的作用特点,联合使用两种以上药物。联合用药可杀死病灶中不同生长速度的菌群,提高疗效,还可减少和预防耐药菌的产生,增加药物的协同作用。

3. 适量 指严格遵照适当的药物剂量用药。用药剂量过低不能达到有效血药浓度,影响疗效,易产生耐药性;剂量过大易发生药物不良反应。

4. 规律 严格按照化疗方案的规定用药,不可随意更改方案、遗漏或随意中断,以避免细菌产生耐药性。

5. 全程 指病人必须按治疗方案,坚持完成规定疗程,以提高治愈率和减少复发率。

整个化疗方案分强化和巩固两个阶段。强化期旨在有效杀灭繁殖菌,迅速控制病情;巩固期的目的是杀灭生长缓慢的结核菌,以提高治愈率,减少复发。总疗程 6~8 个月,其中初治为强化期 2 个月 / 巩固期 4 个月,复治为强化 2 个月 / 巩固期 4~6 个月。

三、药物分类及常用药物

抗结核病药可分为两大类。一类为一线抗结核病药,包括异烟肼、利福平、乙胺丁醇、吡嗪酰胺和链霉素,其疗效好,不良反应较少。另一类为二线抗结核病药,包括对氨基水杨酸、乙(丙)硫异烟胺、氨硫脲等,此类抗菌药物抗菌作用弱、不良反应多,仅用于对结核分枝杆菌一线药耐药的病人。

(一)一线抗结核病药

1. 异烟肼(isoniazid,INH,又名雷米封,rimifon)

(1)口服:①预防,每日 300mg,顿服;儿童,每日 10mg/kg,总量每日不超过 300mg。②治疗,与其他抗结核药合用,每日 5mg/kg,最多每日 400mg,顿服;或每次 15mg/kg,最高 900mg,每周 2~3 次;儿童,每日 10~20mg/kg,每日不超过 300mg,顿服。某些严重结核病(如结核性脑膜炎)儿童,可每日 30mg/kg,每日不超过 500mg。

(2)肌注:治疗剂量同口服。

(3)静滴:用于重症病人,每日 300~600mg。

2. 利福平(rifampicin) 口服:每日 450~600mg,空腹时顿服。

3. 乙胺丁醇(ethambutol) 口服:①结核初治:每日 15mg/kg,顿服;或每次 25mg/kg,最大量每日 1250mg,每周 2~3 次;②结核复治:每日 25mg/kg,顿服,最大量每日 1250mg,连用 2~3 个月,之后每日 5mg/kg,顿服。

4. 吡嗪酰胺(pyrazinamide) 口服:每日 20~25mg/kg,分 3~4 次服用。

5. 链霉素(streptomycin) 肌注:每日 750~1000mg,分 1~2 次注射;儿童每日 15~30mg/kg,分 2 次肌内注射。

(二)二线抗结核病药

1. 对氨基水杨酸(para-aminosalicylic acid,PAS) 静脉滴注:每日 4~12g,应用前加灭菌注射用水适量溶解后再用 5% 葡萄糖注射液 500ml 稀释,2~3 小时滴完。小儿每日 0.2~0.3g/kg。

2. 乙硫异烟胺(ethionamide)和丙硫异烟胺(protionamide) 口服:乙硫异烟胺,每日 500~800mg,顿服,必要时可从小剂量(300mg/ 日)开始。丙硫异烟胺,成人一次 250mg,每日 2~3 次;儿童一次 4~5mg/kg,每日 3 次。

3. 氨硫脲(thioacetazone) 口服:成人最初每日 25~50mg,渐增至每日 100~150mg;儿童体

阅读笔记

重小于 10kg 者每日 25mg，体重 10~20kg 者每日 50mg，20~40kg 者每日 100mg，可分 2~3 次服用或顿服。

四、药物作用机制

(一) 一线抗结核病药

1. 异烟肼

(1) 作用机制：对结核分枝杆菌高度选择，能抑制结核分枝杆菌分枝菌酸的生物合成，从而损伤结核菌细胞壁的完整性及其抗酸性，导致细菌死亡。对生长期的结核分枝杆菌有杀菌作用，对静止期结核分枝杆菌仅有抑菌作用。异烟肼易渗入吞噬细胞，杀灭或抑制胞内的结核分枝杆菌。若结核分枝杆菌对异烟肼产生耐药，则与其他抗结核药之间无交叉耐药性。

(2) 体内过程：异烟肼口服生物利用度达 90%，1~2 小时血药浓度达峰值，分布于全身各组织细胞内液与各种体液，如胸腔积液、腹水、唾液和脑脊液，还能透入干酪病灶。异烟肼主要在肝内代谢，由乙酰化酶转化为乙酰异烟肼和异烟酸等，最后与少量原型药一同从肾排出。由于个体乙酰化酶的表现型不同，异烟肼的代谢分为快、慢两种代谢型。快代谢型的血浆半衰期为 0.5~1.5 小时，连续每日给药情况下，两种代谢型疗效无大差异，如用间歇疗法，则快代谢型疗效低于慢代谢型。慢代谢型不良反应较少见。

异烟肼对抗结核分枝杆菌作用高效、低毒、口服方便，是最好的第一线抗结核病药，适用于各型结核病，对渗出性病灶疗效最佳。对于急性粟粒型结核和结核性脑膜炎，应增大剂量，延长疗程。常需与其他一线药合用，以避免或延缓耐药性产生。此外，单用异烟肼可作为结核菌素试验阳性者（无临床表现与 X 线证据）及接触结核病人的预防用药。

2. 利福平

(1) 作用机制：能与分枝杆菌等敏感的 DNA 依赖性 RNA 多聚酶 β- 亚单位形成稳定的复合物，抑制该酶的活性，抑制初始 RNA 链形成，但并不抑制 RNA 链延伸。利福平能透入细胞内，对吞噬细胞内的结核分枝杆菌也有杀灭作用。结核分枝杆菌能迅速产生耐药性，与细菌胞膜改变使利福平透入减少有关。利福平与其他药无交叉耐药性。常与其他抗结核药合用，治疗各种类型的肺结核，包括初治及复治病人。

(2) 体内过程：利福平口服吸收迅速，2~4 小时后血药浓度达到峰值，有效血药浓度可维持 8~12 小时。血浆蛋白结合率为 89%，能透入各种组织与体液中，在肝、胆、肾和肺中浓度较高，在脑脊液中浓度较低。但脑膜炎时，脑脊液中浓度可达血药浓度的 20%。血浆半衰期为 1.5~5 小时，肝功能不全时血浆半衰期延长。能迅速经胆汁排泄，其中原型药可形成肝肠循环。利福平是肝药酶诱导剂，连续用药 1~2 周，血药浓度可下降 40%。

3. 乙胺丁醇

(1) 作用机制：影响结核分枝杆菌菌体核糖核酸的合成，对各型分枝杆菌都有高度的抗菌作用，最低抑菌浓度为 0.5~0.8μg/ml，对细胞内外的结核菌均有较强的杀菌作用，主要是对生长繁殖期的细菌有较强的杀菌活性，对静止期细菌无作用。与其他抗结核药物联合使用，可提高疗效，治疗各型结核病，单用可产生耐药性，但产生过程较缓慢。与其他抗结核药物之间无交叉耐药性。

(2) 体内过程：乙胺丁醇口服吸收后，广泛分布于组织与体液中，但不易进入脑脊液。2 小时血药浓度达到峰值，血浆半衰期为 3~4 小时，肾功能减退者可延长至 8 小时。红细胞中乙胺丁醇的浓度为血浆浓度的 1~2 倍，药物可以从红细胞中缓慢释放入血浆。经肝脏代谢，经肾脏排泄。

4. 吡嗪酰胺

(1) 作用机制：通过取代烟酰胺而干扰脱氢酶，阻止脱氢作用，妨碍结核分枝杆菌对氧的利用，对结核菌有抑制和杀灭作用，体内的最低抑菌浓度为 12.5μg/ml，抗菌活性随着 pH 值的增

阅读笔记

高而减弱。吡嗪酰胺单独使用极易产生耐药性,与其他抗结核药物无交叉耐药。与利福平、异烟肼合用有明显的协调作用,对异烟肼、链霉素耐药的结核菌也有抗菌作用。一般在强化期应用,与链霉素联合可杀死细胞内外的结核菌,用于治疗各种类型的结核病。

(2)体内过程:吡嗪酰胺口服吸收后2小时血药浓度达高峰,血浆半衰期为9~10小时,吸收后可广泛分布于全身各组织,其中以肝、肺、脑脊液中的浓度最高,几乎与血药浓度接近。吡嗪酰胺主要经肝脏代谢,代谢产物经肾小球滤过排出,部分由胆汁排出。

5. 链霉素

(1)作用机制:作用于结核分枝杆菌菌体核糖体,干扰蛋白质合成,并破坏细菌细胞膜的完整性,从而杀灭或者抑制结核分枝杆菌生长。其抗结核作用仅次于异烟肼和利福平。不易透过血-脑脊液屏障和细胞膜,对结核性脑膜炎的效果差,对细胞内结核菌无效。

(2)体内过程:链霉素口服不易吸收,肌内注射后吸收良好。肌注30分钟后血药浓度达到峰值。有效血药浓度可维持约12小时。链霉素蛋白结合率为20%~30%。半衰期为2.4~2.7小时,半衰期随年龄增长而延长(青年人为2~3小时,40岁以上为9小时或更高);肾衰竭时半衰期可达50~110小时。药物在体内不代谢,约80%~90%经肾小球过滤,随尿液在24小时内排出;另有约1%从胆汁排出,此外也有极少量从乳汁、唾液和汗液中排出。

(二)二线抗结核病药

1. 对氨基水杨酸

(1)作用机制:对结核菌有抑菌作用,主要作用于细胞外结核菌,抑制叶酸的合成,从而影响结核菌的生长繁殖。结核菌对该药产生耐药性较慢,与异烟肼或链霉素合用可增强疗效及延缓耐药性的产生。不宜用于短程治疗,多用于复治病人。

(2)体内过程:对氨基水杨酸水溶液很不稳定,但其钠盐稳定性高,水溶性也高。该药口服吸收快,口服后1~2小时可达血药峰值,血浆半衰期为1小时。静脉注射后血药浓度较口服者高10倍。该药进入体内可分布于全身各组织和体液中,进入脑脊液的量较少,但脑膜炎时可达治疗浓度。该药主要在肝脏乙酰化为无活性的代谢产物,经肾脏排泄。加大剂量后,游离的对氨基水杨酸可增加其抗菌作用。

2. 乙硫异烟胺和丙硫异烟胺

(1)作用机制:均为异烟酸的衍生物,其化学结构与异烟肼相似,但抑菌作用较弱,毒性较强。两者的作用机制、体内过程、不良反应及应用剂量等基本相同,并存在交叉耐药。主要用于复治和耐药结核病人。

(2)体内过程:乙硫异烟胺和丙硫异烟胺口服易吸收,2~3小时达到血药峰值,吸收后可广泛分布于全身各组织和体液中,半衰期为2~4小时,主要经肝脏代谢,由肾脏排泄。

3. 氨硫脲

(1)作用机制:阻碍结核分枝杆菌核酸的合成,有抑菌作用,并能激活吞噬细胞。由于其价格便宜,世界卫生组织将其定为六种基本抗结核药物之一,以备发展中国家应用。氨硫脲与乙硫异烟胺及丙硫异烟胺有单向交叉耐药,即对该药耐药者对后者仍敏感,对后者耐药者对该药不再敏感。与其他抗结核药物之间无交叉耐药。单用易产生耐药,与异烟肼合用可防止耐异烟肼菌株的产生。

(2)体内过程:口服吸收较慢,约4小时后达血药高峰,可分布于全身各组织,但以肾上腺及肺内浓度较高,半衰期为8~12小时,主要经肝脏代谢,由肾脏排泄,在体内有蓄积作用。

五、用药护理

(一)用药评估

1. 评估病人咯血的量、颜色、性质及出血速度。

2. 评估血压、脉搏、呼吸、瞳孔、意识状态等方面的变化。

3. 评估病人的用药史及过敏史。

4. 了解病人肝功能、肾功能、血糖、血常规、尿常规等检查结果。

5. 评估病人的心理社会因素及所处的家庭社会环境。

(二) 用药安全

1. 一线抗结核病药

(1) 异烟肼

1) 不良反应:大多数病人都能耐受治疗剂量异烟肼。不良反应与高剂量用药及过敏有关,包括:①肝脏毒性,可出现一过性转氨酶升高,多见于快代谢型病人,多见于用药后1~2个月,多无自觉症状,与利福平合用,肝毒性可能增加;②中枢神经系统毒性,如眩晕、失眠、反射亢进、排尿困难、诱发癫痫病人惊厥发作;③周围神经炎,如四肢感觉麻木、共济失调、肌肉萎缩、反应迟钝;④过敏反应,如发热、皮疹、过敏性肝炎及血液改变等。多发生于与对氨基水杨酸合用的病人。

2) 注意事项:①对此药过敏、急性肝病及任何原因引起的肝损害者以及妊娠期和哺乳期妇女禁用;慢性肝病或肾病、乙醇中毒、有精神病史、有癫痫史者以及新生儿和老年人慎用。②慢乙酰化者较易产生周围神经炎等不良反应,宜减量应用。③对与该药化学结构类似的药物如对乙硫异烟肼、吡嗪酰胺、烟酸过敏者,可能对该药也过敏。④除预防性用药外,应与其他抗结核药物联合使用,以延缓产生耐药性并增强疗效。⑤该药注射剂刺激性强,可致局部疼痛,应尽量采用口服法,避免注射。同时服用抗酸药时,应在口服抗酸药前至少1小时服用,与食物或抗酸药同服,能减少该药的吸收。⑥静滴该药时,应用0.9%氯化钠注射液或5%葡萄糖注射液溶解并稀释后缓慢滴注。⑦嘱病人用药期间,避免饮酒,以免诱发肝脏毒性反应。不宜进食富含酪胺类的食物(如奶酪、海鱼、葡萄酒等),以免发生皮肤潮红、咽部发痒、喉头水肿甚至呼吸困难等类似组胺中毒症状。勿饮浓茶或咖啡,以免出现高血压反应。用药后3~7周如出现过敏反应,如皮疹、瘙痒症状,应立即停药;服药期间避免驾驶、高处作业或机械操作。按医嘱用药,症状好转,不得擅自减量、停药或增加活动量。一般应空腹给药,以利于吸收,若出现恶心、呕吐、腹上区不适等严重胃肠道反应,则改为餐后服用。按时复查。⑧结核病合并肾病者,应小剂量给药,并注意观察记录液体出入量。⑨给药期间,应注意观察和随访病人的神经系统反应。如出现手足麻木、刺痛、烧灼感等周围神经中毒症状,以及头痛、头晕、抑郁、嗜睡等中枢神经系统症状,或发生欣快感、注意力不集中、失眠等中枢外神经系统兴奋症状,应立即停药,并及时报告医生,及时处理。⑩用药前和治疗中,应做肝功能检查;用药期间,应密切注意观察有无肝炎的前驱症状,如食欲缺乏、异常乏力或软弱、恶心或呕吐等。病人如出现肝毒性症状及体征,应停药,并给予对症处理和保肝治疗。待肝毒性症状及体征完全消失后,方可继续应用该药,此时必须从小剂量开始,逐步增加剂量,如再现肝毒性症状,则应停用该药而改用其他药物。⑪该药可干扰糖代谢,并可使糖尿病恶化,甚至引起糖尿病性昏迷。糖尿病病人使用该药时,应加强监护,并密切注意糖尿病的病情变化。⑫大剂量使用该药时,应适当补充维生素 B_6,有助于防止或减轻周围神经炎及维生素 B_6 缺乏症状。⑬治疗中定期进行眼科检查,发现视物模糊、视力减退或眼痛等视神经炎症状,应立即停药,并定期复查。⑭利福平与该药合用时,可增加肝毒性的危险,尤其是已有肝功能损害者或异烟肼快乙酰化者。因此,在疗程的头3个月应密切观察有无肝毒性征象。

3) 药物协同及拮抗:服用异烟肼时饮酒,易诱发肝脏毒性反应,并加速该药的代谢;与肾上腺皮质激素(尤其泼尼松龙)合用时,可增加该药在肝内的代谢及排泄,导致血药浓度减低而影响疗效;与抗凝血药(如香豆素或茚满双酮衍生物)合用时,由于抑制了抗凝药的酶代谢,使抗凝作用增强;为维生素 B_6 的拮抗剂,可增加维生素 B_6 的经肾排出量,易致周围神经炎的发

阅读笔记

生,同时服用维生素 B_6 者,需酌情增加用量;不宜与神经毒性药物合用,以免增加神经毒性;与吡嗪酰胺、乙硫异烟胺、利福平等其他有肝毒性的抗结核药合用时,可增加该药的肝毒性,尤其是已有肝功能损害者或异烟肼快乙酰化者;与环丝氨酸合用时可增加中枢神经系统的不良反应(如头昏或嗜睡),需调整用量,并密切观察中枢神经系统毒性征象;该药可抑制卡马西平的代谢,使其血药浓度增高,引起毒性反应,卡马西平则可诱导异烟肼的微粒体代谢,使具有肝毒性的中间代谢物增加;与对乙酰氨基酚合用时,由于异烟肼可诱导肝细胞色素 P450,使前者形成毒性代谢物的量增加,可增加肝毒性及肾毒性;与阿芬太尼合用时,异烟肼为肝药酶抑制剂,可延长阿芬太尼的作用;与安氟醚合用可增加具有肾毒性的无机氟代谢物的形成;与双硫仑合用可增强其中枢神经系统作用,产生眩晕、动作不协调、易激惹、失眠等;该药不宜与酮康唑或咪康唑合用,会使后两者的血药浓度降低;与苯妥英钠或氨茶碱合用时可抑制二者在肝脏中的代谢,导致苯妥英钠或氨茶碱血药浓度增高;不可与麻黄碱、颠茄同时服用,以免发生或增加不良反应。

(2) 利福平

1) 不良反应:利福平的不良反应发生率较低。常见的有:①胃肠道反应,如恶心、呕吐、腹痛或腹泻等,一般不严重;②肝脏损害:可引起转氨酶升高,甚至发生黄疸,停药后可恢复。肝功能正常者很少发生,但慢性肝病、乙醇中毒者和老人单用利福平,或同时应用异烟肼时,可增加肝脏损害的发生;③少数人有过敏反应,如药物热、皮疹等。出现过敏反应时应停药;④病人可出现与免疫反应相关的急性溶血、白细胞及血小板减少、间质性肾炎或急性肾衰竭、嗜酸性粒细胞增多等。

2) 禁忌证:对该药过敏、胆道梗阻的病人及妊娠 3 个月内的孕妇禁用;肝病病人及乙醇中毒者应慎用。

3) 注意事项:①该药单用时迅速发生耐药,不宜将该药作为一般抗生素应用。②肝功能不良者常需减少剂量,用量每日不超过 8mg/kg。③该药口服给药,应于空腹时(餐前 1 小时或餐后 2 小时)用水送服,以保证最佳吸收。如出现胃肠道刺激症状,则可在进食后服用。④给药后,病人尿液、汗液等排泄物可呈橘红色,属正常反应。⑤病人服用该药期间,禁止饮酒,以免加重肝毒性;勿同时饮用牛奶、豆浆、米酒、浓茶及麦乳精,以免降低该药的吸收,影响疗效。⑥该药偶可引起青霉素休克样反应,且很严重。一旦出现此反应,应立即按过敏性休克抢救法急救。⑦肝损害一般出现于用药后 6~49 天,可出现血清氨基转移酶升高、肝大,甚至发生严重黄疸,老年人及原有肝功能异常者较易发生,故用药期间应注意观察和随访肝毒性的前驱症状,如食欲缺乏、恶心、呕吐、异常乏力或软弱等,并定期检查肝功能。⑧该药可能引起白细胞和血小板减少,并可导致牙龈出血和感染、伤口愈合延迟等。此时,应避免拔牙等手术,并嘱病人注意口腔卫生,刷牙及剔牙均需谨慎,直至血象恢复正常。⑨该药偶可致流感样综合征,抗感染治疗无效。治疗中一旦出现,应立即停药,并及时报告处理。对于反应虽重而又必须应用者,可合用地塞米松、阿司匹林或吲哚美辛,以减轻反应症状。流感样综合征在某些病人中可能是正常治疗反应的表现,提示用药后机体有较好或较正常的应答。如病人能逐渐耐受或反应较轻可在密切观察下暂不处理。⑩该药可致月经不正常,甚至引起大量出血,育龄女性用药应预先告知,以免引起恐慌。

4) 药物协同及拮抗:①利福平是一种强有力的肝药酶诱导剂,加速其他作为肝药酶底物的药物的代谢、灭活,使这些药物的药效降低。受影响的药物包括奎尼丁、酮康唑、普萘洛尔、雌激素、肾上腺皮质素、口服抗凝药、口服降糖药、茶碱类、抗肿瘤药物等。因此,应避免与之同用,必须同用时,应调整或增加剂量。②利福平可促进雌激素的代谢或减少其肠肝循环,降低口服避孕药的作用,导致月经失调及计划外妊娠。③对氨基水杨酸、巴比妥类及氯氮䓬可减少利福平在肠道的吸收,必须合用时应间隔 6 小时给药。④与异烟肼、乙硫异烟胺合用有协同作

阅读笔记

用,但可增加肝脏损害的危险,尤其是原有肝脏损害者及异烟肼快乙酰化者。⑤与乙胺丁醇合用有加强视力损害的可能。

（3）乙胺丁醇

1）不良反应:①球后视神经炎是最严重的不良反应,主要见于长期、大剂量用药者,表现为视力模糊、眼痛、红绿色盲或视力减退、视野缩小等。一般于用药后 2~6 个月发生,个别病人在停药后 3~4 周才出现。发现后及时停药或经治疗数周或数月可恢复,少数病人在一年左右甚至更长时间恢复。②偶见胃肠症状、过敏反应、肝功能损害、关节肿痛、周围神经炎、高尿酸血症等。

2）禁忌证:①乙醇中毒、对该药过敏、13 岁以下儿童、哺乳期和妊娠期妇女禁用;②肾功能减退、痛风、有视神经炎、糖尿病性视网膜病变者应慎用。

3）注意事项:①服用该药胃肠道反应较为常见,与食物同服可以减轻症状。②用药期间,应定期检查视力、视野、红绿鉴别力,尤其是老年人、糖尿病病人、营养不良者及疗程和每日剂量超过 15mg/kg 者,应每日检查 1 次。治疗中,如出现视觉障碍,应视情况减量或停药。如发生视神经炎,则应立即停药,并给予大剂量 B 族维生素治疗。③注意观察和随访病人有无下肢麻木、关节疼痛、手足软弱无力及精神障碍。如有发生,应立即停药,轻症停药数日症状即可消失,重者需要给予维生素 B_6、维生素 B_1 治疗;④治疗中,应定期检查肝肾功能、血象和听力,发现问题及时停药。

4）药物协同及拮抗:①与乙硫异烟胺同用可增加不良反应;②与神经毒性药物同用,可增加视神经炎、周围神经的神经毒性反应;③与氢氧化铝同用可减少乙胺丁醇的吸收。

（4）吡嗪酰胺

1）不良反应:①肝脏损害为吡嗪酰胺最常见和最严重的不良反应,可表现为肝脏肿大、黄疸、转氨酶升高等,严重者可因肝坏死而导致死亡。常规剂量较少发生,一旦出现明显的肝脏损害,应立即停药。②高尿酸血症可引起痛风发作,表现为关节疼痛,因吡嗪酰胺可促进肾小管对尿酸的重吸收,抑制尿酸的排泄。③其他偶见过敏反应,如发热、皮疹等,个别病人对光敏感,皮肤暴露部位呈红棕色。

2）禁忌证:对该药过敏者、儿童、妊娠及哺乳期妇女禁用;肝病、糖尿病、高尿酸血症、肾功能减退、营养不良及卟啉病病人慎用。

3）注意事项:①该药必须与异烟肼、利福平等联合使用,单用该药易产生耐药性。②对乙硫异烟胺、异烟肼、烟酸或其他化学结构相似药过敏者,也可能对该药过敏。③该药的毒性作用与药物剂量相关,每日服用者每次最大量为 2g,每周服 3 次者每次最大量为 3g,每周服 2 次者每次最大量为 4g。嘱病人多饮水,至少每日 2000ml。如有排尿困难,应及时就医。④肝功能不良者除非必要,不宜使用该药。给药期间应注意观察和随访肝损害的症状与体征,并定期检查肝功能。病人如出现血清氨基转移酶升高或食欲缺乏、发热、异常乏力等肝毒性前驱症状,应及时停药,并报告医生处理。⑤该药可能引起痛风样关节炎,应注意观察和随访痛风症状。一旦发生立即调整剂量,必要时停药处理。⑥个别病人对光敏感,皮肤曝光部位呈鲜红棕色,应嘱病人用药期间注意防日光直晒,并避免紫外线照射。

4）药物协同及拮抗:①与异烟肼、利福平合用有明显的协同作用;②与乙硫异烟胺合用可增强其不良反应;③环孢素与吡嗪酰胺同用时,前者的血药浓度可能减低,因此需监测血药浓度,从而调整药物剂量;④与别嘌醇、丙磺舒、秋水仙碱、磺吡酮合用,吡嗪酰胺可增加血尿酸浓度从而降低上述药物对痛风的疗效。

（5）链霉素

1）不良反应:①过敏反应:皮疹、紫癜及血管神经性水肿等皮肤表现。严重者可发生过敏性休克,还可并发急性溶血性贫血、血红蛋白尿、休克、急性肾衰竭等。②急性毒性反应:以麻

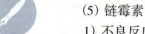

木、头晕、耳聋等为多见,多在用药后 10 天内出现,最短者于注射后 20 分钟内出现麻木,持续 1~6 小时,重者可延续 24 小时而不消失。亦有发生口周麻木、头痛、头晕、乏力、呕吐、运动失调,严重者亦可能发生大汗、呼吸困难、痉挛,不易与过敏性休克区分。③慢性毒性反应:第八对脑神经损害(耳前庭系损害,主要表现眩晕、头痛、经常指误等,以后出现运动性共济失调等;耳蜗系损害,一般发生较迟,常在用药数月后或停药以后发生,其主要症状是耳鸣和耳聋)、对局部的刺激(肌注局部疼痛、肿胀、无菌性脓肿等,鞘内注射可引起发热、苍白、激动、食欲减退、抽搐、休克,严重者可导致死亡等)、对肾脏的损害(链霉素对肾脏的损害较轻,表现为蛋白尿和管型尿,部分出现肾功能暂时减退,停药后可恢复,严重的永久性肾损害并不多见)、对骨髓的抑制(表现为白细胞、血小板减少,再生障碍性贫血及全血细胞减少等,以白细胞减少常见,再障及全血细胞减少偶见)及其他,如多毛症、结膜炎、关节痛、心肌炎、中毒性脑病等。

2) 禁忌证:对链霉素或其他氨基糖苷类药过敏者、孕妇(尤其是前 3 个月内)禁用。

3) 注意事项:①该药偶可引起过敏性休克,反应出现迅猛,死亡率高达 20%,用药前应做皮试(皮试液浓度为 250μg/ml)。给药时和给药后 30 分钟内,甚至是在皮试时,均应加强监察。病人如突然出现不适、口内异常感、眩晕、便意、喘鸣、耳鸣、出汗等休克前驱症状,应立即停药,并做好抢救准备。抢救方法与青霉素过敏性休克的抢救方法相似,但应注意同时迅速静注 5% 氯化钙注射液或 10% 葡萄糖酸钙注射液 10~20ml,疗效良好。②肌注时,应经常更换注射部位,药液浓度一般为 0.2~0.25g/ml,不宜超过 0.5g/ml。③治疗中应多饮水,因补充足量水分可减轻肾损害程度。病人如有不适症状,尤其是感觉头晕、耳鸣、听力减退或耳部饱满感,口唇及面部和指端麻木等症状,或出现血尿、排尿次数减少、极度口渴等症状,应及时停药,并报告医生。④长期用药时和用药后 6 个月内,应对病人定期进行以下监测:听电图检测高频听力损害、温度刺激试验和平衡试验检测前庭毒性,同时注意观察前庭及耳蜗神经损害的早期症状,一旦发现,应及时停药;该药虽为本类药物中肾毒性较轻者,但仍有肾毒性,给药中仍须注意尿量、尿常规、肾功能检查,尿量应在 1500ml/d 以上;该药可偶致体内菌群失调,进而导致葡萄球菌性肠炎或真菌性心内膜炎(多在原有心瓣膜病变的基础上)。

4) 药物协同及拮抗:①与青霉素类药联用对肠球菌、草绿色链球菌有协同抗菌作用;②与其他氨基糖苷类药联用(同用或先后连续局部或全身应用),可增加耳毒性、肾毒性以及神经肌肉阻滞作用;③与依他尼酸、呋塞米等强利尿药同用可能增加耳毒性、肾毒性;④与头孢菌素类药同用可增加肾毒性;⑤与神经肌肉阻滞药同用可加重神经肌肉阻滞作用,导致呼吸抑制;⑥与多黏菌素药同用可增加肾毒性、神经肌肉阻滞作用。

2. 二线抗结核病药

(1) 对氨基水杨酸

1) 不良反应:最常见的不良反应为胃肠道反应,如厌食、恶心、胃灼热、腹痛等,个别可引起胃溃疡和出血。饭后服用或同时服用叶酸、维生素 B_{12} 或抗酸剂可减轻胃肠道反应。少数病人可出现过敏反应、嗜酸粒细胞增多等。对其他水杨酸盐类药及磺胺类药过敏者禁用。肝或肾功能损害、红细胞葡萄糖 -6- 磷酸脱氢酶缺乏、充血性心力衰竭、血象低、甲状腺肿、胃溃疡病人,以及小儿、妊娠期和哺乳期妇女慎用。

2) 注意事项:①该药遇光后易变色,静滴时应在避光下进行,药液变色后不宜使用。溶液宜新鲜配制,避光保存,24 小时内用完。给予片剂时,应仔细检查,若药片已变为棕色或紫色,说明已降解,不可给予病人。②就餐时、餐后服或与抗酸药同服,可减少胃部刺激,如发生胃部刺激,暂时减量或停服 2 周可缓解症状,然后再从小剂量开始,逐渐递增至足量。③告知病人:该药为酸味或先酸后苦,服药后可用清水漱口,并饮水一杯,也可含糖果以祛除苦味。如使用低氯漂白卫生纸,纸遇尿液可呈红色,属正常反应,不必惊慌。如有过敏症状,应立即停药,并报告医生。如有咽喉痛、口痛、全身不适、无力、极度疲劳、出血反应,应立即报告。必须按医嘱

阅读笔记

服药,不可随意停药或增减用量,更不可擅自服用其他药物。阿司匹林及其制剂不可与该药同服。该药可致结晶尿或血尿,用药期间应多饮水,至少每日 2000ml,避免吃酸果、梅脯等酸性食物,因尿酸化将增加结晶的可能。④服用该药期间应注意可能出现的病变或不良反应,如肝大或压痛、甲状腺肿或甲状腺功能低下、厌食、极度疲乏、发热、关节酸痛、剥脱性皮炎、蛋白尿、瘀斑或其他不正常出血。若出现,应立即停药,并报告医生处理。⑤对长期用药者,应定期监测血象、尿常规及肝肾功能。

(2) 乙硫异烟胺和丙硫异烟胺

1) 不良反应:发生率与用药剂量成正比。多数病人会出现胃肠道反应,饭后服用或加服抗酸剂可以减轻,其他可有抑郁、兴奋、肝脏损害、周围神经炎、失眠或嗜睡等。丙硫异烟胺的胃肠道反应较乙硫异烟胺轻,较易耐受,但肝损害较多。对该药或异烟肼、烟酸等化学结构相近药物过敏者、精神病病人、孕妇及 12 岁以下儿童禁用。营养不良、糖尿病、严重肝功能不良、酗酒、哺乳期妇女慎用。

2) 注意事项:①对异烟肼、吡嗪酰胺、烟酸等过敏者可能对该药过敏;②与乙硫异烟胺和氨硫脲有完全交叉耐药性,并有交叉过敏反应;③易引起烟酰胺代谢紊乱,宜适当补充 B 族维生素,尤其需要补充维生素 B_1、B_2、B_3;④对因胃肠反应不能耐受该药者,可酌情减量或分次服用,也可从小量开始,逐步递增用量。餐后给药或同时给予抗酸药(碳酸氢钠)和解痉药(颠茄)等,可减轻胃肠反应;⑤告知病人用药期间应注意:如出现眩晕症状,应就地倚靠、坐下或卧床休息。由蹲、坐或卧位直立时,应扶持,宜缓慢,站立勿过久,并避免热水盆浴或长时间热水淋浴,以免出现意外。避免驾驶、机械操作或高处作业;⑥治疗中,病人如出现视力减退或其他视神经炎症状,应立即进行眼科和视力检查,并定期复查。如出现步态不稳或麻木、针刺感、烧灼感、手足疼痛等周围神经炎症状,以及精神抑郁、精神错乱或其他精神改变,应立即停药;⑦对长期用药者,可补充适量维生素 B_6 和维生素 B_1,有助于预防或减轻周围神经炎症状。给药期间,应注意观察和随访肝损害的症状,并定期检查肝功能,若 ALT、AST 或 BIL 明显升高,应立即报告医生处理。

3) 药物协同及拮抗:与环丝氨酸合用,可使中枢神经系统反应发生率增加;与其他抗结核药合用,可能加重其不良反应;该药为维生素 B_6 拮抗药,可增加其肾脏排泄。

(3) 氨硫脲

1) 不良反应:氨硫脲的毒性较大,最常见的不良反应为胃肠道症状,其他有皮疹、头痛、关节痛、肝和肾损害、造血系统损害等。原有肝病、肾病、贫血及糖尿病的病人禁用。

2) 注意事项:①只适用于住院病人;②不能作间歇疗法;③避免用于结核病合并 HIV/AIDS 病人,以免发生致死性剥脱性皮炎,尤其是与乙硫异烟胺或丙硫异烟胺合用时;④用药期间应定期监测肝、肾功能及血象变化等;⑤使用该药者,一旦出现无其他原因可究的皮肤瘙痒,应立即停药。

3) 药物协同及拮抗:氨硫脲与链霉素合用可增加链霉素的血药浓度及毒性;与氯霉素合用可增加造血系统的毒性。

(三) 用药监测

服用抗结核病药必须评估治疗效果。结核病的有效治疗不仅是为了病人,更是为了防止结核分枝杆菌向公众传播。痰培养阳性的病人在治疗开始时应每月进行痰培养,并且经治疗后痰培养应转变为阴性时方可停止。治疗疗程结束后,胸片检查可为之后的影像学复查作为基线保存。反映疗效的关键指标之一是病人胸片表现。在治疗开始后的前 3 个月,会发现肺部改善。若无肺部改善表现,可考虑结核分枝杆菌的耐药性或有无误诊可能。

(四) 健康教育

阅读笔记

结核病人服药依从性非常重要。由于结核治疗的长期性,所以必须对病人进行充分的治疗,否则会使结核分枝杆菌发生耐药性的几率增加,应告知病人及家属必须规律、全程、合理用药,要求其配合治疗。护理人员要全程督导化疗,对病人反复进行服药依从性教育并在每月病人复诊过程中多次强调。

教育督促病人治疗期间定期复查胸片、肝肾功能、视敏度等,指导病人观察药物疗效和不良反应,若出现药物不良反应,应及时就诊并定期随访。

另外,指导肺结核病人避免劳累和重体力劳动,注意休息及室内空气流通;外出应戴口罩,不随地吐痰,将痰吐到纸上焚烧处理;餐具煮沸消毒,被褥、书籍在烈日下暴晒 6 小时以上;戒烟、酒;避免受凉;进高热量、高蛋白饮食,增加维生素的摄入量。

(李小寒)

要点提示 / key points

1. 上呼吸道感染治疗药物分为减充血剂、抗组胺药、镇咳药、祛痰药及解热镇痛药 5 大类。

Drugs for the treatment of upper respiratory tract infections include five groups:decongestants, antihistamines,expectorants,antitussives,anti-inflammatories,and antipyretics.

2. 哮喘治疗药物包括拟肾上腺素药 -β_2 受体激动剂、茶碱类、M 胆碱受体阻断药、肾上腺皮质激素类、肥大细胞膜稳定剂及白三烯调节剂。

Drugs for the treatment of asthma involve β_2-adrenergic agonists,ophyllines,anticholinergic agents,corticosteroids,mast cell stabilizers,and leukotriene modifiers.

3. COPD 的治疗用药包括 β_2 肾上腺素受体激动剂、抗胆碱能药、茶碱类、肾上腺皮质激素及用于控制感染的抗生素。

Drugs used to treat COPD include β_2-adrenergic agonists,anticholinergics,methylxanthines (theophyllines),corticosteroids,and antibiotics.

4. 常用于治疗下呼吸道感染的抗生素有氨基青霉素类、头孢菌素类、四环素类、大环内酯类和氟喹诺酮类。

The mostly common antibiotics for lower respiratory infections include aminopenicillins, cephalosporins,tetracyclines,macrolides and fluoroquinolones.

5. 一线抗结核病药包括异烟肼、利福平、乙胺丁醇、吡嗪酰胺和链霉素。二线抗结核病药包括对氨基水杨酸、乙(丙)硫异烟胺、氨硫脲等。

Drugs for first-line therapy of tuberculosis include isoniazid,rifampicin,ethambutol,pyrazinamide and streptomycin. Drugs for second-line therapy of tuberculosis include para-aminosalicylic acid, ethionamide and prothionamide,thioacetazone.

6. 上呼吸道感染药物治疗的目的是缓解症状,预防并发症。

The purpose of pharmacotherapy for upper respiratory infections are to relieve symptoms and prevent complications.

7. 哮喘的药物治疗目的包括:病人的哮喘症状得以控制,减少复发;PEF 率正常,变化范围小于 20%;急性发作次数减少,无因哮喘发作引起的急诊;使用 β_2 肾上腺素受体激动剂时,给予最小需要量;病人活动不受限制;药物不良反应最小;气道重塑程度降低或得到改善,以减少肺的不可逆变化;发病率和死亡率降低。治疗原则和策略包括控制哮喘症状和抗炎治疗。

The goals of pharmacotherapy for asthma include:to control symptoms and prevent recurrence,to regain normal PEF rate with variations less than 20%,to use minimal dose of β_2-adrenergic agonists, to decrease the long-term airway remodeling which may lead to irreversible lung changes,to have minimal episodes of exacerbation,minimal adverse effects from medications,no limitation of activities, and no emergency hospital visit,and finally to reduce morbidity and mortality of the patients.

阅读笔记

8. COPD 药物治疗目的是延缓疾病进展,预防急性发作,保证生活质量(如使病人活动不受限、缓解劳动力丧失),改善气道阻塞相关症状,提高运动耐量,改善睡眠质量,降低死亡率。药物治疗原则是缓解咳嗽、支气管痉挛及增强气流。

The goals of pharmacotherapy for COPD are to slow the progression of the disease, prevent acute exacerbations, maintain quality of life (i.e., minimize limitation of activities and loss of productivity), improve the symptoms associated with obstruction, improve exercise tolerance, improve sleep quality and reduce mortality. The principles of drug therapy include the relief of cough and bronchospasm, and the enhancement of airflow.

9. 急性支气管炎药物治疗的目的与原则是控制感染、缓解症状。

The protocol of pharmacotherapy for acute bronchitis is minimizing symptoms and infections control.

10. 慢性支气管炎药物治疗的目的与原则是缓解慢性迁延期症状,缓和急性发作症状,延长临床缓解期的时间间隔。

The goals of pharmacotherapy for chronic bronchitis are to reduce the severity of the chronic symptoms and to ameliorate acute exacerbations with prolonged infection-free intervals.

11. 肺炎药物治疗的目的是控制感染,改善通气,缓解症状,防治并发症,并实现完全临床治愈,最大限度地减少药物的不良反应。

The goals of pharmacotherapy for pneumonia are to control infections, improve ventilation, relieve symptoms, prevent and treat complications, cure the disease and minimize adverse effects of medications.

12. 肺结核的药物治疗目的是迅速杀死病灶中大量繁殖的结核分枝杆菌,使病人由传染性转为非传染性,中断传播、防止耐药性产生,最终达到治愈。化学治疗的原则是早期、联合、适量、规律和全程治疗。

The goals of pharmacotherapy for pulmonary tuberculosis are to rapidly kill M. tuberculosis with mass propagation in the focus of infection, therefore turn the patient from infectious to non-infectious, to interrupt the transmission, to prevent the emergence of drug resistance, and to cure the disease ultimately. The principle of pharmacotherapy is to complete the treatment at the early stage with combined and appropriate drugs regularly and entirely.

案例

病人,女,65 岁。因"咳、痰、喘反复发作 3 年,加重 2 天"入院。自述有慢性咳嗽、咳痰、气喘病史 5 年,2 天前因感冒后出现阵发性咳嗽,咳白色泡沫样痰,胸闷气喘,活动后、凌晨及夜间加重。查咽部充血,扁桃体不肿大,双肺可闻及呼气末哮鸣音。辅助检查血象正常,胸片提示:两肺纹理粗、乱。肺功能提示:气道阻塞,支气管扩张试验阳性。临床诊断:慢性支气管炎、急发支气管哮喘。给予氨茶碱注射液静脉滴注以解痉平喘,头孢呋辛注射液以抗感染,吸入氟替卡松沙美特罗(β_2 受体激动剂和糖皮质激素联合制剂)加强抗炎平喘。经治疗两周后临床症状缓解。

问题:

1. 目前常用的治疗哮喘发作的药物有哪几类? 代表药分别是什么?

2. 氨茶碱的作用机制是什么? 如何进行用药护理?

3. 慢性支气管炎和哮喘药物治疗的目的与原则是什么?

阅读笔记

第五章　消化系统疾病药物治疗

学习目标

学生在学习完本章内容之后能够：

认识与记忆：

1. 阐述消化系统常见疾病的药物治疗原则。

2. 简述胃炎、胃食管反流病、消化性溃疡治疗药物的种类与作用。

3. 列举导泻药物与止泻药物的分类。

4. 复述糖皮质激素治疗炎症性肠病的使用原则。

5. 描述抗病毒药物在慢性乙型肝炎病人中的应用。

6. 简述肝硬化常用治疗药物的作用。

7. 描述胰酶抑制剂在急性胰腺炎病人中的应用。

理解与分析：

1. 理解炎症性肠病相关药物治疗的作用机制。

2. 理解肝硬化常见并发症的药物治疗原则及用药监测。

3. 分析护士在消化系统疾病药物治疗中的作用。

综合与运用：

1. 正确解释消化系统疾病治疗药物的主要作用及常见不良反应。

2. 应用护理程序护理消化系统疾病药物治疗的病人。

　　消化系统由消化管和消化腺两部分组成,其主要功能是对食物进行消化和吸收,同时分泌多种激素参与神经体液的调节。消化系统疾病在临床上十分常见,主要包括食管、胃、肠、肝、胆囊、胰腺、腹膜等的器质性和功能性疾病。据统计,胃肠病和肝病引起的疾病负担几乎占所有疾病的十分之一,严重威胁人类健康,影响人民生活质量。因此,专科护士在了解消化系统疾病的发病机制的基础上,掌握相应的治疗原则,特别是常用药物的治疗及其作用具有重要的指导意义。本章将重点介绍临床常见消化系统疾病的药物治疗,使护士在学习本章内容的基

阅读笔记

础上,结合现代护理理论,掌握消化系统疾病的合理用药及用药护理。

第一节   胃炎、胃食管反流病、消化性溃疡

胃炎、胃食管反流病及消化性溃疡的发病均与体内胃酸的过度分泌有关。通常情况下,使用抑制胃酸分泌的药物或中和胃酸的药物可以明显改善病人症状。由于幽门螺杆菌(Helicobacter pylori,Hp)感染是胃炎和消化性溃疡的常见病因之一,本节在掌握抑酸药、黏膜保护剂、胃肠动力药等的基础上,还需要掌握根除 Hp 的药物治疗方案及相应的用药护理知识。

一、疾病简介

胃炎(gastritis)是胃黏膜对胃内各种刺激因素的炎症反应,Hp 感染是最常见的病因。生理性炎症是胃黏膜屏障的组成部分之一,但当炎症使胃黏膜屏障及胃腺结构受损,则可出现中上腹疼痛、消化不良、上消化道出血甚至癌变。根据其常见的病理生理和临床表现,胃炎可分为急性、慢性胃炎。急性胃炎也称糜烂性胃炎、出血性胃炎、急性胃黏膜病变,在胃镜下见胃黏膜糜烂和出血。常见病因有应激、药物、乙醇、创伤和物理因素、十二指肠 - 胃反流、胃黏膜血液循环障碍等;慢性胃炎胃黏膜呈非糜烂性的炎症改变,如黏膜色泽不均、颗粒状增殖及黏膜皱襞异常等,病变轻者不需要治疗,当有上皮增殖异常、胃腺萎缩时应积极治疗。

胃食管反流病(gastroesophageal reflux disease,GERD)是指胃十二指肠内容物反流入食管引起胃灼热等症状,根据是否导致食管黏膜糜烂、溃疡,分为反流性食管炎及非糜烂性反流病。GERD 也可引起咽喉、气道等食管邻近组织损害,出现食管外症状。GERD 发病机制非常复杂,可能与防御因素(抗反流屏障、食管酸清除率和黏膜抵抗力)和侵袭因素(胃酸 pH 值、胃酸分泌量和十二指肠内容物反流)的不平衡有关。

消化性溃疡(peptic ulcer,PU)是指胃肠道黏膜被自身消化而形成的溃疡,可发生于食管、胃、十二指肠、胃 - 空肠吻合口附近以及含有胃黏膜的 Meckel 憩室。胃、十二指肠球部溃疡最为常见。近年来的实验与临床研究表明,胃酸分泌过多、Hp 感染和胃黏膜保护作用减弱等因素是引起消化性溃疡的主要环节。胃排空延缓和胆汁反流、胃肠肽的作用、遗传因素、药物因素、环境因素和精神因素等都和消化性溃疡的发生有关。消化性溃疡的症状取决于溃疡的部位和病人年龄。最常见的症状为疼痛,多位于上腹部,可由进食或制酸剂所缓解。消化性溃疡的并发症主要包括出血、穿孔、梗阻和癌变等。

Box 5-1【案例与思考】

> **案例**:病人,男,35 岁,以"间断上腹部痛 2 月余"就诊。伴反酸、胃灼热,无呕血、黑便等,既往未行胃镜检查,无药物过敏史。查体:上腹部压痛,无反跳痛,肝脾肋下未触及。B 超示:肝胆胰脾未见明显异常。胃镜检查提示:胃窦部可见一约 0.4cm×0.4cm 大小的黏膜缺损,覆薄白苔,周围黏膜充血水肿,未见活动性出血。胃镜诊断:胃溃疡(gastric ulcer,GU)。快速尿素酶试验:阳性。
>
> **思考:**
> 1. 根除 Hp 治疗与消化性溃疡的愈后有无相关性?
> 2. 该病人是否需要进行根除 Hp 治疗? 根除治疗过程中应注意哪些问题?

阅读笔记

二、药物治疗的目的及原则

(一) 药物治疗的目的

1. **胃炎** 急性胃炎药物治疗的目的是通过治疗原发疾病和创伤,纠正其引起的病理生理紊乱,促进胃黏膜修复。大多数成人胃黏膜均有非活动性的慢性浅表性胃炎,可视为生理性黏膜免疫反应,不需要药物治疗。如慢性胃炎呈活动性,则需要药物治疗。

2. **胃食管反流病** 药物治疗目的在于控制症状、治愈食管炎、提高生活质量、减少复发和防治并发症。

3. **消化性溃疡** 药物治疗目的是控制症状、促进溃疡愈合、预防复发和避免并发症。

(二) 药物治疗的原则

1. **胃炎** 急性胃炎的主要治疗原则是使用抑制胃酸分泌药物减少胃酸的分泌及使用黏膜保护剂;慢性活动性胃炎的药物治疗原则包括根除 Hp、使用抑酸药物及黏膜保护剂等。

2. **胃食管反流病** 该病的主要治疗原则是抑制胃酸分泌包括初始与维持治疗两个阶段。

常用的抑酸药物包括质子泵抑制剂(proton pump inhibitor,PPI)和 H_2 受体拮抗剂(H_2 receptor antagonist,H_2RA)。对初次接受治疗或有食管炎的病人应给予 PPI 治疗,以迅速控制症状,治愈食管炎。维持治疗是巩固疗效、预防复发的重要措施,PPI 和 H_2RA 均可用于维持治疗,但 PPI 的效果更优。维持治疗应以最小的药物剂量达到长期治愈的目的,治疗应个体化。

3. **消化性溃疡** 药物治疗主要包括抑酸治疗和根除 Hp,其中抑酸治疗是缓解病人症状、愈合溃疡的最主要措施,PPI 是首选药物。根除 Hp 是消化性溃疡病的基本治疗,是溃疡愈合和预防复发的有效防治措施。根除 Hp 方案推荐"铋剂 +PPI+2 种抗菌药物"组成的四联疗法,可选用的抗菌药物包括阿莫西林、呋喃唑酮、四环素、克拉霉素、甲硝唑及氟喹诺酮类药物。

三、药物分类及常用药物

(一) 常用药物

胃炎、胃食管反流病、消化性溃疡的治疗药物主要包括抑酸剂、抗酸药和黏膜保护剂。促胃肠动力药也可用于胃食管反流病的治疗,但单独使用效果差,抑酸治疗效果不佳时,考虑联合使用促胃肠动力药,特别是对于伴有胃排空延迟的病人(见表 5-1)。

表 5-1 用于胃炎、胃食管反流病、消化性溃疡治疗的药物种类

分类	常用药物				
质子泵抑制剂	奥美拉唑	泮托拉唑	兰索拉唑	雷贝拉唑	艾司奥美拉唑
H_2 受体拮抗剂	西咪替丁	雷尼替丁	法莫替丁	尼扎替丁	罗沙替丁乙酸酯
抗酸药	氢氧化铝	氧化镁	铝碳酸镁	三硅酸镁	铝镁加
黏膜保护剂	枸橼酸铋钾	米索前列醇	伊索拉定	替普瑞酮	瑞巴派特
促胃肠动力药	甲氧氯普胺	多潘立酮	莫沙必利	伊托必利	

质子泵抑制剂的抑酸作用强大、持久,临床主要用于胃及十二指肠溃疡、胃食管反流病、卓 - 艾综合征、消化性溃疡急性出血、急性胃黏膜病变出血,与抗菌药物联合用于 Hp 根除治疗。

H_2 受体拮抗剂的抑酸作用比 PPI 弱,主要用于治疗十二指肠溃疡、胃溃疡、吻合口溃疡、反流性食管炎及卓 - 艾综合征等,静脉注射可用于上消化道出血。

抗酸药用于胃及十二指肠溃疡、反流性食管炎、急慢性胃炎和十二指肠球炎等。也用于胃酸过多引起的胃部不适,如胃灼痛、胃灼热、反酸、腹胀、恶心、呕吐等。

阅读笔记

黏膜保护剂可用于胃及十二指肠溃疡、吻合口溃疡、糜烂性胃炎等。铋剂可与 PPI、抗菌药物联用用以根除 Hp 治疗。

促胃肠动力药主要用于功能性消化不良引起的各种症状,如上腹部不适、餐后饱胀、早饱、食欲缺乏、恶心、呕吐等。

(二) 抗 Hp 感染根除治疗

推荐根除方案组成:铋剂 +PPI+2 种抗菌药物组成的四联疗法,疗程为 10~14 天;根除治疗前停服 PPI 不少于 2 周,停服抗菌药物、铋剂不少于 4 周。

根除治疗中常规剂量质子泵抑制剂:艾司奥美拉唑 20mg/ 次、雷贝拉唑 10mg/ 次、奥美拉唑 20mg/ 次、兰索拉唑 30mg/ 次、泮托拉唑 40mg/ 次,2 次 / 天。常规剂量铋剂:枸橼酸铋钾 220mg/ 次,2 次 / 天。

抗生素组成方案有 4 种(见表 5-2):①阿莫西林 + 克拉霉素;②阿莫西林 + 左氧氟沙星;③阿莫西林 + 呋喃唑酮;④四环素 + 甲硝唑或呋喃唑酮。

表 5-2　推荐四联方案中抗菌药物的剂量和用法

方案	抗菌药物 1	抗菌药物 2
1	阿莫西林 1.0g/ 次,2 次 / 天	克拉霉素 500mg/ 次,2 次 / 天
2	阿莫西林 1.0g/ 次,2 次 / 天	左氧氟沙星 500mg/ 次,1 次 / 天 或 200mg/ 次,2 次 / 天
3	阿莫西林 1.0g/ 次,2 次 / 天	呋喃唑酮 100mg/ 次,2 次 / 天
4a	四环素 750mg/ 次,2 次 / 天	甲硝唑 400mg/ 次,2 次 /d 或 3 次 / 天
4b	四环素 750mg/ 次,2 次 / 天	呋喃唑酮 100mg/ 次,2 次 / 天

青霉素过敏者推荐的抗菌药物组成方案为:①克拉霉素 + 左氧氟沙星;②克拉霉素 + 呋喃唑酮;③四环素 + 甲硝唑或呋喃唑酮;④克拉霉素 + 甲硝唑。

四、药物作用机制

(一) 质子泵抑制剂

质子泵抑制剂(proton pump inhibitor,PPI)主要包括奥美拉唑、兰索拉唑、泮托拉唑、雷贝拉唑、艾司奥美拉唑、艾普拉唑。

1. 作用机制　PPI 具有弱碱性,易浓集于酸性环境中,特异性地作用于胃黏膜壁细胞顶端膜构成的分泌性微管和胞质内的管状泡上,即胃壁细胞质子泵(H^+-K^+-ATP 酶)所在部位,并转化为亚磺酰胺的活性形式,与质子泵发生不可逆结合,从而抑制 H^+-K^+-ATP 酶的活性,阻断胃酸生成的终末环节,表现出较高的选择性、专一性、不可逆性和持久性。

2. 体内过程　①奥美拉唑口服 10mg 后达峰时间(t_{max})为 0.21 小时,$t_{1/2}$ 为 0.4 小时,餐后给药吸收延迟,但不影响吸收总量。服用 40mg 的生物利用度为 60%,血浆蛋白结合率约为 95%。口服后 2 小时内排泄率约 42%,96 小时从尿中排出总量的 83%,尿中无药物原型;②兰索拉唑口服 30mg 后 t_{max} 为 2 小时,$t_{1/2}$ 为 1.3~1.7 小时,尿中测不出原型药物,全部为代谢物,服药 24 小时后尿排泄率为 13%~14%,在体内无蓄积作用;③泮托拉唑口服后吸收迅速,t_{max} 为 2.5 小时,生物利用度较高,约为 77%,$t_{1/2}$ 为 0.9~1.9 小时。主要通过细胞色素 P450 酶系第 I 系统进行代谢,亦可通过第 II 系统代谢;④雷贝拉唑的 $t_{1/2}$ 为 1 小时,血浆蛋白结合率为 96.3%,经细胞色素 P450 酶系代谢,大约 30% 的药物以衍生物的形式从尿中排泄;⑤艾司奥美拉唑口服吸收迅速,约 1 小时起效,$t_{1/2}$ 为 1~2 小时,绝对生物利用度为 89%,血浆蛋白结合率为 97%,经细胞色素 P450 酶系代谢,绝大多数以代谢物的形式从尿中排出。

阅读笔记

(二) H₂ 受体拮抗剂

H₂ 受体拮抗剂(H₂ receptor antagonist,H₂RA)主要包括西咪替丁、雷尼替丁及法莫替丁。

1. 作用机制　H₂RA 主要作用于壁细胞上的 H₂ 受体,由于结构与组胺相似,竞争性抑制组胺的作用,从而抑制胃酸的分泌。

2. 体内过程　①西咪替丁口服后吸收迅速,0.5 小时达有效血药浓度,90 分钟达到峰浓度,生物利用度约为 70%,血浆蛋白结合率为 15%~20%,$t_{1/2}$ 约为 2 小时,44%~70% 以原型从尿排出;②雷尼替丁口服吸收快,生物利用度约为 50%,$t_{1/2}$ 约为 2~2.7 小时,大部分以原型从肾脏排泄;③法莫替丁口服生物利用度约为 50%,$t_{1/2}$ 约为 3 小时,主要经肾脏排泄。

(三) 抗酸药

抗酸药能中和胃酸、降低胃内酸度,常用的抗酸药有氢氧化铝、氧化镁、铝碳酸镁。

1. 作用机制　抗酸药为弱碱性无机化合物,能够中和胃酸,降低胃内 pH 值。从而使胃酸过多的症状得到缓解,但对胃酸分泌无直接影响。

2. 体内过程　①氢氧化铝起效缓慢,在胃内作用时间的长短与胃排空的快慢有关。空腹服药的作用时间可维持 20~30 分钟,餐后 1~2 小时服药疗效可延长至 3 小时。大部分以磷酸铝、碳酸铝以及脂肪酸盐的形式自粪便排出。②氧化镁在胃酸的作用下生成氯化镁,刺激肠道蠕动,具有轻泻作用。③铝碳酸镁口服不吸收,服用后在体内无蓄积。

(四) 黏膜保护剂

常用的黏膜保护剂有胶体铋剂、米索前列醇、硫糖铝、替普瑞酮、瑞巴派特、伊索拉定等。

1. 作用机制　胃黏膜保护剂具有预防和治疗胃黏膜损伤,保护胃黏膜,促进组织修复和溃疡愈合的作用。作用机制主要包括:①增加胃黏膜血流量;②增加胃黏膜细胞黏液和碳酸氢盐的分泌;③增加胃黏膜细胞前列腺素的合成;④增加胃黏膜和黏液中糖蛋白的含量;⑤增加胃黏膜和黏液中磷脂的含量,从而增加黏液层的疏水性。

2. 体内过程　①枸橼酸铋钾口服后在胃内形成不溶性胶沉淀,很难被消化道吸收。痕量的铋吸收后主要经肾脏排泄,$t_{1/2}$ 约为 5~11 天;②米索前列醇口服吸收良好,$t_{1/2}$ 约为 20~40 分钟,血浆蛋白结合率为 80%~90%。药物在肝、肾、肠、胃等组织中的浓度高于血液,约 75% 经肾脏排泄;③替普瑞酮口服后组织内的浓度高于血药浓度,在肝脏代谢极少,绝大多数以原型经呼吸道、肾脏及粪便排泄;④伊索拉定口服吸收迅速,t_{max} 为 3.5 小时,$t_{1/2}$ 约为 150 小时,代谢物无药理活性,大部分随粪便排泄,小部分随尿液排泄;⑤瑞巴派特口服吸收较好,t_{max} 为 0.5~4 小时,$t_{1/2}$ 约为 2 小时,血浆蛋白结合率达 98% 以上,大部分以原型经尿排出。

(五) 促胃肠动力药

促胃肠动力药是能增加胃肠推进型蠕动的一类药物。常用的有甲氧氯普胺、多潘立酮、莫沙必利、伊托必利。

1. 作用机制　①甲氧氯普胺为多巴胺受体阻断药,主要通过抑制中枢催吐化学感受区(CTZ)中的多巴胺受体,呈现强大的中枢性镇吐作用。还可加强胃及上部肠段的运动,促进胃肠蠕动和排空;②多潘立酮为外周性多巴胺受体拮抗药,可直接阻断胃肠道的多巴胺 D₂ 受体而起到促胃肠运动的作用。多潘立酮能促进上胃肠道的蠕动,使其张力恢复正常,促进胃排空,增加胃窦和十二指肠运动,协调幽门的收缩,抑制恶心、呕吐,并有效地防止胆汁反流;③莫沙必利为强效选择性 5-HT₄ 受体激动剂,能激动胃肠道胆碱能中间神经元及肌间神经丛的 5-HT₄ 受体,促进乙酰胆碱的释放,从而产生胃肠道的促动力作用;④伊托必利通过拮抗多巴胺受体和拮抗胆碱酯酶抑制剂,增强胃的内源性乙酰胆碱,从而发挥双重的促动力作用。

2. 体内过程　①甲氧氯普胺口服后经胃肠道吸收,起效迅速,有明显的首关效应。静脉注射后 1~3 分钟,口服后 30~60 分钟,肌内注射后 10~15 分钟生效。血浆蛋白结合率约为 13%~22%,可通过血脑屏障和胎盘屏障,作用持续时间约为 1~2 小时。口服生物利用度为

阅读笔记

70%,主要经肝脏代谢,$t_{1/2}$约为 4~6 小时,主要经肾脏排泄;②多潘立酮:口服、肌注或直肠给药后迅速吸收,达峰时间分别是 15~30 分钟、15~30 分钟和 1 小时;由于存在首关效应和肝脏及肠壁代谢,口服生物利用度较低。除中枢神经系统外,在体内分布广泛。主要在肝脏代谢,以无活性的代谢产物随胆汁排出;③莫沙必利:口服后吸收迅速,分布以胃肠、肝肾局部浓度较高,t_{max}为 0.8 小时,$t_{1/2}$为 2 小时,血浆蛋白结合率为 99%,主要经肝脏代谢,以代谢物形式经尿液和粪便排泄;④伊托必利:口服后 t_{max} 为 0.5 小时,$t_{1/2}$ 为 6 小时,主要分布在肝脏、肾脏和消化系统,经肝微粒体酶代谢,肾脏排泄。

五、用药护理

(一)用药评估

1. 质子泵抑制剂的用药评估　使用 PPI 进行治疗之前,首先评估病人是否有抑酸治疗的适应证,有适应证时方可使用。其次需要评估病人是否有相应的禁忌证,对奥美拉唑或其他苯并咪唑类药物过敏者、妊娠期妇女禁用,哺乳期妇女使用应暂停哺乳。评估病人的肝肾功能,严重肝肾功能损害时应慎重使用。

2. H_2 受体拮抗剂的用药评估　使用 H_2RA 进行治疗之前,首先评估病人是否有抑酸治疗的适应证,有适应证时方可使用。其次需要评估病人是否有相应的禁忌证,由于本类药物可透过胎盘屏障,并由乳汁分泌,妊娠及哺乳期妇女禁用,急性胰腺炎病人禁用西咪替丁,8 岁以下儿童、苯丙酮尿症者、急性间歇性血卟啉病病人禁用雷尼替丁。评估病人的肝肾功能,严重肝肾功能损害时应慎重使用。

3. 抗酸药的用药评估　使用抗酸药进行治疗之前,首先评估病人是否有抗酸治疗的适应证,有适应证时方可使用。其次需要评估病人是否有相应的禁忌证,长期便秘者应慎用氢氧化铝,肾功能不全者可能导致血中铝离子浓度升高,引起痴呆等中枢神经系统病变,应慎用。早产儿和婴幼儿不宜服用氢氧化铝。严重肾功能不全、阑尾炎、急腹症、肠梗阻、溃疡性结肠炎、消化道或直肠出血诊断不明、慢性腹泻等病人禁用氧化镁。低磷酸盐血症、胃酸缺乏、结肠及回肠造口术、原因不明的胃肠出血、阑尾炎、溃疡性结肠炎和憩室炎、慢性腹泻及肠梗阻病人禁用铝碳酸镁。

4. 黏膜保护剂的用药评估　使用黏膜保护剂进行治疗之前,首先评估病人是否有治疗的适应证,有适应证时方可使用。其次需要评估病人是否有相应的禁忌证,严重肾病病人及妊娠期妇女禁用枸橼酸铋钾。由于米索前列醇对妊娠子宫具有收缩作用,因此妊娠期妇女禁用,对前列腺素类药物过敏者、青光眼、哮喘、过敏性结肠炎及过敏体质者禁用米索前列醇。妊娠期妇女和儿童慎用替普瑞酮、伊索拉定及瑞巴派特。

5. 促胃肠动力药的用药评估　使用促胃肠动力药进行治疗之前,首先评估病人是否有治疗的适应证,有适应证时方可使用。其次需要评估病人是否有相应的禁忌证,嗜铬细胞瘤、乳腺癌、机械性肠梗阻、胃肠出血、妊娠期妇女禁用甲氧氯普胺及多潘立酮,癫痫、对普鲁卡因及普鲁卡因胺过敏者禁用甲氧氯普胺。胃肠道出血、穿孔及刺激胃肠道可能引起危险的疾病禁用伊托必利及莫沙必利。

(二)用药安全

1. 质子泵抑制剂的用药安全

使用 PPI 时应注意:由于此类药物对恶性病变引起的症状同样具有一定的疗效,故用药前应该排除胃及食管的恶性病变。PPI 具有相同的硫酸酰基苯并咪唑结构,常需制成肠溶制剂,服用时应以整片(粒)吞服,不得咀嚼或压碎,并应至少在餐前 1 小时服用;注射液仅用氯化钠注射液或专用溶剂溶解。

PPI 的常见不良反应包括:长期或高剂量使用 PPI 可引起病人尤其是老年病人髋骨、腕骨、

阅读笔记

脊椎骨折；连续使用 3 个月以上可导致低镁血症，在停止使用 PPI 后，血镁水平恢复正常的时间为 1 周；可导致感觉异常、头痛、头晕、嗜睡、失眠等神经系统症状；可致口干、恶心、呕吐、肝功能异常、腹痛、腹泻、维生素 B_{12} 缺乏、皮疹等。

由于 PPI 对胃内 pH 有显著影响，故可能影响其他药物的吸收。在与 PPI 同时使用时，酮康唑和伊曲康唑的吸收会下降；由于大多数 PPI 在肝脏中通过 CYP2C19 酶代谢，因此会增加其他通过该酶代谢药物的血浆浓度，如地西泮、苯妥英钠、华法林等，对于正在接受苯妥英钠、华法林治疗的病人，开始或停用上述 PPI 时应进行监测；PPI 与 CYP3A4 抑制剂克拉霉素合用，会使 PPI 的血药浓度增加。

2. H₂ 受体拮抗剂的用药安全

使用 H_2RA 时应注意：使用前需明确诊断，排除恶性病变，以免延误治疗。

H_2RA 的不良反应包括：①常见头晕、嗜睡；少见定向力障碍、意识混乱、男性乳房肿胀、精神异常；②偶见血浆泌乳素升高、男性乳房女性化、女性泌乳、阴茎勃起功能障碍、精子数量减少；③长期用药可引起胃内细菌繁殖、诱发感染；④突然停药可能引起慢性消化性溃疡、穿孔，系胃酸分泌反跳性增加引起。

由于西咪替丁对肝药酶有较强的抑制作用，可显著降低环孢素、茶碱、阿司匹林、卡马西平、华法林、利多卡因、地高辛、阿片类药物、苯二氮䓬类等药物在体内的消除速度；与苯妥英钠合用时使后者血浆浓度升高，可能导致苯妥英钠中毒；可使甲硝唑、苯巴比妥、三环类抗抑郁药的血浆药物浓度升高，中毒风险增加，应避免同服；与麻醉性镇痛药合用时，显著降低后者的消除速度，使后者作用增强，有引起毒副反应的风险，在慢性肾衰竭病人中出现呼吸抑制、精神错乱、定向力障碍等不良反应；与甲氧氯普胺合用时，西咪替丁的血浆浓度降低，故需要适当增加剂量；与氨基糖苷类抗生素存在相似的神经肌肉阻断作用，二者合用时病人可能出现呼吸抑制或呼吸停止。雷尼替丁、法莫替丁、尼扎替丁与肝药酶的亲和力较小，不抑制肝药酶，不影响茶碱、苯妥英钠、华法林及地西泮等药物的代谢。雷尼替丁与苯妥英钠合用可使苯妥英钠血浆药物浓度升高。停用雷尼替丁后，苯妥英钠血浆浓度迅速下降；可增加糖尿病病人口服磺酰脲类促胰岛素分泌药(格列吡嗪、格列本脲)的降糖作用，引起严重低血糖风险，故合用时应警惕血糖变化；能减少肝血流量，某些经肝代谢、受肝血流量影响较大的药物(华法林、利多卡因、地西泮、环孢素、普奈洛尔)与雷尼替丁合用时，可升高这些药物的血浆药物浓度，延长作用时间和强度，表现出毒性反应；与口服依诺沙星同用，由于 pH 升高，依诺沙星的吸收减少，血浆浓度降低。由于硫糖铝需经胃酸水解后才能发挥作用，与 H₂ 受体拮抗剂合用时硫糖铝的疗效可能降低，宜避免合用。抗酸剂与 H₂ 受体拮抗剂口服制剂合用时，后者吸收减少，故一般不提倡合用，如必须合用，两类药物服用时间应间隔 1 小时以上。

3. 抗酸药的用药安全

使用抗酸药时应注意：由于氢氧化铝会妨碍磷的吸收，导致低磷血症及骨质疏松和骨软化症，故不宜长期大量使用。长期大量服用氧化镁可导致血清钾浓度降低，出现呕吐及胃部不适；肾病病人长期服用氧化镁还可导致眩晕、头昏、心悸等高镁血症症状。

抗酸药的常见不良反应包括：①氢氧化铝可导致便秘；②氧化镁服用过量时可导致腹痛、瘙痒、皮疹、腹泻等；③铝碳酸镁的不良反应轻微，个别病人可能出现胃肠道不适、消化不良等。

铝、镁等与阿奇霉素、喹诺酮类、异烟肼、吩噻嗪类、地高辛、头孢泊肟酯、四环素类、H₂RA、左甲状腺素的口服制剂合用时，使后者的吸收减少。含铝、钙或镁的抗酸剂在足量的情况下，可显著升高尿液的 pH 值，导致水杨酸盐类的肾清除率增加、疗效下降、合用时需要监测；含镁的抗酸剂可促进格列本脲的吸收，引发低血糖反应，不宜合用；氢氧化铝与西咪替丁或雷尼替丁合用，可使后者吸收减少。

阅读笔记

4. 黏膜保护剂的用药安全

使用黏膜保护剂时应注意：铋剂不宜长期大剂量服用，且两种铋剂不得同时服用，血铋浓度超过 $0.1\mu g/ml$ 有发生神经毒性的危险。女性病人使用米索前列醇期间可能出现月经过多及阴道出血，脑血管及冠状动脉病变的病人应慎用米索前列醇。妊娠期妇女慎用替普瑞酮、伊索拉定及瑞巴派特。

黏膜保护剂的常见不良反应包括：头晕、恶心、呕吐、便秘等；铋剂可致口中氨味、舌苔及大便呈灰黑色、恶心、呕吐、食欲减退、便秘、腹泻、头痛、头晕、失眠、铋性脑病及相关的骨关节病、肾毒性、皮疹等。

铋剂在酸性环境中产生保护胃、十二指肠黏膜作用，故不宜与碱性药物合用；H_2RA、PPI 等抑酸药物使胃酸分泌减少，可干扰铋剂的吸收，故不宜合用；替普瑞酮对盐酸、阿司匹林、乙醇等引起的消化性溃疡具有细胞保护作用，与 H_2RA 合用可促进溃疡的愈合。

5. 促胃肠动力药的用药安全

使用促胃肠动力药时应注意：肝肾疾病病人、小儿及老年人使用甲氧氯普胺会导致锥体外系反应的危险性增加，应慎用。1 岁以下婴幼儿使用多潘立酮有发生中枢神经系统不良反应的可能，应慎用。高龄病人使用伊托必利易导致不良反应，使用时应注意。服用 2 周后消化道症状无改善时，应停用。

促胃肠动力药的的常见不良反应包括：甲氧氯普胺的主要不良反应是镇静作用，可有倦怠、嗜睡、头晕等，少见便秘、腹泻、皮疹、溢乳、男性乳房发育等；大剂量或长期使用甲氧氯普胺可导致锥体外系反应。多潘立酮的不良反应较少，偶见头痛、头晕、嗜睡、倦怠等，常用剂量极少出现锥体外系反应。伊托必利可导致皮疹、发热、尿素氮或肌酐升高、腹泻、腹痛、头痛、白细胞减少等。莫沙必利的不良反应主要表现为腹泻、腹痛、口干、皮疹、倦怠、头晕、心悸、甘油三酯及转氨酶升高等。

甲氧氯普胺与乙醇及中枢抑制剂合用，镇静作用增强；与抗胆碱能药物和麻醉止痛药合用有拮抗作用；甲氧氯普胺可释放儿茶酚胺，正在使用单胺氧化酶抑制剂的高血压病人应注意监测；与吩噻嗪类药物联用会导致锥体外系反应的发生率及严重性增加。多潘立酮不宜与唑类抗真菌药物、大环内酯类抗生素、HIV 蛋白酶抑制剂合用、抗胆碱能药物、抑酸药、抗酸药同服；与锂剂和地西泮合用，可引起锥体外系反应。伊托必利、莫沙必利与抗胆碱能药物合用时，可相互抵消作用。

（三）用药监测

病人使用药物治疗后，反酸、胃灼热、腹痛等症状得到缓解，有食管病变的病人，内镜下示病变好转或消失，消化性溃疡病人除症状好转外，内镜下可见溃疡愈合，疾病并发症得到较好预防，病人生活质量得到持续的改善。

监测病人服药期间是否发生不良反应；服用 PPI 期间应定期检测肝功能变化。使用 H_2RA 治疗应定期监测肝肾功能及血细胞水平；由于老年人大剂量应用时可出现精神紊乱、语言含糊、幻觉甚至昏迷，用药期间定期监测。由于抗酸剂仅可直接中和已分泌的胃酸，不能抑酸，有些抗酸剂甚至造成反跳性胃酸分泌增加，所以尽量使用其复方制剂，以增强其抗酸作用。

（四）健康教育

1. 健康指导　①胃食管反流病的病人白天进餐后不宜立即卧床，为了减少卧位及夜间反流，睡前 2 小时内不宜进食，可将床头抬高 15~20 厘米；注意减少引起腹压增高的因素，如肥胖、便秘、紧束腰带等；应避免进食高脂肪、巧克力、咖啡、浓茶。戒烟及禁酒。②胃炎病人应少吃熏制、腌制、富含硝酸盐和亚硝酸盐的食物，多进食新鲜食物，避免过于粗糙、浓烈、辛辣食物及长期大量饮酒、戒烟。保持良好心理状态及充分睡眠。应避免服用不必要的 NSAIDs 药物，尤其是在疾病活动期，以免加重胃黏膜损害。③消化性溃疡病人应尽量避免诱发溃疡的因素，包括戒烟、戒酒，注意生活饮食规律。尽量避免服用对胃黏膜有损伤的药物，如 NSAIDs、四环素、

阅读笔记

红霉素、泼尼松等药物。

2. 用药依从性 病人药物治疗依从性受到多方面因素影响：①社会人口学因素：研究证明，年龄，教育程度和社会经济状况等是影响依从性的重要因素，一般老年人，文化程度较高及经济状况较好的病人依从性好；②对疾病认知程度：病人对所患疾病重视程度较高、对疾病和治疗的了解越多，药物信念越好，依从性越好；③药物因素：药物的有效性、副作用、给药途径及频率是影响依从性的重要因素；④其他：病人在长期治疗过程中失去信心，从而对医生或护士的指导置之不理，导致依从性较差。另外到医院就诊手续繁琐，候诊时间长，路途遥远等因素常常限制病人求医用药，降低用药依从性。

根据影响依从性的因素，需要采取以下措施提高病人的依从性：①优化治疗方案：治疗上要根据病人的病情，社会经济状况及生活习惯，制定科学的治疗方案，精准用药；②加强病人健康教育：提高病人对自身疾病的认识，明确用药时间及期限，并以电话或网络等方式提醒及监测病人用药，提高长期治疗的依从性，尽可能减少病人因为对疾病及药物的认识不足而自行停药；③健全家庭和社会的支持：加强与病人家属的沟通，特别应注意让家属采用一定的方式提醒老年人用药，提高其依从性。同时针对路途遥远，就诊不便，病情较稳定的病人，开设简易门诊，简化繁琐就医程序，降低依从性不佳的客观因素。

（张抗怀　王　娜）

第二节　便秘、腹泻及肠易激综合征

便秘、腹泻及肠易激综合征均伴有排便习惯的改变，同时可能伴有腹部不适或疼痛。通过使用止泻剂、泻药或解痉剂可缓解症状。本节在介绍便秘、腹泻及肠易激综合征的基础上，重点阐述相应的药物治疗方案及用药护理知识。

一、疾病简介

便秘（constipation）是指排便困难或费力、排便不畅、排便次数减少、粪便干结量少。便秘根据有无器质性病变分为器质性和功能性便秘，按病程或起病方式可分为急性便秘和慢性便秘，一般认为便秘时间大于 12 周为慢性便秘。

腹泻（diarrhea）是指排便次数增多（>3 次／日），粪便量增加（>200g/ 日），粪质稀薄（含水量>85%）。腹泻分为急性腹泻与慢性腹泻两类，病史短于 3 周为急性腹泻，超过 3 周或长期反复发作为慢性腹泻。腹泻是临床上多种疾病的常见症状。

肠易激综合征（irritable bowel syndrome，IBS）是一种以腹痛或腹部不适伴排便习惯改变为特征的功能性肠病。根据排便的特点和粪便的性状可将 IBS 分为腹泻型、便秘型和混合型。病人以中青年居多，老年病人少见，男女比例约为 1：2。

二、药物治疗的目的及原则

（一）药物治疗的目的

1. 便秘 药物治疗的目的是缓解症状，恢复正常肠动力和排便生理功能。
2. 腹泻 药物治疗的目的是缓解症状，恢复正常的排便功能。
3. 肠易激综合征 药物治疗的目的是消除病人顾虑，改善症状，提高生活质量。

（二）药物治疗的原则

1. 便秘 强调个体化的综合治疗，包括调整病人的精神心理状态，推荐合理的膳食结构，建立正确的排便习惯。对于便秘需要长期使用药物维持治疗者，应避免滥用泻药。选用药物时应充分考虑药效、安全性、药物依赖性及性价比，避免长期使用刺激性泻药，也可间歇性使用促动力药。

2. 腹泻　应针对病因进行治疗,同时根据其病理生理特点给予对症治疗和支持治疗。止泻药适用于剧烈腹泻或长期慢性腹泻的病人,以防机体过度脱水、水盐代谢失调、消化及营养障碍。

3. 肠易激综合征　应强调综合治疗和个体化治疗相结合的原则。解痉药可用于缓解腹痛。腹泻型 IBS 病人可根据症状选择止泻药,洛哌丁胺或地芬诺酯适用于腹泻症状较重者,但不宜长期使用,轻症腹泻者宜使用蒙脱石散等吸附止泻药。便秘型 IBS 病人可酌情使用泻药,宜使用作用温和的轻泻剂以减少药物不良反应和依赖性。对于上述治疗无效且精神症状明显者可使用抗抑郁药治疗。

三、药物分类及常用药物

(一) 泻药

泻药是促进排便反射或使排便顺利的药物。按其作用原理可分为四类:容积性泻药、刺激性泻药、润滑性泻药、渗透性泻药。常用的药物有硫酸镁、酚酞、甘油、聚乙二醇、乳果糖等(见表 5-3)。

表 5-3　泻药的分类及常用药物

分类	常用药物		
容积性泻药	欧车前		
渗透性泻药	硫酸镁	乳果糖	聚乙二醇
刺激性泻药	比沙可啶	酚酞	
润滑性泻药	甘油	液状石蜡	

硫酸镁用于导泻、肠内异常发酵,与药用炭合用可治疗食物或药物中毒。酚酞用于习惯性顽固性便秘,也可在各种肠道检查前用作肠道清洁剂。甘油用于便秘的治疗。乳果糖可恢复老人或儿童正常的排便习惯,预防大便干结成硬块,也用于药物引起的便秘。聚乙二醇用于成人便秘的对症治疗和肠道手术前及肠镜、钡灌肠等肠道检查前的准备。

(二) 止泻药

止泻药可通过减少肠道蠕动或保护肠道免受刺激而达到止泻作用。止泻药适用于剧烈腹泻或长期慢性腹泻,以防止机体过度脱水、水盐代谢失调。同时应针对病因进行治疗见表 5-4。

表 5-4　止泻药的分类及常用药物

分类	常用药物	
吸附性止泻药	蒙脱石散	药用炭
吗啡类似物及其他	地芬诺酯	洛哌丁胺

蒙脱石散用于急、慢性腹泻,尤其对儿童急性腹泻疗效为佳,必要时应同时治疗脱水。也用于食管炎及与胃、十二指肠、结肠疾病有关的疼痛的对症治疗。药用炭用于腹泻、胃肠胀气、食物中毒、生物碱中毒等;也可与硫酸镁合用,以排出胃肠道内细菌及毒物。地芬诺酯用于急、慢性腹泻及慢性肠炎。洛哌丁胺用于急性腹泻及各种原因引起的慢性腹泻。对胃、肠部分切除术后和甲亢引起的腹泻也有效。尤其适用于应用其他止泻药效果不显著的慢性功能性腹泻。

(三) 解痉药

解痉药通过减弱胃肠道的蠕动功能,松弛食管及胃肠道括约肌,从而减慢胃的排空和小肠转运,减弱胆囊收缩,降低胆囊压力,减弱结肠蠕动(表 5-5)。

表 5-5 解痉药的分类及常用药物

分类	常用药物	分类	常用药物
Ca^{2+} 拮抗剂	匹维溴铵	异喹啉类衍生物	屈他维林
罂粟碱衍生物	阿尔维林	其他类	曲美布汀

匹维溴铵用于治疗与肠易激综合征有关的腹痛、排便紊乱、肠道不适,以及与肠道功能性疾患有关的疼痛和钡灌肠前准备等。曲美布汀用于慢性胃炎引起的胃肠道症状,如腹部饱胀、腹痛、嗳气等,也用于肠易激综合征的治疗。阿尔维林用于胃肠系统的易激痛、胆道痉挛;泌尿道结石或感染引发的痉挛性疼痛;下泌尿道感染引起的尿频、膀胱痉挛及其泌尿系手术后的痉挛性疼痛。屈他维林用于胃肠道平滑肌痉挛、应激性肠道综合征;胆绞痛和胆道痉挛、胆囊炎、胆囊结石、胆道炎;肾绞痛和泌尿道痉挛、肾结石、输尿管结石、肾盂肾炎、膀胱炎;子宫痉挛、痛经、先兆流产、子宫强直。

四、药物作用机制

(一) 泻药

1. **作用机制** ①硫酸镁:口服后不吸收,在肠内形成一定的渗透压,使肠内保留有大量水分,刺激肠道蠕动而排便;②酚酞:口服后在肠内遇胆汁及碱性液形成可溶性钠盐,刺激结肠黏膜,促进其蠕动,并阻止肠液被肠壁吸收而起缓泻作用;③甘油:能润滑并刺激肠壁,软化大便,使其易于排出;④乳果糖:口服后不吸收,其渗透性使水和电解质保留于肠腔,在结肠中细菌将其分解成乳酸、醋酸,使肠内渗透压进一步增高,使粪便的容量增大,刺激肠道蠕动,产生缓和的导泻作用,也有利于氨和其他含氮物质的排出;⑤聚乙二醇:为高分子聚合物,口服后不吸收,可在粪便中保持大量水分而产生导泻作用。

2. **体内过程** ①硫酸镁:口服约有 20% 吸收,约 1 小时起效,持续作用1~4 小时,静脉注射几乎立即起效,作用持续约 30 分钟;肌内注射后约 1 小时起作用,作用持续 3~4 小时。肌内注射或静脉注射后均经肾排泄,排泄速度与血镁浓度和肾小球滤过率有关。在肠内形成一定的渗透压,使肠内保留大量的水分,刺激肠道蠕动而排泄。肠道内难吸收,少量 Mg^{2+} 吸收,从尿排出。②酚酞:口服后约 15% 吸收,进行肝肠循环,作用持续 3~4 日。③甘油:直肠给药后15~30 分钟起效。④乳果糖:在胃和小肠中不会被消化分解,并且几乎不被小肠吸收,可以完整地通过小肠到达结肠。口服后 24~48 小时起效,其生物利用度较小。乳果糖在结肠广泛代谢,被结肠细菌代谢形成小分子酸,使结肠内容物酸化。3% 未被代谢的乳果糖随尿排出,少量经胆汁随粪便排泄。⑤聚乙二醇:口服后不被肠道吸收代谢,在各给药量时,血清电解质、尿量和尿中电解质浓度都不出现有临床意义的变动,药物随粪便一起排出体外。

(二) 止泻药

1. **作用机制** ①蒙脱石散:对各种细菌产生的毒素有固定作用,同时可以减少肠细胞的运动失调,恢复肠蠕动的正常节律;②药用炭:为活性化炭末,炭末分子间空隙多,表面积大,能吸附可导致腹泻及腹部不适的多种刺激物,减轻其对肠壁的刺激而减少肠蠕动,起到止泻作用;③地芬诺酯:对肠道的作用类似吗啡,可直接作用于肠道平滑肌,通过抑制肠黏膜感受器,消除局部黏膜的蠕动反射而减弱肠蠕动,同时可增加肠的节段性收缩,使肠内容物通过延迟,从而促进了肠内水分的吸收;④洛哌丁胺:可抑制肠道平滑肌的收缩,减少肠蠕动。还可减少肠壁神经末梢释放乙酰胆碱,通过胆碱能和非胆碱能神经元局部的相互作用直接抑制蠕动反射。

2. **体内过程** ①蒙脱石散:口服后均匀覆盖在肠腔表面,可维持 6 小时;②药用炭:口服不吸收,仍由肠道排出;③地芬诺酯:口服后 45~60 分钟起效,作用持续 3~4 小时,生物利用度

阅读笔记

为90%。大部分在肝脏代谢,代谢物地芬诺酯酸具有生理活性,$t_{1/2}$为2.5小时;④洛哌丁胺:口服后易被肠壁吸收,几乎全部进入肝脏代谢,由于它对肠壁的高亲和力和首关效应,口服吸收约40%,几乎全部进入肝脏代谢,$t_{1/2}$约为7~15小时。大部分自肠道排泄,尿中排泄约占5%~10%。

(三) 解痉药

解痉药可松弛胃肠道括约肌,对伴有腹痛的IBS病人具有显著的治疗作用。

1. **作用机制**　①匹维溴铵:是一种对胃肠道具有高度选择性解痉作用的钙拮抗药,对平滑肌的作用机制和其他钙拮抗剂一样,但对结肠平滑肌具有高度选择作用。匹维溴铵通过阻断钙离子流入肠壁平滑肌细胞,防止肌肉过度收缩而达到解痉作用,能消除肠平滑肌的高反应性,并增加肠道蠕动能力;②曲美布汀:对胃肠道平滑肌具有双向调节作用,主要通过以下途径发挥作用:抑制K^+的通透性,引起去极化,从而引起收缩;作用于肾上腺素受体,抑制去甲肾上腺素释放,从而增加运动节律。抑制Ca^{2+}的通透性,引起舒张;作用于胆碱能神经κ受体,从而改变运动亢进状态;③阿尔维林:为人工合成的罂粟碱衍生物,直接作用于平滑肌,是一种选择性平滑肌松弛剂,选择性作用于胃肠道、子宫、泌尿生殖道,正常剂量下对气管和血管平滑肌无影响。主要通过影响离子通道的电位敏感度与磷酸肌醇代谢途径发挥作用;④屈他维林:是直接作用于平滑肌细胞的亲肌性解痉药,通过抑制磷酸二酯酶,增加细胞内环磷酸腺苷的水平,抑制肌球蛋白轻链肌酶,使平滑肌舒张,从而解除痉挛。

2. **体内过程**　①匹维溴铵:口服吸收差,仅不足10%剂量的药物进入血液,并几乎全部与血浆蛋白结合。代谢迅速,$t_{1/2}$约为1.5小时,主要经肝胆从粪便排出体外;②曲美布汀:口服后在肝脏、消化系统浓度较高,$t_{1/2}$约为2小时,在体内经水解、N位脱甲基形成结合物后,由尿排出;③阿尔维林:口服后在体内迅速被代谢,代谢物有4种,其中对平滑肌产生抑制作用的主要为第一种代谢物,其作用强度为原型的数倍。$t_{1/2}$约为0.8小时,主要随尿以结合形态排出;④屈他维林:口服吸收迅速、完全。血浆蛋白结合率高,约为95%~98%,药物吸收后分布迅速,经尿液与粪便排出体外。

五、用药护理

(一) 用药评估

1. **泻药的用药评估**　便秘的治疗应遵循个体化的综合治疗原则,需要应用泻药维持治疗的病人,应首先评估治疗的适应证,避免滥用泻药;其次要评估有无用药的禁忌证。肠道出血、急腹症、妊娠期及绝经期妇女禁止使用硫酸镁导泻。阑尾炎、肠梗阻、未诊断明确的肠道出血、充血性心力衰竭、高血压病人、哺乳期妇女及婴儿禁止使用酚酞。炎症性肠病、肠梗阻及未明确诊断的腹痛病人禁用聚乙二醇。对乳果糖过敏、阑尾炎、胃肠道梗阻、不明原因腹痛、尿毒症及糖尿病酸中毒病人禁用乳果糖。

2. **止泻药的用药评估**　使用止泻药进行治疗前应首先评估治疗的适应证,严重的非感染性腹泻病人可使用止泻药进行治疗;其次要评估有无用药的禁忌证。肝功能不全、正在使用成瘾性药物的病人、儿童、妊娠及哺乳期妇女慎用地芬诺酯。2岁以下小儿,发生胃肠胀气或严重脱水的小儿,伪膜性肠炎、妊娠及哺乳期妇女,严重中毒性或感染性腹泻、重症肝损害病人慎用洛哌丁胺。

3. **解痉药的用药评估**　使用解痉药进行治疗前应首先评估治疗的适应证,有适应证时方可使用;其次要评估有无用药的禁忌证。妊娠及哺乳期妇女、儿童不宜使用曲美布汀。儿童及妊娠期妇女禁用匹维溴铵,哺乳期妇女慎用。严重肝、肾功能不全,妊娠及哺乳期妇女禁用屈他维林。对阿尔维林过敏、麻痹性肠梗阻、前列腺肿瘤病人禁用阿尔维林,妊娠及哺乳期妇女慎用。

阅读笔记

(二) 用药安全

1. 泻药的用药安全

使用硫酸镁导泻时应注意：如果服用大量浓度过高的溶液，可能自组织中吸取大量水分而导致脱水，因此宜在清晨空腹服用，并大量饮水，以加速导泻作用和防止脱水。硫酸镁常见的不良反应包括脱水、镁中毒、面部潮红、出汗、口干、恶心、呕吐、心慌、呼吸抑制、心律失常、低钙血症、肺水肿、新生儿高镁血症、嗳气、腹痛、食欲减退、便秘、麻痹性肠梗阻等。与硫酸镁注射液有配伍禁忌的药物有：硫酸多粘菌素 B、硫酸链霉素、葡萄糖酸钙、盐酸多巴酚丁胺、盐酸普鲁卡因、四环素、青霉素等。

酚酞可干扰酚磺酞排泄试验，使尿变成品红或橘红色，同时酚磺酞排泄加快。酚酞的常见不良反应包括皮疹，长期使用可导致血糖升高、血钾降低，也可出现过敏反应、肠炎及出血倾向。过量或长期滥用可造成电解质紊乱、诱发心律失常、神志不清、肌痉挛、倦怠无力等。酚酞与碳酸氢钠或氧化镁等碱性药物合用，能引起尿液及粪便变色。

乳果糖用于乳糖酶缺乏症病人时，需注意本药中乳糖的含量。在便秘治疗剂量下，不会对糖尿病病人带来任何问题，用于治疗肝性脑病或昏迷前期的剂量较高，糖尿病病人应慎用。乳果糖不良反应少且轻微，偶有腹部不适、腹胀、腹痛，剂量大时偶见恶心、呕吐，长期大量使用致腹泻时会出现水电解质失衡，以上不良反应在减量或停药后不久可消失。乳果糖与抗酸药合用时，可使肠内 pH 值升高，降低乳果糖的疗效，不宜合用。

服用聚乙二醇电解质时，需按服用方法及用量服药，每次服药应尽可能快速服完。开始服药 1 小时后，肠道运动加快，排便前病人可能感到腹胀，如有严重腹胀或不适，可放慢服用速度或暂停服用，待症状消除后再继续服用。本药在消化道不吸收，不良反应较少，过量服用可导致腹泻。服用本药前 1 小时口服的其他药物可能经消化道排出，从而影响人体对该药物的吸收。

使用开塞露时，应注意注药导管的开口应光滑，以免擦伤肛门或直肠。

2. 止泻药的用药安全

使用蒙脱石散时，1 袋内容物要加入 50 毫升温水，摇匀后立即服用。不能将散剂直接倒入口内用水冲服，或将散剂用水调成糊状服用，这样会使药物在消化道黏膜表面分布不匀，影响疗效。治疗急性腹泻时，应注意纠正脱水。如出现便秘，可减少剂量继续服用。由于本药可能影响其他药物的吸收，如需服用其他药物，建议与本药间隔一段时间（如 1~2 小时）。

药用炭能吸附并减弱其他药物的作用，影响消化酶活性。服药期间若出现便秘，可用中药大黄饮片或番泻叶 2~6 克，浸泡代茶饮即可缓解。

使用洛哌丁胺时应注意以下几点：腹泻病人，尤其是儿童，经常发生水和电解质丢失，补充水和电解质是最重要的治疗措施；对于急性腹泻，如服用本药 48 小时后，临床症状无改善，应停用；由于本药有较高的首过代谢特性，肝功能障碍可能导致药物相对过量，应注意中枢神经系统毒性反应症状；由于本药的大部分可以代谢，代谢产物和原型药物经粪便排泄，因此，肾病病人不需进行剂量调整；本药治疗腹泻时，可能出现乏力、头晕或困倦的症状，因此在驾驶和操作机器时，应予以注意。洛哌丁胺的不良反应包括：偶见口干、胃肠痉挛、便秘、恶心和皮肤过敏。

地芬诺酯长期应用时可产生依赖性，只宜用常量短期治疗，以免产生依赖性。其依赖性较阿片弱，肝病病人及正在服用成瘾性药物病人宜慎用，腹泻早期和腹胀者应慎用。由痢疾杆菌、沙门菌或某些大肠埃希菌引起的急性腹泻，细菌常侵入肠壁黏膜，本药降低肠运动，推迟病原体的排除，反而延长病程，故本药不能用作细菌性腹泻的基本治疗药物。地芬诺酯的不良反应包括：服药后偶见口干、腹部不适、恶心、呕吐、嗜睡、烦躁、失眠等，减量或停药后即消失；大剂量（每次 40~60 毫克）可产生欣快感，长期服用可致依赖性（但用常量与阿托品合用进行短期治疗，则产生依赖性的可能性很小）。地芬诺酯可增强巴比妥类、阿片类及其他中枢抑制药的作

阅读笔记

用,故不宜合用,与单胺氧化酶抑制剂合用有发生高血压危象的潜在危险,可使呋喃妥因的吸收加倍。

3. 解痉药的用药安全

曲美布汀的毒性较低,不良反应少而轻微,偶有便秘、腹泻、口渴、口内麻木感、心动过速、困倦等。与普鲁卡因合用,可对窦房结传导产生相加性的抗迷走作用,合用时应监测心率和心电图。

服用匹维溴铵时,切勿咀嚼或掰碎药片,宜在进餐时用水吞服。不要在卧位或临睡前服用。不良反应可见腹痛、腹泻、便秘,偶见瘙痒、皮疹、恶心、口干等。

屈他维林的不良反应比较轻微,偶有头晕、恶心。本药可减弱左旋多巴的抗帕金森病作用。

阿尔维林在治疗剂量下几乎无副作用,超剂量使用会有胃肠不适、嗜睡、头晕、虚弱、头痛、口干或低血压等。三环类抗抑郁药、普鲁卡因或衍生物、抗组胺药可增强阿尔维林的作用,氟康唑、咪康唑、全身性胆碱能药可使其作用减弱。

(三) 用药监测

病人使用药物治疗后,腹泻、便秘、腹痛等症状得到缓解,生活质量得到明显改善则说明药物治疗有效。

监测病人服药期间是否发生不良反应。泻药、止泻药及解痉药的不良反应都比较轻微,常规治疗剂量下不良反应少见。功能性便秘、IBS 病人如需长期服药维持治疗,应注意定期监测电解质、血常规及肝肾功能。

(四) 健康教育

1. 健康指导   ①便秘者除应多饮水外,还应养成定时排便的习惯,高膳食纤维素食物可能对便秘有效(但对腹痛和腹泻不利);②腹泻病人应注意补充水、电解质,清淡饮食;③ IBS 病人日常饮食中应避免诱发或加重症状的食物,包括:富含发酵性寡糖、双糖、单糖及多元醇等成分的食物;高脂肪、辛辣、麻辣和重香料的食物;一旦明确食物过敏原,应避免摄入含有该过敏原成分的食物。调整相关的生活方式对改善 IBS 症状有益。

2. 用药依从性   腹泻、便秘及 IBS 的根本目的是缓解病人症状,改善病人生活质量。尤其是 IBS 病人,需要长期服药治疗,用药依从性对病人药物治疗是否成功具有重要的意义。

首先应告知病人遵医嘱服药的重要性,严格遵医嘱服药是正确评价药物治疗效果、调整药物治疗方案的前提。①加强疾病宣教:通过宣教课堂或发放宣传手册的方式,加强病人对 IBS 的认识,使其充分了解药物治疗的重要性,从而提高长期治疗的依从性;②加强用药指导:对病人进行个体化用药教育,使病人明确每种药物的使用方法和注意事项,避免病人对药物的认识不足降低疗效;③健全家庭和社会的支持:加强社会及家庭对病人的支持,帮助病人坚定战胜疾病的信念,从而提高病人治疗依从性。

(张抗怀   王　娜)

第三节   炎症性肠病

炎症性肠病(inflammatory bowel disease,IBD)是一类由环境、遗传、感染和免疫多种因素引起的、异常免疫介导的肠道慢性及复发性炎症,有终生复发倾向。IBD 的主要疾病类型包括溃疡性结肠炎和克罗恩病。本节重点介绍炎症性肠病常用的治疗药物及其相应的用药监测。

一、疾病简介

阅读笔记

溃疡性结肠炎(ulcerative colitis,UC)是一种慢性非特异性结肠炎症,可发生于任何年龄,多见于 20~40 岁,亦可见儿童或老年,男女发病率无明显差异。病变主要累及结肠黏膜和黏膜下层,呈连续性弥漫性分布,范围多自直肠开始,逆行向近段发展,可累及全结肠及末段回肠。临床表现主要为腹泻、腹痛和黏液脓血便。起病多为亚急性,少数急性起病,病程呈慢性经过,发作与缓解交替,少数症状持续并逐渐加重。病情轻重与病变范围、临床分型及病期等有关。

克罗恩病(Crohn's disease,CD)是一种慢性炎性肉芽肿性疾病,多见于末段回肠和邻近结肠,但从口腔至肛门各段消化道均可受累,呈节段性或跳跃性分布。临床以腹痛、腹泻、体重下降、腹块、瘘管形成和肠梗阻为特点,可伴有发热等全身表现以及关节、皮肤、眼、口腔黏膜损伤等肠外损害,重症病人迁延不愈,预后不良,发病年龄多在 15~30 岁,但首次发作可出现在任何年龄组,男女患病率近似。本病在欧美多见,我国近年 CD 发病率逐渐增多。

二、药物治疗的目的及原则

(一) 药物治疗的目的

1. 溃疡性结肠炎　药物治疗目的是控制急性发作,黏膜愈合,维持缓解,减少复发,防治并发症。

2. 克罗恩病　药物治疗目的和药物应用与 UC 相似,但具体实施有所不同。

(二) 药物治疗的原则

常用的控制炎症反应的药物包括 5- 氨基水杨酸(5-ASA)、糖皮质激素、免疫抑制剂及生物制剂。

1. 溃疡性结肠炎　治疗应掌握分级、分期、分段治疗的原则。对于轻度 UC,可使用口服 5-ASA 药物治疗,对于 5-ASA 制剂治疗无效者,特别是病变较广泛者,可改用口服糖皮质激素;对于中度 UC,5-ASA 仍是主要治疗药物,足量的 5-ASA 类制剂治疗效果不佳者,尤其是病变较广泛者,应及时改用糖皮质激素。激素治疗无效的病人应使用免疫抑制剂类药物。当激素及免疫抑制剂治疗无效或激素依赖、不能耐受上述药物治疗时,可考虑使用生物制剂;对于重度 UC 病人,静脉用糖皮质激素为首选治疗,当足量的激素治疗无效后,需转换治疗方案,可选用免疫抑制剂或生物制剂。分段治疗即指确定病变范围以选择不同给药方法,远段结肠炎可采用局部治疗,广泛性结肠炎或肠外症状者则以系统治疗为主。

2. 克罗恩病　该病在活动期的用药原则:5-ASA 应视病变部位选择,对 CD 的疗效不如 UC,仅适用于病变局限在结肠的轻度病人;对糖皮质激素无效或依赖的病人在 CD 中多见,因此免疫抑制剂及生物制剂使用较普遍。糖皮质激素适用于各型中、重度病人及对 5-ASA 无效的中度病人;对激素治疗无效或对激素依赖的病人可加用免疫抑制剂或生物制剂。缓解期的用药原则:使用 5-ASA 或糖皮质激素取得缓解的病人,可用 5-ASA 维持缓解,剂量与诱导缓解的剂量相同。因糖皮质激素无效或依赖而加用免疫抑制剂取得缓解者,继续以相同剂量免疫抑制剂维持缓解。

三、药物分类及常用药物

炎症性肠病治疗中常用的控制炎症反应的药物包括 5-ASA、糖皮质激素、免疫抑制剂及生物制剂(表 5-6)。此外,镇痛药、抗胆碱药和止泻药在减轻病人症状、改善病人生活质量中有一定作用。本章主要介绍 5-ASA 药物及其用药监测,其他治疗药物参见相关章节。

5-ASA 可抑制肠黏膜的前列腺素合成和炎症介质白三烯的合成,对肠道炎症有显著的抗炎作用。但是直接服用时,5-ASA 在胃内被胃酸分解失效。因此临床使用的是 5-ASA 的其他制剂,如美沙拉嗪、柳氮磺吡啶、奥沙拉嗪、巴柳氮钠等。5-ASA 药物主要用于治疗溃疡性结肠炎、克罗恩病,栓剂用于治疗溃疡性直肠炎。

表 5-6　炎症性肠病治疗用药物的分类及常用药物

分类	常用药物			
5- 氨基水杨酸	柳氮磺吡啶	美沙拉嗪	奥沙拉嗪	巴柳氮钠
糖皮质激素	氢化可的松	泼尼松	地塞米松	甲泼尼龙
免疫抑制剂	硫唑嘌呤	巯嘌呤	环孢素	
生物制剂	英夫利西单抗			

四、药物作用机制

（一）作用机制

1. 柳氮磺吡啶　柳氮磺吡啶是 5-ASA 与磺胺吡啶的偶氮化合物,口服后在结肠细菌的作用下释放出 5-ASA,5-ASA 与肠壁结缔组织络合后较长时间停留在肠壁组织中起到抗菌消炎和免疫抑制作用,同时抑制前列腺素的合成以及其他炎症介质白三烯的合成,对肠道炎症有显著的抗炎作用。

2. 美沙拉嗪　是由乙基纤维素包裹的 5-ASA,其 pH 依赖释放的微丸颗粒进入小肠后,在肠道碱性环境下释放出 5-ASA 而发挥抗炎作用。

3. 奥沙拉嗪　是两分子 5-ASA 通过偶氮键连接而成,口服后在胃内不被吸收与分解,到达结肠后在细菌的作用下偶氮键裂解,释放出两分子 5-ASA 而发挥抗炎作用。

4. 巴柳氮钠　是一种前体药物,口服后以原药到达结肠,在细菌的作用下释放出 5-ASA 和 4- 氨基苯甲酰 -β- 丙氨酸,5-ASA 作为有效成分发挥抗炎作用。

（二）体内过程

1. 柳氮磺吡啶　口服后少部分在胃肠道吸收,通过胆汁可重新进入肠道,未被吸收的部分在肠道细菌的作用下分解为 5-ASA 和磺胺吡啶,残留部分自粪便排出。

2. 美沙拉嗪　口服后在结肠释放转化为乙酰水杨酸,一部分被肠道细菌分解,从粪便中排出,另一部分由肠黏膜吸收。约 40% 与血浆蛋白结合,$t_{1/2}$ 为 5~10 小时。

3. 奥沙拉嗪　口服后很少被吸收,大部分在肠道细菌的作用下分解为 5-ASA。蛋白结合率高,$t_{1/2}$ 为 1~2 小时。

4. 巴柳氮钠　口服后吸收很少,达峰值时间为 1~2 小时,由于本药血浆浓度的相对时间曲线存在较大的个体差异,因此半衰期无法确定。血浆蛋白结合率为 99%,通过粪便和尿液排泄。

五、用药护理

（一）用药评估

使用 5-ASA 药物进行治疗前,首先要评估治疗的适应证。只有明确诊断为溃疡性结肠炎或克罗恩病,且分级、分期等符合应用指征时,方可选用相应的药物进行治疗;其次要评估病人有无用药的禁忌证。对磺胺类药物过敏者、妊娠及哺乳期妇女、2 岁以下儿童禁用柳氮磺吡啶;消化性溃疡的活动期、2 岁以下儿童及严重肾衰竭病人禁用美沙拉嗪;对水杨酸类药物过敏者、严重肾功能损害禁用奥沙拉嗪;对水杨酸及制剂中其他成分、巴柳氮钠代谢物过敏者,有支气管哮喘病史及严重心、肝、肾损害病人禁用巴柳氮钠。

（二）用药安全

1. 柳氮磺吡啶的用药安全

使用柳氮磺吡啶应注意以下几点:①缺乏葡萄糖 -6- 磷酸脱氢酶病人,肝、肾功损害病人,血卟啉症、血小板、粒细胞减少、血紫质症、肠道或尿路阻塞病人、老年病人慎用;②服药期间多饮水,保持高尿流量,以防结晶尿的发生,必要时亦可服用碱化尿液的药物;③对呋塞米、砜类、

阅读笔记

噻嗪类利尿药、磺脲类、碳酸酐酶抑制药及其他磺胺类药物呈现过敏病人,对本药亦会过敏。

柳氮磺吡啶的不良反应:①过敏反应,可表现为药疹、光敏反应、药物热、关节及肌肉痛,严重者可发生渗出性多形红斑,剥脱性皮炎等;②中性粒细胞、血小板减少及再生障碍性贫血,病人可表现为咽痛、发热及出血倾向;③缺乏葡萄糖 -6- 磷酸脱氢酶病人使用后易发生溶血性贫血及血红蛋白尿,在新生儿和小儿中多见;④新生儿使用后易发生高胆红素血症和新生儿黄疸;⑤肝功能损害,可发生黄疸,严重者可发生急性重型肝炎;⑥肾功能损害,可发生血尿、结晶尿和管型尿,偶有发生间质性肾炎及肾管坏死的严重不良反应;⑦恶心、呕吐、腹泻、乏力、头痛等;⑧甲状腺肿大、功能减退及中枢神经系统不良反应。

柳氮磺吡啶与其他药物的相互作用:①柳氮磺吡啶与尿碱化药合用可增强磺胺药在碱性尿中的溶解度,使排泄增多;②与口服抗凝药、降糖药、甲氨蝶呤、苯妥英钠和硫喷妥钠合用时,磺胺吡啶可取代这些药物的蛋白结合部位,或抑制其代谢,以致药物作用时间延长或毒性发生,合用时需要调整其剂量;③骨髓抑制药与磺胺药合用时可能增强此类药物对造血系统的不良反应,合用时应严密观察可能发生的毒性反应;④雄激素类避孕药长时间与磺胺药合用可导致避孕的可靠性减少,并增加经期外出血的机会;⑤与肝毒性药物合用时,可使肝毒性发生率增高;⑥与洋地黄类或叶酸合用时,后者吸收减少,血药浓度降低。

2. 美沙拉嗪的用药安全

使用美沙拉嗪应注意以下几点:①既往有使用柳氮磺吡啶引起不良反应病史者、幽门梗阻者、凝血机制异常者、肝肾功能不全者及老年病人慎用;②妊娠期妇女慎用。

美沙拉嗪的不良反应与柳氮磺吡啶类似,如过敏反应、神经系统不良反应、白细胞及血小板减少等,但发生率和严重程度明显降低。此外还可能引起心包炎、心肌炎和血管舒张等。

美沙拉嗪与其他药物的相互作用:①抑制华法林和维生素 B_2 的吸收;②可增强磺酰脲类口服降糖药的降糖作用;③能增加糖皮质激素、阿司匹林对胃肠道的不良反应;④与肝素合用能减弱血小板的功能,增加出血风险。

3. 奥沙拉嗪的用药安全 使用奥沙拉嗪应注意:妊娠及哺乳期妇女慎用。奥沙拉嗪的常见不良反应包括:腹泻、软便(治疗第 1 周出现,特别是有长期病史或弥漫性结肠炎病人)、腹部痉挛、头痛、失眠、恶心、消化不良、关节痛、皮疹、头晕等。

4. 巴柳氮钠的用药安全

使用巴柳氮钠应注意以下几点:①开始服用后短期(一般 2 周)内,如仅出现排便次数较前增加,属于服用该药的自然过程,应坚持服用;②本药不宜与抗生素一同服用;③已知肾功能障碍或有肾病史的病人在使用期间应定期监测肾功能,特别是在治疗初期。如在治疗期间出现出血、青肿、咽喉痛、发热、心肌炎以及气短伴随的发热和胸痛,应及时就医并停止治疗;④妊娠及哺乳期妇女慎用。

巴柳氮钠的常见不良反应包括腹痛、腹泻;偶见食欲不振、便秘、消化不良、腹胀、口干、黄疸;呼吸系统偶见咳嗽、咽炎、鼻炎;其他可有关节痛、肌痛、疲乏、失眠、泌尿系感染。

(三) 用药监测

炎症性肠病的完全缓解是指完全无症状,即大便次数正常且无血便及里急后重,并伴随内镜复查见黏膜愈合,即肠黏膜正常或无活动性炎症。病人服药后症状缓解为药物治疗有效。

其次,病人在服药期间还需监护药物的不良反应。由于柳氮磺吡啶的不良反应较多,服药周期较长,用药期间应注意观察治疗效果,随时调整用药剂量,定时进行尿液、血象、肝肾功能及肠镜检查。服用其他 5-ASA 类药物期间也应该定期监测血常规、肝功能及肾功能。对于使用糖皮质激素治疗的病人,应嘱病人病情缓解后在医生或药师指导下逐渐停药,用药期间监测血糖、血压、电解质水平,必要时补充钙剂。

阅读笔记

（四）健康教育

1. 健康指导   ①炎症性肠病病人的饮食要以高热量、高维生素、刺激性小和低纤维食物为主。难消化食物及壳类食物，酸辣刺激性食物都要忌食；②冷饮、碳酸类饮料容易造成胃肠功能紊乱，嘱病人避免使用以上食物；③在急性发作时，饮食要以流质或半流质为主；④病情严重或进食困难者，给予必要的肠外营养，静脉补液包括氨基酸、脂肪乳、白蛋白、维生素及电解质。

2. 用药依从性   ①加强心理护理。由于炎症性肠病病程较长，治疗时间长，需要长期服药，病人容易有消极情绪，往往会出现焦急、悲观、紧张和恐惧的心理状态。护士需要认真了解病人具体情况，分析产生负性情绪的原因，及时进行心理疏导，缓解其紧张心理，并帮助病人了解每项检查、治疗、护理的目的，建立相互信任的关系，提高病人的治疗依从性；②加强病人健康教育，提高病人对自身疾病的认识，提高长期治疗的依从性，尽可能减少病人因为对疾病及药物的认识不足而自行停药；③保障家庭和社会的支持，加强与病人家属的沟通，提醒督促老年人用药，提高依从性。

（张抗怀　王　娜）

第四节　慢性病毒性肝炎及肝硬化

慢性病毒性肝炎是指既往有乙型、丙型肝炎病毒感染半年以上并有肝炎临床表现者。病毒性肝炎呈世界性分布，各国感染率不同，全球慢性乙型肝炎病毒感染者多达 3.6 亿。尽管我国近年已将乙型肝炎病毒疫苗纳入儿童计划免疫管理，但由于感染者的广泛存在以及疫苗接种对母婴垂直传播的有限作用，故表面抗原携带者仍高达 9200 万，约占人口的 7.18%。全球慢性丙型肝炎病毒感染者约 1.7 亿~2.0 亿，其中我国的感染者大于 0.4 亿，人群感染率约为 3.2%。由此可见，病毒性肝炎已成为我国严重的社会和公共卫生问题。本节重点介绍慢性乙型病毒性肝炎、丙型肝炎及肝硬化的治疗用药及用药监测。

一、疾病简介

慢性乙型肝炎（chronic hepatitis B，CHB）是指乙肝病毒（HBV）检测为阳性，病程超过 6 个月或发病日期不明确而临床有慢性肝炎表现者。临床表现为乏力、厌食、恶心、腹胀、肝区疼痛等症状。肝大，质地为中等硬度，有轻压痛。病情重者可伴有慢性肝病面容、蜘蛛痣、肝掌、脾大，肝功能可异常或持续异常。根据临床表现分为轻度、中度和重度。慢性乙型肝炎发展至重度即为慢性乙型肝炎肝硬化，病理上以肝脏弥漫性纤维化、再生结节和假小叶形成为特征。

慢性丙型肝炎（chronic hepatitis C，CHC）是指丙肝病毒（HCV）感染超过 6 个月，或有 6 月以上的流行病学史，或发病日期不明确。临床表现为乏力、厌食、恶心、腹胀、肝区疼痛等。慢性丙型肝炎发展至重度即为慢性丙型肝炎肝硬化。

肝硬化（hepatic cirrhosis）是由一种或多种原因引起的、以肝组织弥漫性纤维化、假小叶和再生结节为组织学特征的进行性慢性肝病。肝硬化可分为肝功能代偿期和失代偿期。代偿期病人无症状或症状较轻，失代偿期症状较明显，因肝脏变性硬化、肝小叶结构和血液循环途径显著改变，临床以门静脉高压和肝功能减退为特征，常并发上消化道出血、肝性脑病、继发感染等。

阅读笔记

Box 5-2【知识拓展】

用于抗 HCV 的直接抗病毒药物：

直接抗病毒药物(DAAs)主要作用于 HCV 的非结构蛋白,抑制 HCV RNA 的复制。根据 DAAs 的具体作用靶点,可分为 NS3/4A 蛋白酶抑制剂、NS5B 抑制剂和 NS5A 抑制剂。目前已经上市的 DAAs 包括:

1. NS3/4A 蛋白酶抑制剂:西咪匹韦、阿那匹韦、帕利普韦。
2. NS5A 抑制剂:达卡他韦、雷迪帕韦、利托那韦。
3. NS5B 聚合酶核苷类似物抑制剂:索菲布韦、达沙布韦。

二、药物治疗的目的及原则

(一) 药物治疗的目的

1. **慢性乙型肝炎**　药物治疗目的是最大限度地长期抑制 HBV 复制,减轻肝细胞炎性坏死及肝纤维化,延缓和减少肝功能衰竭、肝硬化失代偿、原发性肝癌及其他并发症的发生,从而改善生活质量和延长生存时间。

2. **慢性丙型肝炎**　药物治疗目的是清除 HCV,获得治愈,清除或减轻 HCV 相关肝损害,阻止进展为肝硬化、失代偿期肝硬化、肝衰竭或肝癌,改善病人的长期生存率,提高生活质量。

3. **肝硬化**　现有的治疗手段尚不能逆转已经发生的肝硬化,对于代偿期病人,药物治疗的目的在于延缓肝功能失代偿,防止肝细胞癌变。而对于失代偿期病人,药物治疗的目的是改善肝功能,治疗并发症,延缓或减少对肝移植的需求。

(二) 药物治疗的原则

1. **慢性乙型肝炎**　药物治疗的原则是根据血清 HBV DNA 水平,血清谷丙转氨酶(ALT)和肝脏疾病的严重程度,结合病人年龄、家族史和伴随疾病等因素,综合评估病人是否需要启动抗病毒治疗。接受抗病毒治疗的人群需同时满足以下条件:① HBV DNA 水平:HBeAg 阳性,HBV DNA ≥20 000IU/mL(相当于 10^5copies/mL),HBeAg 阴性,HBV DNA ≥2000IU/mL(相当于 10^4copies/mL);② ALT 水平:一般要求 ALT 持续升高≥2×ULN。如使用干扰素治疗,一般情况下 ALT 应≤10×ULN,血清总胆红素应 <2×ULN。

2. **慢性丙型肝炎**　进行抗 HCV 治疗前,首先应通过实验室检查确定病人 HCV 的基因型,根据基因型制定相应的抗病毒治疗方案。

3. **肝硬化**　药物治疗的原则首先是去除病因,其次是保护肝细胞及针对并发症的治疗。去除病因即抗 HBV、HCV 治疗。对于 HBV 肝硬化失代偿期病人,无论 ALT 水平如何,当 HBV DNA 阳性时,均应给予抗 HBV 治疗,常用药物有核苷类药物,不宜使用干扰素。对于 HCV 肝硬化失代偿期病人,可选择直接抗病毒药物,不宜使用干扰素。

三、药物分类及常用药物

(一) 抗 HBV 药物

用于 HBV 治疗的药物主要包括干扰素及核苷类药物(表 5-7)。无论代偿期还是失代偿期乙型肝炎肝硬化的病人,都最好选用核苷类药物进行治疗,干扰素禁用于失代偿期肝硬化病人。

核苷类药物用于有病毒复制证据以及有血清转氨酶持续升高或肝组织活动性病变证据的慢性乙型肝炎成人病人。替诺福韦酯适用于治疗患有慢性乙肝的成人和≥12 岁的儿童。干扰素用于肝硬化代偿期或无肝硬化的慢性乙肝或丙型肝炎的治疗。

表 5-7　抗 HBV 药物的分类及常用药物

分类	常用药物			
核苷类药物	拉米夫定	阿德福韦酯	替比夫定	恩替卡韦　　替诺福韦酯
干扰素	干扰素 α（INF-α）		聚乙二醇干扰素 α（PegIFN-α）	

（二）抗 HCV 药物

用于抗 HCV 的药物包括直接抗病毒药物、干扰素及利巴韦林（表 5-8），由于直接抗病毒药物在我国尚未获批上市，本节暂不作介绍。

表 5-8　抗 HCV 药物的分类及常用药物

分类	常用药物
干扰素	聚乙二醇干扰素 α（PegIFN-α）
其他	利巴韦林

利巴韦林通常与干扰素联合用于 HCV 的抗病毒治疗。

（三）肝硬化治疗用药

肝硬化的治疗除了针对病因进行治疗外，还包括保护肝细胞及针对并发症的治疗。本节主要介绍保肝药物（表 5-9）及针对肝性脑病、门静脉高压的治疗药物，其余并发症的治疗用药如利尿剂、止血药等参见相关章节。

表 5-9　保肝药物的分类及常用药物

分类	常用药物		
必需磷脂类	多烯磷脂酰胆碱		
解毒类	还原型谷胱甘肽	硫普罗宁	
抗炎类	复方甘草酸苷	甘草酸二铵	异甘草酸镁
利胆类	熊去氧胆酸	腺苷蛋氨酸	
降酶类	联苯双酯	双环醇	

多烯磷脂酰胆碱可用于不同原因引起的脂肪肝、急慢性肝炎，包括肝硬化、肝性脑病及继发性肝功能失调。硫普罗宁用于改善各类急慢性肝炎的肝功能；用于脂肪肝、酒精肝、药物性肝损伤及重金属的解毒；用于降低放化疗的不良反应，并可预防放化疗所致的外周白细胞减少。复方甘草酸苷、甘草酸二铵、异甘草酸镁等抗炎保肝药用于治疗慢性肝病，改善肝功能异常。熊去氧胆酸用于胆汁淤积性肝病、不宜手术治疗的胆固醇型胆结石及胆汁反流性胃炎。腺苷蛋氨酸适用于肝硬化前和肝硬化所致肝内胆汁淤积，妊娠期肝内胆汁淤积。联苯双酯用于迁延性肝炎及长期单项丙氨酸氨基转移酶异常者。对肝炎主要症状如肝区痛、乏力、腹胀等的改善有一定疗效，但对肝脾肿大的改变无影响。双环醇适用于慢性肝炎所致的氨基转移酶升高。

门冬氨酸鸟氨酸用于因急、慢性肝病（各型肝炎、肝硬化、脂肪肝、肝炎后综合征）引起的血氨升高及肝性脑病。

生长抑素及类似物用于治疗严重急性食道静脉曲张出血。

四、药物作用机制

（一）核苷类药物

1. 作用机制　①拉米夫定：通过在肝细胞内转化为有活性的拉米夫定三磷酸酯，竞争性

阅读笔记

抑制 HBV DNA 聚合酶,同时终止 DNA 链的延长,从而抑制病毒 DNA 的复制;②阿德福韦酯:在细胞激酶的作用下被磷酸化为有活性的代谢产物阿德福韦二磷酸盐,后者通过下列两种方式来抑制 HBV DNA 多聚酶:一是与自然底物脱氧腺苷三磷酸竞争,二是整合到病毒 DNA 后引起 DNA 链延长终止;③替比夫定:是一种合成的胸腺嘧啶核苷类药物,可被细胞激酶磷酸化,转化为具有活性的三磷酸盐形式。替比夫定 -5'- 三磷酸盐通过与 HBV DNA 聚合酶的天然底物胸腺嘧啶 -5'- 三磷酸盐竞争,抑制该酶活性;并可掺入病毒 DNA 导致 DNA 链合成终止,从而抑制 HBV 复制;④恩替卡韦:是鸟嘌呤核苷类药物,在体内磷酸化成为具有活性的三磷酸盐,通过与 HBV 多聚酶的天然底物三磷酸脱氧鸟嘌呤核苷竞争,抑制 HBV 多聚酶的启动、前基因组 mRNA 逆转录负链的形成以及 HBV DNA 正链的合成;⑤替诺福韦酯:进入体内水解转化为替诺福韦,然后通过细胞酶的磷酸化形成二磷酸替诺福韦,二磷酸替诺福韦通过与天然底物 5'- 三磷酸脱氧腺苷竞争,并且在与 DNA 整合后终止 DNA 链。

2. 体内过程 ①拉米夫定:口服吸收迅速,绝对生物利用度为 80%~85%,食物可延缓本药的吸收,但不影响生物利用度。体内分布广泛,血浆蛋白结合率为 35%~50%,可通过血脑屏障。口服后 24 小时内,约 90% 以原型经肾排泄,$t_{1/2}$ 约为 5~7 小时;②阿德福韦酯:口服生物利用度为 59%,血浆蛋白结合率为 4%,药物在体内很少经肝脏代谢,主要以原型经肾脏排泄,$t_{1/2}$ 约为 7.5 小时;③替比夫定:口服后血浆浓度在给药后 1~4 小时达到峰值,大约 5~7 日后达到稳态,当与高脂高热量饮食同时服用时,替比夫定的吸收和暴露均不受影响。因此,替比夫定在进食或空腹的条件下均可服用;④恩替卡韦:口服吸收迅速,0.5~1 小时达峰浓度,食物会影响本药的吸收,应空腹服用。体内分布广泛,可通过血脑屏障及胎盘屏障,血浆蛋白结合率为 13%,主要以原型经肾脏排泄;⑤替诺福韦酯:在体内迅速吸收,1~2 小时达峰浓度,与食物同服可提高生物利用度,约 70%~80% 以原型经肾脏排泄。

(二)干扰素

1. 作用机制 干扰素(interferon,IFN)可与细胞表面的特异性受体结合,触发细胞内复杂的信号传递途径并迅速激活基因转录,调节多种生物效应,包括抑制感染细胞内的病毒复制,抑制细胞增殖,并具有免疫调节作用。

2. 体内过程 ①干扰素 α:肌肉或皮下注射后吸收剂量显示分数 >80%,肌肉注射后达峰值时间为 3.8 小时,皮下注射后达峰值时间为 7.3 小时。主要经肾脏分解代谢,胆汁分泌及肝脏代谢为次要途径;②聚乙二醇干扰素 α:皮下注射后 3~6 小时达血药浓度,24~48 小时达到峰值的 80%,血药浓度可维持 72~96 小时。绝对生物利用度为 84%,主要分布在血液及细胞外液。与普通干扰素相比,消除率低 100 倍,皮下注射 $t_{1/2}$ 为 80 小时。

(三)其他抗病毒药物

1. 作用机制 利巴韦林是一种强效的单磷酸次黄嘌呤核苷(IMP)脱氢酶抑制剂,抑制 IMP,从而阻碍病毒核酸的合成。具有广谱抗病毒活性。

2. 体内过程 利巴韦林口服吸收迅速,生物利用度约 45%,口服后 1.5 小时血药浓度达峰值,与血浆蛋白几乎不结合。药物在呼吸道分泌物中的浓度大于血药浓度,可透过胎盘,也能进入乳汁。主要在肝脏代谢,$t_{1/2}$ 为 0.5~2 小时,经肾脏排泄。

(四)保肝药物

1. 必需磷脂类 多烯磷脂酰胆碱

(1)作用机制:在化学结构上与重要的内源性磷脂一致,并含有大量不饱和脂肪酸,进入肝细胞后,以完整的分子特异性地与肝细胞膜及细胞器膜相结合,起到稳定、保护、修复细胞膜,增加细胞膜防御能力的作用。

(2)体内过程:口服给药后,90% 以上在小肠被吸收。大部分被磷脂酶 A 分解为 1- 酰基 - 溶血胆碱,50% 在肠黏膜立即再次酰化为多聚不饱和磷脂酰胆碱。后者通过淋巴进入血液,主

阅读笔记

要同肝脏的高密度脂蛋白结合。

2. 解毒保肝药   还原型谷胱甘肽、硫普罗宁

(1) 作用机制:①还原型谷胱甘肽:含有巯基,在体内可被氧化为氧化型谷胱甘肽,参与体内三羧酸循环,激活多种酶,促进糖、脂肪及蛋白质代谢。还可以与过氧化物和自由基结合,保护细胞膜内含巯基的酶和蛋白质不被破坏,对抗自由基对重要脏器的损害,具有改善肝功能、恢复肝酶活性、保护肝细胞膜及解毒功效。②硫普罗宁:是一种含有巯基的化合物,可以使肝细胞线粒体中 ATP 酶的活性降低,ATP 含量升高,电子传递功能恢复正常,从而改善肝细胞功能,对抗各类肝损伤负效应。

(2) 体内过程:硫普罗宁口服后在肠道易吸收,生物利用度为 85%~90%,单剂量给药后 t_{max} 为 5 小时。本药在体内呈二室分布,分布半衰期($t_{1/2\alpha}$)为 2.4 小时,消除半衰期($t_{1/2\beta}$)为 18.7 小时,血浆蛋白结合率为 49%。在肝脏代谢,大部分为无活性代谢产物并由尿中排出,72 小时可排出 78%。

3. 抗炎保肝药   复方甘草酸苷、甘草酸二铵、异甘草酸镁

(1) 作用机制:甘草酸制剂具有较强的抗炎、保护肝细胞及改善肝功能的作用。

(2) 体内过程:①复方甘草酸苷口服后 1 小时血药浓度达到峰值,在体内分布广泛,主要在肝脏分布,经肾脏排泄。②甘草酸二铵口服生物利用度不受食物影响,给药后 8~12 小时血药浓度达峰值,具有肝肠循环。本药及代谢物与蛋白结合能力较强,结合率受血浆蛋白浓度的影响,血药浓度变化与肝肠循环和蛋白结合有密切关系。静脉注射后 92% 以上的药物与血浆蛋白结合。在肝脏中分布较高,主要通过胆汁从粪便排出。③异甘草酸镁静脉注射后主要在肝脏分布,主要经胆汁排泄。

4. 利胆保肝药   熊去氧胆酸、腺苷蛋氨酸

(1) 作用机制:①熊去氧胆酸:通过抑制胆固醇在肠道内的重吸收和降低胆固醇向胆汁中的分泌,从而降低胆汁中胆固醇的饱和度。通过亲水性的、有细胞保护作用和无细胞毒性的熊去氧胆酸来相对地替代亲脂性的毒性胆汁酸,以及促进肝细胞的分泌作用和免疫调节作用缓解肝内胆汁淤积。②腺苷蛋氨酸:是存在于人体内的一种生理活性分子,作为甲基供体和生理性巯基化合物的前体参与体内的重要生化反应。在肝脏内,能调节肝细胞膜的流动性并能促进解毒过程中硫化产物的合成,防止肝内胆汁淤积。

(2) 体内过程:①熊去氧胆酸口服后通过被动扩散而被迅速吸收,主要吸收部位是中等碱性环境的回肠。口服后在肝内与甘氨酸或牛磺酸结合,从胆汁排入小肠,参加肝肠循环。由于仅有少量药物进入血液循环,因此血药浓度很低。其治疗作用与其在胆汁中的浓度相关,与血药浓度无关。$t_{1/2}$ 为 3.5~5.8 天。②腺苷蛋氨酸口服后生物利用度为 5%,肌内注射的生物利用度为 95%,$t_{1/2}$ 为 1.5 小时,可与内源性的腺苷蛋氨酸共同代谢。

5. 降酶保肝药   联苯双酯、双环醇

(1) 作用机制:①联苯双酯:是合成五味子丙素的一种中间体,能增强肝脏解毒功能,减轻肝脏的病理损伤,促进肝细胞再生并保护肝细胞,改善肝功能,显著降低丙氨酸氨基转移酶水平;②双环醇:为联苯结构衍生物,可降低升高的氨基转移酶,不同程度的减轻肝脏组织病理形态学损害。

(2) 体内过程:①联苯双酯口服吸收约 30%,肝脏首关作用下迅速被代谢转化。24 小时内 70% 左右自粪便排出;②双环醇口服后 $t_{1/2}$ 为 1.8 小时,常规剂量多次给药后,在体内无蓄积。在体内的主要代谢产物是 4'- 羟基和 4- 羟基双环醇。

(五) 治疗肝性脑病药

1. 作用机制   ①门冬氨酸鸟氨酸:可提供尿素和谷氨酰胺合成的底物,能直接参与肝细胞代谢,使肝细胞摄入的大部分血氨与鸟氨酸结合,并通过尿素循环进行代谢,生成尿素,最终

阅读笔记

以无毒的形式排出体外;门冬氨酸间接参与核酸合成,以利于修复被损伤的肝细胞,并提供能量代谢的中间产物增强肝脏供能,从而改善肝功能,恢复机体的能量平衡;②精氨酸:参与体内鸟氨酸循环,促进尿素的形成,使人体内产生的氨经鸟氨酸循环转变成无毒的尿素,由尿中排出,从而降低血氨浓度;③乳果糖:是在肠道内不被吸收的双糖,可被结肠细菌分解成乳酸和醋酸,使肠道 pH 值降至 6.0 以下,从而阻断氨的吸收,减少内毒素的蓄积和吸收。

2. 体内过程　①门冬氨酸鸟氨酸:口服给药的 t_{max} 是 0.5~1 小时,$t_{\frac{1}{2}}$ 为 3.5 小时;②精氨酸:口服吸收好,绝对生物利用度为 70%。静脉给药后 22~30 分钟、口服给药后 90 分钟血药浓度达峰值。本药经肝脏代谢,经肾小球滤过后几乎被肾小管完全重吸收,其消除半衰期为 1.2~2 小时;③乳果糖:参见本章第二节。

(六)降门脉压药

1. 作用机制　①特利加压素:是赖氨酸加压素的前体药物,自身无活性,在体内缓慢转化为赖氨酸加压素后获得加压素的生理活性。选择性地收缩胃肠道血管平滑肌,降低内脏血流量及门静脉压力,但对动脉血压的影响较加压素小很多。②生长抑素:为人工合成的环状氨基酸十四肽,可抑制生长激素的释放,同时抑制胃酸、胃蛋白酶、促胃液素、胰腺外分泌和内分泌在基础或应激状态下的分泌,降低酶的活性。能明显减少内脏血流。③奥曲肽:为人工合成的八肽环状化合物,具有与天然内源性生长抑素类似的作用。

2. 体内过程　①特利加压素:静脉途径给药的药代动力学模型是二室模型,$t_{1/2}$ 为 40 分钟。②生长抑素:半衰期短,静脉注射后,健康人、肝病病人和慢性肾衰竭病人的半衰期分别为 1.1~3 分钟、1.2~4.8 分钟、2.6~4.9 分钟。③奥曲肽:静脉注射后 $t_{1/2\alpha}$ 为 9~14 分钟,$t_{1/2\beta}$ 为 72~98 分钟,皮下注射后吸收迅速,$t_{1/2}$ 为 90~120 分钟,血浆蛋白结合率为 65%。

五、用药护理

(一)用药评估

1. 核苷类药物的用药评估　使用核苷类药物进行治疗前,首先要评估病人有无抗 HBV 治疗的适应证,有抗病毒治疗适应证的病人方可选用核苷类药物治疗;其次要评估病人的经济状况,根据经济状况选择合适的药物,因为抗病毒治疗的疗程较长,如果在治疗的过程中因为经济原因随意中断治疗,会导致病情恶化。在经济状况允许的情况下,强调首选高耐药基因屏障的药物,如恩替卡韦、替诺福韦酯;此外,还需要评估病人有无治疗的禁忌证。对相应的药物或其辅料过敏的病人禁用。

2. 干扰素的用药评估　使用干扰素治疗前,首先评估抗病毒治疗的适应证。其次要重点关注病人有无使用干扰素的禁忌证。干扰素的绝对禁忌证包括:妊娠和哺乳、有严重的精神病史或精神疾病、未能控制的癫痫、未戒断的酗酒或吸毒、未控制的自身免疫病、失代偿期肝硬化及有症状的心脏病。相对禁忌证包括:甲状腺疾病、视网膜病、银屑病、既往抑郁症史、未控制的糖尿病、高血压,治疗前中性粒细胞绝对计数 $<1.0×10^9$/L 和(或)血小板计数 $<50×10^9$/L,总胆红素 >51μmol/L。有相应禁忌证的病人应禁止使用干扰素。

3. 其他抗病毒药物的用药评估　利巴韦林一般与聚乙二醇干扰素联合用于抗 HCV 治疗,使用前首先需要评估抗病毒治疗的适应证;其次需要评估病人有无用药的禁忌证,对利巴韦林过敏及妊娠期妇女禁用。

4. 保肝药物的用药评估　保肝药物能够改善肝脏功能,促进肝细胞再生,增强肝脏解毒功能。此类药物一般作为辅助治疗应用,使用前主要评估病人有无相应的禁忌证。已知对大豆制剂、磷脂酰胆碱过敏的病人禁用多烯磷脂酰胆碱;醛固酮症病人、肌病病人、低钾血症病人、有血氨升高倾向的终末期肝硬化病人禁用复方甘草酸苷;严重低钾血症、高钠血症、高血压、心力衰竭、肾衰竭的病人禁用异甘草酸镁、甘草酸二铵;急性胆囊炎和胆管炎、胆道阻塞、X

阅读笔记

射线不能穿透的结石、胆结石钙化、胆囊不能正常收缩以及经常性的胆绞痛等病人禁用熊去氧胆酸;失代偿期肝硬化、妊娠及哺乳期妇女禁用联苯双酯。

5. 治疗肝性脑病药的用药评估　使用此类药物之前,首先评估病人治疗的适应证,有肝性脑病倾向或血氨升高的病人方有使用指征;其次要评估相应的禁忌证。对氨基酸类药物过敏或严重肾衰竭病人禁用门冬氨酸鸟氨酸;肾功能不全病人禁用精氨酸;对乳果糖过敏、阑尾炎、胃肠道梗阻、不明原因腹痛、尿毒症及糖尿病酸中毒病人禁止使用乳果糖。

6. 降门脉压药的用药评估　使用此类药物之前,首先评估病人治疗的适应证,肝硬化门脉高压导致出血的病人方有用药指征。其次要评估相应的禁忌证。妊娠期妇女及儿童、败血症性休克病人禁用特利加压素;对相应药物及辅料过敏的病人禁用生长抑素、奥曲肽,孕妇禁用生长抑素。

(二) 用药安全

1. 核苷类药物的用药安全

使用核苷类药物治疗慢性乙肝期间应注意:①停止乙型肝炎治疗的病人有报道发生肝炎的急性加重,故停止抗病毒治疗的病人必须严密监测肝功能数月,包括临床表现和实验室指标,需要时应恢复乙型肝炎的治疗。②使用拉米夫定治疗的病人,随着治疗时间延长,在部分病人中可检测到乙型肝炎病毒的 YMDD 变异株,其对拉米夫定的敏感性下降。在此过程中出现肝功能失代偿或肝硬化的病人,不宜随意停用拉米夫定,可重叠使用阿德福韦酯半年后,再撤掉拉米夫定。③在单用核苷类药物或联用抗反转录病毒治疗时,有报道乳酸性酸中毒伴脂肪变性的严重肝大,包括死亡病例。故在治疗期间,当病人出现乳酸性酸中毒或明显的肝毒性时,应暂停此类药物的治疗。④肌酐清除率 <50mL/min,包括血液透析或腹膜透析(CAPD)的病人,建议调整药物的给药剂量或给药间隔。

核苷类药物的不良反应:①拉米夫定:常见的不良反应有上呼吸道感染症状、头痛、恶心、身体不适、腹痛和腹泻、贫血、血小板减少。可出现乳酸酸中毒、伴有脂肪变性的严重肝脏肿大、胰腺炎、与药物敏感性下降和治疗反应减弱相关的病毒变异的出现、肌肉功能障碍(横纹肌溶解)。②阿德福韦酯:常见的不良反应有轻度血红蛋白升高、疲乏、头痛、胃肠道不适、消化不良等,少见转氨酶升高、肾毒性、皮疹、鼻窦炎等。③替比夫定:常见的不良反应有虚弱、头痛、腹痛、恶心、胃肠胀气、腹泻及消化不良。本药可能造成肌酸激酶升高,部分病人有横纹肌溶解的倾向,偶见重症肌无力。④恩替卡韦:常见的不良反应有头痛、疲劳、眩晕、恶心、呕吐、腹痛、腹泻、嗜睡、失眠、风疹及 ALT 升高。⑤替诺福韦酯:常见的不良反应为轻至中度的胃肠道反应及头晕,少见过敏反应、低磷酸血症、乳酸性酸中毒、呼吸困难、淀粉酶升高及胰腺炎、皮疹、肌病、肾功能不全及肾衰等。

核苷类药物与其他药物的相互作用:①拉米夫定:与齐多夫定合用,可使后者的血药浓度升高,但生物利用度无显著变化。可抑制扎西他滨在细胞内的磷酸化,不宜合用。②阿德福韦酯:与其他可能影响肾功能的药物,如环孢素、他克莫司、氨基糖苷类药物、万古霉素等合用,可能引起肾功能损害。与布洛芬合用,可使本药的口服生物利用度增加;③替比夫定:与可能改变肾功能的药物合用会影响本药的血药浓度;与聚乙二醇干扰素 α 合用会增加发生周围神经病变的风险。与拉米夫定合用可能出现中性粒细胞减少。④恩替卡韦、替诺福韦酯:与其他经肾清除或影响肾功能的药物合用,可能影响后两者的血药浓度,应密切监测不良反应。

2. 干扰素的用药安全

使用干扰素治疗期间应注意:①本药对儿童的安全及疗效尚未定论,故不推荐儿童使用。②适龄病人须采取有效避孕措施。对孕妇,只有当对母体的益处大于对胎儿的潜在危险时,方可使用。动物实验并未提示本药有导致畸胎作用,但不能排除其对人类胚胎的伤害性。③使用本药时,视剂量大小、用药时间长短、以及个体敏感等不同情况,可能影响其反应速度,从而使诸如驾车、操作机器等能力减退,应注意不要驾驶交通工具和操作机械。④注意使用中出现的心血管事件,如高血压、室上性心律失常、胸痛和心肌梗死。推荐有心脏疾病的病人在开始本药治疗前进行心电图检查。⑤如果病人在治疗中出现了肝功能失代偿,应考虑停止使用本药并密切监测病人。尤其慢性乙型肝炎病人在治疗中出现病情加重并不少见。⑥如出现持续的或原因不明的肺浸润或肺功能异常,应停用。

干扰素的不良反应包括:①流感样综合征:发热、寒战、头痛、肌肉酸痛、乏力等,可在睡前注射 INF-N,或在注射 INF 的同时服用解热镇痛药;②一过性外周血细胞减少:外周血细胞、血小板减少;③精神异常:抑郁、妄想、重度焦虑等精神疾病症状;④自身免疫病:出现自身抗体,部分病人出现甲状腺疾病、糖尿病、银屑病、白斑等;⑤其他少见不良反应:肾脏损害、心血管并发症、视网膜病变、听力下降、间质性肺炎、骨痛、肌肉痉挛、阳痿等,如有出现应停止治疗。

干扰素与其他药物的相互作用:干扰素可能会改变某些酶的活性,尤其可减低细胞色素 P450 的活性,因此西咪替丁、华法林、茶碱、地西泮、普萘洛尔等药物代谢受到影响。在与具有中枢作用的药物合并使用时,会产生相互作用。

3. 其他抗病毒药物的用药安全

使用利巴韦林治疗期间应注意:①活动性结核病人、严重或不稳定型心脏病病人不宜使用;②严重贫血病人、肝肾功能异常者慎用。

利巴韦林的不良反应:①最常见的毒性反应是溶血性贫血,大剂量应用可致心脏损害,对有呼吸道疾病的病人可致呼吸困难、胸痛等;②全身不良反应:疲倦、头痛、虚弱、乏力、发热、寒战、流感症状、眩晕等;③消化系统症状:食欲减退、胃部不适、恶心、呕吐、腹泻、便秘、消化不良;④精神症状:失眠、情绪化、易激惹、抑郁、注意力障碍、神经质等;⑤其他不良反应:肌肉痛、关节痛、呼吸困难、鼻炎、皮疹、味觉异常、听力异常等。

利巴韦林与其他药物的相互作用:①可抑制齐多夫定转变成活性的磷酸齐多夫定,同时使用有拮抗作用;②与核苷类药物、去羟肌苷合用,可引发乳酸性酸中毒。

4. 保肝药物的用药安全

使用保肝药物治疗期间应注意:①多烯磷脂酰胆碱:注射液严禁用电解质溶液(生理氯化钠溶液、林格液等)稀释,只能用不含电解质的葡萄糖注射液稀释。配制好的溶液在输注过程中应保持澄清。②还原型谷胱甘肽:使用期间应注意监测,如在用药过程中出现皮疹、面色苍白、血压下降、脉搏异常等症状,应立即停药。③硫普罗宁:老年病人、有哮喘病史病人应慎用。既往有青霉胺毒性史者,应从较小剂量开始使用。④腺苷蛋氨酸:冻干粉须在临用前用所附溶剂溶解,静脉注射必须非常缓慢。远离热源,如结晶由白色变为其他颜色时,禁止使用。不应与碱性溶液或含钙溶液混合。⑤联苯双酯:在用药过程中少数病人 ALT 可回升,加大剂量可使之降低。停药后部分病人 ALT 反跳,但继续服药仍有效。个别病人可出现黄疸及病情恶化,应停药。⑥双环醇:对于肝功能失代偿者如胆红素明显升高、低蛋白血症、肝硬化腹水、食管静脉曲张出血、肝性脑病及肝肾综合征应慎用或遵医嘱。

保肝药物的不良反应:①多烯磷脂酰胆碱:胃肠道紊乱、胃部不适、软便和腹泻。极少数病人可能对注射制剂中所含的苯甲醇产生过敏反应。②还原型谷胱甘肽:偶见脸色苍白、血压下降、脉搏异常等类过敏症状,应停药。偶见皮疹等过敏症状,应停药。偶有食欲不振、恶心、呕吐、胃痛等消化道症状,停药后消失。注射制剂有注射部位轻度疼痛。③硫普罗宁:可致食欲减退、恶心、呕吐、腹痛、腹泻、瘙痒、皮疹、皮肤发红、蛋白尿、肾病综合征、胰岛素性自体免疫综合征、疲乏、肢体麻木。④甘草酸制剂:可致血钾降低、心悸、血压升高、上腹不适、皮肤瘙痒、荨麻疹、口干、头痛、头晕、横纹肌溶解、过敏性休克、假性醛固酮症、肌肉痛、感觉异常等。⑤腺苷蛋氨酸:偶可引起昼夜节律紊乱,睡前服用安眠药可减轻此症状。⑥熊去氧胆酸:可致腹泻、便秘、过敏、头痛、头晕、胰腺炎、心动过速。⑦联苯双酯、双环醇：可见轻度恶心，偶见转氨酶升高。

保肝药物与其他药物间的相互作用：①多烯磷脂酰胆碱：与抗凝剂药物之间的相互作用尚无法排除。因此，同时使用时需要对抗凝剂药物的剂量进行调整。②还原型谷胱甘肽：不得与维生素 B_{12}、维生素 K_3、甲萘醌、泛酸钙、乳清酸、抗组胺药物、磺胺类药物及四环素等混合使用。③硫普罗宁：不得与具有氧化作用的药物合用。④甘草酸制剂：与依他尼酸、呋塞米等噻嗪类利尿剂合用时，其利尿作用可增强本类药物的排钾作用，易导致血清钾值的下降，应注意观察血清钾值的测定等。复方甘草酸苷与莫西沙星合用，有引起室性心动过速的报道。⑤熊去氧胆酸：不应与考来烯胺、考来替泊、氢氧化铝、蒙脱石等同时服用，因为这些药可以在肠道中和熊去氧胆酸结合，从而阻碍吸收，影响疗效；熊去氧胆酸胶囊可以增加环孢素在肠道的吸收，服用环孢素的病人应做环孢素血清浓度的监测，必要时要调整服用环孢素的剂量。熊去氧胆酸胶囊会降低环丙沙星的吸收；基于熊去氧胆酸可以降低钙拮抗剂尼群地平的血浆峰浓度，必要时调整给药剂量。⑥联苯双酯与肌苷合用，可减少本药的降酶反跳现象。

5. 治疗肝性脑病药的用药安全

使用治疗肝性脑病药物期间应注意：①门冬氨酸鸟氨酸：当大剂量使用时，应注意监测病人血清和尿中的尿素水平。如果病人肝功能已完全受损，输注速度必须根据病人的个体情况来调整，以免引起恶心和呕吐。②乳果糖：在便秘治疗剂量下，不会对糖尿病病人带来任何问题。但用于肝性脑病或昏迷前期的剂量较高，糖尿病病人应慎用。由于可导致结肠 pH 值下降，故可能引起结肠 pH 值依赖性药物的失活。

治疗肝性脑病药物的不良反应：①门冬氨酸鸟氨酸：偶有恶心、呕吐；②精氨酸：可引起高氯性酸中毒，以及血中尿素，肌酸，肌酐浓度升高；静脉滴注速度过快会引起呕吐，流涎，皮肤潮红等；③乳果糖：参见本章第二节。

6. 降门脉压药的用药安全

使用降门脉压药期间应注意：①特利加压素：高血压、心功能不全和老年病人使用时需密切监测；本药不能作为血液替代品应用于血容量不足的病人；曾有使用特利加压素治疗中出现给药部位坏死的病例报道，因此，建议给药剂量为 0.5 毫克以上时不采用肌内注射给药；②生长抑素：由于生长抑素抑制胰岛素及胰高血糖素的分泌，在治疗初期会引起短暂的血糖水平下降，应注意监测；③奥曲肽：长期皮下用药可能出现持续性的高血糖，糖尿病病人应注意血糖水平监测以及时调整胰岛素或降糖药物剂量；食管胃底静脉曲张出血可增加胰岛素依赖型糖尿病病人的风险，并可引起糖尿病病人胰岛素需要量的改变，应密切观察血糖水平。

降门脉压药物的不良反应：①特利加压素：常见不良反应包括面色苍白、高血压、腹痛、肠蠕动加快或腹部绞痛、恶心、腹泻、头痛等；少见心动过缓。偶有报道应用本药后出现心肌梗死、心力衰竭、呼吸困难及注射部位坏死等情况。②生长抑素：少数病人用药后产生恶心、眩晕、面色潮红等反应。当滴注本药的速度高于 $50\mu g/min$ 时，病人会出现恶心和呕吐现象。③奥曲肽：常见的不良反应为腹泻、腹痛、恶心、胃肠胀气、头痛、胆石症、高血糖和便秘。其他常见的不良反应包括头晕、局部疼痛、胆汁浑浊、甲状腺功能不全、稀便、糖耐量降低、呕吐、乏力和低血糖。

降门脉压药物与其他药物的相互作用：①特利加压素：与催产素和甲基麦角新碱合用会增强血管收缩和子宫紧张的效应；可增强非选择性抑制剂对门静脉的降压作用；在使用本药期间合并使用降低心率的药物可能导致严重的心动过缓，应注意监测；②生长抑素：可延长环己烯巴比妥引起的睡眠时间，加剧戊烯四唑的作用，不应与这类药物或产生同样作用的药物同时使用；③奥曲肽：与溴隐亭合用会增加溴隐亭的生物利用度；可能会降低细胞色素 P450 酶参与代谢物质的清除率，与其他主要通过 CYP3A4 代谢且疗效范围较窄的药物如特非那定合用时应慎重；奥曲肽会减少肠道对环孢素的吸收，也可推迟对西咪替丁的吸收。

阅读笔记

（三）用药监测

1. 核苷类药物的用药监测　由于核苷类药物不是一种可以根治慢性乙型肝炎的药物,病人不能自行停药,并需在治疗中进行定期监测。至少应每3个月检测一次肝脏生化学指标,主要包括转氨酶、胆红素及白蛋白等。每6个月检测一次病毒学及血清学标志物。如果停止治疗,应对病人的临床情况和血清肝功能指标进行定期监测,至少监测4个月。

此外,还需要监测血常规、血清肌酐和肌酸激酶、血磷和乳酸水平,评价病人是否出现不良反应。对治疗中出现血肌酐、肌酸激酶或乳酸脱氢酶明显升高,并伴相应临床表现者如全身情况变差、明显肌痛、肌无力等症的病人,应密切观察,一旦确诊为尿毒症、肌炎、横纹肌溶解或乳酸酸中毒等,应及时停药或改用其他药物,并给予积极的相应治疗干预。

2. 干扰素的用药监测　使用干扰素治疗期间应定期监测肝脏生化学指标、病毒学及血清学标志物,以评价治疗效果。应注意对不良反应的监测,如有轻到中度肾脏、肝脏或骨髓功能低下时,需要密切监测这些功能指标,必要时停用药物;应对所有接受治疗的病人定期进行神经、精神监测;对于已有严重骨髓抑制的病人,因本药有骨髓抑制作用,使白细胞、特别是粒细胞、血小板减少,其次是血红蛋白降低,会增加感染及出血的危险性,应定期检查全血计数。

3. 其他抗病毒药物的用药监测　应定期监测肝脏生化学指标、病毒学及血清学标志物,以评价治疗效果。定期进行全血计数检查。

4. 保肝药物的用药监测　使用保肝药物治疗期间应定期监测病人肝功能指标,以评价药物治疗效果。其次要监测病人可能出现的不良反应。使用硫普罗宁前后及用药期间应定期监测外周血细胞计数、血小板计数、血红蛋白、血浆白蛋白、肝功能、24小时尿蛋白,每3个月或6个月检查一次尿常规。甘草类制剂可能引起假性醛固酮症,在治疗过程中应定期监测血压、血清钾、钠浓度,如出现发热、皮疹、高血压、血钠潴留、低血钾等情况,应停药或适当减量。

5. 治疗肝性脑病药的用药监测　用药期间注意观察病人精神状态的改变,如嗜睡、反应迟钝等是否好转。监测病人血氨水平,定期复查血气分析,注意病人酸碱平衡。监测病人肾功能及电解质水平。保持病人大便通畅,保证每日排软便2~3次。注意监测药物的不良反应。

6. 降门脉压药的用药监测　呕血、黑便等上消化道出血是门静脉高压致食管胃底静脉曲张破裂出血的常见临床表现。用药后注意观察上述症状是否好转,必要时行胃镜检查。特利加压素可引起高血压、心动过缓等心血管不良反应,使用过程中应注意监测。生长抑素及奥曲肽主要对病人的血糖水平影响较大,应定期监测血糖水平,以及时调整胰岛素或降糖药物的用量。

（四）健康教育

1. 健康指导　①慢性病毒性肝炎及肝硬化病人饮食宜清淡,宜多进食新鲜蔬菜和水果,适量进食蛋、瘦肉等高蛋白食物,补充含微量元素及矿物质的食物等;②避免吸烟、饮酒、进食辛辣刺激食物及罐装食品;③肝硬化病人要防止因强调"营养"而大量服用高糖、高蛋白、高热量和低脂肪饮食,大量进食高蛋白食物可能诱发肝性脑病;④肝硬化病人要保持大便通畅,以免血氨浓度过高诱发肝性脑性。食道静脉曲张的病人应避免进食过硬、刺激性的食物,以免引起消化道出血;⑤平时要养成良好的生活习惯,起居有规律,注意休息,避免熬夜、过度劳累,并结合适当的体育锻炼来增强体质。

2. 用药依从性　慢性病毒性肝炎及肝硬化病人的药物治疗依从性受到多方面因素影响:①心理因素:病人心理负担过重,产生焦虑、恐惧感、抑郁、敏感、敌对等心理问题;②缺乏治疗相关知识:病人不了解抗病毒的机制、目的,认为不发病、不影响日常生活便不需接受治疗,不能正确认识抗病毒治疗的重要性而擅自停药,更对抗病毒治疗的方案不理解,而使其依从性相对较差;③药物不良反应:抗病毒药物存在流感样症状、骨髓抑制、肾功能损伤、头痛、头晕、肌痛等不良反应,引起病人应激状态和不良心理,难以坚持治疗;④其他:病人在长期治疗过程中可能失去信心,从而对医生的指导置之不理,导致依从性较差。另外抗病毒药物价格昂贵,且仅有极少数的药物列入医保范围,一个疗程几万元的治疗费用难以承受。

护士应及时了解病人的社会状况,与医生沟通,给予符合病人条件的治疗方案。针对上述影响病人依从性的因素,加强病人健康教育与用药指导,包括用药剂量、使用方法。确保病人已经明确随意停药可能导致的风险,避免治疗中漏服或自行停药、自行减量等行为,提高用药依从性。

(张抗怀　王　娜)

第五节　急性胰腺炎

急性胰腺炎发病率每年在 4.8~24/10 万,成年人居多,平均发病年龄 55 岁。临床以轻度急性胰腺炎多见,呈自限性,20%~30% 病人为重度急性胰腺炎,病情危重,急性胰腺炎仍有 10%~20% 的死亡率。本节重点掌握治疗胰腺炎的常用药物知识及其相应的用药监测。

一、疾病简介

急性胰腺炎(acute pancreatitis, AP)是多种病因导致胰腺组织自身消化所致的胰腺水肿、出血及坏死等炎性损伤。临床以急性上腹痛及血淀粉酶或脂肪酶升高为特点。急性胰腺炎按照病理可分为急性水肿性胰腺炎和急性出血坏死性胰腺炎;按临床表现,可分为轻度、中度和重度急性胰腺炎。而重度急性胰腺炎常伴有局部或全身并发症,如假性囊肿、胰腺脓肿、多脏器功能衰竭等。多数病人病情较轻,预后良好,少数病人可伴发多脏器功能障碍及胰腺局部并发症,死亡率高。

Box 5-3【知识拓展】

ERCP 术后胰腺炎的药物预防:

内镜下逆行胰胆管造影术(endoscopic retrograde cholangiopancreatography, ERCP)是诊治胰腺和胆道疾病的重要手段,胰腺炎是其最常见的并发症。ERCP 术后胰腺炎的药物预防主要包括:

1. 非甾体类抗炎药:在 ERCP 术前或术后直肠给予 100mg 双氯芬酸钠或吲哚美辛。
2. 生长抑素:在 ERCP 术前静注 250μg,术后以 250μg/h 的速度静脉滴注 11h。

二、药物治疗的目的及原则

(一) 药物治疗的目的

急性胰腺炎药物治疗目的是寻找并去除诱发胰腺炎的病因;控制炎症。临床实践表明,重症急性胰腺炎时经历大的手术创伤将加重全身炎症反应,增加死亡率。所以急性胰腺炎应尽可能控制炎症,采用内科及内镜治疗。

(二) 药物治疗的原则

急性胰腺炎的内科治疗应首先禁饮食、胃肠减压,同时加强营养支持治疗,纠正水、电解质平衡。高脂血症性胰腺炎病人需要在短时间内降低甘油三酯的水平,尽量降至 5.65mmol/L 以下,限用脂肪乳剂,避免应用可能升高血脂的药物。如病人剧烈疼痛,可给予哌替啶肌注。如存在感染,应给予抗生素治疗。同时给予抑制胰腺外分泌和蛋白酶抑制剂治疗,以控制炎症进展,减少并发症的发生。用于抑制胰腺外分泌的药物主要有生长抑素及奥曲肽,相关内容参见

阅读笔记

本章第四节。本节主要介绍蛋白酶抑制剂。

三、药物分类及常用药物

用于治疗急性胰腺炎的蛋白酶抑制剂主要有加贝酯、乌司他丁、抑肽酶(表 5-10)。

表 5-10　治疗急性胰腺炎药物的分类及常用药物

分类	常用药物		
抑制胰腺外分泌药物	生长抑素	奥曲肽	
蛋白酶抑制剂	加贝酯	乌司他丁	抑肽酶

加贝酯用于急性轻型(水肿型)胰腺炎的治疗,也可用于急性出血坏死型胰腺炎的辅助治疗。乌司他丁用于急性胰腺炎及慢性复发型胰腺炎,也用于急性循环衰竭的抢救辅助用药。抑肽酶用于预防和治疗急性胰腺炎,纤维蛋白溶解所致的出血、弥散性血管内凝血。也用于抗休克治疗。腹腔镜手术后可直接注入腹腔防止肠粘连。

四、药物作用机制

(一) 作用机制

1. 加贝酯　是一种非肽类的蛋白酶抑制剂,可抑制胰蛋白酶、激肽释放酶、纤维蛋白溶酶、凝血酶等蛋白酶的活性,从而抑制这些酶所造成的病理生理变化。

2. 乌司他丁　是从新鲜人尿中提取的一种糖蛋白,具有抑制胰蛋白酶等各种胰酶活性的作用,还具有稳定溶酶体膜、抑制溶酶体酶的释放和抑制心肌抑制因子产生等作用。

3. 抑肽酶　具有广谱蛋白酶抑制作用,能抑制胰蛋白酶、糜蛋白酶,阻止胰腺中纤维蛋白酶原及胰蛋白酶原自身的激活;能抑制纤维蛋白溶酶和纤维蛋白溶酶原的激活因子,阻止纤维蛋白溶解所致的急性出血;能抑制激肽释放酶,从而抑制其舒张血管的作用。

(二) 体内过程

1. 加贝酯　人体内的 $t_{1/2}$ 为 (66.8 ± 3) 秒,分解产物为对羟基苯甲酸乙酯。主要以代谢物形式经肾脏排泄。

2. 乌司他丁　健康正常男性 30 万单位静脉注射给药后,3 小时内血药浓度直线下降,$t_{1/2}$ 约为 40 分钟;给药 6 小时后给药量的 24% 从尿中排泄。

3. 抑肽酶　静脉注射后迅速分布于细胞外相,并进入脏器。主要分布于肾脏,其次为软骨、脾脏和胰腺。静脉注射后 1~5 小时在肾脏代谢成较短的肽和氨基酸从尿中排出,代谢物无活性,$t_{1/2}$ 约为 2.5 小时。

五、用药护理

(一) 用药评估

使用蛋白酶抑制剂进行治疗前,首先应对病人的病情进行全面评估。轻型急性胰腺炎病人可单用此类药物治疗,如果病人已诊断为重症胰腺炎,必须同时使用抑制胰腺外分泌的药物、抗感染药物等综合治疗,以免延误病情。

其次需要评估病人有无用药的禁忌证。对多种药物有过敏史、妊娠妇女及儿童禁用加贝酯。对乌司他丁、抑肽酶过敏的病人禁用相应的药物。

(二) 用药安全

1. 使用蛋白酶抑制剂时应注意　①加贝酯:在使用过程中注意观察病人临床症状,谨防过敏,一旦发现应及时停药或抢救;切勿将药液注入血管外;多次使用应更换注射部位;药液应

阅读笔记

新鲜配制,随配随用。②乌司他丁:过敏体质者慎用;药液应新鲜配制,随配随用;用于急性循环衰竭时,应注意不能代替一般的休克疗法,休克症状改善后及时停用。③抑肽酶:使用前应进行过敏反应试验,如使用过程中发现过敏,应立即停药。

2. 蛋白酶抑制剂的常见不良反应　①加贝酯:少数病人使用后可出现注射部位疼痛、皮肤发红等刺激症状及轻度浅表静脉炎,偶有皮疹、颜面潮红及过敏症状,极少数病人可能出现胸闷、呼吸困难、血压下降等过敏性休克现象,一旦发现应及时停药并积极抢救;②乌司他丁:偶见白细胞减少或嗜酸粒细胞增多、恶心、呕吐、腹泻,转氨酶升高、血管痛、发红、瘙痒感、皮疹等,出现过敏症状应立即停药,并适当处理;③抑肽酶:注速过快时偶有恶心、荨麻疹、发热、瘙痒、血管痛等,多次注射可能产生静脉炎及脉搏加快、青色症、多汗、呼吸困难、休克等。

3. 蛋白酶抑制剂与其他药物的相互作用　①乌司他丁:应避免与加贝酯或球蛋白制剂混合使用;②抑肽酶:具有抗纤溶活性,因此能够抑制纤维蛋白溶解剂的作用;能够减轻卡托普利的降血压作用。

(三) 用药监测

用药期间应注意监测病人临床体征、血淀粉酶、血清脂肪酶、血常规、血脂、肝肾功能、C-反应蛋白等指标的变化情况,必要时进行影像学检查,以评价药物治疗效果。

其次要注意监测病人的不良反应,尤其是过敏反应。如在使用过程中出现颜面潮红、呼吸困难等过敏症状时,应立即停止使用相应的药物,并积极抢救。

(四) 健康教育

1. 健康指导　①胰腺炎急性期需要禁饮食,护士应告知病人如进食可刺激胰腺分泌胰液,胰管压力增高,不利于炎症消退。待上腹部压痛基本消失后,可酌情进食少量无脂流质饮食,然后逐渐过渡到低脂流食,低脂普通饮食。指导病人严格戒烟、戒酒。②出院后半年内,应以低脂软食为主,如稀饭、软面条、米饭、馒头等,可进食植物油炒的青菜,并可逐渐少量进食鸡蛋、豆制品及肉松等含蛋白质食物,可进食少量新鲜水果。但动物油要加以限制,饮食总量也应加以控制。③出院半年后转为普通饮食,但仍要避免进食辣椒、浓茶、咖啡等刺激性食物,少吃可产气或引起腹胀的食物如红薯、韭菜等。注意少食高脂肪食物,禁止饮酒,忌暴饮暴食。④胰腺炎急性期宜卧床休息,保证充足的睡眠,以降低代谢率及胰腺、胃肠分泌,增加脏器血流量,促进组织和体力恢复,改善病情。恢复期则根据疼痛和体力恢复情况,逐渐增加活动量。⑤出院后应注意休息,避免举重物和过度疲劳,避免情绪激动,保持良好的精神状态,可以适度进行体育锻炼。

2. 用药依从性　急性胰腺炎是一种非常复杂的疾病,其病理病程涉及全身各个器官系统,且病程较长,治疗方法复杂,治疗费用高,病人的认知程度普遍较低,容易产生轻视或压力过大的心理反应,从而影响病人的依从性,影响药物的治疗效果。护士应加强病人对疾病的认知与用药指导,告知病人遵医嘱用药的重要性及重症胰腺炎的可能不良后果,向病人详细介绍主要治疗药物,以及如何监护药物不良反应等,提高病人用药的依从性。

(张抗怀　王　娜)

要点提示 / key points

1. 改变生活方式是胃食管反流病治疗的重要组成部分,护士应加强对病人的宣教。

Lifestyle changes are the important part of the treatment of gastroesophageal reflux disease, so the nurses should strengthen health education to the patients.

2. 根除 Hp 应成为消化性溃疡病的基本治疗手段,它是溃疡愈合及预防复发的有效防治措施。

阅读笔记

Eradication of Hp should be the basic treatment of peptic ulcer disease. It is an effective prevention and treatment of ulcer healing and prevention of recurrence.

3. 炎症性肠病病人的治疗应掌握分级、分期、分段治疗的原则。

The treatment of inflammatory bowel disease patients should grasp the principles of grading, staging and treatment segments.

4. 炎症性肠病的治疗药物包括 5- 氨基水杨酸类、糖皮质激素、免疫抑制剂、生物制剂。

Pharmacotherapy of inflammatory bowel disease includes 5-amino salicylic acid, glucocorticoid, immunosuppressive agent and biological agent.

5. 抗病毒治疗是慢性乙型肝炎治疗的关键。慢性乙型性肝炎的抗病毒治疗药物主要包括核苷类药物和干扰素 α。

The antiviral treatment is the key to the treatment of chronic hepatitis B. Pharmacotherapy of the antiviral treatment includes nucleoside analogue and IFN-α.

6. 肝硬化的治疗是综合性的，首先针对病因进行治疗，其次要针对并发症治疗。

The treatment of liver cirrhosis is comprehensive, the first treatment for the cause, then for the complications.

7. 急性胰腺炎发病初期应纠正水、电解质平衡，维护脏器功能。治疗上采取减少胰液分泌、加强营养支持、抗感染及镇痛等措施。

In the early stage of acute pancreatitis, water and electrolyte balance should be corrected, and organ function should be maintained. The treatments that reduce pancreatic secretion, nutritional support, anti-infection and analgesic measures should be taken.

8. 蛋白酶抑制剂能够抑制胰酶的释放和活性，主张早期足量应用。生长抑素及其类似物通过直接抑制胰腺外分泌发挥作用。

Protease inhibitors which can inhibit the release and activity of pancreatin should be applied early and adequately. Somatostatin and its analogues can directly inhibit the exocrine function of pancreatic.

案例

病人，女，33 岁，身高 164cm，体重 67kg。以"粘液脓血便 18 天余"之主诉入院。病人 18 天前进食刺激性食物后大便次数增多，7~10 次 / 天，伴粘液、脓血，伴腹痛、腹胀，左下腹为著，疼痛时有便意，排便后疼痛可缓解。无发热，无恶心、呕吐。于外院就诊，给予乳酸左氧氟沙星注射液（0.6g，qd，ivd）治疗 5 日后，上述症状未见明显缓解。行肠镜检查示：溃疡性结肠炎（全结肠炎，活动期），给予美沙拉嗪缓释颗粒（1g，qid，po），上述症状稍缓解。6 天前，无明显诱因出现发热，最高体温 39.2℃，伴寒战、畏寒，停用美沙拉嗪，给予地塞米松磷酸钠注射液（10mg，qd，iv）治疗 3 日后，改为氢化可的松注射液（200mg，qd，ivd）治疗 3 日，上述症状稍缓解。为求进一步诊治，遂来我院，门诊以"溃疡性结肠炎"收治入院。自发病以来，精神、食欲及夜休差，小便正常，大便如上述。体重下降 3 千克。

入院后积极完善相关辅助检查，给予氢化可的松注射液（200mg，qd，ivd），美沙拉嗪缓释颗粒（1g，qid，po），注射用泮托拉唑（40mg，bid，ivd）及混合糖电解质注射液（500mL，qd，ivd）补液治疗。

治疗 3 天后病人诉仍间断发热，体温波动在 37.9~38.3℃，粘液血便 8~10 次 / 日，伴腹痛。加用注射用盐酸头孢替安（2g，bid，ivd），蒙脱石散（3g，tid，po）。病人头孢替安静滴完毕后，静滴氢化可的松注射液约 50 分钟，出现面色潮红、恶心、心悸、气短、头晕、头痛的症状，急查心电图及血气分析均正常，查体：体温 37.9℃，脉搏 89 次 / 分，呼吸 27 次 / 分，血压 110/85mmHg。考虑病人发生双硫仑样反应，停用氢化可的松注射液，改用注射用氢化可的松琥珀酸钠，暂给予 5% 葡萄糖注射液静脉滴注、吸氧等对症治疗，病人逐渐好转。

经上述治疗后,病人腹泻症状较前明显好转,约 3~4 次 / 日,无便血,腹痛明显减轻,未诉发热等其他不适。病人病情得到控制,准予其出院,出院后继续口服药物治疗。出院带药:醋酸泼尼松片、美沙拉嗪缓释颗粒、艾司奥美拉唑镁肠溶片。

问题:

1. 请分析病人使用糖皮质激素的药物选择、剂量以及减量的合理性。

2. 结合本例病人,护士应对糖皮质激素的使用进行哪些方面的用药监测?

3. 病人在治疗过程中突发面色潮红、恶心、心悸、气短、头晕、头痛症状的原因? 还有哪些药物可能发生此类不良反应?

4. 简述美沙拉嗪口服制剂的特点和不良反应。

5. 在该病人的药物治疗过程中,药物治疗的监护点有哪些? 应如何对病人进行用药教育?

第六章　泌尿系统疾病药物治疗

学习目标

学生在学习完本章内容之后能够：

认识与记忆：

1. 简述尿路感染、急慢性肾小球肾炎的病因、发病机制与临床表现。

2. 简述慢性肾衰的病因、发病机制与临床表现。

3. 简述前列腺增生的病因、发病机制与临床表现。

理解与分析：

1. 比较尿路感染与急慢性肾小球肾炎的常用治疗药物及其不良反应、以及用药注意事项。

2. 分析慢性肾衰的处理方式、常用治疗药物及其不良反应。

3. 前列腺增生的药物治疗与用药注意事项。

综合与运用：

1. 掌握尿路感染、急慢性肾小球肾炎、慢性肾衰竭的药物治疗原则与作用机制。

2. 掌握前列腺增生的药物治疗原则和治疗目标。

3. 掌握肾炎并发急性心力衰竭或高血压脑病的药物治疗。

4. 理解急性和慢性肾衰竭高钾血症和代谢性酸中毒的防治，ACEI 和 ARB 治疗急性肾炎和慢性肾炎的机制。

5. 掌握上述疾病的护理评估和用药护理。

泌尿系统各器官（肾脏、输尿管、膀胱、尿道）都可发生疾病，并波及整个系统。泌尿系统的疾病既可由身体其他系统病变引起，又可影响其他系统甚至全身。其主要表现为泌尿系统症状，如排尿改变、尿液性状的改变、肿块、疼痛等，但亦可表现为其他症状，如高血压、水肿、贫血等。泌尿系统疾病的性质，多数和其他系统疾病类似，包括先天性畸形、感染、免疫机制、遗传、损伤、肿瘤等；但又有其特有的疾病，如肾小球肾炎、肾衰竭等。本章节就泌尿系统尿路感

阅读笔记

染,急、慢性肾小球肾炎,慢性肾衰竭以及前列腺增生等常见疾病的药物治疗与病人护理进行介绍。

第一节　尿　路　感　染

尿路感染(urinary tract infection,UTI)简称尿感,是指病原体侵犯尿路黏膜或组织引起的尿路炎症,可表现为肾盂肾炎、膀胱炎、输尿管炎、前列腺炎等,也可引发严重并发症如败血症、感染性休克等。少数反复发作或迁延不愈,导致肾衰竭。

Box 6-1【案例与思考】

案例:79 岁女性,因"反复尿频、尿急、尿痛 3 月,再发 4 天"入院。曾在外院多次住院治疗,予抗生素治疗后症状缓解。本次入院检查:尿常规白细胞 3+,亚硝酸盐阳性,血常规未见异常,血清肌酐 64.7μmol/L。尿培养示大肠埃希菌(ESBL-),对多药敏感。膀胱镜示膀胱炎症,腹部 CT 未见梗阻及尿路畸形,泌尿系 B 超未见膀胱残余尿。体检:肾区叩击痛阳性,左侧上输尿管点压痛阳性。入院后给予阿莫西林克拉维酸钾片(312.5mg,po,tid),治疗第 3 天泌尿系症状明显好转,尿常规未见白细胞,第 4 天复查尿培养阴性,随后每 3 天复查小便均未见白细胞。15 天后症状好转停药。

思考:

1. 选用阿莫西林克拉维酸钾片治疗的依据在哪里? 除了该药,也可以推荐其他什么类药物?

2. 这些药物应用过程中,应该预防哪些不良事件?

一、疾病简介

尿路感染 95% 以上是由单一细菌引起的。其中 90% 的门诊病人和 50% 左右的住院病人,其病原菌是大肠埃希杆菌;5%~20% 年轻女性尿感是由于腐生葡萄球菌致病;变形杆菌、产气杆菌、克雷伯肺炎杆菌、铜绿假单胞菌、粪链球菌等见于再感染、留置导尿管、有并发症之尿路感染者;白色念珠菌、新型隐球菌感染多见于糖尿病及使用糖皮质激素和免疫抑制药的病人及肾移植后;金黄色葡萄球菌多见于皮肤创伤及吸毒引起的菌血症和败血症;病毒、支原体感染虽属少见,近年来有逐渐增多趋向。多种细菌感染见于留置导尿管、神经源性膀胱、结石、先天性畸形和阴道,肠道、尿道瘘等。

二、药物治疗的目的与原则

(一) 药物治疗的目的

尿路感染的药物治疗目标是以最小的副作用、最少的细菌耐药、最低廉的费用来获得最佳治疗效果。同时,药物治疗也可预防或治疗败血症,减轻全身或者局部症状,清除隐藏在生殖道和肠道内的病原体,预防远期后遗症。

(二) 药物治疗的原则

尿路感染共同的临床表现有泌尿系统症状如尿频、尿急、尿痛等膀胱刺激征。不同部位、不同种类的尿路感染其临床表现又各有特点。治疗原则是清除病原体,缓解症状,保护肾脏,防止再发感染。同时,也要根据不同类型制定不同治疗方案。

阅读笔记

三、药物分类及常用药物

(一)药物分类

抗感染药物主要包括 β-内酰胺类如青霉素类、头孢菌素类、碳青霉烯类、含酶抑制剂的 β-内酰胺类及单环酰胺类等,大环内酯类,氨基糖苷类,四环素类,氟喹诺酮类,磺胺类,氯霉素,糖肽类等。

(二)常用药物

对于泌尿系感染,应该根据尿细菌培养的药敏结果选择抗生素。常用抗生素有下述四类,每一种药物又因为生产厂家不同而商品名不一。

1. 头孢菌素类　根据其抗菌谱和肾脏毒性将此类抗生素分为四代。①第一代:头孢噻吩、头孢匹林、头孢唑啉(先锋霉素V)、头孢硫脒、头孢噻啶、头孢拉定、头孢氨苄、头孢羟氨苄;②第二代:头孢呋辛(制剂:头孢呋辛酯片,商品名叫西力欣)、头孢孟多;③第三代:头孢唑肟、头孢三嗪(也叫头孢曲松钠,其静脉制剂商品名有罗氏芬、泛生舒复、菌必治等)、头孢噻肟、头孢噻甲羧肟、头孢哌酮等;④第四代:头孢吡肟、头孢甲吡唑、头孢环戊吡啶等。

2. 青霉素类　包括青霉素、氨苄西林、青霉素V、苯唑西林、羟氨苄西林、羧苄西林、哌拉西林、美洛西林、磺苄西林、羧噻吩甲氧青霉素、阿莫西林等。为了克服细菌耐药,许多抑制细菌分解抗生素酶的抑制剂先后问世,如棒酸、克拉维酸钾、舒巴坦等。抗生素与这些酶抑制剂组合后抗菌活性增强,例如第三代头孢中的头孢哌酮(也叫先锋必)与舒巴坦的混合制剂有舒普深、斯坦啶、先舒、利君他啶。

3. 氨基糖苷类抗生素　包括庆大霉素、卡那霉素、链霉素、妥布霉素、阿米卡星、奈替米星、新霉素、硫酸阿米卡星、西索米星、阿司米星、巴龙霉素等。

4. 喹诺酮类　也可分为四代。第一代即萘啶酸、吡哌酸,具有中等抗菌活性,是同类最早产品。第二代为6位或8位氟取代的氟喹诺酮,代表产品为诺氟沙星、环丙沙星、氧氟沙星。对革兰阴性菌的活性超过青霉素类,达到第一代、第二代头孢菌素的效果。6位氟取代显著改善了抗菌活性,被认为是此类药物发展的里程碑。第三代为20世纪90年代中后期上市的产品,如司帕沙星、那氟沙星、左氧氟沙星、格帕沙星、曲伐沙星、阿拉沙星。这些药物的主要特点是抗菌谱扩大到革兰阳性菌、衣原体、支原体及细胞内致病菌,抗菌活性进一步提高,同时药代动力学及安全性也有很大改善。其中左氧氟沙星的安全性和有效性尤为显著,得到广泛应用,被认为是喹诺酮类发展史上的又一里程碑。第四代为20世纪90年代后期开始研制的产品,在结构上有较大的改进,药理特性改进巨大。代表产品有加替沙星、莫西沙星、格雷沙星、帕珠沙星、普卢利沙星、吉米沙星、氨氟沙星等。

四、药物作用机制

(一)β-内酰胺类药物

青霉素类和头孢菌素类能够作用于胞质膜上的青霉素结合蛋白(PBP$_S$),抑制转肽酶的转肽作用阻止 N-乙酰葡萄糖胺和 N-乙酰胞壁酸十肽聚合物的交叉联结,阻碍黏肽的合成,导致胞壁的缺损,由于菌体内的高渗透压导致菌体变形、膨胀,在自溶酶影响下破裂溶解。天然青霉素抗菌谱窄,毒性低,但也存在过敏性休克等不良反应。半合成青霉素和复合青霉素以及三、四代头孢菌素都拓宽了抗菌谱。

(二)氨基糖苷类药物

细菌的核蛋白体为70s,由30s和50s亚基组成,氨基糖苷类抗生素能够影响蛋白质合成的全过程,其作用是多环节的,最终起到杀灭革兰阴性细菌的作用。但由于耳毒性、肾毒性等缺点,其临床应用受到限制。

（三）喹诺酮类药物

主要作用 DNA 螺旋酶,抑制 DNA 复制,促其降解,杀死细菌。三、四代喹诺酮类药物由于广谱杀菌,安全性高,毒副作用较小,广泛应用于临床,耐药菌株很多。目前国内尿路感染的主要病原菌大肠埃希菌中,耐药株已达半数以上。

（四）抑菌剂

林可霉素类、大环内酯类抗生素如红霉素等能够与 50s 亚基结合可逆性的抑制蛋白质合成;四环素类药物能够通过抑制氨基酰 tRNA 与核蛋白体的 30s 亚基结合而抑制细菌蛋白质合成,从而起到抑菌的效应。磺胺类药物与甲氧苄啶可分别抑制二氢叶酸合成酶与二氢叶酸还原酶,阻碍叶酸代谢,从而导致核酸合成受阻,抑制细菌的生长及繁殖。新一代的大环内酯类抗生素抗菌作用加强,如阿奇霉素已经是有效的杀菌剂。

五、用药护理

（一）用药评估

药物治疗前需要完成:①风险评估:注意用药安全性,评估过敏史;②病史采集:有无寒战、高热等全身表现;腰痛、肋脊角压痛或叩击痛等局部症状、排尿次数和尿量等;③尿常规、尿细菌学检查等各种易感因素。

（二）用药安全

1. β- 内酰胺类

（1）用药注意事项:①青霉素类:可出现皮疹、药物热或过敏性休克。②头孢菌素类:如头孢拉定、头孢他啶、头孢哌酮等,多数是广谱抗生素,抗菌作用强。头孢菌素类四代各有不同的抗菌特点,应遵医嘱按病情予以具体选择。

（2）药物协同及拮抗:青霉素不可与磺胺类药物和四环素类药物联合使用,二者联合作用属拮抗作用;青霉素不可与氨基糖苷类药物混合输液。

（3）不良反应:主要副作用是过敏反应,应严格询问过敏史,使用前必须做皮试,若有过敏者按青霉素类及头孢菌素类过敏常规处理。青霉素不可与同类抗生素联用,合并用药会加重肾损害,还可以引起呼吸困难或呼吸停止;头孢菌素类的其副作用有胃肠道反应、过敏反应等。

（4）禁忌证:有过敏史者禁用。

2. 氨基糖苷类

（1）用药注意事项:使用肾毒性药物,尤其是对已有肾功能不全的病人,使用时更应考虑到药物的毒性、半衰期、在体内的代谢和排泄情况以及目前病人的肾功能状况等。在别无选择的情况下,如需应用肾毒性药物,一定要严密观察肾功能的情况,一旦发现肾功能恶化,就必须立即停药。

（2）药物协同及拮抗:肾毒性药物会进一步加重肾功能的损害,在治疗尿路感染时,应尽可能避免。

（3）不良反应:①如庆大霉素、卡那霉素、阿米卡星等,其副作用是有不同程度的耳毒性和肾毒性,可出现肾脏损害、听力减退;②皮疹、发热、口周麻木、血管神经性水肿等过敏反应。

3. 喹诺酮类

（1）用药注意事项:①喹诺酮类可有胃肠道反应、皮疹,偶见肝肾功能损害,近年来研制的新品种如左氧氟沙星、加替沙星等对革兰阳性球菌、衣原体、支原体等的作用亦有增强;②用药期间避免日照。

（2）药物协同及拮抗:①避免与抗酸药、含有金属离子的药物同用;②慎与氨茶碱类合用;③不宜与三环类抗抑郁症类药、红霉素、西沙比利等合用。

阅读笔记

(3) 不良反应:①胃肠道反应;②中枢神经系统毒性:失眠、头昏、头疼甚至精神异常、抽搐、惊厥等;③光敏反应:光照部位皮肤出现瘙痒性红斑,甚至皮肤溃烂;④软骨损害:儿童用药后可出现关节痛和关节水肿;⑤心脏毒性反应:罕见但后果严重如室颤等。

(4) 禁忌证:喹诺酮类过敏、妊娠期及哺乳期病人应避免使用此类药物;18岁以下未成年病人应避免使用喹诺酮类药物;糖尿病病人慎用;不用于精神病及癫痫病病人。

4. 磺胺类

(1) 用药注意事项:多饮水,减少磺胺结晶的形成;用药后及时观察疗效,并注意有无不良反应,如复方新诺明等,主要针对革兰阴性杆菌、葡萄球菌和链球菌,服用时要注意碱化尿液。

(2) 药物协同及拮抗:与磺酰脲类降血糖药、香豆素类抗凝剂、或肿瘤药甲氨蝶呤等合用时,磺胺类可与其竞争与血浆蛋白结合,从而使游离血药浓度升高,严重时可出现低血糖、出血倾向及甲氨蝶呤中毒。

(3) 不良反应:①泌尿系统损害:可产生尿道刺激和梗阻,有结晶尿;②过敏反应:磺胺类可有胃肠道反应、皮疹等。出现不良反应时应及时报告医生,给予相应处理;③血液系统反应:粒细胞减少、血小板减少、再生障碍性贫血等。

(4) 禁忌证:①本类药物有交叉过敏反应,有过敏史者禁用;②新生儿、早产儿、孕妇、哺乳期妇女禁用;③肝功能损害者避免使用。

(三) 用药监测

1. 评价用药方案有效性　不同类型或程度不同的病人用药方案不同,督促病人按时、按量、按疗程服用药物,同时消除诱发因素,抗菌药物使用时间要充分。如治疗3天症状仍无改善,则应按药敏试验结果来选择。

2. 监测不良反应　注意病人的年龄,监测其听力、皮肤及肾功能情况。

3. 监测疗效　自90年代以来,耐药细菌明显增加,特别是复方新诺明对耐药菌的治疗失败率超过50%,应密切监测疗效,根据医嘱及时改用其他药物。

(四) 健康教育

1. 积极预防　①加强机体免疫功能,坚持体育锻炼;②多饮水、勤排尿,去除憋尿习惯,保证每日足够尿量;③注意个人卫生,保持良好的卫生习惯,女性在经期、孕期等特殊时期尤其应该注意保持外阴清洁。

2. 提高依从性　加强健康教育,不同临床类型的尿路感染有不同的治疗方案:表现为下尿路感染症状者,多给予3天短程治疗;对有肾盂肾炎临床表现者,给予14天疗程。病人疗程长短区别较大,应根据疾病不同类型,指导病人遵医嘱、按疗程服用药物,切勿随意停药。

3. 护理措施

(1) 药物护理:①耐心解释抗菌治疗是尿路感染的主要措施;②可给予碳酸氢钠碱化尿液,同时遵医嘱应用解痉镇痛药以减轻疼痛和痉挛;③指导病人避免滥用抗生素,特别是避免使用肾毒性药物。

(2) 饮食护理:①进食清淡、富于营养的饮食;发热、全身症状明显者,应给予流质或半流质饮食,必要时可静脉补液;②鼓励病人多喝水、饮茶或果汁,勤排尿,保持每天尿量至少1500ml,以达到冲洗尿路、抑制细菌繁殖的目的。

(3) 心理护理:部分病人,如育龄女性、尿路有复杂情况者,很容易再发,常需接受长期的药物治疗,应耐心向病人解释再发的原因、正确治疗的方法,使病人相信正确的治疗就可缓解和控制病情的发展,加强其战胜疾病的信心。

(4) 生活护理:急性期病人,应增加休息和睡眠,给病人提供安静、舒适的休息环境;可在腹部膀胱部位适当地保暖或局部热敷,以减轻腹部疼痛。

(庞勤慧　刘惠敏)

第二节 急性肾小球肾炎

急性肾小球肾炎(acute glomerulonephritis, AGN)简称急性肾炎,可见于多种细菌和病原微生物感染后,急性起病,以血尿、蛋白尿、高血压、水肿及肾功能损伤等为常见表现的临床综合症状。其中以 β-溶血性链球菌感染的急性链球菌感染后肾小球肾炎(acute post-streptococcal glomerulonephritis, APSGN)最常见。病理变化以肾小球毛细血管内皮细胞和系膜细胞增生性变化为主。

一、疾病简介

本病主要发生于儿童,高峰年龄为 2~6 岁,2 岁以下或 40 岁以上的病人仅占所有病人 15%。发作前常有前驱感染,潜伏期为 7~21 天,一般为 10 天左右。典型的临床表现为突发的血尿、蛋白尿、高血压,部分病人表现为一过性氮质血症。病人的病情轻重不一,轻者可无明显临床症状,仅表现为镜下血尿及血 C3 的规律性变化,重者表现为少尿型急性肾损伤。

病原微生物如细菌、病毒及寄生虫等感染都可致病,但临床表现一般不如链球菌感染所致的急性肾炎典型。A 组链球菌表面的 M 蛋白与肾小球成分存在交叉抗原,发病机制主要为:①免疫复合物沉积于肾脏;②抗原原位种植于肾脏;③肾脏正常抗原改变,诱导自身免疫。

二、药物治疗的目的和原则

(一) 药物治疗的目的

急性肾小球肾炎的药物治疗的目的主要在于消除症状、控制感染、防止并发症。

(二) 药物治疗的原则

急性肾小球肾炎大多可自愈,以休息和对症治疗为主。急性肾衰竭病人应予透析待其自然恢复。对轻症病人不必过多用药。不宜应用糖皮质激素和细胞毒性药物。

1. 一般治疗

(1) 休息:休息对防止症状加重和促进疾病好转很重要。急性期应卧床休息 2~3 周,直至肉眼血尿消失,利尿消肿,血压恢复正常。当各种临床症状均已恢复,仅尿检未完全恢复时,可以适当活动,切勿过劳。

(2) 饮食:发病初期,饮食控制非常重要,原则上给予富含维生素的低盐饮食并限制进水量,蛋白质摄入量为 1g/(kg·d)。有水肿及高血压者,应无盐或低盐(<2.0~3.0g/d)饮食,直到利尿开始;有肾功能不全、氮质血症者,应限制蛋白质的摄入。持续少尿时,应同时限制钾的入量。

2. 对症治疗　包括利尿消肿、降血压、预防心脑并发症。如有急性心力衰竭、高血压脑病、尿毒症等严重并发症发生时,应给予针对并发症的药物治疗。急性肾衰竭有透析指征者,应及时采用透析治疗以帮助病人度过急性期。由于本病有自愈倾向,肾功能多可逐渐恢复,一般不需维持性透析治疗。

3. 感染灶治疗　在病灶细菌培养阳性时,应积极应用抗生素治疗,预防病菌传播。有上呼吸道感染或皮肤感染者,应针对致病菌选择无肾毒性的抗菌药物(如青霉素或大环内酯类)治疗,一般不主张长期预防性使用抗菌药物。扁桃体切除术前后可应用两周抗菌药。

三、药物分类及常用药物

(一) 药物分类

利尿药应用于水肿严重者;降压药缓解高血压症状;应用抗生素控制感染或清除病灶;如有急性心力衰竭、高血压脑病或肾衰竭等严重并发症时,应给予针对并发症的药物治疗。由于 APSGN 是免疫介导的疾病,抗生素的治疗作用不大。

阅读笔记

(二) 常用药物

1. 利尿药 袢利尿药包括呋塞米、布美他尼等；中效利尿药氢氯噻嗪、氯噻嗪、氯噻酮等；低效利尿药如螺内酯(spironolactone)、氨苯蝶啶(triamterene)和阿米洛利(amiloride)。

2. 降压药 血管紧张素Ⅰ转换酶抑制药(ACEI)和血管紧张素Ⅱ受体(AT1受体)阻断药(ARB)。ACEI常用的有卡托普利(captopril)、贝那普利(benazepril)、福辛普利(fosinopril)等；ARB常用的有氯沙坦(losartan)、缬沙坦(valsartan)、伊白沙坦(erbesartan)等。钙拮抗药如硝苯地平(nifedipine)、尼群地平(nitrendipine)、氨氯地平(amlodipine)等。β受体阻滞剂有美托洛尔、普萘洛尔及卡维地洛等。扩血管药物包括哌唑嗪(prazosin)、肼屈嗪(hydralazine)、硝普钠(sodium nitroprusside)、酚妥拉明(phentolamine)等。

四、药物作用机制

(一) 利尿药

袢利尿药(如呋塞米、布美他尼等)主要抑制髓袢升支粗段 $Na^+-K^+-2Cl^-$ 同向转运子，减少 NaCl 重吸收而利尿；尚具有扩血管作用，使肾血流量尤其肾皮质深部血流量增加；但大剂量使用可致听力及肾功能受损等不良反应。噻嗪类(如氢氯噻嗪、氯噻嗪等)和氯噻酮主要抑制远曲小管近端 Na^+-Cl^- 同向转运子，减少 NaCl 重吸收而利尿；可引起高糖血症、高尿酸血症及低钾血症等不良反应。保钾利尿剂：螺内酯及保钾排钠作用不依赖于醛固酮系统的氨苯蝶啶和阿米洛利。

(二) 血管紧张素Ⅰ转换酶抑制药和血管紧张素Ⅱ受体(AT1受体)阻断药

血管紧张素Ⅰ转换酶抑制药和血管紧张素Ⅱ受体(AT1受体)阻断药是肾性高血压的一线药物，除有确切的降压作用外，还能降低肾小球内压，减少尿蛋白，保护肾功能而延缓病程进展。ACEI可抑制血管紧张素Ⅰ转换酶，ARB可选择性阻断AT1受体，二者均使AngⅡ的收缩血管和刺激醛固酮分泌的作用受到抑制，引起血压下降，心脏后负荷降低，并防止心血管病理性重构。但两类药均有升高血钾的趋势，当少尿时要慎用或禁忌。

(三) 钙拮抗药

钙拮抗药可以作用于L型钙离子通道，干扰钙离子进入心肌细胞和阻力血管平滑肌细胞，亦作用于肌浆网上的钙通道使钙贮存减少，从而导致心肌收缩力降低、心率减慢、外周阻力血管扩张、血压下降、心脏后负荷减轻；同时可减少肾组织钙盐沉积。其中非二氢吡啶类钙拮抗药禁用于急性心力衰竭、病态窦房结综合征及心脏传导阻滞。

(四) β受体阻滞剂

降压作用确切广泛，既可以抑制交感中枢，又可阻断心交感神经功能；同时通过肾小球入球动脉球旁β受体，阻碍肾素-血管紧张素-醛固酮系统，发挥降压作用。但伴急性心力衰竭、支气管哮喘及房室传导阻滞病人禁用。

(五) 血管扩张药 α_1 受体选择性阻滞剂

哌唑嗪可扩张动、静脉，降低血压和心脏前后负荷，增加心排血量和肾脏血流量。常常与β受体阻滞剂构成复方制剂如卡维地洛、阿罗洛尔等，扩张外周血管的同时，不增加心脏负荷。硝普钠能扩张小静脉和小动脉，降低心脏前、后负荷，静脉滴注后可迅速降低血压和控制急性心力衰竭。肼屈嗪能扩张小动脉，降低血压和心脏后负荷，增加心排血量，并增加肾血流量。酚妥拉明可阻断血管平滑肌α受体和直接扩张血管，使外周血管阻力降低，肺动脉压降低，血压下降。扩血管药物单用都反射性兴奋心脏交感神经，容易出现心慌、心悸等不良反应。

五、用药护理

(一) 用药评估

药物治疗前需要完成：①风险评估：注意用药安全性，药物名称、用量、给药方法、不良反

阅读笔记

应;评估过敏史;②病史采集:病人的生命体征尤其是血压、心率;受孕、起病急缓、尿量变化等;水肿的部位、程度;③评估依从性:病人的作息、睡眠、饮食等生活习惯;健康知识水平;④评估肝肾功能、电解质情况,尤其肌酐、血钾等变化;心电图、心脏B超等情况。

(二)用药安全

1. 利尿药

(1) 用药注意事项:①用药期间严密观察肌酐、血钾情况,防止严重不良反应发生。注意观察有无恶心、呕吐、腹泻、上腹痛、甚至胃肠出血等胃肠道反应。当减量或调整电解质后,症状即可消失。由于钾的丢失易引起心肌坏死,故高血压病人应同时补钾;②病人站立时肾血流量较卧位低,不利于钠、水的排出,故用药期间病人宜取卧位姿势;③应用强效利尿药时,应注意为防止低钠血症,从而不控制食盐的摄入,往往会造成钠的过量,可导致利尿药无效。

(2) 药物协同及拮抗:避免与具有耳毒性的氨基糖苷类抗生素合用,以免增加耳和肾脏的严重损害。

(3) 不良反应:①袢利尿剂不宜过多、过长时间使用,以免引起听力损害、高尿酸血症、水电解质紊乱等;②过敏反应:皮疹、大剂量时可出现胃肠出血。

(4) 禁忌证:有心肌梗死、糖尿病、痛风、心律失常等病史者及孕妇应慎用。

2. ACEI 和 ARB

(1) 用药注意事项:目前主张应用 ACEI 或 ARB,二者不仅具有降低血压作用,还可改善肾小球内血流动力学,应及时观察血压及尿量变化情况。

(2) 药物协同及拮抗:避免与补钾和保钾利尿药合用。不良反应:肾功能不全病人应用 ACEI 或 ARB 时要防止高血钾,注意观察肌酐指数,掌握适应证及使用方法。

(3) 禁忌证:少数可致眩晕,禁用于孕妇、哺乳期妇女及肾动脉狭窄者。低血压、严重肝肾功能损害者慎用。

3. 钙拮抗药

(1) 用药注意事项:必要时可用钙拮抗药,以增强扩张血管效果。开始使用钙拮抗药或增加剂量时,尤其对于严重冠脉阻塞性疾病的病人,应注意观察病情变化,防止心绞痛的发生。

(2) 药物协同及拮抗:钙拮抗药与血浆蛋白结合率高,应注意药物间的相互作用。该药能提高地高辛浓度,故两药合用时应减少地高辛用量。

(3) 不良反应:使用后应注意有无出现头痛、面色潮红、恶心、便秘、乏力及急性低血压。

(4) 禁忌证:肝功能受损病人应谨慎使用,及时检查各项指标情况,如有不良反应及时报告医生,给予相应处理。

4. β 受体阻滞剂

(1) 用药注意事项:长期应用 β 受体阻滞剂可有停药反跳现象,即长期应用时突然停药,可引起原来病情加重、血压上升,严重心律失常及心绞痛发作次数增加,甚至引起心肌梗死或猝死,因此,病情控制后应逐渐减药至停药。

(2) 药物协同及拮抗:同时服用维拉帕米或用于抗心律失常时应注意缓慢性心律失常。

(3) 不良反应:不良反应基本相似,主要表现在心脏、支气管平滑肌、外周血管平滑肌及代谢等方面,减慢心率可使某些病人精神及体力方面出现疲乏感;也可引起睡眠障碍,使病人肢端寒冷感,出现雷诺症状或间歇性跛行,甚至可引起脚趾溃烂及坏死;停药反跳现象;偶见幻觉、失眠、抑郁等症状。

(4) 禁忌证:对于有肺阻塞性病病人,须慎用;伴急性心力衰竭、窦性心动过缓、支气管哮喘及房室传导阻滞病人禁用;肝功能不良者慎用。

阅读笔记

5. 血管扩张药

（1）用药注意事项：①单用时应注意加强病情观察，注意心慌、心悸等不良反应；②硝普钠在体内迅速代谢，须作持续静脉避光滴注给药，并随时监控血压变化，调节滴注用量；③严密观察血压变化，一旦发现血压急剧升高、剧烈头痛、呕吐、视力模糊、神志改变等症状时，立即通知医生处理；④发生高血压急症，应绝对卧床休息，抬高床头，保持情绪稳定，协助生活护理、吸氧、建立静脉通道，遵医嘱迅速给予降压药；⑤治疗期间严密观察血压的变化，避免血压骤降。

（2）药物协同及拮抗：对惊厥、抽搐或烦躁不安者可使用镇静药（如地西泮等），应避免病人情绪激动、停药或药物自行减量等诱因。

（3）不良反应：硝普钠不良反应除低血压外，尚可引起恶心、呕吐、头痛、精神不安、肌肉痉挛、皮疹、出汗、发热等症状。大剂量或连续使用时，可引起血浆氰化物浓度升高而中毒，从而导致甲状腺功能减退，故用药必须严密观察血浆氰化物浓度。

（4）禁忌证：肝肾功能损害者慎用。

（三）用药监测

1. 评价用药方案有效性　一般轻度、中度水肿无需治疗，经限制钠盐及水的摄入和卧床休息即可消退，应加强监测，注意水肿消退情况。

2. 监测不良反应　长期常规应用普萘洛尔类药物，有些病人可出现戒断症状，表现为神经质、心动过速，心绞痛加剧及血压回升，应注意不要突然停药，观察病人反应随时调整剂量，实行剂量个体化。

3. 监测疗效　如水肿仍明显者，均应遵医嘱给予利尿药，从小剂量开始，先用不良反应少的药物，无效时再用强效利尿药。

（四）健康教育

1. 积极预防　积极预防和控制感染，避免受凉和感冒，向病人及家属介绍本病的发生与呼吸道感染或皮肤感染的关系，指导保暖、加强个人卫生等预防措施。告知病人感冒、咽炎、扁桃体炎和皮肤感染后，应及时就医。

2. 提高依从性　向病人及家属介绍疾病的病因与预后，使其了解本病为自限性疾病，预后良好，避免出现不良情绪，保证药物按时、按量、准确服用。

3. 护理措施

（1）药物护理：①病人服药时，护士或家属一定要监督病人将药物正确地服下，避免出现漏服或错服的现象，当几种药物联合使用时，应加强监测，注意合理间隔用药时间；②少数发生急性肾衰竭而有透析指征时，应及时透析治疗帮助病人度过急性期。

（2）饮食护理：肾功能正常者不需限制蛋白质入量，但氮质血症时应限制蛋白质摄入，并以优质动物蛋白为主。

（3）心理护理：因病人多为儿童，依从性较差，而家属则容易急躁、焦虑；年龄较大的病人因休学、长期休息亦经常产生焦虑、悲观情绪，尤其当水肿加重、血尿明显时，焦虑、恐惧心理更加明显，应及时安慰病人，加强心理疏导。

（4）生活护理：患病期间应加强休息，痊愈后可适当参加体育运动，以增强体质，但在1~2年内不应从事重体力劳动，避免劳累。

（5）康复指导：出院后，应加强体育锻炼，增强体质，一般需要1~2年方能完全康复，在临床症状消失后，蛋白尿、血尿等情况有可能仍然存在，应定期随访，指导正确合理用药，及时监测。

（庹勤慧　刘惠敏）

第三节　慢性肾小球肾炎

慢性肾小球肾炎（chronic glomerulonephritis，CGN）简称慢性肾炎，是以血尿、蛋白尿、高血

阅读笔记

压和水肿为基本临床表现的一组原发于肾小球的慢性疾病。临床特点是长期持续性尿异常，缓慢进行性肾功能损害，最终发展为慢性肾衰竭。

Box 6-2【案例与思考】

> 案例：女性，30岁，工人，因2年来间断颜面及下肢水肿，1周来加重入院。病人2年前无诱因出现面部水肿，以晨起明显，伴双下肢轻度水肿、尿少、乏力、食欲缺乏。曾到医院检测有血压高(150/95mmHg)，化验尿蛋白(+)~(++)，尿RBC和WBC情况不清，间断服过中药，病情时好时差。1周前着凉后咽痛，水肿加重；尿少，尿色较红，无发热和咳嗽，无尿频、尿急和尿痛，进食和睡眠稍差，无恶心和呕吐。发病以来无关节痛和光过敏，大便正常，体重似略有增加（未测量）。既往体健，无高血压病和肝肾疾病史，无药物过敏史。家族中无高血压病病人。查体：T 36.8℃，P 80次/分，R l8次/分，BP l60/100mmHg。一般状况可，无皮疹，浅表淋巴结无肿大，双眼睑水肿，巩膜无黄染，结膜无苍白，咽稍充血，扁桃体(-)。心肺(-)，腹平软，肝脾肋下未触及，移动性浊音(-)，双肾区无叩击痛，下肢轻度凹陷性水肿。实验室检查：Hb112g/L，WBC 8.8×10⁹/L，N 72%，L 28%，PLT 240×10⁹/L；尿蛋白(++)，WBC 0~1/HP，RBC 10~20/HP，颗粒管型 0~1/HP，24h尿蛋白定量3.0g；血BUN 8.3mmol/L，Cr l56μmol/L，ALB 36g/L。
>
> 临床诊断：慢性肾小球肾炎
>
> 思考：围绕该病例的治疗原则该病人可选用哪些药物治疗？

一、疾病简介

慢性肾炎可发生于任何年龄，但以青、中年为主，男性居多。多数病例起病缓慢、隐匿，临床表现以蛋白尿及（或）水肿为首发症状，轻重不一；有轻重不等的高血压。慢性肾炎病人可有急性发作倾向，由于感染、过度疲劳等因素，而出现类似急性肾炎的临床表现，晚期则主要表现为终末期肾衰竭-尿毒症症状。

大多数慢性肾炎病人的病因不清楚。慢性肾炎的病因、发病机制和病理类型不尽相同。但起始因素多为免疫介导的炎症反应。此外，非免疫介导的肾脏损害在慢性肾炎的发生发展中也起着相当重要的作用。这些因素包括高血压、高脂血症、慢性肾小管间质损害、血流动力学改变介导的肾小球硬化以及肾小球系膜的超负荷状态等均可引起慢性肾炎。

二、药物治疗的目的与原则

（一）药物治疗的目的

慢性肾小球肾炎的药物治疗的目的是改善和缓解临床症状，遏止和延缓肾功能进行性恶化，防治严重并发症。

（二）药物治疗的原则

1. 一般治疗原则

（1）休息：劳累可加速病情的进展，因此慢性肾炎病人应注意休息保养。

（2）饮食：根据肾功能的状况给予优质低蛋白饮食 0.6~1.0g/（kg·d），控制食物中脂肪、盐和磷的摄入。当出现肾功能不全时在保证高热量前提下，要求低蛋白饮食 <0.6g/（kg·d）。有明显高血压、水肿者应强调低盐饮食（< 3g/d）。

（3）锻炼：病情稳定期可选择散步、太极拳等运动量小的运动，帮助病人病情康复并提高抵

阅读笔记

抗力。

2. 药物治疗原则　目前对本病尚缺乏有效的治疗药物，主要是对症治疗。

三、药物分类及常用药

(一) 药物分类

慢性肾炎治疗用药包括缓解症状的免疫抑制剂雷公藤总苷、糖皮质激素等，调节血压的降压药，防治肾小球毛细血管内凝血的双嘧达莫、阿司匹林和华法林等抗凝血药，以及降尿酸药。

(二) 常用药物

1. 针对原发病治疗　肾功能正常或有轻度受损而以蛋白尿为主的病人，可选择雷公藤总苷 20 毫克，口服，3 次 / 日；如果病情迁延 3 个月至半年以上，仍有大量蛋白尿，或出现肾病综合征表现，肾活检病理改变呈系膜增殖型病变时，用糖皮质激素和免疫抑制剂进行治疗。糖皮质激素的应用虽能缓解其症状，短期效果不错，但并不对受损的功能肾单位进行修复，相反易诱发各种感染及使潜在的感染病灶扩散，加速肾功能的破坏，故一般不主张积极应用。如果伴有高尿酸血症，可运用降尿酸药物。

2. 控制高血压治疗　控制高血压尤其是肾内毛细血管高血压是延缓慢性肾衰竭进展的重要措施。

(1) ACEI 和 ARB 类药物：为治疗慢性肾炎高血压和减少尿蛋白的首选药物。但要达到减少尿蛋白的目的，通常需要应用高于常规降压的剂量。常用的 ACEI 有卡托普利(captopril) 12.5~25mg，2~3 次 / 天；依那普利(enalapril)5~10mg，1~2 次 / 天；贝那普利(benazepril)10~20mg，1 次 / 天；福辛普利(fosinopril)10~20mg，1 次 / 天。对有肾功能不全的病人，宜选用双通道(肝及肾)排泄药如贝那普利和福辛普利等。ACEI 除降压降尿蛋白外，还可抑制血管紧张素Ⅱ促心肌、血管平滑肌增生肥大和血管壁中层增厚的作用，对防止慢性肾炎高血压病人血管壁增厚和心肌细胞增生肥大十分有益，但 ACEI 引起出球小动脉张力降低，有时可使肾小球滤过率(glomerular filtration rate，GFR)下降。ARB 类药物降压作用平稳、疗效好、作用时间长、病人耐受性好。常用的药物有：氯沙坦(losartan)25~50mg，1 次 / 天，可增至 100mg/d；缬沙坦(valsartan) 80mg，1 次 / 天，可增至 160mg/d；替米沙坦(telmisartan)40~80mg，1 次 / 天。ARB 可替代 ACEI 或与 ACEI 合用，但应严密监测血清钾浓度，以免发生高钾血症。

(2) 钙通道阻滞剂：钙通道阻滞剂除降压外，还可改善肾小球内血流动力学，降低氧耗，抑制血小板凝集，保护肾功能。常用非洛地平(felodipine)5~10mg，1 次 / 天；氨氯地平(amlodipine) 50mg，1 次 / 天；拉西地平(lacidipine)2~6mg，1 次 / 天。硝苯地平等虽可降低全身血压，但可增加出球小动脉阻力，增加肾小球内压力，对肾功能不利。

(3) 利尿药：慢性肾炎常因钠水潴留引起容量依赖性高血压，故在限盐(NaCl<6g/d)的同时可应用噻嗪类利尿药，如氢氯噻嗪 12.5~25mg/d。内生肌酐清除率(Ccr)<30ml/min 时，噻嗪类无效，应改用袢利尿药，但一般不宜过多、过久使用。应用利尿药应注意体内电解质紊乱和加重高脂血症、高凝状态的倾向。

(4) β 受体阻断药：降低肾素活性，对肾实质性高血压有效。普萘洛尔 10~30mg，3 次 / 天；美托洛尔 100~200mg/d，晨顿服或分早晚 2 次服用；阿替洛尔 25mg，1 次 / 天。

(5) 发生急进性高血压甚至高血压危象时需用硝普钠 0.5~1μg/(kg·min)静脉滴注，控制血压在正常上限，严密随访血压和心功能。

3. 抗凝治疗　常用的抗凝药有华法林和低分子肝素。华法林应用时剂量应严格个体化，初始剂量 4~10mg/d，根据凝血酶原时间以 1mg 为阶梯调整剂量。用药期间定期(至少每 3~4 周 1 次)检测凝血酶原时间，以防出血。低分子肝素制剂有：达肝素钠(dalteparin sodium)、依诺肝素钠(enoxaparin sodium)、那屈肝素钙(nadroparin calcium)。常用的抗血小板药有：双嘧达莫和阿司匹林。上述药物对有出血倾向的病人慎用或禁用。以往报道服用抗血小板聚集药能延缓慢性肾炎病人的肾功能衰退,但近年来多数循证医学的研究结果并未证实其确切疗效。

四、药物作用机制

(一) 降压药

高血压和尿蛋白是加速肾小球硬化、促进肾功能恶化的重要因素,积极控制高血压和减少蛋白尿是治疗慢性肾小球肾炎的两个重要环节。常用于慢性肾炎的降压药物有利尿药、血管紧张素 I 转换酶抑制药(ACEI)、血管紧张素 II 受体阻断药(ARB)、钙通道阻滞药、β 受体阻断药和 α 受体阻断药等。

(二) 抗凝血药

在肾小球肾炎时,肾小球毛细血管内凝血和纤溶障碍是肾小球肾炎不可逆病变形成的决定因素之一。抗凝药物肝素能通过激活抗凝血酶 III(AT III)灭活多种凝血因子;香豆素类抗凝药可竞争性抑制维生素 K 环氧化物还原酶,阻止还原型维生素 K 生成,从而减少凝血酶原和凝血因子 XII、IX、X 的生成,产生抗凝作用;阿司匹林和双嘧达莫具有抗血小板聚集作用,前者通过抑制血小板内环加氧酶活性而减少血栓素 A_2 形成,后者主要通过增加细胞内 cAMP 含量、增强 PGI_2 活性而发挥抗血小板作用。

(三) 免疫抑制剂

糖皮质激素有强大的抗炎抗免疫作用,通过与靶细胞胞质内的糖皮质激素受体结合,增加或减少基因转录而抑制炎症的各个环节,同时糖皮质激素对免疫过程的许多环节也有抑制作用。雷公藤总苷具有抗炎和抑制免疫作用,能抑制肾小球系膜细胞增生,改变肾小球基底膜电荷状态,改善肾小球滤过的通透性,阻止蛋白滤过。

(四) 降尿酸药

高尿酸血症时,尿酸盐或尿酸结晶可沉积于肾小管,加重肾脏损害。别嘌醇是尿酸合成抑制药,苯溴马隆是促进尿酸排泄药;它们不良反应较少,偶见血液系统损害,故应定期检查血象。

五、用药护理

(一) 用药评估

药物治疗前需要完成:①风险评估:已给予的药物治疗方案及曾使用药物的种类、用法及疗效;用药耐受程度,是否有头晕、腹胀、心率加快等症状。②病史采集:水肿发生的初始部位、时间及原因;水肿的特点、程度及进展情况;生命体征、尿量及体重的改变,以及皮肤的完整性;有无胸腔积液、腹部膨隆和移动性浊音等。③评估治疗依从性:生活、饮食等习惯;病人有无精神紧张、焦虑等不良情绪。④评估病人肝肾功能及血常规、电解质尤其是血钙情况;肾盂造影、肾组织活检、B 超等检查。

(二) 用药安全

1. 糖皮质激素

(1) 用药注意事项:①一般不主张积极应用,如病人肾功能正常或仅轻度受损,而且尿蛋白较多,无禁忌证者可试用,但无效者应及时逐步撤去;如用强地松治疗无效或出现精神症状,可迅速减量以至停药;②激素治疗可致隐匿性溃疡病出血,或使感染扩散,极易继发感染,故需密切观察病情变化,及时通知医生并做好相应处理;③当慢性肾炎伴肾病综合征时使用糖皮质激素不可自行加量、减量甚至停药;④使用时,病人的免疫力和机体防御力受到抑制,应对病人实行保护性隔离,防止继发感染,并应密切观察此类药物的不良反应。

(2) 不良反应:长期大剂量可引起:①医源性皮质功能亢进:满月脸、毛发增生、水牛背等;

阅读笔记

②骨质疏松、肌肉萎缩、伤口延迟愈合;③诱发及加重感染;④消化系统及心血管系统并发症。⑤停药反应及反跳现象。

(3) 禁忌证:①严重的精神病或癫痫、活动性消化性溃疡、骨折、创伤修复期、角膜溃疡、孕妇、严重高血压及糖尿病;②抗菌药物不能控制的感染等。

2. 抗凝血药

(1) 用药注意事项:①低分子肝素制剂有:达肝素钠、依诺肝素钠,应避开脐周 2 厘米左右,两侧腹外侧壁交替深部皮下注射。肝素轻度过量致出血,停药即可,如严重出血,可缓慢静脉注射硫酸鱼精蛋白解救;②使用血小板解聚药应监测出、凝血时间,观察有无出血倾向。

(2) 药物协同及拮抗:肝素为酸性药物不能与碱性药物合用;与阿司匹林、双嘧达莫、右旋糖酐等合用可增加出血危险;与糖皮质激素合用可致胃肠道出血;与胰岛素或磺酰脲类药物合用可致低血糖。

(3) 不良反应:①可能引起出血,常见皮下血肿,罕见血小板减少症、皮肤坏死,可见肝转氨酶一过性轻度至中度升高,少见过敏样反应;②长期应用可出现骨质疏松或骨折。

(4) 禁忌证:对肝素过敏、有出血倾向、严重高血压、细菌性心内膜炎、溃疡病、颅内出血、活动性肺结核、孕妇、先兆流产、产后、内脏肿瘤等病人禁用。

3. 降尿酸药

(1) 用药注意事项:高尿酸血症时,尿酸盐或尿酸结晶可沉积于肾小管间质,加重肾脏损害,病人应严格限制高嘌呤食物的摄入,如动物内脏、鱼虾类、菠菜、浓茶、黄豆等。别嘌醇用药期间要多饮水,口服碳酸氢钠以碱化尿液可促进尿酸经肾脏排泄。

(2) 不良反应:服用苯溴马隆等可有皮疹、发热、胃肠道反应;别嘌醇还有肝损害、骨髓抑制等不良反应,须密切监测,肾功能不全者,宜减半量使用。

(三) 用药监测

1. 监测不良反应　①华法林:应用时剂量应严格个体化,根据医嘱及时调整剂量,用药期间密切监测凝血酶原时间,及时观察是否有出血症状,及时处理;②雷公藤总苷:罕有血小板减少,且程度较轻,一般无需停药;可致月经紊乱及精子活力降低,数量减少,上述不良反应停药可恢复正常。

2. 监测疗效　苯溴马隆:①治疗期间需大量饮水以增加尿量,治疗初期饮水量不得少于 1.5~2 升,以免尿液中的尿酸过多导致尿酸结晶;②定期测量尿液的酸碱度,为促进尿液碱化,可酌情给予碳酸氢钠或柠檬酸合剂,并注意酸碱平衡。病人尿液的 pH 值应调节在 6.5~6.8 之间;③在开始治疗时有大量尿酸随尿排出,因此在此时的用药量要小(起始剂量)。

(四) 健康教育

1. 积极预防　预防口腔炎,防止淋雨及受凉,及时增减衣物,避免感冒、劳累、感染,加强锻炼增强免疫力。

2. 提高依从性　向病人及其家属讲解影响病情进展的因素,指导他们避免加重肾损害的因素,如预防感染,避免预防接种、妊娠和应用肾毒性药物等,建立良好的护患关系,赢取病人及家属的信任,提高病人的依从性。

3. 护理措施

(1) 药物护理:告知病人及家属疾病基本常识及药物常见不良反应,出现不良反应时,应正确处理并及时告知医生。(①降压药物有 ACEI 及 ARB 类药物、钙通道阻滞剂、利尿药、β 受体阻断药、血管扩张药等,应向病人介绍各类降压药的疗效、注意事项,如告诉病人 ACEI 抑制剂可致血钾升高以及高血钾的表现等,严格掌握适应证和应用方法,防止不良反应;②高血压时可选用不影响肾血流量的降压药,降压不宜过快,也不宜降得过低,以免加重肾损害;③应避免应用某些肾毒性药物如氨基糖苷类抗生素等;④使用利尿剂时要注意观察利尿剂的效果,有无出现血电解质紊乱(低钾血症等),有无出现高凝状态和加重高脂血症等;肾功能不全的病人在使用血管紧张素转换酶抑制剂时,应注意监测有无出现高血钾等。

(2) 饮食护理:向病人解释优质低蛋白、低盐、高热量饮食的重要性,指导病人根据自己的病情选择合适的食物和量。限制食物中蛋白及磷的摄入。氮质血症的病人应予优质低蛋白、低磷饮食,并辅以肾衰氨基酸(含8种必需氨基酸和组氨酸)来治疗,低蛋白及低磷饮食可减轻肾小球内高压、高灌注及高滤过状态,延缓肾小球的硬化。

(3) 心理护理:该病病程长,需定期随访疾病的进展,继续指导病人正确合理用药,告知病人及家属坚持服药的重要性,鼓励病人加强与疾病作斗争的信心。

(4) 生活护理:对于服药后疗效不佳的病人,应及时就医,尽快调整治疗方案。注意防止呼吸道感染,同时进行保护性隔离,以免受到传染。高血压病人应持续监测血压,保持血压稳定。

(庞勤慧　刘惠敏)

第四节　慢性肾衰竭

慢性肾衰竭(chronic renal failure,CRF)是由各种原因引起的肾脏慢性进行性损害,造成肾功能不可逆衰退,使机体在排泄代谢废物和调节水、电解质及酸碱平衡等方面发生紊乱或失调的临床综合征,为各种肾脏疾病持续发展的共同转归,其终末期称为尿毒症。近年来国内外肾脏病界多主张采用慢性肾脏病(chronic kidney disease,CKD)这一概念,以更好的指导临床实践。

根据肾小球滤过率(GFR)可以将慢性肾脏病分为5期(表6-1),早期发现和早期干预可以显著的降低CKD病人的并发症,明显的提高生存率,对于CKD的治疗,包括原发病的治疗,各种危险因素的处理以及延缓慢性肾功能不全的进展,有重要意义。当CKD病人进展至5期时,应及时进行肾脏替代治疗。

表 6-1　慢性肾脏病的分期

分期	描述	GFR $[mL/(min \cdot 1.73m^2)]$	治疗计划
1	肾功能正常	$\geqslant 90$	CKD病因的诊断和治疗
2	肾功能轻度下降	60~89	减慢CKD进展,降低心血管病风险
3*	肾功能中度下降	30~59	减慢CKD进展,评估治疗并发症
4	肾功能重度下降	15~29	综合治疗,治疗并发症
5	肾衰竭	<15 或透析	肾脏替代治疗

*2009年10月 KDIGO 研讨会上提议将3期分为3a-GFR 45~49mL/(min·1.73m²);3b-GFR 30~44mL/(min·1.73m²)。

一、疾病简介

(一) 病因

CKD的病因主要有糖尿病肾病、高血压肾小动脉硬化症、原发性和继发性肾小球肾炎、肾小管间质病变(慢性肾盂肾炎、慢性尿酸性肾病、梗阻性肾病、药物性肾病等)、肾血管病变、遗传性肾病(如多囊肾、遗传性肾炎)等。在发达国家,糖尿病肾病、高血压肾病为两大首位因素;在发展中国家包括中国,这两种疾病在CKD各种病因中仍居原发性肾小球肾炎之后,但近年也有明显增高趋势。此外,心血管疾病、吸烟、白蛋白尿、高脂血症及CKD家族史等流行病学因素也导致了CKD进展的风险。

(二) 发病机制

阅读笔记

肾脏损害进行性恶化,最终导致肾单位和肾功能不可逆的丧失,其内在机制颇为复杂,尚未完全明了。持续存在的病因并非决定肾脏功能丧失的唯一因素。目前认为慢性肾脏病的进展除各种肾脏疾病特异性的病理生理改变之外,还存在一系列共同机制,其中包括肾小球高滤过、矫枉失衡、肾小管高代谢、尿毒症毒素等学说。近年来,人们也逐渐认识到各种生长因子和血管活性物质在 CKD 进展中的作用。

(三) 临床表现

肾功能的进行性下降往往缺乏特征性临床症状或体征。可能提示 CKD 的临床表现包括尿检异常如血尿,或反复发作的尿路感染、高血压和(或)水肿等。此外,对于慢性高血压、糖尿病或白蛋白尿病人,以及有 CKD 家族史的病人,应该考虑 CKD 的可能。

早期由于肾脏具有强大的代偿功能,仍然能够保持毒素的清除、酸碱平衡以及内环境的稳定,故常常无明显的临床症状。当 GFR 进行性下降,发展到残余肾单位不能适应机体最低要求时,才会出现明显的临床症状。可以表现为水、电解质、酸碱平衡紊乱,三大物质代谢紊乱,各系统功能障碍等。

二、药物治疗的目的和原则

(一) 药物治疗的目的

CKD 的药物治疗目的包括:①缓解症状,减轻或消除病人痛苦,提高生活质量;②延缓 CKD 病程的进展,防止其进行性加重;③防治并发症,提高生存率。

(二) 药物治疗的原则

目前慢性肾衰竭的治疗方法有内科疗法(包括非透析治疗和透析治疗)和外科疗法(肾移植术)。透析治疗和肾移植术无疑是终末期肾衰治疗的最佳选择。对于轻、中度慢性肾衰竭以内科治疗为主,目的是改善症状,延缓、停止或逆转慢性肾衰的进展。慢性肾衰内科治疗原则包括:①坚持对因治疗:积极有效地治疗原发疾病是延缓、防止或逆转 CKD 进展的前提,因此对高血压病、糖尿病肾病、肾小球肾炎等原发疾患必须坚持长期合理治疗;②避免或纠正慢性肾衰进展的危险因素:如控制高血糖、高血压、高脂血症及蛋白尿,避免肾毒性药物,纠正水、电解质和酸碱平衡失调,补充血容量,控制感染,解除尿路梗阻等;③阻断或延缓肾单位损害渐进性发展的各种途径,保护健存肾单位,如应用 ACEI 和 ARB 和 CCB 等;低蛋白、低磷饮食,单用或加用必需氨基酸或 α- 酮酸(α-KA);注意休息,避免劳累等;④防治并发症:包括纠正水电解质和酸碱平衡紊乱、控制高血压、纠正心力衰竭、防治贫血和感染等;⑤肾脏替代治疗:包括透析治疗和肾脏移植。适时开始透析治疗,当病人 GFR 6~10ml/min (Scr>707μmol/L)并有明显尿毒症表现、经治疗不能缓解时,应开始透析治疗。糖尿病肾病病人可适当提前(GFR 10~15ml/min)进行透析治疗。透析一周后,病情稳定并符合有关条件者,可考虑进行肾移植术。

三、药物分类及常用药物

(一) 药物分类

治疗慢性肾衰竭的药物有纠正水、电解质紊乱和酸碱平衡失调的碳酸氢钠、NaCl 等,控制血压的降压药,调脂的贝特类和他汀类药物,控制感染的抗菌药以及心力衰竭或贫血等并发症的防治用药。

(二) 常用药物

1. 纠正水、电解质紊乱和酸碱平衡失调

(1) 水钠紊乱的防治:适当限制钠摄入量,一般 NaCl 的摄入量应不超过 6~8g/d。有明显水肿、高血压者,钠盐摄入量一般为 2~3g/d(NaCl 摄入量 5~7g/d),个别严重病例可限制为 1~2g/d (NaCl 2.5~5g)。当 GFR<30ml/min 时,噻嗪类利尿剂一般无利尿作用,需选用高效利尿剂,如呋

阅读笔记

塞米、布美他尼等,一般口服呋塞米 20 mg/ 次,2~3 次 / 天,必要时可静脉注射。

对慢性肾衰病人轻、中度低钠血症,一般不必积极处理,而应分析其不同原因,只对真性缺钠者谨慎地进行补充钠盐。对严重缺钠的低钠血症者,也应有步骤地逐渐纠正低钠状态。

(2) 纠正代谢性中毒:主要口服碳酸氢钠($NaHCO_3$)。中、重度病人必要时可静脉输入,将酸中毒所需要的碳酸氢钠总量分 3~6 次给予,在 48~72 小时或更长时间后基本纠正酸中毒。但应注意监测血钙水平,必要时可预先补充 10% 葡萄糖酸钙液,以防低钙性抽搐。对有明显心功能衰竭的病人,要防止 $NaHCO_3$ 输入总量过多,输入速度宜慢,以免使心脏负荷加重甚至加重心功能衰竭。对血容量负荷过重者不宜补碱,应给予透析治疗。

(3) 高钾血症的防治:肾衰竭病人易发生高钾血症,尤其是血清钾水平大于 5.5mmol/L 时,则应更严格地限制钾摄入。在限制钾摄入的同时,还应注意及时纠正酸中毒,并适当应用利尿剂(呋塞米、布美他尼等),增加尿钾排出,以有效防止高钾血症发生。对已有高钾血症的病人,除限制钾摄入外,还应采取以下各项措施:①积极纠正酸中毒,必要时(血钾 >6mmol/L)可静滴碳酸氢钠;②给予袢利尿剂:最好静脉或肌内注射呋塞米或布美他尼;③应用葡萄糖 - 胰岛素溶液输入,当葡萄糖合成糖原时,将钾转入细胞内;④口服降钾树脂:以聚苯乙烯磺酸钙更为适用,因为离子交换过程中只释放离钙,不释放出钠,不致增加钠负荷;⑤对严重高钾血症(血钾 >6.5mmol/L),且伴有少尿、利尿效果欠佳者,应及时给予血液透析治疗。

2. 高血压的治疗　严格控制血压是干预慢性肾脏疾病进展的最重要措施,目标血压应 <130/80 mmHg。为有效控制慢性肾脏病病人的高血压,常常需要数种降压药物的联合治疗,且往往用药剂量显著高于原发性高血压病人。最多的联合性用药是 ACEI 和(或)ARB+CCB/ 利尿药,有不少病人常常还需要合并应用肼屈嗪或哌唑嗪。但需注意当血肌酐 >265 μmol/L(3mg/dL)需慎用 ACEI 及 ARB 类药物。肾动脉狭窄、血容量不足、使用非甾体类抗炎药及严重肾功能减退病人不宜应用 ACEI 和 ARB 类。

3. 控制感染　慢性肾衰竭病人极易并发感染,特别是肺部和尿路感染。抗生素的选择和应用原则与一般感染相同,但应注意调整剂量。在疗效相近的情况下,应选用无肾毒性的药物,并注意抗生素中钠和钾的含量,以避免加重电解质代谢紊乱。

4. 改善脂质代谢　慢性肾衰病人脂质代谢异常主要表现为甘油三酯代谢紊乱,宜首选贝特类药物。但由于他汀类药物兼有调脂和抗硬化作用,因此在 CKD 中也应用较广。如辛伐他汀(simvastatin)10~20mg/ 日,或普伐他汀(pravastatin)5~10mg/ 日。必需多价不饱和脂肪酸(PUFA)或鱼油对 CKD 脂质代谢异常也有治疗作用。

5. 清除肠道毒物　口服包醛氧化淀粉或活性炭制剂、口服大黄制剂或甘露醇(导泻疗法)等,均可促进尿毒症毒素从肠道排出。常用包醛氧化淀粉 15~30g/ 日,口服。吸附疗法和导泻疗法主要用于透析前 CKD 病人,对减轻氮质血症起到一定辅助作用,但不能依赖这些疗法作为治疗的主要手段。

6. 其他对症处理

(1) 心力衰竭的治疗:治疗方法与一般心力衰竭相似,但疗效较差。常选用快速短效的洋地黄类制剂,以减少蓄积中毒。药物剂量可根据肌酐清除率调整。其中,洋地黄毒苷全效量为 0.7~1.0mg,口服 0.1mg/ 次,3~4 次 / 天,维持量为 0.05~0.1mg/d;地高辛负荷量为 1~1.5mg,维持量为每日或隔日 0.125mg;毛花苷丙(西地兰)常在左心力衰竭急性发作时使用,一般根据病情用量每次 0.2~0.4 毫克。

(2) 肾性骨病的治疗:以降低过高血磷,维持正常血钙为目标。用药期间应监测血钙及碱性磷酸酶变化,后者转向正常,即应减量,一旦发生高钙血症应及时停药。

(3) 肾性贫血的治疗:①外源性促红细胞生成素(EPO)是治疗肾性贫血的首选药物,慢性肾衰竭合并血红蛋白低于 100g/L 时,应使用 EPO 治疗。用药初期,50U/kg,皮下注射,2~3 次 /

阅读笔记

周,2 周后增至 75U/kg,待血红蛋白上升至 110~120g/L 时,应减量或减少使用次数,使血红蛋白维持在 100~120g/L,或红细胞比容 30%~34% 左右。使用中应注意小剂量、逐步递增的原则,避免血红蛋白上升速度过快引起高血压等并发症。②造血原料的补充:提高饮食营养,注意铁、叶酸、维生素 B_{12} 的补充。使用初始剂量静脉铁剂治疗时,输注 60 分钟内应对病人进行监护,需配有复苏设备及药物,有受过专业培训的医护人员对其严重不良反应进行评估;有全身活动性感染时,禁用静脉铁剂。

四、药物作用机制

(一) 降压药

严格控制血压是干预慢性肾脏病进展的最重要措施。常用降压药物有利尿药、血管紧张素 I 转换酶抑制药(ACEI)、血管紧张素 II 受体阻断药(ARB)、钙通道阻滞药、β 受体阻断药和 α 受体阻断药等(详见本章第一节)。

(二) 抗贫血药

外源性促红细胞生成素(EPO)通过诱导骨髓红系细胞的增生及分化,促进红细胞成熟,增加红细胞数和血红蛋白含量,改善慢性肾衰竭贫血。铁剂、叶酸和维生素 B_{12} 是合成红细胞的原料,若合并使用,促红细胞生成的效果会更好。

(三) 钙调节药

①活性维生素 D_3 即 $1,25\text{-}(OH)_2\text{-VitD}_3$,能促进肠及肾小管吸收钙,抑制骨钙释放,促进骨形成。活性维生素 D_3 还能直接与甲状旁腺 $1,25\text{-}(OH)_2\text{-VitD}_3$ 受体结合,抑制甲状旁腺激素(parathyroid hormone,PTH)分泌,有效改善肾性骨营养不良及继发性甲状旁腺功能亢进;②口服碳酸钙可补充钙离子,纠正低钙血症,对抗高钾血症对心功能的损害。钙离子能在肠道与磷结合,促进其排出体外,从而改善高磷血症。

(四) 营养支持药

补充必需氨基酸对慢性肾衰竭病人有独特的疗效。补充必需氨基酸可使体内必需氨基酸/非必需氨基酸比例失调得到纠正,有利于蛋白的合成。α- 酮酸是氨基酸前体,通过转氨基或氨基化的作用,利用体内含氮代谢产物合成必需氨基酸,在提高必需氨基酸比例的同时,降低尿素氮生成率,延缓慢性肾衰竭进展。

(五) 调脂药

HMG-CoA 还原酶抑制药竞争性抑制胆固醇合成的限速酶(HMG-CoA 还原酶),使肝内胆固醇合成显著减少;同时肝细胞内胆固醇的降低促使 LDL 受体蛋白上调,从而增加 LDL 颗粒自血液的清除。但不良反应可能出现肌病甚至横纹肌溶解现象。

(六) 肠道吸附剂

氧化淀粉能吸附肠道内含氮代谢产物,并通过腹泻作用将毒性物质排出体外,长期服用可降低血尿素氮水平。

五、用药护理

(一) 用药评估

药物治疗前需要完成:①风险评估:注意用药安全性,既往治疗及用药情况,包括曾用药物的种类、用法、用药后的疗效、不良反应等。是否使用过肾毒性药物、过敏史。②病史采集:评估病人精神意识、疾病及病程长短。是否有慢性肾小球肾炎、慢性肾盂肾炎等病史。有无各系统尿毒症症状及其程度、持续时间长短。皮肤黏膜出血点、瘀斑的沉积等情况。皮肤水肿的部位、程度等征象;③评估治疗依从性:健康知识水平,做好用药准备;④评估其他检查:血常规情况,其他血液检查、肾功能、影像学检查情况。

阅读笔记

（二）用药安全

1. 给药方案　为了避免药物蓄积引起的毒副作用、减少药物的肾毒性，需要对慢性肾衰竭病人的给药方案进行调整，一般按以下步骤进行：①评价肾功能；②根据药物的通常负荷剂量和维持量及肾功能，确定负荷剂量，计算维持剂量，减少每次用量或增加用药间隔，进行药物剂量的调整。

2. 抗贫血药

（1）用药注意事项：①贫血的主要治疗药物为重组人促红细胞生成素，每次皮下注射需更换注射部位，使用时应重视补充铁剂；②使用时应经常进行红细胞比容测定，防止与红细胞快速增加、血液黏度增加有关的高血压、血凝增强等。

（2）不良反应：①对于透析前慢性肾衰病人来说，目前趋向于采用小剂量疗法，常见的不良反应有头痛、血压升高、高钾血症等，使用时应予以注意。②偶可诱发脑血管意外、癫痫发作，可发生瘙痒、发热、恶心、关节疼痛、血栓等。

3. 铁剂治疗指导

（1）用药注意事项：①应在饭后或餐中服药，从小剂量开始，避免空腹服药，以减轻药物对胃肠道的刺激而引起的恶心呕吐。②口服液体铁剂，须用吸管，以免染黑牙齿；同时，粪便颜色变黑，应向病人做好解释。③避免合用含钙类食品和牛奶、浓茶或咖啡。

（2）不良反应：①可引起恶心、呕吐、上腹部不适、腹泻、便秘等。②小儿误服铁剂 1 克以上者可引起急性中毒，表现为坏死性胃肠炎，可有呕吐、腹泻，甚至休克、呼吸困难、死亡。③注射铁剂可能出现注射部位发黑、肿痛、硬结及过敏反应，使用时应注意采用深部肌内注射法，并经常更换注射部位，同时做好急救准备。不在皮肤暴露部位注射，抽取药液后更换针头，采用"Z"字型注射法，以防止药液溢出引起皮肤染色。

4. 纠正代谢性酸中毒及钙代谢药

（1）用药注意事项：①主要应用碳酸氢钠口服，必要时可静脉输注；②对合并心力衰竭的病人，要防止碳酸氢钠输入过多，输入速度宜慢，以避免心脏负荷加重；也可根据病人情况同时口服或注射呋塞米，以增加尿量、防止钠水潴留。对血容量负荷过重者不宜补碱，应给予透析治疗。

（2）药物协同及拮抗：①口服骨化三醇期间需检测血钙、磷、甲状旁腺激素（PTH）浓度；②服用钙剂时要多饮水，以增加尿量；③同时服用维生素 D 时，不可与绿叶蔬菜一起服用以免形成钙螯合物减少钙的吸收。

5. 营养支持药及降压药

（1）用药注意事项：补充必需氨基酸，静脉输入必需氨基酸时应注意输液速度，以口服为宜；肾性高血压病人降压药物指导见高血压章节。

（2）药物协同及拮抗：切勿在氨基酸内加入其他药物，以免引起不良反应。

（3）不良反应：使用氨基酸后若有恶心、呕吐应给予止吐剂。

（三）用药监测

1. 评价用药方案有效性　监测药物血清或血浆浓度。①应注意药物的相互作用，个体化用药，部分药物在肾衰时应予更换或禁用；②遵医嘱合理使用对肾无毒性或毒性低的抗菌药物，并观察药物的疗效和不良反应，发现异常及时通知医生做好处理。

2. 监测不良反应　①营养支持药及降压药对高钙血症病人应慎用，须定期监测血钙浓度。抗贫血药的治疗期间须严格控制血压，观察药物疗效，观察有无高血压、头痛、血管通路栓塞等不良反应，每月定期监测血红蛋白和血细胞比容。②初次静脉注射铁剂治疗时，需密切监测病情变化，备置抢救设备及药物，及时发现不良反应并处理。

3. 监测疗效　①应限制蛋白质的摄入量，减轻尿毒症症状，给予足量的碳水化合物；②严

阅读笔记

重水钠潴留、急性左心力衰竭者当尽早透析治疗。

(四) 健康教育

1. 积极预防　早期发现和积极治疗各种可能导致肾脏损害的疾病,如高血压、糖尿病,老年、高血脂、肥胖,有肾脏疾病家族史等高危人群应定期检查肾功能。注意防寒保暖及个人卫生,避免与呼吸道感染病人接触;经常开窗换气,保持室内空气清新,防止对流风。

2. 提高依从性　①建立良好的护患关系,解释疾病转归及药物作用与不良反应,有助于保证依从性;②鼓励病人报告不良的或未预期的药物反应,不要擅自停药及改变治疗,与病人坦率地讨论问题,及时报告医生,作出适当的调整用药方案。

3. 护理措施

(1) 药物护理:定期复查各项检查指标,告知病人及家属坚持服药的重要性,指导并督促病人继续正确用药。

(2) 饮食护理:改善病人食欲,加强口腔护理,少量多餐,慢性肾衰竭病人应限制蛋白质摄入,尽量提供优质蛋白如鸡蛋、牛奶、瘦肉等,减少花生、豆类及其制品。保证热量供给,高钾血症者应限制高钾食物。

(3) 心理护理:慢性肾衰竭病人的病程较长,易出现情绪悲观、绝望,甚至轻生念头;长期透析治疗也常导致病人及家属思想和经济负担过重,大部分存在抑郁和悲观心理,鼓励病人正确对待疾病,积极参与治疗和护理,增强战胜疾病的信心。

(4) 生活护理:①有条件时将病人安置在单人房间,病情较重或心力衰竭者,应绝对卧床休息。能起床活动的病人,则应鼓励其适当活动;②尽量避免去公共场所,防止交叉感染;③接受血液透析者,其乙型和丙型肝炎的发生率明显高于正常人群,故应进行乙肝疫苗的接种,并尽量减少输注血液制品;④避免皮肤瘙痒。

(5) 康复护理:①平时应注意防止感冒,预防各种病原体的感染;②做好出院用药指导;③如体重迅速增加超过2kg,水肿、血压显著增加、气促加剧或呼吸困难、发热、嗜睡或意识障碍时应及时就诊。

(庹勤慧　刘惠敏)

第五节　前列腺增生症

前列腺增生症是引起中老年男性排尿障碍最为常见的一种良性疾病,全称为良性前列腺增生症(benign prostatic hyperplasia,BPH),旧称为前列腺肥大,是指前列腺实质细胞数量增多而造成前列腺的体积增大,若明显压迫前列腺部尿道,可造成膀胱出口部梗阻而出现排尿困难等相关症状。前列腺增生的发病率随年龄递增,但有增生病变时不一定有临床症状。城镇发病率高于乡村,而且种族差异也影响增生程度。

一、疾病简介

良性前列腺增生症是一种与年龄相关的常见疾病,病情进展缓慢。一般发生在40岁以后,60岁时患病率超过50%,80岁时达83%。有关前列腺增生的发病机制研究颇多,但病因至今仍未能阐明。目前已知前列腺增生必须具备有功能的睾丸及年龄增长两个条件。近年来也注意到吸烟、肥胖及酗酒、家族史、人种及地理环境对BPH发生的关系。

前列腺增生的早期由于代偿作用,症状不典型,随着下尿路梗阻加重,症状逐渐明显,临床症状包括贮尿期症状、排尿期症状、排尿后症状及相关并发症。国际前列腺症状评分(IPSS)和生活质量评分可以作为评价前列腺增生症病人症状严重程度及影响生活质量的手段。它是通过对病人尿频、尿急、夜尿、尿流中断、尿流变细、排尿踌躇、尿不尽等7项症状和生活质量加以

阅读笔记

量化来评价,还可以对比干预措施前后评分变化,评估治疗疗效。

二、药物治疗的目的与原则

(一)药物治疗的目的

前列腺增生药物治疗的目标包括:短期目标是尽快减轻、甚至解除梗阻,保护膀胱逼尿肌的功能,保护肾功能。长期目标是延缓疾病的临床进展,预防并发症的发生,保持病人较高的生活质量。

(二)药物治疗的原则

治疗 BPH 首先明确治疗指征,先排除类似 BPH 的疾病(如前列腺炎、前列腺癌、神经源性紊乱等)。药物治疗首要是尽快减轻、缓解或解除膀胱出口部梗阻,保护膀胱逼尿肌的功能,以减轻症状,保护肾功能。同时,此类病人多年事已高,要考虑其他共存的疾病,注意药物间相互作用,避免进一步损害和增加病人已有患病器官负担。

三、药物分类及常用药物

(一)药物分类

良性前列腺增生症的治疗用药有 α 受体阻断剂、5α 还原酶抑制剂、抗雄激素药、抗胆碱能药物,以及一些中成药物。

(二)常用药物

进行药物治疗前对 BPH 病情应有全面估计,对药物的副作用及长期用药的可能性等也应充分考虑。观察药物疗效应长期随访,定期行尿流动力学检查,以免延误手术时机。

1. α-受体阻断剂　目前应用选择性 α_1 受体阻断剂(多沙唑嗪、阿夫唑嗪、特拉唑嗪)和高选择性 α_{1A} 受体阻断剂(坦索罗辛),其疗效可维持至少 4 年以上。其不良反应包括体位性低血压、眩晕、头晕、乏力、困倦等。坦索罗辛在血管不良事件方面与安慰剂无差异。

2. 5α-还原酶抑制剂　常用药物有非那雄胺(保列治),耐受性良好。

3. 抗雄激素药　有甲地黄体酮、醋酸环丙氯地黄体酮、醋酸氯地黄体酮、己酸孕诺酮等。

4. 抗胆碱能药物　常用药物包括奥昔布宁、索利那新、托特罗定。主要不良反应是口干、尿潴留等。

5. 植物制剂或中药　锯叶棕(疗效不确定,但不良反应很少)、普适泰、康列舒乐。

四、药物作用机制

(一)α 受体阻断剂

交感神经兴奋时可引起前列腺平滑肌收缩,引起动力性梗阻。α 受体阻断剂通过抑制前列腺和膀胱颈部平滑肌表面的肾上腺素受体,减轻前列腺张力和膀胱出口梗阻,使阻力下降以改善症状。而分布在前列腺外如血管和中枢神经系统的 α_1 受体,尤其是 α_{1B} 亚型,是 α 受体阻断剂治疗不良反应的中介物。

(二)5α 还原酶抑制剂

5α 还原酶是睾酮向双氢睾酮转变的重要酶,双氢睾酮促进前列腺增生,因此采用 5α 还原酶抑制剂可以阻断前列腺增生,临床观察疗效确切。非那雄胺的临床研究中发现其不良反应比较典型,主要有性欲下降、勃起功能障碍或射精量减少。

(三)抗雄激素药

应用最广者为黄体酮类药物。它能抑制雄激素的细胞结合和核摄取,或抑制 5α 还原酶而干扰双氢睾酮的形成。氟丁酰胺是非甾体抗雄激素药,亦能干扰雄激素的细胞摄取及核结合。抗雄激素药使用一段时间后能使症状及尿流率改善,残余尿减少,前列腺缩小,但停药后前列腺又增大,症状亦复发,而且副作用也较大,如心血管并发症、女性化发育和对肝脏的损害等。

(四) 抗胆碱能药物

主要拮抗 M2 和 M3 受体剂,缓解逼尿肌过度收缩,降低膀胱敏感性,从而改善 BPH 病人的贮尿期症状。

(五) 植物制剂或中药

普适泰主要成分为水溶性花粉提取物,含有多种生物活性酶、微量元素和氨基酸等,通过调节性激素代谢以缩小前列腺体积和改善有关症状。康列舒乐主要由黄精、枸杞、龙眼肉、丹参、桃仁、补骨脂、车前草以及黄柏等中药提取构成,改善尿急、尿频等症状疗效确切,连续使用疗效不减,并且可能逆转前列腺病变。

(六) 联合治疗

α_1 受体阻断剂和 5α- 还原酶抑制剂合用产生协同作用,长期研究证实无论是改善症状还是预防疾病进展均优于任一单药治疗,不良反应均与单药相当;α_1 受体阻断剂和 M 受体阻断剂合用同时拮抗下尿路肾上腺素受体与胆碱能受体,从而达到协同作用。用于临床伴有膀胱过度活动症(overactive bladder,OAB)的 BPH 病人,在缓解尿频、减少夜尿方面优于单药治疗。

五、用药护理

(一) 用药评估

药物治疗前需要完成:①风险评估:曾用药物的种类、用法及疗效;用药耐受程度,是否有头晕、腹胀、心率加快等症状;评估过敏史。②病史采集:有无相关疾病家族史;有无并发疝、痔、脱肛、前列腺癌等情况;吸烟、饮食、饮酒和性生活等情况;性征、性欲等情况;排尿困难程度及夜尿次数。③评估治疗依从性:健康知识水平及对疾病的认识;是否了解拟采取的治疗方法。④评估其他检查:评估直肠指诊、B 超等结果;评估尿路梗阻程度。

(二) 用药安全

1. α 受体阻滞剂

(1) 用药注意事项:①阿夫唑嗪可全面改善 BPH 病人的生活质量。阿夫唑嗪耐受性较哌唑嗪和特拉唑嗪要好。②特拉唑嗪,作用较缓和,溶解度好,口服后基本全部吸收,对轻、中度原发性高血压有降压效应。另外,特拉唑嗪能显著降低甘油三酯和升高高密度脂蛋白等。所以,对于合并高血压和高血脂的 BPH 病人,具有双重疗效。③长效高选择性受体阻滞剂坦索罗辛为最新合成的强力 α- 受体阻滞剂,其商品名是哈乐,需饭后口服。α 受体阻滞剂可引起头昏及体位性低血压,故应在睡前服用,用药后卧床休息,防止跌倒。服药期间应定时测量血压并观察药物的不良反应。

(2) 不良反应:①最常见的副作用是伴心动过速和心律失常的体位性低血压、乏力、头晕、逆行射精等;②特拉唑嗪起始剂量为 1 毫克,晚睡前口服;③坦索罗辛不良反应发生率低,偶见头晕、血压下降、心率加快等;偶尔出现恶心呕吐、胃部不适、腹痛、食欲缺乏等消化道症状及鼻塞、水肿、吞咽困难、乏力等症状。罕见过敏者,出现皮疹时应停止服药。

(3) 禁忌证:对坦索罗辛有过敏史及肾功能不全的病人禁止使用;体位性低血压病人慎用;本药过量使用可能会引起血压下降,因此要注意用量。

2. 5α 还原酶抑制剂

(1) 用药注意事项(在服用保列治时):①排除前列腺癌,治疗前及治疗期间,应定期行直肠指诊,以检查是否存在前列腺癌,任何可疑的发现都应通过适当的诊断程序予以随访;②因为 BPH 是一种缓慢发展的疾病,故保列治逆转这个病程需要几个月治疗,因此必须长期服药。

(2) 不良反应:保列治可引起血清 PSA 浓度下降,故保列治治疗时,血清 PSA 浓度降低并不能排除同时伴发前列腺癌,故须密切观察病情变化。

阅读笔记

3. 抗雄激素药

（1）用药注意事项：针对增大的前列腺，主要是抗雄性激素药物，应及时观察药物疗效及不良反应。

（2）不良反应：长期使用男性可出现性欲亢进、女性化、睾丸萎缩、精子生成下降等副作用，当密切观察，及时处理。

（3）禁忌证：前列腺癌病人禁用，肾炎、肾病综合征、肝功能不全、高血压、心力衰竭慎用。

（三）用药监测

1. 评价用药方案有效性　①高龄病人常有肾功能减退，应注意观察服药后的状况，如得不到期待效果，不应继续增量，而应改用其他适当的处置方法；②保列治有效反应不能马上显现，故尿潴留及尿流率严重降低的病人须密切监视，预防阻塞性尿路病。

2. 监测不良反应　注意监测药物的疗效及不良反应，根据医嘱随时调整药物的剂量、方法及途径。

3. 监测疗效　α受体阻滞剂并用降压药时，应密切监测血压变化。阿夫唑嗪等药物当大剂量或用于高血压病人时，在服药后数小时内可能会发生体位性低血压，且可能提前发生一些先兆症状，如眩晕、乏力、发汗等，应躺下直至这些症状完全消失为止。这些作用是暂时的，在减少服用量后，通常不影响继续治疗，应对病人预先说明这些可能发生的症状，使其保持镇静。

（四）健康教育

1. 积极预防　应保持清洁，避免因受凉、劳累、饮酒、便秘而引起的急性尿潴留。

2. 提高依从性　了解病人的健康知识水平及对疾病的认识、病人及家属对手术及并发症的认知程度，及时介绍药物作用及不良反应，提高治疗的依从性。

3. 护理措施

（1）药物护理：对于服药后症状改善的病人，需告知病人及家属坚持服药的重要性；注意排尿次数和特点，特别是夜尿次数，可遵医嘱给予镇静安眠药物。及时引流尿液。

（2）饮食护理：嘱病人摄入粗纤维、易消化的食物，以防便秘；忌饮酒及辛辣食物。鼓励病人多饮水，勤排尿，避免急性尿潴留的发生。

（3）心理护理：尿频尤其是夜尿频繁严重影响病人的休息与睡眠，排尿困难与尿潴留也很痛苦，应理解病人的疾苦。护士应该加强心理疏导，鼓励其提出问题，尤其是对病情有关的问题，并尽量提供解释与帮助，使病人树立战胜疾病的信心。

（4）生活护理：术后 1~2 个月内避免剧烈活动，如跑步、骑自行车、性生活等，防止继发性出血。

（5）康复护理：①排尿功能训练：如有溢尿现象，应指导病人有意识地经常锻炼肛提肌，以尽快恢复尿道括约肌功能；②术后如尿线逐渐变细，甚至出现排尿困难，应及时来院检查尿道外口及尿道。

（庹勤慧　刘惠敏）

要点提示 / key points

1. 尿路感染的治疗实质就是抗菌药物合理运用。急慢性肾小球肾炎的药物治疗侧重于对症治疗，急性肾小球肾炎还要兼顾控制感染灶。

The key therapy of urinary tract infection is the rational use of antibiotics. The drug treatment of acute and chronic glomerulonephritis focuses on symptomatic treatment, and simultaneously controls infection in acute glomerulonephritis.

阅读笔记

2. 袢利尿剂时不宜过多、长时间使用，以免引起听力和肾脏的严重损害，应避免与具有耳毒性的氨基糖苷类抗生素合用，以免增加耳毒性。

The loop diuretics cannot be used for a long time or overdose because of its serious damage to ear and kidney. They should avoid co-administration with aminoglycoside antibiotic, which will increase the ototoxicity.

3. 慢性肾炎合并高血压时可选用不影响肾血流量的降压药,降压不宜过快,也不宜降得过低,以免加重肾损害。

Chronic nephritis with hypertension could choose antihypertensive agent which do not affect renal blood flow. If the blood pressure is too low or decreases too fast, it will aggravate kidney damage.

4. 慢性肾衰竭的药物治疗主要为了改善症状,延缓、停止或逆转慢性肾衰的进展。

The goal of drug treatment of chronic renal failure is to improve the symptoms, delay, stop or reverse the progress of chronic renal failure.

5. 使用肾毒性药物,尤其是对已有肾功能不全的病人,使用时更应考虑到药物的毒性、半衰期、在体内的代谢和排泄情况以及目前病人的肾功能状况。

When using nephrotoxic drugs, especially for patients with renal insufficiency, the drug toxicity, half-life, metabolism and excretion in the body, as well as the current status of patients with renal function should be taken into account.

6. 前列腺增生的药物治疗的短期目标是尽快减轻或解除梗阻,长期目标是延缓疾病的临床进展,预防并发症的发生,保持病人较高的生活质量。

The short-term goal of drug therapy for benign prostatic hyperplasia is to reduce or remove the obstruction as soon as possible, and the long-term goal is to delay the clinical progress of the disease, prevent the occurrence of complications, and maintain the high quality of patients' life.

案例

病人,男性,35 岁,因水肿 5 年,夜尿增多 2 年,乏力、厌食 1 个月就诊。病人 5 年前无明显诱因出现晨起眼睑水肿,无乏力、食欲缺乏、腰痛、血尿等,于当地医务所测血压 150/90mmHg,未规律诊治。此后水肿间断出现,时有时无,时轻时重,未予重视。近 2 年来出现夜尿增多,每夜 3~4 次,未诊治。病人近 1 个月无诱因感乏力、厌食,有时伴恶心、腹胀,无腹痛、腹泻或发热。自服"多潘立酮"无效,乏力厌食症状进行性加重,遂就诊。病人自发病以来睡眠可,大便正常,尿量无明显改变,近 1 年体重有下降(具体不详)。既往无糖尿病史,无药物过敏史。查体:T 36.8℃,P 90 次 / 分,R 20 次 / 分,BP 160/100mmHg。慢性病容,贫血貌,双眼睑轻度水肿,皮肤有氨味,浅表淋巴结无肿大,巩膜无黄染。心、肺、腹部查体未见异常。双下肢无水肿。实验室检查:血常规:Hb 88g/L;尿常规:蛋白(++),RBC(++);粪便常规(-)。血生化:Cr 690μmol/L,BUN 24.6mmol/L,HCO3-15mmol/L,血钠 145mmol/L,血钾 5.8 mmol/L,血钙 6.8mg/ dl,血磷 5.6mg/ dl。B 超:双肾缩小,左肾 8.7cm×4.0cm,右肾 9.0cm×4.1cm,双肾皮质回声增强,皮髓质分界不清。

问题:

1. 这个病例的初步诊断是什么?

2. 针对该病例的治疗原则有哪些,选择哪些药物治疗?

3. 这个病人需要完善哪些日常护理工作?

阅读笔记

第七章 免疫性疾病药物治疗

学习目标

学生在学习完本章内容之后能够：

认识与记忆：

1. 阐述治疗风湿病的常用药物的分类及药理作用。

2. 列出治疗风湿病的常用药物的不良反应。

3. 说出类风湿性关节炎药物治疗原则及常用的治疗药物。

4. 概述系统性红斑狼疮药物治疗原则及常用药物。

5. 简述强直性脊柱炎病人的药物治疗原则及常用药物。

理解与分析：

1. 明确风湿病、类风湿性关节炎、系统性红斑狼疮、强直性脊柱炎治疗常用药物不良反应的防治。

2. 理解风湿病、类风湿性关节炎、系统性红斑狼疮、强直性脊柱炎病人的药物治疗原则。

3. 说明风湿病、类风湿性关节炎、系统性红斑狼疮、强直性脊柱炎病人的用药护理。

综合与应用：

1. 运用本章学习的知识分析和判断不同时期类风湿性关节炎、系统性红斑狼疮、强直性脊柱炎的合理治疗药物内容及方法。

2. 提出针对常用治疗药物出现的不良反应的预防或治疗措施。

3. 准确对病人进行用药安全及提高药物依从性的健康教育。

阅读笔记

自身免疫性疾病是指机体对自身抗原发生免疫反应而导致组织器官损伤及功能障碍为主要发病机制的一类疾病。本章主要介绍常见的自身免疫性疾病如风湿病、类风湿性关节炎、系统性红斑狼疮及强直性脊柱炎的药物治疗、用药监测、用药护理及健康教育等内容。

第一节 风湿性疾病

风湿性疾病是常见的自身免疫性疾病,常累及多个系统。包括多种疾病,严重影响病人的身心健康。本节重点讲述风湿性疾病的药物治疗及用药监测等方面的护理。

一、疾病简介

风湿性疾病(rheumatic diseases)泛指影响骨、关节及其周围软组织,如肌肉、滑囊、肌腱、筋膜、神经等的一组疾病。常见症状包括关节疼痛、肿胀、僵硬、活动受限以及皮肤损害。本病分为以关节损害为主的关节病,包括类风湿关节炎(rheumatoid arthritis,RA)、骨关节炎(osteoarthritis,OA)等,另一类是不限于关节的多脏器损害的系统性疾病,包括系统性红斑狼疮(systemic lupus erythematosus,SLE)、血管炎(vasculitis)、原发性干燥综合征(primary Sjogren's syndrome,pSS)等。其中类风湿关节炎患病率为 0.32%~0.36%,强直性脊柱炎约为 0.25%,系统性红斑狼疮约为 0.07%,原发性干燥综合征约为 0.3%,骨关节炎(OA)在 50 岁以上者可达 50%,痛风性关节炎也日益增多。

二、药物治疗的目的与原则

(一)药物治疗的目的

本病治疗的主要目的是减轻关节症状、延缓病情进展、防止和减少关节的破坏、保护关节功能。

(二)药物治疗的原则

治疗原则包括早期用药、联合用药及治疗方案个体化。早期发现进行性或侵袭性疾病病人,应尽早采用控制病变进展的药物;联合用药可减少单独用药的剂量,减少不良反应的发生。重症病人应考虑联合用药;根据病人的病情及对药物的反应,制定精准的个体化治疗方案。

三、药物分类及常用药物

风湿性疾病的药物治疗主要包括非甾体抗炎药、糖皮质激素、改变病情抗风湿药。

(一)非甾体抗炎药(nonsteroidal anti-inflammatory drugs,NSAIDs)

此类药物是用于改善风湿病各类关节肿痛的对症药物,临床应用广泛,起效快,可缓解关节疼痛及晨僵等症状,是改善关节炎症状的首选药,但不能控制原发病的病情进展。

1. 水杨酸类 代表药物为阿司匹林(aspirin),又称乙酰水杨酸(acetylsalicylic acid,ASA)。

(1)体内过程:口服吸收迅速,小部分在胃,大部分在小肠上段吸收。一般片剂口服后 2~3 小时血药浓度达峰值。阿司匹林的血浆浓度甚低,$t_{1/2}$ 仅为 15 分钟。阿司匹林与血浆蛋白结合较少,水解后生成的水杨酸盐与血浆蛋白结合率可达 80%~90%。游离型的水杨酸盐在体内迅速分布到各组织包括关节腔、脑脊液、乳汁及胎盘。水杨酸盐主要经肝药酶代谢。

口服小剂量阿司匹林时,按一级动力学消除,$t_{1/2}$ 为 2~3 小时,当较大剂量(≥1g)时,则按零级动力学消除,$t_{1/2}$ 显著延长,甚至可达 15~30 小时。如剂量再增大,血中游离水杨酸浓度将急剧上升,可突然出现中毒症状。阿司匹林主要以代谢产物的形式从尿中排出,只有很少部分以水杨酸形式排出。尿液 pH 值对水杨酸盐排泄量影响很大,当尿液碱化时,可排出水杨酸盐的 85%,而酸化尿液仅可排出 5%。

(2)药理作用及应用

1)解热镇痛及抗炎抗风湿:解热镇痛作用较强,常用于感冒发热及头痛、牙痛、肌肉痛、神经痛、月经痛和术后创口痛等慢性钝痛。其抗炎抗风湿作用也较强,急性风湿热病人用药后

阅读笔记

24~48 小时即可退热,关节红肿疼痛症状亦明显缓解,故可作为急性风湿热的鉴别诊断依据。阿司匹林抗风湿和抗炎有效血药浓度已接近轻度中毒水平,为了保证用药的安全与有效,应监测病人的血药浓度,尽量做到剂量个体化,使血药浓度维持在一个既高而又狭窄的范围内,提高疗效,防止中毒。

2)抑制血小板聚集:小剂量阿司匹林可抑制血小板 TXA_2 的合成,影响血小板聚集及抗血栓形成,可用于预防心肌梗死和脑血栓形成,减少缺血性心脏病发作和复发的危险,也可使一过性脑缺血发作病人的卒中发生率和病死率降低。临床实验证明,小剂量(40~80mg)阿司匹林即可最大限度地抑制血小板聚集,作用持续 2~3 天。推荐剂量为 40mg/d,或 80mg 隔日一次。

阿司匹林在大剂量时也能抑制血管壁内前列腺素(prostaglandin,PG)合成酶的活性而减少 PGI_2 的合成。PGI_2 是 TXA_2 的生理对抗物,其合成减少可能促进凝血及血栓形成,应予重视。因此用阿司匹林防治血栓性疾病以小剂量为宜。

3)皮肤黏膜淋巴结综合征(川崎病):用于减少该病的炎症反应和预防血管内血栓的形成。

4)其他:流行病学研究结果表明,长期并规律性服用阿司匹林可降低结直肠癌风险。初步研究资料显示,阿司匹林可能缓解阿尔茨海默病的发生。此外,还可用于放射诱发的腹泻,以及驱除胆道蛔虫。

(3)不良反应及其注意事项

1)胃肠道反应:最为常见,口服对胃黏膜有直接刺激作用,引起恶心、呕吐、上腹部不适等,较大剂量时能兴奋延髓催吐化学感受区引起呕吐。长期服用阿司匹林可致不同程度的胃黏膜损伤如糜烂性胃炎、胃溃疡和出血,使原有溃疡病的病人症状加重,故胃溃疡病人禁用。阿司匹林对胃黏膜的损害与它抑制胃黏膜 PG 合成有关。餐后服药或同服抗酸药或服用肠溶阿司匹林片可以减轻上述反应。

2)凝血障碍:出血倾向多见。严重肝损害、低凝血酶原血症、维生素 K 缺乏和血友病病人禁用。手术前一周的病人亦应停用,以防出血。产妇临产前不宜应用,以免延长产程和增加产后出血。若妊娠后期超剂量应用,可造成新生儿头颅血肿、紫癜和短暂的便血。

3)水杨酸反应:阿司匹林剂量过大(每日 5g 以上)可致中毒反应,表现为头痛、眩晕、恶心、呕吐、耳鸣,以及视力和听力减退等,总称为水杨酸反应。严重者可致过度换气、酸碱平衡障碍、高热、精神错乱、昏迷而危及生命,应立即停药,静脉滴注碳酸氢钠以碱化尿液,加速其自尿排出。

4)过敏反应:偶见皮疹、荨麻疹、血管神经性水肿和过敏性休克。有些哮喘病人服用阿司匹林或某些解热镇痛抗炎药后可诱发支气管哮喘,称为阿司匹林哮喘(aspirin-induced asthma,AIA)。它不是以抗原-抗体反应为基础的过敏反应,而与阿司匹林抑制环氧化酶(cyclooxygenase,COX)有关。因 PG 合成受阻,而由花生四烯酸生成的白三烯及其他脂氧酶代谢物质增多,导致支气管强烈痉挛,诱发哮喘,肾上腺素治疗"阿司匹林哮喘"无效,临床治疗上强调包括避免使用 NSAIDs、脱敏治疗及糖皮质激素治疗在内的综合治疗。哮喘、鼻息肉及慢性荨麻疹病人禁用。

5)雷耶(氏)综合征(Reye's syndrome):患病毒性感染(流感、水痘、麻疹等)伴有发热的儿童和青年,如果服用阿司匹林有发生雷耶(氏)综合征的危险,表现为肝功能不良合并脑病,可以致死。在我国甚为少见,故水痘或流行性感冒等病毒性感染者应慎用阿司匹林,可用对乙酰氨基酚等药代替。

此外,阿司匹林在少数老年人,特别是伴有心、肝、肾功能损害的病人,即使用药前肾功能正常,也可引起水肿、多尿等肾小管功能受损的症状。可能是由于存在隐匿性肾损害或肾小球灌注不足,阿司匹林抑制前列腺素取消了前列腺素的代偿机制而引起,偶见间质性肾炎、肾病综合征、甚至肾衰。

阅读笔记

（4）药物相互作用：通过竞争与白蛋白结合，阿司匹林可分别提高香豆素类药物、甲苯磺丁脲、肾上腺皮质激素等合用药物的游离型血药浓度，增强抗凝、降血糖及抗炎作用，也可导致出血、低血糖或诱发溃疡等。本药也可减弱卡托普利的降压效果，这与后者可以通过促进具有血管扩张作用的前列腺素的合成而发挥降压作用有关。本药妨碍甲氨蝶呤从肾小管分泌而增强其毒性；与呋塞米合用，因竞争肾小管分泌系统而使水杨酸排泄减少，造成蓄积中毒；本药可使布洛芬等 NSAIDs 的血药浓度明显降低，两者不应合用；本药与氨茶碱或其他碱性药合用，可促进本药的排泄而降低疗效。

2. 苯胺类　此类药物主要为对乙酰氨基酚（acetaminophen）。

（1）药理作用及应用：几乎不具有抗炎抗风湿作用，而解热、镇痛作用与阿司匹林相似。新的研究发现，对乙酰氨基酚仅在过氧化物含量很低的环境中（如下丘脑）才能抑制 COX。这可以部分解释本药几乎无抗炎作用的原因，因为在炎症部位通常含有大量白细胞产生的过氧化物。新型抗风湿药贝诺酯（benorilate）是对乙酰氨基酚与乙酰水杨酸相结合形成的酯化物，弥补了上述不足。

（2）临床应用：对乙酰氨基酚为儿童病毒感染发热、头痛需使用 NSAIDs 时的首选药；也可用于阿司匹林性过敏、哮喘或溃疡者，为阿司匹林的替代品，亦可单独应用于感冒发热、关节痛、头痛、神经痛和肌肉痛。成人每次可服用 0.5~1.0g，每天 3~4 次。6~12 岁儿童口服每次 0.25~0.5g，每天服用 3~4 次。6 岁以下儿童不使用。常用的剂型有片剂（0.1g、0.3g、0.5g）咀嚼片（160mg）、控释片（650mg）以及颗粒剂（160mg）。

（3）不良反应及注意事项：不良反应很少，偶见过敏反应，过量急性中毒（成人 10~15g）可致肝损害，长期应用可导致依赖和肾损害。给药前应注意检查肝、肾功能，长期较大剂量用药者应定期复查血象、肝肾功能等；3 岁以下儿童及新生儿应避免使用；对乙酰氨基酚可通过胎盘，孕妇使用时应考虑其可能对胎儿造成的不良影响。

有关非那西丁和新型抗风湿药贝诺酯的药理作用、临床应用及不良反应（表 7-1）。

表 7-1　苯胺类药物的作用、应用和不良反应

药物	药理作用	临床应用	不良反应
非那西丁（Phenacetin）	解热镇痛作用缓和持久；抗炎作用弱，无实际疗效；其作用是其本身和对乙酰氨基酚作用的总和	不单独使用；和其他解热镇痛药配成复方用于一般解热镇痛，如复方阿司匹林、复方氯苯那敏等	偶见过敏，如皮疹、药热及黏膜损害；高铁血红蛋白血症及溶血性贫血
贝诺酯又名扑炎痛	兼有阿司匹林和对乙酰氨基酚两种药物的作用	用于风湿性疾病和轻中度疼痛，如慢性风湿性关节炎、头痛、神经痛、术后疼痛等	轻度消化道反应，如恶心、上腹不适等；嗜睡、眩晕、耳鸣；肝肾损害者慎用

3. 吡唑酮类

本类药物包括氨基比林（aminophenazone）、保泰松（phenylbutazone）及其代谢产物羟基保泰松（oxyphenbutazone）。氨基比林可引起致命性粒细胞缺乏症，已不再单独使用，仅用于某些复方制剂。

保泰松（phenylbutazone）的抗炎抗风湿作用强，而解热镇痛作用较弱；其抗炎作用也是通过抑制 PG 生物合成而实现的。临床上主要用于风湿性和类风湿性关节炎、强直性脊柱炎。较大剂量保泰松可减少肾小管对尿酸盐的再吸收，促进尿酸盐排泄，可用于治疗痛风。但本药毒性大，10%~45% 病人有不同程度的不良反应，其中 10%~15% 病人必须中断服药，故用药剂量不宜过大，用药时间不宜过长。

4. 吲哚衍生物及类似物

吲哚衍生物及其类似物主要包括两个药物,吲哚美辛(indomethacin)和阿西美辛(acemetacin)。舒林酸(sulindac)是吲哚类似物,具有亚砜样结构,适应证和吲哚美辛相似。此类药物的体内代谢、药理作用、临床应用、不良反应(表7-2)。

表 7-2　其他主要吲哚衍生物的作用比较

药物	药理作用	适应证	应用注意
阿西美辛 (Acemetacin)	具有解热、镇痛、抗炎作用	类风湿性关节炎、骨关节炎、软组织损伤、急性痛风、术后疼痛	和吲哚美辛相似,并有明显的肝、肾损害
舒林酸 又名硫茚酸 (Sulindac)	前体药,在组织中或肠道中还原为硫醚化物后发挥作用。作用同吲哚美辛,但强度不及其一半,作用时间长	用于风湿性疾病,如骨关节炎、类风湿性关节炎、强直性脊柱炎、痛风等	不良反应少,胃肠道反应为吲哚美辛的1/16;肾毒性低于其他 NSAIDs,其他不良反应发生率和吲哚美辛相似
托美丁 又名痛灭定 (Tolmetin)	具有抗炎、镇痛、解热作用,是速效短效的镇痛消炎药	用于类风湿性关节炎,慢性多发性关节炎,疗效优于水杨酸类,但弱于消炎痛、保泰松	胃肠道及肾毒性小

吲哚美辛(indomethacin)是最强的 PG 合成酶抑制药之一。对 COX-1 和 COX-2 有强大的抑制作用,也能抑制磷脂酶 A2 和磷脂酶 C,减少粒细胞游走和淋巴细胞增殖。其抗炎及镇痛作用强于阿司匹林,对炎性疼痛有明显的镇痛效果。具有较好的解热作用。吲哚美辛对急性风湿性和类风湿性关节炎疗效似保泰松;对强直性脊柱炎、关节炎也有效,癌性发热有解热作用。主要不良反应有食欲减退、恶心、腹痛、腹泻;上消化道溃疡、穿孔、出血等胃肠道反应;偶可引起急性胰腺炎。有粒细胞减少、血小板减少、再生障碍性贫血等造血系统反应,常见皮疹,严重可致哮喘、血管神经性水肿及休克等。35%~50% 病人治疗量发生不良反应,20% 病人必须停药。主要有片剂(25mg)、肠溶片(25mg)、控释片(25mg,50mg,75mg)、胶囊(25mg)、控释胶囊(25mg)等剂型。用药时,可选用普通片剂 25mg,每天 2~3 次,饭时或饭后服。必要时可增至 100~150mg/ 天,3~4 次 / 天;若选用控释胶囊,可每次口服 25mg,每天 2 次,必要时可增至 50mg,每天 2 次。

其他主要吲哚衍生物的作用比较见表 7-2。

5. 丙酸类

此类药物均具有解热、镇痛、抗炎作用。由于胃肠道反应低,病人耐受性好,临床主要用于风湿性及类风湿性疾病的治疗。布洛芬(ibuprofen)是第一个应用到临床的丙酸类的 NSAIDs,以后又相继出现了萘普生(naproxen)、酮洛芬(ketoprofen)、吡洛芬(pirprofen)、舒洛芬(suprofen)、氟比洛芬(flurbiprofen)和奥沙普秦 C(oxaprozin)等。此类药物除效价存在差别外,各药的半衰期略不相同,氟比洛芬 3~6 小时,萘普生 13 小时,奥沙普秦最长为 40~60 小时。其他药理作用性质及用途非常相似,仅氟比洛芬的抗炎镇痛作用强于布洛芬,且毒性较低,鉴于病人对该药耐受性较好,对阿司匹林无效或不能耐受者,可选用。

布洛芬(ibuprofen),又名异丁苯丙酸,解热、镇痛、抗炎作用强;主要用于风湿及类风湿骨关节炎、强直性脊柱炎、急性肌腱炎、滑囊炎;也可用于一般发热,疗效与阿司匹林相似。剂型主要有片剂(0.1g,0.2g,0.3g)、控释片(0.2g,0.3g)、胶囊(0.1g,0.2g,0.3g)、缓释胶囊(0.2g)、颗粒剂(0.1g,0.2g)、栓剂(50mg,100mg)。抗风湿治疗时可用片剂 200~400mg/ 次,每天 3 次;用于止痛时 200~400mg/ 次,每 4~6 小时 1 次,成人用药最大限量一般为每天 2.4g。布洛芬胃肠道反应轻,易耐受,其严重不良反应发生率低于阿司匹林等 NSAIDs,少数病人出现过敏、血小板减少、视力模糊等。

阅读笔记

　　萘普生（naproxen），又名甲氧萘丙酸，具有解热、镇痛、抗炎作用，还可抑制血小板聚集。主要用于风湿及类风湿性关节炎、骨关节炎、强直性脊柱炎、各种类型风湿性肌腱炎；可较好地缓解各种疾病引起的发热和疼痛。萘普生毒性低，胃肠道和神经系统不良反应明显少于阿司匹林和吲哚美辛，但多于布洛芬。

　　6. 选择性环氧酶抑制剂　目前已投入临床的制剂主要是尼美舒利（nimesulide）、塞来昔布（celecoxib）、罗非昔布（rofecoxib）等。

　　尼美舒利（nimesulide）是新型 NSAIDs，选择性抑制 COX-2 作用强，具有抗过敏、抗血小板聚集、抑制金属蛋白酶作用。主要用于类风湿性关节炎、骨关节炎、腰痛、牙痛、痛经等。主要剂型有片剂（50mg，100mg）、颗粒剂（100mg）、栓剂（200mg），常用剂量为 100~200mg，每天 2 次。用药期间监测全血细胞计数和肝肾功能。

　　塞来昔布（celecoxib）为选择性抑制 COX-2，不影响 TXA_2 合成，但可抑制 PGI_2 合成。具有解热、镇痛、抗炎作用。用于风湿及类风湿性关节炎、术后疼痛、牙痛、痛经。主要剂型为胶囊制剂（100mg，200mg），成人口服 100~200mg，2 次 / 天。疑有 P450 CYP2C9 代谢不良者，塞来昔布的血药浓度可能升高而致毒性反应，应慎用。

　　罗非昔布（rofecoxib）为果糖衍生物，选择性抑制 COX-2，但不抑制血小板聚集，具有解热、镇痛、抗炎作用，胃肠道不良反应轻微，但由于心血管系统不良反应，已不再使用。

　　7. 其他

　　临床应用的 NSAIDs 有很多，除了上面介绍的药物之外，双氯芬酸（diclofenac）、甲芬那酸（mefenamic acid）、比罗昔康（piroxicam）、美洛昔康（meloxicam）、萘丁美酮（nabumetone）、氯诺昔康（lornoxicam）等也属此类药物，这些药物的作用特点、临床应用、不良反应见表 7-3。

表 7-3　其他解热镇痛抗炎药物的作用特点、应用及不良反应

药物	作用特点	应用	不良反应
甲芬那酸 又名甲灭酸 （mefenamic acid）	抑制 PG 合成，镇痛作用较强；解热作用持久；消炎作用较弱	头痛、牙痛、神经痛、痛经、创口痛；也用于风湿及类风湿性关节炎等	溃疡、出血的消化道反应；头晕、眩晕、疲倦等神经系统反应；皮疹、哮喘等过敏反应；贫血、粒细胞减少等造血功能损害；肝肾损害
氯芬那酸 又名氯灭酸 （chlorfenamic acid）	同甲芬那酸	主要用于风湿性和类风湿性关节炎	不良反应少，个别出现头晕、头痛
吡罗昔康 （piroxicam）	抑制 PG 合成，作用迅速而持久；抑制软骨中黏多糖酶和胶原酶活性，减轻了软骨的破坏，抑制炎症反应，$t_{1/2}$ 为 45 小时	主要用于风湿及类风湿性关节炎；急性痛风、腰肌劳损、肩周炎、痛经等；疗效同阿司匹林、吲哚美辛、萘普生	胃肠道反应发生率 20%，5% 需停药，消化性溃疡发生率为 1%
氯诺昔康 又名劳诺昔康 （lornoxicam）	对 COX-2 有高度选择性，镇痛抗炎作用强大，解热作用弱，$t_{1/2}$ 为 3~5 小时；食物可影响其吸收	术后痛、剧烈坐骨神经痛及强直性脊柱炎的疼痛，和吗啡、曲马多相当；风湿及类风湿性关节炎	胃肠道不良反应；中枢神经系统不良反应；肝肾损害
萘丁美酮 （nabumetone）	前体药，代谢为活性物质 6- 甲氧基 -2- 萘基乙酸，为强效 COX 抑制剂	各类风湿性及类风湿性关节炎	不良反应较轻

双氯芬酸(diclofenac)的解热镇痛抗炎作用比吲哚美辛强 2~2.5 倍,用于风湿及类风湿性骨、关节炎、强直性脊柱炎、急性痛风、术后痛等。常用剂型主要有片剂(25mg,50mg,75mg)、缓释胶囊(100mg)、注射剂(75mg)、栓剂(25mg,50mg,100mg)。可口服给药成人每次 25mg,3 次 / 天,用于肌注时,每次 75mg,每天 1 次深部臀肌注射,必要时数小时后再注射 1 次;儿童用药每天 1~3mg/kg。副作用更小,偶见肝功异常、白细胞减少。使用双氯芬酸时应注意该药物可使出血性疾病病人用药后出血时间延长,加重病人出血倾向;有消化道溃疡病史者用药后易出现胃肠道不良反应或产生新的溃疡。

美洛昔康(meloxicam)对 COX-2 抑制作用比 COX-1 高 10 倍,$t_{1/2}$ 较长,为 20 小时。主要用于风湿及类风湿性关节炎、急性痛风、腰肌劳损、肩周炎、痛经等;疗效与阿司匹林、吲哚美辛、萘普生相同。剂型主要有片剂(7.5mg,15mg)、栓剂(15mg)、胶囊(7.5mg)。最大推荐剂量为每天 15mg,根据治疗反应,剂量可减至每天 7.5mg,对不良反应有可能增加的病人,治疗开始时的剂量为每天 7.5mg。治疗量不良反应少,但剂量增大或长期服用可致消化道出血、溃疡,用药前后及用药时应监测肝肾功能。

(二) 糖皮质激素(glucocorticoids)

1. 体内过程

糖皮质激素通过口服、注射均可吸收。口服可的松(cortisone)或氢化可的松(hydrocortisone)后 1~2 小时血药浓度达到高峰。一次给药作用持续 8~12 小时。

氢化可的松进入血液后约 90% 与血浆蛋白结合,其中约 80% 与皮质激素运载蛋白(corticosteroid binding globulin,CBG)结合,10% 与白蛋白结合,结合者都无生物活性。具有活性的游离型约占 10%。

糖皮质激素均在肝脏中转化。可的松与泼尼松(prednisone)等第 11 位碳原子(C_{11})上的氧,转化为羟基,生成氢化可的松和泼尼松龙(prednisolone)才能发挥作用。肝药酶诱导剂如苯巴比妥、苯妥英钠和利福平等与糖皮质激素合用时,则加快其分解,故合用时须增加后者的用量。

氢化可的松的血浆 $t_{1/2}$ 为 80~144 分钟,但在 2~8 小时后仍具有生物活性。剂量大或肝肾功能不全者可使 $t_{1/2}$ 延长;甲状腺功能亢进时,肝脏灭活糖皮质激素加速,使 $t_{1/2}$ 缩短。泼尼松龙因不易被灭活,$t_{1/2}$ 可达 200 分钟。

2. 药理作用

糖皮质激素在生理剂量下主要是对机体的物质代谢产生影响,而在超生理剂量(药理剂量)时还发挥除了代谢作用外的其他药理作用。

(1) 对代谢的影响:糖皮质激素能增加肝糖原和肌糖原含量并升高血糖,能加速胸腺、肌肉、骨等组织蛋白质分解代谢,增高尿液中氮的排泄量,造成负氮平衡;大剂量糖皮质激素还能抑制蛋白质合成。短期使用对脂肪代谢无明显影响。大剂量长期使用可增高血浆胆固醇,激活四肢皮下的脂酶,促使皮下脂肪分解,还使脂肪重新分布于面部、胸、背及臀部,形成向心性肥胖,表现为"满月脸,水牛背",呈现面圆、背厚、躯干部发胖而四肢消瘦的特殊体形。糖皮质激素也有较弱的盐皮质激素的作用,能潴钠排钾。此外,它能增加肾小球滤过率和拮抗抗利尿激素的作用,减少肾小管对水的重吸收,故有利尿作用。此外,长期用药将造成骨质脱钙,这可能与其减少小肠对钙的吸收和抑制肾小管对钙的重吸收从而促进尿钙排泄有关。

(2) 抗炎作用:糖皮质激素具有强大的抗炎作用,能抑制物理性、化学性、免疫性及病原生物性等多种原因造成的炎症反应。在炎症早期,能减轻渗出和水肿,改善红、肿、热、痛等症状。在炎症后期,糖皮质激素通过抑制毛细血管和成纤维细胞的增生,抑制胶原蛋白、黏多糖的合成及肉芽组织增生,防止粘连及瘢痕形成,减轻后遗症。但须注意,糖皮质激素在抑制炎症及减轻症状的同时也可导致感染扩散、创面愈合延迟。

阅读笔记

(3) 免疫抑制与抗过敏作用:糖皮质激素对免疫过程的多个环节均有抑制作用:小剂量糖

皮质激素主要抑制细胞免疫,大剂量糖皮质激素能干扰淋巴组织在抗原作用下的分裂和增殖,阻断致敏 T 淋巴细胞所诱发的单核细胞和巨噬细胞的聚集等,从而抑制组织器官的移植排斥反应和皮肤迟发性过敏反应。对于自身免疫性疾病也能发挥一定的近期疗效。糖皮质激素能减轻过敏性症状。

(4) 抗休克作用:大剂量糖皮质激素可发挥抗休克作用,常用于严重休克,特别是感染中毒性休克的治疗。

(5) 其他作用

1) 允许作用(permissive action):糖皮质激素对有些组织细胞虽无直接活性,但可给其他激素发挥作用创造有利条件,称为允许作用。例如糖皮质激素可增强儿茶酚胺的血管收缩作用和胰高血糖素的血糖升高作用等。

2) 退热作用:用于严重的中毒性感染,常具有迅速而良好的退热作用。可能与其抑制体温中枢对致热原的反应、稳定溶酶体膜,减少内源性致热原的释放有关。

3) 血液与造血系统:糖皮质激素能刺激骨髓造血功能,使红细胞和血红蛋白含量增加,大剂量可使血小板增多、提高纤维蛋白原浓度,并缩短凝血酶原时间;刺激骨髓中的中性粒细胞释放入血而使中性粒细胞数增多,但却降低其游走、吞噬、消化及糖酵解等功能,因而减弱对炎症区的浸润与吞噬活动。

4) 中枢神经系统:可提高中枢的兴奋性,有些病人因大量长期应用,可引起欣快、激动、失眠等,偶可诱发精神失常;且能降低大脑的电兴奋阈,促使癫痫发作,故精神病病人和癫痫病人宜慎用,大剂量对儿童能致惊厥。

5) 骨骼:长期大量应用本类药物时可出现骨质疏松,特别是脊椎骨,故可引起腰背痛,甚至发生压缩性骨折、鱼骨样硬楔形畸形。其机制可能是糖皮质激素抑制成骨细胞的活力,减少骨中胶原的合成,促进胶原和骨基质的分解,使骨质形成发生障碍。

6) 心血管系统:糖皮质激素增强血管对其他活性物质的反应性。在实验系统中糖皮质激素可以增加血管壁肾上腺受体的表达。Cushing 综合征和小部分应用合成的糖皮质激素的病人中,可出现高血压。

3. 临床应用

(1) 严重感染或炎症

1) 严重急性感染:主要用于中毒性感染或同时伴有休克者,如中毒性菌痢、暴发型流行性脑膜炎及败血症等,在应用有效抗菌药物治疗感染的同时,可用糖皮质激素作辅助治疗。病毒感染一般不用激素,以免因用后机体防御能力减低而使感染扩散而加剧。但在一些重症的感染,如严重急性呼吸综合征(severe acute respiratory syndrome,SARS),糖皮质激素的恰当应用减轻了肺组织的渗出及损伤,提高了病人对毒素的耐受力,及减轻了后期肺纤维化的程度。结核性脑膜炎、胸膜炎、心包炎、腹膜炎等以渗出为主的结核病的急性期,在早期应用抗结核药物的同时辅以短程糖皮质激素,可迅速退热,减轻炎症渗出,使积液消退,减少愈合过程中发生的纤维增生及粘连。

2) 抗炎治疗及防止某些炎症的后遗症:炎症早期应用糖皮质激素可减少炎性渗出,减轻愈合过程中纤维组织过度增生及粘连,用于防止人体重要器官炎症损害或恢复时产生粘连和瘢痕引发的后遗症。如结核性脑膜炎、脑炎、心包炎、风湿性心瓣膜炎、损伤性关节炎、睾丸炎以及烧伤后瘢痕挛缩等,对眼科疾病如虹膜炎、角膜炎、视网膜炎和视神经炎等非特异性眼炎,应用后也可迅速消炎止痛、防止角膜混浊和瘢痕粘连的发生。有角膜溃疡者禁用。

(2) 免疫相关疾病

1) 自身免疫性疾病:如严重风湿热、风湿性心肌炎、风湿性及类风湿性关节炎、系统性红斑狼疮、自身免疫性贫血和肾病综合征等,应用糖皮质激素后可缓解症状。对多发性皮肌炎,糖皮质激素为首选药。一般采用综合疗法,不宜单用,以免引起不良反应。

2)过敏性疾病:吸入型糖皮质激素防治哮喘的效果较好且安全可靠,极少有副作用。荨麻疹、血管神经性水肿、支气管哮喘和过敏性休克等严重病例,可应用本类激素作辅助治疗,目的是抑制抗原抗体反应所引起的组织损害和炎症过程。

3)器官移植排斥反应:糖皮质激素可用于预防异体器官移植手术后所产生的免疫性排斥反应。若已发生排斥反应,治疗时可采用大剂量氢化可的松静脉滴注,排斥反应控制后再逐步减少剂量至最小维持量,并改为口服。与环孢素A等免疫抑制剂合用疗效更好,并可减少两药的剂量。

(3)抗休克治疗:对感染中毒性休克,在有效的抗菌药物治疗下,可及早、短时间突击使用大剂量糖皮质激素;待微循环改善、脱离休克状态时停用,且尽可能在抗菌药物之后使用,停药则在撤去抗菌药物之前。对过敏性休克,糖皮质激素为次选药,与首选药肾上腺素合用,对病情较重或发展较快者,同时静脉滴注氢化可的松200~400mg,以后视病情决定用量,好转后逐渐减少用量。对低血容量性休克,在补液补电解质或输血后效果不佳者,可合用超大剂量的糖皮质激素。

(4)血液病:多用于治疗儿童急性淋巴细胞性白血病,目前采取与抗肿瘤药物联合的多药并用方案;但对急性非淋巴细胞性白血病的疗效较差。此外,还可用于再生障碍性贫血、粒细胞减少症、血小板减少症和过敏性紫癜等的治疗。停药后易复发。

(5)局部应用:对湿疹、肛门瘙痒、接触性皮炎、牛皮癣等都有疗效,多采用氢化可的松、泼尼松龙或肤氢松等软膏、霜剂或洗剂局部用药。当肌肉韧带或关节劳损时,可将醋酸氢化可的松或醋酸泼尼松龙混悬液加入1%普鲁卡因注射液,肌内注射,也可注入韧带压痛点或关节腔内以消炎止痛。

(6)替代疗法:用于急、慢性肾上腺皮质功能不全者,脑腺垂体功能减退及肾上腺次全切除术后,皮质激素分泌不足的病人。

4. 不良反应及注意事项

(1)长期大剂量应用引起的不良反应

1)医源性肾上腺皮质功能亢进:又称类肾上腺皮质功能亢进综合征,这是过量激素引起脂质代谢和水盐代谢紊乱的结果。表现为满月脸、水牛背、皮肤变薄、多毛、水肿、低血钾、高血压、糖尿病等,停药后症状可自行消失。必要时可加用抗高血压药和抗糖尿病药治疗,并采用低盐、低糖、高蛋白饮食及加用氯化钾等措施。

2)诱发或加重感染:长期应用可诱发感染或使体内潜在病灶扩散,特别是在原有疾病已使抵抗力降低的白血病、再生障碍性贫血、肾病综合征等病人更易发生。故肺结核、淋巴结核、脑膜结核及腹膜结核等病人应合用抗结核药。

3)消化系统并发症:因可刺激胃酸、胃蛋白酶的分泌并抑制胃粘液分泌,降低胃肠黏膜的抵抗力,故可诱发或加剧胃、十二指肠溃疡,甚至造成消化道出血或穿孔。对少数病人可诱发胰腺炎或脂肪肝。

4)心血管系统并发症:长期应用,由于水、钠潴留和血脂升高可引起高血压和动脉粥样硬化。

5)骨质疏松、肌肉萎缩、伤口愈合迟缓等:与糖皮质激素促蛋白质分解、抑制其合成及增加钙、磷排泄有关。骨质疏松多见于儿童、绝经妇女和老人。严重者可发生自发性骨折。由于抑制生长激素的分泌和造成负氮平衡,还可影响生长发育。孕妇应用,偶引起胎儿畸形。长期使用激素引起高脂血症,来源于中性脂肪的栓子易黏附于血管壁上,阻塞软骨下的骨终末动脉,使血管栓塞造成股骨头无菌性缺血坏死。

阅读笔记

6)糖尿病:糖皮质激素促进糖原异生,降低组织对葡萄糖的利用,抑制肾小管对葡萄糖的重吸收作用,因而长期应用超出生理剂量的糖皮质激素者,很可能引起糖代谢的紊乱,约半数病人出现糖耐量受损或糖尿病(类固醇性糖尿病)。这类糖尿病病人对降糖药物敏感性较差,所以应在控制原发病的基础上,尽量减少糖皮质激素的用量,最好停药。如不能停药,应酌情给予口服降糖药或注射胰岛素治疗。

7) 其他:有癫痫或精神病史者禁用或慎用。

(2) 停药反应:

1)医源性肾上腺皮质功能不全:长期大剂量使用糖皮质激素,可反馈性抑制垂体-肾上腺皮质轴,导致肾上腺皮质萎缩。长期应用尤其是每天用药的病人,减量过快或突然停药,可引起肾上腺皮质功能不全或危象,表现为恶心、呕吐、乏力、低血压和休克等,特别是当遇到感染、创伤、手术等严重应激情况时,需及时抢救。此反应的防治方法主要是停药须经缓慢的减量过程,不可骤然停药,停用糖皮质激素后连续应用促肾上腺皮质激素(adrenocorticotropic homone,ACTH)7 天左右;在停药 1 年内如遇应激情况(如感染或手术等),应及时给予足量的糖皮质激素。

2) 反跳现象:其发生原因可能是病人对激素产生了依赖性或病情尚未完全控制,突然停药或减量过快而致原病复发或恶化,常需加大剂量再行治疗,待症状缓解后再缓慢减量、停药。

5. 禁忌证　该药严禁用于有严重的精神病(过去或现在)和癫痫,活动性消化性溃疡病,新近胃肠吻合术,骨折,创伤修复期,角膜溃疡,肾上腺皮质功能亢进症,严重高血压,糖尿病,孕妇,抗菌药物不能控制的感染如水痘、麻疹、真菌感染等病人。

6. 用法与疗程

(1) 大剂量冲击疗法:适用于急性、重度、危及生命的疾病抢救,常用氢化可的松静脉给药,首剂 200~300mg,一日量可超过 1g,以后逐渐减量,疗程 3~5 天。大剂量应用时宜并用氢氧化铝凝胶等以防止急性消化道出血。

(2) 一般剂量长期疗法:多用于结缔组织病和肾病综合征等。常用泼尼松口服,开始每日 10~30mg,一日 3 次,获得临床疗效后,逐渐减量,每 3~5 天减量 1 次,每次按 20% 左右递减,直到最小有效维持量。

(3) 小剂量替代疗法:适用于治疗急、慢性肾上腺皮质功能不全症(包括肾上腺危象、艾迪生病)、脑垂体前叶(腺垂体)功能减退及肾上腺次全切除术后。一般维持量,可的松每日 12.5~25mg,或氢化可的松每日 10~20mg。

目前维持量用法有两种:①每日晨给药法:即每日晨 7~8 时 1 次给药,用短时间作用的可的松、氢化可的松等;②隔晨给药法:即每隔一日,早晨 7~8 时给药 1 次:此法应当用中效的泼尼松、泼尼松龙,而不用长效的糖皮质激素,以免引起对下丘脑-垂体-肾上腺轴的抑制。下列情况,应撤去或停用糖皮质激素:①维持量已减至正常基础需要量:如泼尼松每日 5.0~7.5mg,经过长期观察,病情已稳定不再活动者;②因治疗效果差,不宜再用糖皮质激素,应改药者;③因严重副作用或并发症,难以继续用药者。

(三) 改变病情抗风湿药

改变病情抗风湿药(disease modifying antirheumatic drug,DMARD)是指可以防止和延缓 RA 关节骨结构破坏的药物,是一组有不同化学结构的药物或生物制剂,这通过抑制淋巴细胞作用(抗疟药例外)而使病情缓解,但不能消除低度的免疫炎症反应,非根治药物。

1. 柳氮磺吡啶(sulfasalazine,SASP)　柳氮磺吡啶口服生物利用度为 10%~20%。药物大部分集中在小肠远端和结肠,本身无抗菌活性。在肠道分解成磺胺吡啶和 5-氨基水杨酸盐;磺胺吡啶有较弱的抗菌作用,5-氨基水杨酸具有抗炎和免疫抑制作用。最新的国内外治疗指南均将 SASP 列为治疗类风湿性关节炎的有效药物,常与甲氨蝶呤、来氟米特或羟氯喹联合应用;此外,SASP 仍然是治疗溃疡性结肠炎的一线药物。SASP 也广泛用于治疗强直性脊柱炎、

阅读笔记

银屑病性关节炎、肠道或泌尿生殖道感染所致的反应性关节炎。长期服药产生较多不良反应，如恶心、呕吐、厌食、消化不良、头痛、皮疹、药热、溶血性贫血、粒细胞减少以及肝肾损害等，还可影响精子活力而致可逆性不育症。

2. 金制剂（gold compounds）　金制剂对治疗类风湿性关节炎的骨和关节损害有较好疗效，有效率达 70%~80%。作用机制尚不清楚。实验研究证明它们能抑制促有丝分裂剂引起的淋巴细胞增殖，减少溶酶体酶释放并降低其活性，减少巨噬细胞毒性氧自由基的产生，抑制中性粒细胞趋化作用，减少肥大细胞介质的释放，减少 IL-1 的产生。

常用制剂有两种。硫代苹果酸金钠（aurothiomalate disodium）供肌内注射用，金诺芬（auranofin）供口服。它们聚集于关节的滑膜组织以及网状内皮系统，停药后仍在组织中停留很长时间。主要经肾排出，$t_{1/2}$ 约一周，故宜间歇给药。

早期的不良反应为皮炎、黏膜损害和蛋白尿等，严重毒性有白细胞减少、血小板减少，以及肝炎、中枢和外周神经损害，这与体内药物蓄积浓度有关。如不发生严重毒性，金制剂可持续用药数年。肾病，肝功能不全或有传染性肝炎病史，血液系统疾病病人及孕妇和哺乳期妇女禁用。

3. 青霉胺（penicillamine）　青霉胺药用右旋体，为金属解毒剂，用于治疗肝豆状核变性。它有明显的免疫抑制作用，已广泛用于类风湿性关节炎、硬皮病等自身免疫性疾病，对大多数类风湿性关节炎有效，一般认为其疗效比金制剂高，需 1~3 个月见效。其作用机制不清，可能是它与铜的复合体起超氧歧化酶的作用，防止巨噬细胞产生氧自由基，减少细胞损害，也可能与影响胶原交联有关。

约 40% 发生不良反应，有厌食、恶心、呕吐（常在继续用药后消失），味觉减退（可能与锌结合有关），皮疹，蛋白尿，肌无力等。严重者发生骨髓抑制，需立刻停药。偶见血清转氨酶升高。孕妇大量用药可引起胎儿发育异常。

4. 甲氨蝶呤（methotrexate, MTX）　甲氨蝶呤为叶酸拮抗剂，有抗肿瘤和免疫抑制作用。在 20 世纪 50 年代曾用于治疗类风湿性关节炎，用小剂量脉冲疗法无细胞毒作用，也无免疫抑制作用，确切的作用机制尚待研究，目前一般认为是抗炎作用。见效快、服用方便、副作用轻、无远期致癌作用，被誉为和激素一样的"不需统计学证明"的有效抗炎药之一。

除原有的 DMARD 外，近年来上市的生物制剂如 TNF-α、IL-1 的拮抗剂和抗 CD20 单克隆抗体等生物制剂有特异"靶"拮抗作用，可以阻断免疫反应中某个环节而起效，是未来用于治疗风湿性疾病的重要发展方向之一。应用生物制剂的顾虑是：①价格昂贵，不宜普遍应用；②缺乏对远期疗效和长期应用后不良反应情况的了解和总结。

四、药物作用机制

（一）非甾体抗炎药共同作用机制

1. 抗炎抗风湿作用机制　PGs 在风湿性疾病等炎症反应中占重要地位，炎症局部产生大量的 PGs，其本身作为一种致炎剂，可以扩张血管和增加白细胞趋化性，同时与其他炎症介质如缓激肽、组胺和白三烯有协同作用，使炎症进一步加重。NSAIDs 可抑制炎症部位 COX-2，使 PGs 合成减少，炎症减轻。此外，通过抑制 COX-2，间接发挥抑制炎症反应中的白细胞游走、聚集；减少缓激肽形成；稳定溶酶体膜并抑制溶酶体释放等多种作用。

2. 镇痛作用机制　NSAIDs 镇痛作用部位主要在外周神经系统，当组织受损或炎症时，局部产生与释放某些致痛化学物质（也是致炎介质）如缓激肽（bradykinin）、组胺（histamine）等，同时产生与释放 PG。缓激肽作用于痛觉感受器，引起疼痛。PG（E1、E2 及 F2a）本身虽有一定的致痛作用，但主要是能显著地提高痛觉感受器对缓激肽等致痛物质的敏感性，对炎性疼痛起到放大作用。解热镇痛药可防止炎症时 PG 的合成，因而有镇痛作用。由于尖锐的一过性刺痛是

阅读笔记

由直接刺激感觉神经末梢所引起的，所以解热镇痛抗炎药对其无效，而对持续性钝痛等炎性疼痛有效。其与阿片样物质联用可抑制术后疼痛，且可以减少阿片样物质的用量。

近年来研究发现它们也可以通过脊髓和其他皮层下中枢发挥镇痛作用。主要与其阻碍中枢神经系统 PGs 的合成或干扰伤害感受系统的介质和调质的产生与释放有关。

3. 解热作用机制　发热是指在发生细菌和病毒等感染时，病原体及其毒素刺激中性粒细胞，使之产生并释放内热原（IL-1、TNF、IL-6 等），后者进入中枢神经系统，使下丘脑视前区附近 PGE（其中 PGE2 致热作用最强）合成、释放增多，通过 cAMP 触发体温调节中枢增加产热，导致体温调定点提高至 37℃以上，体温升高。其他能引起内热源释放的各种因素，如组织损伤、炎症、抗原抗体反应和恶性肿瘤等也都可引起发热。现认为，解热镇痛药通过抑制中枢 PG 合成，从而使异常升高的体温调定点恢复至正常水平。新的研究证明，PGE2 并非唯一的发热介质，NSAIDs 可能还有其他的解热作用机制，有待进一步研究。

（二）糖皮质激素作用机制

1. 抗炎作用机制

糖皮质激素抗炎作用的主要机制是基因效应。糖皮质激素受体（glucocorticoid receptor，GR）有 GRα 和 GRβ 两种亚型，GRα 活化后产生经典的激素效应，而 GRβ 不具备与激素结合的能力，作为 GRα 拮抗体而起作用。未活化的 GRα 在胞质内与热休克蛋白 90（heat shock protein 90，HSP90）等结合成一种大的复合体，防止 GRα 对 DNA 产生作用。糖皮质激素通过细胞膜与胞质内的 GRα 结合后，复合体构型发生变化，HSP90 等成分与 GRα 分离，随之类固醇-受体复合体易位进入细胞核，在细胞核内与特异性 DNA 位点即靶基因的启动子（promoter）序列的糖皮质激素反应元件（glucocorticoid response element，GRE）或负性糖皮质激素反应元件（negative glucocorticoid response element，nGRE）相结合，影响基因转录，相应的引起转录增加或减少，改变介质相关蛋白的水平，进而对炎症细胞和分子产生影响而发挥抗炎作用。具体表现为：

1）对炎症抑制蛋白及某些靶酶的影响：①诱导脂皮素-1（lipocortin 1）的生成，继之抑制磷酸酯酶 A，影响花生四烯酸代谢的连锁反应，使炎症介质 PGE、PGI 和白三烯类（LTA4，LTB4，LTC4 和 LTD4）等减少，从而产生抗炎作用；②抑制诱导型 NO 合成酶和环氧化酶 2（COX-2）等的表达，从而阻断相关介质的产生，发挥抗炎作用。

2）对细胞因子及黏附分子的影响：糖皮质激素能抑制多种炎性细胞因子如 TNF-α、IL-1、IL-2、IL-6、IL-8 等的产生，且可在转录水平上直接抑制粘附分子如 E- 选择素及 ICAM-I（intercellular adhesion molecule 1）的表达。此外，还影响细胞因子及粘附分子生物效应的发挥。

3）对炎症细胞凋亡的影响：糖皮质激素诱导的细胞凋亡是由 GR 介导基因转录变化，最终激活半胱天冬酶（caspase）和特异性核酸内切酶而导致细胞凋亡。

4）非基因组效应：快速效应是糖皮质激素发挥作用的另一重要机制，非基因效应的主要特点为起效迅速，对转录和蛋白质合成抑制剂不敏感。初步的研究表明，快速效应的可能机制是：①细胞膜类固醇受体：除了类固醇核受体外，尚存在细胞膜类固醇受体，而类固醇的快速非基因效应与细胞膜类固醇受体相关。目前这一受体的主要结构已清楚，并已被克隆。②非基因的生化效应：近来证实了激素对细胞能量代谢的直接影响。如甲基泼尼松龙溶解于细胞膜，并影响细胞膜的生化特性，其对线粒体内膜的直接影响将致离子通透性增加，并继而导致氧化磷酸化偶联的解离。此外，激素还可以不通过减少细胞内 ATP 的产生而直接抑制阳离子循环。③细胞质受体的受体外成分介导的信号通路：有研究发现糖皮质激素与 GR 结合后，GRα 与 HSP90 等成分分离，随之类固醇-受体复合体易位进入细胞核（产生基因效应），而 HSP90 等受体外成分则进一步激活某些信号通路（如 Src）产生快速效应。

2. 免疫抑制与抗过敏作用机制

目前认为糖皮质激素抑制免疫的机制是：①诱导淋巴细胞 DNA 降解：这种甾体激素诱导

的核 DNA 降解现象只发生于淋巴组织中，并具有糖皮质激素特异性；②影响淋巴细胞的物质代谢：减少葡萄糖、氨基酸以及核苷的跨膜转运过程，抑制淋巴细胞中 DNA、RNA 和蛋白质的生物合成，减少淋巴细胞中 RNA 聚合酶的活力和 ATP 的生成量；③诱导淋巴细胞凋亡：体内和体外实验均出现胸腺细胞皱缩、膜起泡、染色体凝缩及核碎裂，形成凋亡小体，受影响的主要是 CD4/CD8 双阳性未成熟淋巴细胞。此外，还能诱导 B 淋巴细胞凋亡；④抑制核转录因子 NF-κB 活性。NF-κB 过度激活可导致多种炎性细胞因子的生成，这与移植物排斥反应、炎症等疾病发病有关。糖皮质激素一方面通过其受体直接与 RelA（NF-κB 异源二聚体的 p65 亚基）相互作用，抑制 NF-κB 与 DNA 结合，阻断其调控作用。另一方面增加 NF-κB 抑制蛋白 IκBα 基因的转录，抑制 NF-κB 活性，从而发挥免疫抑制作用。

糖皮质激素能减少抗原抗体反应引起的肥大细胞脱颗粒，减少释放组胺、5- 羟色胺、过敏性慢反应物质和缓激肽等过敏介质的产生，抑制因过敏反应而产生的病理变化，从而减轻过敏性症状。

3. 抗休克作用机制　大剂量糖皮质激素抗休克作用机制可能是：①抑制某些炎性因子的产生，减轻全身炎症反应综合征及组织损伤，使微循环血流动力学恢复正常，改善休克状态；②稳定溶酶体膜，减少心肌抑制因子（myocardial depressant factor，MDF）的形成；③扩张痉挛收缩的血管和兴奋心脏、加强心脏收缩力；④提高机体对细菌内毒素的耐受力，但对外毒素则无防御作用。

4. 其他作用机制　糖皮质激素的退热作用可能与其抑制体温中枢对致热原的反应、稳定溶酶体膜，减少内源性致热原的释放有关。对骨骼的影响可能是糖皮质激素抑制成骨细胞的活力，减少骨中胶原的合成，促进胶原和骨基质的分解，使骨质形成发生障碍。

（李　涛　王玉春）

第二节　类风湿性关节炎

类风湿性关节炎（rheumatoid arthritis，RA）是一种以关节滑膜炎为主要病理特征，以周围对称性多关节肿痛为主要临床表现的全身性自身免疫性疾病。该病呈慢性进行性发展，出现关节畸形和功能障碍，是导致人类丧失劳动能力的主要疾病之一。

一、疾病简介

类风湿关节炎早期有关节红肿热痛和功能障碍，可伴有发热、皮下结节及淋巴结肿大等关节外表现，血清中可出现多种自身抗体，病变呈慢性、持续、反复发作过程，晚期组织结构严重破坏，逐渐出现关节僵硬、畸形和功能障碍。发病高峰在 30~50 岁，女性多见。由于本病的病因和发病机制未完全明确，目前临床上尚缺乏根治及预防本病的有效措施。

二、药物治疗的目的与原则

（一）药物治疗的目的
减轻关节症状、延缓病情进展、防止和减少关节的破坏、保护关节功能、最大限度地提高病人的生活质量。

（二）药物治疗的原则
类风湿关节炎的药物治疗原则是早期诊断和早期治疗。

三、药物分类及常用药物

阅读笔记

根据药物性能，治疗 RA 的常用药物分为四大类，即非甾体抗炎药（NSAIDs）、改变病情抗风湿药（DMARD）、糖皮质激素（glucocorticoid）和植物药等。

（一）非甾体抗炎药

除对乙酰氨基酚等苯胺类药物外，NSAIDs 这类药物对控制风湿性和类风湿性关节炎的症状有肯定的疗效，明显缓解关节的红、肿、热、痛等炎症反应，但不能根除病因，也不能防止疾病发展和并发症的发生，必须与改变病情抗风湿药同服，称为改善症状的抗风湿病药（symptom-modifying antirheumatic drugs），通常被称为治疗类风湿性关节炎的一线药。抗炎、抗风湿作用以阿司匹林、保泰松、氨基比林和吲哚美辛较强，其中阿司匹林疗效确切、不良反应少，为抗风湿的首选药，常用 NSAIDs 的剂量（表 7-4）。

表 7-4　常用 NSAIDs 的剂量

药物	剂量	注意事项
塞来昔布	200~400mg，分 1~2 次服用	有磺胺过敏者禁用
美洛昔康	7.5~15mg，分 1~2 次服用	
双氯芬酸	75~150mg，分 2 次服用	
吲哚美辛	75~100mg，分 3 次服用	胃肠道反应较上述 3 种药物多
萘普生	0.5~1.0g，分 2 次服用	
布洛芬	1.2~3.2g，分 3~4 次服用	

（二）改变病情抗风湿药

此类药是治疗类风湿性关节炎的二线药，对改变关节炎的病理过程有一定作用。该类药物较 NSAIDs 发挥作用慢，临床症状的明显改善大约需 1~6 个月，有改善和延缓病情进展的作用。一般认为 RA 诊断明确都应使用 DMARD，药物的选择和应用的方案要根据病人的病情活动性、严重性和进展情况而定。从临床研究疗效和费用等综合考虑，一般首选甲氨蝶呤（MTX），并将它作为联合治疗的基本药物。若受累关节超过 20 个，起病 2 年内就出现关节骨破坏，RF 滴度持续很高，有关节外症状者应尽早采用 DMARD 联合治疗方案。各个 DMARD 有其不同的作用机制及不良反应，在应用时需谨慎监测。

1. 甲氨蝶呤　本药抑制细胞内二氢叶酸还原酶，使嘌呤合成受抑，同时具有抗炎作用。每周剂量为 7.5~25mg，以口服为主（1 日之内服完），亦可静注或肌注。4~6 周起效，疗程至少半年。不良反应有肝损害、胃肠道反应、骨髓受抑制和口角糜烂等，停药后多能恢复。

2. 柳氮磺吡啶　剂量为每日 2~3g，分两次服用，由小剂量开始，会减少不良反应，对磺胺过敏者禁用。

3. 来氟米特（leflunomide）　主要抑制合成嘧啶的二氢乳清酸脱氢酶，使活化淋巴细胞的生长受抑。其服用方法为 50mg，每日 1 次，3 天以后 10~20mg，每日 1 次。

4. 羟氯喹和氯喹　前者每日 0.2~0.4g，分两次服。后者每日 0.25g，1 次服。长期服用可出现视物盲点，眼底有"牛眼"样改变，因此每 6~12 个月宜作眼底检测，少数病人服用氯喹后出现心肌损害。

5. 生物制剂和免疫性治疗：生物制剂如 TNF-α 拮抗剂、IL-1 拮抗剂、CD20 单克隆抗体、细胞毒 T 细胞活化抗原-4（cytotoxic T lymphocyte activation antigen-4，CTLA-4）抗体等，近年在国内外都在逐渐使用，临床试验提示此类药物有抗炎及防止骨破坏的作用。为增加疗效和减少不良反应，本类生物制剂宜与 MTX 联合应用。其主要的副作用包括注射部位局部的皮疹、感染（尤其是结核感染），长期使用淋巴系统肿瘤患病率增加，TNF-α 单抗则可诱发短暂自身免疫性疾病，出现自身抗体。有关它们的长期疗效、疗程、停药复发和副作用还有待进一步研究。免疫性治疗包括口服诱导免疫耐受药、米诺环素（minocycline）类药，其疗效待定。免疫治疗还包括以去除血浆中异常免疫球蛋白为主要目的的血浆置换、免疫吸附等疗法,只用于一些难治的重症病人。

6. 其他 DMARD:①金制剂:分为注射及口服两种剂型。常用的注射剂为硫代苹果酸金钠,每周肌注 1 次,由最小剂量开始,逐渐增至每次 50mg,待有效后注射间隔可延长,现很少使用。口服金诺芬(auranofin),每日剂量 6mg,分两次口服,3 个月后起效。口服金制剂不良反应少,适于早期或轻型病人。②青霉胺:开始剂量为 125mg,每日 2~3 次,无不良反应者则每 2~4 周后剂量加倍,至每日达 500~750mg,待症状改善后减量维持。不良反应较多,包括胃肠道反应、骨髓抑制、皮疹、口异味、肝肾损害等。③硫唑嘌呤:抑制细胞的合成和功能。每日口服剂量为 100mg,病情稳定后可改为 50mg 维持,服药期间需监测血象及肝肾功能。④环孢素:是近年来治疗本病的免疫抑制剂,每日剂量为 3~5mg/kg,分 1~2 次口服。其突出的不良反应为血肌酐和血压上升,服药期间宜严密监测。

(三)糖皮质激素

在关节炎急性发作期可给予短效激素,其剂量依病情严重程度而调整。一般使用泼尼松每日不应超过 10mg,可使关节炎症状得到迅速而明显地缓解,改善关节功能。有系统症状如伴有心、肺、眼和神经系统等器官受累的重症病人,可予泼尼松,每日量为 30~40mg,症状控制后递减,以每日 10mg 或低于 10mg 维持。但由于此药不能根治本病,停药后症状会复发。关节腔注射激素有利于减轻关节炎症状,改善关节功能,但一年内不宜超过 3 次。过多的关节腔穿刺除了并发感染外,还可发生类固醇晶体性关节炎。

(四)植物药制剂

常有的植物药制剂包括:①雷公藤总苷,有抑制淋巴、单核细胞及抗炎作用。用法为 30~60mg/d,分 3 次服用。其不良反应为对性腺的毒性,出现月经减少、停经、精子活力及数目降低、皮肤色素沉着、指甲变薄软、肝损害、胃肠道反应等。②青藤碱:青藤碱 60mg,饭前口服,每日三次。常见不良反应有皮肤瘙痒、皮疹等过敏反应,少数病人出现白细胞减少。③白芍总苷:常用剂量为 0.6g,每日 2~3 次。其不良反应有大便次数增多,轻度腹痛,食欲缺乏等。

四、用药护理

(一)用药评估

1. 病史　询问家中有无类似疾病,发病前有无感染、过度劳累、情感挫折或暴露于寒冷潮湿的环境等诱因。了解饮食习惯、评估睡眠及排便情况、评估日常生活方式。

2. 身体状况　评估受累关节部位,是否对称,有无肿痛、畸形、皮下结节等。

3. 心理及社会因素　询问病人是否因关节肿痛、畸形或者功能障碍产生抑郁、悲观等不良情绪。评估家属对疾病的认识及对病人的态度。

4. 辅助检查　RF 是否阳性,X 线检查关节骨质有无破坏等。

(二)用药安全

应用 NSAIDs 会出现胃肠道不良反应,使用中必须加以注意,剂量都应个体化;只有在一种 NSAIDs 足量使用 1~2 周后无效才更改为另一种;应避免两种或两种以上 NSAIDs 同时服用,因其疗效不叠加,而不良反应增多;老年人宜选用半衰期短的 NSAIDs,对有溃疡病史的老年人,宜服用选择性 COX-2 抑制剂以减少胃肠道的不良反应。

DMARD 可致胃肠道反应、脱发、骨髓抑制、出血性膀胱炎等不良反应,指导病人饭后服药、多饮水,脱发者外出戴假发。

糖皮质激素副作用较多,可诱发溃疡、消化道出血、加重感染、引发痤疮、满月脸、向心性肥胖、血钾降低、高血压、糖尿病、骨质疏松等。

阅读笔记

植物药制剂如雷公藤总苷可引起月经紊乱、白细胞及血小板减少、胃肠道反应等。

Box 7-1【知识拓展】

　　非甾体抗炎药是目前临床抗风湿作用的首选药,但其不良反应如消化道损害、肝肾损害发生率较高,使其在抗风湿性疾病中的长期应用受到一定限制。因此,为了克服这些不良发应,提高药物疗效,开发新型的非甾体药物,成为此类药物研究的重要方向。根据 NSAIDs 不良反应发生机制,将防治 NSAIDs 不良反应的药物与其制成复方制剂,可减少不良反应的发生。将传统的非甾体类抗炎药和胃肠道保护剂联合制成复方制剂,这样既保留了前者的抗炎作用,又大大降低了药物的不良反应,尤其是胃肠道的不良反应。如奥湿克(arthrotec),每片含米索前列醇(misoprostol)200μg 和双氯芬酸(diclofenac)50μg。临床试验证明奥湿克与双氯芬酸具有同样的抗炎、抗风湿作用,而对胃肠道的副作用则明显减少。

(三)用药监测

　　指导病人遵医嘱用药,注意观察疗效及不良反应。注意 NSAIDs 引起的胃肠道反应,嘱病人餐后用药,用免疫抑制药时应定期查血常规、肝功能。

(四)健康教育

　　护士应叮嘱病人严格遵医嘱服药,勿自行减量或停药。多安慰、关心病人,鼓励其自强,正确认识、对待疾病,积极配合治疗护理。鼓励因畸形致残的病人发挥健肢作用,尽量做到生活自理或参加力所能及的工作。指导家人亲友多给病人物质支持和精神鼓励,增强战胜疾病的信心。

(李涛　王玉春)

第三节　系统性红斑狼疮

　　系统性红斑狼疮在我国的患病率为 0.7~1/1000,高于西方国家报道的 1/2000。以女性多见,尤其是 20~40 岁的育龄女性。通过早期诊断及综合性治疗,本病的预后较前明显改善。

一、疾病简介

　　系统性红斑狼疮(systemic lupus erythematosus,SLE)是一种表现有多系统损害的慢性系统性自身免疫病,其血清具有以抗核抗体为代表的多种自身抗体。本病病程以病情缓解和急性发作交替为特点,有内脏(肾、中枢神经)损害者预后较差。

二、药物治疗的目的与原则

(一)药物治疗的目的

活动且病情重者,给予强有力的药物控制,病情缓解后,则接受维持性治疗。

(二)药物治疗的原则

　　系统性红斑狼疮的药物治疗原则是消除炎症的抗炎治疗并应用免疫调节药物纠正病理过程。

三、药物分类及常用药物

(一)糖皮质激素

　　一般选用泼尼松或甲泼尼龙,只有鞘内注射时用地塞米松。对较轻的病例,可先试用泼尼

阅读笔记

松每日 0.5~1mg/kg，晨起顿服。病情稳定后 2 周或疗程 8 周内，开始以每 1~2 周减 10% 的速度缓慢减量，减至小于每日 0.5mg/kg 后，减药速度按病情适当调慢；如果病情允许，维持治疗的激素剂量尽量小于泼尼松每日 10mg。

激素冲击疗法可用于急性暴发性危重 SLE，如急进性肾衰竭、神经精神狼疮（neuropsychiatric lupus，NP-SLE）的癫痫发作或明显精神症状、严重溶血性贫血等，即用甲泼尼龙 500~1000mg，溶于 5% 葡萄糖 250ml 中，缓慢静脉滴注每天 1 次，连用 3 天为 1 疗程，接着使用如上所述的大剂量泼尼松，如病情需要，1 周后可重复使用，这样能较快控制 SLE 暴发。

Box 7-2【知识拓展】

> SLE 病人应用糖皮质激素治疗时，由于其对胰岛素抵抗、游离脂肪酸等多种因素的作用，常导致病人出现血脂异常等并发症。近年来，糖皮质激素治疗引起 SLE 血脂代谢紊乱常常并发心血管疾病、肾脏损害，加重了 SLE 病人的炎症反应，影响了 SLE 病人的生存率和生活质量，是导致 SLE 病人远期死亡的主要因素。因此，要及时对 SLE 病人进行血脂检测，联合抗疟药规范化治疗，以降低血脂异常的发生率。同时，加强对糖皮质激素的深入研究，积极寻找代替糖皮质激素治疗的新药物，延缓 SLE 病人血脂异常的发生发展。

（二）免疫抑制剂

活动程度较严重的 SLE，应同时给予大剂量激素和免疫抑制剂，后者常用的是环磷酰胺（CTX）或硫唑嘌呤。加用免疫抑制剂有利于更好地控制 SLE 活动，减少 SLE 暴发，以及减少激素的需要量。狼疮肾炎用激素联合 CTX 治疗，会显著减少肾衰竭的发生。

1. 环磷酰胺冲击疗法　每次剂量 0.5~1.0g/m^2 体表面积，加入 0.9% 氯化钠溶液 250ml 内，静脉缓慢滴注，时间要超过 1 小时。除病情危重每 2 周冲击 1 次外，通常每 4 周冲击 1 次，冲击 8 次后，如病情明显好转（如尿蛋白转阴），则改为每 3 月冲击一次，至活动静止后至少 1 年，可停止冲击，冲击疗法比口服疗效好。CTX 口服剂量为每日 1~2mg/kg，分 2 次服。

2. 硫唑嘌呤　适用于中等度严重病例，脏器功能恶化缓慢者。剂量每日 1~2mg/kg。

3. 环孢素　每日 5mg/kg，分 2 次口服，服用 3 个月。以后每月减少 1mg/kg，至 3mg/kg 作维持治疗。在需用 CTX 的病人，由于血白细胞减少而暂不能使用时，亦可用本药暂时替代。

4. 吗替麦考酚酯（mycophenolate mofetil，MMF）　其活性代谢物为霉酚酸酯。剂量为每日 1~2g/kg，分 2 次口服。它对白细胞、肝肾功能影响小。

5. 抗疟药　羟氯喹每次 0.1~0.2g，每日 2 次。氯喹每次 0.25g，每日 1 次，对皮疹、关节痛及轻型病人有效。

6. 雷公藤总苷　每次 20mg，每日 3 次。对本病有一定疗效。

（三）生物制剂

可以将目前治疗 SLE 的生物制剂分为以下几类：①改变细胞因子活化和调节；②抑制 T 细胞活化并诱导 T 细胞耐受、阻断 T-B 细胞相互作用；③作用于 B 细胞以减少 B 细胞产生抗 dsDNA 抗体；④抑制补体活化。目前用于临床治疗 SLE 的药物主要有抗 CD20 单抗（rituximab）和 CTLA-4。

生物制剂的应用为 SLE 治疗尤其是难治性复发病人开辟了一条新途径。然而，目前报道或研究多为小样本量，其在 SLE 治疗中的定位还需大规模、长期随访研究。

阅读笔记

四、用药护理

(一)用药评估

1. **病史**　了解起病时间、病程及病情变化;注意询问亲属中有无患同类疾病者;有无与本病相关的诱因,如病毒感染、日光过敏、妊娠、药物、精神刺激等。了解饮食习惯,是否喜食海鲜、辛辣食物等;是否吸烟、嗜酒;了解睡眠情况及排便情况;评估日常生活活动。

2. **身体状况**　评估生命体征、神志有无改变;有无低热、关节肿痛及功能障碍;有无颊部蝶形红斑,手掌和甲周有无红斑、皮肤有无斑丘疹、网状红斑及毛细血管扩张现象;有无内脏损害如肾、心血管、呼吸、消化系统表现等。

3. **心理及社会因素**　评估病人有无焦虑、内疚、孤独、恐惧、绝望等不良情绪;评估病人对疾病的认识,家属对病人的态度,家庭经济状况,出院后社会保健及医疗条件等。

4. **辅助检查**　是否有贫血、中性粒细胞数减少、血小板减少、血沉增快;有无自身抗体;补体 C3、C4、C50 是否降低;了解肾活检、皮肤狼疮带试验结果。

(二)用药安全

长期使用激素会出现向心性肥胖、血糖升高、高血压、诱发感染、股骨头无菌性坏死和骨质疏松等不良反应,应予以密切监测。免疫抑制剂 CTX 有胃肠道反应、脱发、肝损害等不良反应,尤其是血白细胞减少,应定期作检查。硫唑嘌呤不良反应主要是骨髓抑制、肝损害、胃肠道反应等;环孢素主要不良反应为肾、肝损害,使用期间应予以监测。抗疟药羟氯喹久服后可能对视力有一定影响,氯喹可造成心肌损害。雷公藤总苷不良反应主要为对性腺的毒性,可发生停经、精子减少,尚有肝损害、胃肠道反应、白细胞减少等。

(三)用药监测

指导病人遵医嘱用药,注意观察疗效及不良反应。激素类药物勿擅自减量或停药以免导致病情"反跳";NSAIDs 易引起胃肠道反应,宜饭后服药;免疫抑制药可引起骨髓抑制等不良反应,需要定期查血常规、肝功能,CTX 引起血白细胞减少。当血白细胞 $<3\times10^9$/L 时,暂停使用;抗疟药的衍生物排泄缓慢,可在体内蓄积,引起视网膜退行性病变,定期检查眼底。

(四)健康教育

护理人员应关心体贴病人,加强沟通,鼓励病人表达自己的感受,并给予同情、理解及正确引导。指导病人进行自我心理调节,保持积极乐观、轻松愉快的情绪。介绍成功病例,增强战胜疾病的信心。鼓励亲人朋友多陪伴病人,使其获得情感支持。

(李涛　王玉春)

第四节　强直性脊柱炎

强直性脊柱炎(ankylosing spondylitis,AS)是一组多基因遗传病,起病大多缓慢而隐匿。男性多见,且一般较女性严重,男性患病比率是女性的 2~3 倍,有遗传倾向。发病年龄多在 10~40 岁,以 20~30 岁为高峰。

Box 7-3【案例与思考】

案例:病人,郭某某,男性,35 岁,自诉腰、髋疼痛,腰部旋转活动困难,两腿不能下蹲,步履蹒跚,生活不能自理,面容憔悴,长期服用雷公藤、消炎痛等缓解疼痛,近半年已无效,由家属背来就诊,收入住院治疗。类风湿因子阴性,血沉 24mm/ 小时,X 线提示腰椎呈竹节样变,双侧关节疏松,间隙变窄。诊断为强直性脊柱炎。

思考:

强直性脊柱炎的治疗原则包括哪些? 治疗药物分类? 常用药物的不良反应? 如何治疗该病人?

一、疾病简介

强直性脊柱炎是以中轴关节慢性炎症为主,也可累及眼、心脏、肺及其他组织的慢性进展性风湿性疾病。典型病例 X 线片表现骶髂关节明显破坏,后期脊柱呈"竹节样"变化。本病除与 MHCⅡ类基因 HLA-B27 高度相关外,可能还和 HLA 区域内以及 HLA 区域外的其他基因以及某些基因多态性相关。

二、药物治疗的目的与原则

(一) 药物治疗的目的

目前尚无肯定的控制疾病的治疗方法。主要为缓解症状,保持良好姿势和减缓病情进展。

(二) 药物治疗的原则

治疗原则应视病情严重程度、预后指征和病人的期望值而定。最佳治疗方法包括减轻炎症反应、抑制免疫、物理治疗及锻炼。

三、药物分类及常用药物

(一) 非甾体抗炎药(NSAIDs)

为治疗关节疼痛和晨僵的一线药,对此类药物反应良好是本病的特点,用法可参照类风湿关节炎。已证明阿司匹林对本病疗效不佳。胃肠不耐受者可加胃黏膜保护剂,或改用选择性 COX-2 抑制剂。使用选择性 COX-2 抑制剂应注意心血管事件。上述治疗疗效不好、有禁忌证或不耐受者,可考虑对乙酰氨基酚和阿片类镇痛药。

(二) 改变病情抗风湿药(DMARD)

金制剂和青霉胺对本病无效。柳氮磺吡啶一般认为对轻型病例尤其外周关节受累为主者有效。甲氨蝶呤、雷公藤总苷、来氟米特、硫唑嘌呤、环磷酰胺等疗效有待肯定。对上述传统治疗无效者可用肿瘤坏死因子(TNF-α)拮抗剂治疗。

(三) 糖皮质激素

亚急性葡萄膜炎、肌肉骨骼炎症可局部使用。小剂量激素也可用于对 NSAIDs 治疗不耐受者。急性顽抗性病例可行 CT 引导下骶髂关节内注射长效激素,或短期使用较大剂量激素,如泼尼松 20~30mg/d,待 DMARD 发挥作用后尽快减量。

(四) 其他

沙利度胺(thalidomide)和帕米膦酸钠(pamidronate sodium)可用于本病的治疗。前者基于其免疫调节作用,后者则由于其骨质保护作用。沙利度胺初始剂量 50mg/d,常用量为 100~200mg/d。帕米膦酸钠用法:每月 1 次,前 3 个月每次 30mg,后 3 个月每次 60mg。有疲劳、失眠、抑郁等精神情绪障碍者,可试用抗抑郁药治疗。

四、用药护理

(一) 用药评估

1. 病史　评估病人的发病年龄、病情进展,有无遗传及感染的可能。

阅读笔记

2. 身体状况　观察病人的生命体征、精神状态、营养状态、皮肤和黏膜，评估受累关节有无疼痛、晨僵、活动受限、畸形等。

3. 心理及社会因素　询问病人是否关节肿痛、畸形或功能障碍产生抑郁、悲观等不良情绪反应。评估家属对疾病认识及对病人的态度。

4. 辅助检查　了解血沉水平、C 反应蛋白是否升高，类风湿因子、HLA-B27 是阴性或者阳性，影像学检查有无关节损害。

（二）用药安全
指导病人按时服药并详细介绍药物的作用、不良反应和注意事项，观察药物疗效。

（三）用药监测
消炎镇痛药物对胃肠刺激大，宜饭后 30 分钟服药，并可服用保护胃黏膜的药物。伴眼葡萄膜炎、结膜炎的病人按时滴眼药。

（四）健康教育
鼓励病人说出自身感受。做好疾病知识宣教，使其了解疾病性质、病程、治疗措施及预后情况，减轻焦虑。指导亲属多关心病人，提供精神和经济上的支持。

（李　涛　王玉春）

要点提示 / key points

1. 治疗类风湿性关节炎药物分为 NSAIDs、改变病情抗风湿药及糖皮质激素。NSAIDs 为治疗 RA 一线药，可改善关节炎症状，但不能控制病情，必须与改变病情抗风湿药同服，一般首选甲氨蝶呤（MTX），为联合治疗的基本药物。糖皮质激素一般不作为常规治疗，在关节炎急性发作时可给予短效激素治疗。

Drugs used to treat rheumatoid arthritis are divided into NSAIDs, Disease-modifying antirheumatic drug(DMARD)and glucocorticoid. NSAIDs, as the first-line drug used in rheumatoid arthritis can only improve symptoms but can not control the progress of the disease. It is commonly combined with DMARD, such as methotrexate. They are the basic drugs for the combined treatment. Glucocorticoid is not generally used as conventional treatment, but can be used at a small dosage to treat acute exacerbation of rheumatoid arthritis.

2. 治疗 SLE 的药物主要包括糖皮质激素、免疫抑制剂及生物制剂。轻症一般选用小剂量泼尼松或甲泼尼龙；对于急性暴发性危重 SLE 可选用激素冲击疗法，对于活动程度较严重的 SLE，应同时给予大剂量激素和免疫抑制剂，如环磷酰胺或硫唑嘌呤；临床上治疗 SLE 的生物制剂药物主要有利妥昔单抗和 CTLA-4。

Drugs used to treat systemic lupus erythematosus include glucocorticoid, immunosuppressants and biological agents. Mild attack of SLE is commonly treated with small doses of prednisone or prednisolone, while hormone stosstherapy can be used in acute serious fulminant SLE. Highly active SLE should be administered with large dose of hormone combined with immune inhibitor at the same time, such as cyclophosphamide or azathioprine; Biologics drug used in the clinical are Rituximab and cytotoxic T lymphocyte-associated antigen-4(CTLA-4).

3. NSAIDs 为治疗强制性脊柱炎关节疼痛和晨僵的一线药，柳氮磺吡啶等改变病情抗风湿药（DMARD）一般对轻型病例尤其外周关节受累为主者有效，小剂量糖皮质激素也可用于对 NSAIDs 治疗不耐受者。急性顽抗性病例可行骶髂关节内注射长效激素，或短期使用较大剂量激素。

NSAIDs are the first-line drugs used to treat morning stiffness and joint pain of ankylosing spondylitis(AS)patients. DMARD, such as sulfasalazine is effective to mild AS, especially for the

阅读笔记

patients with peripheral joints involved. Small dose of glucocorticoid can also be used to the patients who are intolerant to NSAIDs treatment. Injection of long-acting glucocorticoid through the sacroiliac joint or short-term use of glucocorticoid in a large dose are useful to acute refractory cases.

案例

病人,李某某,女性,62 岁,1 年前无诱因出现右手指间关节肿痛,3 个月后受累关节增多,双手指间关节、双手掌指关节、双腕关节均受累,且伴有明显晨僵感,寒冷刺激时病情明显加重,于 2015 年 4 月 23 日入院。入院时情况:双手指间关节、掌指关节及双腕关节中度肿胀压痛,双手功能严重受限,双腕关节活动受限。诊断:类风湿性关节炎。治疗:阿司匹林每日 3~4g,分 3~4 次服用,同时给予功能锻炼指导及精心护理,入院 17 天后双手关节肿胀、压痛明显减轻,双腕关节活动明显好转。

问题:

1. 阿司匹林为什么可以治疗类风湿性关节炎?
2. 在病人使用阿司匹林治疗时应指导病人注意哪些不良反应?
3. 除了选用阿司匹林治疗外,还可选用哪种药物?

第八章 神经系统疾病药物治疗

学习目标

学生在学完本章后能够：

认识与记忆：

1. 掌握偏头痛急性发作的终止治疗药物和预防发作药物的分类。

2. 熟悉常用抗癫痫药的应用特点。

3. 掌握抗帕金森病药的分类。

理解与分析：

1. 理解偏头痛治疗药物的用药原则。

2. 理解抗癫痫药的用药原则。

3. 理解帕金森病的用药原则。

综合与运用：

1. 掌握偏头痛的健康教育工作中应该注意的方面。

2. 掌握抗癫痫药的正确用药护理，指导病人合理用药。

3. 掌握帕金森病的用药监测工作中应该注意的问题及解决方案。

神经系统疾病是由于炎症、血管病变、外伤、肿瘤等多种原因所导致的脑、脊髓、周围神经及骨骼肌的病变，该类疾病常常伴随意识、认知、运动、感觉、反射等神经系统功能异常，其主要特点表现为病程长、病情复杂、致残率高、病死率高。病人可能会丧失生活自理能力，并容易出现多种并发症及抑郁、焦虑等情感障碍。科学细致的用药指导，及时合理的康复训练、体贴的人文关怀和及时有效的沟通与交流对病人全面康复至关重要。

阅读笔记

第一节　偏　头　痛

偏头痛是一种最常见的慢性原发性头痛疾病。护士在临床工作中应对病人的生活习惯、用药知识等方面进行科学指导,减少病人偏头痛发作的频度和强度,预防偏头痛再次发作,提高病人的生活质量。

Box 8-1【案例与思考】

案例:病人,女性,39岁。发作性头痛10个月,伴左侧肢体麻木6个月。病人于入院前10个月看电视时突然出现左额渐及左颞、枕部剧烈头痛,明显胀痛或跳痛,伴左眼球发胀、恶心及呕吐,呕吐为非喷射性,约10分钟后缓解。此后间隔数小时至14天发作1次,每次发作的持续时间在10~90分钟之间、疼痛的性质,部位及伴随症状同前。发作间歇期一切如常。发病后病人无发热、意识障碍、抽搐及大小便障碍,饮食及睡眠正常。行头颅CT及MRI检查未见异常。经多方诊治不见好转。既往体健,无肝炎结核等传染病,无外伤及输血史,否认高血压、冠心病,无药敏史。入院查体:T36.5℃,P78次/分,R18次/分,BP120/80mmHg;一般情况好,营养中等,头无畸形,眼、耳、鼻、咽、口腔未见异常;心、肺、腹未见异常,神志清楚,精神及智能正常,言语流利,自主神经系统未见异常。辅助检查:腰穿压力正常,脑脊液化验正常,无器质性病变证据。血糖、血常规等检测均正常。

思考:

1. 根据案例资料,请给病人做出正确的诊断。

2. 本例病人头痛反复发作,请问在急性发作期可用哪些药物进行控制?

3. 为预防病人的头痛频繁发作,可以选用哪些药物?

4. 在对该病人进行健康教育时,应该注意哪些问题?

一、疾病简介

偏头痛(migraine)是临床最常见的原发性头痛类型,临床以发作性中重度、搏动样头痛为主要表现,头痛多为偏侧,一般持续4~72小时,可伴有恶心、呕吐,光、声刺激或日常活动均可加重头痛,安静环境、休息可缓解头痛。偏头痛多起病于儿童和青春期,中青年期达发病高峰,女性多见,男女病人比例约为1:2~3,人群中患病率为5%~10%,常有遗传背景。偏头痛的发病机制尚不明确,曾有血管源学说、神经源皮质扩散性抑制学说、三叉神经-血管源学说等三个学说,并且还与生化因素、遗传因素等有关。近年来,随着神经生化和神经药理学研究的不断深入,发现病人三叉神经和血管系统的缺陷与5-羟色胺受体(5-HT$_1$R)密切相关,进一步完善了三叉神经-血管源学说,也进一步奠定了药物研制开发的基础。

二、药物治疗的目的与原则

(一) 药物治疗的目的

偏头痛急性期治疗目的是快速、持续止痛、减少再发、恢复病人的功能。预防性治疗目的是降低发作频率、减轻发作程度、减少功能损害、增加急性发作期治疗的疗效、提高生活质量、避免头痛药物的滥用。

阅读笔记

(二)药物治疗的原则

偏头痛急性发作期的治疗原则为终止发作,间歇期的治疗原则为预防头痛发作。此外,头痛伴随的症状如眩晕、呕吐等也应予以适当的对症治疗。

Box 8-2【知识拓展】

美国头痛联合会偏头痛治疗指南

1. 成功治疗偏头痛急性发作的目标:①迅速治疗偏头痛发作并使之不复发;②恢复病人的活动能力;③将维持和解救药量降至最小;④总体治疗自理达到最优;⑤总体治疗的成本效果最好;⑥不良反应轻微或没有。

2. 偏头痛长期治疗的目标:①减少偏头痛发作次数并减轻严重程度;②减少失能的发生;③提高生活质量;④预防头痛;⑤避免治疗头痛的药物增量;⑥教育病人使其能够处理自己的疾病。

三、药物分类及常用药物

(一)药物分类

偏头痛治疗药物分为急性发作期治疗药物和预防性治疗药物两大类。其中急性发作期治疗药物包括非特异性和特异性治疗药物,前者主要包括解热镇痛抗炎药、镇静药和阿片类药物等,后者主要包括麦角类药物和曲坦类药物等。预防性治疗常选用β受体阻断药、镇静催眠药、抗癫痫药、抗抑郁药和钙通道阻滞剂等。偏头痛治疗药物的分类及代表药(表8-1)。

表8-1　偏头痛治疗药物的分类及代表药

应用范围	药物分类		代表性药物
急性发作期治疗药物	非特异性药物	解热镇痛抗炎药	阿司匹林
		镇静催眠药	苯二氮䓬类
		阿片类镇痛药	哌替啶
	特异性药物	曲坦类	舒马曲坦
		麦角类生物碱	麦角胺
预防性治疗用药	β受体阻断药		普萘洛尔
	镇静催眠药		苯二氮䓬类
	抗癫痫药		托吡酯
	抗抑郁药		阿米替林
	钙通道阻滞剂		氟桂利嗪

(二)常用药物及剂量

1. 急性发作期常用药物

(1)非特异性药物

1)解热镇痛抗炎药:对轻度和中度偏头痛发作治疗有效,特别是儿童期偏头痛急性发作期的治疗。故对于轻、中度的偏头痛发作和既往使用有效的重度偏头痛发作,可作为一线药物首选,应在偏头痛发作时尽早使用。临床常用药物及剂量(表8-2)。

阅读笔记

表 8-2　偏头痛急性发作期常用解热镇痛抗炎药

药物名称	剂型	单次剂量（mg）	每日剂量（mg）
阿司匹林	口服	300~1000	300~1000
布洛芬	口服	200~400	200~800
对乙酰氨基酚	口服	300~600	600~1500
吡罗昔康	口服	20	20~40
萘普生	口服	200~400	500~1200
托芬那酸	口服	200	200~600

　　本类药品用于偏头痛的治疗时不能随意联用，原则上应单药短期使用，疗程不能过长，一般应根据药物 $t_{1/2}$ 的长短，选择一天用药 1~3 次，一周最多使用 2~3 天，避免滥用导致严重不良反应的发生。

　　2）镇静剂：本类药物可促使病人镇静、入睡，促进头痛消失。但因镇静剂久用易成瘾，仅适用于其他药物治疗无效的严重病人，常用苯二氮䓬类、巴比妥类。

　　3）阿片类镇痛药：本类药物对于确诊偏头痛的病人有效，有成瘾性。在权衡利弊后，仅适用于其他药物治疗无效的严重头痛者。肠外阿片类药物，如布托啡诺，可作为偏头痛发作的应急药物，即刻止痛效果好（Ⅲ级证据）。阿片类还可用于妊娠期偏头痛，如哌替啶（pethidine）100~150mg 口服。

　　4）其他药物：甲氧氯普胺（metoclopramide）、多潘立酮（domperidone）等止吐和促进胃动力药物不仅能治疗伴随症状，还有利于其他药物的吸收和头痛的治疗，单用也可缓解头痛。

　　（2）特异性药物

　　1）曲坦类：本类药物对缓解中、重度偏头痛发作效果好，已成为治疗中、重度偏头痛发作的一线用药。目前共有 7 种曲坦类药物，舒马曲坦（sumatriptan）、佐米曲坦（zolmitriptan）、那拉曲坦（naratriptan）、利扎曲坦（rizatriptan）、阿莫曲坦（almotriptan）、依立曲坦（eletriptan）、夫罗曲坦（frovatriptan）等，其中舒马曲坦是第一代曲坦类药物，可强烈收缩已扩张的脑血管及脑膜动脉，从而减轻疼痛，但对管径正常的脑动脉仅有轻微的收缩作用。临床上舒马曲坦可用于治疗偏头痛急性发作和丛集性头痛。无论是发作开始时或发作后均可终止发作，对伴随的恶心症状也有效。其余六种属于第二代曲坦类药物，与舒马曲坦相比，它们具有更强的作用效果和更小的副作用，同时还可以缓解畏光、惧声、恶心等偏头痛的伴随症状。常用曲坦类药物给药途径、常用剂量及疗效评价（表 8-3）。

表 8-3　常用曲坦类药物给药途径、常用剂量及疗效评价

药物	给药途径	剂量	疗效评价
舒马曲坦	口服	25~100mg（≤300mg/d）	（参照标准：口服 100mg 舒马曲坦）
	直肠给药	25mg	
	鼻腔喷雾	5~20mg	
	皮下注射	6mg	
佐米曲坦	口服	2.5~5mg（≤10mg/d）	强，副作用更少
	鼻腔喷雾	2.5~5mg	
那拉曲坦	口服	2.5mg	较弱但更持久
利扎曲坦	口服	5~10mg（≤30mg/d） （服用普萘洛尔时仅需 5mg）	强，副作用更少
阿莫曲坦	口服	12.5mg	不良反应较少
依立曲坦	口服	20~40mg（≤80mg/d）	不良反应较轻微
夫罗曲坦	口服	2.5mg	弱而持久

阅读笔记

2）麦角类生物碱：本类药物的主要优点是费用低，主要产品有麦角胺（ergotamine）和二氢麦角胺（dihydroergotamine）。此类药物适用于各型偏头痛，多用于发作期重症病人的治疗，可单独应用，起效快，疗效确切，但无预防和根治效果，仅限于头痛发作时的短期应用，在先兆症状出现后立即用药，效果最好。也可用于其他神经性头痛。也可与止吐药、镇痛药和镇静药联合应用。常用麦角胺和咖啡因（caffeine）合用产生协同作用，提高麦角胺的吸收并增强其对血管的收缩作用，提高疗效并减少不良反应。但由于本类药物大剂量服用容易引起高血压和肢体缺血性坏死，且疗效和安全性均不及曲坦类药物，不再被推荐为一线用药，仅推荐酒石酸麦角胺用于发作持续很长时间的病人。

酒石酸麦角胺成人剂量开始为口服 1mg，必要时间隔 20 分钟重复使用，每次发作的治疗剂量不超过 6mg。二氢麦角胺成人剂量鼻腔喷入 0.5mg，15 分钟后可重复使用，总剂量不超过 2mg，也可 0.5~1mg，肌内注射或皮下注射。麦角胺咖啡因片（每片含有咖啡因 100mg 和麦角胺 1mg），单次发作用量不超过 4 片，每周总量不超过 8 片。

2. 预防性治疗常用药物

偏头痛预防性治疗目的是降低发作频率，减轻发作程度、减少功能损害、提高急性发作期治疗效果，临床只用于发作频繁或上述终止疗法无效的严重发作病人。预防性治疗的原则主要包括如下几个方面：①排除止痛药的滥用；②选择疗效确切、不良反应少的药物；③从小剂量开始、逐渐加量；④在 4~8 周内综合评估疗效；⑤应坚持足够的疗程，一般为 3~6 个月；⑥确立正确的预防期望有助于提高治疗顺应性。此外，妊娠或准备妊娠的妇女禁用预防性治疗。

Box 8-3【知识拓展】

> 预防性治疗的适应证主要包括：①近 3 个月平均每月发作≥2 次或头痛每月超过 4 天；②急性期治疗无效，或因副作用和禁忌证无法进行急性期治疗；③每周至少使用 2 次以上的镇痛药物；④特殊类型的偏头痛，如偏瘫性偏头痛、先兆期过长的偏头痛或偏头痛性脑梗死；⑤病人的倾向；⑥月经性偏头痛。

应根据疗效、不良反应及并发症选择药物。每种药物应从小剂量开始，并逐渐加量直至出现治疗效果或达到最大剂量，完整的治疗周期需要 2~6 个月。

（1）β- 受体阻断药：本类药物对预防偏头痛有肯定的疗效，而其抗焦虑特性使其对伴有紧张和高血压的偏头痛病人尤为适用。临床应用最多的是盐酸普萘洛尔（propranolol）10~20mg，2~3 次 / 天，逐渐增加剂量，保持心率 >60 次 / 分，缓释制剂一天只需用药一次，若效果不佳，可选用其他 β 受体阻断药，如阿替洛尔（atenolol）、美托洛尔（metoprolol）等。

（2）钙通道阻滞药：常用钙通道阻滞剂有氟桂利嗪（flunarizine）、洛美利嗪（lomerizine）、尼莫地平（nimodipine）等。本类药品对典型和普通型偏头痛发作均有预防作用，普遍用于偏头痛的预防和治疗。此外对脑供血不足，椎动脉缺血引起的耳鸣、头晕等临床症状也有改善效果。

（3）抗癫痫药：自 20 世纪 70 年代开始应用本类药物于偏头痛的治疗。其中应用最多的是丙戊酸钠，口服 250~750mg，一天两次，可减少偏头痛发作频率，作用机制不明。苯妥英钠 200~400mg/d，对部分偏头痛病人有效，特别对部分癫痫样发作的偏头痛病人。

（4）抗抑郁药：因偏头痛常合并焦虑及抑郁，而抗抑郁药对这些症状均有作用，从而广泛应用于偏头痛的预防，其中广泛应用且被证明有效的药物三环类及选择性 5-HT 再摄取抑制剂（selective serotonin and norepinephrine reuptake inhibitors，SSRIs），如阿米替林（amitriptyline）、文拉法辛（venlafaxine）、帕罗西汀（paroxetine）和氟西汀（fluoxetine）等。本类药物对于发作频繁并伴

阅读笔记

有紧张性头痛、失眠、焦虑及抑郁性偏头痛的病人非常有效。β受体阻断剂与本类药物合用对频发性头痛,尤其是伴有紧张、抑郁、焦虑和睡眠障碍的病人有效。

偏头痛预防性治疗的常用推荐药物(表8-4、表8-5)。

表8-4　偏头痛预防性治疗的首选推荐药物

药物	每日剂量(mg)	推荐等级
β受体阻断药		
美托洛尔	50~200	A
普萘洛尔	40~240	A
钙通道阻滞药		
氟桂利嗪	5~10	A
抗癫痫药		
丙戊酸	500~1800	A
托吡酯	25~100	A

表8-5　偏头痛预防性治疗的二线药物

药物	每日剂量(mg)	推荐等级
抗抑郁药		
阿米替林	50~150	B
文拉法辛	75~150	B
解热镇痛抗炎药		
萘普生	$2 \times 250{\sim}500$	B
β受体阻断药		
比索洛尔	5~10	B

四、药物作用机制

(一) 急性发作治疗药物

Box 8-4【经验分享】

　　药物选择有2种方法:①阶梯法,即每次头痛发作时均首选解热镇痛抗炎药,若治疗失败再改用偏头痛特异性治疗药物;②分层法,基于头痛程度、功能损害程度及之前对药物的反应,若为严重发作则使用特异性治疗药物,否则使用解热镇痛抗炎药。研究显示分层治疗在2小时止痛率及每次残疾时间方面均优于阶梯法,且事后分析证明其最具经济性。

　　1. 非特异性治疗药物

　　(1) 解热镇痛抗炎药

　　1) 作用机制:本类药物具有共同的药理作用基础,即抑制环氧化酶(cyclo-oxygenase,COX)的活性而减少局部组织前列腺素(prostaglandin,PG)的异常合成。因结构和作用机制与激素类不同,又被称为非甾体抗炎药(non-steroidal anti-inflammatory drugs,NSAIDs)(详见第七章第

阅读笔记

二节)。

2) 体内过程:本类药物口服易吸收,分布广,可进入全身组织、关节腔和脑脊液中,也可通过胎盘。生物利用度高,经肝脏代谢,肾脏排泄,但 $t_{1/2}$ 差异较大,例如阿司匹林、布洛芬和对乙酰氨基酚等 $t_{1/2}$ 约 2~4 小时,而吡罗昔康血浆 $t_{1/2}$ 为 36~45 小时,每日用药 1 次即可达到满意疗效。

(2) 镇静剂

1) 作用机制:苯二氮䓬类药物可与 $GABA_A$ 受体复合物上的 BZ 受体特异性结合位点,促进 GABA 与 $GABA_A$ 受体结合,增加 Cl^- 通道开放的频率而增加 Cl^- 内流,产生中枢抑制效应。

2) 体内过程:本类药物口服吸收迅速而完全,用药后 0.5~1.5 小时达到血药浓度峰值。三唑仑吸收最快,硝西泮、奥沙西泮等口服和肌内注射均吸收较慢。血浆蛋白结合率较高,其中地西泮的血浆蛋白结合率高达 99%。但因其具有较高的脂溶性,静脉注射后可迅速分布于脑组织,随后进行再分布而蓄积于脂肪和肌肉组织。该类药物主要经肝药酶代谢,血浆 $t_{1/2}$ 长短不一。如氟西泮的血浆 $t_{1/2}$ 仅为 1~2 小时,而其主要活性代谢产物去烷基氟西泮的 $t_{1/2}$ 为 50 小时。苯二氮䓬类及其代谢物最终与葡糖醛酸结合而失活,经肾排出。

(3) 阿片类镇痛药

1) 作用机制:吗啡类阿片镇痛药的作用机制是通过激动脊髓胶质区、丘脑内侧、脑室及导水管周围灰质等部位的阿片受体,模拟内源性阿片肽对痛觉的调制作用而产生镇痛效应。

2) 体内过程:①哌替啶口服易吸收,生物利用度为 40%~60%,皮下或肌内注射吸收更迅速,5~15 分钟血浆浓度达峰值。约有 60% 与血浆蛋白结合,主要在肝脏代谢为哌替啶酸和去甲哌替啶,经肾脏排泄,哌替啶血浆 $t_{1/2}$ 约 3 小时。去甲哌替啶血浆 $t_{1/2}$ 约 15~20 小时;②布托啡诺口服首关效应明显,经鼻喷雾给药 1~2mg 后 15 分钟起效,30~60 分钟达峰值血浆浓度,48 小时内达到稳态。生物利用度为 48%~70%,$t_{1/2}$ 为 2.5~4 小时。主要在肝脏代谢,大部分经尿排泄,11% 经胆道排出,5% 以原型从尿中排出。

(4) 其他药物

1) 甲氧氯普胺

① 作用机制:抑制中枢 CTZ 的 D_2 受体发挥中枢性止吐作用,并可增加胃肠运动,加速胃排空。具有强大的中枢性镇吐作用和胃肠道兴奋作用。

② 体内过程:口服吸收迅速,生物利用度 75%,分布广泛,容易透过胎盘和血脑屏障,本药经肝脏代谢,约为 85% 以原型及葡萄糖醛酸结合物形式随尿排出,也可随乳汁排泄。$t_{1/2}$ 一般为 4~6 小时,肾衰竭或肝硬化病人的半衰期延长。

2) 多潘立酮

① 作用机制:为外周性多巴胺受体拮抗药,可直接阻断胃肠道的多巴胺 D_2 受体而起到促胃肠运动的作用。由于本药对血 - 脑脊液屏障的渗透力差,对脑内多巴胺受体几乎无拮抗作用,因此可排除精神和中枢神经系统的不良反应,这点较甲氧氯普胺为优。

② 体内过程:本药不易透过血脑屏障,口服吸收迅速,但生物利用度低,仅为 15%,血浆蛋白结合率为 92%~93%,几乎全部在肝内代谢,24 小时内口服剂量的 30% 由尿排泄,$t_{1/2}$ 为 7~8 小时。

2. 特异性药物

(1) 曲坦类:

1) 作用机制:本类药物是一类高选择性的强效 $5-HT_{1B}/5-HT_{1D}$ 受体激动药,其中激动 $5-HT_{1B}$ 受体,选择性收缩颅内血管,减轻血管通透性,并抑制血管活性物质的释放,减轻无菌性炎症反应;激动 $5-HT_{1D}$ 受体,抑制三叉神经传入末梢释放致痛物质,最终本类药物能够有效降低三叉神经尾端核的兴奋性,减少头痛刺激的传入,降低疼痛的感受。

阅读笔记

2) 体内过程:本类药物脂溶性大,易通过血脑屏障,各类药物的吸收速度、生物利用度等均存在较大的个体差异,应根据病人特点选择最适合的药物。例如舒马曲坦口服吸收迅速,血药浓度达峰时间为 25 分钟。生物利用度较低,仅为 14%,存在明显的个体差异。体内分布广泛,血浆蛋白结合率低,约为 14%。80% 的药物以代谢物的形式排泄。佐米曲坦口服吸收迅速而完全,生物利用度约为 64%,吸收后分布广泛,血浆蛋白结合率约为 25%,经肝脏代谢,60% 以代谢产物的形式由尿液排泄,30% 以原型由粪便排泄。

(2) 麦角类生物碱

1) 作用机制:本类生物碱是第一类用于偏头痛特效治疗的药物。麦角类生物碱为 α 受体激动剂,也能激活 5-HT$_{1A}$、5-HT$_{1B}$、5-HT$_{1D}$、5-HT$_{1F}$ 等受体亚型,亲和力强,可直接收缩脑血管,也可通过激活 5-HT 受体收缩脑血管,抵消发作时颅外动脉扩张减轻头痛。

2) 体内过程:麦角胺口服吸收少(约为 60%)而不规则,与咖啡因合用可提高麦角胺的吸收并增强对血管的收缩作用,$t_{1/2}$ 约为 2 小时。在肝内代谢,90% 以代谢物形式经胆汁排出,剩余少量原型物随尿及粪便排泄。

(二) 预防性治疗药物

常用预防治疗的药物主要包括 β 受体阻断剂、抗癫痫药、抗抑郁药、钙通道阻滞剂类等。

1. β 受体阻断药

(1) 作用机制:可能作用于大脑皮质,通过改变神经的兴奋性或神经递质活性来缓解偏头痛。此外也与阻断血管壁 β 受体,防止脑血管扩张有关。

(2) 体内过程:由于各药脂溶性高低不同及通过肝脏时的首关消除等原因,生物利用度差异较大。如普萘洛尔、美托洛尔等口服易吸收,生物利用度低;吲哚洛尔、阿替洛尔生物利用度相对较高。脂溶性高的药物主要在肝内代谢,少量以原型从尿中排泄;而脂溶性小的药物主要以原型从肾脏排泄,如阿替洛尔、纳多洛尔等。$t_{1/2}$ 多数为 3~6 小时,少数可达 10~20 小时。

2. 抗癫痫药物

(1) 作用机制:本类药物作用机制尚不明确,可能通过膜稳定作用,抑制 Na$^+$ 内流,阻止病灶部位的异常放电向周围正常组织扩散。也可能与增加脑内 GABA 的功能而增强 GABA 能神经的抑制作用有关。

(2) 体内过程:不同类别、不同制剂的抗癫痫药生物利用度显著不同,且有明显的个体差异,又受诸多因素影响,最好在临床药物监控下给药,如苯妥英钠。

3. 抗抑郁药

(1) 作用机制:主要通过抑制神经系统对 5-HT 和 NA 递质的再摄取,增加突触间隙中递质浓度而发挥抗抑郁作用。

(2) 体内过程:该类药物脂溶性高,口服后吸收快而完全,但因首关消除强且差异大,故生物利用度不一。血浆蛋白结合率可达 90% 左右。该类药物绝大部分需在肝脏代谢,由肾脏排泄。其中丙咪嗪、阿米替林、多塞平的去甲基化代谢物,都有和原药同样的药理活性。

4. 钙通道阻滞剂

(1) 作用机制:通过阻滞钙离子内流,防止组织细胞内钙超载造成的损害,抑制持续性血管痉挛,尤其对基底动脉和脑内动脉痉挛的缓解作用较强。此外还可阻断神经细胞钙超载防治神经细胞阵发性去极化,病理性电扩散引起的神经元放电,控制偏头痛的复发。

(2) 体内过程:各类钙通道阻滞剂口服均能吸收,但因首关效应,生物利用度都较低。其中以氨氯地平为最高,生物利用度为 65% ~90%。钙通道阻滞剂与血浆蛋白结合率高,几乎所有的钙通道阻滞剂都在肝脏被氧化代谢为无活性或活性明显降低的物质,然后经肾脏排出。硝苯地平、维拉帕米与地尔硫䓬的 $t_{1/2}$ 较短,约为 4 小时;但其缓释制剂和第二代双氢吡啶类药物,如非洛地平、尼群地平等的 $t_{1/2}$ 较长,药效可保持 24 小时,每日给药一次即可。

阅读笔记

五、用药护理

(一) 用药评估

1. 明确用药目的　偏头痛的治疗强调个体化,针对不同的病人、不同的病情和不同的病期,应该选用不同的治疗方案。有些病人,头痛发作频率较少,程度较轻,可采用非药物的治疗手段,避免头痛的诱发因素和去除偏头痛发作加重的因素,保持规律的饮食、睡眠和运动,放松心情,缓解精神压力,避免摄取酒精类饮料和过度疲劳等,通过生活方式和生活环境的调节,可以缓解和终止偏头痛的发作。但是对于发作次数频繁,且头痛程度严重的病人,尤其是影响到病人的工作、学习的偏头痛,应分别采用缓解偏头痛发作和预防偏头痛复发的药物治疗措施。

2. 掌握病人基本资料　首先区分是原发性或是继发性头痛。对头痛作出诊断和评价需要详尽的头痛病史、体检和神经系统检查。病史采集应重点包括头痛的起病方式、发作频率、持续时间、头痛部位与程度,有无前驱症状,有无明确的诱发因素、加重或减轻的因素等。全面了解病人的年龄与性别、睡眠状况和职业状况、既往病史、服药史和家族史等一般情况。如病史及体检中发现异常,即需行诊断性检查以排除继发性头痛,包括 CT、MRI、EEG、腰椎穿刺和(或)实验室检查等,为颅内器质性病变提供诊断依据。对于伴有抑郁、焦虑等并发症的病人,还应进行心理咨询或治疗。

(二) 用药安全

1. 药物有效性

(1) 预防性药物治疗:偏头痛影响病人的生命质量,因此预防性治疗适用于任何一个希望接受这项治疗的病人。每月发作 3~4 次且经治疗无法完全缓解的病人应接受预防性治疗。对于发作次数少,但感觉偏头痛影响生命质量的病人也可选择预防性治疗。使用预防性治疗药物之前须与病人进行充分的沟通,根据病人的个体情况进行选择,注意药物的治疗效果与不良反应,同时注意病人的并发症、与其他药物的相互作用、每日用药次数及经济情况。通常首先考虑证据确切的一线药物,若一线药物治疗失败、存在禁忌证或病人存在以二、三线药物可同时治疗的并发症时,方才考虑使用二线或三线药物。此外,长效制剂可增加病人顺应性和用药依从性。

典型或普通型头痛发作的预防常采用钙通道阻滞剂,如尼莫地平、氟桂利嗪等。β 受体阻断剂可防止脑血管扩张,对偏头痛具有预防作用,但常需长效制剂大剂量应用,可与三环类抗抑郁药物联合使用。抗癫痫药物如苯妥英钠、丙戊酸钠等可控制儿童偏头痛,但不良反应较大,应密切观察病人反应。此外,5-HT 受体拮抗药、糖皮质激素等对偏头痛持续状态和难治性病例有效。因偏头痛常合并焦虑及抑郁,抗抑郁药物常用于预防偏头痛发作。常用的主要为三环类、5-羟色胺和去甲肾上腺素再摄取抑制剂类,如阿米替林、文拉法辛等。

(2) 急性发作期药物治疗:药物应在头痛的早期足量使用,延迟使用可使疗效下降、头痛复发及不良反应的比例增高。严重偏头痛发作或偏头痛持续状态的病人通常需要住院治疗。首先应评估以排除继发性头痛,了解加重或诱发因素,包括是否存在药物滥用、情感障碍等。有严重的恶心和呕吐时,应选择胃肠外给药,支持治疗具有重要意义,包括安置于安静黑暗环境、治疗严重呕吐导致的脱水及电解质紊乱、使用氯丙嗪或甲氧氯普胺既可改善偏头痛所伴发的恶心、呕吐症状,还能有效促进药物的吸收,同时予以苯二氮䓬类镇静处理等。

2. 药物不良反应及相互作用　临床用药时应注意用药安全,起始治疗时应选用效果最好,不良反应最少的药物。应注意既往用药的疗效和不良反应,既往无效的药物应调换,如与剂量有关的不良反应发生时应减量。严格掌握药物禁忌证,例如缺血性心脏病或高血压未控制的病人、妊娠病人禁用麦角胺和曲坦类药物。胃溃疡和出血性疾病病人禁用阿司匹林等解热镇痛抗炎药。此外很多病人可能需要联合用药,临床用药过程中还应考虑药物之间的相互

阅读笔记

作用。药物的主要不良反应及相互作用(表 8-6)。

表 8-6　药物的主要不良反应及相互作用

药物种类	主要不良反应	禁忌证	相互作用
麦角胺类	持续收缩血管的作用,过量易致头痛反弹,静脉滴注时应缓慢。 手、趾、面部麻木或刺痛感,偶见焦虑、幻觉、精神错乱、血管痉挛等症状; 用量过大可能出现恶心、呕吐、上腹部不适、腹泻、胸痛、手足灰白发冷、感觉障碍、惊厥、昏迷或呼吸抑制,甚至导致死亡。	溃疡病活动期、血管痉挛性疾病、冠心病、心绞痛及甲状腺功能亢进者;老年人慎用;孕妇禁用。 精神药品,每次处方不应超过 7 日常用量,防止滥用。	与曲坦类、β 受体阻断药、大环内酯类抗生素、血管收缩药和 5- 羟色胺激动药等有相互作用,不宜联用。
曲坦类	较轻微,常见有局部注射部位刺激疼痛,麻刺感、烧灼热、皮肤潮红、眩晕、感觉异常、嗜睡、疲乏、颈痛和烦躁不安,3% 发生不明原因的胸部不适。	缺血性心脏病、心绞痛和基底型偏头痛;肝、肾功能不良者慎用。	不宜与麦角胺类合用,应用 6 小时后才能使用麦角胺类,使用麦角胺类后要间隔 24 小时方可使用曲坦类。 不宜与单胺氧化酶抑制剂合用,停药后间隔 2 周后方可使用。
解热镇痛抗炎药	胃肠道反应最为常见;大剂量长期服用抑制凝血酶原形成,诱发出血,维生素 K 可防治。手术前一周应停用。每日 5g 以上可出现水杨酸中毒;偶见皮疹,血管神经性水肿和阿司匹林哮喘等过敏反应。 病毒感染伴发热的青少年应用阿司匹林可能出现瑞氏综合征,导致严重肝功能损害合并脑病,甚至致死。	胃溃疡病人应慎用或禁用。严重肝损害、低凝血酶原血症、维生素 K 缺乏等应避免服用。病毒性感染的患儿不宜使用。	与香豆素类抗凝药、磺酰脲类降糖药等合用,可发生血浆蛋白结合的竞争抑制,游离血药浓度升高,药理及毒性作用增强。 与肾上腺皮质激素合用,可加剧胃肠出血,诱发胃溃疡。
β 受体阻断药	可引起疲乏、记忆力减退、幻觉等不良反应,降低运动耐力限制本类药物在运动员中的应用;体位性低血压、阳痿和心动过缓等症状。	哮喘、房室传导阻滞、心动过缓、充血性心力衰竭病人禁用;伴有抑郁或精力不足的病人慎用。	甲氧氯普胺可加快本类药吸收速度,提高本药的血药浓度。 氟桂利嗪和本类药均可产生心脏抑制,如合用,应监测心功能。
抗抑郁药	食欲增加,体重增加、口干、镇静等不良反应;少数病人可出现心脏毒性作用和体位性低血压;还可能产生性功能障碍。	青光眼、前列腺肥大等病人禁用。	与苯妥英钠、保泰松、阿司匹林等竞争血浆蛋白,游离药物增多;增强中枢抑制药的作用。
钙通道阻滞药	面部潮红、头痛、眩晕、恶心、便秘、低血压和心功能抑制。	急性脑出血、蛛网膜下腔出血者忌用。孕妇和哺乳期妇女禁用。驾驶人员和机械操作者慎用。	与苯妥英钠、卡马西平联合应用可降低氟桂利嗪的血药浓度。催眠药和镇静药可加重其镇静作用。

阅读笔记

（三）用药监测

急性发作期药物治疗尽量不超过 3 天，以防止反跳性头痛的发生。对于轻度偏头痛最常选用的是阿司匹林和对乙酰氨基酚等解热镇痛抗炎药，但不宜长期服用，避免引起药物依赖性头痛。对单用止痛剂无效的中、重度病人可用麦角类生物碱或曲坦类药物。不同曲坦类药物在疗效及耐受性方面略有差异。对某一个体而言，一种曲坦无效，可能另一曲坦有效，一次无效，可能另一次发作有效。舒马曲坦口服每次 100mg，可根据病人病情间隔 2 小时反复给药。中、重度偏头痛可采用皮下注射或静脉注射法。佐米曲坦常用剂量 2.5mg，必要时 2 小时重复，每日最高剂量不超过 10mg。由于曲坦类药物疗效和安全性优于麦角类，故麦角类药物仅作为二线选择。麦角类有作用持续时间长、头痛复发率低的特点，故适于发作时间长或经常复发的病人。为预防成瘾性，单纯解热镇痛药制剂不能超过 15 天 / 月，麦角碱类、曲坦类、解热镇痛抗炎药复合制剂则不超过 10 天 / 月。

药物预防性治疗应从小剂量单药开始，缓慢加量至合适剂量，同时注意副作用。对每种药物给予足够的观察期以判断疗效，一般观察期为 4~8 周。病人需要记头痛日记来评估治疗效果，并有助于发现诱发因素及调整生活习惯。偏头痛发作频率降低 50% 以上可认为预防性治疗有效。有效的预防性治疗需要持续约 6 个月，之后可缓慢减量或停药。若发作再次频繁，可重新使用原先有效的药物。若预防性治疗无效，且病人没有明显的不良反应，可增加药物剂量，否则应换用第二种预防性治疗药物。若数次单药治疗无效，才考虑联合治疗，也应从小剂量开始。

（四）健康教育

偏头痛往往有一定的诱发因素，一旦偏头痛的诊断明确，应立即向病人讲授相关的防治知识。偏头痛的治疗要以生活方式的调整为核心，尽量避免诱发因素，包括避免头、颈部的软组织损伤、感染、避免接触及摄入刺激性食物，此外还应建立合理的休息制度，避免情绪波动等，同时还应及时诊断并治疗继发性头痛的原发性疾病。因此在偏头痛的健康教育工作中，尤其应该注意做到以下几个方面：

1. 提高病人用药依从性　需要让病人理解从预防性治疗开始，直到确定合适的药物和副作用最小的最佳剂量是一个缓慢的过程，可能服用 3~6 周后才会起效，至少维持 8~12 周以后才会达到预想目标。要告知病人，一些对身体无害的不适感觉在治疗数周后即会消失，未经医生的允许，不要中断治疗。

2. 帮助病人确立科学正确的防治观念和目标　注意观察头痛的性质、部位、程度和持续时间，及时就医。头痛急性发作期宜卧床休息，避免劳累或用脑过度，保证充足睡眠。

3. 鼓励病人写头痛发作日记　记录发作频率、严重程度、可能的诱因、治疗情况等。头痛日记不仅可帮助病人找到并尽量避免可能的诱发因素，还可以发现哪些药物无效，从而避免滥用药物。

4. 帮助病人建立健康的生活方式　指导病人平时养成良好的睡眠规律，加强运动。保持情绪平稳，避免忧思恼怒。房间保持安静，避免噪音等不良刺激。空气新鲜，但应避免直接对流风。饮食应清淡，应忌葱、蒜、韭菜、辣椒等辛辣食物，头痛发作期应禁食火腿、干奶酪、保存过久的野味、酒精饮料、冰激凌等食物。宜多食低脂、低胆固醇食品。

5. 鼓励病人充分利用非药物干预手段　病人可使用非药物干预手段，包括按摩、理疗、针灸及认知行为治疗等。研究发现行为治疗可能对偏头痛预防性治疗有效，可作为药物治疗的替代或补充，并且行为疗法与药物治疗相结合的效果最佳。通常在以下情况可考虑行为治疗：①病人希望获得非药物治疗；②病人不能耐受药物治疗或者有药物禁忌证；③药物治疗无效或效果较差；④妊娠、准备妊娠或哺乳期；⑤频繁或较大剂量使用止痛剂或其他急性期治疗药物；⑥具有明显的生活应激事件或病人缺乏合适的应激处理能力。

（王　鹏　刘恒方）

阅读笔记

第二节　抗 癫 痫 药

癫痫是仅次于脑血管疾病的第二大顽症。此病有多种临床分型,按病因可分为原发性癫痫和继发性癫痫,前者与遗传因素密切相关,后者可由大脑发育不全、脑膜炎、脑寄生虫病、颅内肿瘤、脑外伤或高热惊厥后遗症等各种原因的脑损伤导致。癫痫是可治性疾病,大多数病人经治疗预后良好,但由于人们对癫痫的认识不足,不能做到早期治疗、合理用药、长期坚持规范用药,人为地造成预后不良。因此,护士配合医生或药剂师做好疾病预防知识及用药指导是非常必要的。

一、疾病简介

癫痫(epilepsy,Ep)是大脑神经元突然、间歇、异常高频放电,并向周围正常脑组织扩散所引起的短暂中枢神经系统功能失调的慢性脑部疾病。据中国最新流行病学资料显示,国内癫痫的总体患病率为7.0‰,年发病率为28.8/10万,1年内有发作的活动性癫痫患病率为4.6‰。据此估计中国约有900万左右的癫痫病人,其中500万~600万是活动性癫痫病人,同时每年新增加癫痫病人约40万,癫痫已经成为中国神经科仅次于头痛的第二大常见病。

二、药物治疗的目的与原则

(一) 药物治疗的目的

抗癫痫药物的治疗目的是争取完全控制癫痫发作,同时提高病人的生活质量,以期更好地回归社会。

(二) 药物治疗的原则

抗癫痫药物的15字原则,即早期、分型、单药、联合、规律、长程、满增减。应用抗癫痫药物的15字原则:①早期:多次发作或出现癫痫持续状态的病人,诊断明确后应早期开始治疗,以减少发作引起的脑损害。②分型:药物治疗效果与癫痫发作类型密切相关,如卡马西平对于部分性发作的疗效好而对失神发作疗效较差;地西泮静脉注射是癫痫持续状态的首选等。③单药:首先并尽可能使用一种药物治疗,单药疗效可达80%~85%。用药从小剂量开始,逐渐加量至疗效最大,不良反应较少的剂量。④联合:逐一、正规应用3种抗癫痫药物。单药治疗无效者,可加用作用机制、不良反应等不同的药物,2种抗癫痫药物联合应用疗效增加40%左右,如仍无效,加用第三种药物起效的可能性很小,所以三药联用常视为禁忌。⑤规律:定时定量规律服药,保持血药浓度稳定是减少发作的关键之一。⑥长程:癫痫发作被药物控制后,不能马上停用,仍应继续服用维持量2~4年,然后缓慢减药。⑦满增减:药物治疗应个体化,从小剂量开始,根据病人对药物的反应,逐渐减量或增量,如果癫痫发作频繁,在无严重不良反应的前提下,用量应尽早加足,以减少或控制频繁的发作,一种药物达到足量、稳态后,病情仍无改善,应考虑加用或换用另一种抗癫痫药,逐渐缓慢减停药物,减药过程约需半年至1年。

由于癫痫需要长期治疗,为了获得最大疗效、尽可能减少不良反应,临床用药还应该综合考虑病人年龄、全身状况、耐受性和经济承受能力而合理、规范地用药。癫痫持续状态的治疗原则是从速控制发作并对症治疗。

三、药物分类及常用药物

抗癫痫药可分为传统抗癫痫药和新型抗癫痫药,前者主要包括苯妥英钠、卡马西平、乙琥胺、苯巴比妥、苯二氮䓬类、丙戊酸钠等;后者主要有托吡酯、拉莫三嗪,左乙拉西坦、加巴喷丁、奥卡西平等。常用抗癫痫药约有20多种,其抗癫痫活性与癫痫类型密切相关,这是正确选择

阅读笔记

抗癫痫药的重要依据,不同药物治疗不同类型癫痫发作的效果存在显著差异。由于各种抗癫痫药临床应用指南均有其局限性,且癫痫治疗常常是经验用药,因此临床工作中应权衡每个病人的特点,选择合适的药物。各型癫痫的一线和二线药物(表8-7)。

表8-7 常见癫痫类型的一线和二线药物

癫痫类型	一线抗癫痫药物	二线抗癫痫药物
部分性发作	卡马西平、丙戊酸钠、苯妥英钠、苯巴比妥、扑痫酮等	氯硝西泮、拉莫三嗪、托吡酯、奥卡西平、左乙拉西坦等
继发全身强直阵挛性发作	卡马西平、丙戊酸钠、苯妥英钠、苯巴比妥、扑痫酮等	氯硝西泮、拉莫三嗪、托吡酯、奥卡西平、左乙拉西坦等
特发性全身强直阵挛性发作	丙戊酸、苯妥英钠、苯巴比妥等	左乙拉西坦、托吡酯、奥卡西平、拉莫三嗪
强直发作	卡马西平、苯妥英钠、苯巴比妥等	左乙拉西坦、氯硝西泮、托吡酯、拉莫三嗪
阵挛发作	丙戊酸钠、苯妥英钠、苯巴比妥等	乙琥胺、扑痫酮等
失神发作	乙琥胺、丙戊酸钠	氯硝西泮、托吡酯、拉莫三嗪
肌阵挛发作	丙戊酸钠、托吡酯	氯硝西泮、左乙拉西坦

(一)传统抗癫痫药

1. 苯妥英钠(phenytoin sodium,PHT) 本药对全身强直阵挛性发作和部分性发作有效,可加重失神发作和肌阵挛发作。连续服药每日0.3~0.6g,须经6~10天才达到有效浓度,治疗剂量和中毒剂量接近,血药浓度为10μg/ml可控制癫痫发作,20μg/ml出现轻度毒性反应,不适用于婴幼儿和儿童,最好在血药浓度监控下给药。

2. 苯巴比妥(phenobarbitone,PB) 本药对癫痫强直阵挛性发作疗效佳,起效快。也可用于单纯及复杂部分性发作,对少数失神发作或肌阵挛性发作有效,对发热惊厥有预防作用,也可用于急性脑损害合并癫痫或癫痫持续状态。由于其镇静作用、戒断症状和成瘾性等原因,苯巴比妥仅用于其他一线抗癫痫药无效的病人。

3. 卡马西平(carbamazepine,CBZ) 适应症同苯妥英钠,是部分性发作的首选药物,对复杂部分性发作疗效优于其他抗癫痫药,对继发性全身强直阵挛性发作亦有较好的疗效,并可改善癫痫病人的精神症状,对锂盐无效的躁狂、抑郁症也有效。但可加重失神和肌阵挛性发作。

4. 丙戊酸钠(sodium valproate,VPA) 本药为广谱抗癫痫药,对全身强直阵挛性发作不如苯妥英钠和苯巴比妥,但对后两药无效者,本药仍可有效。对失神发作疗效优于乙琥胺,但因其肝损害,不作首选药。对不典型失神发作的疗效不及氯硝西泮。对复杂部分性发作疗效类似卡马西平,对其他药物未能控制的顽固性癫痫有时奏效。

5. 乙琥胺(ethosuximide,ESM) 本药对失神性发作的疗效虽不如氯硝西泮和丙戊酸钠,但副作用较少,耐受性较好,可作为防治失神发作的首选药,对其他类型癫痫无效。由于失神发作常伴有大发作,常与治疗大发作的药物合用。

6. 地西泮(diazepam,安定) 地西泮静脉推注是成人或儿童各型癫痫持续状态最为有效的首选药物。成人剂量10~20mg,儿童0.3~0.5mg/kg以3~5mg/分钟速度静脉注射,15分钟后如果复发可重复用药,或用地西泮100~200mg溶于5%葡萄糖或生理盐水中,于12小时内缓慢静脉滴注。本药偶可抑制呼吸,需停药,必要时可加用呼吸兴奋剂。

传统抗癫痫药的常用剂量(表8-8)。

阅读笔记

表 8-8　传统抗癫痫药的常用剂量

药物	成人剂量（mg/d）		儿童剂量［mg/（kg·d）］
	起始	维持	
苯妥英钠	200	300~500	4~12
卡马西平	200	600~1200	10~40
苯巴比妥	20	60~300	2~6
扑米酮	60	750~1500	10~25
丙戊酸钠	500	1000~2000	10~70
乙琥胺	500	750~1500	10~75

（二）新型抗癫痫药

新型抗癫痫药是近年来才开始在临床应用的抗癫痫药，也是治疗难治性癫痫的主要药物。与经典抗癫痫药相比，新型抗癫痫药的优点是：对于特殊发作类型和癫痫综合征有效，许多新药具有广谱抗癫痫活性，有较好的药代动力学特征，不良反应少，安全性高，且药物间相互作用少。

Box 8-5【经验介绍】

整体而言，抗癫痫药选择的影响因素包括抗癫痫药的特点、病人因素和社会因素等3 个方面，临床工作中需要权衡利弊，综合考虑，才能正确选择合适的抗癫痫药。

1. 抗癫痫药的特征　①对癫痫发作或综合征的有效性；②剂量相关的抗癫痫效果；③特异性反应；④慢性毒性反应；⑤致畸性；⑥药物的相互作用；⑦剂型。

2. 病人因素　①遗传学背景；②年龄；③性别；④合并用药情况；⑤伴随疾病；⑥对剂型的不同要求。

3. 社会因素　①药物是否容易购买；②药物的价格。

1. 托吡酯（topiramate）　对难治性部分性发作、继发综合征和婴儿痉挛症等均有一定疗效，主要用于癫痫初诊病人的单药治疗或由合并用药转为单药治疗的癫痫病人，也用于成人及 2~16 岁儿童部分性癫痫发作的加用治疗。成人初始剂量为每晚服 50mg，然后每周增加50~100mg，分两次口服。通常有效剂量为每日 200~300mg。2 岁以上儿童初始剂量为每日25mg，然后逐渐增加至 5~9mg/（kg·d），分两次口服。

2. 拉莫三嗪（lamotrigine）　临床可用于 12 岁以上儿童及成人癫痫的单药治疗，包括简单部分性发作、复杂部分性发作、继发性全身强直-阵挛性发作、原发性全身强直-阵挛性发作等。单药治疗初始剂量为 25mg，每日一次，用药两周后增至 50mg，每日一次，连服两周。此后，每隔1~2 周增加剂量 50~100mg，直至达到最佳疗效，维持剂量为 100~200mg/ 日，一次或分两次给药。目前暂不推荐对十二岁以下儿童采用单药治疗，主要用于添加治疗（add-on therapy）。

3. 左乙拉西坦（levetiracetam）　主要用于成人及 4 岁以上儿童癫痫部分性发作的加用治疗。如果每日给药 2 次，2 天后达到稳态浓度。起始剂量为每次 500mg，每日 2 次。根据临床效果及耐受性，每日剂量可增加至每次 1500mg，每日 2 次。

4. 奥卡西平（oxcarbazepine）　主要用于治疗全身性强直阵挛发作和部分性发作，对化学诱

阅读笔记

导的肌阵挛发作也有一定的保护作用。本药适合于单独或与其他抗癫痫药联合使用。本药起始剂量150mg，每日2次，次日300mg。1周后仍有发作，可每隔3~4天增加300mg/天，最大剂量2400mg/天，最小有效剂量维持治疗，一般为600~1200mg/天。

四、药物作用机制

目前临床抗癫痫药大致可分为传统抗癫痫药物和新型抗癫痫药物，只有熟练掌握各种抗癫痫药物的作用机制、药理作用、药动学特点、不良反应及药物间相互作用和最佳配伍，才能更好地选择药物。

（一）传统抗癫痫药

1. 苯妥英钠

（1）作用机制：本药不能抑制癫痫病灶异常放电，但可抑制Na^+、Ca^{2+}内流，使神经细胞膜稳定，提高兴奋阈，阻止病灶部位异常放电向周围正常脑组织扩散。此外高浓度苯妥英钠还能通过抑制神经末梢对γ-氨基丁酸（GABA）的摄取，Cl^-内流增加，使神经细胞膜超极化。

（2）体内过程：本药呈强碱性，肌内注射刺激性大，吸收不完全且不规则，可分布于全身，透过血脑屏障。血浆蛋白结合率约85%~90%。主要经肝药酶代谢失活，经肾脏排泄。

2. 苯巴比妥

（1）作用机制：抑制Na^+内流和K^+外流，降低癫痫病灶及周围正常细胞的兴奋性，促进和增强GABA与GABA受体的结合，Cl^-通道开放的时间延长，Cl^-内流增多，导致神经细胞膜超级化产生中枢抑制作用，既能抑制病灶的异常放电，又能抑制异常放电的扩散。

（2）体内过程：本药口服吸收快，0.5~1小时起效，持续6~12小时；血浆蛋白结合率约45%，分布广，脑组织中浓度高。成人血浆$t_{1/2}$约50~160小时，儿童40~70小时。有效血药浓度为10~40μg/ml。主要经肝脏代谢，并可诱导肝药酶活性，加快药物自身代谢，长期使用可产生耐受性。

3. 卡马西平

（1）作用机制：可能与阻断Na^+通道与Ca^{2+}通道，降低神经元的兴奋性有关，也可能与增强GABA能神经通路的抑制功能有关。

（2）体内过程：口服吸收缓慢而不规则，生物利用度为58%~85%，因其为肝药酶诱导剂，可诱发自身代谢，连续用药后$t_{1/2}$缩短可达一半以上，因此用药一周后应逐渐增加剂量。

4. 丙戊酸钠

（1）作用机制：本药不抑制癫痫病灶放电，但能阻止病灶异常放电的扩散。作用机制尚不明确，可能与增加GABA合成，减少GABA降解，升高抑制性神经递质GABA浓度，降低神经元兴奋性而抑制发作，也可能与其抑制电压敏感性Na^+通道有关。

（2）体内过程：口服吸收迅速而完全，1~4小时血药浓度达高峰，血浆蛋白结合率约为80%~90%，可分布于细胞外液和肝、肾、肠和脑组织等，生物利用度在80%以上。$t_{1/2}$为7~10小时。因其肝毒性较大，强调本药单药治疗。

5. 乙琥胺

（1）作用机制：尚不明确，可能与增强GABA的中枢抑制作用，增加脑内氯化物电导或抑制T型Ca^{2+}通道，从而提高癫痫发作阈值有关。

（2）体内过程：本药口服吸收快，几乎不与血浆蛋白结合，很少与其他抗癫痫药产生相互作用，约25%可以原型经肾脏排泄。

6. 地西泮

（1）作用机制：机制不明，可能与其选择性地作用于大脑边缘系统，与中枢苯二氮䓬受体结合而促进γ-氨基丁酸（GABA）的释放或突触传递功能有关。

（2）体内过程：静注 1~3 分钟，作用开始，15 分钟血药浓度达峰值；4~10 天达稳态血浓度。$t_{1/2}$ 为 20~70 小时，其代谢产物去甲地西泮的 $t_{1/2}$ 可达 30~100 小时。本药主要在肝脏代谢，代谢产物亦有不同程度的药理活性。主要经肾脏排泄，代谢产物可滞留在血液中数天甚至数周，停药后消除较慢。

（二）新型抗癫痫药

1. 托吡酯

（1）作用机制：与其阻断钠离子通道有关，也可通过增加 GABA 激活 GABA_A 受体的频率，加强 Cl⁻ 内流，增强 GABA 的功能。此外托吡酯还可降低谷氨酸受体的活性，降低兴奋性中枢神经递质的作用。

（2）体内过程：口服吸收快而完全，口服 2~3 小时后即可达到平均血浆峰值浓度。食物对其吸收无显著影响。蛋白结合率低，无活性代谢物，主要经肾清除。血浆 $t_{1/2}$ 长，约为 20~30 小时。成人常规剂量为 75~200mg/d，儿童 3~6mg/（kg·d）。本药血浆浓度与临床疗效无相关性，不必监测血药浓度，很少出现严重不良反应。

2. 拉莫三嗪

（1）作用机制：本药是一种电压依赖性钠离子通道阻滞剂，可阻断持续的反复放电和抑制兴奋性神经递质天门冬氨酸和谷氨酸的释放，也可抑制谷氨酸诱发的动作电位暴发，从而抑制癫痫发作。

（2）体内过程：本药口服吸收迅速而完全，没有明显的首关代谢。2~3 小时达到血浆峰值浓度，生物利用度可达 98%。血浆蛋白结合率为 55%。

3. 左乙拉西坦

（1）作用机制：本药抗癫痫作用的确切机制尚不清楚。体外、体内试验发现左乙拉西坦可抑制海马癫痫样突发放电，而对正常神经元兴奋性无影响，提示左乙拉西坦可能选择性地抑制癫痫样突发超同步放电和癫痫发作的传播。

（2）体内过程：本药口服吸收迅速而完全，生物利用度接近 100%。给药 2~3 小时血药浓度达到峰浓度，吸收时间与剂量无关，摄取食物不影响吸收速度。

4. 奥卡西平

（1）作用机制：可能通过阻断脑细胞的电压依赖性钠通道，稳定神经细胞膜，抑制神经元放电，减少突触神经冲动的传递，防止癫痫发作在整个脑组织扩散。此外本药也可增加钾通道传导性和调节高电位激活钙通道，抑制癫痫发作。

（2）体内过程：本药口服吸收迅速而完全，4~6 小时达到血药峰浓度，食物不影响本药的吸收速度和程度。原型及其代谢产物均易通过血脑屏障，乳汁药物浓度高，达到血药浓度的 50%。

常用新型抗癫痫药的药代动力学特点及成人常用剂（表 8-9）。

表 8-9　常用新型抗癫痫药的药代动力学及成人常用剂量

药物	半衰期（h）	血浆蛋白结合率（%）	成人剂量	
			起始剂量（mg）	维持剂量（mg）
托吡酯	20~30	10~20	25	200~400
拉莫三嗪	14~50	55	25	100~500
左乙拉西坦	6~9	<10	1000	1000~3000
奥卡西平	10~12	40~67	300	600~2400

阅读笔记

五、用药护理

(一) 用药评估

1. **明确用药目的**　癫痫用药的目的是早期治疗,正确用药,控制癫痫发作,减少意外发生,提高病人的生活质量。癫痫诊断明确后方可开始使用抗癫痫药。对每个癫痫病人都应有开始用药的指征,先处理能够逆转的病因,如电解质紊乱、戒酒等。对有多次发作或癫痫持续状态的病人应及早开始治疗。如果病人有进行性脑部疾病或脑电图显示痫性放电者需要用药物进行治疗。用药前应充分地向病人或其监护人解释长期用药的意义以及潜在风险,告知病人按时服药的重要性,提高病人用药依从性,并定期随访。

2. **掌握病人基本资料**　通过全血细胞计数、尿常规、肝功能、血糖、血钙、凝血相、血气分析等实验室检测和脑电图、长程脑电、CT、磁共振成像等辅助检测,了解病人的基本状况。癫痫诊断明确后开始使用抗癫痫药。用药前应充分地评估病人癫痫发生的危险因素和可能病因,如家族遗传史、胎儿期母亲病理因素、出生时的病理因素、神经系统疾病、癫痫既往史及用药史。此外还应充分调查癫痫发作的诱发因素,如病人的年龄、性别、内分泌紊乱、是否存在发热、失眠、疲劳、饥饿、便秘、饮酒、停药、闪光、感情冲动等情况,并可以针对性地向病人或监护人提出以下问题:①你认为每次发作可能与什么因素有关? 一般是在什么状态下发作? 觉醒还是睡眠? ②是否容易紧张、急躁、情绪激动? 这些情绪多在什么状态下表现出来? ③首次癫痫发作年龄? 发作是否有周期性或规律性? 是否与月经来潮有关? ④睡眠是否规律? 睡眠质量如何? ⑤饮食是否规律? 有无过度饮水的习惯? 排便习惯如何? ⑥有无饮酒嗜好? 患癫痫后是否还在饮酒及其他嗜好? ⑦服药是否有医生指导? 是否坚持正确规律地服药,有无药物漏服、停服现象?

(二) 用药安全

1. **药物有效性**　为了确保用药的有效性,临床工作中应遵循癫痫用药原则。

(1) 根据癫痫发作类型和癫痫综合征选择合适的药物:例如全身强直阵挛性发作首选苯妥英钠或苯巴比妥,失神性发作首选乙琥胺,其次为氯硝西泮或丙戊酸钠;部分性发作首选卡马西平,癫痫持续状态首选苯二氮䓬类静脉注射等等。初始治疗的药物选择非常关键,可以增加治疗成功的可能性;反之,如果选药不当,可能导致发作次数增加。

(2) 选择合适的剂量和用法:多数抗癫痫药物可采用口服给药。由于癫痫病人个体差异较大,有的在治疗浓度内即可出现明显的毒性反应,因此应该坚持个体化治疗方案,推荐从低剂量开始治疗,然后逐渐增加剂量至最低维持剂量。如果仍有发作,可在监测血药浓度的情况下,增加到更高剂量维持。有 60%~70% 的病人用起始的药物就可以控制症状,但仍有一些病人控制不好,需要换用另外一种抗癫痫药物,同时要重新评价癫痫诊断。

癫痫持续状态不应胃肠道给药,因胃肠道吸收不稳定且血药浓度波动较大,一般采用静脉给药。对于癫痫持续状态,应该严格控制用药速度,掌握用药后癫痫持续状态的停止时间,以便观察用药效果,以利于医生对治疗进一步评估。明确抗癫痫持续状态药物的维持时间、半衰期及血药浓度,预测病人可能再次发作的时间,提前给予安全保护,以防意外伤害的发生。

(3) 首选单药治疗:70%~80% 的新诊断癫痫病人可以用一种抗癫痫药物控制,对于初诊病人提倡单一用药,并且从小剂量开始,逐渐增量。单药治疗的优点有:耐受性更好,副作用更小,依从性更好,没有同其他抗癫痫药物的相互作用。开始治疗时多种药物联用,只会增加药物毒性而不能增加疗效。单药不能控制者可考虑联合用药。混合型癫痫常需联合用药,但应避免与化学结构、作用机制及不良反应相似的药物联合应用。

(4) 谨慎停、换药物:换用药物时,第二种抗癫痫药物增加到合适的剂量后,才能逐渐减量、撤换第一种药物。第二种药物先以低剂量维持,如果仍有发作,可逐渐增加到最大剂量。很难确定癫痫病人何时应该停药,决定停药时必须评估癫痫再发的风险。脑电图是较为安全的评价,如有持续的棘波发放提示有高的复发率。如果脑电图仍有阵发性放电的表现,则不应停药。停药需要一段很长的时间,通常情况下,撤药速度越慢,癫痫复发越少。失神发作和全身性发作的病人的复发率较复杂部分性发作和继发性发作的复发率低。如果癫痫再发,应立即重新开始选用能控制发作的药物治疗。

2. 药物不良反应及药物间相互作用 抗癫痫药物最常见的是剂量相关性不良反应,通常发生于开始用药或加量时,与血药浓度有关,多数为短暂性,缓慢减量即可明显减轻。此外还可能出现与剂量无关的,难以预测的不良反应,如皮疹、血小板减少、再生障碍性贫血、肝损伤等,因此在治疗过程中应提高警惕,密切观察。常用抗癫痫药物的不良反应及药物间相互作用(表 8-10)。

表 8-10 常用抗癫痫药物的不良反应及药物间相互作用

药物	不良反应	禁忌证	药物间相互作用
苯巴比妥	常见头晕、嗜睡、乏力、关节肌肉疼痛等,久用可产生耐受性及依赖性。少见皮疹、药热、剥脱性皮炎等过敏反应。	严重肝、肾、肺功能不全、支气管哮喘、呼吸抑制、卟啉病病人禁用。抑郁、肺功能不全、严重贫血、心脏病、高血压、糖尿病、甲状腺功能亢进等病人慎用。	诱导肝药酶,可使其他合用的抗癫痫药物如苯妥英钠、卡马西平、丙戊酸钠等药物的代谢加快,血浓度降低。
苯妥英钠	恶心、呕吐、食欲缺乏、上腹疼痛、严重者可致胃炎。偶见眩晕、精神紧张和头痛。急性中毒可导致小脑-前庭功能失调。偶见中性粒细胞减少,血小板减少,再生障碍性贫血等。少见皮疹、皮肤瘙痒,偶见红斑狼疮、肝坏死等。齿龈增生。低钙血症,软骨症和佝偻病等。	阿-斯综合征、二度、三度房室阻滞、窦性心动过缓、低血压、白细胞减少、严重贫血等病人禁用。嗜酒、贫血、心血管病、糖尿病、肝肾功能损害、甲状腺功能异常、卟啉病、驾驶员和操作机械者、孕妇及哺乳期妇女等病人慎用。	诱导肝药酶,可加速拉莫三嗪、乙琥胺等其他抗癫痫药物的代谢。
卡马西平	视力模糊、复视、眼球震颤、嗜睡、口渴、恶心、呕吐;少见严重腹泻;罕见过敏性肝炎和肺炎、心律失常、房室传导阻滞、心动过缓、充血性心力衰竭、水肿、血栓性静脉炎、急性肾衰竭、再生障碍性贫血、粒细胞减少、全血细胞减少、血小板减少、骨髓抑制等。长期服用血钠及血钙下降。	房室传导阻滞,血常规及血清铁严重异常,骨髓抑制病史者,心、肝、肾功能不全者,孕妇和哺乳期妇女禁用。心脏疾病病人、冠状动脉病病人、糖尿病病人、青光眼病人、尿潴留者慎用。	能够诱导药酶活性,与香豆素类抗凝药、雌激素、含雌激素的避孕药、环孢素、洋地黄类(地高辛除外)、多西环素、左甲状腺素或奎尼丁等合用时,可使后者药效降低。
丙戊酸钠	厌食、恶心、腹泻;嗜睡、眩晕、震颤、共济失调、复视;WBC、PLT 减少;中毒性肝炎。	明显肝功能损害者和卟啉病病人禁用。血液疾病者;有肝病史者;肾功能损害者;器质性脑病者;孕妇;系统性红斑狼疮等病人慎用。	抑制苯妥英钠、苯巴比妥、扑米酮、氯硝西泮、氯丙米嗪和拉莫三嗪等药的代谢。与卡马西平合用时,可使两者代谢加速,血药浓度和 $t_{1/2}$ 均降低,故需监测血药浓度调整用量。

阅读笔记

续表

药物	不良反应	禁忌证	药物间相互作用
地西泮	较常见嗜睡、头昏、乏力等；大剂量可有共济失调、震颤。少见精神迟钝、视物不清、便秘、口干、头痛、恶心或呕吐、排尿困难、构音不清。罕见过敏反应、肝损伤、肌无力、粒细胞减少等。	急性闭角型青光眼、重症肌无力病人禁用。肝、肾功能不全者、低蛋白血症、严重精神抑郁、严重慢性阻塞性肺病病人慎用。	可使苯妥英钠的清除率降低，血浆浓度升高。与卡马西平合用时，卡马西平和(或)本药的血药浓度下降，清除半衰期缩短。
氯硝西泮	常见嗜睡、共济失调及行为紊乱；少见焦虑、抑郁、头昏、乏力、眩晕、言语不清等。少数病人有多涎、支气管分泌过多。偶见皮疹、复视及消化道反应。	青光眼、严重呼吸功能不全者禁用。肝、肾功能不良者、低蛋白血症者、重症肌无力者、驾车和操作机器者慎用。	与卡马西平，苯巴比妥，扑米酮合用使氯硝西泮浓度降低；与苯巴比妥合用可抑制呼吸；与丙戊酸合用可引起失神状态。
拉莫三嗪	常见头痛、眩晕、嗜睡、共济失调、恶心、呕吐、视物模糊、复视和皮疹等，过量可出现嗜睡、头痛、甚至昏迷。偶见变态反应、皮肤水肿、肢体坏死、体重减轻、光敏性皮炎和自杀倾向等。有发生Stevens-Johnson综合征和Lyell综合征的风险。	心、肝、肾功能受损者；妊娠早期慎用。	服用本药基础上加服苯妥英钠或卡马西平，将后者稳态血药浓度分别降低45%~54%和40%。服用丙戊酸钠加服本药引起丙戊酸钠浓度降低；服用本药基础上加服丙戊酸钠使本药稳态浓度增加40%。
奥卡西平	常见头晕、头痛、复视。过量可出现共济失调。少见视力模糊、恶心、嗜睡、鼻炎、感冒样综合征、消化不良、皮疹等。	妊娠和肝功能不良者慎用。	可提高苯妥英钠的血药浓度，使后者毒性增加；丙戊酸可使本药活性代谢产物的血浆浓度减少。
托吡酯	常见共济失调、注意力受损、意识模糊、头晕、头痛、疲劳、感觉异常、嗜睡、思维异常和畏食等。少见焦虑、遗忘、食欲缺乏、失语、忧郁、复视、恶心、眼球震颤、言语表达障碍等。	驾车或操作机械者、行为障碍和认知缺陷病人、泌尿道结石病人、感觉异常者、肝肾功能不全者慎用。	与其他常用抗癫痫药物无相互作用。但卡马西平可降低其血药浓度。
左乙拉西坦	嗜睡、无力、头痛、眩晕、健忘、共济失调、幻觉、激动、淡漠、焦虑、抑郁、贫血、白细胞减少、腹痛、便秘、腹泻、消化不良、恶心、呕吐、咳嗽加重、咽炎、鼻炎和支气管炎等。	肾功能不全者、驾车或操作机械者慎用。	与其他抗癫痫药物相互作用少。

(三) 用药监测

血药浓度监测和脑电波图监测是抗癫痫药物有效的用药监测手段。通过血药浓度监测并调整抗癫痫药物剂量，进行个体化药物治疗；观察使用抗癫痫药物后癫痫发作是否得到缓解和控制，意识是否恢复。血药浓度监测还能监测不规则服药，确保病人的依从性以及对服用一种以上抗癫痫药物的病人鉴别药物毒性等方面很有帮助。理想的情况是监测早餐前和服第一次药时的血药浓度。

阅读笔记

通过脑电波图监测可以判断癫痫异常放电现象是否得到控制。此外,家属应对病人癫痫发作的情况进行详细记录;病人应坚持按医嘱用药,不能随意增减药量、停服、漏服或更换其他药物。

(四) 健康教育

癫痫病人健康教育的内容十分广泛,主要包括癫痫疾病常识、用药知识和生活常识三大方面,目的是让病人及其家属学会与癫痫病人相处,安全用药,更好地控制癫痫发作,提高病人的生活质量,让病人更好地回归家庭和社会。因此,在临床工作中,护士应积极协助医生或药剂师做好癫痫防治知识及用药指导等方面的健康教育工作。

1. 用药前应向病人及其家人说明癫痫治疗的长期性、药物毒副作用及生活注意事项。根据所用抗癫痫药物的毒副作用,初步确定病人的用药时间和预后。

2. 提高用药依从性,需要在病人服药时告知病人及其家属应该注意的有关事项,保证用药的安全和有效,例如:①抗癫痫药不能停服,如因忘记而漏服,一般可在下一次服药时补上,但对于 $t_{1/2}$ 短的药物如苯二氮䓬类,最好不要两次药物同服;②缓释片不可研碎服;③胃内食物可能会稀释或吸附药物,或与药物结合,而胃肠道的食物可影响肠黏膜毛细血管的血流量,影响药物的吸收。如丙戊酸钠餐后吸收延缓,宜于餐前服用。苯妥英钠与卡马西平与食物同服可促进药物的吸收,还可减轻此两种药物的消化道不良反应;④抗癫痫药物可加速维生素 D 的代谢,长期服用可引起软骨病、甲状腺功能低下,儿童发育迟缓,长期服药应注意在医生的指导下补充维生素 D 和甲状腺素片;⑤服药期间应定期检查血常规、肝功能、随时观察有无牙龈出血、牙龈炎等症状,一旦发现异常应及时治疗。

3. 出院前应给病人及其家属进行生活指导,培养良好的生活习惯,控制癫痫发作的诱因,减少癫痫发作引起的意外伤害。

4. 建议病人尽量不要从事驾驶、高空作业、电焊工等强光电刺激、易疲劳、生活不规律的职业。在工作和生活中应尽量减少精神、感觉刺激,避免强烈声、光刺激;禁食对味觉和嗅觉刺激性强的食物如辣椒、芥末等。禁食含有兴奋性成分的食物和饮料,如酒精、可乐、咖啡等。禁忌游泳、蒸桑拿,洗澡时间不宜过长,避免缺氧诱发癫痫发作。

5. 改掉不良生活习惯,不能过度饮水,一次饮水量不得超过 200ml;进餐、睡眠要定时、有规律,避免不良习惯造成的饥饿、睡眠不足、便秘、劳累等;预防感冒。

6. 外出时随身携带有姓名、住址、联系电话、病史及用药情况的个人资料,以备发作时救护者及时了解病人情况并处理。

(王 鹏 刘恒方)

第三节   抗帕金森病药

帕金森病(Parkinson's disease,PD)又称震颤麻痹(paralysis agitans),是一种由锥体外系功能障碍引起的慢性进行性中枢神经系统退行性疾病,常见于中老年人,临床症状主要为静止性震颤、肌肉强直、运动迟缓和共济失调,严重者伴记忆障碍和痴呆等症状。随着人口老龄化,其发病呈逐年上升趋势,给社会和家庭都造成了负面影响。PD 的治疗应采取综合治疗,包括药物治疗、手术治疗、康复治疗和心理治疗等,其中药物治疗是首选,也是主要的治疗手段。但是在目前所有治疗手段中,无论是药物治疗还是手术治疗,均只能改善症状,并不能阻止病情的发展,更无法治愈。为了延缓病情的发展,防止并发症的发生,提高生活质量,给予科学、有效的护理及生活训练指导尤为重要。因此在临床工作中,护士在 PD 的各种治疗过程中均发挥着极其重要的、不可缺乏的作用。

阅读笔记

一、疾病简介

PD 的发病机制尚不清楚,主要病变区域是中枢神经系统的黑质 - 纹状体多巴胺能神经通路,黑质中多巴胺能神经元可发出上行神经纤维到达纹状体的尾核及壳核,对脊髓前角运动神经元起抑制作用;同时纹状体尾核中还有胆碱能神经元,对脊髓前角运动神经元起兴奋作用,这两种递质处于一种动态平衡状态,共同参与运动功能调节。PD 病人黑质内多巴胺能神经元变性,(多巴胺)DA 合成减少,纹状体 DA 含量降低,造成多巴胺能神经功能减弱,而胆碱能神经通路的功能处于相对优势状态,锥体外系 DA 和 ACh 两种神经递质功能失衡,病人出现一系列肌张力增高的临床症状。

Box 8-6【案例与思考】

案例:病人,女性,58 岁,震颤、运动迟缓 6 年。始发症状为震颤,手部首先受累,出现精细动作受损。震颤在静息状态时明显。病情逐渐进展,出现右侧肌强直、迈步困难,受累肢体时有疼痛,存在全身的行动缓慢、面部表情改变和手臂协同摇动消失。病人既往无病毒感染史、麻疹或脑疾病史。病人兄弟姐妹 4 人,均无类似疾病。就诊前,病人没有进行过药物治疗,无精神病药物史。

体格检查示:病人头部和双手有高频率的静止性震颤,运动迟缓,四肢齿轮样肌强直,右侧明显。慌张步态,协调摆臂消失,屈曲姿势。同时,病人还有面具脸、声音低沉、写字过小征。头颅和脊髓 MRI、脑电图均正常。口服复方多巴后,病人症状缓解 70%。

思考:1. 病人首先要考虑的诊断是什么? 可用何药治疗?

2. 病人在用药过程中,护士应如何指导用药?

二、药物治疗的目的与原则

(一) 药物治疗的目的

通过阻断胆碱能神经作用,或者增加多巴胺能神经功能,恢复黑质 - 纹状体内的多巴胺能和胆碱能神经系统平衡,延缓疾病进展、控制临床症状,并尽可能延长症状控制的年限,最大限度地维持病人功能,同时尽量减少药物的副作用和并发症。

(二) 药物治疗的原则

坚持“剂量滴定、细水长流、不求全效”的用药原则。①用药剂量应以最小剂量达到满意效果,小剂量开始,缓慢递增,尽量以较小的剂量取得较满意疗效;③治疗帕金森病药只能改善症状,不能阻止病情发展,需要终身用药;②治疗既应遵循一般原则,又应强调个体化治疗方案,不同病人的用药选择不仅要考虑病情特点,还要根据年龄、症状类型、严重程度、就业情况、药物价格和经济承受能力等多方面因素选择药物;④进行抗帕金森病药物治疗时,特别是使用左旋多巴时不能突然停药,以免发生撤药综合征。

三、药物分类及常用药物

(一) 根据帕金森病治疗策略的分类

中国帕金森病治疗指南(第三版)指出,在临床治疗工作中根据临床症状严重程度不同,可以将帕金森病的病程分为早期和中晚期,即将 Hoehn-Yahr l~2.5 级定义为早期,Hoehn-Yahr 3~5 级定义为中晚期。

阅读笔记

1. 早期治疗　可以分为非药物治疗和药物治疗。其中药物治疗又包括疾病修饰治疗药物和症状性治疗药物。

2. 中晚期治疗　除继续力求改善病人的运动症状外,还需针对运动并发症和姿势平衡障碍进行治疗。

(二) 按药物作用机制的分类

目前 PD 的药物治疗主要是着眼于重建纹状体递质的平衡,即提高 DA 水平或降低 ACh 水平。根据药物的作用机制,抗帕金森病药可分为两类:①拟多巴胺药:直接补充 DA 前体物或抑制 DA 降解而产生作用,即采用替代疗法,本类产品又可分为 DA 前体药、左旋多巴增效剂、DA 受体激动药及促 DA 释放药;②抗胆碱药:降低中枢胆碱能神经活性,恢复多巴胺 - 胆碱能神经功能平衡。常用药物有苯海索、丙环定等。抗帕金森病药的分类及代表药(表 8-11)。

表 8-11　抗帕金森病药的分类及常用药物

分类			代表药物
拟多巴胺药	DA 前体药		左旋多巴
	左旋多巴增效剂	外周多巴脱羧酶抑制药	卡比多巴
		单胺氧化酶 B 型(MAO-B)抑制剂	司来吉兰
		儿茶酚氧位甲基转移酶(COMT)抑制剂	托卡朋
	DA 受体激动药	麦角生物碱类	溴隐亭
		非麦角生物碱类	普拉克索
	促 DA 释放药		金刚烷胺
抗胆碱药			苯海索

(三) 常用药物

1. 拟多巴胺药

DA 替代疗法是帕金森病治疗学上的一个重大进展,主要包括 DA 前体药、左旋多巴的增效药、DA 受体激动药和促 DA 释放药等几类。

(1) DA 前体药:左旋多巴(levodopa,L-Dopa)是目前治疗 PD 最有效和最常用的药物,应用广泛,不论年龄、性别和病程长短均适用,用药早期可使 80% 的 PD 病人症状明显改善。其作用特点为:①临床疗效随病情发展而降低,对轻、中度或年轻病人疗效好,对重症及年老体弱者疗效较差。提示其作用可能依赖残存的神经元;②对肌肉僵直及运动困难疗效好,对肌肉震颤疗效差,如长期大剂量用药也可见效;③起效慢,用药 2~3 周才出现客观体征的改善,1~6 个月后方可获得最大疗效,但作用持久,且随用药时间延长而递增;④用于治疗帕金森病及其他原因引起的帕金森综合征,对由抗精神病药如吩噻嗪类药物引起的锥体外系反应无效。长期服用左旋多巴可延长 PD 病人寿命,提高生活质量。

(2) 左旋多巴增效剂

1) 外周多巴脱羧酶抑制药:卡比多巴与左旋多巴 1:10 的剂量合用,可使左旋多巴的有效剂量减少 75%,并减轻其外周副作用。苄丝肼与左旋多巴按 1:4 配伍应用,如复方多巴丝肼片(美多巴,madopar),尤其适用于吞咽困难以及早晚性运动失能的病人。复方多巴丝肼片起效快,控释制剂起效慢,维持时间长,但生物利用度低。常用左旋多巴复方制剂的用法和用量(表 8-12)。

阅读笔记

表 8-12　常用左旋多巴复方制剂的用法和用量

名称	用法和用量
帕金宁（左旋多巴＋卡比多巴）	开始小剂量混合剂半片，2 次／天，每 3 天增加 1 片，直至有效。
美多巴（左旋多巴＋苄丝肼）	开始 62.5mg，每日 2~3 次，渐增至 125mg，每日 2~3 次，最大不应超过 250mg，每日 3~4 次。

2）MAO-B 抑制剂：司来吉兰（selegiline）与左旋多巴合用后，能使后者疗效增强，外周不良反应减少，并能消除长期使用左旋多巴出现的"开 - 关现象"，更有利于缓解症状，延长病人寿命。司来吉兰（常释剂）的用法为 2.5~5.0mg，每日 2 次，在早晨、中午服用，勿在傍晚或晚上应用，以免引起失眠，或与维生素 E 2000U 合用。

3）COMT 抑制药：托卡朋（tolcapone）在疾病早期与左旋多巴合用，不仅可以改善病人症状，而且有可能预防或延迟运动并发症的发生。在疾病中晚期与左旋多巴合用，可大大提高左旋多巴的生物利用度，使左旋多巴的疗效平稳，减轻"开 - 关现象"，用于治疗重症病人长期使用复方左旋多巴后疗效下降以及出现波动反应的帕金森病人，从而达到进一步改善症状的作用。托卡朋每次用量为 100mg，每日 3 次，第一剂与复方左旋多巴同服，此后间隔 6 小时服用，可以单用，每日最大剂量为 600mg。

（3）DA 受体激动剂：本类药物可分为 2 种类型，麦角类包括溴隐亭、培高利特等；非麦角类包括普拉克索、吡贝地尔等。因麦角类 DR 激动剂可导致心脏瓣膜病变和肺胸膜纤维化，目前已不主张使用。目前大多推崇非麦角类 DR 激动剂为首选药物，尤其适用于早发型帕金森病病人的病程初期。

1）溴隐亭（bromocriptine）：疗效优于金刚烷胺和苯海索，对僵直、少动效果好，对重症病人疗效亦好。常用于左旋多巴疗效不好或不能耐受者以及症状波动者，显效快，维持时间长。此外，本药还可用于溢乳、催乳素分泌过多和肢端肥大症等。溴隐亭常规剂量 0.625mg，每日 1 次，每隔 5 天增加 0.625mg，有效剂量 3.75~15.00mg/d，分 3 次口服。

2）普拉克索（pramipexole）：美国 FDA 最近批准用于治疗帕金森病的新型药物，可明显减少病人的震颤，晚期帕金森病用该药与左旋多巴合用，可使左旋多巴的用量减少27%~30%，并可延长症状最佳控制时间。初始剂量为 0.125mg，每日 3 次，每周增加 0.125mg，每日 3 次，一般有效剂量为 0.50~0.75mg，每日 3 次，最大剂量不超过 4.5mg/d。缓释剂每日服用 1 次即可。

3）吡贝地尔（piribedil）：临床常用其缓释制剂，主要用于帕金森病的治疗，可作为单一用药；老年病人的慢性病理性认知和感觉神经障碍的辅助性症状性治疗（除阿尔茨海默病和其他类型的痴呆）；下肢慢性阻塞性动脉病（第 2 期）所致间歇性跛行的辅助性治疗，也可在最初或稍后与多巴胺治疗联合用药，尤其是对伴有震颤的类型。单一用药时，吡贝地尔初始剂量为50mg，每日 1 次，易产生副作用病人可改为 25mg，每日 2 次，第 2 周增至 50mg，每日 2 次，有效剂量为 150mg/d，分 3 次口服，最大剂量不超过 250mg/d。作为多巴胺治疗的补充时，每 250mg左旋多巴大约补充 50mg 吡贝地尔。药片应于进餐结束时，用半杯水吞服，不要咀嚼。剂量必须逐渐增加，每 3 天增加 1 片。或遵医嘱用药。

（4）促 DA 释放药：金刚烷胺（amantadine）原是抗病毒药，在用于流感预防时偶然发现其对帕金森病也有效，临床主要用于不能耐受左旋多巴的病人。对少动、强直、震颤均有改善作用，并且对改善异动症有帮助，疗效不及左旋多巴和溴隐亭，但优于胆碱受体阻断药。本药显效快，临床用药剂量为 50~100mg，2~3 次／天，末次应在下午 4 时前服用。用药 48 小时后作用明显，2 周后达到高峰，但连用 6~8 周后疗效逐渐减弱。

2. 抗胆碱药

本类药物因疗效不如左旋多巴,已渐被左旋多巴取代。主要用于①轻症病人;②不能耐受左旋多巴或禁用左旋多巴的病人;③与左旋多巴合用,可使 50% 的病人症状得到进一步改善;④对治疗抗精神失常药引起的帕金森综合征有效。

苯海索(trihexyphenidyl),又称安坦(artane),其外周抗胆碱作用为阿托品的 1/10~1/2。抗震颤疗效好,但改善僵直及动作迟缓较差,主要适用于伴有震颤的病人,而对无震颤的病人不推荐应用。对某些继发性症状,如过度流涎也有改善作用。剂量为 1~2mg,3 次 / 天。

四、常用药物的作用机制

(一) 拟多巴胺药

1. DA 前体药　左旋多巴

(1) 作用机制:多巴胺的前体物,进入脑内在多巴脱羧酶的作用下转变成 DA,补充纹状体中 DA 的不足,增强 DA 能神经的功能,发挥抗帕金森病的作用。

(2) 体内过程:口服在小肠迅速吸收,0.5~2 小时达到血药浓度峰值,$t_{1/2}$ 为 1~3 小时,吸收后 95% 以上在外周多巴脱羧酶的作用下脱羧转变为 DA,此为左旋多巴不良反应的主要产生原因。进入脑内的左旋多巴不足用量的 1% 发挥中枢的治疗作用。合用外周多巴脱羧酶抑制药,可减少外周 DA 的生成,使左旋多巴进入中枢的量增多,提高临床疗效而减少外周 DA 引起的不良反应。

2. 左旋多巴增效剂

(1) 外周多巴脱羧酶抑制药:卡比多巴

1) 作用机制:较强的外周多巴脱羧酶抑制剂。因其脂溶性小,不易透过血脑屏障,仅抑制外周多巴脱羧酶的活性,与左旋多巴合用时,减少外周组织 DA 的生成,提高脑内 DA 的浓度,增强左旋多巴的疗效,减轻其外周副作用,是左旋多巴的重要辅助用药。

2) 体内过程:口服后吸收迅速,随尿排出,一般不能透过血 - 脑脊液屏障,但能通过胎盘,也可随乳汁分泌。

(2) MAO-B 抑制剂:司来吉兰

1) 作用机制:选择性抑制 MAO-B 的活性,阻断脑内多巴胺的降解,增加多巴胺的浓度,但对外周 MAO-A 影响很小,不会出现高血压危象。

2) 体内过程:口服后吸收迅速,1 小时达血药浓度峰值。易透过血 - 脑脊液屏障,$t_{1/2}$ 为 40 小时,经代谢后转化为苯丙胺和甲基苯丙胺随尿排出。

(3) COMT 抑制药:托卡朋

1) 作用机制:为新型选择性 COMT 抑制药,抑制左旋多巴向 3-O- 甲基多巴的转化,延长左旋多巴的半衰期,使更多的左旋多巴进入脑组织。

2) 体内过程:口服吸收快,绝对生物利用度约为 65%,由肝脏代谢,$t_{1/2}$ 为 2~3 小时。

3. DA 受体激动剂

(1) 溴隐亭

1) 作用机制:小剂量激动结节 - 漏斗通路的 D_2 受体,抑制催乳素和生长激素释放,大剂量选择性激动黑质 - 纹状体通路的 D_2 受体,改善多巴胺能神经功能。

2) 体内过程:口服吸收迅速完全,能进入大脑绝大部分部位。90%~96% 与血清白蛋白结合,血浆 $t_{1/2}$ 为 6~8 小时。代谢产物主要由胆汁排泄。口服 2.5mg 后 5 天约 70% 出现在粪便中,6%~7% 以原药代谢物从尿排出。

(2) 普拉克索

1) 作用机制:为非麦角生物碱类 DA 受体激动药,能选择性激动 D_2 类受体,而对 D_1 类受

阅读笔记

体几乎没有作用。

2）体内过程：空腹口服后可迅速吸收，2小时可达血药峰值；进食时口服本药后，3小时达血药峰值。$t_{1/2}$ 为约9小时，生物利用度 >90%，只有小部分被代谢，几乎全部经肾排出。

（3）吡贝地尔

1）作用机制：是一种非麦角生物碱类 DA 受体激动剂，可刺激大脑黑质 - 纹状体突触后的 D_2 受体及中脑皮质。

2）体内过程：口服后经胃肠迅速吸收，1小时达药峰浓度，随后血浓度下降呈双相性。片剂的生物利用度低，治疗帕金森病 2~4 周起效。蛋白结合率较低，在肝脏中代谢，主要经肾排除。$t_{1/2}$ 为 1.7~6.9 小时。

4. 促 DA 释放药　金刚烷胺

（1）作用机制：其抗帕金森病作用涉及多个环节，包括促进纹状体中残存的 DA 能神经元释放 DA，抑制 DA 再摄取，直接激动 DA 受体和较弱的抗胆碱作用。

（2）体内过程：易透过生物膜，在胃肠道迅速而完全地被吸收，分布广，脑脊液的药物浓度为血浆浓度的 60%。体内降解代谢的量极少，主要由肾脏排泄，90% 以上以原型经肾小球滤过随尿排出。$t_{1/2}$ 为 11~15 小时，肾功能不良者明显延长。有肾功能障碍者易致蓄积中毒。

（二）抗胆碱药

此类药物主要为苯海索。

（1）作用机制：阻断中枢胆碱受体，减弱纹状体中乙酰胆碱的作用。

（2）体内过程：口服易于吸收，1小时后可显效，分布广泛。小剂量时 $t_{1/2}$ 为 1.7 小时，大剂量为 3.7 小时。以原型及代谢物随尿排出。

五、用药护理

（一）用药评估

1. 明确用药目的　疾病早期若病情未对病人造成心理或生理影响，应鼓励病人坚持工作，参与社会活动，可适当暂缓用药。若疾病影响病人的日常生活和工作能力，则需要药物治疗。药物治疗应该以达到有效改善症状、提高工作能力和生活质量为目标。早期诊断、早期治疗，不仅可以更好地改善症状，而且可能会达到延缓疾病进展的效果。

2. 掌握病人基本资料　全面了解病人的疾病史及用药史、疾病严重程度、用药禁忌证等，例如是否使用降压药、解热镇痛抗炎药、他汀类药物等；是否伴有抑郁、心血管和肺部疾病、关节炎、睡眠障碍、跌倒、尿失禁及其危险因素。用药过程中应定时监测病人血压、心率、体温、视力及肝肾功能等各项指标。

（二）用药安全

1. 药物的有效性　治疗应遵循循证医学的证据，也应强调个体化特点，不同病人的用药选择需要综合考虑病人的疾病特点（是以震颤为主，还是以强直少动为主）和疾病严重程度、有无认知障碍、发病年龄、就业状况、有无共病、药物可能的副作用、病人的意愿、经济承受能力等因素，尽可能避免、推迟或减少药物的副作用和运动并发症。

（1）帕金森病的早期药物治疗：早期治疗可以分为非药物治疗和药物治疗。其中非药物治疗包括认识和了解疾病、补充营养、加强锻炼、坚定战胜疾病的信心以及社会和家人对病人的理解、关心与支持等。药物治疗又包括疾病修饰治疗药物和症状性治疗药物。

1）疾病修饰治疗目的是延缓疾病的进展。目前，临床上可能有疾病修饰作用的药物主要包括 MAO-B 抑制剂和 DA 受体激动药等。

Box 8-7【科学证据】

> 　　MAO-B 抑制剂中的司来吉兰 + 维生素 E 和雷沙吉兰临床试验可能具有延缓疾病进展的作用;DR 激动剂中的普拉克索研究和罗匹尼罗研究提示其可能具有疾病修饰的作用。大剂量(1200mg/d)辅酶 Q_{10} 的临床试验也提示其可能具有疾病修饰的作用。

　　2)早期帕金森病的症状性治疗要遵循首选药物原则:对于早发型病人在不伴有智能减退的情况下,可有如下选择①非麦角生物碱类 DA 激动剂;②MAO-B 抑制剂;③金刚烷胺;④复方左旋多巴;⑤复方左旋多巴 + COMT 抑制剂。首选药物并非按照以上顺序,需根据不同病人的具体情况而选择不同方案。若遵照美国、欧洲的治疗指南应首选方案①、②或⑤;若病人由于经济原因不能承受高价格的药物,则可首选方案③;若因特殊工作之需,力求显著改善运动症状,或出现认知功能减退,则可首选方案④或⑤;也可在小剂量应用方案①、②或③时,同时小剂量联合应用方案④。对于震颤明显而其他抗帕金森病药物疗效欠佳的情况下,可选用抗胆碱能药,如苯海索。对于晚发型或有伴智能减退的病人一般首选复方左旋多巴治疗。随着症状的加重,疗效减退时可添加 DR 激动剂、MAO-B 抑制剂或 COMT 抑制剂治疗。尽量不应用抗胆碱能药物,尤其针对老年男性病人,因其具有较多的副作用。

　　早期帕金森病的治疗策略(图 8-1)。

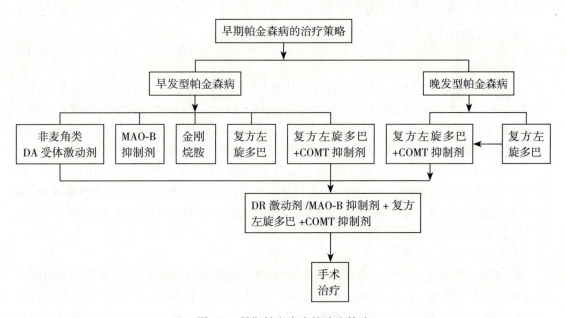

图 8-1　早期帕金森病的治疗策略
注:DA:多巴胺;MAO-B:单胺氧化酶 B 型;COMT:儿茶酚 -O- 甲基转移酶;DR:非麦角类多巴胺受体

　　(2)中晚期帕金森病的治疗:对中晚期帕金森病病人的治疗,一方面要继续力求改善病人的运动症状;另一方面要妥善处理一些运动并发症和非运动症状。

　　2. 药物的不良反应及药物间相互作用　常用药物的不良反应及药物间相互作用(表 8-13)。

阅读笔记

表 8-13　常用药物的不良反应及药物间相互作用

药物	不良反应	禁忌证	药物间相互作用
左旋多巴	恶心、呕吐、厌食、腹痛、便秘和腹泻。心律失常、直立性低血压、眩晕、短暂皮肤潮红、异常不自主运动、失眠、焦虑、欣快、躁狂、幻觉、妄想、咳嗽、气喘、气促、开关现象等。	闭角型青光眼、精神病、糖尿病、消化性溃疡、心律失常和高血压禁用。支气管哮喘、肺气肿及其他严重肺部疾病、严重心血管疾病、内分泌疾病、尿潴留等慎用。	外周多巴脱羧酶抑制剂使更多左旋多巴进入脑内，用量可减少75%。与金刚烷胺、丙环定或苯海索合用时，本药疗效可加强。溴隐亭可加强本药疗效，并减少用量。
卡比多巴	常见运动障碍和幻觉等不良反应。	心、肝、肺、肾疾病或精神病病人禁用。青光眼病人禁用。妊娠妇女禁用。	不宜与金刚烷胺、苯海索等合用。与左旋多巴合用可降低后者外周毒性。与MAO-B抑制剂合用可出现高血压危象、心律失常等不良反应。
苄丝肼	同卡比多巴，但不良反应很少。	骨发育不全、胃溃疡、精神障碍、恶性黑色素瘤、严重心血管病、器质性脑病、精神病病人禁用。	禁与MAO-B抑制药、麻黄碱等合用。
司来吉兰	偶见焦虑、幻觉、运动障碍；少数出现恶心、低血压、兴奋、失眠、幻觉、妄想和胃肠不适、口干、口唇麻木、眩晕、头痛、疲劳、便秘、体重减轻。	家族遗传性震颤、Huntington舞蹈症病人禁用。胃溃疡、高血压、心律失常、心绞痛或精神病病人慎用。	本药即使使用治疗剂量，当合用哌替啶时也会产生危及生命的相互作用。本药合用抗抑郁药时也可能产生严重反应，甚至致死。
托卡朋	恶心、呕吐、精神错乱、焦虑不安、运动障碍、肌张力障碍、低血压等。	哺乳妇女禁用，严重肾功能损害者、妊娠妇女慎用。	严重肾功能损害者、妊娠妇女慎用。哺乳妇女禁用。
溴隐亭	恶心、呕吐、眩晕、直立性低血压甚至昏厥，下肢血管痉挛，鼻充血、红斑性肢痛、心律失常、心绞痛加重、口干、便秘、腹泻、头痛、嗜睡、幻觉妄想、躁狂、抑郁等。	严重缺血性心脏病和周围血管病、15岁以下儿童、孕妇、哺乳者、严重精神病史者、高血压或高血压史，以及妊娠高血压综合征或妊娠高血压既往史者禁用。	与左旋多巴合用能增强疗效，应适当减量。氟哌啶醇、甲基多巴、单胺氧化酶抑制药、甲氧氯普胺、吩噻嗪类、利舍平等能干扰本药效应，应适当调整剂量。
普拉克索	有幻觉、嗜睡、运动障碍、口干、恶心、便秘等。	哺乳者禁用、肾功能不全、开车和机械操作者慎用。	西咪替丁可减少本药的清除。
吡贝地尔	偶有胃肠不适，如消化不良、恶心等。	循环性虚脱、急性心肌梗死、孕妇禁用。精神病及有精神病样症状者及甲状腺疾病病人慎用。	和金刚烷胺合用引起心动过速。与氯丙嗪合用疗效降低。不能与单胺氧化酶抑制药、麻黄碱、利舍平及拟肾上腺素药合用。

阅读笔记

续表

药物	不良反应	禁忌证	药物间相互作用
金刚烷胺	幻觉、精神错乱、晕厥、直立性低血压;罕见言语不清、不能控制的眼球运动、白细胞减少、注意力不能集中、食欲缺乏、恶心、视力模糊等。	1岁以下儿童、妊娠及哺乳妇女禁用。脑血管病、反复发作的湿疹样皮疹病史者、充血性心力衰竭、精神病、肾功能障碍、癫痫病史者慎用。	与其他抗帕金森药、抗组胺药、吩噻嗪类或三环类抗抑郁药合用,可增强抗胆碱作用,需调整这些药物或本药的用量。
苯海索	某些动脉硬化或特异体质病人可引起严重的精神障碍、兴奋、恶心、呕吐。	哺乳者、3岁以下儿童、前列腺增生、青光眼、狭窄性消化性溃疡、重症肌无力及巨结肠病人禁用。	左旋多巴与本药合用时可增强疗效。但抗毒蕈碱药可延迟胃肠排空,使前者更易为胃酸破坏,故两者给药时间应隔开3小时。

（三）用药监测

病人用药期间应密切观察消化系统、心血管系统及中枢神经系统的反应,监测血压、心率、心电图、肝肾功能、血常规等指标。坚持随访,对疗效进行评估,定期监测药物不良反应,根据评估结果调整药物剂量及治疗方案。中晚期帕金森病更应引起重视,尤其是晚期帕金森病的临床表现极其复杂,其中有疾病本身的进展,也有药物副作用或运动并发症的因素参与其中,做好临床用药监测及相应处理措施就显得愈发重要。

1. 运动并发症的治疗　帕金森病中晚期最常见的运动并发症是症状波动和异动症,可通过调整药物种类、剂量及服药次数改善症状。症状波动主要包括剂末恶化、开 - 关现象。症状波动的处理原则(图 8-2)。

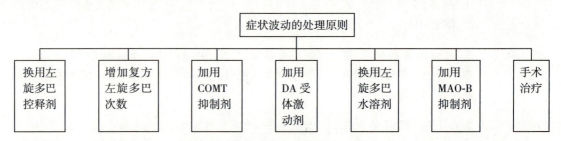

图 8-2　症状波动的处理原则
注:COMT:儿茶酚 -O- 甲基转移酶;DA:多巴胺;MAO-B:单胺氧化酶 B 型

异动症又称为运动障碍,包括剂峰异动症、双相异动症和肌张力障碍。异动症的处理原则(图 8-3)。

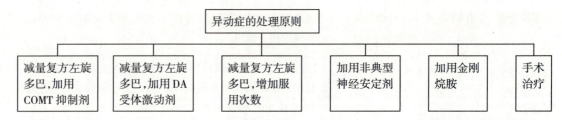

图 8-3　异动症的处理原则
注:COMT:儿茶酚 -O- 甲基转移酶;DA:多巴胺

阅读笔记

2. 姿势平衡障碍的治疗　姿势平衡障碍是帕金森病病人摔跤的最常见原因,易在变换体位时发生,目前缺乏有效的治疗措施,调整药物剂量或添加药物偶尔奏效。此外,病人练习主动调整身体重心、踏步走、听口令、听音乐或拍拍子行走或跨越物体等可能有益。必要时使用助行器甚至轮椅,做好防护。

3. 非运动症状的治疗　PD 的非运动症状包括精神、自主神经功能、睡眠障碍等。精神障碍应首先考虑依次逐渐减量或停用抗胆碱药、金刚烷胺、MAO-B 抑制剂和 DA 受体激动药。若病人仍有症状,可将左旋多巴逐步减量。如果效果不理想,就要考虑对症处理。自主神经功能障碍包括便秘、泌尿障碍和低血压等,主要进行对症治疗。睡眠障碍中的失眠如果与夜间 PD 症状相关,应加用左旋多巴控释片、DA 受体激动药或 COMT 抑制剂。如果是异动症引起的,须将睡前服用的抗 PD 药物减量。如果正在服用司来吉兰或金刚烷胺,尤其在傍晚用药者,首先需纠正服药时间。司来吉兰须在早、中午服用;金刚烷胺须在下午 4 点前服用;若无改善,则需减量或选用短效的镇静催眠药。若仍无改善,在入睡前 2 小时内选用 DR 激动剂或使用复方左旋多巴。

(四) 健康教育

帕金森病一般不影响寿命。随着治疗方法和水平的不断创新和提高,越来越多的病人能终身维持高水平的运动功能和生活质量。当然,如果病人没有得到及时和合理的治疗,很容易导致身体功能下降,甚至生活不能自理,最终卧床不起,出现各种并发症,如肺炎、泌尿系感染等,导致寿命缩短。所以在给病人进行健康教育时需要注意以下几个方面:

1. 指导病人和家属学会观察药物早期不良反应及自我救护方法,例如,药物治疗初期可出现胃肠不适,表现为恶心、呕吐等,有些病人可出现幻觉。告诉病人这些副作用可通过逐步增加剂量或降低剂量的办法克服。如果出现严重不良反应,需要及时就医。服用苯海索、金刚烷胺等药物后,病人易出现幻觉,当病人表述一些离谱而不会存在的事情时,应考虑到因服药而引起的幻觉,应立即报告医生,遵医嘱给予停药或减药,以防发生意外。需要注意的是有一部分病人过分担心药物的副作用,表现为尽量推迟使用抗帕金森病的药物,或过分地减少药物的服用量,这不仅对疾病的症状改善没有好处,长此以往将导致病人的心、肺、消化系统等出现严重问题。

2. 帕金森病的治疗对每日服药次数和时间要求较高,长期治疗的依从性差将严重影响治疗的有效性。护理工作中应注意指导病人更好地配合医生坚持长期规范用药,最大限度避免漏服、错服或随意增减剂量的情况发生,提高药物治疗依从性。

3. 物理治疗、言语治疗、进食、走路及各种日常生活的训练和指导,对许多帕金森病人都是有利的,通过提供简单的生活辅助可明显提高病人的生活质量。晚期卧床者应加强护理,减少并发症的发生。

4. 注意与病人及家属交流,鼓励病人参加社交活动,树立战胜疾病的信心,对于病人在治疗上取得的进步给予鼓励和关怀,使病人更加主动地配合治疗与护理。

(王　鹏　刘恒方)

要点提示 / key points

1. 偏头痛非药物干预手段包括寻找并避免各种诱发因素、放松训练和理疗等;药物治疗包括急性发作期治疗和预防性治疗。

Non-pharmacological migraine treatments include identification of triggers, relaxation training and psychotherapy. Pharmacotherapies include acute management and preventive management.

2. 偏头痛防治的原则:①消除头痛;②消除各种偏头痛伴随症状;③减轻头痛发作的频率和严重程度;④提高病人生活质量。

The protocol of migraine treatment are: to eliminate headache, to eliminate the associated migraine symptoms, to decrease the frequency and severity of subsequent attacks, and to improve the patients' quality of life.

3. 头痛发作期的治疗分为非特异性治疗和特异性治疗两种。这些药物应该在头痛发作时立即服用方可发挥最佳疗效。

The management for migraine is directed at either the non-specific therapy or specific therapy. These drugs must be taken immediately at the onset of symptom to be maximally effective.

4. 预防性治疗的指征是：①频繁发作头痛的病人（每周发作至少 2 次）；②头痛持续时间超过 48 小时；③头痛程度极其剧烈；④先兆期过长的偏头痛。

Indications for preventive treatment include: patients who experience very frequent headaches (more than 2 times per week), attack duration is over 48 hours. extremely headache, prolonged premonitory symptom.

5. 癫痫可以分为局部和全身性癫痫两大类，每种癫痫都具有特殊的行为和症状，大多数抗癫痫药都有特异性应用，即仅对某种或某几种癫痫的治疗有效。

Epilepsy is classified as partial (focal) or generalized. Each different type of seizure disorder is characterized by a specific pattern of events. Most antiepileptic drugs are specifical such as, they are of value only in the treatment of certain types of seizure disorders.

6. 70%~80% 的新诊断癫痫病人可以用一种抗癫痫药物控制，所以初始治疗的药物选择和恰当的剂量非常关键，这样可以增加治疗成功的可能性；如果选药不当，可能导致发作次数增加。

In newly diagnosed patients with seizures, 70~80% can be controlled by one drug. The initial choice of drugs is critical, which may increase the likelihood of successful treatment. On the other hand, the improper drug may lead to an increase in seizures frequency.

7. 单药治疗的优点有：耐受性更好，副作用更小，依从性更好，没有同其他抗癫痫药物的相互作用。

The advantages of monotherapy are better tolerability, fewer side effects, better compliance and no interactions with other antiepileptic drugs.

8. 癫痫持续状态是神经科急症，如果不及时治疗，病人可因高热、循环衰竭和兴奋性神经元损伤导致脑损伤。地西泮是治疗各型癫痫持续状态的首选药物。

Status epilepticus is a neurological emergency. It can lead to permanent brain damage due to hyperpyrexia, circulatory collapse, or excitatory neuron damageif untreated timely. Currently Diazepam is the first choice for status epilepticus.

9. 早期帕金森病不需要药物治疗，重要的是鼓励病人活动和运动。如果症状严重，影响病人的日常生活和工作能力，则需要药物治疗。

Early stage of PD requires no drug treatment, but it is more important to encourage patients to move and do exercise. If the symptom become more severe and affect the daily life and ability to work, then the drug treatment is needed.

10. 帕金森病治疗的目的是使病人症状减到最小，并最大限度地维持病人功能。治疗的目标通过抗胆碱能药物阻断胆碱能作用，或者通过增加多巴胺能转运，恢复纹状体内的多巴胺能和胆碱能系统平衡。

Drug treatment for PD aims at minimizing the symptoms and maximizing patient's function. The object of treatment is to restore the dopaminergic and cholinergic balance in the striatum by blocking the effect of acetylcholine with anticholinergic drugs or by enhancing dopaminergic transmission.

阅读笔记

11. 拟多巴胺类药物是治疗帕金森氏病和帕金森氏综合征的主导药物。对于药物导致的帕金森氏综合征采用抗胆碱药苯海索进行治疗。

The dopaminergic drugs are the mainstay of treatment for Parkinson's disease and parkinsonism. Drug-induced parkinsonism is treated with the anticholinergics such as trihexyphenidyl .

案例

病人,女性,39 岁。发作性头痛 10 个月,伴左侧肢体麻木 6 个月。

1. 现病史 病人于入院前 10 个月看电视时突然出现左额渐及左颞、枕部剧烈头痛,明显胀痛或跳痛,伴左眼球发胀、恶心及呕吐,呕吐为非喷射性,约 10 分钟后缓解。此后间隔数小时至 14 天发作 1 次,每次发作的持续时间在 10~90 分钟之间,疼痛的性质、部位及伴随症状同前。发作间歇期一切如常。发病后病人无发热,意识障碍、抽搐及大小便障碍,饮食及睡眠正常。行头颅 CT 及 MRI 检查未见异常。经多方诊治不见好转。

2. 既往史 既往体健,无肝炎结核等传染病,无外伤及输血史,否认高血压,冠心病,无药敏史。

3. 入院查体 T 36.5℃,P 78 次 / 分,R 18 次 / 分,BP 120/80mmHg;一般情况好,营养中等,头无畸形,眼、耳、鼻、咽、口腔未见异常;心、肺、腹未见异常,神志清楚,精神及智能正常,言语流利,自主神经系统未见异常。

4. 辅助检查 腰穿压力正常,脑脊液化验正常,无器质性病变证据。血糖、血常规等检测均正常。

问题:

1. 根据案例资料,请给病人做出正确的诊断?

2. 本例病人头痛反复发作,请问在急性发作期可用哪些药物进行控制?

3. 为预防病人的头痛频繁发作,可以选用哪些药物?

4. 在对该病人进行健康教育时,应该注意哪些问题?

第九章　心理和精神障碍药物治疗

学习目标

学生在学习完本章内容之后能够：

认识与记忆：

1. 阐述临床常见的治疗心理和精神障碍性疾病药物的分类。

2. 准确描述各类代表药物的药理作用与机制。

3. 熟知临床应用于心理和精神障碍性疾病治疗的一线及二线药物。

理解与分析：

1. 列举临床常见的各类疾病药物治疗的原则。

2. 理解如何根据病人的病情特点进行合理的临床用药。

3. 根据药物代谢的特点，掌握各类药物正确的给药方法与途径。

4. 熟知常用药物的不良反应及药物之间或药物、食物间的相互作用，掌握减少或避免药物的不良反应及药物间相互作用的方法。

综合与运用：

1. 综合运用护理专业知识，从专科护理的角度，在用药前对病人进行全面合理的护理评估。

2. 根据病人的病情及特点，加强对病人的用药监测，并给予正确的用药指导与健康教育。

3. 查阅文献，了解国内外相关疾病用药护理的新进展。

阅读笔记

心理和精神障碍性疾病是威胁人类健康的重要疾病之一，临床常见的心理和精神障碍性疾病主要包括阿尔茨海默病、精神分裂症、抑郁症、焦虑症、睡眠障碍及注意缺陷多动症等。目前，针对这些疾病的临床治疗策略仍以药物治疗为主。本章重点介绍不同疾病的特点、药物治疗的目的和原则、药物在体内的过程、作用机制以及药物之间的相互作用和不良反应等。作为专科护士，尤其需要注意用药前的护理评估、熟记不同药物的用药方法、掌握病人用药过程中的安全监测并对病人和家属提供用药指导与健康教育，从而提高病人的依从性，促进病人的康复，预防疾病的复发。

第一节　阿尔茨海默病

阿尔茨海默病（Alzheimer's disease，AD）是一种临床常见的神经退行性疾病。当前，AD 的治疗主要通过药物治疗来阻止或延缓病程的进展。临床常用于治疗 AD 的药物主要有胆碱酯酶抑制剂、谷氨酸受体阻断剂、抗氧化剂、钙通道拮抗剂、脑代谢赋活剂及神经肽类药等。老年精神障碍病人的用药护理尤其要引起足够的重视，稍有不慎，可能会出现不良后果。

一、疾病简介

阿尔茨海默病，俗称老年痴呆症，是一种呈进行性发展的神经退行性疾病。全球 AD 病人约 3650 万。在中国，65 岁以上老年人 AD 的患病率约为 6.6%，而 80 岁以上则超过 22%。AD 是威胁老年人健康的"四大杀手"之一，病人的平均生存期为 5.9 年。该病起病缓慢或隐匿，病因与发病机制尚不明确，其发生与发展受多种因素的影响，包括生物因素和社会心理因素，如年龄、家族遗传、性别、脑外伤史及文化程度等。AD 病人主要的病理改变是脑内的神经纤维缠结和 β- 淀粉样蛋白沉积所致老年斑的形成，导致大脑皮层萎缩与神经元的坏死。临床表现为渐行性加重的神经功能障碍，包括认知功能障碍（近期记忆障碍、学习障碍、注意力障碍、空间认知障碍）、精神症状（多疑、言语过多或减少）、行为障碍及日常生活能力进行性减退等。

二、药物治疗的目的与原则

（一）药物治疗的目的

阻止或延缓老年痴呆病情的发展，抑制或逆转痴呆早期脑内轻度的病理改变，改善病人的临床症状，提高生存质量，减少并发症，延长病人的存活期。

（二）药物治疗的原则

1. 在诊断明确的基础上，评估病人的临床症状，明确是否药物治疗。
2. 了解病人的用药史及过敏史。
3. 根据病人的病情，选择合适的药物并实施个体化用药。
4. 密切观察病情变化和不良反应并及时处理。
5. 避免随意调整药物剂量或停药。
6. 积极治疗并存的其他疾病，并辅以心理治疗及家庭社会支持。

Box 9-1【科学证据】

目前国内外用于老年痴呆筛查的量表

主要有以下几种：

1. 简易智力状态检查量表（Mini-Mental State Examination，MMSE）　该量表是目前国内外最普及、最常用的老年痴呆筛查量表，敏感性好，易操作。对痴呆的敏感性大多在 80%~90%，特异性大多在 70%~80%。重测信度 0.80~0.99，施测者之间信度 0.95~1.00。中文版 MMSE 依据不同教育程度，以文盲组 17/18 分，小学组 20/21 分，中学以上组 24/25 分为分界值。

2. 长谷川痴呆量表（Hasegawa dementia scale，HDS）　由日本学者长谷川（Hasegawa）于 1974 年编制，1991 年进行修订，我国在 20 世纪 80 年代引入。该量表评分简单，且不受文化程度的影响，敏感性和特异性较高，是筛选 AD 较理想的工具，主要用于群体老年人的筛查。

阅读笔记

3. 常识 - 记忆力 - 注意力检查量表(information-memory -concentration-test,IMCT) 由 Blessed 等于 1968 年编制,是一种常用的认知功能缺损筛查工具。对痴呆筛查诊断的敏感度 83%、特异度 75%。经改良的中文版共 25 项,其中 10 项与 MMSE 完全一样。量表内部一致性良好。IMCT 与 MMSE、长谷川痴呆量表的平行效度良好(r=0.86,0.66,P<0.001)。

4. 画钟测验(clock drawing test,CDT) CDT 可分 2 种,一种是要求受试者在空白的纸上画钟,反映执行功能;另一种是要求受试者模仿已画好的钟,反映结构能力。常用于痴呆的筛查,对顶叶和额叶损害敏感。检出 AD 病人的敏感度为 86.0%,特异性为 96.0%。

三、药物分类及常用药物

根据病人的病情及症状的不同,目前临床用于治疗 AD 的药物主要分为两大类,药物分类及临床常用药物详见表 9-1。

表 9-1   临床常用的改善认知功能障碍的药物

药物分类	常用药物	剂量(mg/d)	用法
胆碱酯酶抑制剂	多奈哌齐	5~10	qd
	卡巴拉汀	3~12	bid
	加兰他敏	8~16	bid
谷氨酸受体拮抗剂	美金刚	10~20	bid
抗氧化剂	司来吉兰	5~10	qd
脑代谢赋活剂	维生素 E	10~100	bid

(一)改善认知功能障碍的药物

根据药物作用机制的不同,临床常用的改善认知功能的药物主要有:

1. 胆碱酯酶抑制剂   临床常用的药物有多奈哌齐(donepezil)、卡巴拉汀(rivastigmine)、加兰他敏(galantamine)等,临床主要用于轻、中度 AD 的治疗。

2. 谷氨酸受体阻断剂   临床常用的药物是美金刚(memantine)。美金刚是美国 FDA 首个批准用于治疗重度 AD 的药物,目前临床主要用于中、重度 AD 的治疗。此外,美金刚可直接激动多巴胺(dopamine,DA)受体,促进 DA 的释放,还可用于帕金森病的治疗。

3. 抗氧化剂   常用药物为司来吉兰(selegiline)。司来吉兰作为抗氧化剂和神经保护剂,已在欧洲获批准用于治疗 AD。

4. 钙通道阻断剂   常用的钙通道拮抗剂有尼莫地平(nimodipine)、氟桂利嗪(flunarizine)和桂利嗪(cinnarizine)。主要用于脑血管性疾病的治疗,可用于老年人记忆减退、AD 早期的治疗及预防偏头痛等。

5. 脑代谢赋活剂   常用的药物包括麦角碱衍生物(如双氢麦角碱和尼麦角林)、吡拉西坦(piracetam)、奥拉西坦(oxiracetam)、甲氯芬酯(meclofenoxate)及维生素类(如吡硫醇和维生素 E)等。临床主要应用于轻、中度 AD 及其他病因导致的脑功能不全,学习与记忆功能减退等的治疗。

6. 神经肽类药   常用药物有脑活素和小牛血清蛋白提取物。脑活素临床用于治疗原发性 AD 及脑出血、脑卒中等引起的慢性脑功能不全。小牛血清蛋白提取物可用于 AD 引起的其他疾病如血管病、溃疡及坏疽等。

7. 其他   主要包括胞磷胆碱、银杏叶提取物和他汀类等。可用于治疗脑器质性疾病所致

阅读笔记

的认知障碍(如血管性痴呆)及老年痴呆。研究发现,他汀类药物对 AD 有一定的预防作用。

(二) 改善非认知功能障碍的药物

临床用于治疗 AD 病人非认知功能障碍的药物主要有抗精神病药、抗焦虑药及抗抑郁药。

1. 抗精神病药　分为典型抗精神病药和非典型抗精神病药。其中,典型抗精神病药有氯丙嗪(chlorpromazine)、奋乃静(perphenazine)、氟哌啶醇(haloperidol)及舒必利(sulpiride)等,而非典型抗精神病药主要有氯氮平(clozapine)、利培酮(risperidone)、喹硫平(quetiapine)及奥氮平(oalnzapine)等。临床主要用于治疗老年痴呆病人的精神病性症状如妄想、幻觉及冲动攻击行为等。

2. 抗焦虑药　此类药物主要是苯二氮䓬类(benzodiazepines,BZDs),根据半衰期的长短及镇静作用效果的不同,分为长效制剂、中效制剂和短效制剂。代表药物分别是地西泮(diazepam)、劳拉西泮(lorazepam)和三唑仑(triazolam)等。主要用于治疗焦虑和睡眠障碍症状,增加病人的舒适度。

3. 抗抑郁药　常用的抗抑郁药有三环类抗抑郁药物(tricyclic antidepressants,TCAs)和四环类抗抑郁药及选择性 5- 羟色胺再摄取抑制剂(selective serotonin reuptake inhibitors,SSRIs)。代表药物分别是丙米嗪(imipramine)、阿米替林(amitriptyline)、氯米帕明(clomipramine)、氟西汀(fluoxetine)和西酞普兰(citalopram)等。主要用于改善老年痴呆病人的抑郁症状,提高病人的生活质量。

四、药物作用机制

(一) 改善认知功能障碍的药物

1. 胆碱酯酶抑制剂

(1) 作用机制:胆碱能神经元的进行性退行性病变是导致 AD 病人认知功能损害的主要原因。胆碱酯酶抑制剂主要通过抑制胆碱酯酶的活性,增加突触间隙中乙酰胆碱的含量,促进胆碱能神经传导,从而改善病人的认知功能障碍。

(2) 体内过程:多奈哌齐口服易吸收,不受进食的影响,多次用药体内蓄积约 4~7 倍,用药后 15 天达稳定的血药浓度,主要代谢产物经肾脏排泄。加兰他敏口服吸收迅速、完全,45 分钟即可达血药浓度峰值,易透过血脑屏障,由肝脏代谢,部分经肾脏排泄,清除半衰期为 5.7 小时。

2. 谷氨酸受体阻断剂

(1) 作用机制:谷氨酸递质系统兴奋性异常增高可导致 AD 病人认知功能损害和退行性神经病变。由 N- 甲基 -D- 天冬氨酸(N-methyl-D-aspartic acid,NMDA)受体介导的谷氨酸兴奋毒性作用可致神经元内钙超载,使神经元受损和死亡,影响记忆过程,导致痴呆。谷氨酸受体阻断剂通过阻断谷氨酸与其受体的结合,抑制谷氨酸系统的过度兴奋,减少神经元的损伤与死亡并改善认知功能。

(2) 体内过程:美金刚是一种非竞争性的 NMDA 受体拮抗剂,口服后 3~8 小时血药浓度达到峰值,11 天后达到稳定的血药浓度,生物利用度 100%,主要由肾脏排泄,半衰期为 60~100 小时。

3. 抗氧化剂

(1) 作用机制:通过作用于单胺氧化酶(monoamine oxidase,MAO)抑制中枢神经系统单胺类神经递质的氧化代谢,减少单胺类递质的破坏。常用药物为司来吉兰(selegiline),该药一方面可选择性抑制 MAO-B 的活性,另一方面可部分抑制多巴胺的再摄取。

(2) 体内过程:口服易被吸收,0.5 小时达血药浓度峰值,生物利用度低,主要由肝脏代谢和肾脏排泄,15% 随粪便排出,半衰期为 1.6 小时。

4. 钙通道拮抗剂

(1) 作用机制:AD 重要的病理生理学改变是神经细胞和血管平滑肌细胞内的钙超载引起

阅读笔记

的血管收缩、痉挛、自由基产生过多、能量耗竭甚至引起细胞死亡。钙通道拮抗剂通过阻断钙离子的内流，降低细胞内钙浓度，从而减轻神经细胞的损伤与死亡。

（2）体内过程：尼莫地平口服吸收迅速，1 小时即可达到血药浓度峰值，生物利用度极低，但葡萄汁和柚子汁可增加其生物利用度。该药主要经胆囊随粪便排泄，半衰期为 1~2 小时，可选择性作用于脑血管，并且易透过血脑屏障。氟桂利嗪主要通过肠道吸收，可选择性作用于动脉。

5. 脑代谢赋活剂

（1）作用机制：主要通过促进脑内神经元对葡萄糖的利用，改善能量供应、增强神经细胞的兴奋性传递以及促进脑代谢。甲氯芬酯能特异性阻断 α- 肾上腺素能受体，不但能扩张血管增加动脉血流量，而且还能通过增加功效性毛细血管面积，使末梢组织血流量增加，改善微循环；又能减少血小板和红细胞聚集，提高缺血脑组织的代谢功效，保护缺氧时易受损伤的脑细胞。因此，还适用于颅脑外伤后的昏迷及乙醇、一氧化碳中毒。

（2）体内过程：维生素 E 口服后经胃肠道吸收约 20%~60%，主要经胆囊随粪便排出。

6. 神经肽类药

（1）作用机制：脑活素是一种脑蛋白水解物，能改善脑功能；促进神经细胞的蛋白质合成，保护未变性神经细胞的正常功能；加速葡萄糖的运转，增加脑内葡萄糖的供应。小牛血清蛋白提取物主要增加脑内葡萄糖和氧的摄取和利用；与其他生长因子协同作用，促进组织的增殖与功能恢复。

（2）体内过程：注射给药后，广泛分布于全身，50%~80% 的游离氨基酸能通过血脑屏障，主要由肾脏排泄。

7. 其他

（1）作用机制：胞磷胆碱（citicoline）作为核苷衍生物，能促进磷脂酰胆碱的合成，增加脑血流，从而促进大脑功能的恢复。银杏叶提取物具有抗氧化作用，保护血管内皮细胞；可改善脑血流、清除自由基，调节胆碱能及肾上腺素能递质及受体。他汀类药物是 3- 羟基 -3- 甲基戊二酰辅酶 A（3-hydroxy-3-methyl-glutaryl coenzyme A，HMG-CoA）降解酶的抑制剂。

（2）体内过程：胞磷胆碱口服后有两个血药浓度峰值，分别为 1 小时和 24 小时，肌内注射吸收更快，0.4 小时达峰值，生物利用度为 99%。

（二）改善非认知功能障碍的药物

1. 抗精神病药

（1）作用机制：主要通过阻断脑内的 DA 受体、5-HT 受体和肾上腺素 α 受体等发挥作用。

（2）体内过程：口服可被充分吸收，一般 1~4 小时即可达到血药浓度峰值。但药物的吸收效率并不完全相同，含钙食物、酸性药物、咖啡及尼古丁等能降低药物的吸收效率。由于老年人的代谢和排泄功能减退，对抗精神病药物的耐受性差，治疗剂量一般为青壮年剂量的1/3~1/2。常用的非经典抗精神病药物如奥氮平、利培酮及喹硫平等非经典的抗精神病药物起始剂量一般分别为 0.5~1mg/d、2.5~5mg/d 和 12.5~25mg/d，之后可依据病情逐渐增加剂量。

2. 抗焦虑药

（1）作用机制：此药有增强中枢抑制性递质 γ- 氨基丁酸（gamma aminobutyric acid，GABA）传递脑功能及突触抑制作用。

（2）体内过程：苯二氮䓬类药物经肠道吸收迅速，具有高亲脂性，起效快。药物吸收和起效的时间快慢依次为地西泮、劳拉西泮和普拉西泮。此类药物的代谢主要通过肝脏微粒体氧化或与葡萄糖苷结合，因而肝脏疾病及其他的严重躯体疾病、年龄以及影响氧化功能的药物等对此药的代谢过程均有影响。

3. 抗抑郁药

阅读笔记

（1）作用机制：主要通过阻断中枢单胺类神经递质的再摄取，并介导其他受体的阻断作用，如 M 胆碱受体和 α 肾上腺素受体。

（2）体内过程：三环类和四环类抗抑郁药物口服后经小肠吸收较完全，一般 2~8 小时即可达到血药浓度峰值。药物为亲脂性，与血浆蛋白结合力较强，全身分布。大部分通过肝脏代谢，小部分经肾脏清除，药物的平均半衰期均大于 24 小时。抗抑郁药物一般在治疗数周后起效。

五、用药护理

（一）用药评估

1. 明确用药目的　掌握各类药物的作用与适应证。

2. 过敏史　询问有无用药过敏史，有过敏史者慎用。

3. 健康资料　除了解病人的一般状况如饮食、营养、睡眠及大小便情况外，需重点评估病人当前的精神状态，包括注意力、智力、思维、记忆、情感状态及意识等。此外，还应注意评估病人的心理社会因素及所处的家庭与社会环境。

4. 病情监测　查看病人的血常规、血压、心电图、肝肾功能等检查结果。

（二）用药安全

1. 胆碱酯酶抑制剂

（1）药物间的相互作用：除卡巴拉汀外，其他均能可逆性地抑制胆碱酯酶的活性。多奈哌齐与拟胆碱药和其他抑制剂有协同作用，与抗胆碱能药物有拮抗作用。卡巴拉汀影响抗胆碱药物的活性，不能与其他拟胆碱药合用，此外，它还可以增强肌肉松弛药的药效。西咪替丁和帕罗西汀使加兰他敏的生物利用度增加，而胍乙啶、美卡拉明及樟磺咪芬等降压药及部分抗毒蕈碱样胆碱作用的药物如普鲁卡因胺和奎尼丁等均能降低加兰他敏的疗效；加兰他敏应避免与酯类局麻药和其他胆碱酯酶抑制剂如地美溴铵、依可碘酯及异氟磷等合用，减少中毒反应的发生；此外，加兰他敏能减弱部分吸入性全麻药物如乙醚、异氟烷等的作用。加兰他敏与牛奶或食物同时服用，虽能减轻毒蕈碱样不良反应，但同时可延长药物吸收达峰值的时间及药效。

（2）不良反应与禁忌证：最常见的不良反应是胃肠道反应如恶心、呕吐、腹泻以及失眠等。此类药物具有拟胆碱作用，可加重尿道梗阻、引起尿潴留和痉挛；有心脏疾病、哮喘或慢性阻塞性肺部疾病及消化道溃疡病人应慎用，对此类药物及成分过敏者禁用。加兰他敏还能引起体重减轻、出汗、流涎等，皮内注射时可能引起弥漫性红斑和过敏。癫痫、运动功能亢进及严重肝肾功能损害的病人应慎用；石杉碱甲还可引起头晕、耳鸣、多汗、肌束颤动、瞳孔缩小和视力模糊等不良反应。

2. 谷氨酸受体阻断剂

（1）药物间的相互作用：美金刚与胆碱酯酶抑制剂具有协同作用。应避免美金刚与其他 NMDA 受体拮抗剂同时使用，并且美金刚能降低精神安定剂、巴比妥类药物的药效。美金刚对抗胆碱能药物、L- 多巴和 DA 能受体拮抗剂也有一定的影响。此外，美金刚能与主要经肾脏排泄的药物相互作用。

（2）不良反应与禁忌证：美金刚常见的不良反应为头痛、眩晕、失眠、幻觉、精神错乱及疲劳等，饮酒可加重不良反应。对肾功能不良病人治疗时药物应减量；对肝功能不良、意识错乱以及孕妇和哺乳期妇女应禁用。

3. 抗氧化剂

（1）药物间的相互作用：司来吉兰单用可治疗早期帕金森病，也可与左旋多巴、外周多巴胺脱羧酶抑制剂合用，能增强并延长左旋多巴的效果，减少左旋多巴的剂量。

（2）不良反应与禁忌证：司来吉兰的耐受性较好，已报道的不良反应有口干、血清转氨酶短暂性的升高及失眠等。对消化道溃疡、不稳定性高血压、心律失常及严重心绞痛病人服用药物时应注意监测；对孕妇及哺乳期妇女不建议使用。

4. 钙通道拮抗剂

(1) 药物间的相互作用：尼莫地平与作用于心血管的其他钙离子拮抗药及 α 受体阻断剂联用，可增强其作用效果；与 β 受体阻断剂联用，可能引起低血压和心功能损害；与胺碘酮合用，可减慢窦房结的节律或加重房室传导阻滞；与肾毒性药物如氨基糖苷类抗生素、头孢菌素及呋塞米等联用，可能会引起肾功能的减退；与非甾体类抗炎药及口服抗凝药合用，可增加胃肠道出血的危险；与芬太尼联用，引起严重低血压；与甲硫双喹脲、奎奴普丁、沙奎那韦及丙戊酸合用，增加尼莫地平的毒性反应；与利福平及一些抗癫痫药物如苯妥英钠、苯巴比妥及卡马西平等合用时，能降低尼莫地平的疗效及血药浓度。氟桂利嗪与乙醇、催眠药或镇静药合用时可出现中枢神经系统过度镇静。

(2) 不良反应与禁忌证：尼莫地平的不良反应较多，临床报道的不良反应包括低血压、心悸、皮肤潮红、出汗、贫血、血小板减少、弥散性血管内凝血、头痛、抑郁、血糖升高、乳酸脱氢酶升高、低钠血症及恶心、呕吐、腹泻、痉挛性腹痛等胃肠道反应等。突然停药能引起撤药综合征。严重肝功能损害病人禁用；对疾病引起颅内压升高者、老年人、有严重心血管疾病或肾功能损害及低血压病人应慎用。本药有致畸性，孕妇及哺乳期妇女应注意。氟桂利嗪有一过性的嗜睡、疲惫和体重增加，长期用药可能会出现抑郁及锥体外系反应如震颤、静坐不能等，抑郁症和帕金森病病人慎用。桂利嗪静脉滴注可引起短暂性的血压降低，对颅内出血及急性脑梗死病人禁用，孕妇慎用。

5. 脑代谢赋活剂

(1) 药物间的相互作用：双氢麦角碱与环孢霉素合用，可改变其药代动力学特点；与多巴胺合用，易引起周围血管痉挛；可增强抗高血压药和硝基药物的效果；与细胞色素 P450 抑制剂(大环内酯类抗生素)、吡咯类抗真菌药、蛋白酶抑制、反转录抑制剂或西咪替丁合用可使血药浓度增高，诱发外周血管收缩。尼麦角林能增强降压药的作用。吡拉西坦与华法林合用，可延长凝血酶原时间，抑制血小板聚集。氢氧化铝、降脂药物(考来烯胺和考来替泊)、矿物油及硫糖铝等可降低维生素 E 的吸收。

(2) 不良反应与禁忌证：麦角碱衍生物(双氢麦角碱和尼麦角林)的不良反应相对较少，少数病人可出现低血压，胃肠道功能紊乱以及烦躁不安、眩晕、嗜睡或失眠等中枢神经系统症状。γ 酪氨酸衍生物(吡拉西坦和茴拉西坦)的不良反应除常见的胃肠道系统及中枢神经系统症状外，还有轻度的肝、肾功能损害，并且能加重亨廷顿舞蹈病病人的症状，因此，对肝、肾功能不全病人慎用，亨廷顿舞蹈病病人、孕妇和新生儿禁用。甲氯芬酯常见的不良反应主要是头痛、失眠、兴奋、激动等神经精神症状以及恶心、食欲减退等消化系统反应，对精神过度兴奋、伴有明显的锥体外系症状病人及过敏者禁用本药，对颅内感染未控制者及高血压病人应慎用。肾功能不全病人禁用奥拉西坦。长期、过量服用维生素 E 可引起恶心、呕吐、腹泻、视力模糊、乳腺肿大等反应，还可引起血清中胆固醇与甘油三酯的升高，维生素 K 缺乏引起的低凝血酶原血症与贫血的病人应慎用。

6. 神经肽类药

(1) 药物间的相互作用：脑活素与胞二磷胆碱、复方丹参以及维生素 B_{12} 等合用时具有协同作用。

(2) 不良反应与禁忌证：脑活素偶见的不良反应包括过敏、头痛、胸闷、气促等呼吸系统症状及呕吐、腹泻等消化系统症状，还可引起血尿素氮升高及癫痫发作；对本药过敏、癫痫大发作或持续状态及严重肾功能不全的病人应禁用。小牛血清蛋白提取物的不良反应主要有过敏和低血糖样作用，因此，血糖低及过敏体质者慎用。孕妇及哺乳期妇女不建议使用。

阅读笔记

7. 其他改善认知功能障碍的药物

(1) 药物间的相互作用:胞磷胆碱与细胞色素 P450 酶抑制剂合用,能导致他汀类药物的生物利用度增加,提高其血浆浓度。

(2) 不良反应与禁忌证:胞磷胆碱对人无明显的毒性作用,偶见不良反应的报道,包括恶心、呕吐、胃痛、腹泻等胃肠道反应及头痛、失眠、眩晕、烦躁不安、痉挛及一过性复视等神经精神症状,罕见反应如一过性低血压、休克及呼吸困难等。银杏叶提取物的不良反应极少,偶见轻微的胃部不适、头痛及皮肤过敏等反应。

8. 抗精神病药

(1) 药物间的相互作用:经典抗精神病药物可以加重抗胆碱能药及三环类抗抑郁药的抗胆碱能副作用、增加 TCAs 抗抑郁药的血药浓度并诱发癫痫;能逆转肾上腺素的升压作用,减弱胍乙啶的降压作用,增加 β 受体阻断剂及钙离子阻断剂的血药浓度,引起低血压;增强乙醇及利尿剂的作用;抗酸药影响抗精神病药的吸收;部分选择性 5- 羟色胺再摄取抑制剂能增加抗精神病药的血药浓度。

(2) 不良反应与禁忌证:由于经典的抗精神病药物能拮抗中枢神经系统 4 种神经递质受体如多巴胺 D_2 受体、毒蕈碱样 M 受体、α 肾上腺素受体($α_1$ 和 $α_2$)和组胺受体(主要是 H_1),故此类药物的不良反应较多。除常见的胃肠道反应之外,拮抗多巴胺 D_2 受体引起锥体外系不良反应,表现为动作缓慢或运动不能、静止性震颤及肌张力增高;拮抗毒蕈碱样 M 受体表现抗胆碱能副作用,有口干、视物模糊、便秘、尿潴留、认知损害、谵妄等表现;拮抗肾上腺素 $α_1$ 受体表现为直立性低血压、室性心动过速及眩晕等;拮抗肾上腺素 $α_2$ 受体可抑制男性射精;抗组胺受体可引起过度镇静、嗜睡以及体重增加等。

9. 抗焦虑药

(1) 药物间的相互作用:抗酸剂可延缓 BZDs 类药物的吸收;部分氧化酶抑制剂可使 BZDs 类药物的半衰期延长,加重不良反应,而苯妥英钠和巴比妥类具有肝酶诱导作用的药物能缩短其半衰期;BZDs 类药物能延长凝血酶原时间,使用肝素病人应注意监测;能提高地高辛的血药浓度,增加地高辛中毒的危险。此外,还能抑制咽反射。

(2) 不良反应与禁忌证:BZDs 类药物的不良反应与剂量相关,临床常见的不良反应主要有头晕、嗜睡、记忆障碍及呼吸抑制等,此类药物易致成瘾,突然停药易引起撤药综合征,易引起抽搐、谵妄等反应,应注意病人的安全,用药后尽量卧床休息,活动时需有人陪同。

10. 抗抑郁药

(1) 药物间的相互作用:TCAs 抗抑郁药与其他抗精神病药或 BZDs 类药物合用能增加镇静作用;此外还有奎尼丁样作用,对心脏传导系统有阻滞作用。SSRIs 类抗抑郁药的安全性和耐受性更好,药物间的相互作用相对较少,但应该注意 SSRIs 类与单胺氧化酶抑制剂合用可能致命,应避免联用,此外 SSRIs 对抗组胺药和抗胆碱药有一定的抑制作用。

(2) 不良反应与禁忌证:TCAs 和四环类抗抑郁药物的不良反应主要是导致明显的抗胆碱能和心血管副作用,主要表现为口干、视物模糊、尿潴留、麻痹性肠梗阻、诱发或加重闭角型青光眼、心悸、直立性低血压及心脏传导阻滞等,老年病人慎用。而 SSRIs 的不良反应相对较少,偶见恶心、呕吐、腹泻、失眠、震颤、性功能障碍及体重减轻等。

(三) 用药监测

1. 胆碱酯酶抑制剂 严格掌握适应证,用药期间注意观察病人的反应,包括肌力如说话、吞咽,肌张力,呼吸功能及运动情况,体液量和二便情况,视力及瞳孔大小等。出现过量反应时,应立即停药,严重者用阿托品解毒。

2. 谷氨酸受体阻断剂 美金刚在用药过程中,应密切监测病人的肾功能、小便常规并观察病人的精神状态,根据肾功能情况及时调整用药的剂量。

阅读笔记

3. **抗氧化剂**　司来吉兰治疗时,注意观察病人的肝功能、心电图及血压等监测结果,了解病人的精神状态与睡眠情况。

4. **钙通道拮抗剂**　给予此类药物治疗时,应密切监测血压情况和心脏功能,尤其是高血压病人。尼莫地平静脉滴注时应避光,并且滴速要慢。出现颜面潮红、血压下降、心动过速或过缓等药物过量反应时,应立即停药,并给予多巴胺或去甲肾上腺素纠正血压,再进行对症处理与支持治疗。

5. **脑代谢赋活剂**　使用麦角碱衍生物类药物时应注意监测血压,尤其是初次用药的病人,建议用药后稍作休息,以免出现低血压反应。长期大量服用维生素 E 时,注意监测凝血酶原情况,尤其是有维生素 K 缺乏倾向的病人。

6. **神经肽类及其他药物**　神经肽类药物使用过程中,尤其注意有无过敏反应的发生,一旦出现过敏反应,应立即停药。其中,脑活素应注意监测肾功能及有无诱发癫痫,小牛血清蛋白提取物应重点监测对血糖的影响,胞磷胆碱应注意观察呼吸功能及血压的变化。

7. **抗精神病药**　氯丙嗪可引起直立性低血压,嘱病人服药后卧床休息,改变体位时,需缓慢调整。血压过低时,应用去甲肾上腺素及其他 α 肾上腺素受体激动剂,禁用肾上腺素,因为氯丙嗪可逆转肾上腺素的升压作用。服药期间尽量减少日晒,注意保护皮肤和眼睛。出现中毒时,立即停药,进行对症治疗和支持治疗。

8. **抗焦虑药**　BZDs 类药物使用时,应严格掌握用药剂量,服药后注意监测病人的血压、呼吸、脉搏及肝肾功能。长期用药易致成瘾,为避免发生戒断症状,停药时应逐渐减量,不可随意减量或停药。用药期间,戒烟戒酒,避免驾驶、高空作业及操作精密仪器等。如果出现药物过量引起中毒,首选氟马西尼进行抢救,再进行对症处理。

9. **抗抑郁药**　TCAs 类抗抑郁药可引起直立性低血压,教会病人或家属预防发生直立性低血压的方法,避免外伤。用药期间密切观察病人生命体征的变化,如发生视物模糊、便秘、腹泻、排尿困难及失眠等症状,及时报告医生。

(四)健康教育

1. **提高病人依从性**　AD 是一种常见的神经退行性疾病目前还不能完全治愈,药物治疗的目的是延缓病情的进展,改善病人的症状。提高病人依从性的措施包括:①优化治疗方案:根据病人的病情恢复情况,适时调整用药方案;②加强病人的健康教育:提高病人对自身疾病的认识,告知病人坚持服药的重要性,指导并督促其正确服用药物;③健全家庭和社会的支持:加强与病人家属的沟通,加强老年人用药管理,帮助提醒及督促服药,提高依从性。教会病人家属及照顾者观察 AD 的常见认知功能障碍及行为学改变,以便于观察药物的治疗效果及疾病复发的提示,一旦出现有关症状,及时就医。

2. **护理措施**

(1) **药物护理**:病人服药时,护士或家属一定要监督病人将药物正确地服下,避免出现漏服或错服的现象,当几种药物联合使用时,应加强监测。一般多奈哌齐宜选择晚上服药,一旦出现失眠、多梦等情况时,可在清晨服用;卡巴拉汀宜选择在进食时服用,可减慢药物吸收速度,减轻胃肠道反应;病人服用维生素 E 治疗期间,出现异常皮肤出血、血尿、血便及牙龈出血等情况时,及时告知医生。重症病人在治疗期间需 24 小时监护。对于服药后疗效不佳的病人,应及时就医,尽快调整治疗方案。

(2) **安全护理**:根据病人的自理能力,给予不同程度的照护。尽量将病人置于熟悉的环境,若离开熟悉的环境,要有专人陪伴。加强预防跌倒的宣传教育和保护措施。给病人制作随身携带的卡片(包括病人的姓名、年龄、家庭住址、联系电话、血型及疾病史等),防止病人走失。

(3) **饮食护理**:合理的饮食与良好的饮食习惯可以提高抵抗力,有助于老年痴呆病人早日康复。老年痴呆病人的食物要易消化吸收,营养丰富,宜选高蛋白质、高维生素的食物。一日

阅读笔记

三餐的饮食要按时,情况允许时,可适量增加点心。尽量维持病人现有的日常生活能力,帮助其建立良好的生活习惯。

(4) 运动护理:告知病人及家属合理的体育锻炼有助于病人保持身心健康。可根据其身体情况带领病人进行适当的运动,如打太极拳、慢跑、散步等,以病人能耐受为宜,注意劳逸结合。适当进行户外活动,让太阳光照射皮肤。此外,保持充足、规律的睡眠有助于消除疲劳,提高机体抵抗力。

(5) 心理护理:根据病人的能力和需求,为病人提供舒适、安全的环境。可以将常用的物品用病人能识别的标识(如不同颜色的标记物)标记清楚。衣物、鞋子等以宽松、舒适为主。鼓励病人尽可能地参与能够唤起以往技能的活动,如唱歌、跳舞等。对病人无能力作出的决定和判断,避免责备与争执。鼓励家人和朋友经常探望病人。

(董银凤)

第二节　精神分裂症

精神分裂症(schizophrenia)是一种临床常见的精神疾病,可见于社会中的各类人群,不受地域、文化及种族等因素的影响。一旦发病,病人的精神症状长期、持续存在并呈进行性加重。因此,精神分裂症应当早期诊断、早期治疗。精神分裂症的治疗方法主要有药物治疗和非药物治疗,抗精神病药物治疗是精神分裂症首选的治疗措施。

一、疾病简介

精神分裂症多起病于青壮年期,男女发病率相当,但女性的发病年龄晚于男性。发病机制尚不清楚,目前的学说主要是多巴胺假说和神经发育假说,认为脑内多巴胺(DA)功能亢进,先天遗传或孕产期对大脑的损伤及后期在外界环境因素的刺激下引起的神经病理改变和大脑功能的紊乱。精神分裂症的主要特征是感知觉、思维、情感、行为之间不协调,精神活动与现实环境脱离。精神分裂症的临床症状复杂多样,根据临床症状表现的不同,可分为阳性症状(妄想、幻觉)、阴性症状(愉悦感缺乏、意志丧失)、认知缺陷(记忆损害、注意力缺陷)和情感症状(焦虑、抑郁)等。

二、药物治疗的目的与原则

(一) 药物治疗的目的

控制精神症状,阻止或延缓病情的发展,尽量恢复社会功能,提高病人生存质量,缓解发作,预防复发,延长病人的存活期。

(二) 药物治疗的原则

1. 明确诊断并正确评估病人的精神症状,决定是否进行药物治疗。
2. 了解病人的用药史及过敏史。
3. 根据病人的病情,选择合适的药物并实施个体化用药。
4. 密切观察病情变化,积极处理药物不良反应并调整用药方案。
5. 避免随意增减药物剂量甚至停药。
6. 积极治疗并存的其他疾病,并进行适当的心理社会干预。

三、药物分类及常用药物

目前,临床用于治疗精神分裂症的药物一般分为传统抗精神病药和非典型抗精神病药,详见表9-2。

阅读笔记

表 9-2　常见抗精神分裂症药物的用法及给药途径

药物分类	常见药物	剂量（mg/d）	用法	给药途径
经典抗精神病药	氯丙嗪	400~600	bid/tid	口服/肌注
	奋乃静	20~60	bid/tid	口服
	氟奋乃静	20~60	bid/tid	口服
	三氟拉嗪	10~60	bid/tid	口服
	氯普噻吨	100~600	bid/tid	口服
	氟哌啶醇	10~40	qd/bid/tid	口服/肌注
	五氟利多	20~120	qw	口服
	舒必利	200~1200	bid/tid	口服
非经典抗精神病药	氯氮平	200~600	bid/tid	口服
	利培酮	2~6	qd/bid	口服
	奥氮平	5~20	qd/bid	口服
	喹硫平	150~750	qd/bid	口服
	齐拉西酮	20~80	bid	口服

（一）经典抗精神病药

主要是一些临床常用的经典抗精神病药，根据其化学结构的不同，传统抗精神病药又分为四类：吩噻嗪类（phenothiazines）、硫杂蒽类（thioxanthenes）、丁酰苯类（butyrophenones）及其他。

1. 吩噻嗪类　由硫原子和氮原子联结两个苯环的一种三环结构的化合物，这类药物主要有氯丙嗪（chlorpromazine）、奋乃静（perphenazine）、氟奋乃静（fluphenazine）和三氟拉嗪（trifluoperazine）。其中，氯丙嗪是吩噻嗪类药物的代表药，也是临床应用最广的抗精神病药物。氯丙嗪能显著缓解精神分裂症的阳性症状，但对阴性症状效果不显著，药物起效较快，对急性期病人的疗效显著，但不能根治，对慢性精神分裂症的疗效差。奋乃静的作用较缓和，有较好的镇静作用，对慢性精神分裂症的疗效优于氯丙嗪。三氟拉嗪和氟奋乃静的镇静作用较弱，除能缓解精神分裂症的阳性症状外，对行为退缩、情感淡漠等症状有较好疗效，适用于偏执型精神分裂症和慢性精神分裂症。

2. 硫杂蒽类　此类药物的化学结构与吩噻嗪类相似，仅在吩噻嗪环上第 10 位的氮原子被碳原子取代，药理作用与吩噻嗪类相似。临床常用药物是氯普噻吨（chlorprothixene），氯普噻吨也是该类药物的代表药。氯普噻吨对情感症状的调节作用强于氯丙嗪，但控制阳性症状的作用不及氯丙嗪，适用于伴有强迫状态或焦虑、抑郁的精神分裂症。

3. 丁酰苯类　此类药物的化学结构与吩噻嗪类完全不同，临床常见药物有氟哌啶醇（haloperidol）、氟哌利多（droperidol）和匹莫齐特（pimozide），其代表药物是氟哌啶醇。氟哌啶醇除能明显控制阳性症状外还具有较强的镇静作用，对慢性精神分裂症也有较好疗效。氟哌利多在体内代谢快，作用维持时间短，主要用于控制精神病病人的攻击行为。匹莫齐特是氟哌利多的双氟苯衍生物，能较好地控制阳性症状，并使慢性退缩或被动的病人活跃起来。

4. 其他　作用于 DA 受体的药物包括五氟利多（penfluridol）和舒必利（sulpiride）。五氟利多属于二苯基丁酰哌啶类，是一种长效的抗精神病药，抗精神分裂症的疗效与氟哌啶醇相似，但镇静作用较弱，适用于各型精神分裂症，尤其是对妄想型和青春型以及慢性精神分裂症的维持与巩固治疗。舒必利属苯甲酰胺类，适用于各型精神分裂症，对难治性精神分裂症也有一定的疗效。

阅读笔记

（二）非经典抗精神病药

1. 氯氮平　对精神分裂症的阳性症状、阴性症状、某些认知缺陷和自杀行为均有效,适用于精神分裂症急性期和维持期的治疗,对难治性精神分裂症也有一定疗效。

2. 利培酮　口服吸收迅速、完全。作为一种广谱的新型抗精神病药,对精神分裂症的阳性症状和阴性症状均有较好的疗效,适用于精神分裂症的急性期、慢性期及难治性精神分裂症,还可以预防复发。目前已成为治疗精神分裂症的一线药物。

3. 奥氮平　口服吸收好,不受进食影响。对精神分裂症的阳性症状、阴性症状及认知症状均有效,适用于精神分裂症和其他各种精神行为障碍如双相情感障碍、老年或儿童的精神行为障碍等,但对难治性精神分裂症的疗效仍有待深入研究。

4. 喹硫平　对精神分裂症的阳性、阴性、认知及情感症状(尤其是抑郁症状)和攻击行为均有较好的疗效,适用于精神分裂症的急性期、慢性复发或慢性期的长期治疗,对双相情感障碍、老年痴呆及其他神经系统疾病伴发的精神障碍均有较好的疗效。

5. 其他　其他药物如齐拉西酮(ziprasidone),对精神分裂症的的多个症状均有疗效。

四、药物作用机制

（一）经典抗精神病药

1. 作用机制　主要通过阻断中枢多巴胺 D2 受体来改善精神分裂症的症状。

2. 体内过程　大部分药物通过口服或肌内注射给药。口服给药吸收较充分,一般 1~4 小时后即可达到血药浓度峰值,进食含钙食物或制酸药、咖啡或尼古丁能减少胃肠道的吸收;肌内注射吸收更迅速、完全,0.5~1 小时达血药浓度峰值,15 分钟显示临床疗效。经肝脏代谢,随尿和粪便排出,也可通过其他体液排泄,如汗液、唾液及泪液等。药物半衰期较长且清除率较低,半衰期一般为 18~40 小时。

（二）非经典抗精神病药

1. 氯氮平　此药是第一个非经典抗精神病药。

（1）作用机制:对 D2、D3、D4、5-HT2A 和 5-HT2C 受体有较强的阻断作用,并且对 5-HT2 受体的阻断作用强于 D2 受体,对中脑边缘 DA 系统的选择性较高,对黑质 - 纹状体的作用较弱。

（2）体内过程:口服吸收迅速而完全,一般 1~4 小时后血药浓度达峰值,且不受食物影响,但吸烟会降低其血药浓度。在体内广泛代谢,有肝脏首关消除效应,主要随尿液和粪便排出,半衰期约 12 小时。

2. 利培酮　此药属于苯丙异噁唑衍生物,是第二个非经典抗精神病药。

（1）作用机制:对 5-HT2A 受体和 D2 受体均有阻断作用,但对前者的阻断作用强于后者 10 倍以上,其中,对 5-HT2A 受体和 D2 受体的阻断作用分别是氯氮平 20 倍和 50 倍。

（2）体内过程:口服吸收迅速而完全,一般 1~2 小时内血药浓度达峰值,不受食物与吸烟的影响,主要在肝脏代谢,以肾脏排泄为主,药物原型半衰期为 3 小时,但活性代谢产物的半衰期较长,约 20~22 小时。

3. 奥氮平　此药是噻吩苯二氮䓬类衍生物,由氯氮平的结构改造而来,药理作用与氯氮平相似。

（1）作用机制:可作用于多种受体,包括 D2、D3、D4、D1 受体、5-HT2 受体、M 型胆碱受体、H1 受体和 α1 受体,对 5-HT2 受体的选择性高于 D2 受体。

（2）体内过程:口服吸收良好,4~6 小时后达血药浓度峰值,基本不受食物影响。主要在肝脏代谢,并随尿液和粪便排出。连续服用 8 天可达稳态血药浓度,平均半衰期为 36 小时。

4. 喹硫平

（1）作用机制:对 5-HT2 受体和 D2 受体均有阻断作用,但对前者的亲和力强于后者,也可

阅读笔记

阻断 5-HT1 受体。

(2) 体内过程：口服吸收快而完全，1~1.5 小时可达血药浓度峰值，不受食物的影响。主要随尿液和粪便排出，药物清除的半衰期为 6 小时。

5. 齐拉西酮

(1) 作用机制：拮抗 5-HT2 受体和 D2 受体的作用，调节二者的平衡，对 NE 再摄取也有一定的抑制作用。

(2) 体内过程：口服吸收较好，服用 1~3 天后可达稳态血药浓度，与食物同服，尤其是脂类的食物，可增加药物的吸收。由肝脏代谢，主要以代谢产物排出，只有不到 1%~4% 以药物原型的形式随尿液和粪便排出。

五、用药护理

(一) 用药评估

1. 明确用药目的　掌握各类药物的作用与适应证。

2. 过敏史　询问有无用药过敏史，有过敏史者慎用。

3. 健康资料　了解病人的健康史，评估其基本的生理功能如饮食、营养状况、睡眠、大小便情况及生活自理能力。重点评估病人当前的精神状态，包括学习能力、记忆、智力、思维、情感及意识行为等，此外，还应注意评估病人的心理社会功能与支持系统。

4. 病情监测　查看病人的心率、血压、心电图、血常规、生化组合、肝功能、肾功能、肌酸激酶及电解质等检查结果。

(二) 用药安全

1. 吩噻嗪类

(1) 药物间的相互作用：可以抑制 DA 受体激动剂及左旋多巴的作用。此外，能增加抗胆碱药的副作用及升高三环类抗抑郁药、β 受体阻断剂及钙离子阻断剂的血药浓度，诱发癫痫和降低血压；能翻转肾上腺素的升压作用；减弱胍乙啶的降压作用；增强一些药物如镇静催眠药、抗组胺药、镇痛药及乙醇的中枢抑制作用，增强利尿剂的作用。抗酸药物影响此类药物的吸收。某些肝药酶诱导剂如苯妥英钠、卡马西平等，可加速药物的代谢，从而降低氯丙嗪、氟哌啶醇等药物的血药浓度，降低疗效；而部分 5- 羟色胺再摄取抑制剂如氟西汀、帕罗西汀和氟伏沙明等可抑制肝药酶的活性，增加抗精神病药物的血药浓度。

(2) 不良反应与禁忌证：此类药物的不良反应与其作用的多个受体有关，锥体外系不良反应如动作迟缓、静坐不能、肌张力增高、迟发性运动障碍等与阻断中脑皮层、黑质 - 纹状体和漏斗结节的 D2 受体有关；抗胆碱能反应如口干、视物模糊、便秘、尿潴留等与拮抗毒蕈碱样 M 受体有关；镇静、嗜睡等与拮抗组胺 H1 受体有关；拮抗 α- 肾上腺素受体(α1 和 α2)可分别引起直立性低血压、室性心动过速、眩晕、鼻黏膜充血等反应。昏迷、严重肝功能损害、癫痫或惊厥史、乳腺增生或乳腺癌、青光眼等病人禁用氯丙嗪，有心血管疾病的病人，尤其是老年人应慎用。

2. 硫杂蒽类

(1) 药物间的相互作用：氟哌噻吨能增强巴比妥类中枢神经抑制药和乙醇的镇静作用；降低胍乙啶、肾上腺素和左旋多巴的作用；与 TCAs 合用，能增加其毒性并增强抗胆碱能作用；与锂剂合用可引起运动障碍，增加锥体外系反应及脑损害。氟哌啶醇与肾上腺素合用可导致血压下降(阻断 α 受体，使 β 受体作用占优势)；与抗高血压药物合用时，产生严重低血压；与卡马西平合用可使本药的血药浓度降低；与抗胆碱药合用，可使眼压升高；与甲基多巴合用，可产生定向障碍、意识障碍及思维迟缓等；与中枢抑制药及乙醇合用，能增强中枢抑制作用；吸烟能降低血药浓度。氟哌利与芬太尼合用时，增强巴比妥类药物和麻醉药的呼吸抑制，引起致命的危险；能降低肾上腺素的升压作用；与左旋多巴合用，可引起肌肉僵直。

阅读笔记

（2）不良反应与禁忌证：锥体外系反应较常见并且较重，常见的不良反应有失眠、头痛、口干、便秘、恶心等；长期使用可引起迟发性运动障碍；少数病人可能引起抑郁反应；偶见皮疹、粒细胞减少及恶性综合征。禁用于对本药过敏、有严重肝肾功能损害、心脏病、急性中毒、昏迷、谵妄、躁狂症及嗜铬细胞瘤的病人。妊娠前 3 个月禁用。

3. 丁酰苯类

（1）药物间的相互作用：五氟利多与各种短效抗精神病药之间有协同作用，并增加锥体外系反应的风险；与 TCAs 合用，能抑制其代谢并增加不良反应；能增强中枢抑制药物的中枢抑制作用；与抗高血压药合用，增加发生直立性低血压的危险；抗酸药和止泻药可增加本药从胃肠道的吸收。抗酸、止泻药能降低舒必利的吸收；硫糖铝能降低其生物利用度；锂剂能增加其不良反应，降低药效。

（2）不良反应与禁忌证：不良反应主要是锥体外系反应，长期大量使用能诱发迟发性运动障碍，偶见过敏性皮疹、心电图异常、粒细胞减少等。对药物过敏、有基底神经节病变、帕金森病或帕金森综合征及骨髓抑制病人禁用。

4. 氯氮平

（1）药物间的相互作用：氯氮平代谢的酶主要是细胞色素 P450 1A2 酶，P450 2D6 和 P450 3A3 酶也参与，影响这些酶类代谢的药物对氯氮平均能产生影响，如 5- 羟色胺再摄取抑制剂如氟西汀、帕罗西汀和氟伏沙明等可明显抑制细胞色素 P450 1A2 酶，引起氯氮平的血药浓度增高；不能与具有骨髓抑制功能的药物如卡马西平、长效抗精神病药如五氟利多等联用，以免发生粒细胞缺乏症。

（2）不良反应与禁忌证：氯氮平的不良反应与抗胆碱、抗组胺、抗 α 肾上腺素能作用有关，几乎无锥体外系反应，常见的不良反应有嗜睡、镇静、乏力、直立性低血压、恶心、呕吐、代谢异常（血糖与血脂代谢异常、体重增加）及粒细胞减少等，严重粒细胞缺乏可致死。对本药过敏，中枢神经显著抑制，有严重的心、肝、肾疾病，骨髓抑制或血细胞异常疾病及孕妇和哺乳期妇女禁用本药。

5. 利培酮

（1）药物间的相互作用：影响利培酮代谢的酶主要是细胞色素 P450 2D6 酶，与细胞色素 P450 2D6 酶抑制剂联用，能升高利培酮的血药浓度。

（2）不良反应与禁忌证：利培酮的不良反应相对较少，已报道的不良反应有恶心、呕吐、焦虑、失眠、低血压、心动过速、体重增加及月经周期不规律和溢乳等内分泌紊乱症状及阳痿、射精障碍等。

6. 奥氮平

（1）药物间的相互作用：吸烟能降低奥氮平的血药浓度。

（2）不良反应与禁忌证：奥氮平的不良反应与氯氮平部分相同，但有轻度的锥体外系反应，对有心脑血管疾病、肝损害、癫痫史、糖尿病及肥胖的病人应慎用。

7. 喹硫平

（1）药物间的相互作用：喹硫平主要代谢酶是细胞色素 P450 3A3 同工酶，P450 2D6 也参与，因此，喹硫平与 P450 3A3 酶诱导剂苯妥英钠、卡马西平、巴比妥类、利福平等或 P450 3A3 酶诱导剂氟康唑、酮康唑等药物联用时，需注意调整用药剂量。

（2）不良反应与禁忌证：喹硫平的不良反应发生率较低，常见的不良反应有嗜睡、头晕、口干、一过性的谷丙转氨酶升高及体重增加。偶见腹痛、消化不良及粒细胞减少症。对本药过敏者慎用，孕妇及哺乳期妇女慎用。

8. 齐拉西酮

（1）药物间的相互作用：只有当超过临床有效浓度 1000 倍以上时才能抑制细胞色素 P450

阅读笔记

3A4 酶和 2D6 酶。脂肪类食物能增加齐拉西酮的溶解与吸收。

(2) 不良反应与禁忌证：由于 D2 受体的选择性相对更高，不良反应较少。常见的不良反应有头痛、嗜睡、眩晕、恶心及消化不良等。偶见直立性低血压、心电图改变及性功能障碍。

(三) 用药监测

1. 个体化用药　抗精神病药物的疗效有个体化差异，应注意药物的选择。抗精神病药物一般采用逐渐增量的方法，加药的量和时间根据病人状态而定，在药物显效后进行数周或数月的稳定治疗，不宜频繁换药。以单一用药为主，防止药物滥用。

2. 监测生命体征　掌握病人基本检查的结果如血压、呼吸、脉搏、心率、肝肾功能和粒细胞计数以及大小便情况和皮肤颜色等，密切观察病人的用药反应，定期评估病人的精神状态如思维、情感、焦虑或抑郁程度等，出现异常反应时及时报告医生。

3. 监测不良反应

(1) 氯丙嗪：此药可引起直立性低血压，嘱病人服药后卧床休息 1~2 小时，改变体位时动作需要慢。血压过低时，禁用肾上腺素，应用去甲肾上腺素及其他 α 肾上腺素受体激动剂。服药期间尽量减少日晒，注意保护皮肤和眼睛。出现中毒反应时，立即停药，进行对症治疗和支持治疗。

(2) 氯氮平：此药可抑制骨髓的造血功能，引起粒细胞缺乏症。用药前需检测外周血白细胞；用药的前 6 个月内每周需要进行血常规检查，后期也至少每 2 周或 1 个月检查一次；用药期间出现发热、上呼吸道感染、扁桃体炎、口腔溃疡、皮肤黏膜的改变以及疲乏无力等症状时需及时就医，如果白细胞计数 $<3 \times 10^9/L$ 或中性粒细胞计数 $<1.5 \times 10^9/L$，应立即停药，进行对症和支持治疗并每天检查血常规。

(四) 健康教育

1. 提高病人依从性　精神分裂症病人需要长期服药治疗，提高用药依从性对病人的药物治疗具有重要的意义。提高病人依从性的措施包括：①优化治疗方案：根据病人的病情，制定科学的用药方案。②加强病人健康教育：提高病人对自身疾病的认识，提高长期治疗的依从性，对于服药后症状改善的病人，需告知病人及家属坚持服药的重要性，尽可能减少病人因对疾病及药物认识不足而自行停药的现象。对于服药后疗效不佳的病人，应及时就医，尽快调整治疗方案。③健全家庭和社会的支持：加强与病人家属的沟通，加强用药管理，告知病人家属营造良好的家庭氛围与社会支持系统对病人康复的重要性，教会其观察精神分裂症复发的早期症状，如头痛、头晕、睡眠障碍、不明原因的烦躁易怒及焦虑抑郁等，出现上述症状后，及时就医。

2. 护理措施

(1) 药物护理：了解药物的使用方法，指导病人规范服药。病人口服给药时，要监督病人将药物正确地服下，避免出现藏药、漏服、错服和拒服的现象。如果急性期病人拒服口服药物，需耐心劝说并指导，劝说无效后，应及时告知医生，改用其他途径给药，如肌注或静脉滴注等。避免肌注药物渗出或溅到眼睛、皮肤，刺激眼睛或引起皮炎，肌注过程中为了避免反复刺激局部皮肤，注意更换部位；静脉给药时注意稀释药物并控制滴注速度。用药过程中，密切观察病人的反应及效果，尤其当几种药物联合使用时，应加强监测。抗精神病药常导致食欲亢进、代谢综合征、体位性低血压等不良反应，同时可能导致女性内分泌紊乱，应对病人进行健康教育，合理控制饮食，适度运动，控制体重，定期门诊复诊。

(2) 安全护理：病房内做好安全检查工作，禁止将危险物品（如玻璃制品、刀具、易燃易爆物品及绳索等）带入病房，严格执行安全检查制度，并向家属做好安全宣教工作。掌握病人病情，严密观察，尤其是重症病人，做到 24 小时不离视线。加强巡视，保证病人安全。

(3) 饮食护理：评估病人的进食情况，加强病人的饮食管理，保证其营养需求。对于绝食或严重摄入不足的病人，要分析原因，进行对症处理，采取诱导进食，如对于妄想的病人，采取集体进餐或示范法；对于进食衰退的病人，采取专人看管，耐心等待；对于诱导进食无效的病人，

阅读笔记

及时告知医生,给予静脉补液或鼻饲等,补充机体的营养需要。对于兴奋躁动、暴饮暴食或有吞咽功能障碍的病人,防止出现噎食,应尽量安排专人看护,适当限制进餐速度。帮助病人养成良好的生活习惯和规律的作息时间,讲究个人卫生,戒烟戒酒。

(4) 运动护理:根据病人的病情恢复情况,鼓励病人参加适宜的室内或户外的运动,如散步、慢跑等,注意劳逸结合。此外,保证充足的睡眠可促进病情早日康复。

(5) 心理护理:病人入院后,应积极热情地接待,使病人尽快熟悉并适应环境,取得病人的信任,建立良好的护患关系。尊重病人人格,理解并体谅其由疾病引发的反常行为,真诚对待病人,尽量满足病人的合理需求。注意与病人沟通的技巧,鼓励病人表达内心的真实感受,耐心倾听与安慰,并给予合适的指导,避免指责与否定,多给予支持性的心理护理。症状改善、病情稳定后,鼓励病人做些力所能及的事情、多参加社交活动,提高社会适应能力。

(王　敏)

第三节　抑　郁　症

抑郁症(depression)是一种临床常见的慢性精神障碍性疾病。据世界卫生组织报告,抑郁症已成为全球第四大重要疾病。预计到 2020 年,抑郁症将成为仅次于心血管疾病的第二大疾病。对抑郁症进行早期诊断和干预治疗,有利于改变病人的病程及预后。其中,药物治疗仍是抑郁症治疗的主要手段。

一、疾病简介

抑郁症是由遗传、生理、社会、环境及生物化学等多种因素引起的精神障碍性疾病,主要临床表现为情绪低落、抑郁悲观,兴趣减退、享受不到乐趣,自我评价低下、感到自责、绝望甚至有自杀观念,伴有认知功能损害如思维缓慢、反应迟钝、言语减少、记忆力下降、注意力障碍及思维能力减退等,甚至出现躯体症状包括睡眠障碍、食欲减退、乏力、体重下降、便秘、闭经及性欲减退等。发病机制尚不清楚,目前认为主要与中枢神经系统单胺类神经递质传递功能障碍有关。抑郁症终身患病率约 6.2%,全球约 1 亿 5 千万的抑郁症病人。在中国,抑郁症的发病率约 6%,目前已确诊的抑郁症病人约 3 千万。

二、药物治疗的目的与原则

(一) 药物治疗的目的
消除或缓解病人的临床症状,帮助其恢复社会功能,提高生存质量,预防复发。

(二) 药物治疗的原则
诊断明确的基础上实施个体化合理用药,密切观察病情变化和不良反应并及时处理,辅以心理治疗及家庭社会支持,积极治疗并存的其他疾病。

Box 9-2【知识拓展】

> #### 英国国家卫生与临床优化研究所(National Institute for Health and Clinical Excellence, ICE)抑郁症治疗指南
>
> 1. 轻度抑郁症　不推荐在轻度抑郁症病人刚开始治疗时就使用抗抑郁药物,因为这样做的风险 - 效益比差。
>
> 2. 心理治疗　对于轻度和中度抑郁症病人,应该考虑使用针对抑郁症的心理治疗技术(如问题 - 解决疗法、短期认知行为治疗和心理咨询),通常在 10 到 12 周内接受 6

阅读笔记

到 8 次心理治疗。

3. 严重抑郁　如果病人出现严重的抑郁,应考虑联用抗抑郁药物和个体认知行为治疗,因为联用的费用 - 效益比好过单独使用抗抑郁药物或认知行为治疗。

4. 抑郁药物的维持治疗　对于近期曾有 2 次或 2 次以上抑郁发作者,或发作时造成严重功能损害的病人,建议抗抑郁药物维持治疗 2 年。

5. 难治性抑郁症的联合治疗　对于难治性抑郁症病人,应考虑联合使用抗抑郁药物和认知行为治疗。

三、药物分类及常用药物

当前抑郁症发病机制公认的假说为神经化学假说,认为神经元突触间隙中神经递质(主要是 5- 羟色胺和去甲肾上腺素)的含量减少以及突触后膜上神经递质作用的受体的结构或功能异常是引起抑郁症发病的核心机制。因此,现有的各种抗抑郁药的作用机制均通过不同途径提高神经元突触间隙中单胺类递质的浓度,从而达到治疗抑郁症的目的。根据药物作用机制的不同,现有的抗抑郁药物可分为以下几类,不同药物作用的比较见表 9-3。

表 9-3　常见抗抑郁药物分类及作用的比较

药物分类	常用药物	神经递质			剂量（mg/d）		用法
		5-HT	NE	DA	起始剂量	治疗剂量	
SSRIs	氟西汀	+++	0	0	10~20	20~80	qd
	帕罗西汀	+++	0	0	20	20~50	qd
	氟伏沙明	+++	0	---	50~100	100~300	bid
	舍曲林	+++	0	0	50	50~200	qd
	西酞普兰	+++	0	0	20	20~60	qd
	艾斯西酞普兰	+++	0	0	10	10~20	qd
TCAs	丙米嗪	++	+++	0	25~50	100~300	tid
	阿米替林	+++	+++	0	25~50	100~300	tid
	多塞平	+++	+	0	25~50	100~300	tid
	氯米帕明	+++	++	0	25~75	100~300	hs
MAOIs	吗氯贝胺	0	0	+++	150	300~600	bid
SNRIs	文拉法辛	+++	+++	+	50~75	75~350	tid
	度洛西汀	++	+++	+	40~60	60~120	qd
	米氮平	+++	+++	0	15~30	15~45	qn
SARIs	曲唑酮	++	0	0	50~100	200~400	tid
其他	安非他酮	+	+	+	150	150~300	bid
	瑞波西汀	+	+++	0	8	8~12	bid
	阿戈美拉汀	0	+	+	25	25~50	qn

注:+++ 强;++ 次强;+ 弱;0 无作用;--- 尚不明确。

1. 选择性的 5-HT 再摄取抑制剂(selective serotonin reuptake inhibitor,SSRIs)　与 TCAs 相比,SSRIs 具有较好的安全性和耐受性,尤其对有焦虑症症状病人及老年病人疗效好,可用于抑郁症急性期和长期维持治疗,是全球公认的一线抗抑郁症药物。代表药物有氟西汀、帕罗西汀、氟伏沙明、舍曲林、西酞普兰和艾斯西酞普兰等。

2. 三环类抗抑郁药(tricyclic antidepressants,TCAs)　TCAs 疗效好,起效快,临床仍用,尤其对伴有焦虑的抑郁症病人及严重病例。代表药物包括丙米嗪(imipramine)、阿米替林(amitriptyline)、多塞平(doxepin)及氯米帕明(clomipramine)。

3. 单胺氧化酶抑制剂(monoamine oxidase inhibitors,MAOIs)　代表药物有苯乙肼(phenelzine)和吗氯贝胺(moclobemide)等。苯乙肼对 MAO 亚型没有选择性,副作用较多,易导致高血压危象和肝损害,可与多种药物和食物产生相互作用,目前临床几乎不用。

4. 5-HT 与 NE 再摄取抑制剂(serotonin and norepinephrine reuptake inhibitors,SNRIs)　代表药物有文拉法辛(venlafaxine)、度洛西汀(dutoxetine)和米那普仑(milnacipran)。文拉法辛适用于抑郁障碍、广泛性焦虑障碍和其他类型的焦虑障碍。度洛西汀和米那普仑主要用于重症抑郁障碍、焦虑障碍及其他抑郁相关障碍。

5. 5-HT2A 拮抗剂及 5-HT 再摄取抑制剂(serotonin antagonist and reuptake inhibitors,SARIs)　代表药物有曲唑酮(trazodone)和奈法唑酮(nefazodone)。可用于治疗抑郁症,经其他抗抑郁药物治疗无效的顽固性抑郁症病人。还可适用于治疗焦虑症,尤其是老年性抑郁症或伴有心脏疾病的病人。

6. NE 与 DA 再摄取抑制剂(NE and DA reuptake inhibitors,NDRIs)　临床主要应用于重性抑郁症或戒烟,也可用于成人和儿童的注意缺陷/多动障碍。代表药物是安非他酮(bupropion)。

7. 选择性 NE 再摄取抑制剂(noradrenaline reuptake inhibitors,NARI)　代表药物为瑞波西汀(reboxetine)。瑞波西汀具有较好的抗抑郁疗效,尤其是严重抑郁症和老年病人。病人对该药的耐受性好。

8. 褪黑素能受体激动剂和 5-HT2c 受体拮抗剂　代表药物是阿戈美拉汀(agomelatine)。用于成人严重抑郁症发作及部分抑郁症伴有睡眠障碍的治疗。

四、药物作用机制

(一)选择性的 5-HT 再摄取抑制剂

1. 作用机制　选择性抑制 5-HT 的再摄取,使突触间隙中 5-HT 的含量增加。

2. 体内过程　药物口服经胃肠道吸收为主,进食不影响药物的吸收,但舍曲林除外。药物吸收较缓慢,一般摄入后 6~8 小时才能达到血药浓度的峰值。其中,帕罗西汀、氟伏沙明和西酞普兰的吸收效果更好。药物的代谢与清除主要在肝脏与肾脏。值得注意的是,氟西汀和舍曲林在体内的活性代谢产物清除的半衰期比药物原型的更长,停药或换药时注意停留时间。

(二)三环类抗抑郁药

1. 作用机制　主要通过抑制神经元突触前单胺类神经递质再摄取,使突触间隙的去甲肾上腺素(norepinephrine,NE)和 5-羟色胺(5-hydroxy tryptamine,5-HT)含量升高。

2. 体内过程　药物在小肠吸收较完全,一般在摄入后 2~8 小时血药浓度达到峰值。肝脏代谢是药物从体内清除的主要途径,少量药物通过肾脏清除,药物清除的半衰期在 24 小时以上。

(三)单胺氧化酶抑制剂

1. 作用机制　通过作用于单胺氧化酶[MAO-A 和(或)MAO-B]抑制中枢神经系统单胺类神经递质的氧化代谢,减少单胺类递质的破坏,增加神经元突触间隙中神经递质的浓度,从而改善情绪。

阅读笔记

2. 体内过程 吗氯贝胺口服经肠道吸收迅速、完全,1~2 小时即可达到血药浓度峰值,且易通过血脑屏障。主要经肝脏代谢和肾脏排泄,药物清除半衰期为 1~2 小时。

(四) 5-HT 与 NE 再摄取抑制剂

1. 作用机制 通过抑制 5-HT 和 NE 的再摄取,增加神经元突触间隙中上述两种递质的浓度。

2. 体内过程 文拉法辛在胃肠道吸收良好,一般 2 小时内可达到血药浓度峰值,进食不影响药物的吸收率,能减低吸收的速度,药物主要在肝脏代谢,代谢产物主要经肾脏排泄,清除半衰期为 4 小时。度洛西汀口服吸收迅速、完全,进食对其影响较小,且易通过血脑屏障,清除半衰期约 12 小时。米那普仑口服吸收完全且迅速,0.5 小时后即可达到血药浓度峰值,清除主要经肾脏和肝脏,半衰期约 8 小时。

(五) 5-HT$_{2A}$ 拮抗剂及 5-HT 再摄取抑制剂

1. 作用机制 通过抑制 5-HT 再摄取及选择性拮抗 5-HT$_{2A}$ 受体的结合位点,从而增加神经元突触间隙中 5-HT 的含量。

2. 体内过程 曲唑酮口服易吸收,进食可延长血药浓度达峰值的时间(空腹约 1 小时,进食约 2 小时),主要经肝脏广泛代谢,不足 1% 的药物原型随粪便和尿液排出,清除为双相性,半衰期分别为 3~6 小时和 5~9 小时。

(六) NE 与 DA 再摄取抑制剂

1. 作用机制 通过抑制 NE 和 DA 的再摄取,升高神经元突触间隙中 NE 和 DA 的浓度,对 5-HT 的再摄取无影响。

2. 体内过程 安非他酮口服经肠道吸收迅速,不受进食的影响,8 天内可达到稳定的血药浓度,主要经肝脏广泛代谢,1% 药物原型随尿液排出,清除半衰期为 21 小时。

(七) 选择性 NE 再摄取抑制剂

1. 作用机制 通过选择性抑制 NE 的再摄取,增高突触间隙中 NE 的浓度。

2. 体内过程 瑞波西汀口服吸收迅速,2 小时达血药浓度峰值,进食可延长药物达血药浓度峰值的时间,清除半衰期为 12~14 小时。

(八) 褪黑素能受体激动剂和 5-HT$_{2c}$ 受体拮抗剂

1. 作用机制 主要通过激动褪黑素受体 1,2(MT1,MT2)并拮抗 5-HT$_{2c}$ 受体的作用,从而发挥抗抑郁作用,但不影响突触间隙 5-HT 的浓度。

2. 体内过程 阿戈美拉汀口服吸收迅速,1~2 小时达血药浓度峰值,经肝脏代谢,主要经肾脏排泄。

五、用药护理

(一) 用药评估

1. 明确各类药物的作用与适应证。

2. 过敏史 询问有无用药过敏史,有过敏史者慎用。

3. 精神状态 了解当前的精神状态,重点评估可能的影响因素。

4. 健康资料 查看病人的血压、心电图、肝肾功能及血象等检查结果。

(二) 用药安全

1. 选择性的 5-HT 再摄取抑制剂

(1) 药物间的相互作用:SSRIs 对抗组胺药和抗胆碱药有一定的抑制作用。由于 SSRIs 是 P450 2D6 酶的底物和氧化剂,对 P450 2D6 酶的抑制作用较强,因此,影响部分依赖于此酶代谢的药物,如抗心律失常药物奎尼丁、氟卡尼和普罗帕酮等,以及 TCAs、卡马西平及其他一些抗精神病药物。另外,此类药物中的氟西汀还影响 P450 3A3/4、P450 /2C9 和 P450 /2C19 等酶的

阅读笔记

活性,因此,对与这些酶代谢相关的药物也会产生一定的影响。

(2) 不良反应与禁忌证:此类抗抑郁药物的安全性更高,不良反应较少见。偶见的不良反应有口干、出汗、体重改变、头痛、焦虑、睡眠障碍、震颤、性功能失调、粒细胞缺乏及低血糖等。极为少见的致死性不良反应为 5-HT 综合征,主要见于 MAOIs 或其他 5-HT 增强药物合用时,与病人的异常体质也有关联,引起中枢神经系统 5-HT 受体异常兴奋,病人表现为发热、出汗、腹痛、腹泻、血压升高、心律失常、情绪波动、谵妄、易激惹等,严重时表现为恶性高热、心源性休克甚至死亡。

2. 三环类抗抑郁药

(1) 药物间的相互作用:①协同作用:TCAs 与抗精神病药或苯二氮䓬类药物合用会增加镇静作用,与苯海索等抗帕金森病药物或抗精神分裂症药物合用会增强抗胆碱能作用。此外,TCAs 有奎尼丁样作用,增强奎尼丁对心脏传导系统的抑制效应。反过来,奎尼丁也可通过抑制细胞色素 P450 2D6,从而增加 TCAs 的浓度,加重其不良反应;②拮抗作用:TCAs 与 MAOIs 合用时的相互作用可引起严重的不良反应事件,如高血压危象等。因此,使用 MAOIs 的病人至少停药 2 周以后方可使用丙米嗪,并且起始剂量一定要小。抑制胍乙啶的摄取,对抗胍乙啶的降压作用,另外,地昔帕明和 TCAs 也可降低可乐定的作用。

(2) 不良反应与禁忌证:此类药物主要通过阻断 M1 受体引起一系列的抗胆碱能不良反应,如口干、便秘、视物模糊及排尿困难等,可使闭角型青光眼的病人发生高眼压危象,老年病人中可导致尿潴留、肠麻痹等。阻断中枢 H1 受体可引起镇静和谵妄,长期使用可以引起食欲增强及体重增加。对血压的影响和对心脏的毒性较大,主要与阻断 α1 受体的作用有关,可引起直立性低血压反应、心动过速及心肌损害等,过量服用会导致心律失常而致死。此外,还可引起肝脏损害、致畸、过敏性皮疹以及性功能障碍等。

3. 单胺氧化酶抑制剂

(1) 药物间的相互作用:由于此类药物具有广泛地抑制单胺氧化酶的特性,与许多其他药物及食物之间易产生相互作用。①药物间的相互作用:与此类药物中的其他药物联用时,会出现不良反应增强并发抽搐发作,至少停药 1 周以上才可换用其他药物;与 TCAs 类、SSRIs 类抗抑郁药合用后会产生严重的不良反应,如高血压、抽搐发作、5-HT 综合征等,尽量避免联合使用或至少停药 2 周以上才可换用其他药物;与一些麻醉药物如哌替啶、苯乙肼或反苯环丙胺合用后,易出现昏迷、高热、高血压等,尤其是哌替啶,严重时可致死,应避免联合应用;此外,与一些拟交感神经药物合用,可能出现高血压危象;与一些口服降糖药和胰岛素合用,易加剧低血糖的发生。因此,对于需手术、高血压、糖尿病的病人使用此类药物时,应加强监测。②食物间的相互作用:许多食物中都含有酪胺,通常酪胺在体内经单胺氧化酶降解,而 MAOIs 与食物之间产生相互作用会提高血中酪胺的水平,出现酪胺反应,表现为血压升高、恶心、呕吐、心悸、寒战、出汗、坐立不安及易激惹等,严重的可出现意识障碍、高热、脑出血、甚至死亡。易出现相互作用的食物包括乳酪、红酒、酵母酒及其他酒精饮料、咖啡、巧克力、可乐、茶、发酵品、味精、泡菜、腌鱼、牛肉、鸡肝以及熟透的水果等。因此,服用此类药物期间,尽量限制上述食物的摄入量。

(2) 不良反应与禁忌证:此类药物的不良反应较其他抗抑郁药更多,常见的不良反应包括头痛、口干、失眠、便秘、视力模糊、恶心、水肿、遗忘、眩晕、排尿困难、乏力、肌痉挛及直立性低血压等。也可见性功能障碍、失眠及心绞痛等。

4. 5-HT 与 NE 再摄取抑制剂

(1) 药物间的相互作用:此类药物与 MAOIs 合用会引起恶性综合征和 5-HT 综合征,在 MAOIs 治疗停药 2 周以上,才可使用文拉法辛;文拉法辛治疗停药 2 周以上,才可使用 MAOIs。此外,文拉法辛能引起地昔帕明、氟哌啶醇和利培酮的血药浓度升高,降低蛋白酶抑制剂茚地

阅读笔记

那韦的血浓度。此类药物虽然在肝脏通过细胞色素 P450 酶系统进行代谢,但与其他药物之间的相互作用较少。

(2) 不良反应与禁忌证:此类药物的安全性和耐受性较好,与 SSRIs 相近,不良反应较少。临床报道的不良反应有头痛、恶心、眩晕、乏力、嗜睡、失眠、出汗、神经质以及与其他 5-HT 药物联用时易导致性功能障碍等。此外,文拉法辛中断治疗或突然撤药可能会引起停药症状,如头晕、失眠、恶心、口干及感觉功能紊乱等。因此,停药时要逐渐减量。

5. 5-HT$_{2A}$ 拮抗剂及 5-HT 再摄取抑制剂

(1) 药物间的相互作用:曲唑酮与其他抗抑郁药之间可能发生相互作用,如 MAOIs、氟西汀、丁螺环酮及奈法唑酮等,与氟西汀联合用药后,能升高血浆中曲唑酮和 m-氯苯基哌嗪的浓度;与其他中枢神经抑制药物或乙醇合用时,会出现困倦和镇静的表现。此外,与抗高血压药物(可乐定)或抗凝血药物(华法林)联用后,会产生抗高血压或抗凝血作用。

(2) 不良反应与禁忌证:该类药物单用的安全性较 TCAs 和 MAOIs 更高,不良反应较少。常见的不良反应主要有头晕、恶心、无力、口干、便秘及躁狂现象等,曲唑酮的不良反应还包括直立性低血压和阴茎异常勃起及较弱的抗胆碱能作用,前列腺肥大和闭角型青光眼病人禁用;奈法唑酮还有引起肝坏死及视觉障碍等不良反应的报道。

6. NE 与 DA 再摄取抑制剂

(1) 药物间的相互作用:安非他酮在肝脏通过 P450 酶系统代谢,经 P450 2B6 酶代谢转化为羟化安非他酮,两者是 P450 2D6 酶的抑制剂,与经 P450 2D6 酶代谢的药物联用时需密切观察。安非他酮禁止与 MAOIs 合用,与其他的 DA 制剂(抗帕金森病的药物)合用有叠加效应;安非他酮与氟西汀和 TCAs 合用时出现毒性反应。

(2) 不良反应与禁忌证:由于结构与作用机制不同于其他的抗抑郁药,此类药物的不良反应有所不同。临床常见的不良反应有头痛、恶心、口干、失眠和轻度的血压升高,高剂量可引起出汗和便秘,还有报道会引起转氨酶升高及过敏反应等。安非他酮引起的严重不良反应较少,主要有低血压、酸中毒、窦性心动过速和癫痫等。

7. 选择性 NE 再摄取抑制剂

(1) 药物间的相互作用:由于酮康唑抑制瑞波西汀的清除,因此,与酮康唑合用时,需减少瑞波西汀的剂量;与 MAOIs 合用会拮抗酪胺诱导的反应;与氟卡尼、抗精神病药物及 TCAs 合用时要谨慎。此外,瑞波西汀不能与大环内酯类抗生素、氟伏沙明及吡咯类抗真菌药联用。

(2) 不良反应与禁忌证:瑞波西汀的不良反应相对较少,临床报道的主要是口干、便秘、出汗及失眠等。

8. 褪黑素能受体激动剂和 5-HT$_{2c}$ 受体拮抗剂

(1) 药物间的相互作用:本药与一些抗细胞色素药合用时,可降低阿戈美拉汀的血药浓度;与 SSRI 抗抑郁药合用,可能会产生不良反应。

(2) 不良反应与禁忌证:常见不良反应是头痛、恶心、乏力,偶见嗜睡、失眠、焦虑、便秘、腹泻、疲劳、背痛及多汗等。

(三) 用药监测

1. 观察药效　抗抑郁药物起效较慢,一般 4~6 周显效。如氟西汀、帕罗西汀需要 1~3 周;吗氯贝胺、阿米替林需要 1~4 周;即使起效较快的药物如米氮平和文拉法辛也要 1 周。因此,在药物没有显效前,忌频繁换药。

2. 更换药物　更换抗抑郁药物时要谨慎在足量、足疗程无效的前提下,方可考虑换药。但仍需停药一段时间,有利于药物的清除,防止发生药物间的相互作用。

3. 监测药物不良反应　抗抑郁药物常见的不良反应包括胃肠道不适、恶心、口干、便秘、腹泻、视物模糊、排尿困难及失眠等,用药期间应注意观察,出现上述症状后及时告知医生并配

阅读笔记

合处理。SNRIs可能导致血压升高,老年病人及有相关病史的病人应注意监测血压;三环类抗抑郁药、单胺氧化酶抑制剂以及部分5-HT$_{2A}$拮抗剂及5-HT再摄取抑制剂易引起体位性低血压,病人用药后应卧床休息1小时,并且改变体位时要缓慢,用药期间密切观察病人的生命体征的变化;三环类抗抑郁药及单胺氧化酶抑制剂可能会引起心脏毒性,甚至诱发死亡。用药期间注意监测病人的反应及心脏功能的变化。

(四)健康教育

1. 提高病人依从性　早期给予抗抑郁药物治疗并持续治疗对抑郁症的康复至关重要,提高用药依从性对病人的药物治疗具有重要的意义。提高病人依从性的措施包括:①优化治疗方案:根据病人的病情,制定科学的用药方案。②加强病人健康教育:告知病人及家属抑郁症是一种常见的疾病,无需过分焦虑与恐慌,积极配合治疗,完全可以恢复正常工作与生活。对于服药后症状改善的病人,需告知病人及家属坚持服药的重要性,尽可能减少病人因对疾病及药物认识的不足而自行停药的现象。对于服药后疗效不佳的病人,应及时就医,尽快调整治疗方案。③健全家庭和社会的支持:加强与病人家属的沟通,告知病人家属,良好的家庭与社会支持系统是增强病人治疗信心最为宝贵的资源。教会他们学会观察抑郁症的常见心理与行为改变,观察疗效及疾病复发的提示,一旦出现症状,需及时就医。

2. 护理措施

(1) 药物护理:告知病人及家属药物的使用方法,指导病人规范服药。每次服药时一定要认真检查,确保药物正确服下后再离开,避免出现漏服、错服或藏药的现象。注意观察病人用药的反应,尤其是毒副反应等,当出现口干、便秘等较轻的副作用时,做好解释工作,鼓励病人多喝水。出现严重的副作用时,应当及时告知医生。对于病情好转,症状减轻的病人,需告知病人及家属坚持服药的重要性,切忌随意删减剂量或间断服用药物,停药与否一定要遵医嘱。

(2) 安全护理:抑郁症病人易出现自罪自责、悲观厌世甚至有自杀倾向等,严重危及病人的安全。因此,保证病人的安全是护理工作的重要内容之一。妥善安置病人,谨慎安排病人的居住环境,做好危险物品(如玻璃、刀具、绳索、易燃易爆物品等)及各类药品的管理,防止意外的发生。同时,密切观察病人的病情变化,加强巡视。重症病人在治疗期间,需24小时陪护,防止自杀。

(3) 饮食护理:抑郁症病人常有食欲缺乏、自罪自责而拒绝进食等症状,应根据病人的具体情况,制定相应的护理对策。为病人营造良好的进食环境,给予高热量、高蛋白、高维生素饮食,保证病人的营养需求。对于因自罪自责而拒绝进食的病人,可给予适当的诱导进食,如将饭菜搅拌后再给予病人食用。

(4) 运动护理:根据病人病情恢复情况,鼓励病人参加适宜的室内(如听轻音乐、选择舒服的位置坐下,闭目养神,全身放松,自然缓慢地呼吸等)或户外的运动(散步、慢跑、打太极拳等),注意劳逸结合。此外,保证充足的睡眠,避免熬夜。

(5) 心理护理:建立良好的护患关系,取得病人的信任。与病人交谈时,保持温和、理解与接受的态度,语速应慢。尊重和理解病人,鼓励病人表达内心的真实感受,耐心倾听与安慰,重视非语言沟通的作用。引导与鼓励病人回忆以往的愉快和成功的经历,增加正性思维,减少负性体验,改善消极情绪。待症状改善、病情稳定后,鼓励病人积极参加社交活动,建立积极健康的人际交往能力。避免精神刺激,保持稳定的心境。

(董银凤)

第四节　焦虑障碍

焦虑是人类基本的情绪,是人类为适应生存需要而做出的反应。适度的焦虑对人类是有益的,它可以充分地调动身体各脏器的功能,提高大脑的反应能力。临床上关注的焦虑是病理性的焦虑,即焦虑障碍(或称焦虑性神经症)。焦虑障碍是最常见的精神障碍,也是一种预后相对较好的神经症。目前临床主要有药物治疗、心理治疗、认知治疗和物理治疗等。其中,药物治疗能较好消除或减轻病人的焦虑症状,是临床非常重要的治疗措施。因此,掌握药物治疗的相关知识与应用是精神科护士必备的技能。

一、疾病简介

焦虑障碍(anxiety)是以不明原因的持续存在的以焦虑情绪为主要特征,其他表现还包括紧张、担心、忧郁、恐惧、坐立不安及其他自主神经症状,如心动过速、瞳孔扩大、手抖、出汗、尿频等。根据临床表现与病程的不同,临床可分为急性焦虑障碍(惊恐发作)和慢性焦虑障碍(广泛性焦虑),以后者最常见。研究认为,焦虑障碍可能与遗传、生物化学、性格、认知过程、不良生活事件及躯体疾病等有关。其中,女性发病率明显高于男性。焦虑障碍的发病机制目前还不明确,研究认为与机体对应激的反应能力及神经递质水平有关。前者认为焦虑主要是由于机体对应激源(包括生理、心理及社会等)所做出的应激反应;后者认为焦虑障碍是由于中枢神经递质包括 NE、5-HT 和 γ- 氨基丁酸(GABA)的水平失衡引起的神经功能紊乱,降低 NE 和 5-HT 的水平、升高 GABA 水平对焦虑障碍的治疗有效。

二、药物治疗的目的与原则

(一) 药物治疗的目的

缓解病人的焦虑症状,阻止或延缓病情的发展,尽早恢复社会功能,提高病人生存质量,延长病人的存活期。

(二) 药物治疗的原则

1. 明确诊断并正确评估病人的精神症状,决定是否进行药物治疗。
2. 了解病人的用药史及过敏史。
3. 视病人的病情选择合适的药物并实施个体化用药。
4. 密切观察病情变化,积极处理不良反应并调整用药方案。
5. 避免随意增减药物剂量甚至停药。
6. 积极处理、尽早去除或减少诱因。

三、药物分类及常用药物

目前,临床用于治疗焦虑障碍的药物包括苯二氮䓬类(又称安定药)、阿扎哌隆类、β- 肾上腺能阻断剂、抗抑郁药。一般根据病人病情、身体情况及家庭经济情况等因素综合考虑用药。

(一) 苯二氮䓬类

苯二氮䓬(benzodiazepines,BZDs)是一种临床广泛应用的镇静催眠药,具有抗焦虑、镇静、肌肉松弛、抗惊厥和改善记忆力等作用。临床主要用于治疗急性焦虑障碍的发作和慢性焦虑障碍。主要特点是起效快、抗焦虑效果好、镇静作用相对弱、价格较便宜,但有可能产生药物依赖,不宜长期大量使用。常用药物有劳拉西泮(lorazepam)和阿普唑仑(alprazolam)。

(二) 阿扎哌隆类

药物肠道吸收迅速,有重要的首关消除效应,一般治疗 1~2 周后见效。代表药物是丁螺环酮(buspirone)。临床主要用于慢性焦虑障碍的治疗。此外,羟嗪类(hydroxyzines)也用于减轻焦虑障碍的焦虑、紧张情绪以及其他疾病引起的焦虑状态。

(三) β 肾上腺能阻断剂

临床上主要用于治疗伴有严重躯体症状的焦虑和广泛性焦虑障碍,并且对伴有焦虑的震

阅读笔记

颤效果显著。代表药为普萘洛尔（propranolol）。

（四）抗抑郁药

此类药物的特点是抗焦虑效果肯定、无成瘾性、适合长期服用，但价格偏贵，抗焦虑效果起效较慢，2~3 周后见效，一般需同时与短期安定类药物合用。临床用于治疗焦虑障碍的抗抑郁药物有三环类抗抑郁药（TCAs）、非选择性 / 选择性 5-HT 再摄取抑制剂（NSRIs/SSRIs）以及单胺氧化酶抑制剂（MAOIs）。临床用于治疗焦虑障碍惊恐发作的常用治疗药物是帕罗西汀、艾司西酞普兰和氯米帕明等；用于慢性焦虑障碍的常用抗抑郁药是帕罗西汀、艾司西酞普兰、文拉法辛及黛力新等。氟哌噻吨和美利曲辛适用于轻中度焦虑障碍和伴有抑郁的病人。

四、药物作用机制

（一）苯二氮䓬类

1. 作用机制　研究认为其药理作用的机制主要是通过与 GABA-A 受体结合，促进氯离子内流，从而抑制神经冲动的传导，此外，可能对 5-HT 和 NE 也有一定的影响。

2. 体内过程　口服可经肠道快速吸收，0.5~8 小时达血药浓度峰值，以三唑仑最快，而肌内注射或静脉注射吸收更迅速、完全。此类药物主要通过肝药酶进行生物转化，代谢产物与药物原型的活性相似，但半衰期更长。因此，应注意半衰期长的药物在体内有较强的蓄积作用。

（二）阿扎哌隆类

1. 作用机制　主要通过抑制 DA、5-HT 和 NE 的再摄取发挥抗焦虑作用，几乎没有催眠、抗痉挛和肌肉松弛的效果。

2. 体内过程　丁螺环酮口服吸收迅速、完全，0.5~1 小时即可达血药浓度峰值，主要经肝脏代谢，60% 经肾脏排泄，40% 随粪便排出，半衰期为 1~14 小时。

（三）β- 肾上腺能阻断剂

1. 作用机制　主要作用于外周的 β- 肾上腺素受体，减慢心率、降低心肌收缩力和血压，减轻焦虑障碍时由肾上腺素（epinephrine，E）和 NE 功能亢进引起的躯体症状，间接抑制中枢神经系统。

2. 体内过程　详见本书相关章节内容。

（四）抗抑郁药

1. 作用机制　焦虑障碍由于脑内神经递质的失衡，引起机体神经 - 内分泌系统功能的紊乱，此类药物主要通过调节脑内 DA、NE 和 5-HT 等递质的水平发挥抗焦虑作用。

2. 体内过程　药物代谢相关内容详见本章第三节。

五、用药护理

（一）用药评估

1. 明确用药目的　掌握各类药物的作用与适应证。

2. 过敏史　询问有无用药过敏史，有过敏史者慎用。

3. 健康资料　了解病人的睡眠、饮食习惯及营养状况，重点评估病人焦虑、抑郁等情绪反应及自主神经功能的变化情况，还应注意评估病人的心理状态及所处的家庭与社会环境。

4. 病情监测　查看病人的血压、心电图、肝肾功能等检查结果。

（二）用药安全

1. 苯二氮䓬类

（1）药物间的相互作用：抗酸剂影响 BZDs 类药物的吸收，合用时注意调整剂量。BZDs 类药物与其他药物联用时还应注意的事项有：①部分肝脏氧化酶抑制剂可延长 BZDs 类药物的半衰期,而有肝酶诱导作用的药物(苯妥英钠和巴比妥类)能缩短其半衰期;②BZDs 类药能延长凝血酶原的作用时间,提高地高辛的血药浓度,增加地高辛中毒的危险。

(2) 不良反应与禁忌证:主要的不良反应是嗜睡和共济失调,偶见短暂的认知和记忆功能损害,尤其是对老年人或对药物易感的病人。罕见的不良反应有愤怒、激动和敌意,主要见于氯氮䓬。其他的不良反应还有头痛、胃肠道功能紊乱、月经不调及性欲改变等。

2. 阿扎哌隆类

(1) 药物间的相互作用:丁螺环酮与单胺氧化酶抑制剂合用易引起高血压。羟嗪与巴比妥、阿片类中枢抑制剂合用,增强其中枢抑制作用;还可延长氯胺酮的麻醉恢复时间。

(2) 不良反应与禁忌证:丁螺环酮常见的不良反应是眩晕、头痛、恶心、神经质、头晕等。对本药过敏、白细胞减少或癫痫病人、孕妇、哺乳期妇女和婴儿禁用。

3. β 肾上腺能阻断剂

(1) 药物间的相互作用:与单胺氧化酶抑制剂合用,导致极度低血压;与利舍平合用,可引起体位性低血压;与洋地黄合用,可发生房室传导阻滞;与钙拮抗剂维拉帕米合用可抑制心脏传导系统;与氟哌啶醇合用,可导致低血压和心脏停搏;与氯丙嗪合用能增加两种药物的血药浓度。

(2) 不良反应与禁忌证:常见的是眩晕、视物模糊、反应迟钝、头晕、心动过缓,支气管痉挛、呼吸困难及充血性心力衰竭较少见,偶见粒细胞缺乏症、出血倾向。对本药过敏、支气管哮喘、心源性休克、重度心力衰竭、心脏传导阻滞病人禁用。

4. 抗抑郁药

(1) 药物间的相互作用:TCAs 抗抑郁药与其他抗精神病药或 BZDs 类药物联用能增加镇静作用;与单胺氧化酶抑制合用可能致命,应避免联用;SSRIs 类抗抑郁药的安全性和耐受性更好,药物间的相互作用相对较少,对抗组胺药和抗胆碱药有一定的抑制作用。

(2) 不良反应与禁忌证:TCAs 由于副作用较多,临床上约 33% 的病人不能耐受,其常见的不良反应主要是抗胆碱能效应,如口腔与黏膜的干燥、视物模糊、心动过速、便秘和排尿困难等,其他不良反应还有直立性低血压、出汗、体重增加及性功能障碍等。因此,老年人、癫痫病人慎用;闭角型青光眼、尿道梗阻和心脏传导异常病人禁用。SSRIs 的不良反应有恶心、头痛、失眠、嗜睡、神经紧张、腹泻、皮疹、体重减轻及性功能障碍等。SNRIs 的安全性和耐受性较好,与 SSRIs 相近,不良反应较少。MAOIs 常见的不良反应包括头痛、口干、失眠、便秘、视力模糊、恶心、水肿、遗忘、眩晕、排尿困难、乏力、肌痉挛及直立性低血压等。也可见性功能障碍、失眠及心绞痛等。

(三) 用药监测

1. 监测生命体征   掌握病人基本检查的结果,如血压、呼吸、脉搏、心率、肝肾功能和大小便情况等,密切观察病人的用药反应,定期评估病人的精神状态焦虑程度,出现异常反应时及时报告医生。

2. 监测药物不良反应

(1) BZDs 类药物:此类药物长期使用易致成瘾,突然停药易发生戒断综合征,表现为焦虑障碍的复发、反弹或戒断症状,因此,停药时应逐渐减量,药物减量期应至少 4 周,每 3~4 天降低药物剂量的 10%,不可随意减量或停药。另外,BZDs 类长期使用还可引起乳酸脱氢酶、碱性磷酸酶、丙氨酸氨基转移酶和天门冬氨酸氨基转移酶水平的升高,应注意监测血细胞计数、肝脏和甲状腺功能。BZDs 类用药应严格掌握剂量,如果出现药物过量引起中毒,首选氟马西尼进行抢救,再进行对症处理。氟马西尼是 BZDs 类竞争性的拮抗剂,氟马西尼虽然能拮抗 BZDs 类的作用,但不能阻断乙醇、阿片碱及全麻药物的镇静催眠作用。用药期间,注意戒烟、戒酒,避免驾驶、高空作业等危险工作及操作精密仪器等。

阅读笔记

（2）抗抑郁药：TCAs 及 MAOIs 可引起直立性低血压，病人用药后应卧床休息 1~2 小时，并且改变体位时要缓慢，用药期间密切观察病人的生命体征的变化。此外，还可能会引起心脏毒性，甚至诱发死亡，用药期间注意监测病人的反应及心脏功能的变化。

（四）健康教育

1. 提高病人依从性　药物治疗能缓解症状、延缓病情的进展，足量、规律的用药治疗对疾病的恢复至关重要。提高用药依从性对病人的药物治疗具有重要的意义。提高病人依从性的措施包括：①优化治疗方案：根据病人的病情，制定科学的用药方案；②加强病人健康教育：焦虑障碍是一种预后相对较好的神经性疾病，积极配合治疗，可以恢复正常工作与生活。对于服药后症状改善的病人，需告知病人及家属坚持服药的重要性，避免因对疾病及药物的认识不足而自行停药的现象。对于服药后疗效不佳的病人，应及时就医，尽快调整治疗方案；③健全家庭和社会的支持：加强与病人家属的沟通，良好的家庭与社会支持系统是增强病人治疗信心最宝贵的资源。教会他们观察病人心理、行为的变化，一旦出现症状，需及时就医。

2. 护理措施

（1）药物护理：告知病人或家属药物的作用及正确的给药方法，督促病人正确服用药物，避免出现漏服、错服和拒服的现象，不可随意调整用药剂量。教会他们观察药物的不良反应，出现有关症状及时就医。应密切观察病人的反应与效果，及时调整治疗方案和药物的剂量，应告知某些药物需定期监测的有关指标，尤其当几种药物联合使用时，更应加强监测，出现异常及时告知医生处理。尽量避免长期使用 BZDs 类药物，防止药物成瘾。

（2）安全护理：提供安静、舒适的环境，减少外界刺激。做好病人居住环境的安全检查，避免危险物品或其他不安全因素，防止意外情况的发生。密切关注病人的情绪变化，对抑郁情绪严重、有自杀倾向的病人，应加强防范。

（3）饮食护理：为病人营造良好的用餐环境，给予高蛋白、高维生素饮食，避免高糖、高脂、高盐分、保证病人的营养需求。对于拒绝进食的病人，分析原因，可适当诱导进食。养成良好的生活习惯和规律的作息时间，注意戒烟戒酒，避免饮用咖啡和浓茶等刺激性饮料。

（4）运动护理：帮助病人学会放松，通过意向引导、听音乐、深呼吸等放松技巧逐步放松肌肉。鼓励病人参加适宜户外的运动（散步、慢跑、打太极拳等），注意劳逸结合。保证充足的睡眠，避免熬夜。

（5）心理护理：建立良好的护患关系，取得病人的信任。耐心倾听病人的述说，鼓励病人表达自己的真实感受和不愉快情绪，理解并尊重病人，帮助病人消除不良情绪和行为，如出现负面情绪时，可以采用分散注意力的方法。提供支持性的心理护理，多赞扬病人的优点和能力，避免指责与否定，以利于增强信心。鼓励病人学会自我调节，协助病人增强对社会和家庭的适应能力。

（王　敏）

第五节　睡 眠 障 碍

睡眠（sleep）是维持人体生命的极其重要的生理功能，可使疲劳的神经细胞恢复正常的生理功能，精神和体力得到恢复，对人体必不可少。睡眠障碍有睡眠量的异常或睡眠中的发作性异常，临床常见的睡眠障碍类型包括失眠症（睡眠启动与维持困难）、嗜睡症（白天过度睡眠）、睡眠 - 觉醒节律障碍（24 小时睡眠 - 觉醒周期紊乱）、睡行症（睡眠过程中异常活动和行为）、夜惊和梦魇等。药物治疗对打鼾、睡眠型呼吸暂停以外的其他睡眠障碍均有较好的治疗效果。

Box 9-3【知识拓展】

根据睡眠的深度不同,睡眠可分为两个阶段

　　1. 非眼球快速运动睡眠(non-rapid eye movement,NREM)　NREM 可分为三期:Ⅰ期,入睡期,持续几分钟,属于轻度非眼球运动睡眠;Ⅱ期,浅睡眠阶段,持续 15~20 分钟,属于中度非眼球运动睡眠;Ⅲ和Ⅳ期,在入睡眠后 35~40 分钟,表现为血压下降、心率变慢、呼吸变浅,脑葡萄糖代谢减少,持续 40~70 分钟,属于深度非眼球运动睡眠。

　　2. 眼球快速运动睡眠(rapid eye movement,REM)　进入睡眠约 90 分钟后,人体进入快速运动睡眠,其特征是眼球快速转动,血压较慢动眼睡眠时升高、呼吸稍快且不规则、体温、心率也有所升高,体内各种代谢功能都显著增加。

一、疾病简介

　　睡眠障碍(insomnia)是指睡眠量和(或)质的异常或在睡眠时出现某些异常行为,是正常的睡眠和觉醒节律交替性紊乱的表现。调查显示,成年人出现睡眠障碍的比例高达 30%。其病因不明,可由多种因素如(精神因素、躯体疾病、心理因素及药物因素等)引起。研究发现,睡眠与睡眠中枢 - 脑干尾端有重要关系,该部位受到任何刺激或发生任何病变均可引起睡眠障碍。另外,研究认为睡眠障碍与中枢神经递质(5- 羟色胺和去甲肾上腺素)的水平有关,调节 5- 羟色胺和去甲肾上腺素的药物对治疗睡眠障碍有效。

二、药物治疗的目的与原则

(一) 药物治疗的目的

促进病人入睡、保持睡眠或唤醒,提高病人的生活质量。

(二) 药物治疗的原则

1. 明确诊断,决定是否进行药物治疗。

2. 了解病人的用药史及过敏史。

3. 根据病人的病情,选择适宜的治疗药物并实施个体化用药,尽可能选择作用时间短、剂量低的药物。

4. 密切观察病情变化,积极处理不良反应并调整用药方案。

5. 减少诱因,积极治疗并存的其他疾病。

6. 尽可能地创造良好的睡眠环境。

三、药物分类及常用药物

　　睡眠障碍的治疗药物的选择与睡眠障碍的临床表现密切相关。根据作用机制的不同,临床常用药物有苯二氮䓬类、非苯二氮䓬类、巴比妥类、抗组胺药和抗抑郁药等,药物作用的比较详见表 9-4。

(一) 苯二氮䓬类

　　根据药物半衰期和作用特点的不同,可分为短效、中效和长效药物。短效药物主要用于入睡困难者,尤其是白天需头脑清晰的短期失眠者,也可用于醒后难以入睡者;中效药物多用于睡眠不深、易醒,或伴有入睡困难者;长效药物适合用于维持睡眠。临床常见药物短效剂有三唑仑(triazolam);中效药物有替马西泮(temazepam)、劳拉西泮(lorazepam)、艾司唑仑(estazolam)和阿普唑仑(alprazolam)等;长效药物主要是氟西泮(flurazepam)。

表 9-4 常用治疗睡眠障碍药物的特征比较

药物分类	常用药物	剂量（mg/d）	维持时间（h）
苯二氮䓬类	地西泮	5~10	12
	氟西泮	15~30	7~8
	艾司唑仑	1~2	5~8
	硝西泮	5~10	6~8
	劳拉西泮	0.5~2	4~6
	三唑仑	0.125~0.25	4~6
非苯二氮䓬类	唑吡坦	5~10	6~8
	佐匹克隆	3.75~7.5	8
	扎来普隆	5~20	6
抗组胺药	苯海拉明	25~50	4~6

（二）非苯二氮䓬类

临床常见药物有唑吡坦（zolpidem）、佐匹克隆（zopiclone）和扎来普隆（zelaplon）。唑吡坦的镇静作用显著，有轻度的抗癫痫、抗焦虑和肌肉松弛作用，对入睡困难、易醒、多梦者疗效较好。佐匹克隆口服吸收迅速，可随乳汁排泄，主要用于催眠。扎来普隆作用于 GABA- 苯二氮䓬类受体产生中枢抑制效应，主要用于成人失眠的短期治疗，不影响驾驶、不易出现反跳性失眠。

（三）巴比妥类（barbiturates）

代表药物为司可巴比妥。由于巴比妥类药物镇静催眠作用的安全性不及苯二氮䓬类药物并且副作用较多，目前临床一般不用作镇静催眠。

（四）抗组胺药

临床应用最广泛的一种非处方类促睡眠药物。代表药物为苯海拉明（diphenhydramine）。

（五）抗抑郁药

具有镇静作用的抗抑郁药可用于治疗睡眠障碍，临床常用的药物有丙米嗪（imipramine），阿米替林（amitriptyline）和去甲替林（nortriptyline）。此外，奈法唑酮（nefazodone）和文拉法辛（venlafaxine）也有镇静和抗焦虑作用。

四、药物作用机制

（一）苯二氮䓬类

1. 作用机制　BZDs 类药物是一类镇静催眠剂，治疗睡眠障碍主要是通过提高中枢 GABA 的浓度，影响上行网状激活系统，增强中枢抑制作用并阻碍丘脑、下丘脑和边缘的唤醒作用。

2. 体内过程　药物口服吸收迅速、完全。

（二）非苯二氮䓬类

1. 作用机制　此类药物虽然结构或作用靶点与苯二氮䓬类药物不同，主要通过选择性作用于 GABAA 受体发挥镇静催眠作用。

2. 体内过程　唑吡坦口服吸收迅速，0.5~2 小时可达血药浓度峰值，进食可延缓药物的吸收。只有不到 1% 的药物原型随尿液排出，大部分经肝脏代谢后的产物，经胆汁随粪便排出。半衰期短，约 2.5 小时。佐匹克隆口服后形成的活性代谢产物随唾液排出，因而口腔会有苦味或金属异味。

阅读笔记

（三）巴比妥类

1. 作用机制　作用于 GABA 能受体,延长氯离子通道的开放时程,随剂量的增加依次具有镇静、催眠和麻醉作用。

2. 体内过程　巴比妥类药物通常使用口服制剂,胃内吸收迅速,进食可影响其吸收。此类药物主要在肝脏代谢,代谢产物无活性,能快速地通过尿液排泄。

（四）抗组胺药

1. 作用机制　通过作用于 H1 受体发挥镇静催眠作用,可减少睡眠潜伏期而不增加总的睡眠时间。

2. 体内过程　苯海拉明口服后经胃肠吸收,3 小时血药浓度即可达血药浓度峰值,维持时间为 4~6 小时。由肝脏代谢,经尿、大便、汗液排出,也可随乳汁排出。

（五）抗抑郁药

1. 作用机制　调节脑内 DA、NE 和 5-HT 等递质的水平。

2. 体内过程　详见本章第三节的相关内容。

五、用药护理

（一）用药评估

1. 明确用药目的　掌握各类药物的作用与适应证。

2. 过敏史　询问有无用药过敏史,有过敏史者慎用。

3. 健康资料　了解病人一般情况如饮食、营养状况,重点评估病人睡眠障碍的类型、伴随的其他症状以及可能的诱因,还应注意评估病人的心理状态及所处的家庭与社会环境。

4. 病情监测　查看病人的血压、心电图、肝肾功能等检查结果。

（二）用药安全

1. 苯二氮䓬类

（1）药物间的相互作用:苯二氮䓬类药物不能与中枢抑制剂乙醇合用。使用低剂量的避孕药可能降低劳拉西泮和替马西泮的清除率,病人需要调整剂量或改用奥沙西泮。红霉素可使三唑仑的清除率降低 50%,两种药物联用时,注意调整剂量。

（2）不良反应与禁忌证:短效剂主要易致成瘾,撤药后产生反跳性失眠和焦虑,药物减量需缓慢;中效剂副作用相对较少,长期大剂量使用时会有后遗效应;长效剂由于药物在体内维持时间长,易蓄积,有后遗效应并且可引起呼吸抑制。老年人还可出现共济失调、意识错乱及定向力障碍等反应。孕期妇女避免服用。地西泮可通过乳汁分泌,哺乳期妇女应慎用。

2. 非苯二氮䓬类

（1）药物间的相互作用:唑吡坦与乙醇、三环类抗抑郁药合用,可加重其不良反应。扎来普隆与中枢抑制剂合用,能加重不良反应的发生。

（2）不良反应与禁忌证:与苯二氮䓬类药物相比,此类药物对呼吸抑制作用很小,不易致成瘾和产生反弹现象。唑吡坦偶见的不良反应是胃肠道反应、头痛、眩晕、疲倦等,其他罕见反应有记忆障碍、噩梦、烦躁不安、共济失调、步态不稳等。服药后避免开车、机械操作等。扎来普隆的不良反应与用药剂量有关,常见不良反应是头痛、眩晕及嗜睡等,长期使用偶见轻度反应迟钝。此类药物对心肺功能不全、肝肾功能不全、老年人、儿童、孕妇、哺乳期妇女等应慎用。

3. 巴比妥类

（1）药物间的相互作用:本药为肝药酶诱导剂,长期服用,可加速自身及其他药物的代谢,如可增加氟烷、恩氟烷等麻醉药的肝脏毒性,与氯胺酮合用增加血压降低和呼吸抑制的风险;与口服抗凝药、避孕药、皮质激素、地高辛、TCAs、奎尼丁等合用,可降低其作用效果。短期饮酒增加血药浓度,长期饮酒降低其血药浓度。

阅读笔记

（2）不良反应与禁忌证：此类药物用药后第二天可出现"宿醉"感，并且能产生呼吸抑制作用，尤其对睡眠呼吸暂停的病人，此外还易发生药物依赖。

4. 抗组胺药

（1）药物间的相互作用：本药可影响巴比妥类药的吸收；能拮抗肾上腺素能神经阻滞药的作用；大剂量能降低肝素的抗凝作用；与 MAOIs 合用，能增强次要的抗胆碱作用，加重不良反应。

（2）不良反应与禁忌证：常见不良反应是胃肠道反应、头痛、头晕以及嗜睡和乏力等中枢抑制作用，偶见失眠、烦躁及过敏反应等。服药期间避免驾车、高空作业等危险作业，易致畸胎，妊娠早期禁用。对药物过敏、新生儿和早产儿、重症肌无力、闭角型青光眼和前列腺肥大者禁用。

5. 抗抑郁药

（1）药物间的相互作用：详见本章第三节。

（2）不良反应与禁忌证：详见本章第三节。

（三）用药监测

1. 观察生命体征及病情变化　掌握病人血压、呼吸、脉搏、心率以及肝肾功能等基本检查的结果，密切观察病人的用药反应，定期评估病人的睡眠障碍的改善情况，出现异常反应及时报告医生。

2. 药物不良反应及处理　关于治疗睡眠障碍药物的监测详见第三节和第四节。注意苯二氮䓬类过量服用时，以支持治疗为主，洗胃和透析效果不佳；非苯二氮䓬类过量中毒时，应洗胃、进行心肺功能监测、并进行对症治疗和支持治疗。口服巴比妥类药物中毒时，可用高锰酸钾溶液或生理盐水洗胃，同时静脉滴注甘露醇、利尿药、碳酸氢钠或乳酸钠碱化尿液，加速代谢与排泄，还可进行血液透析，并进行对症治疗和支持治疗。

（四）健康教育

1. 提高病人依从性　睡眠障碍病人需要长期地服用药物，提高用药依从性对病人的药物治疗非常重要。提高病人依从性的措施包括：①优化治疗方案：根据病人的病情情况，制定合理的用药方案。②加强病人健康教育：对病人和家属进行健康宣教，使其对睡眠障碍有正确的认识。用药期间保证病人的安全。服药后症状改善的病人，应遵医嘱正确用药，切忌擅自调整用药剂量或停药。对于服药后疗效不佳的病人，应及时就医，尽快调整治疗方案。③健全家庭和社会的支持：加强与病人家属的沟通，为病人提供良好的家庭与社会支持。

2. 护理措施

（1）药物护理：告知病人或家属药物的作用及正确的服用方法，切不可随意调整用药剂量。长期用药者停药时必须逐渐减量，避免突然停药引起严重的不良反应。肌内注射或静脉给药时，速度不宜过快，避免药液漏出血管。用药过程中，密切观察药物的不良反应，注意监测血压、呼吸及睡眠情况，出现有关症状及时就医尽量避免长期使用苯二氮䓬类药物，防止药物成瘾。

（2）安全护理：对病人和家属做好安全宣教工作，增强其安全意识，防止意外的发生。加强危险物品的管理，消除环境中的障碍物。夜间睡眠时，应关闭门窗并加锁，防止病人睡行时外出或走失；对于嗜睡病人，尤其是老年病人，要避免从事如驾驶、高空作业或精密仪器操作等可能发生意外的活动。

（3）饮食护理：为病人营造良好的用餐环境，给予高热量、高蛋白、高维生素饮食，养成良好的生活习惯和规律的作息时间，注意戒烟、戒酒。晚餐不宜过饱，避免饮用浓茶、咖啡、可乐等饮品。提供安静、舒适的睡眠环境，保持空气流通、适宜的温度和湿度，光线不宜过量，睡前避免兴奋性刺激，如看恐怖电影或刺激性电视节目。

（4）运动护理：帮助病人学会放松，通过意向引导、听音乐、深呼吸等放松肌肉，有意识地控

阅读笔记

制自身的生理和心理活动。鼓励病人多参加户外运动,接受阳光照射,注意劳逸结合。

(5) 心理护理:建立良好的护患关系,加强与病人及家属的沟通,深入了解病人的心理问题。通过认知疗法,帮助病人正确认识睡眠障碍,消除顾虑,减轻心理负担。尽量减少诱发因素,避免过度疲劳和压力过大的工作。

(王　敏)

第六节　注意缺陷多动障碍

注意缺陷多动障碍(attention deficit hyperactivity disorder,ADHD),又称多动症,是儿童期,尤其是学龄前儿童常见的一类心理障碍。ADHD 的早期诊断和早期治疗对 ADHD 至关重要。目前国内外的治疗指南均将药物治疗作为 ADHD 的治疗首选。药物治疗是综合治疗 ADHD 必要的方法,对核心症状的控制及各方面功能的恢复具有无可替代的地位。药物治疗直接针对病因,使脑内重要化学物质恢复正常水平,能直接影响疾病症状。因此,药物治疗是 ADHD 的主要治疗方法。在药物治疗的基础上,可辅以行为治疗及教育训练。

一、疾病简介

注意缺陷多动障碍患儿主要的临床表现为与年龄和发育水平不相称的注意力不集中和注意时间短暂、活动过度和冲动,常伴有学习困难、品行障碍和适应不良。上述症状可持续多年,甚至终身存在,并呈慢性进展的过程,严重影响了患儿的身心健康、学习、生活和社交能力。该病的患病率约 3%~7%,且男性高于女性。目前对于注意缺陷多动障碍的病因和发病机制的认识尚不清楚,研究认为与遗传、环境、神经递质紊乱、解剖生理及家庭和心理社会等多种因素有关。尽管研究发现,ADHD 患儿脑内神经化学递质失衡,如患儿血和尿中多巴胺、去甲肾上腺素和 5- 羟色胺功能下降,但也不能完全解释 ADHD 病因和发生机制。目前,药物治疗仍是 ADHD 治疗中非常重要的措施。

二、药物治疗的目的与原则

(一) 药物治疗的目的
缓解患儿的症状,尽早恢复社会功能,提高患儿生活质量。

(二) 药物治疗的原则
1. 明确诊断并正确评估患儿的精神症状,决定是否进行药物治疗。
2. 了解患儿的用药史及过敏史。
3. 根据患儿的病情合理选择药物并实施个体化用药,严格掌握各种药物的用药剂量。
4. 密切观察病情变化,积极处理不良反应。
5. 尽早去除或减少诱因。

三、药物分类及常用药物

根据药物作用特点及机制的不同,目前,临床用于治疗 ADHD 的药物主要有中枢神经兴奋剂、非中枢兴奋剂、抗抑郁药以及其他对 ADHD 治疗有效的药物。

(一) 中枢神经兴奋剂
中枢神经兴奋剂对大部分 ADHD 患儿作用有效,能减少 ADHD 患儿的攻击性、冲动性行为,提高注意力和认知功能,增强其社会交往,是临床广泛用于 ADHD 治疗的一线药物。主要有儿茶酚胺类(catecholamines)和非儿茶酚胺类(non-catecholamines),常见药物有哌甲酯(methylphenidate)、右苯丙胺(dexamfetamine)、匹莫林(pemoline)及阿得拉(adderall)等。

阅读笔记

（二）抗抑郁药

适合伴有焦虑或抑郁等情绪、品行障碍或攻击性行为的 ADHD 患儿,对 ADHD 患儿异常行为的控制效果较好,但对认知的改善作用不及中枢兴奋剂,临床作为 ADHD 一般治疗的二线药物,可替代中枢神经兴奋剂,其中首选三环类抗抑郁药。由于帕罗西汀可能会导致儿童或青少年出现激惹、冲动的自杀行为,因此,5-HT 再摄取抑制剂较少用于治疗 ADHD。

（三）其他

其他用于治疗 ADHD 的药物还包括可乐定(clonidine)、胍法辛(guanfacin)和普萘洛尔(propranolol)。主要用于不能耐受中枢神经兴奋剂或抗抑郁药物的或合并抽动症状、冲动性障碍的 ADHD 患儿。其中,可乐定应用最多。

常见治疗注意缺陷多动障碍的药物比较见表 9-5。

表 9-5　常见治疗注意缺陷多动障碍的药物比较

药物分类	常用药物	剂量（mg/d）	用法	给药途径
中枢神经兴奋剂	哌甲酯	1~20	tid	口服
	匹莫林	20~100	qd	口服
	右苯丙胺	0.5~10	qd	口服
抗抑郁药	丙米嗪	50~150	bid	口服
其他	可乐定	0.1~0.3	tid	口服

四、药物作用机制

（一）中枢神经兴奋剂

1. 作用机制　仍不十分明确,与提高中枢神经系统神经细胞突触间隙的去甲肾上腺素和多巴胺的浓度与活性有关,能够提高中枢的活动、觉醒和警觉水平。

2. 体内过程　右苯丙胺口服经胃肠道吸收较快,2~3 小时达血药浓度峰值,易通过血脑屏障,维持时间为 4~6 小时,由肝脏代谢,部分经尿液排出,且受尿液酸碱度影响,酸性尿排泄高。哌甲酯一般口服后 1~2 小时达血药浓度峰值,药物作用持续时间 4~8 小时。匹莫林服药后 2 小时达血药浓度峰值,作用维持时间可达 17 小时,50%~70% 药物在 24 小时内随尿液排泄,儿童半衰期为 7~8 小时,易致蓄积作用。

（二）抗抑郁药

参见本章第三节。

（三）其他

1. 作用机制　可乐定主要通过阻断中枢 α_2 或 β 肾上腺素受体。

2. 体内过程　口服易吸收,约 3~5 小时后血浆浓度达到峰值,半衰期为 12~16 小时。50% 在肝脏代谢,40%~60% 以药物原型随尿液排出。

Box 9-4【知识拓展】

1. 多动的孩子为什么还需要兴奋性药物治疗?

孩子虽然表现多动,但其原因是大脑某些区域的化学物质减少、"司令部"的兴奋性降低,管理控制能力下降所致,包括对运动、注意、逻辑推理、完成计划等行为的控制力降低,导致这些方面的表现异常。服用兴奋性药物是为了提高大脑"司令部"的兴奋性,保证大脑对行为的有效控制,从根本上实现减少多动冲动行为和集中注意力的目的。

阅读笔记

2. 服用兴奋性药物会不会成瘾?

目前没有证据显示药物治疗会产生依赖,在临床治疗剂量下,发生药物成瘾的几率极低。相反,多项研究报告显示,使用中枢兴奋药治疗的青少年 ADHD 病人发生其他物质成瘾的危险明显低于不治疗者,越早使用药物治疗 ADHD,患儿成年以后物质滥用的发生几率越低。

3. 药物会不会影响孩子的身高、体重?

中枢兴奋剂在治疗初期可能会出现食欲下降,可能会影响身高、体重,但对生长的影响是非积蓄和非持续性的,大多数是一过性的,剂量依赖性的,容易通过调整剂量来克服。

五、用药护理

(一)用药评估

1. 明确用药目的 掌握各类药物的作用与适应证。

2. 过敏史 询问有无用药过敏史,有过敏史者慎用。

3. 健康资料 了解患儿的疾病史和生命体征,明确诊断,重点评估患儿的临床表现与精神状态,还应注意患儿的心理状态及所处的家庭与社会环境。

4. 病情监测 查看患儿的血压、心电图、肝肾功能及血常规等检查结果。

(二)用药安全

1. 中枢神经兴奋剂

(1) 药物间的相互作用:能抑制苯二氮䓬类或抗组胺类药物的镇静作用,增强拟交感类药物的作用;与单胺氧化酶抑制剂合用可引起高血压危象。此类药物与锂盐合用,能抑制此类药物的中枢兴奋作用,另外,苯丙胺还可以增强苯妥英钠或苯巴比妥的作用,药物联用时注意剂量的调整。

(2) 不良反应与禁忌证:药物的不良反应与剂量有关,常见的不良反应是食欲下降及胃痛等消化道症状和失眠,偶见抽动症状、行为呆板及舔口唇等现象,剂量过高易致短暂性精神障碍。匹莫林可引起药物性皮疹,诱发急性肝功能衰竭。高血压和心血管疾病以及癫痫病人禁用,4 岁以下儿童或伴有严重焦虑症状的患儿慎用。

2. 抗抑郁药

(1) 药物间的相互作用:参见本章第三节和第四节。

(2) 不良反应与禁忌证:一般 6 岁以下儿童禁用抗抑郁药,其他参见本章第三节和第四节。

3. 其他

(1) 药物间的相互作用:不宜与 β 受体阻断剂合用,避免出现严重低血压反应。

(2) 不良反应与禁忌证:常见不良反应主要是直立性低血压、镇静及心动过缓等心血管系统的反应。突然停药会引起反跳症状,如血压增高、心动过速及焦虑等。对有晕厥、心血管疾病和抑郁症等病史的患儿不推荐使用。

(三)用药监测

1. 症状改善 大多数 ADHD 患儿服药后多动症状减轻,注意时间延长,能够专心听课,主动做作业,在较短的时间内完成作业,出错率降低。自控能力增强,记忆力和学习能力提高,自尊心增强,能和同学友好相处,听从家长和老师的要求。

2. 生命体征 掌握患儿基本的生命体征及肝肾功能等,密切观察患儿的用药反应,定期评估患儿的疗效,出现异常反应时及时报告医生。

3. 生长发育情况 除了观察患儿的行为改变,应注意监测其发育情况。

阅读笔记

4. 不良反应 用药期间尤其要注意定期监测血压,避免出现血压过低、直立性低血压或反跳性高血压、高血压危象,防止跌倒,保证患儿的安全。

(四)健康教育

1. 提高患儿依从性 对于需要药物治疗的患儿,提高依从性的措施包括:①优化治疗方案:根据患儿的病情情况,制定合理的用药方案。②加强健康教育:对患儿和家属进行健康宣教,使其对疾病有正确的认识。保证患儿正确的服用药物。服药后症状改善时,应遵医嘱调整,切忌擅自调整用药剂量或停药。对于服药后疗效不佳的患儿,应及时就医,尽快调整治疗方案。③健全家庭和社会的支持:加强与患儿家属的沟通,为患儿提供良好的家庭与社会支持。

2. 护理措施

(1) 药物护理:向家长或监护人告知药物的作用、正确的服用方法及注意事项,加强药物的保管,避免患儿自己随意取用。在用药过程中,尤其是某些药物使用时应密切观察患儿的各项生理指标,当几种药物联合使用时,更应加强监测,出现异常及时告知医生处理。

(2) 安全护理:对患儿家属做好安全宣教工作,增强其安全防范意识。控制患儿的活动区域,并要有专人照看。加强危险物品的管理,消除环境中的障碍物。密切关注患儿的情绪和行为变化,若情绪激动时,避免激惹,应耐心劝导。避免患儿从事冒险、激烈的游戏,保证患儿安全。

(3) 饮食护理:给予高热量、高蛋白质、高维生素饮食,保证每日水的摄入量,满足患儿的营养需求。做好患儿日常的生活护理。培养其良好的生活习惯,合理安排作息时间,保证充足的睡眠。

(4) 运动护理:根据患儿病情、生长发育及性格特点,制定适宜的康复训练计划,可以与游戏相结合。日常带领患儿多参加户外活动,接受阳光照射。

(5) 心理护理:使家长和老师对患儿的疾病有正确的认识,避免歧视或采用打、骂等粗暴的教育方式,应耐心的劝说并鼓励患儿积极参与日常学习和生活中的训练,发现优点,及时给予表扬,增强其自信心。心理护理需家长、老师和医务人员间密切配合,应加强家庭与学校之间的联系,密切关注患儿的心理和情绪变化。

(董银凤)

本章小结 / key points

1. 根据药物作用的不同,临床用于治疗 AD 的药物分成两大类:第一大类是促进 AD 病人的认知功能,延缓认知功能的减退;第二大类主要是改善非认知功能障碍的其他精神症状。

According to the different drug effects, the treatments of Alzheimer's disease in clinical are divided into two categories: the first category is to promote cognitive function and slow down the decline of cognitive function, the second one plays major roles in improving psychiatric symptoms except non-cognitive dysfunction.

2. 目前,临床用于 AD 治疗的一线药物主要是胆碱酯酶抑制剂包括多奈哌齐、卡巴拉汀、加兰他敏等和 NMDA 受体拮抗剂 - 美金刚,其疗效好,副作用少。

Currently the clinical first-line therapy for Alzheimer's disease is the cholinesterase inhibitors including donepezil, rivastigmine and galantamine, as well as the NMDA receptor antagonist-memantine, with good effects and few side effects.

3. 阻断多巴胺 D_2 受体对精神分裂症的阳性症状效果较好,对阴性症状的作用不明显,而阻断 5-HT_{2A} 受体可有效控制阴性症状。

Blocking dopamine D_2 receptor has great effects on the positive symptoms of schizophrenia, but it's not obvious for the negative symptoms. While blocking 5-HT_{2A} receptor can effectively control the negative symptoms of schizophrenia.

4. 临床常用的抗抑郁症药物的作用机制主要通过直接或间接地调节脑内单胺类神经递质(5- 羟色胺、多巴胺及去甲肾上腺素)的浓度。

阅读笔记

The main mechanism of antidepressants commonly used in clinical is to directly or indirectly regulate the concentration of monoamine neurotransmitters (serotonin, dopamine and norepinephrine) in the brain.

5. 目前治疗抑郁症的药物一般推荐选择性 5- 羟色胺再摄取抑制剂、5- 羟色胺与去甲肾上腺素再摄取抑制剂及去甲肾上腺素能和特异性 5- 羟色胺能抗抑郁药作为一线用药，综合考虑经济因素，部分地区仍将三环类抗抑郁药作为首选药物。

At present, treatments of depression are generally recommended selective serotonin reuptake inhibitors (SSRIs), serotonin and norepineprine reuptake inhibitors (SNRIs), noradrenergic and specific serotonergic antidepressants (NaSSAs) as first-line treatment. Considering economic factors, tricylic antidepressants (TCAs) are still the first choice in some areas.

6. TCAs 由于副作用较多，耐受性较差，目前临床用于治疗焦虑障碍的一线药物是 SSRIs 和 BZDs，二者联用能达到较好的治疗效果。

Recently, the clinical use of first-line drugs for the treatment of anxiety is SSRIs and BDZs, the combination of the two can achieve a better therapeutic effect, except for the TCAs because of the side effects and poor tolerance.

7. 丁螺环酮临床常作为二线用药，尤其适合有药物滥用史、伴有人格障碍或睡眠性呼吸暂停的焦虑障碍病人。

As a clinical second-line therapeutic drug, buspirone is especially appropriate for the patients with a history of drug abuse, personality disorder or sleep apnea.

8. 睡眠障碍治疗药物的选择与睡眠障碍的症状有关，对于入睡困难者宜用起效快的药物；对于睡眠不深、易醒者适合选用药物作用时间较长的药物维持睡眠。

The choice of medication for sleep disorders should be based on symptoms of sleep disorders. For those with difficulty in falling asleep, it is better to use a drug with quick onset, while patients without deep sleep and easily awaken should require the one with an extended duration to maintain sleep.

9. 目前，临床用于 ADHD 一线治疗药物是中枢神经兴奋剂，单用疗效不佳或合并其他症状时，可改用二线治疗药物 - 抗抑郁药或与其他药物联合用药。

Currently, the clinical use of first-line therapeutic drugs for ADHD is central nervous stimulants. Single use with poor efficacy or accompanied by other symptoms can be switched to the second-line therapeutics such as antidepressants or combined with other drugs.

案例

病人王某，女性，58 岁，已婚，初中文化。病人一个多月前与丈夫因家庭琐事争吵后出现情绪低落、哭泣，整天闷闷不乐，感到疲倦乏力，无力做家务，不想出门，不愿见人，近来对社交休闲活动也失去兴趣。食欲差，明显变瘦，睡眠差，入睡困难，早醒，严重时凌晨两点才能入睡，五点醒来后难以入睡，白天无精打采。无发热、抽搐及惊厥，大小便正常。既往有高血压病史，目前服用氨氯地平（5mg/ 日）控制血压。BP130/85mmHg，心肺腹（-），神经系统检查无明显异常。意识清晰，接触被动，幻觉妄想未引出，情感低落，意志、兴趣减退，精力、食欲下降，睡眠障碍，早醒，自知力不全。入院诊断：抑郁症。

思考：

1. 该病例的药物治疗的原则是什么？

2. 该病人可以选用哪些药物进行治疗？

3. 所使用药物的作用机制是什么？

4. 该病人用药护理的注意事项有哪些？

阅读笔记

第十章　内分泌及代谢性疾病药物治疗

学习目标

学生在学习完本章内容之后能够：

认识与记忆：

1. 阐述甲状腺激素的作用、应用及不良反应。
2. 阐述抗甲状腺药物的分类及其作用特点。
3. 简述糖尿病病人应如何正确使用胰岛素。
4. 阐述口服降糖药的分类、作用特点及其临床适应证。
5. 描述高脂血症的药物治疗原则及常用药物分类。
6. 阐述骨质疏松症的基本类型。
7. 列举抗骨质疏松症药物的分类。
8. 说明痛风急性关节炎期的治疗药物及其优缺点。

理解与分析：

1. 说明如何配伍使用各类抗甲状腺药物及用药监测要点。
2. 结合护理工作实际，讨论如何预防降糖药引起的低血糖反应。
3. 举例说明抗骨质疏松症药物的使用方法。
4. 解释骨质疏松症药物治疗的作用。
5. 分析护理人员在内分泌与代谢疾病药物治疗中的作用。

综合与运用：

1. 阐述胰岛素和口服降糖药物的发展趋势。
2. 从药物的相互作用的角度讨论调血脂药物合用时的注意事项。
3. 正确监测骨质疏松症药物治疗的主要不良反应。
4. 应用护理程序为骨质疏松症药物治疗的病人提供护理服务。

内分泌腺体、激素、靶器官、受体、细胞因子、神经递质等共同构成了机体内复杂的内分泌

阅读笔记

网络、免疫内分泌网络、神经内分泌网络、代谢网络等,其中的调控机制相当复杂,内分泌及代谢性疾病的内涵因此也颇为复杂。本章仅对甲状腺功能紊乱、糖尿病、高脂血症、痛风及骨质疏松症的药物治疗相关内容进行阐述。针对以上几种常见内分泌及代谢性疾病的临床护理工作重点,本章着重阐述药物治疗的目的和原则、常用药物分类及作用特点、用药评估、用药安全以及健康教育等内容。

第一节　甲状腺疾病

正常甲状腺形如"H"形,分为左右两个侧叶,中间以峡部相连,位于喉下部气管上部的前侧,可分泌甲状腺激素。甲状腺激素(thyroid hormone,TH)为碘化酪氨酸的衍生物,包括甲状腺素(thyroxine,T_4)和三碘甲状腺原氨酸(triiodothyroxine,T_3),是维持机体正常代谢、促进生长发育所必需的激素,分泌过少或过多均可引起疾病。甲状腺激素分泌过少可引起甲状腺功能减退症(hypothyroidism)和粘液性水肿;分泌过多时可引起甲状腺功能亢进症(hyperthyroidism)。本节重点介绍甲状腺疾病的药物治疗。

Box 10-1【知识链接】

甲状腺激素的合成、贮存、分泌及调节

甲状腺腺泡细胞可主动摄取血中的碘离子(I^-),在过氧化物酶的作用下,将其氧化成活性碘(I^+),活性碘与甲状腺球蛋白(TG)中酪氨酸残基结合,生成一碘酪氨酸(monoiodotyrosine,MIT)和二碘酪氨酸(diiodotyrosine,DIT),在过氧化物酶的作用下,MIT 和 DIT 分别缩合成 T_3 和 T_4,并结合于 TG 中,贮存于腺泡腔内胶质中。T_3 和 T_4 在蛋白水解酶的作用下,从 TG 中分离并释放入血。

下丘脑可分泌促甲状腺激素释放激素(thyrotropin-releasing hormone,TRH),促进腺垂体分泌促甲状腺激素(thyroid stimulating hormorne,TSH),TSH 可促进 T_4 和 T_3 合成与分泌,而血中的 T_4 和 T_3 的浓度又可对 TRH 和 TSH 释放产生负反馈调节作用。

一、甲状腺功能减退症

(一)疾病简介

甲状腺功能减退症(hypothyroidism),简称甲减,是由多种原因引起的 TH 合成、分泌或生物效应不足所致的全身性低代谢综合征。按病因可分为原发性甲减、继发性甲减及周围性甲减。按起病年龄可分为 3 型:①功能减退始于胎儿或新生儿,严重影响大脑和身体生长发育者,称"呆小病"或者"克汀病";②起病于青春期发育前儿童者及青春期发病者,称幼年型甲减;③成年后发病者称为成人型甲减,重者表现为粘液性水肿,昏迷者称为"粘液水肿性昏迷"。甲减是最常见的甲状腺功能障碍,国外的临床甲减患病率为 0.8%~1.0%,我国为 1.0%,女性多于男性。本病起病隐匿,病情发展缓慢,主要表现有畏寒、少言乏力、表情淡漠、唇厚舌大、皮肤干燥发凉、眉毛稀疏伴外 1/3 脱落、记忆力减退、智力低下、窦性心动过缓、厌食、腹胀、便秘、性欲减退等。

(二)药物治疗的目的及原则

1. 药物治疗的目的　用最小剂量甲状腺激素纠正甲减而不产生明显不良反应,使血中促甲状腺激素(TSH)和甲状腺激素水平恢复到正常范围。

2. 药物治疗的原则　甲减是终身性疾病,需要长期使用甲状腺激素维持治疗。药物的剂

阅读笔记

量取决于病人的病情、年龄、体重和个体差异。

（三）药物分类及常用药物

甲状腺激素包括 T_3 和 T_4。常用药物有左甲状腺素（L-T_4）、碘塞罗宁、甲状腺粉等，用法用量及适应证见表 10-1。

1. 左甲状腺素（L-T_4） 为人工合成的 T_4，常用其钠盐，作用维持时间较长，是甲减替代治疗的首选药，也可用于粘液水肿性昏迷等。

2. 碘塞罗宁（liothyronine） 为 T_3 的钠盐，其与受体的亲和力较 T_4 高 20 倍，为主要的具有活性的甲状腺激素。主要用于治疗需要迅速见效的甲减，不可用于一般甲减的替代治疗。

3. 甲状腺粉 是动物甲状腺的干制剂，其作用受产地和纯度的影响，但不如 L-T_4 强。可用于呆小病、甲减、单纯性甲状腺肿、甲状腺切除术后的替代治疗，不推荐作为甲减的首选替代治疗药物。

表 10-1 甲状腺激素的用法用量及适应证

药物名称	药物剂量及用法	适应证
左甲状腺素	成人：0.05mg~0.2mg/d 口服 儿童：0.025mg~0.4mg/d 口服	甲减的替代治疗；抑制 TSH 释放；粘液水肿性昏迷的治疗
碘塞罗宁	成人：25mcg~100mcg/d 口服 儿童：25mcg~50mcg/d 口服	甲减的替代治疗；抑制 TSH 释放；对甲状腺干制剂过敏者 特别注意：心脏病及焦虑病人禁用
复方甲状腺素	成人：60mg~120mg/d 口服 儿童：25mcg~150mcg/d 口服 （根据年龄和体重）	甲减的替代治疗；抑制 TSH 释放 特别注意：心脏功能不全者禁用
甲状腺粉（甲状腺干制剂）	成人：60mg~120mg/d 口服 儿童：15mg~90mg/d 口服	甲减的替代治疗；抑制 TSH 释放

（四）药物作用机制

1. 作用机制 甲状腺替代激素可增加机体组织的代谢率，增加氧耗量，加快呼吸和心率，促进生长和发育，增加脂肪、碳水化合物和蛋白质的代谢。

2. 体内过程 T_3、T_4 口服易吸收，生物利用度分别为 50%~70% 和 90%~95%。严重粘液性水肿时口服吸收不良，需肠外给药。两者血浆蛋白结合率均在 99% 以上。T_3 的作用快而强，维持时间短，半衰期（$t_{1/2}$）为 2 天；T_4 作用弱而慢，维持时间较长，$t_{1/2}$ 为 5 天。因两者 $t_{1/2}$ 均超过 1 天，故每天只需用药 1 次。由于此药可通过胎盘和进入乳汁，故妊娠期和哺乳期妇女慎用。

（五）用药护理

1. 用药评估

（1）甲状腺功能：进行血清总 T_4（TT_4）、总 T_3（TT_3）、游离 T_4（FT_4）、游离 T_3（FT_3）以及 TSH 的检测，评价甲状腺的功能状态。血液中的 T_4 全部由甲状腺分泌而来，而 T_3 仅有 5%~20% 由甲状腺直接分泌而来，80% 以上由 T_4 脱碘而成，因此 TT_4 比 TT_3 敏感，能很好的反映甲状腺功能状态。血清 FT_4 和 FT_3 不受 TBG 变化的影响，直接反映了甲状腺的功能状态，其敏感性和特异性均明显高于 TT_4 和 TT_3。当甲状腺功能改变时，TSH 的合成、分泌和血浓度的变化较 T_3、T_4 更迅速而显著。因此，血清 TSH、FT_4、FT_3 是诊断原发性甲减的第一线指标。用药前，应根据这些激素水平的变化，明确诊断，并尽可能做出病因诊断，指导药物治疗。

（2）病史评估：对甲状腺激素过敏者、哺乳期、Addison 病、急性心肌梗死者以及甲状腺功能亢进者，使用此药时应注意。

阅读笔记

2. 用药安全

(1) 注意事项：①L-T4 的服药方法首选早餐前 1 小时，与其他药物和某些食物的服用间隔应在 4 小时以上；②给予足够的水以预防吞咽困难和食道闭锁；③动脉硬化、心功能不全、糖尿病、高血压病人慎用；④对病程长、病情重的甲状腺功能减退症或粘液性水肿病人使用本类药应谨慎小心，开始用小剂量，以后缓慢增加直至生理替代剂量；⑤伴有腺垂体功能减退症或肾上腺皮质功能不全病人应先服用糖皮质激素，待肾上腺皮质功能恢复正常后再用本类药物；⑥由于不可逆或永久性损害造成甲状腺功能减退的病人需要终生服用甲状腺激素治疗而不能任意停药，尤其在怀孕期间，此时孕妇对甲状腺的需求增加，若补充不足，会影响胎儿生长。

(2) 不良反应：甲状腺激素过量可引起心悸、手震颤、多汗、体重减轻、失眠等甲亢症状，重者可有腹泻、呕吐、发热、脉搏快而不规则等症状，甚至出现心绞痛、心力衰竭、肌肉震颤或痉挛。一旦出现上述现象，应立即停药，用 β 受体阻断药对抗，停药 1 周后再重新按剂量应用。

(3) 药物相互作用：①与考来酰胺同用可使甲状腺激素的吸收减少，应间隔 2 小时服药；②可增加口服抗凝药物的药效而导致出血，应减少口服抗凝剂的用量，并定期检查出血时间；③可降低洋地黄的药效，应监测洋地黄水平，并适当增加剂量；④甲状腺功能低下时茶碱清除率可降低，而当病人甲状腺功能接近正常时，应相应地调整茶碱剂量。

3. 用药监测

(1) 甲状腺功能：TSH 是反映下丘脑 - 垂体 - 甲状腺轴功能的敏感指标，在甲状腺激素替代治疗达到稳定状态时（一般需 4~6 周），TSH 水平可以作为调整药物剂量的指标。但在达到稳定状态前，单以 TSH 含量调整药物剂量会导致医源性甲亢，需联合 FT4。治疗达标后，需要每 6~12 个月监测 1 次。

(2) 基础代谢率：基础代谢率是人体在清醒且极端安静情况下，不受精神紧张、肌肉活动、食物和环境温度等因素影响时的能量代谢率。甲减病人的基础代谢率多介于 −20%~40% 之间，其下降程度往往和病情严重程度成正比，开始治疗后需认真监测病人基础代谢率是否恢复正常，并及时调整用药剂量。

4. 健康教育

(1) 提高用药依从性：永久性甲减通常需要终身服药治疗，病人服药依从性将直接影响到疾病的预后。引起甲减病人用药依从性差的主要原因是其记忆力减退等症状，因而容易忘记按时服药。需要加强对病人的健康教育，提高病人对自身疾病和长期治疗的认识，避免自行停药；加强与病人家属的沟通，使其帮助提醒和督促服药。

(2) 健康指导：①对需终身替代治疗者，向其解释终身坚持服药的必要性。不可随意停药或变更剂量，否则可能导致心血管疾病，如心肌缺血、心肌梗死或充血性心力衰竭；②指导病人自我监测甲状腺激素服用过量的症状，如出现多食消瘦、脉搏 >100 次 / 分、心律失常、体重减轻、发热、大汗、情绪激动等情况时，及时报告医生；③对有心脏病、高血压、肾炎的病人，应特别注意剂量的调整；④服用利尿剂时，指导病人记录 24 小时出入量；⑤给病人讲解粘液水肿性昏迷发生的原因及表现，学会自我观察。若出现低血压、心动过缓、体温 <35℃ 等情况，应及时就医；⑥指导病人定期复查肝肾功能、甲状腺功能、血常规等。

(3) 饮食注意事项：要补充足够的蛋白质，并限制脂肪、胆固醇摄入。甲减的饮食原则是进食高热量、容易消化的食物，如蛋类、乳类、肉类、鱼肉、香芹等。

二、甲状腺功能亢进症

(一) 疾病简介

甲状腺毒症（thyrotoxicosis）指循环血液中甲状腺激素（TH）过多，引起以神经、循环、消化系统兴奋性增高和代谢亢进为主要表现的一组临床综合征。根据甲状腺的功能状态，甲状腺毒症可分为甲状腺功能亢进型和非甲状腺功能亢进型。常见病因见 *Box*10-2。甲状腺功能亢进症(hyperthyroidism)简称甲亢,指甲状腺腺体本身产生 TH 过多而引起的甲状腺毒症,其中格雷夫斯病(Graves disease,GD),即弥漫性毒性甲状腺肿是甲亢的主要病因,约占全部病例的80%,其次为结节性甲状腺肿伴甲亢和亚急性甲状腺炎伴甲亢,临床主要症状和体征为高代谢综合征,如怕热、多汗、食欲亢进但体重下降、低热、皮肤潮湿、失眠、多言好动、紧张焦虑等,弥漫性甲状腺肿,眼征,胫前粘液性水肿等,严重者可出现甲亢危象、昏迷甚至危及生命。其治疗措施有抗甲状腺药物治疗、放射性核素(^{131}I)治疗和手术治疗等,抗甲状腺药物治疗是各种甲亢治疗的最常用和最基本的方法。本节着重介绍 GD 的药物治疗。

Box 10-2【知识链接】

甲状腺毒症的常见病因

甲状腺功能亢进症原因:
- 弥漫性毒性甲状腺肿
  （Graves disease）
- 多结节性毒性甲状腺肿
- 甲状腺自主高功能腺瘤
  （Plummer disease）
- 碘致甲状腺功能亢进症
- 桥本甲状腺毒症
- 新生儿甲状腺功能亢进症
- 滤泡状甲状腺癌
- 妊娠一过性甲状腺毒症
- 垂体 TSH 腺瘤

非甲状腺功能亢进原因:
- 亚急性甲状腺炎
- 无症状性甲状腺炎
- 桥本甲状腺炎
- 产后甲状腺炎
- 外源甲状腺激素替代
- 异位甲状腺激素产生(卵巢甲状腺肿等)

(二) 药物治疗的目的及原则

1. 药物治疗的目的　　通过抑制甲状腺合成甲状腺激素,或破坏甲状腺组织减少甲状腺激素的产生来达到治疗的目的。

2. 药物治疗的原则　　①长期用药原则:甲亢一经确诊后一般要进行至少 1.5~2 年的治疗,如果维持时间不够容易引起复发;②规则用药原则:甲亢治疗分为初治期、减量期及维持期,每一期都有明确的进入下一步的指标,不能随意更改药物剂量,否则容易导致病情不稳定;③安全用药原则:骨髓抑制是严重的不良反应,在使用药物前后一定要检查白细胞数目并进行连续监测。

(三) 药物分类及常用药物

抗甲状腺药物主要包括硫脲类、碘及碘化物、放射性 ^{131}I、β- 肾上腺素受体阻断药、其他药物如锂盐等。常用药物用法及用量见表 10-2。

1. 硫脲类　　硫脲类(thioureas)是最常用的抗甲状腺药。它分为硫氧嘧啶类(thiouracils)和咪唑类(imidazoles)两类。前者包括甲硫氧嘧啶(methylthiouracil,MTU)和丙硫氧嘧啶(propylthiouracil,PTU),后者包括甲巯咪唑(methimazole,MMI)和卡比马唑(carbimazole)。此类药物的适应证为:①作为病情轻、甲状腺呈轻度肿大的 GD 的基础治疗;②用于 GD 病人年龄在20 岁以下,或孕妇、年老体弱,或合并严重心、肝、肾及出血性疾病而不宜手术者;③用于 GD 病人甲状腺手术前准备或作为放射性 ^{131}I 治疗前后的辅助治疗;④亚临床型甲亢、术后复发而不

阅读笔记

宜再次手术或不宜用 ^{131}I 治疗者。

2. 碘和碘化物   《神农本草经》中记载用海带治"瘿瘤",是最早用含碘食物治疗甲状腺病的文献。该类药物在硫脲类药物产生前是用于抗甲状腺治疗的主要药物。目前,已不再单独使用。常用药物有复方碘溶液(liguor iodine Co)又称卢戈液(Lugol's solution)含碘 5%,碘化钾10%。也可单用碘酸钾、碘油制剂或碘化钠。适用于甲亢手术前准备,甲状腺危象的抢救和放射性碘治疗后的某些反应等。

3. 放射性 ^{131}I   放射性碘治疗具有迅速、简便、安全、疗效显著等优点。临床适用于不宜手术、手术后复发及硫脲类无效或过敏的甲亢者,其作用缓慢,一般用药 1 个月见效,3~4 个月后甲状腺功能可恢复正常。可视其为治疗 GD 甲亢的首选方式。

4. β 受体阻滞剂   本类药物是甲亢及甲状腺危象时的辅助治疗药物,非选择性 β- 受体阻滞剂如普萘洛尔疗效肯定。

5. 其他药物   如锂盐、肾上腺糖皮质激素等。

表 10-2   常用抗甲状腺药物的用量与用法

药品	用量与用法
硫氧嘧啶类	
甲硫氧嘧啶	起始:300~600mg/d,分 2~3 次口服;维持:50~100mg/d
丙硫氧嘧啶	起始:300~600mg/d,分 2~3 次口服;维持:50~100mg/d
咪唑类	
甲巯咪唑	起始:15~30mg/d,分 2~3 次口服;维持:5~15mg/d
β 受体阻滞剂	
普萘洛尔	80~160mg/d,口服
阿替洛尔	50~200mg/d,口服
碘及碘化物	
放射性碘(^{131}I)	成人(30 岁以上):4~10mCi,口服 成人:0.1~0.3ml 口服,每天 3 次
复方碘溶液	儿童(>1 岁):同成人剂量 儿童(<1 岁):半成人剂量

(四) 药物作用机制

1. 硫脲类

(1) 作用机制:硫脲类药物可被甲状腺逆浓度差"捕获"而聚集在甲状腺内,抑制 TH 的合成,如抑制甲状腺球蛋白及酪氨酸残基的碘化,抑制一碘或二碘酪氨酸的耦联缩合反应,抑制免疫球蛋白的生成、淋巴因子和氧自由基的释放,使甲状腺刺激抗体(TSAb)下降。其中 PTU还可抑制甲状腺内及外周组织 5'- 脱碘酶活性,减少 T_4 向 T_3 的转换。

(2) 体内过程:硫氧嘧啶口服吸收迅速,达峰时间为 1 小时,生物利用度 50%~80%;血浆蛋白结合率约 75%,分布于全身各组织以甲状腺浓集较多;约 60% 在肝脏被代谢,部分结合葡糖醛酸后排出,$t_{1/2}$ 为 1.5 小时。甲巯咪唑的血浆 $t_{1/2}$ 为 6 小时,在甲状腺组织中药物浓度可维持 16~24 小时,其疗效与甲状腺内药物浓度有关,而后者的浓度与每日给药总量呈正相关,与给药次数无关:每日给药 1 次(30mg)与每日给药 3 次(每次 10mg)一样,均可发挥较好疗效。维持量为每日 5~10mg。卡比马唑为甲巯咪唑的衍生物,在体内转化成甲巯咪唑而发挥作用。

阅读笔记

2. 碘和碘化物

（1）作用机制：大剂量碘（>6mg/d）有抗甲状腺作用。碘剂中的无机碘离子可抑制碘在甲状腺的转运、有机结合和 TH 分泌，还可减少甲状腺充血，使组织变得坚实，有利于手术的施行，也可抑制外周 T_4 向 T_3 的转换。一般于给药后 2~3 周内症状逐渐减轻，继而又可使甲亢症状加重，并影响抗甲状腺药物的疗效。

（2）体内过程：食物碘和碘制剂胃肠道吸收良好，在血中以无机碘离子形式存在，除被甲状腺摄取外，其余随尿排出或出现在胆汁、唾液、汗液及乳汁中。

3. 放射性 ^{131}I

（1）作用机制：甲状腺有高度的摄碘能力，^{131}I 被甲状腺摄取后释放出 β 射线，破坏甲状腺组织细胞。β 射线在组织内的射程仅有 2mm，辐射损伤只限于甲状腺内，又因增生细胞对辐射较敏感，可起到类似手术切除部分甲状腺的作用。

（2）体内过程：^{131}I 的有效 $t_{1/2}$ 为 5 天，其放射能在 56 天内消除 99% 以上。若在 4 小时内，甲状腺摄取碘少于 20% 则不能应用 ^{131}I 治疗。

4. β 受体阻滞剂

β 受体阻滞剂可阻断甲状腺激素对心脏的兴奋作用，还可阻断外周组织 T_4 转换为 T_3。主要用于改善甲亢初治期症状，常用普萘洛尔 10~40mg，每日 3~4 次。此类药可与碘剂合用于术前准备，也可用于 ^{131}I 治疗前后及甲亢危象时。

5. 锂盐

锂盐为治疗躁狂症的药物，其抗甲亢的作用与锂离子在甲状腺中的分布浓度高，可抑制甲状腺激素释放有关。锂盐一般不作为抗甲亢的一线药物，当甲亢合并粒细胞减少、碘化物过敏或抗甲状腺药物不宜使用及严重甲亢、急需术前准备者，可应用碳酸锂。锂盐的安全范围窄，抗甲亢所需药物浓度较高，容易发生中毒。

（五）用药护理

1. 用药评估

（1）甲状腺功能：检测 TT_4、TT_3、FT_4、FT_3 以及 TSH 的水平，评价甲状腺的功能状态。

（2）病情及甲状腺肿大程度：甲亢的治疗方案取决于病人的病情及甲状腺肿大程度。年龄较小、病情轻、甲状腺轻中度肿大者原则上应选择药物治疗。病情较重、病程长、甲状腺中重度肿大者应采用 ^{131}I 或手术等根治性治疗方法。对甲亢的病情评估，尤其要注重潜在的心血管系统和神经肌肉系统并发症，对于伴有周期性低钾性瘫痪、心力衰竭或肺动脉高压者，推荐选择 ^{131}I 治疗。

（3）病史评估：评估抗甲状腺药物过敏史，妊娠和哺乳期的状态，肝功能状态，如果使用复方碘溶液应评估肺水肿或肺结核，注意用药禁忌。

2. 用药安全

（1）注意事项：甲亢的治疗通常分为控制期、减量期和维持期 3 个不同阶段，每个阶段药物的用量和时间不同，具体注意事项如下：

1）用药剂量：控制期所需药物剂量较大，目的是在较短的时间内控制甲状腺激素的分泌，迅速缓解症状。但注意用药不宜过量，时间不宜过久，以免导致甲亢性突眼或原有突眼症状加剧。待病人甲状腺功能指标（FT_3，FT_4，TSH）恢复至正常水平，进入减量期，此时应逐步减少药物的剂量，以防出现药物性甲减。虽然药物用量减少，但甲状腺功能检查依旧正常，继续用小剂量维持 1.5~2 年，甚至更长。

2）疗程不足，随意停药：甲亢的药物治疗，一般需要坚持很长的一段时间，如果有家族史、治疗复发者，服药时间还需延长。切不可过早停药，也不能间断用药，否则极易导致甲亢复发。一般认为，只有同时满足下列几个条件方可停药：①甲亢症状完全消失，甲状腺缩小，血管杂音消

阅读笔记

失,突眼改善;②甲功(FT_3、FT_4、TSH)恢复正常,TSAb 转阴;③药物维持剂量小;④总的疗程 >2 年。

3) 不了解药物的药理特性,用法不当或随意换药:甲巯咪唑和丙硫氧嘧啶是治疗甲亢的两种基本药物,但两者的药代动力学特点有所不同。甲巯咪唑的半衰期为 4~6 小时,作用可维持 24 小时,故可将 1 天药于 1 次口服,而丙硫氧嘧啶半衰期为 2 小时,因此应每日给药 3 次,按每 8 小时 1 次,以确保治疗水平一致。

抗甲状腺药物(甲巯咪唑或丙硫氧嘧啶)只可抑制甲状腺激素的合成,但对体内已经合成的甲状腺激素不起作用,也不能阻止甲状腺激素的释放,故服药后不能很快起效,需要等 1~2 周,待病人甲状腺滤泡内贮存的甲状腺激素被消耗至一定程度后才能临床见效,因此,切不可只服用 2~3 天后因症状改善不明显就轻率地认为药效不好,随意更换药物或治疗方法。在抗甲状腺药物尚未充分显效的早期治疗阶段,可以通过服用 β 受体阻滞剂(普萘洛尔等)抑制交感神经兴奋,缓解病人心慌、胸闷等自觉症状,但合并哮喘及心力衰竭的病人禁用。

4) 防止复发:病人在停药观察期间,应避免劳累,精神刺激,过度紧张等。保持身心愉快和健康,树立战胜疾病的信心。出院后定期到医院复诊,需要遵照医嘱调整药物剂量,并应定时检查血象,防止白细胞减少等不良反应。注意进食高蛋白、高热量饮食,保证充足的饮水量,以防出汗过多丢失水分。

(2) 不良反应

1) 硫脲类:①一般反应:多见消化道反应,表现为厌食、呕吐、腹痛和腹泻,亦有头痛、关节痛和眩晕等;②过敏反应:最常见,多表现为皮疹,发生率为 4%~6%,常为粟粒样,可先用抗组胺药治疗,当皮疹严重时应及时停药,以免发生剥脱性皮炎;③粒细胞减少:为严重的不良反应,以 MTU 多见,PTU 最少,粒细胞减少多发生于用药后 2~3 个月,老年人较易发生,治疗前后应定期检查血象。外周血白细胞 $<3 \times 10^9$/L,或中性粒细胞 $<1.5 \times 10^9$/L 时应停药;④甲状腺肿和甲状腺功能减退:为过量所致,长期应用后,可使血清甲状腺激素水平显著下降,反馈性增加 TSH 分泌而引起腺体代偿性增生,腺体增大、充血,严重者可产生压迫症状,及时停药后可自愈。

2) 碘及碘化物:不良反应相对较少,多数在停药后都可以恢复。①一般反应:咽喉不适、口腔金属味、呼吸道刺激、鼻窦炎和眼结膜炎症状及唾液分泌增加、唾液腺肿大等,停药后可消退;②过敏反应:于用药后立即或几小时内发生,表现为发热、皮疹、皮炎,也可有血管神经性水肿,严重者有喉头水肿,可致窒息。一般停药后可消退,加服食盐和增加饮水量可促进碘排泄,必要时采取抗过敏措施;③诱发甲状腺功能紊乱:长期或过量服用碘剂可能诱发甲亢。已用硫脲类控制症状的甲亢病人,也可因服用少量碘而复发。另一方面,碘剂也可诱发甲状腺功能减退和甲状腺肿,原患有甲状腺炎者不易发生。碘能进入乳汁和通过胎盘影响新生儿和婴儿,可能引起其甲状腺功能异常或甲状腺肿,严重者可压迫气管而致命,孕妇和哺乳期妇女应慎用。

3) ^{131}I:①放射性甲状腺炎:发生在摄 ^{131}I 后的 7~10 天,严重者可给予阿司匹林或糖皮质激素治疗;②诱发甲状腺危象:主要发生在未控制的甲亢重症病人;③加重活动性 Graves 眼病:对于活动性 Graves 眼病在治疗前 1 个月给予波尼松 0.4~0.5mg/kg 治疗,治疗后 3~4 个月逐渐减量。

4) β 受体阻滞剂:不良反应较少,但应注意防止本类药物对心血管系统和气管平滑肌等的不良反应。

(3) 药物相互作用:①使用硫脲类药物前不宜使用碘剂,因碘剂也能抑制甲状腺激素的释放,使甲状腺内激素的贮存量增多,如合用会延缓硫脲类药物起效时间,明显延长疗程;②磺胺类、对氨基水杨酸、保泰松、巴比妥类、维生素 B12、磺酰脲类等均有抑制甲状腺功能和引起甲状腺肿大的作用,与硫脲类药物合用时需注意;③抗凝血药、茶碱、地高辛、美托洛尔、普萘洛尔等药物与碘剂合用时,由于碘可破坏甲状腺功能,使病人的甲状腺功能由亢进变为减退,而这

阅读笔记

些药物在甲减和甲亢状态时的体内代谢不同,或药物安全范围较小且易被甲状腺功能影响,应密切监测。

3. 用药监测

(1) 临床症状:注意观察病人服药后有无怕冷、乏力、水肿、嗜睡、体重增加过快等甲状腺功能减退的表现,如有上述症状及时报告医生,以提供减少药量的依据。应每周测体重1次,以监测其变化,每日测脉搏、体温4次,以判断治疗是否有效及病情好转情况。

(2) 甲状腺功能:每隔1~2个月复查1次,评价药物疗效。

(3) 甲状腺腺体:注意甲状腺的大小、硬度及血管杂音的改变。

(4) 碘中毒:使用碘溶液治疗者应监测是否有碘中毒,一旦出现立即停药。

4. 健康教育

(1) 用药依从性:甲亢属于慢性疾病,治疗周期比较漫长,病人在治疗的时候一定要有耐心。引起病人用药依从性差的原因主要有:①不按医嘱服药,间断服药,造成疗效不稳定,贻误病情;②通过服药治疗后,症状消失,或是检查甲状腺功能正常就自行停药,导致疗程不足,病情复发,加大治疗难度;③害怕药物的毒副作用,自认为小剂量比较安全,导致治疗无效,贻误病情,甚至产生耐药性;④不了解药物的药理特性,用法不当或随意换药。通过加强对病人的健康教育,提高其对疾病的认识,提高长期治疗的依从性,尽可能减少病人因对疾病及药物认识不足而自行停药。

(2) 用药指导:指导病人坚持遵医嘱按剂量和疗程服药,不可随意减量和停药。服用抗甲状腺药物前3个月,每周查血常规1次,每隔1~2个月做甲状腺功能测定,每天清晨起床前自测脉搏,定期测体重。脉搏减慢、体重增加是治疗有效的标志。若出现高热、恶心、呕吐、不明原因腹泻、突眼加重等,警惕甲状腺危象的可能,应及时就诊。甲状腺危象的抢救及护理措施见 Box 10-3。

(3) 心理教育:指导病人注意加强自我保护,上衣领宜宽松,避免压迫甲状腺,严禁用手挤压甲状腺以免甲状腺激素分泌过多,加重病情。鼓励病人保持身心愉快,避免精神刺激或过度劳累,同时也向家属提供有关甲亢的知识,让家属理解病人的现状,多关心、爱护和支持病人,使其建立和谐的人际关系和良好的社会支持系统。

Box 10-3【经验分享】

甲状腺危象的抢救与护理

甲状腺危象(thyroid crisis)是甲状腺功能亢进最严重的并发症,发生原因可能与循环中的甲状腺激素水平增高有关。多发生于较重甲亢未予治疗或治疗不充分的病人。常见诱因有感染、手术、创伤、精神刺激或突然停药等,临床表现为高热、大汗、心动过速、烦躁不安、谵妄、恶心、呕吐、腹泻,严重病人可有心力衰竭、休克和昏迷等。病死率在20%以上。

1. 主要抢救措施

去除诱因,防治基础疾患是预防危象发生的关键。尤其要注意积极防治感染和做好充分的术前准备。一旦发生危象则需积极抢救。在病情特别复杂而紧急的情况下,首先要使用大剂量的PTU迅速抑制TH的合成;其次要立即应用碘液抑制TH的释放;第三是应用氢化可的松抑制T_3与细胞受体结合,提高机体的应激能力。同时要在最短的时间(2~3小时)内,实施强效的支持和对症治疗措施。如一时不能确定病人为甲状腺危象前期或甲状腺危象,或估计病情还会进一步发展,建议一律按甲状腺危象给予立即处理。

阅读笔记

2.护理措施

原则上应进入内分泌监护病房进行抢救。

(1)备好各种抢救药品及器材。

(2)严密观察病情变化,注意血压、脉搏、呼吸、心率的改变,观察神志、精神状态、腹泻、呕吐、脱水的改善情况。

(3)保持环境的安静、安全、绝对卧床休息(室内光线不宜太强)。

(4)加强精神心理护理,解除病人精神紧张,体贴病人,建立良好的护患关系,给予情绪支持。若病人处于兴奋状态,烦躁不安时,可遵医嘱给予镇静剂。

(5)高热病人应迅速降温(降低室内温度,头敷冰帽,大血管处放置冰袋和人工冬眠等)。

(6)迅速建立静脉输液途径,并按医嘱完成治疗任务。

(7)高热量饮食,多饮水(2000~3000ml/d),昏迷者给予鼻饲饮食,注意水电解质平衡。有感染者应使用有效抗生素。

(8)呼吸困难或发绀者给予半卧位,吸氧(2~4L/min)。

(9)对谵妄、躁动者注意安全护理,使用床档,防止坠床。

(10)昏迷者应防止吸入性肺炎和其他并发症的发生。

(王春梅　关凤英)

第二节　糖　尿　病

糖尿病是危害人类健康的常见病、多发病。目前在世界范围内糖尿病发病率及病人数量急剧上升,据 WHO 数据资料统计,全球已有糖尿病病人 1.85 亿左右,到 2025 年全世界糖尿病病人数将达到 3.33 亿。近 30 年来,随着我国经济的高速发展、生活方式西方化和人口老龄化,肥胖率上升,糖尿病患病率也呈快速增长趋势:目前成年人糖尿病患病率达 9.7%,其中 2 型糖尿病至少占病人总数的 90% 以上。绝大多数糖尿病是终身性疾病,严格的糖尿病控制是延缓和预防慢性并发症的最关键方法和最有效措施。护士应全面掌握糖尿病教育内容,指导病人科学控制饮食、适当运动、合理用药、观察及处理低血糖等不良反应,教会病人使用胰岛素笔、胰岛素泵以及监测血糖的方法等。

一、疾病简介

糖尿病(diabetes mellitus, DM)是由于胰岛素分泌不足和(或)胰岛素作用缺陷所引起的代谢性疾病,以慢性高血糖为特征,可由遗传和环境等多种因素共同作用引起。长期碳水化合物以及脂肪、蛋白质代谢紊乱可引起多系统损害,导致眼、肾、心脏、血管等组织器官慢性进行性病变、功能减退及衰竭;病情严重或应激时可发生严重代谢紊乱,如酮症酸中毒、高渗性非酮症性糖尿病昏迷和各种感染等急性并发症。糖尿病可分为四类,分别为:1 型糖尿病或胰岛素依赖性糖尿病(type 1 diabetes mellitus or insulin dependent diabetes mellitus, T1DM 或 IDDM)、2 型糖尿病或非胰岛素依赖性糖尿病(type 2 diabetes mellitus or non-insulin dependent diabetes mellitus, T2DM 或 NIDDM)、妊娠糖尿病及其他特殊类型糖尿病。由于糖尿病的病因和发病机制尚未完全阐明,目前仍缺乏病因治疗。在饮食和运动不能使血糖控制达标时应及时应用降糖药物治疗。

阅读笔记

二、药物治疗的目的及原则

（一）药物治疗的目的

长期全面地控制高血糖和其他代谢紊乱因素,如高血压、高血脂、肥胖和高凝状态等,保护胰岛 B 细胞功能,防治并发症。目前强调早期治疗,长期治疗,综合治疗和治疗措施个体化。

（二）药物治疗的原则

糖尿病的药物治疗主要是根据病人胰岛功能及全身情况,选用合适的降糖药物,在控制空腹血糖的同时应注意餐后血糖达标情况,检测糖化血红蛋白水平,减少糖尿病并发症的发生(表 10-3)。

表 10-3　糖尿病综合控制目标(2010 年中国 2 型糖尿病防治指南)

检测指标	目标值
血糖(mmol/L)	
空腹	3.9~7.2
非空腹	≤ 10.0
HBA1c(%)	<7.0
血压(mmHg)	<130/80
HDL-C(mmol/L)	
男性	>1.0
女性	>1.3
TG(mmol/L)	<1.7
LDL-C(mmol/L)未合并冠心病	<2.6
LDL-C(mmol/L)合并冠心病	<2.07
体重指数(kg/m^2)	<24
尿白蛋白/肌酐比值(mg/mmol)	
男性	<2.5(22mg/g)
女性	<3.5(31mg/g)
或:尿白蛋白排泄率	<20μg/min(30mg/24h)
主动有氧活动(分钟/周)	≥150

三、药物分类及常用药物

T1DM 的常规治疗是定期注射胰岛素。胰岛素从最早使用低纯度的单一产品,扩展至高纯度的动物胰岛素、半合成人胰岛素、生物合成人胰岛素、人胰岛素类似物等多种制剂。口服降糖药主要为 T2DM 的治疗方法。50 年代仅有双胍类及磺酰脲类,迄今已研制出多种新型降血糖药物,包括第二、第三代磺酰脲类及格列奈类促胰岛素分泌剂、噻唑烷二酮类胰岛素增敏剂、α 糖苷酶抑制剂等。以胰高血糖素样肽 -1(glucagons like peptide 1,GLP-1)为新靶点的药物的研制成功及上市,为 T2DM 的治疗提供了新的用药选择。

阅读笔记

（一）胰岛素

自 1922 年 Banting 和 Best 等从动物胰脏中分离出胰岛素（insulin）以来，胰岛素在临床应用广泛，成为控制高血糖的重要和有效的手段。目前已生产出多种高纯度制品（表 10-4），减少了由杂质引起的不良反应。正在使用和研究中的各种胰岛素给药形式见 *Box* 10-4。胰岛素的主要适应证为：①T1DM；②T2DM 初始治疗时需迅速降低血糖至正常水平者；③T2DM 经饮食控制或用口服降血糖药未能控制者；④各种严重的糖尿病急性或慢性并发症；⑤合并重度感染、高热、手术、妊娠和创伤者；⑥某些特殊类型糖尿病。

表 10-4　胰岛素及类似物的分类

制剂类型	代表药	给药途径	起效时间	峰值时间	持续时间
速效					
胰岛素类似物	赖脯胰岛素	皮下	15min	30~60min	4~5h
	门冬胰岛素	皮下	10~20min	40min	3~5h
短效					
	普通胰岛素	皮下/肌内/静脉滴注	30min（皮下）	2~4h（皮下）	6~8h（皮下）
中效					
	低精蛋白胰岛素	皮下	2~4h	8~12h	18~24h
长效					
	精蛋白锌胰岛素	皮下	3~4h	14~20h	24~36h
	甘精胰岛素	皮下	2~3h	无峰	>30h
预混					
	HI 30R，HI70/30		0.5h	2~12h	14~24h
	50R		0.5h	2~3h	10~24h

Box 10-4【知识拓展】

── **胰岛素的给药形式：过去、现在和未来** ──

1. 过去胰岛素皮下注射：20 世纪 20 年代引入的胰岛素皮下注射，改变了糖尿病病人的临床治疗方法，并给予糖尿病病人正常的生活方式。科学家们一直在坚持寻找更有效的和可接受的胰岛素给药方式。

2. 现在

（1）胰岛素皮下注射：仍然是主要的给药方法。

（2）胰岛素无针注射器：是一种通过压力注射的设备。原理是通过注射器内的弹簧释放产生强大的动力，快速推动注射器前端安瓿内的药液，药液通过安瓿前端直径为 0.17μm 的微孔，以"液体针"的形式瞬间穿过表皮细胞，渗透入皮下组织，完成注射。它的优点是消除了被注射者对针头的恐惧及疼痛，但价格昂贵。

（3）胰岛素笔：胰岛素笔是将胰岛素和注射器合二为一的注射装置，携带方便，在任何时间地点都可以迅速、准确地完成注射过程，剂量精确调整到 1 个单位，针头短而细，

阅读笔记

注射痛苦小,降低了病人对针头的恐惧感。缺点是需要专门的胰岛素笔芯,且较普通胰岛素价格要贵一些。

(4) 体外胰岛素泵:胰岛素泵是采用人工智能控制的胰岛素输入装置,由泵、小注射器和与之相连的输液管组成,通过持续皮下输注胰岛素的方式,模拟胰岛素的生理性分泌模式从而控制高血糖的一种胰岛素治疗方法。其优点是模拟生理胰岛素基础分泌,使血糖平稳、正常,更完美化。缺点是价格昂贵、需24小时佩戴、针头埋置时间过长或导管使用超过所推荐使用的时间可致皮肤过敏、感染或导管阻塞,病人需要坚持监测血糖。

3. 未来

(1) 植入式胰岛素泵:通过手术将胰岛素泵植入腹部,提供基础胰岛素以及餐后大剂量胰岛素需要,直接将胰岛素注射入腹部被肝脏吸收,模拟胰腺分泌的胰岛素。其缺点是有感染的风险、泵的机械问题及有效性缺乏长期的数据支持。这种方法还没有被广泛利用。

(2) 胰岛素补丁:补丁被放置在皮肤和恒定低剂量胰岛素给药系统中。当病人进餐后,胰岛素补丁被激活,以释放更多的胰岛素。这种给药方法的问题是胰岛素不容易通过皮肤,致使其作用变化很大。胰岛素补丁还没有商业化。

(3) 吸入式胰岛素:肺脏是胰岛素吸收的最佳组织之一。已经开发出一种气溶胶输送系统,可将胰岛素粉末制剂直接输入肺组织。研究表明这可能是未来更可靠的胰岛素给药方法。2006年初,美国食品药品监督管理局(FDA)已经批准Exubera可用于成年糖尿病病人高血糖的控制。T1DM病人可联合使用长效胰岛素;T2DM病人可以使用它作为单药治疗或与其他口服降糖药物联合。然而,2007年,Exubera退出了市场与销售。虽然使用吸入式胰岛素可引起肺功能下降,但这可能不是其退出市场的原因;Ⅲ期临床试验研究表明使用吸入型胰岛素可增加病人胰岛素抗体的形成。随着研究的深入,吸入性胰岛素在未来可能会返回市场。

(二) 口服降糖药

1. 磺酰脲类

磺酰脲类(sulphonylureas,SUs)是20世纪50年代中期第一个问世的口服降糖药,属于促胰岛素分泌剂,目前已有三代产品(表10-5),其中第二代SUs主要有格列苯脲(glibenclamide)、格列齐特(gliclazide)、格列吡嗪(glipizide)及格列喹酮(gliquidon)。该类药物主要用于胰岛功能尚存的T2DM且单用饮食控制无效者,可作为非肥胖病人T2DM的一线用药。老年或以餐后血糖升高为主的病人宜选用短效类药物,如格列吡嗪、格列喹酮。轻、中度肾功能不全病人可选用格列喹酮。病程长、空腹血糖较高的T2DM病人可选用中长效类药物,如格列苯脲、格列美脲、格列吡嗪控释剂、格列齐特等。

表 10-5 磺酰脲类药物的分类及药动学特点

	英文名称	作用时间(h)	峰值作用时间(h)	半衰期(h)	肾排泄(%)
第一代					
甲苯磺丁脲	tolbutamide	6~12	3~4	3~28	100
乙酰环己脲	acetohexamide	12~18	4~6	11~35	
氯磺丙脲	chlorpropamide	60	2~7	36	

阅读笔记

续表

	英文名称	作用时间(h)	峰值作用时间(h)	半衰期(h)	肾排泄(%)
第二代					
格列苯脲	glibenclamide	16~24	2~6	10	50
格列齐特	gliclazide	10~24	5	10~12	80
格列吡嗪	glipizide	12~24	1~3	7	89
格列喹酮	gliquidone	8	1.5~4.5	1~2	5
第三代					
格列美脲	glimepiride	24	2~3	5~9	60

　　磺酰脲类药物的起始剂量必须从最小剂量开始,根据血糖监测结果每1~2周调整一次剂量,直至血糖控制水平满意。当最大剂量磺酰脲类仍未能控制血糖,可加用其他类别的降糖药,目前主张早期联合应用磺酰脲类和二甲双胍类,或夜间加用胰岛素治疗,或直接改为胰岛素替代治疗。常用药物的用法与用量见表10-6。

表 10-6　磺酰脲类降糖药物的用法及用量

药物名称	给药途径	常用剂量范围	用法
甲苯磺丁脲	口服	0.5g~3g	2~3 次 / 日,饭前服
氯磺丙脲	口服	0.1g~0.3g	1 次 / 日,早餐前服
乙酰环己脲	口服	0.25g~1.5g	1 次 / 日,早餐前服,日剂量超过 1.0g,2 次 / 日
甲磺氮杂草脲	口服	0.1g~1.0g	1 次 / 日,早餐前服用,日剂量超过 0.5g 分次服用
格列苯脲	口服	2.5mg~20mg	1 次 / 日,早餐前 30 分钟服用,7~14 天调整一次剂量,剂量增加 2.5~5.0mg,日剂量超过 10mg,2 次 / 日
甲格列齐特	口服	40mg~320mg	2 次 / 日,餐前服用
吡格列吡嗪	口服	2.5mg~30mg	1 次 / 日,或分次,于餐前服用,首次可在早餐前 30 分钟服用
格列吡嗪控释片	口服	5mg~20mg	1 次 / 日,早餐前,早餐时或晚餐时服用
格列喹酮	口服	45mg~120mg	1 次 / 日,或 2~3 次 / 日,餐前服用
格列波脲	口服	12.5mg~75mg	1 次 / 日,早餐前服用
格列美脲	口服	1mg~6mg	1 次 / 日,早餐前或餐时服用

　　2. 格列奈类

　　格列奈类(meglitinide)为非磺酰脲类口服促胰岛素分泌药,是一类促胰岛素分泌的餐时血糖调节剂,包括瑞格列奈(repaglinide)、那格列奈(nateglinide),前者是氨基甲酰甲基苯甲酸衍生物,为第一个进餐时服用的葡萄糖调节药物,后者是 D-苯丙氨酸衍生物,其降糖效果与瑞格列奈基本相同。较适用于 T2DM 早期餐后高血糖阶段或以餐后高血糖为主的老年病人。几乎不影响病人的体重,对肥胖和非肥胖的 T2DM 同样有效。

　　瑞格列奈餐前 10~15 分钟服用,每日 3 次,疗效优于每日 2 次服法,起始剂量为每餐前 0.5mg,根据血糖水平调节,最大单次剂量为 4mg。此药进一次餐服一次药,不进餐不服药,故被称为"餐时血糖调节剂"。那格列奈单一或联合应用的起始剂量为 120mg,每日 3 次,餐前 10~15 分钟服用。该类药物多与其他类别药物联合应用,当与二甲双胍类或格列酮类合用时药效均高于各药物的单一用药,该类药物联合睡前甘精胰岛素治疗,对血糖控制较两者单用更佳。

阅读笔记

3. 双胍类

双胍类(biguanides)是继磺酰脲类之后用于 T2DM 治疗的口服降糖药,其化学结构由一双胍核加侧链所构成。临床应用的有二甲双胍(metformin)、苯乙双胍(phenformin),因苯乙双胍易引起乳酸性酸中毒而逐渐被淘汰,而二甲双胍的不良反应为苯乙双胍的 1/50。我国及许多国家和国际学术组织的糖尿病指南中均推荐二甲双胍作为 T2DM 病人控制血糖的一线用药和联合用药中的基础用药。其主要的适应证有:①肥胖的 T2DM 病人经饮食、运动治疗后,血糖控制不佳者,可作为首选药物;②非肥胖 T2DM 病人与 SUs 或 α- 葡萄糖苷酶抑制剂合用可增加降糖效果;③接受胰岛素治疗的糖尿病病人,血糖波动大或胰岛素用量大,有胰岛素抵抗(insulin resistance,IR)者可合用双胍类药物;④青少年 T2DM 病人尤其是肥胖和超重者。

二甲双胍起始宜小剂量,150mg,每日 2 次,餐前或餐后口服,1~3 日后可加至 250mg,每日 3 次,如无特殊反应,可逐渐加到 500mg,每日 2~3 次,或 850mg,每日 2 次,视病情调整剂量,每日总量一般不宜超过 2000mg,极量为每日 3000mg。

4. 噻唑烷二酮类

噻唑烷二酮类(thiazolidinediones,TZDs)也称格列酮类(glitazones),为一类胰岛素增敏剂。包括罗格列酮(rosiglitazone)、吡格列酮(pioglitazone)、曲格列酮(troglitazone)、噻格列酮(ciglitazone)、恩格列酮(englitazone)。其中,曲格列酮因严重的肝脏毒性已被淘汰,而罗格列酮、吡格列酮肝脏毒性低,为常用药物。可单独或与其他降糖药物合用治疗 T2DM,尤其是肥胖、胰岛素抵抗明显者。

吡格列酮的口服初始剂量为 15mg,可加至 30mg~45mg;罗格列酮起始剂量为 4mg,每日 1 次,12 周治疗后,如需要可加至每日 8mg,一次或分 2 次服用。

5. α- 葡萄糖苷酶抑制剂

α- 葡萄糖苷酶抑制剂(α-glucosidase inhibitor)经过 20 多年的研究开发,目前已经成为较成熟的治疗糖尿病药物,在临床上广为应用,以延缓肠道碳水化合物吸收而达到治疗糖尿病的作用。目前已应用于临床的 α- 葡萄糖苷酶抑制剂主要有阿卡波糖(acarbose)和伏格列波糖(voglibose)。主要适用于以餐后血糖升高为主的早期 T2DM 病人,可单独用药或与其他降糖药物合用。T1DM 病人在胰岛素治疗基础上加用本类药物有助于餐后血糖控制。

阿卡波糖和米格列醇:每次 50mg,每日 3 次。应在开始进餐时服用(吃第一口饭的同时,嚼碎药物咽下),以期达到竞争性抑制作用;应从小剂量开始,观察血糖控制情况和胃肠反应,再逐渐增加剂量。

6. GLP-1 受体激动剂和 DPP-4 抑制剂

现已开发出两类肠促胰素的降糖药物应用于临床,胰高血糖素样肽 -1(glucagons like peptide 1,GLP-1)激动剂和二肽基肽酶 -4(dipeptidyl peptidase 4,DPP-4)抑制剂。目前国内上市的 GLP-1 激动剂有艾塞那肽(exenatide)和利拉鲁肽(liraglutide);DDP-4 抑制剂有西格列汀(sitagliptin)、沙格列汀(saxagliptin)和维格列汀(vildagliptin)。

四、药物作用机制

(一)胰岛素

1. 作用机制 胰岛素主要促进肝脏、脂肪、肌肉等靶组织糖原和脂肪的储存,抑制糖原分解和糖异生而降低血糖。胰岛素属多肽类激素,分子较大,一般认为它不易进入靶细胞,只作用于膜受体,通过第二信使而产生生物效应。关于胰岛素的作用位点见图 10-1。研究发现,胰岛素受体(insulin receptor,Ins R)是由两个 α 亚单位及两个 β 亚单位组成的大分子蛋白复合物。α 亚单位在胞外,含胰岛素结合部位,β 亚单位为跨膜蛋白,其胞内部分含酪氨酸蛋白激酶。胰岛素与胰岛素受体的 α 亚基结合后迅速引起 β 亚基的自身磷酸化,进而激活 β 亚基上的酪氨酸

阅读笔记

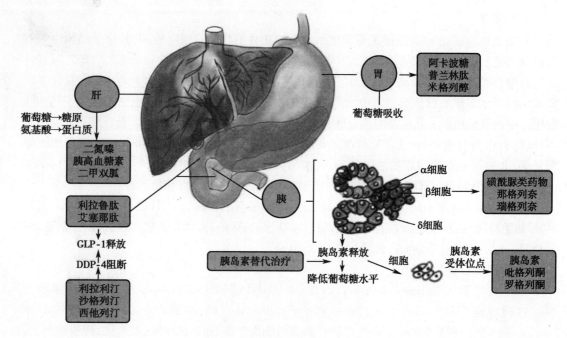

图 10-1   降糖药物的作用位点

蛋白激酶,由此导致对其他细胞内活性蛋白的连续磷酸化反应,进而产生降血糖等生物效应。

2. 体内过程   胰岛素作为一种蛋白质,普通制剂易被消化酶所破坏,口服无效,须注射给药。皮下注射吸收快,尤以前臂外侧和腹壁明显。$t_{1/2}$ 约 10 分钟,但作用可维持数小时。主要在肝、肾灭活,经谷胱甘肽转氨酶还原二硫键,再由蛋白水解酶水解成短肽或氨基酸,也可被肾胰岛素酶直接水解,10% 以原型自尿液排出。因此,严重肝肾功能不良能影响其灭活。常用胰岛素及其类似物的药动学特点见表 10-4。

(二) 磺酰脲类

1. 作用机制   SUs 的降糖作用有赖于机体尚存的有功能的胰岛 B 细胞数量,主要作用是与 B 细胞膜上磺酰脲类受体特异性结合,关闭钾离子通道,细胞内钾离子外流受阻,钾离子浓度升高,细胞膜发生除极化,从而促发电压依赖性的 Ca^{2+} 通道开放,细胞外 Ca^{2+} 内流增加,细胞内 Ca^{2+} 浓度升高,刺激胰岛素分泌颗粒向胞外分泌。

2. 禁忌证   ①T1DM;②T2DM病人 B 细胞功能已衰竭;③T2DM 合并急性严重代谢紊乱(如酮症酸中毒或高渗性昏迷);④对磺脲类药物过敏或有严重不良反应者;⑤儿童病人。

3. 体内过程   磺酰脲类降糖药在胃肠道吸收迅速而完全,与血浆蛋白结合率高,多数药物在肝内氧化成羟基化合物,并迅速从尿中排出。格列苯脲口服后 2~6 小时血药浓度达高峰,作用维持 16~24 小时,灭活及排泄快,较少发生低血糖。其他磺酰脲类药物的药动学特点(表 10-5)。

(三) 格列奈类

1. 作用机制   格列奈类的作用机制与 SUs 类相似。不同之处主要表现在与胰岛 B 细胞上的结合位点不同,与胰岛 B 细胞处 K_{ATP} 通道上的 36ku 蛋白特异性结合,是一类快速作用的胰岛素促分泌剂,主要通过刺激胰岛素的早时相分泌而降低餐后血糖,具有吸收快、起效快和作用时间短的特点,主要用于控制餐后高血糖,也有一定降低空腹血糖的作用。

2. 禁忌证   ①T1DM;②严重的肝肾功能不全;③有急性并发症和合并症(如酮症酸中毒、乳酸性酸中毒、非酮症高渗性昏迷、感染以及手术等)。

3. 体内过程   口服给药后迅速经胃肠道吸收入血,15 分钟起效,1 小时血药浓度达峰值,通过CYP450酶系统代谢,其中90%随胆汁进入消化道经粪便排出,酮症酸中毒病人禁用本类药物。

阅读笔记

(四)双胍类

1. **作用机制** 主要药理作用是通过肝葡萄糖输出,改善外周组织对胰岛素的敏感性、增加对葡萄糖的摄取和利用从而降低血糖。二甲双胍通过激活一磷酸腺苷活化的蛋白激酶(AMPK)信号系统而发挥多方面的代谢调节作用(见 *Box* 10-5)。二甲双胍可以使 HbA1c 下降 1%~2%,不增加体重,同时可改善血脂谱、增加纤溶系统活性、降低血小板聚集性、使动脉壁平滑肌和成纤维细胞生长受抑制等,被认为可能有助于延缓糖尿病血管并发症的发生。

Box 10-5【知识拓展】

二甲双胍通过 AMPK 的作用机制

研究显示,二甲双胍作用的分子靶点主要是一磷酸腺苷活化的蛋白激酶(AMPK),AMPK 参与体内多种代谢过程,并且在很多环节上都发挥着重要作用。有研究显示,随着二甲双胍剂量的增加,离体肝细胞上 AMPK 的活性增加,而且活性几乎接近所谓的最大的刺激剂量。二甲双胍在骨骼肌上也有同样的作用,它可刺激骨骼肌上 AMPK 的活性。在生化反应过程中,AMPK 被激活之后,可以使脂肪组织中激素敏感性脂肪酶(HSL)的活性降低,肝脏组织中磷酸烯醇丙酮酸(PEPCK)、葡萄糖 -6- 磷酸酶(G6Pase)、固醇调节元件结合蛋白 1(SREBP$_1$)及其下游脂肪酸合酶(FAS)、乙酰辅酶 A 羧化酶(ACC)的表达降低,甘油三酯生成减少。同时 AMPK 也可作用于肌肉组织,使胰岛素受体底物 1(IRS1)、葡萄糖转运体 1(GLUT1)、葡萄糖转运体 4(GLUT4)表达增加,增强葡萄糖的转运,最终发挥降低非酯化脂肪酸、降低血脂和降低血糖的作用。

2. **禁忌证** ①T1DM;②酮症酸中毒、乳酸性酸中毒、非酮症高渗性昏迷等急性并发症者;③严重肝肾功能不全、严重贫血、缺氧、心力衰竭、酗酒等;④感染、手术等应激情况;⑤妊娠、哺乳期妇女。

3. **体内过程** 二甲双胍 $t_{1/2}$ 约 1.5 小时,在体内不与蛋白结合,大部分以原型从尿中排出。苯乙双胍 $t_{1/2}$ 约 3 小时,约 1/3 以原型从尿中排出,作用维持 4~6 小时。

(五)噻唑烷二酮类

1. **作用机制** 主要通过激活过氧化物酶体增殖物激活受体 $_\gamma$(PPAR$_\gamma$)起作用,增加靶组织对胰岛素作用的敏感性而降低血糖,还有改善血脂谱、提高纤溶系统活性、改善血管内皮功能、使 C 反应蛋白下降等作用,对心血管系统有保护作用。TZDs 促进脂肪重新分布、从内脏组织转移至皮下组织,可能与其提高胰岛素敏感性的作用有关。也可改善 B 细胞功能。

2. **禁忌证** ①不可单独用于治疗 T1DM;②酮症酸中毒等急性并发症者;③心功能 3、4 级者;④儿童。

3. **体内过程** TZDs 口服后迅速由胃肠吸收,罗格列酮 1 小时,吡格列酮 2 小时达血药浓度峰值,饮食不影响其吸收,但可使峰值延迟 3~4 小时,药物达到稳态浓度需要 7 天。与血浆蛋白结合率超过 99%。主要经肝脏代谢,罗格列酮和吡格列酮的代谢产物有一定药理活性。罗格列酮 $t_{1/2}$ 为 3~4 小时,吡格列酮 $t_{1/2}$ 为 3~7 小时。

(六)α- 葡萄糖苷酶抑制剂

1. **作用机制** 食物中淀粉、糊精和双糖(如蔗糖)的吸收需要小肠黏膜刷状缘的 α- 葡萄糖苷酶,α- 葡萄糖苷酶抑制剂抑制这一类酶,从而延迟碳水化合物吸收,降低餐后高血糖。

2. **禁忌证** ①不单独用于治疗 T1DM 和重型 T2DM;②慢性腹泻、慢性胰腺炎、肝硬化、消化性溃疡、严重胃肠功能紊乱者;③酮症酸中毒等急性并发症者;④严重肾功能不全者。

3. **体内过程** 摄入的阿卡波糖仅 2% 由肠道吸收,$t_{1/2}$ 约为 2 小时,药理作用持续约 4~6

小时。米格列醇几乎全部被吸收,吸收后有 50%~70% 分布于胃肠道,最终 95% 由肾脏以原型排出。肾功能严重减退者,易发生蓄积。

(七) GLP-1 受体激动剂和 DPP-4 抑制剂

GLP-1 是肠道 L 细胞分泌的一种肠促胰素,是调节餐后血糖的主要激素。然而,GLP-1 在体内可迅速被降解而失去生物活性,$t_{1/2}$ 不到 2 分钟,这大大限制了其临床应用。因此,最近上市的长效 GLP-1 受体激动剂及口服 DDP-4 抑制剂,为 T2DM 的治疗提供了更多的用药选择。

五、用药护理

(一) 用药评估

1. 确定糖尿病类型　糖尿病的治疗取决于发病类型,T1DM 病人以胰岛素治疗为主,T2DM 病人必须注重一般的基础治疗,包括饮食治疗和其他辅助治疗,如单纯饮食治疗无效,应加用口服降糖药物,必要时可用各种口服降糖药联合治疗,如仍无效,应果断改用胰岛素治疗。因此,在确定治疗计划前,首先应确定病人的糖尿病类型。

2. 明确糖尿病分期　糖尿病临床分期包括:正常血糖糖耐量正常(A)、糖耐量异常(B)、高血糖症不需要胰岛素治疗(C)、需要胰岛素治疗(D)和必须用胰岛素治疗(E)。明确分期以及了解病人胰岛素抵抗的程度和 B 细胞的功能状态,可帮助理解糖尿病的发展过程,并争取使病人早期即获得有效干预治疗,尤其是 T2DM,应尽量控制在不需要用胰岛素治疗阶段。

3. 了解有无并发症及其严重程度　糖尿病急性并发症主要有酮症酸中毒、高渗性昏迷、乳酸性酸中毒和低血糖症等,慢性并发症主要有糖尿病肾病、视网膜病变、神经病变、心脑血管病变和糖尿病足等。根据并发症类型,制定合理的药物治疗方案。

4. 了解有无合并症　当糖尿病合并妊娠、感染、高热、手术等应激状态时,不论哪一种类型糖尿病,也不论之前用哪一类药物,均应使用胰岛素治疗以度过急性期,待应激消除后再调整糖尿病的治疗方案。

(二) 用药安全

1. 胰岛素

(1) 用药注意事项:指导病人熟知各种胰岛素的名称、剂型、作用特点和给药时间,教会病人及其家属掌握正确的注射方法。注射工具主要有胰岛素专用注射器、胰岛素笔和胰岛素泵。使用注意事项包括:①准确用药:熟悉各种胰岛素的名称、剂型及作用特点;准确执行医嘱,按时注射。对于每毫升 40U 和 100U 两种规格的胰岛素,使用时应注意注射器与胰岛素浓度的匹配。②吸药顺序:长、短效或中、短效胰岛素混合使用时,应先抽吸短效胰岛素,再抽吸中、长效胰岛素,然后混匀。切不可反向操作,以免将长效胰岛素混入短效内,影响其速效性。③注射部位的选择与更换:胰岛素采用皮下注射时,宜选择皮肤疏松部位,如上臂三角肌、臀大肌、大腿前侧、腹部等。腹部吸收最快,其次分别是上臂、大腿和臀部。如参加运动锻炼,不要选择在大腿、臀部等活动的部位。注射部位要经常更换,长期注射同一部位可能导致局部皮下脂肪萎缩、增生、局部硬结。如在同一区域注射,必须与上一次注射部位相距 1cm 以上,选择无硬结的部位,如产生硬结,可用热敷,但要避免烫伤。注射胰岛素时应严格无菌操作,防止发生感染。④注意监测血糖:注射胰岛素的病人一般常规监测血糖 2~4 次 / 天,如发现血糖波动过大或持续高血糖,应及时通知医生。⑤使用胰岛素泵时应定期更换导管和注射部位以避免感染及针头堵塞。使用胰岛素笔时要注意笔与笔芯相互匹配,每次注射前确认笔内是否有足够剂量,药液是否变质;另外,每次使用前均应更换针头、注射后将针头丢弃。⑥胰岛素的保存:未开封的胰岛素放于冰箱 4~8℃冷藏保存,正在使用的胰岛素在常温下(不超过 28℃)可使用 28 天,无需放入冰箱,应避免过冷、过热、太阳直晒,剧烈晃动等,否则可因蛋白质凝固变形而失效。

(2) 不良反应:①低血糖反应:胰岛素治疗中最常见、最严重的不良反应,多发生于胰岛素剂量过大、未按时进餐、肝肾功能不全、升血糖反应有缺陷者。早期症状表现为饥饿感、出汗、心跳加快、面色苍白、头昏、心慌、手颤等。随后出现头痛头晕、焦虑、呆滞、精神错乱,严重者可引起惊厥、昏迷、休克,甚至脑损伤及死亡。为防止低血糖的严重后果,应教会病人熟悉其表现及处理方法。轻者及时进食,或饮用糖水等可纠正低血糖症状,较重者应立即静脉注射 50% 葡萄糖 40~60ml,严重者应给予氢化可的松 0.3~0.5g 加入至 5%~10% 葡萄糖静滴,待病人清醒后立即进食。必须在糖尿病病人中鉴别低血糖昏迷和酮症酸中毒性昏迷及非酮症性糖尿病昏迷,若胰岛素治疗的糖尿病病人出现上述症状,首先需考虑低血糖,测血糖低于 2.5mmol/L,可明确诊断。表 10-7 列出了低血糖和高血糖的症状和体征。②过敏反应:较多见,临床症状表现为局部过敏反应,如注射局部出现红斑、麻疹、皮肤瘙痒等;全身过敏反应,如血管神经性水肿、紫癜,极少数出现过敏性休克。主要原因一是来自动物与人的胰岛素结构差异所致,二是制剂纯度较低,内含杂质所致。轻者可用组胺 H_1 受体阻断药治疗,重症时可用糖皮质激素。高纯度胰岛素或人胰岛素制剂的应用,降低了过敏反应的发生率。③胰岛素抵抗:急性抵抗性多因并发感染、创伤、手术等应激状态所致。处理方法是清除诱因,并加大胰岛素用量。慢性抵抗性是指在临床中每日需用胰岛素 200U 以上,且无并发症者。处理方法是换用高纯度胰岛素或人胰岛素,并适当调整剂量。④脂肪萎缩:长期使用非纯化胰岛素或反复在一个部位注射,可出现注射部位的脂肪萎缩,少数病人出现面部及四肢水肿,可能因胰岛素促进肾小管 Na^+ 重吸收所致,通常不需治疗,数天内可自行恢复。应用高纯度胰岛素制剂后已较少见。

表 10-7 低血糖和高血糖的症状和体征

临床效应	低血糖	高血糖
中枢神经系统	头痛、视力模糊、复视、嗜睡、昏迷、共济失调、过度反应	意识水平下降,缓慢发展到昏迷;反射减弱
神经肌肉	感觉异常、虚弱、肌肉痉挛、抽搐进展到癫痫发作	乏力、嗜睡
心血管系统	心动过速、心悸、血压升高	心动过速、低血压
呼吸系统	浅快呼吸	深快呼吸、丙酮样呼吸
胃肠道	饥饿感、恶心	恶心、呕吐、口渴
其他	出汗、皮肤湿冷	皮肤干燥、潮红
实验室检查	尿糖阴性、血糖值低	尿糖强阳性;尿酮体阳性;血糖水平较高
发病	突然发病,病人出现焦虑,醉酒状态,与胰岛素过量、未进食、压力增加有关	渐进性发病,与胰岛素不足和压力增加有关

(3) 药物相互作用:水杨酸类、α 受体阻滞剂、单胺氧化酶抑制剂、乙醇和磺胺类药物增强胰岛素的作用,联合用药时应注意调整胰岛素用量。肾上腺糖皮质激素、异烟肼、烟酸、雌激素、甲状腺激素、噻嗪类利尿药、吩噻嗪类抗精神病药和拟交感药拮抗胰岛素的作用。病人也应该警惕胰岛素与某些中草药的相互作用。

2. 磺酰脲类

(1) 用药注意事项:协助病人于早餐前半小时服用,严密观察药物的不良反应。最主要的不良反应是低血糖,常发生于老年病人,肝肾功能不全或营养不良者,作用时间长的药物(如格列苯脲和格列美脲)较易发生,而且持续时间长。病人应该禁酒,因为乙醇可诱发或加重空腹时磺酰脲类的降糖作用而发生低血糖反应。

(2) 不良反应:①低血糖反应:最常见,常发生于老年病人(60 岁以上)、肝肾功能不全或营养不良者。与药物剂量过大、饮食不配合、体力活动过度、饮用含乙醇饮料、使用长效或合并用药有关;②体重增加;③皮肤过敏反应:皮疹、皮肤瘙痒等;④消化系统反应:恶心、呕吐、上腹部不适、食欲减退等,偶见肝功能损害、胆汁淤滞性黄疸。应监测病人的食欲,尤其是服用磺脲类药物的病人可能因不进食而导致低血糖;⑤心血管系统反应:某些磺酰脲类药物可减弱心肌缺血的预处理能力,可能会对心血管系统带来不利的影响,但目前尚无资料证实其增加 T2DM 病人心血管疾病的发病率和病死率。

(3) 药物相互作用:由于磺酰脲类血浆蛋白结合率高,表观分布容积小,因此在蛋白结合上能与其他药物(如保泰松、水杨酸钠、吲哚美辛、青霉素、双香豆素等)发生竞争,使游离药物浓度上升而引起低血糖反应。消耗性病人血浆蛋白低,黄疸病人血浆胆红素水平高,也能竞争血浆蛋白结合部位,更易发生低血糖。乙醇抑制糖原异生和肝葡萄糖输出,故病人饮酒会导致低血糖。另一方面,氯丙嗪、糖皮质激素、噻嗪类利尿药、口服避孕药均可降低磺酰脲类的降血糖作用,须予注意。

3. 格列奈类

(1) 不良反应:常见有低血糖反应,但餐后低血糖及夜间低血糖反应较磺酰脲类药物少见,此外还有胃肠道不适、上呼吸道感染、头痛及腹泻等,大多轻微而短暂。

(2) 药物相互作用:与 β 受体阻滞剂或乙醇同时使用增加低血糖的风险。非甾体类抗炎药阿司匹林、磺胺类、华法林以及 CYP3A4 抑制剂如酮康唑、咪康唑、红霉素等均可增强格列奈类药物作用。而利福平、巴比妥类、噻嗪类、吩噻嗪、苯妥英、拟交感神经药、钙通道阻滞剂和异烟肼等可拮抗格列奈类的作用。

4. 双胍类

(1) 用药注意事项:餐中或餐后服药或从小剂量开始可减轻用药后的不适症状。

(2) 不良反应:①胃肠道反应最常见,包括食欲下降、腹部不适、恶心、呕吐、腹泻等。减少初始剂量、逐渐加量、餐时或餐后服用可减轻胃肠道不良反应;②过敏反应;③乳酸性酸中毒:是最严重的不良反应,甚至可发生死亡,死亡率可达 50%(苯乙双胍)。二甲双胍毒性为苯乙双胍的 1/50。随着年龄增加和肾功能不良者,发生几率增加,因此肾脏疾病或肾功能障碍者、急慢性代谢性酸中毒者禁用。对乳酸性酸中毒,应积极抗休克、抗缺氧、纠正酸中毒,血液透析有助于清除过多的乳酸和双胍类药物。

(3) 药物相互作用:二甲双胍可抑制消化道对维生素 B12 的吸收,导致大细胞性贫血,应予以注意。H2 受体阻滞剂西咪替丁可降低肾小管分泌二甲双胍,而致血中药物浓度增加,联合使用增加低血糖风险。同时使用二甲双胍与糖皮质激素或乙醇增加乳酸性酸中毒的风险。二甲双胍可降低血中呋塞米的浓度及半衰期,削弱利尿作用。钙通道阻滞剂可使消化道吸收二甲双胍增加。

5. 噻唑烷二酮类

(1) 用药注意事项:密切观察有无水肿、体重增加等不良反应发生。患缺血性心血管疾病的风险增高,一旦出现应立即停药。尽管未见其对肝脏有严重的毒副作用,但应定期检测肝功能,发现血清转氨酶增高超过正常高限 2.5 倍时,应停用。

(2) 不良反应:该类药物主要不良反应为水肿,有心力衰竭倾向或肝病者禁用或慎用。低血糖发生率低。副作用主要有嗜睡、肌肉和骨骼痛、头痛、消化道症状(腹泻、恶心、呕吐)。由于曲格列酮具有明显的肝毒性,使小部分病人出现肝功能衰竭甚至死亡,因此曲格列酮已被弃用,而罗格列酮和吡格列酮目前尚未发现具肝毒性。虽然罗格列酮、吡格列酮对肝毒性小,但仍建议病人定期检查肝功能。

(3) 药物相互作用:吡格列酮可能导致口服避孕药的浓度降低,因此,使用口服避孕药的病人应考虑其他的避孕方法。

阅读笔记

6. α- 葡萄糖苷酶抑制剂

(1) 用药注意事项：应与第一口饭同时服用。如与胰岛素促分泌剂或胰岛素合用发生低血糖症时，应静脉或口服补充葡萄糖，而不适宜补给一般甜食类和蔗糖类，因后者不易转化为葡萄糖。阿卡波糖可引起肝损伤，因此在服药期间应监测转氨酶及肝功能变化，发现酶升高应停用。

(2) 不良反应：①胃肠道反应：肠道功能紊乱是 α- 葡萄糖苷酶抑制剂的主要不良反应。由于小肠中未被吸收的碳水化合物在肠道滞留，酵解产气，临床上可表现为胃胀、腹胀、排气增多、腹泻、胃肠道痉挛性疼痛。②全身不良反应：少见，大剂量可引起血清转氨酶升高，但不伴其他肝功能改变，停药后可自行恢复。此外由于 α- 葡萄糖苷酶抑制剂减少肠道铁的吸收，少数病人发生贫血。③低血糖：单用不引起低血糖，但如与磺酰脲类或胰岛素合用，仍可发生低血糖，且一旦发生，应直接给予葡萄糖口服或静脉注射，进食双糖或淀粉类食物无效。

(3) 药物相互作用：肠道吸附剂如活性炭可拮抗 α- 葡萄糖苷酶抑制剂作用。α- 葡萄糖苷酶抑制剂可影响地高辛和华法林的吸收，故合用时，应监测两药的药理作用。α- 葡萄糖苷酶抑制剂可降低普萘洛尔和雷尼替丁的水平。

7. GLP-1 受体激动剂和 DPP-4 抑制剂

(1) 不良反应：GLP-1 受体激动剂可引起胃肠道不良反应，如恶心，呕吐等，多为轻到中度，主要见于初始治疗时，多随治疗时间延长逐渐减轻。DDP-4 抑制剂可能引起头痛、超敏反应、肝酶升高、上呼吸道感染、胰腺炎等不良反应，多可耐受。长期用药安全性未知。

(2) 药物相互作用：GLP-1 受体激动剂艾塞那肽可抑制胃排空，应与治疗窗窄的药物分开使用。艾塞那肽可能使口服避孕的药炔雌醇成分减少，因此应间隔 1 小时给药。DDP-4 抑制剂西格列汀可增强磺酰脲类和胰岛素的作用。沙格列汀作为一种强效的 CYP3A4/5 抑制剂，可与酮康唑、红霉素和地尔硫草发生相互作用。

(三) 用药监测

1. 血糖　血糖监测是观察病情的重要手段。护理工作的任务就是要帮助病人尽可能严格控制血糖，根据血糖测定结果调整药物用量。如病人使用快速血糖测定仪自测血糖，应指导病人按要求正确操作，使结果可信，尽量减少误差。

2. 糖化血红蛋白　糖化血红蛋白（glycosylated hemoglobin，GHb）是血红蛋白 A 组分的某些特殊分子部位和葡萄糖经过缓慢而不可逆的非酶促反应结合而形成的，它可反映过去 8~12 周内病人体内血糖的平均水平，并可能是造成糖尿病慢性并发症的一个重要致病因素。HbA1c 测定的目的在于可消除血糖波动对病情的影响，因而对血糖波动较大的 T1DM 病人更有价值。

3. 并发症监测　定期检查眼底、血压、心电图、尿清蛋白等，了解有无并发症的发生。

4. 营养监测　确保病人饮食控制和锻炼，监测营养状况并提供必要的营养咨询。

5. 毒副作用监测　接受吡格列酮或罗格列酮治疗的病人，需谨慎监测肝酶活性以避免肝脏毒性，如果出现肝脏功能严重受损应停药。

6. 特殊时期的胰岛素使用　在创伤、妊娠或严重应激时，密切观察病人并改用胰岛素治疗。

(四) 健康教育

1. 心理教育　糖尿病病人在得知其诊断时，心理和行为具有个体化差异。有些病人对本病认识不够，忽视糖尿病严重慢性并发症致残致死的后果，因而不限制饮食，生活上无节制，不监测血糖和尿糖，待出现严重并发症时后悔莫及。相反，有些病人十分畏惧糖尿病，对治疗丧失信心，不积极配合治疗。护士应及时掌握糖尿病病人的心理状态，并做解释说明，让病人明白糖尿病的可防性和可治性，解除心理压力，帮助其树立战胜疾病的信心，并积极配合治疗。在治疗过程中，要让病人避免心理紧张及精神刺激；使其和家属明白：只要控制好血糖，糖尿病病人可以像正常人一样生活和工作，生活质量可完全得到保障。

2. 饮食及运动治疗教育　饮食和运动治疗是治疗糖尿病的基本方法。向病人介绍饮食及运动的重要性,解除病人的思想顾虑,如误认为饮食控制会造成营养不良,或害怕血糖过高,不敢进食的现象;指导病人正确的膳食搭配,既保证血糖的控制,又不降低病人的生活质量和工作能力。在饮食方面,要灵活掌握膳食种类的选择,进餐要定时定量,病情变化时,要及时更改膳食量。指导病人进行适度的体力活动,积极参加力所能及的劳动和适当的体育锻炼,并根据病情调整运动方式和运动量。病人的运动量和锻炼方法必须与自己的工作和娱乐结合考虑,以选择最适合自己的运动方法和运动量,达到保持标准体重,增进身心健康和提高胰岛素敏感性为目的。运动和锻炼要长期坚持。轻型糖尿病病人,通过行之有效的饮食治疗和运动治疗即可获得满意的控制。

3. 药物治疗教育　向病人介绍口服降糖药及胰岛素治疗的适应证、不良反应和注意事项等。很多病人对使用胰岛素治疗有恐惧心理,有些病人甚至错误的认为"用胰岛素治疗后会产生依赖性"。应让病人懂得,若 T2DM 经饮食控制和口服降糖药无效再不换用胰岛素治疗,等于浪费钱财和生命,因为高血糖本身又可加重胰岛损害,加速病情发展,加速并发症的发生。

4. 低血糖防治教育　低血糖的临床表现无特异性,要让病人了解重症低血糖可导致严重后果,甚至死亡。帮助病人及其家属掌握早期识别和处理的方法,并尽量降低其发生率。

(王春梅　关凤英)

第三节　高脂血症

高血脂症是动脉粥样硬化、冠心病以及其他心脑血管疾病的重要危险因素。我国高脂血症病人人数已超过 1.6 亿,且患病率呈持续快速上升状态。本症预防和治疗的主要目的就是抑制和延缓动脉粥样硬化的发生。但是,目前的防治还远没有达到要求,治疗的效果并不理想。护士应担负起高脂血症病人教育的责任,正确指导病人的健康生活方式及用药安全。

一、疾病简介

高脂血症(hyperlipidemia)是由于脂肪代谢或运转异常使血浆中一种或几种脂质或脂蛋白高出正常范围,包括血脂的含量和(或)组分异常。血脂通常主要指血浆总胆固醇(total cholesterol,TC)和甘油三酯(triglyceride,TG),血浆脂质主要与蛋白质结合以脂蛋白的形式存在,因此,高脂血症实际上指的是高脂蛋白血症。临床上,可表现为高胆固醇血症、高甘油三酯血症,或者两者兼有(混合性高脂血症)。高脂血症以及与其他心血管风险因素相互作用导致动脉粥样硬化,增加心脑血管病的发病率和死亡率。防治高脂血症对提高生活质量、延长寿命具有重要意义。高脂血症的治疗措施应是综合性的,生活方式干预是最基本的措施,药物治疗需严格掌握指征。

二、药物治疗的目的及原则

(一) 药物治疗的目的

高脂血症药物治疗的目的是通过调整血脂谱,使其恢复正常,降低冠心病的患病率及其他心脑血管事件的发生率。

(二) 药物治疗的原则

无冠心病病人经过 3~6 个月的生活方式调整及饮食控制,或有冠心病者在进行了 1~2 个月的非药物性基础治疗后,其血脂水平仍未达到控制标准,应合理地选用调血脂药物。

1. 一级预防　高脂血症用于冠心病的预防时,若病人为临床上未发现冠心病或其他部位动脉粥样硬化者,属一级预防。这些病人经过一般治疗后,血脂仍为如下水平时,则应考虑使用降血脂药物:①无冠心病危险因素者:TC>240mg/dl;低密度脂蛋白胆固醇(LDL-C)>160mg/dl;

阅读笔记

②有冠心病危险因素者：TC>220mg/dl；LDL-C>140mg/dl。冠心病的主要危险因素见 *Box* 10-6。

Box 10-6【知识拓展】

冠心病的主要危险因素

（一）危险因素

1. 年龄　男性≥45 岁；女性≥55 岁

2. 冠心病早发家族史（确诊心梗）　父亲或其他直系男性亲属 55 岁前猝死；母亲或其他直系女性亲属在 65 岁前猝死

3. 持续吸烟史

4. 高血压病（>140/90mmHg 或正使用降压药）

5. 糖尿病

6. 肥胖　体重指数 >27

7. 高密度脂蛋白胆固醇水平降低（<35mg/dl 或 0.9mmol/L），低密度脂蛋白胆固醇水平升高

（二）保护因素

高密度脂蛋白胆固醇水平升高（≥60mg/dl 或 1.6mmol/L）

2. 二级预防　若病人为已发生冠心病或其他部位动脉粥样硬化者，属二级预防，血脂如为以下水平应考虑降血脂治疗：TC>200mg/dl；LDL-C>120mg/dl。

三、药物分类及常用药物

临床上可供选择的降血脂药包括他汀类、胆汁酸螯合剂、烟酸类、贝特类、胆固醇吸收抑制剂及其他降血脂药。

（一）他汀类

他汀类（stains）为 HMG-CoA 还原酶抑制剂，又称 3- 羟基 -3- 甲基戊二酰辅酶 A 还原酶抑制剂，常用药物有洛伐他汀（lovastatin）、辛伐他汀（simvastatin）、普伐他汀（pravastatin）、氟伐他汀（fluvastatin）、阿伐他汀（atorvastatin）、瑞舒阿伐他汀（rosuvastatin）等。

他汀类是家族性高胆固醇血症的首选药物，与其他调脂药物如胆汁酸螯合剂合用，可使70% 杂合子病人的血浆 LDL-C 降至正常，但对纯合子病人无效。亦可用于其他以胆固醇升高为主的高脂血症。常用他汀类药物的用法与用量见表 10-8。

表 10-8　常用他汀类药物的用法及用量

常用药物	起始剂量	常规剂量	备注
阿托伐他汀	10mg/d	10mg~20mg/d	可在一天中任何时间服用
洛伐他汀	晚餐时服用 20mg	晚餐时服用 20~40mg	与食物一同服用增加生物利用度，且每日 2 次降脂效果更佳
普伐他汀	10~40mg/d	10~40mg/d	与食物同服避免消化不良
辛伐他汀	20mg~40mg/d	20mg~40mg/d	与食物同服避免消化不良
氟伐他汀	20mg~40mg，每晚临睡前	20mg~40mg，每晚临睡前	缓释剂型有相同效果且副作用少
瑞舒伐他汀	10~20mg/d	10~20mg/d	一天中任何时间服用

（二）胆汁酸螯合剂

胆汁酸螯合剂主要为碱性阴离子交换树脂，属于本类的药物有考来烯胺（cholestyramine）、

阅读笔记

考来替泊（colestipol）和考来维仑（colesevelam）。适合于除纯合子家族性高胆固醇症以外的任何类型的高胆固醇血症病人，尤其适用于仅有 LDL 升高的病人。考来替泊的常用剂量为每日 12~15g，分 3~4 次口服。考来烯胺的常用剂量每次 4~5g，每日 1~3 次。

（三）苯氧芳酸类（贝特类）

贝特类（fibrates）亦称苯氧芳酸类药物，本类药物常用的有吉非贝齐（gemfibrozil）、非诺贝特（finofibrate）和苯扎贝特（bezafibrate）。主要用于高甘油三酯血症和以甘油三酯升高为主的混合型高脂血症。吉非贝齐常用剂量为 0.6g/ 次，每日 2 次；非诺贝特常用剂量为 0.1g/ 次，每日 3 次；苯扎贝特常用剂量为 0.2g/ 次，每日 3 次。

（四）烟酸类

烟酸类包括烟酸及其衍生物阿昔莫司。烟酸（nicotinic acid）即维生素 B6，属水溶性维生素类，为脂肪组织细胞内酯酶系统的强抑制剂。阿昔莫司（acipimox）为烟酸的衍生物。适用于高甘油三酯血症和以甘油三酯升高为主的混合性高脂血症。烟酸的常用剂量为 0.2g/ 次，每日 3 次口服，渐增至每日 1~2g。阿昔莫司常用剂量为 0.25~0.5g/ 次，每晚睡前服用，病情需要时可于早餐后加服 0.25g。

（五）胆固醇吸收抑制剂

依折麦布（ezetimibe）是第一个用于临床的胆固醇吸收抑制剂，2002 年 10 月在美国首先上市，2007 年 8 月在中国上市。适应证为高胆固醇血症和以胆固醇升高为主的混合性高脂血症，单药或与他汀类联合治疗。依折麦布常用剂量为 10mg/ 次，每日 1 次。

（六）其他降血脂药

其他降血脂药有抗氧化药普罗布考（probucol）、多烯脂肪酸类等。

普罗布考主要用于高胆固醇血症，尤其是纯合子型家族性高胆固醇血症的治疗。用法为口服给药，500mg/ 次，2 次 / 天，与早、晚餐同服，在治疗时应密切观察 HDL 的变化。若经普罗布考治疗 3 个月后仍未见胆固醇显著降低，应停止使用。多烯脂肪酸类适应证为高甘油三酯血症和以甘油三酯升高为主的混合性高脂血症。

四、药物作用机制

（一）他汀类

1. 作用机制　他汀类具有竞争性抑制胆固醇合成早期限速酶 HMG-CoA 还原酶的作用，使胆固醇合成减少，同时增加了 LDL 受体数目并增强其活性，加速 LDL 的摄取和排出。因此他汀类药物显著降低血清 TC、LDL-C，也降低 TG 水平和轻度提高高密度脂蛋白胆固醇（HDL-C）。此外他汀类药物还有抗炎、保护血管内皮功能等作用，与冠心病事件减少有关。常用他汀类药物的剂量及调血脂作用特点（表 10-9）。

表 10-9　常用他汀类药物的剂量及调血脂作用特点

常用药物	剂量（mg/d）	LDL*（%）	HDL*（%）	TG*（%）
洛伐他汀	10~80	↓24~48	↑7	↓10~14
普伐他汀	10~40	↓22~34	↑2~12	↓11~24
辛伐他汀	20~80	↓24~40	↑7~16	↓12~21
氟伐他汀	20~80	↓22~36	↑3~6	↓12~18
阿伐他汀	10~80	↓39~60	↑5~9	↓19~37
瑞舒阿伐他汀	5~40	↓47~65	↑2~9	↓20

* 药物的调血脂效应具有剂量依赖性

阅读笔记

2. 体内过程　他汀类药物一般以羟酸型吸收较好,内酯型吸收后在肝脏内水解成活性的羟酸型,很少进入外周组织,大部分在肝代谢,经胆汁由肠道排出,少部分由肾排出。常用他汀类药物的药代动力学特点(表10-10)。

表10-10　常用他汀类药物的药代动力学特点

	洛伐他汀	辛伐他汀	普伐他汀	氟伐他汀	阿伐他汀	瑞舒阿伐他汀
口服吸收(%)	30	60~85	35	>98	12	20
t_{max}(h)	2~4	1.2~2.4	1~1.5	0.6	1~2	3~5
血浆蛋白结合率(%)	≥95	>95	50	≥98	≥98	88
肝摄取率(%)	≥70	≥80	45	≥70		
排泄途径:肾(%)	<10	13	20	5	<2	10
肝(%)	85	60	70	>90	>95	90
$t_{1/2}$(h)	3	1.9	1.5~2	1.2	14	19
食物对生物利用度的影响	+50	0	−30	0	0	−20

(二)胆汁酸螯合剂

作用机制　本类药物在肠道内与胆酸呈不可逆结合,因而阻碍胆酸的肝肠循环,阻断胆汁酸中胆固醇的重吸收;随着胆固醇的浓度降低,反馈性增加肝细胞表面的 LDL 受体数目,摄取更多的 LDL,使血浆 LDL-C 水平降低。药物可使血清 TC 降低 20%~30%,HDL-C 不同程度升高。常用胆汁酸螯合剂的剂量及调血脂作用特点见表10-11。

表10-11　常用胆汁酸螯合剂的剂量及调血脂作用特点

常用药物	剂量(g/d)	LDL*(%)	HDL*(%)	TG*(%)
考来烯胺	4~16	↓13~32	↑3~5	↑0~15
考来维仑	3.75	↓15~18	↑3	↑9~10

* 药物的调血脂效应具有剂量依赖性

(三)苯氧芳酸类(贝特类)

1. 作用机制　本类药物能激活过氧化物酶体增殖物激活受体(PPAR)α,刺激脂蛋白脂肪酶(LPL)、*ApoA* I 和 *ApoA* II 基因表达,抑制 *ApoC* III 基因表达,增强 LPL 的脂解活性,促进 VLDL 和 TG 的分解以及胆固醇的逆向转运,主要降低血清 TG 和 VLDL-C 水平。

2. 体内过程　口服吸收快而完全,在血液中与血浆蛋白结合,不易分布到外周组织。最后大部分在肝脏与葡糖醛酸结合,少量以原型经肾排出。

(四)烟酸类

1. 作用机制　烟酸类作用机制未明,大剂量可能通过抑制脂肪组织脂解和减少肝脏中 VLDL 的合成和分泌有关。能使血清 TG、VLDL-C 降低,TC 和 LDL-C 也降低,HDL-C 轻度升高。

2. 体内过程　烟酸口服吸收迅速而完全,生物利用度为 95%,t_{max} 30~60 分钟。血浆蛋白结合率低,迅速被肝、肾和脂肪组织摄取,代谢物及原型经肾排出,$t_{1/2}$ 20~45 分钟。阿昔莫司口服吸收快而全,t_{max} 约 2 小时,不与血浆蛋白结合,原型由尿排出,$t_{1/2}$ 约 2 小时。药理作用类似烟酸,可使血浆 TG 明显降低,与胆汁酸结合树脂合用可加强其降 LDL-C 作用,作用较强而持久,不良反应较少且轻。

阅读笔记

（五）胆固醇吸收抑制剂

依折麦布口服后被迅速吸收,结合成依折麦布 - 葡萄糖甘酸,作用于小肠细胞刷状缘,抑制胆固醇和植物固醇吸收;促进肝脏 LDL 受体合成,加速 LDL 的清除,降低血清 LDL-C 水平。

（六）其他降血脂药

抗氧化药普罗布考可降低升高的血清 LDL-C 浓度,但也可使 HDL-C 同时降低,对 TG 无影响。

多烯脂肪酸类,又称多不饱和脂肪酸。常用 n-3 脂肪酸制剂,包括二十五碳烯酸（eicosapentaenoic acid,EPA）和二十二碳烯酸(docosahexaenoic acid,DHA),是海鱼油的主要成分,调血脂机制尚不清楚,可能与作用于 PPARs 并降低 ApoB 分泌有关。可降低 TG 和轻度升高 HDL-C,对 TC 和 LDL-C 无影响。

五、用药护理

（一）用药评估

1. 高脂血症分型　临床上将高脂血症简单地分为高胆固醇血症、高甘油三酯血症和混合性高脂血症。药物选择除了考虑调脂作用机制及药物的其他作用特点外,须依据病人的高脂血症分型:①高胆固醇血症:首选他汀类,如单用他汀类不能使血脂达到治疗目标值可加用依折麦布或胆汁酸螯合剂,强化降脂作用,但联合用药的临床证据仍然较少。②高甘油三酯血症:首选贝特类,也可选用烟酸类和 n-3 脂肪酸制剂。对于重度高甘油三酯血症可联合应用贝特类和 n-3 脂肪酸制剂。③混合性高脂血症:如以 TC 和 LDL-C 增高为主,首选他汀类;如以 TG 增高为主则选用贝特类;如 TC、LDL-C 和 TG 均显著升高或单药效果不佳,可考虑联合用药。

2. 心血管的危险因素　评估病人的性别、年龄、体重、早发性冠心病家族史、吸烟史、高血压、糖尿病、血 LDL-C 和 HDL-C 水平等冠心病的主要危险因素,应依据病人的血脂水平和冠心病的危险因素情况决定高脂血症的治疗方案。

（二）用药安全

1. 他汀类

（1）用药注意事项:服用他汀类药物可将每日的总量分作 2 次口服,其调脂效果比一次性顿服更好。若日服 1 次,则以每日临睡前服用为好,因为绝大多数的胆固醇合成都是在夜间进行的。考来替泊、考来烯胺可使洛伐他汀的生物利用度降低,因此应该在服用前者 4 小时后服用洛伐他汀。

（2）不良反应:少数病人有胃肠道反应、头痛或皮疹。约 2% 的病人血清转氨酶升高,故应长期监测肝功能。少数人在治疗 3 个月内可发生急性胰腺炎。极少数病人还可发生肌痛并伴有肌酸磷酸激酶暂时升高,多见于合用免疫抑制剂环孢素 A 或降脂药烟酸、吉非贝齐的病人,其中有些人可发生横纹肌溶解并发肾衰竭,出现这种情况应立即停药。活动性肝炎,肝功能不全者禁用。因可使动物致畸,故孕妇和育龄妇女禁用。

（3）药物相互作用:他汀类与胆汁酸螯合剂联合应用,可增强其降低血清 TC 及 LDL-C 的效应。若与贝特类或烟酸联合应用可增强降低 TG 的效应,但也能增加肌病的发生率。若同时与其他影响 CYP3A4 的药物,如环孢素、某些大环内酯类抗生素(如红霉素)、吡咯类抗真菌药(如伊曲康唑)等合用,也能增加肌病的危险性。若与香豆素类抗凝药同时应用,有可能使凝血酶原时间延长,应注意检测凝血酶原时间,及时调整抗凝血药的剂量。

2. 胆汁酸螯合剂

（1）用药注意事项:指导病人如何混合药物粉末,如果服用片剂,切记要整片吞咽,不可将药片切割、粉碎或咀嚼。

（2）不良反应:少数人用后有胃胀气、恶心、便秘等消化系统不良反应,碱性磷酸酶和氨基转移酶活性暂时增高。还可干扰脂溶性维生素、叶酸(folic acid)及铁、镁、锌的吸收。大剂量可

阅读笔记

发生脂肪痢、骨质疏松和增加出血的倾向。久用可引起高氯性酸血症。

（3）药物相互作用：本类药物在肠道内与他汀类、氯噻嗪、保泰松、苯巴比妥、洋地黄毒苷、甲状腺素、口服抗凝药、脂溶性维生素（A、D、E、K）、叶酸及铁剂等结合，影响这些药物的吸收，应尽量避免合用，必要时可在用药前 1 小时或用药后 4 小时服用上述药物。

3. 贝特类

（1）用药注意事项：本类药物可引起恶心、腹胀、腹泻等胃肠道反应，有时有一过性血清转氨酶升高，应在饭后服用。

（2）不良反应：最常见的不良反应是胃肠道症状，如恶心、腹痛、腹泻。少数病人可出现过敏反应。偶见肝功能异常及尿氮增高，用药早期应监测肝功能。严重肝、肾功能不良者、孕妇、哺乳期妇女及胆石症病人禁用，小儿慎用。

（3）药物相互作用：贝特类可增强口服抗凝血药的抗凝活性，应适当减少抗凝血药的剂量。药物有轻度升高血糖的作用，故对糖尿病病人应适当调整胰岛素或口服降糖药的剂量。与他汀类合用时少数病人可发生肌痛并伴有血浆肌酸磷酸激酶浓度的暂时升高。

4. 烟酸类

（1）不良反应：使用烟酸常有颜面潮红、皮肤瘙痒麻刺感，几周后反应减轻，这可能是前列腺素引起的皮肤血管扩张所致，预先 30 分钟服用阿司匹林可使此类反应明显减轻。此外，胃肠道刺激症状也常见，如恶心、呕吐，甚至溃疡。大剂量烟酸有肝毒性，表现为黄疸和转氨酶升高等。烟酸亦可引起血糖升高，糖耐量降低。尚可增加血尿酸，易诱发痛风等。禁用于有痛风、溃疡病、活动性肝病、2 型糖尿病的病人和孕妇。

（2）药物相互作用：本药与 HMG-CoA 还原酶抑制剂合用具有潜在的横纹肌溶解的危险（氟伐他汀较少引起），应慎用。与阿司匹林合用，可减少烟酸的代谢消除。

5. 胆固醇吸收抑制剂常见不良反应为胃肠道反应、头痛及肌肉疼痛，有可能引起转氨酶升高。

6. 其他降血脂药普罗布考一般可被病人接受，常见的不良反应为胃肠道症状，有心肌损害的病人慎用。鱼油的腥味可致恶心、腹部不适等，有出血倾向者禁用。

（三）用药监测

1. 血脂　高脂血症的治疗是一个长期的过程，特别是原发性高脂血症更需进行终身治疗。在进行药物调脂的过程中，不可忽视饮食控制和运动锻炼等基础治疗的调脂作用。为了确保药物调脂治疗的有效性和安全性，应每隔 1~3 个月复查血脂，并根据血脂水平适当调整调脂药物的使用。

2. 肝肾功能、肌酸磷酸激酶、血糖、血尿酸及心电图　因调脂药物应用常引起肝功能损伤、肌病、糖耐量异常、血尿酸升高等不良反应，所以，应定期复查这些指标，以监测用药安全性。

（四）健康教育

1. 疾病知识教育　向病人讲解血脂异常对健康的危害，血脂异常与糖尿病、肥胖症及心脑血管疾病的关系。保持健康的生活方式（低脂饮食、运动锻炼、戒烟、行为矫正等），无须任何经济方面的花费，而且具有确切的调脂效果。

2. 健康生活方式指导　①控制理想体重：主要是控制热量的摄入和增加体力活动，只要持之以恒就能长久受益；②运动锻炼：运动形式以中速步行、慢跑、游泳、跳绳、做健身操、骑自行车等有氧活动为宜，运动强度一般是运动后的心率控制在个人最大心率的 80% 左右，运动持续时间约 30~50 分钟；③戒烟；④合理饮食：用药期间不宜饮酒。治疗前，应进行标准的低胆固醇饮食控制，在整个治疗期间应维持低热量、低脂饮食。提倡多吃新鲜蔬菜、水果，糖类应以谷类为主，适当控制纯糖类食品的摄入，尽量少食肥肉、动物油、高脂奶品及蛋黄、动物内脏等。

3. 用药指导　坚持药物治疗，使血脂保持在适当水平，以减少高血脂对心脑血管的损害。

阅读笔记

定期检查及复查血脂,密切观察心脑血管疾病的临床征象,以利于早期治疗。指导病人了解调血脂药物选择的依据和原则。

(王春梅　关凤英)

第四节　骨质疏松症

骨质疏松症是世界范围内严重的公共健康问题,以骨密度降低和(或)非创伤骨质疏松性骨折为标志。随着人类社会的老龄化,骨质疏松症的发病率显著增加。流行病学调查显示,我国 50 岁以上人群中,男性骨质疏松症的患病率为 22.5%,中老年女性,尤其是绝经后妇女,骨质疏松症和骨折并发症发病率更高。其中 60~69 岁老年女性的骨质疏松症发生率高达 50%~70%。骨质疏松性骨折导致病残率和死亡率增加,造成病人沉重的家庭、社会和经济负担。提高对骨质疏松症的认识,及时发现和诊治骨质疏松症,对于缓解骨质疏松症严重程度,预防发生骨质疏松性骨折具有重要意义。

Box 10-7【案例与思考】

> **案例**:76 岁女性病人,因反复出现间断性胸背痛 7 年、复发 5 天入院。入院前 5 天,病人无明显诱因复发胸背疼痛,平躺或受压时疼痛加剧,偶有后背向前胸放射性疼痛,无肢体疼痛及腰骶部疼痛。既往骨质疏松症病史 7 年,无烟酒史、跌倒史。目前病人情绪焦虑,能自行下床活动,生活自理。
>
> 服用药物:
>
> 碳酸钙 D_3 片　250mg　2 次 / 天,骨化三醇胶丸　0.25μg　2 次 / 天
>
> 阿伦磷酸脂钠　10mg　1 次 / 天,依降钙素　10u　隔日一次
>
> **思考**:
>
> 评估病人病情严重程度、药物治疗效果、可能出现的不良反应方面,需要收集的信息内容。

一、疾病简介

骨质疏松症(osteoporosis,OP)是一种因骨量减少、骨组织显微结构退化为特征,导致骨脆性增高并易于发生骨折的全身性骨骼疾病。骨质疏松症可分为原发性和继发性两大类。原发性骨质疏松症主要由于年龄增加、器官生理功能退行性改变和性激素分泌减少引起,又可分为Ⅰ型(绝经后骨质疏松症)和Ⅱ型(老年性骨质疏松症)两种亚型,约占骨质疏松症的 90%。继发性骨质疏松症可继发于其他疾病或由药物引起。骨质疏松症主要表现为腰背疼痛、四肢乏力、下肢肌肉痉挛等。双能量 X 线吸收法(dual energy X-ray absorptiometry,DXA)所测定的骨密度(bone mineral density,BMD)是骨质疏松症诊断的金标准,同时也是预测骨质疏松性骨折最重要的指标。抗骨质疏松药物治疗对治疗原发性骨质疏松症必不可少;继发性骨质疏松症的关键在于消除病因,同时也需要抗骨质疏松药物的配合治疗。

二、药物治疗的目的与原则

(一)药物治疗的目的

阅读笔记

骨质疏松症治疗的目的在于纠正骨吸收和骨形成过程中的负钙平衡,稳定和促进骨质密

度增长,缓解骨折和骨骼畸形引起的临床症状,改善运动功能,减少骨质疏松性骨折的发生。

(二)药物治疗的原则

基本措施,即非药物干预贯穿整个药疗过程,单个药物建议依据有效、安全、方便和医保范围选择,个体化药物选择应依据病人的年龄、性别、病情、有无并发症及其经济承受能力合理搭配抗骨质疏松药物。

1. 注重预防与治疗相结合　骨质疏松症的发生是一个渐进过程。预防对象主要是未发生过骨折但有骨质疏松症危险因素,或已有骨量减少者,应防止其发展为骨质疏松症。对已存在骨质疏松症者或已发生过骨折者,应予药物积极治疗。

2. 早期干预减少骨量丢失　早期干预减少骨量丢失以保持正常骨量,是治疗骨质疏松症的重要原则,贯彻整个治疗过程。骨量减少、骨骼的脆性增加病理性骨折发生的危险。在改善骨质疏松的同时,防止病人跌倒,减少病理性骨折的发生。

3. 兼顾病因治疗与对症处理　应明确骨质疏松的具体类型,针对病因治疗。在针对病因治疗的同时,兼顾对症治疗,尽早减轻病人骨质疏松症状、提高生活质量。

三、药物分类及常用药物

根据药物作用的主要机制,可将抗骨质疏松症药物分为四类,即基础药物、骨转化抑制剂、骨形成促进剂和解偶联剂。其药物治疗流程见图 10-2。

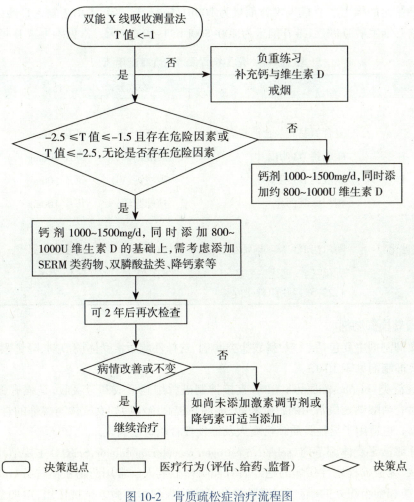

图 10-2　骨质疏松症治疗流程图

(一) 基础药物

骨质疏松症治疗的基础药物主要包括钙剂、维生素 D 类制剂。

1. 钙剂

钙的摄入可以纠正骨吸收和骨形成过程中的负钙平衡,减缓骨量的丢失,改善骨矿化,为骨量增加提供物质基础。我国营养学会推荐成人每日钙摄入 800mg。绝经后妇女和老年人每日钙元素推荐摄入量为 1000mg。我国老年人平均每日从饮食中获取约 400mg 的钙,每日应补充钙元素约为 500~600mg。

钙剂一般可分为:①无机钙:以动物或鱼类鳞骨、珍珠壳、贝壳或碳酸钙矿石为原料,加工以后以无机盐形式存在。化学结构不一,多为碳酸钙、氧化钙、氢氧化钙等,优点是取材容易,吸收率高,价格低。产品有活性钙、活力钙、长效钙、强力钙等;②有机钙:化学形式为有机酸钙,如乳酸钙、葡萄糖酸钙、醋酸钙、马来酸钙、柠檬酸钙等,对胃肠道刺激性较小,但含钙量低;③超微粉化碳酸钙制剂和氨基酸钙制剂:溶解性好,生物利用度高,对胃肠道刺激性小;④螯合钙:为生物活性有机钙,增加了钙的吸收率,如爱珍钙和乐力钙。钙剂的使用在预防和治疗骨质疏松中起到最基本的作用,目前尚无充分证据表明单纯补钙可完全替代其他抗骨质疏松药物治疗。因此,钙剂用于治疗骨质疏松症时,应与其他药物联合使用。常用钙剂见表 10-12。

2. 维生素 D 类 维生素 D 对破骨细胞的吸收和钙质在骨内的代谢有重要作用。骨质疏松(特别是老年性骨质疏松)病人常存在严重的维生素 D 缺乏现象,需要加以补充。如果存在维生素 D 羟化酶活性减退现象,则强调补充活性维生素 D 制剂,如阿尔法骨化醇、骨化三醇等。我国营养学会制定的维生素 D 成人推荐剂量为 200IU(5μg)/天,老年人由于缺乏日照以及摄入和吸收障碍常有维生素 D 缺乏,推荐剂量为 400~800IU(1~20μg)/天。常见维生素 D 见表 10-12。

表 10-12 常见抗骨质疏松症基础用药

品名	通用名称	主要成分	含钙量	日处方用量
钙剂				
乐力	复合氨基酸螯合钙胶囊	钙、VD_3 等	每粒 250mg	1 粒
钙尔奇 -D	碳酸钙 D3 咀嚼片	碳酸钙、VD_3	每片 600mg	1~2 片
凯思立 -D	碳酸钙 D3 咀嚼片	碳酸钙、VD_3	每片 500mg	1~2 片
司特立	枸橼酸钙片	枸橼酸钙	每片 100mg	6 片
维生素 D				
阿尔法骨化醇	阿尔法 D3、1α- 羟基维生素 D_3	VD_3	每粒 250mg	1~2 粒
罗盖全	骨化三醇、钙化三醇、1,25- 双羟化胆骨化醇	VD_3	每粒 250mg	1~2 粒

(二) 骨转换抑制剂

骨转换抑制剂主要包括二(双)膦酸盐类制剂、选择性雌激素受体调节剂、降钙素和雌激素。常见骨转换抑制剂见表 10-13。

二膦酸盐类(bisphosphonates,BPS)直接抑制破骨细胞形成和骨吸收,是强有力的骨吸收抑制剂。阿仑膦酸钠是最常用的二膦酸盐,能明显提高绝经后妇女椎体与髋部的骨密度,降低骨折发生率。也适用于男性骨质疏松病人及继发性骨质疏松病人。

选择性雌激素受体调节剂(selective estrogen receptor modulator,SERM)主要适用于无明显更年期症状、无血栓栓塞性疾病的绝经后骨质疏松症病人。常用药物雷洛昔芬(raloxifene)可激活骨、脂肪和脑组织处的雌激素,对乳腺和子宫则表现为雌激素拮抗作用,增加全身包括股骨颈和椎体的骨密度,降低腰椎骨折的危险性。

阅读笔记

表10-13　常见骨转换抑制剂

通用名	商品名	规格	适应证	禁忌证
1 二膦酸盐类				
阿伦膦酸钠	福善美	70mg	绝经后妇女骨质疏松症,男性骨质疏松症	导致食管排空延迟的食管异常,例如狭窄或弛缓不能;不能站立或坐直至少30分钟者;对本产品任何成分过敏者;低钙血症
利塞膦酸钠		5mg	治疗和预防绝经后妇女骨质疏松症	已知对本品过敏者;低钙血症病人;30分钟内难以坚持站立或端坐位者
2 选择性雌激素受体调节剂				
盐酸雷洛昔芬	易维特	60mg	预防和治疗绝经后妇女骨质疏松症,降低椎体骨折发生率	可能妊娠的妇女绝对禁用;正在或既往患有静脉血栓栓塞性疾病者(VTE),包括深静脉血栓、肺栓塞和视网膜静脉血栓者;对雷洛昔芬或片中所含的任何成分过敏
3 降钙素				
鲑降钙素		20μg	禁用或不能使用常规雌激素与钙制剂联合治疗的早期和晚期绝经后骨质疏松症以及老年性骨质疏松症;甲状旁腺功能亢进症、缺乏活动或维生素 D 中毒(包括急性或慢性中毒)	已知对鲑鱼降钙素或本品中其他任何赋形剂过敏者禁用

降钙素(calcitonin,CT)主要适用于高转换型骨质疏松症伴疼痛明显者,可以有效的治疗骨质疏松性疼痛,并增加腰椎骨密度,降低椎体骨折率。应用激素替代治疗(hormone replacement therapy,HRT)防治骨质疏松时,用药时间不宜过长,建议不超过 4 年。

(三)骨形成促进剂

骨形成促进剂主要包括甲状旁腺激素和氟制剂。甲状旁腺激素(parathyroid hormone,PTH)对骨密度的提高效果优于既往抗骨吸收药物的疗效,明显加强腰椎、股骨颈及总体的骨密度,改善骨的微结构,降低骨质疏松性骨折的发生。氟化物可增加松质骨骨量。常用的甲状旁腺激素制剂和氟化物分别为特立帕肽和氟钙定。

(四)解偶联剂

锶盐是一种对骨代谢具有双向调节作用的药物。使用雷尼酸锶盐可增加脊椎和髋部 BMD,降低椎体和非椎体骨折率。

四、药物作用机制

(一)基础药物

1. 钙剂

(1)作用机制:钙是构成骨矿物质的重要成分,骨钙的总量约占人体钙总量的99%。钙是

阅读笔记

骨骼形成所必需的一种微量元素。在骨组织中,钙磷元素构成羟基磷灰石并结着于胶原组成的基质上,维持骨的坚固性。机体缺钙时,构成骨的原材料不足因而导致溶骨现象发生;同时,血钙浓度下降导致甲状旁腺激素分泌亢进,又在整体水平上增加骨吸收,导致钙离子由骨组织进入血液,致使单位体积的骨量进一步减少,所以缺钙是骨质疏松症发生的重要原因之一。

(2) 体内过程:钙剂可通过主动转运、被动扩散和溶剂牵引等不同的途径吸收。主动转运包括钙从肠腔内经肠黏膜细胞进入浆膜面,这一过程需要维生素 D 的活性代谢产物 -1,25(OH)$_2$D$_3$帮助。每日摄入钙量低于 500mg 时,主要通过主动转运方式吸收。当每日摄入钙量超出 500mg时,主动转运达到饱和,钙就只能以被动扩散的方式进行吸收。通过溶剂牵引进行吸收的钙所占比例较低。约 85% 的口服量转变为不溶性钙盐(如磷酸钙、碳酸钙),由粪便排出。吸收部分主要经尿液排泄,原尿中大部分钙再经肾小管重吸收入血。

2. 维生素 D

(1) 作用机制:维生素 D 类的生理作用主要是通过其活性代谢产物对各种靶器官的生理效应完成的,其主要的靶器官有小肠、骨、肾等。维生素 D 可促进肠道内钙的吸收、尿钙的重吸收以及钙盐在骨基质内的沉积,也可调节神经 - 肌肉组织的协调性。因此,维生素 D 不但在骨量累积过程中有重要作用,还在一定程度上预防跌倒、减少骨折的发生。活性维生素 D 的代谢产物在促进小肠对钙吸收的同时,也可增强钙的敏感性,进而抑制甲状旁腺激素(PTH)的分泌。因此,维生素 D 的缺乏亦可导致继发性甲状旁腺激素分泌过多,增加骨钙的吸收,从而引起或加重骨质疏松。

(2) 体内过程:维生素 D 摄入后,在肝细胞微粒体中受 25- 羟化酶系统催化生成 25(OH)D$_3$(骨化二醇),经肾近曲小管细胞在 1- 羟化酶系统催化,生成具有生物活性的维生素 D,即1,25(OH)$_2$D$_3$(骨化三醇)。维生素 D 的分解代谢主要场所在肝内,并将其代谢物排入到胆汁中。25(OH)D$_3$ 及 1,25(OH)$_2$D$_3$ 也可以通过肝肠循环或从大便中排出。半衰期为 19~48 小时。反复给药会使药物在体内蓄积。口服生理剂量 48 小时后,30% 的剂量从大便中排出,仅 2%~4%从尿中排出。维生素 D 在脂肪组织内可长期贮存。

(二) 骨转换抑制剂

1. 二膦酸盐类

(1) 作用机制:二膦酸盐或双膦酸盐类(bisphosphonate)对钙和骨骼矿物质具有很强的亲和性,可抑制羟基磷灰石结晶及其总体物质的形成、生长和溶解,且抑制结晶的吸收比抑制形成和生长的需要量低,故小剂量的二膦酸药物即可抑制骨吸收。二膦酸盐主要通过以下途径抑制破骨细胞介导的骨吸收:①抑制破骨前体细胞的分化和募集,从而抑制破骨细胞的形成;②通过吞噬二膦酸盐类,导致破骨细胞凋亡;③附着于骨表面,影响破骨细胞活性;④干扰破骨细胞从基质接受骨吸收信号;⑤在成骨细胞的介导下,降低破骨细胞活性。

(2) 体内过程:二膦酸盐的生物利用度仅为 1%~10%,故摄入血液后可有约 50% 的二膦酸盐浓集于骨骼,选择性地抑制破骨细胞,从而抑制骨吸收;同时沉积于骨的二膦酸盐释出慢,人体代谢需经数月至数年。

2. 选择性雌激素受体调节剂

(1) 作用机制:选择性雌激素受体调节剂(selective estrogen receptor modulator,SERM)是一类人工合成的非激素制剂。它可以通过与不同组织的雌激素受体(ER)选择性的结合,产生类雌激素(如骨骼、心脏)或抗雌激素(如子宫、乳腺)的作用,从而达到保护绝经后妇女骨质和提高骨量的目的。

(2) 体内过程:SERM 常用药物雷洛昔芬口服后迅速吸收,口服剂量中 60% 左右被吸收。进入循环前被大量葡糖醛化,绝对生物利用度为 2%,达到平均最大血浆浓度的时间取决于雷洛昔芬和其葡糖醛化代谢物全身内转换和肠肝循环。在全身广泛分布,分布容积不依赖于剂

阅读笔记

量。雷洛昔芬与血浆蛋白紧密结合(98%~99%)。服入体内的雷洛昔芬及其葡糖苷酸代谢物的绝大部分在 5 日内排泄,主要通过粪便,约 6% 经尿排出。

3. 降钙素

(1) 作用机制:降钙素(calcitonin,CT)是一种可以部分抑制破骨细胞活性的内生肽。它的作用机制为:①直接与破骨细胞的受体结合,刺激 cAMP 产生,从而激活蛋白激酶,在短时间内抑制破骨细胞活性,长期应用可抑制破骨细胞增殖,从而抑制骨吸收,降低骨转换;②它可以作用于神经中枢的特异性受体,升高 β- 内啡肽水平,抑制疼痛介质的合成,从而达到止痛的目的。

(2) 体内过程:由于降钙素为多肽,在消化道内会被降解,因此必须静脉给药。有效血浆治疗浓度尚未建立。鲑降钙素 200U 皮下注射后的血浆浓度范围可达 0.1~0.4ng/ml,生物利用度为 70%,肌注或皮下注射后 15 分钟显效,达峰时间约为 1 小时,最大作用时间 4 小时,作用持续时间 8~24 小时;静脉注射的作用持续时间为 0.5~12 小时,主要在肝脏代谢,部分在血液和外周组织中进行生物转化,血浆消除半衰期为 70~90 分钟。鲑鱼降钙素及其代谢物 95% 经肾脏排出,其中 2% 为原型。尚不清楚本品是否可以进入中枢神经系统或透入乳汁。本药不能透过胎盘。

4. 激素替代治疗

(1) 作用机制:雌激素可与成骨细胞上的受体结合,通过促进成骨细胞分泌胶原酶、释放多种生长因子、细胞因子等促进骨有机质合成和骨重建,同时雌激素还可直接调节骨质代谢,延缓和减少绝经后的骨丢失,缓解骨关节痛,降低骨折的发生率。激素替代治疗(hormone replacement therapy,HRT)利用雌激素对骨代谢的作用,通过补充体内缺乏的激素改善症状。

(2) 体内过程:天然雌激素可经消化道吸收,但易在肝破坏,故口服效果远较注射为差。在血液中大部分与性激素结合球蛋白结合,也可与白蛋白非特异性地结合。部分以葡糖醛酸及硫酸结合的形式从肾脏排出,也有部分从胆道排泄并形成肝肠循环。人工合成的炔雌醇、炔雌醚或已烯雌酚等在肝内破坏较慢,口服效果好,作用较持久。油溶液制剂或与脂肪酸化合成酯,行肌内注射,可以延缓吸收,延长其作用时间。炔雌醚在体内可贮存于脂肪组织中,口服一剂作用可维持 7~10 天。

(三) 骨形成促进剂

1. 甲状旁腺激素

(1) 作用机制:甲状旁腺激素(parathyroid hormone,PTH)是调节钙磷代谢及骨转移的重要肽类激素之一,PTH 受体结合,对骨代谢发挥双向作用。可以调节骨代谢,直接刺激成骨细胞和破骨细胞,小剂量可以促进骨骼重建,使新的骨组织沉积于骨膜、表皮内层和小梁的表面,增加骨强度,改善骨的微观结构,减少骨折,但大剂量可以导致骨量丢失,出现纤维性骨炎等。特立帕肽是人工合成的 PTH 的活性片段,通过抑制成骨细胞凋亡、激活骨衬细胞和增强成骨细胞分化来介导骨代谢;通过调节腺苷酸环化酶 - 环磷酸腺苷 - 蛋白激酶 A- 传导通路间歇性刺激成骨细胞、骨衬细胞和骨髓基质干细胞表面 PHT- Ⅰ受体,促进成骨细胞的分化、延长成骨细胞寿命;通过磷酸酯 C- 胞质钙离子 - 蛋白激酶 C 信号传导通路,刺激成骨细胞系增殖;通过抑制 PPARγ 的反式激活活性,减少基质细胞向脂肪细胞系分化,使成骨细胞数量增加;通过调节细胞因子间接调节骨的成长;通过 Wnt 信号通路调节骨形成的过程,从而增加骨的形成。与天然 PTH 相比,保存了与 PTH- Ⅰ受体结合调节成骨细胞的作用,同时也消除了 PTH 的 C 端所带来的促进骨凋亡作用。

(2) 体内过程:皮下注射本品 20μg,达峰时间 30 分钟,半衰期为 60 分钟,3 小时内即可降至不可测水平。静脉注射半衰期为 5 分钟,生物利用度为 95%,其中 90% 药物经肾清除。

2. 氟化物

(1) 作用机制:氟化物中的氟离子被机体吸收后,可取代骨盐羟基磷灰石中的羟基,形成氟磷灰石,增加结晶性,降低骨盐溶解度,从而发挥抗骨吸收作用。并可抑制磷酸酪氨酸蛋白磷酸酶(PT-PP),减少成骨细胞中蛋白质酪氨酸磷酸化产物分解,在生长因子作用下,促进成骨细胞分裂,持久地增加骨小梁的骨量,对中轴骨小梁骨量的增加作用大于对外周皮质骨的作用。长期应用氟化物可以使骨的矿化结节体积增大,但类骨质往往会因缺乏矿盐沉积而容易断裂,因此,尽管骨密度增加,其机械强度下降。氟化物的治疗窗较窄。

(2) 体内过程:口服氟化物后,在 30 至 60 分钟后血液中氟离子浓度达到高峰,大约 40% 的氟经肾脏排泄,其余的氟由骨池获取并以氟磷灰石的形成长期蓄积。水溶性的氟化物,可在胃肠道迅速被吸收,主要吸收部位在小肠上段。与氟离子的吸收及其局部耐受性相关的是胃肠道不同部位的 pH 值,在酸性条件下局部耐受性差。在服用氟化物约 24 小时后,大约 40% 被吸收的氟经尿液排出,尿氟含量能够反映健康者机体氟的负载量。肾功能不足会严重减少氟的清除。清除氟离子主要在骨池,用药后大约 50% 的氟离子储存在骨池中,通过骨重塑过程以很慢的速度清除。

(四) 解偶联剂

1. 作用机制　锶盐有助于保持骨更新的速度,在保证骨形成的同时减少骨吸收,改善骨骼的机械强度,不影响骨骼的矿化及骨结构的晶体。

2. 体内过程　体内的锶主要存在于骨骼中。骨锶与血锶交换,使其处于动态平衡之中。锶主要通过尿液排出体外,肾小管对钙的重吸收快于对锶的重吸收,肾脏排泄锶的速率大于排泄钙的速率。

Box 10-8【知识拓展】

—— NOF 推荐防治骨质疏松症临床指南 ——

美国国家骨质疏松基金会(National Osteoporosis Foundation,NOF)

- 评估患骨质疏松症及骨质疏松性骨折的风险。
- 摄入足够的钙(50~70 岁男性:1000mg/d;超过 50 岁女性及超过 70 岁的男性:1200mg/d),如果饮食中的钙摄入不足则使用钙补充剂。
- 摄入足够的维生素 D:对于 50 岁及以上人群,NOF 推荐的维生素 D 摄入量为 800~100IU/d,同时也建议高危病人监测血清 25-羟维生素 D 水平。NOF 建议 25-羟维生素 D 水平宜维持在 75nmol/L 上下(30ng/ml)。
- 推荐规律的负重及肌肉强化运动以改善身体的灵活性、力量、姿势及平衡,还可以维持和改善骨强度,并能降低跌倒、降低骨折风险。
- 评估跌倒风险并实施合理的防跌倒措施(如居住环境的安全性评估、平衡训练、纠正维生素 D 不足、避免使用中枢神经抑制剂、谨慎使用降压药物以及必要时矫正视力)。
- 避免吸烟和过量饮酒。
- 每年测量身高。

五、用药护理

(一) 用药评估

在药物治疗前需要排除继发性骨质疏松症的可能性,并完成骨折风险评估、病史采集、体格检查、BMD 及椎体影像学检查等。

以下三类情况是抗骨质疏松药物治疗的适应证:①髋骨或椎体(包括临床及无症状)骨折:

无论 BMD 或高或低,发生髋骨及椎体骨折后进行药物治疗,可以降低再次骨折的风险;②股骨颈、全髋或腰椎 BMD 的 T 值≤-2.5:研究数据表明药物治疗可以降低骨质疏松症(根据 BMD 诊断)病人的骨折风险;③骨量减少(股骨颈或腰椎 BMD 的 T 值介于 -2.5~-1.0),同时伴有骨质疏松性骨折危险因素:FRAX 计算的 10 年髋骨骨折概率≥3% 或者 10 年内任何主要部位的骨质疏松性骨折发病率≥20% 的绝经后妇女及≥50 岁中老年男性(该阈值是美国的治疗阈值,目前尚无中国人的治疗阈值)。

(二) 用药安全

1. 钙剂

(1) 用药注意事项:①钙剂的吸收主要位于肠道,最常用的补钙方法是口服。但由于人体对钙剂的吸收有限,一旦超过钙剂的最大吸收限度就不能再被吸收,只能跟随食物残渣排出体外,达不到吸收补钙的目的。因此,钙剂最好分次服用,尽量避免因不能吸收而造成浪费。钙剂在酸性环境下更易溶解吸收,故老年人或胃酸分泌功能不佳的病人不宜空腹时服用;②补钙时宜进食蛋白质丰富的食物,不宜与含植酸或草酸的植物性食物如菠菜、笋、苋菜等同时食用,不宜与过多的脂肪性食物同时食用,以免形成难溶于水的植酸钙、草酸钙等影响钙的吸收;③钙剂可增加洋地黄的毒性,故一般情况下,服用洋地黄类药品的心功能不全的病人应禁用钙剂。

(2) 药物协同及拮抗:钙剂不宜与四环素、异烟肼等抗生素同时服用,因四环素、异烟肼可与钙络合,影响钙的吸收。不宜与氟化物或二膦酸盐类药物同时服用。碳酸钙不宜与制酸剂同时服用,否则会影响钙的吸收;不宜与铁剂同时服用,否则会影响铁的吸收。若病情需要联合用药,钙剂与这些药物应至少间隔 2 小时以上。

(3) 不良反应:钙剂用量一般为 1~2g/d,一般情况下均能长期服用,很少出现不良反应,个别情况下,可见便秘、腹胀等。

2. 维生素 D

(1) 用药注意事项:①监测血(尿)钙浓度,特别是在建立安全维持量之前的治疗初期加强监测,以避免维生素 D 的毒副作用;②一旦出现高钙血症,必须立即停药,在血钙恢复正常 1 周后,按末次药量的一半剂量用药;③正在使用抗凝剂、抗癫痫药、抗酸铝剂、含镁或含钙剂、洋地黄糖苷药物的病人,必须遵医嘱用药,不得擅自加减药量;④避免维生素 D 与同类物同时服用。如果病人饮食正常,通常无需额外补钙。

(2) 药物协同及拮抗:活性维生素 D 代谢物与噻嗪类利尿剂合用会增加高钙血症的危险;肾上腺皮质激素与维生素 D 有拮抗作用,可减少消化道对钙磷的吸收,从而降低血钙浓度;雌激素可增加钙的吸收,故联用时应减少活性维生素 D 的剂量;巴比妥类药物可激发药酶的活性,加速维生素 D 在肝脏的代谢,联用时应提高剂量。联合应用阿法骨化醇与含镁制剂可导致高镁血症,故应慎用。

(3) 不良反应:维生素 D 过量可引起高血钙综合征或钙中毒(取决于高血钙的严重程度及持续时间)。偶见的急性症状包括食欲减退、头痛、呕吐和便秘。慢性症状包括营养不良、感觉障碍、伴有口渴的发热、尿多、脱水、情感淡漠、发育停止及泌尿道感染。

(4) 禁忌证:①患有高钙血症相关疾病或已有维生素 D 中毒症状者;②已知对维生素 D 及其类似物过敏者;③妊娠期、哺乳期妇女及 3 岁以下儿童。

3. 二磷酸盐类药物

(1) 用药注意事项:①避免大剂量、长期、连续服用,长期服用时须遵医嘱,且每半年进行一次骨密度检测;②宜于晨起后空腹、白开水送服,口服,不可嚼碎,1 小时后再进食;③钙剂和维生素 D 会干扰双膦酸盐发挥药效,须间隔 1 小时后再服用;④服药后半小时内不宜喝果汁、牛奶、咖啡等饮品;⑤站立位服药,且应用足够的温水送服,最好不少于 200ml,服药后不能随即

阅读笔记

坐、卧,服药后30分钟内应保持站立或坐姿。⑥药物须按周期服用,一般服用2周后停服11周,第14周再开始下一个周期,停药期间需补充钙剂和维生素D。

(2) 药物协同及拮抗:二膦酸盐类药物不宜与非甾体消炎镇痛药或氨基糖苷类抗生素联合应用。与抗酸药、铁剂或2价金属离子的药物合用时,会降低本药的生物利用度。

(3) 不良反应:二膦酸盐类抗骨质疏松药物的主要不良反应是胃肠道反应,如恶心、呕吐、腹痛、腹泻等。因此,食管炎、食管溃疡及糜烂、胃溃疡等病人慎用或禁用。

(4) 禁忌证:对药品成分过敏者、低钙血症病人、妊娠和哺乳期妇女禁用。

4. 选择性雌激素受体调节剂

(1) 用药注意事项:①潮热症状严重的围绝经期妇女暂时不宜服用;②可增加静脉血栓栓塞的危险,因疾病或其他情况需要长时间制动的病人应停服。如若出现上述情况应立即或在制动前3天时停药。直到上述情况被解决或病人可以完全活动后才能再次开始服用;③可能会引起血清三酰甘油水平的进一步上升。因此当有此类病史的病人使用该药物时,应监测血清三酰甘油水平;④不适用于男性病人。哺乳期妇女不推荐使用。

(2) 药物协同及拮抗:同时摄入碳酸钙或含铝和氢氧化镁的抗酸剂对全身使用雷洛昔芬不影响。同时服用雷洛昔芬和华法林不改变两种化合物的药代动力学。但发现能轻度减少凝血酶原时间,所以当雷洛昔芬与华法林或其他香豆素类衍生物合用时需要监测凝血酶原时间。对已经接受香豆素抗凝的药物在开始雷洛昔芬治疗后几周可能出现对凝血酶原时间的作用。

(3) 不良反应:常见的不良反应是潮热和腿部痉挛痛。

(4) 禁忌证:①患有或既往静脉血栓栓塞性疾病者;②长期卧床和长时间乘飞机期间不用;③潮热症状严重的围绝经期妇女暂时不宜使用。

5. 降钙素

(1) 用药注意事项:①哺乳期妇女禁用:降钙素可分泌至乳汁,故哺乳期妇女应避免使用,如必须使用,应停止哺乳;②慢性鼻炎病人,经鼻使用本品,会导致药品生物利用度增加,故慢性鼻炎病人应慎用;③目前缺少在儿童中长期应用降钙素的经验,理论上有导致生长障碍的危险,因此儿童治疗期不要超过8周。

(2) 药物协同及拮抗:降钙素与锂合用可能导致血浆中锂浓度下降。锂的剂量可能需要调整。

(3) 不良反应:其不良反应轻微,包括面部或躯体皮肤潮红、恶心、呕吐等。

(4) 禁忌证:对本品过敏者,孕妇、哺乳期妇女。

6. 甲状旁腺激素

(1) 用药注意事项:①骨质疏松病人应用甲状旁腺激素治疗的结果与正常人的药理学结果不一致;②间歇用药时,为防止皮质骨BMD下降,必须联合其他药物,如雌激素等;③应用甲状旁腺激素后,血浆中可能会产生一种抗体与甲状旁腺激素结合并使其失效,甚至导致甲状旁腺功能减退,停药后可恢复正常;④儿童、肿瘤骨转移、骨恶性肿瘤、骨质疏松并发其他代谢性骨病,既往高钙血症病史和曾行骨骼放疗的病人不宜应用甲状旁腺激素。

(2) 药物协同及拮抗:本品与雷洛昔芬或激素替代治疗合用不会改变本品对血钙或尿钙的作用,也不改变其临床不良反应。本品单剂量不会改变地高辛对心脏的作用。然而,有少数病例报告提示,高血钙可能导致病人洋地黄中毒。由于本品能瞬时提高血钙水平,因此使用洋地黄的病人应慎用本品。

(3) 不良反应:表现为恶心、呕吐、腹泻、食欲缺乏、胃灼热、头痛、眩晕等。

(4) 禁忌证:对本品过敏者、妊娠及哺乳期妇女、高钙血症病人和严重肾功能不全病人。

7. 氟化物

阅读笔记

(1) 用药注意事项:①建议短期内使用,以不超过5年为宜;②维生素C和含铝药物可加速氟排泄,从而减少吸收,应避免同服;③用药后出现关节疼痛时应减少用药或暂时停药;④应激性骨折时,应停药2~3周;⑤肢体骨折时,必须停药至骨小梁钙化。

(2) 不良反应:在很少情况下,长期服用后会有关节痛发生,尤其是下肢,在此情况下应减量或暂时停用。胃肠道副作用偶有发生。

(3) 禁忌证:儿童或生长发育期青少年、妊娠或哺乳妇女、骨软化症病人、严重肾衰、高血钙及高尿钙者。

8. 锶盐

(1) 用药注意事项:①锶盐可与牛奶或奶制品相互作用,减少吸收,故服用时只能以水送服;②如果病人正在服用含有钙的药品,应与本品间隔2小时后服用;③若正在服用抗酸剂,至少与本药间隔2小时后服用;④严重肾病病人需慎重用药;⑤绝对卧床或手术期病人需慎重用药;⑥药物仅用于绝经后妇女,因此孕妇及哺乳期妇女禁服。

(2) 不良反应:锶盐类抗骨质疏松药物的副作用较少,主要表现为胃肠道不适。

进行用药安全性监测,包括检查肝功能(谷丙转氨酶、谷草转氨酶、谷氨酰转肽酶等)、肾功能(血肌酐、尿素氮等)、血常规(红细胞总数、血红蛋白、白细胞总数、血小板计数等)等检查。长期服用骨化三醇等促进钙质吸收类药物的病人需定期随访血钙指标,以免引发高钙血症。

(三) 用药监测

1. 评价骨转换标志物水平　骨转换标志物(bone turnover markers,BTMs)是骨组织本身的代谢产物,又称骨代谢生化标记物或骨代谢标记物。包括骨形成标记物(碱性磷酸酶、血清骨钙素、I型原胶原前肽等)和骨吸收标记物(尿羟脯氨酸,吡啶交联物和末端肽等),前者代表骨细胞活动及骨形成时的代谢产物,后者代表破骨细胞活动及骨吸收时的代谢产物,特别是骨基质降解时的产物。通过检测骨转换标记物水平在血、尿中的变化可以在用药的早期(1~3个月)对药物的疗效特别是对抗骨吸收药疗效的评价(表10-14)。

2. 监测疼痛程度　疼痛是骨质疏松症最常见的症状,以腰背痛多见,夜间和清晨醒来时较明显,是病人最常见的主诉。因此疼痛的减轻程度也是抗骨质疏松药物疗效的常用方法。可从疼痛的程度、部位、类型及对活动功能的影响等几个方面进行综合评价。

3. 检查骨密度　可使用双能X线吸收法(DEXA)、单光子吸收法(SPA)、定量超声、CT、X线等监测骨密度。如有条件,可运用多种方法以提高检测的准确性。

4. 监测骨折发生情况　骨折是骨质疏松最常见和最严重的并发症。腰椎、肱骨近端、股骨近端、桡骨远端、踝部、髌骨等部位是骨质疏松性骨折的好发部位。比较服用抗骨质疏松药物的人群和服用安慰剂的人群骨折发生率是目前评价抗骨质疏松药物疗效的常用方法。

表10-14　骨质疏松治疗前后联系评价标准

指标	显效	有效	无效
疼痛	下降2分以上	下降1分	无改变
骨密度	上升 有显著性差异	不变或上升 无显著性差异	下降
骨代谢生化指标	改变 有显著性差异	有改变 无显著性差异	无改变

注:①疼痛程度计分:疼痛程度分为四级,即无法忍受(I级,3分);可以忍受(II级,2分);感到疼痛(III级,1分);无疼痛(IV级,0分);②对于个体,BMD测量最小意义的变化 =2.77×变异系数(CV)。

(四) 健康教育

1. 积极预防骨质疏松症　应在达到峰值骨量前就开始,以争取获得较理想的峰值骨量。包括指导青少年养成合理的生活方式和饮食习惯,其中合理运动、保证充足的钙摄入等行为较

阅读笔记

为可行有效。成年后的预防主要是尽量延缓骨量丢失的速度和减轻程度,男性 50 岁以后、女性绝经期后就应该尽早检查骨密度。

2. 提高病人依从性　骨质疏松症需要长期服药治疗,用药依从性对病人药物治疗有重要意义。提高病人依从性的措施包括:①优化治疗方案:根据病人的骨密度检测情况,制定科学的治疗方案;②加强病人健康教育:提高病人对自身疾病的认识,提高长期治疗的依从性,尽可能减少病人因对疾病及药物认识的不足而自行停药的现象;③健全家庭和社会的支持:加强与病人家属的沟通,加强老年人用药管理,帮助提醒及督促服药,提高依从性。同时针对路途遥远、就诊不便、病情较稳定的病人,开设简易门诊,简化繁琐的就医程序,可以降低减少依从性的客观因素。

3. 护理措施

(1) 药物护理:指导病人规范服药,用药前了解药物的使用方法,学会自我监测药物不良反应,养成定期复查的习惯,每 2~3 个月检测一次血、尿钙等各项指数,每 6~12 月检测一次骨密度。应用激素治疗的病人应定期检查,尽早发现潜在的不良反应。服用钙剂时要多喝水,减少泌尿系统结石的形成。空腹服用效果最好,同时服用维生素 D 时,不可与绿色蔬菜一起服用,以免形成钙螯合物而减少钙的吸收。二膦酸盐应晨起时空腹服用,同时饮清水 200~300ml,服药后至少半小时内不能进食、进水,应立即采取立位或坐位,勿咀嚼或吮吸药片,出现吞咽困难、吞咽痛或胸骨后疼痛等情况,应警惕食管炎、食管溃疡和食管糜烂等情况,并立即停药。

(2) 疼痛护理:为减轻疼痛,可使用硬板床,取仰卧位或侧卧位,卧床休息,以缓解疼痛。必要时使用骨科辅助物,如背架、紧身衣等,以限制脊椎的活动度并给予脊椎支持,从而减轻疼痛。疼痛部位可给予湿热敷,促进血液循环,减轻肌肉痉挛,关节疼痛。给予局部肌肉按摩,以减少因肌肉僵直引发的疼痛。可应用止痛剂、肌肉松弛剂或抗炎药物,同时应正确评估疼痛的程度,按医嘱用药。

(3) 安全护理:加强预防跌倒的宣传教育和保护措施,如家庭、公共场所设立防滑、防绊、防碰撞设施。指导病人维持良好体位,改变体位时动作应缓慢。必要时可建议病人使用手杖或助行器,以增加活动的稳定性。切勿高空取物,常用物品应放在腰部水平高度。衣鞋穿着合适、大小适中、有利于活动。保证住院环境安全,预防跌倒。加强日常生活护理,例如灯光明暗适宜,保持病房和浴室干燥,铺设防滑地板(地毯),加强巡视,住院病人洗漱及用餐时,应加强意外的防护。当病人使用利尿剂或镇静剂时,要注意预防其因频繁入厕或精神恍惚所引发的意外。

(4) 饮食护理:指导病人平时多食富含钙、维生素 D 的食物,如奶制品、虾皮、紫菜、豆制品、瘦肉、坚果等,另外还需补充与骨代谢相关的其他营养素,如蛋白质及必需微量元素等。避免吸烟、饮酒、饮浓茶、咖啡,少饮含碳酸饮料,低糖、低盐饮食。

(5) 运动护理:告知病人合理的体育锻炼有助于骨量的保持。可根据其自身情况制订运动方案,如打太极拳、慢跑、散步等,以能耐受为宜,逐步增加活动量,注意劳逸结合。每次锻炼的时间为 30~60 分钟,每周 2~3 次。宜选阳光充足、空气清新的环境进行锻炼,注意保证日光照射时长,增加皮肤维生素 D 的合成,但系统性红斑狼疮、皮肌炎病人不宜阳光照射,需做好防护工作。充足、规律的睡眠有助于消除疲劳,提高机体抵抗力,而不规律的睡眠易造成骨质流失。

(6) 心理护理:骨质疏松症病程较长,需长期服药,加之疼痛刺激,病人容易产生消极情绪,且往往会出现焦虑、悲观、紧张和恐惧的心理状态,因此,护理人员应分析病人的具体情况及产生负性情绪的原因,及时进行心理疏导,帮助病人了解每项诊疗护理措施等,与其建立相互信任的关系,缓解其紧张心理,提高病人的药物治疗依从性和身心舒适状态。

(张银萍　张春利)

第五节 痛　风

痛风是最常见的炎症性关节病,与高尿酸血症直接相关。随着物质生活的日益丰富,高蛋白、高脂肪、高嘌呤、高糖饮食日益增加,高尿酸血症和痛风的患病率呈逐年上升趋势。流行病学调查显示,我国痛风患病率男性约为 0.83%~1.98%,女性约为 0.07%~0.72%,发病有年轻化趋势,地域差别明显,常有家族遗传史。目前大多数痛风缺乏病因治疗,因此不能根治,但如早期即采取治疗一般预后良好。本节主要介绍痛风的药物治疗。

一、疾病简介

痛风(gout)是嘌呤代谢障碍或尿酸排泄障碍所致的一组异质性慢性代谢性疾病,以高尿酸血症为主要临床特征,伴有反复发作的痛风性急性关节炎,间质性肾炎和痛风石形成;严重者表现关节畸形及功能障碍,伴尿酸性尿路结石。根据病因可分为原发性和继发性两类,其中以原发性痛风占绝大多数。治疗原则主要包括:合理的饮食控制、控制高嘌呤食物的摄入、充足的水分摄入、规律的生活习惯、适当的体育活动、有效的药物治疗及预防尿酸盐的沉积等。

二、药物治疗的目的及原则

(一) 药物治疗的目的

痛风的药物治疗的目的是:①控制高尿酸血症,预防尿酸盐沉积;②迅速终止急性关节炎发作,防止复发;③防止尿酸结石形成和肾功能损害。

(二) 药物治疗的原则

痛风急性发作期,首先解决疼痛,持续以降尿酸药物来控制尿酸值,定期追踪疗效,并避免痛风反复发作以及一些并发症的发生。

三、药物分类及常用药物

急性痛风性关节炎期的治疗药物主要包括:秋水仙碱、非甾体类抗炎药和糖皮质激素;高尿酸血症的治疗药物主要包括:促进尿酸排泄药和抑制尿酸合成药。

(一) 秋水仙碱

秋水仙碱(colchicine)为一种生物碱,因最初从百合科植物秋水仙中提取出来而得名,是治疗急性痛风性关节炎的特效药物。通过抑制局部组织的中性粒细胞、单核细胞释放白三烯 B_4、糖蛋白化学因子、白细胞介素 -1 等致炎因子,抑制炎症细胞的变形和趋化,从而缓解炎症,越早应用效果越好。

常规剂量为每次 0.5mg,每小时 1 次;或每次 1mg,每 2 小时 1 次,直至关节症状缓解,或出现恶心、腹泻、呕吐等不良反应时停药。达到治疗量一般为 3~5mg,24 小时内不宜超过 6mg。通常用药后 6~12 小时内可使症状减轻,约 90% 的病人在 24~48 小时内症状可完全缓解。若消化道对秋水仙碱不能耐受,也可经静脉给药,用 0.9% 氯化钠溶液 20ml 含秋水仙碱 1mg,缓慢注射(>2~5 分钟),24 小时内总量不超过 4mg。

(二) 非甾体类抗炎药(NSAIDs)

NSAIDs 通过抑制花生四烯酸代谢中的环氧化酶活性,进而抑制前列腺素的合成而达到抗炎镇痛作用。无并发症的急性痛风性关节炎发作可首选 NSAIDs,特别是不能耐受秋水仙碱的病人尤为适用。此类药物效果不如秋水仙碱,但较温和,发作超过 48 小时也可应用,症状消退后减量。禁忌证为活动性消化性溃疡、消化道出血。

常用药物包括:①吲哚美辛(消炎痛):初始剂量为 75~100mg,随后每次 50mg,6~8 小时 1 次,

阅读笔记

症状减轻后逐渐减为 25mg,每日 2~3 次;②布洛芬:每次 0.3~0.6g,每日 2 次;③吡罗昔康:作用时间长,每日 20mg,一次顿服;④塞来昔布 0.2g,每日 1 次或 2 次;⑤萘普生:口服 0.25g,每日 2~3 次。禁止同时服用两种或多种同类药物,当症状缓解后逐渐减量,5~7 日后停用。

(三)糖皮质激素

糖皮质激素可迅速缓解急性发作,但停药后容易出现症状的反跳现象,且长期服用易致糖尿病、高血压等并发症。因此只在秋水仙碱、NSAIDs 治疗无效或有禁忌证时可考虑短期使用。一般用泼尼松 10mg,每日 3 次,症状缓解后逐渐减量,疗程不超过 2 周。

(四)促进尿酸排泄药

此类药物可通过抑制肾小管对尿酸的重吸收,增加尿中尿酸的排泄,从而降低血尿酸水平,适用于肾功能良好者;当内生肌酐清除率 <30ml/min 时无效;已有尿酸盐结石形成,或每日尿排出尿酸盐 >3.57mmol(600mg) 时不宜使用。常用药物有丙磺舒(probenecid)、磺吡酮(sulfinpyrazone)、苯溴马隆(benzbromarone)等,具体用法与用量见表 10-15。

表 10-15   常用促进尿酸排泄药物用法与用量

药物名称	给药途径	用法与用量
丙磺舒	口服	初始剂量 0.25g,每日 2 次,2 周后逐渐加量,最大剂量 2g/d
磺吡酮	口服	初始剂量 50mg,每日 2 次,渐增至 100mg,每日 3 次,最大剂量 600mg/d
苯溴马隆	口服	常用剂量为 25~100mg,每日 1 次

(五)抑制尿酸生成药物

别嘌醇(allopurinol)为黄嘌呤氧化酶的抑制剂,主要通过抑制黄嘌呤氧化酶,使次黄嘌呤和黄嘌呤不能转化为尿酸,使尿酸生成减少,与促进尿酸排泄药物合用可使血尿酸迅速下降,适用于尿酸生成过多者。

常用剂量为 100mg,每日 2~4 次,病情需要时可增至 200mg,每日 3 次,最大剂量 600mg/d,待血尿酸降至 360μmol/L 或以下时,可逐渐减量。

四、用药护理

(一)用药评估

1. 痛风分期   根据临床表现,痛风分为无症状期、急性关节炎期、间歇期和慢性关节炎期四个阶段。对痛风各期的处理与治疗措施不同,如对无临床症状的高尿酸血症一般无需进行药物治疗,应适当进行生活方式的调整,对急性关节炎期应迅速终止关节炎发作,尽早给予药物治疗,对间歇期及慢性期应以降低血尿酸药物治疗为主。因此,在进行临床药物治疗前应对疾病进行准确分期。

2. 肾功能及 24 小时尿酸排泄量   降低血尿酸的药物主要包括抑制尿酸合成与促进尿酸排泄两大类。通常根据病人的肾功能及 24 小时尿酸排泄量的情况进行药物选择:对肾功能正常,24 小时尿酸排泄量 <3.75mmol 者,可选用促进尿酸排泄的药物;如果病人的肾功能减退、24 小时尿酸排泄量 >3.75mmol 者,则应使用抑制尿酸合成的药物。

(二)用药安全

1. 秋水仙碱

(1)用药注意事项:①口服用药若出现严重胃肠道反应,可采取静脉给药。但静脉给药可产生肝损害、骨髓抑制、DIC、脱发、肾衰竭、癫痫样发作甚至死亡,应用时需慎重,必须严密观察。一旦出现不良反应,应及时停药;②有骨髓抑制和肝功能损伤的病人使用该药时,剂量应减半,并密切观察不良反应;③孕妇和哺乳期妇女不可使用;④如发生秋水仙碱中毒,病人出现

阅读笔记

全血细胞减少(缺乏)症,应用粒细胞-集落刺激因子(G-CSF)有良好效果;⑤如需注射给药,应避免药物外漏,否则可引起组织坏死。

(2) 不良反应:不良反应多见,主要是胃肠道反应如恶心、呕吐、腹痛、腹胀及水样腹泻,发生率高达 40%~75%,如出现上述不良反应需及时调整剂量或停药。该药还可引起粒细胞缺乏、血小板减少等骨髓抑制作用以及脱发等。中毒时出现水样腹泻及血便、脱水、休克等。

2. NSAIDs

(1) 用药注意事项:①此类药物应在餐后服用,以减轻对胃肠道的刺激;②吲哚美辛长期应用可导致角膜色素沉着及视网膜改变,遇有视力模糊应立即做眼科检查;③本类药物间有交叉过敏;④吲哚美辛在乳汁中也有排出,每天可达 0.5~2.0mg,14 岁以下儿童一般不宜应用。

(2) 不良反应:①胃肠道反应:病人可出现消化不良、恶心、呕吐、腹痛、腹泻、胃及十二指肠溃疡等;②中枢神经系统症状:头痛、眩晕、头昏、抑郁、嗜睡、精神紧张、幻觉等;③过敏反应:常见的有皮疹、哮喘等;④抑制造血系统功能:少数病人使用吲哚美辛可引起粒细胞减少,偶有再生障碍性贫血及血小板减少性紫癜。

(3) 药物相互作用:①吲哚美辛与氨苯蝶啶合用可引起肾功能损害;②与肝素、口服抗凝药、溶栓药合用,有增加出血的危险;③与糖皮质激素、促肾上腺皮质激素合用,可增加胃肠道溃疡或出血的倾向;④与秋水仙碱、磺吡酮合用时可增加胃肠溃疡和出血危险。

3. 糖皮质激素对急性关节炎发作具有迅速的缓解作用,但停药后症状容易复发,且长期服用易致糖尿病、高血压等并发症,故不宜长期应用。

4. 促进尿酸排泄药

(1) 用药注意事项:①对于 24 小时尿酸排泄 >3.75mmol 或已有尿酸性结石形成者,可能造成尿路阻塞或促进尿酸性结石的形成,故不宜使用;②为避免用药后因尿中的尿酸排泄急剧增多而引起肾脏损害及肾石病,用药时应注意从小剂量开始;③在使用排尿酸药物治疗的过程中,应每日口服碳酸氢钠 3~6g,以碱化尿液;④注意多饮水,保持每日尿量在 2000ml 以上,以利于尿酸的排出。

(2) 药物相互作用:某些药物如噻嗪类利尿药,呋塞米、乙胺丁醇、吡嗪酰胺、烟酸等,可抑制尿酸的排泄而拮抗该类药物的作用,应注意避免同时使用。

5. 抑制尿酸生成药物

(1) 用药注意事项:用药初期可能会因为血尿酸转移性增多而诱发急性关节炎发作,此时可加用秋水仙碱治疗。

(2) 不良反应:别嘌醇可引起胃肠道刺激、皮疹、发热、肝损害、骨髓抑制等,肾功能不全者应酌情减量。老年人用药易发生不良反应。

(三) 用药监测

1. 血尿酸水平血尿酸升高是痛风病人重要的临床生化特点。慢性高尿酸血症病人的治疗目标是使血尿酸维持在 360μmol/L(6.0mg/dl)以下。

2. 关节疼痛监测关节疼痛的部位、性质、间隔时间,受累关节的红肿、功能障碍等,以评价药物的疗效。

(四) 健康教育

1. 疾病知识　给病人及家属讲解疾病的有关知识,说明本病是一种终身性疾病,但经积极有效治疗,病人可正常生活和工作。嘱其保持心情愉快,避免情绪紧张;生活要有规律;肥胖者应减轻体重;防止受凉、劳累、感染、外伤等。

2. 健康饮食指导　指导病人严格控制饮食,应该吃低嘌呤食物,如五谷杂粮、蛋类、奶类、水果、蔬菜;少吃中嘌呤食物,如肉类、豆类、海鲜;避免进食高嘌呤食物,如动物内脏、鱼虾类、蟹类、蘑菇、菠菜、花生等。饮食宜清淡,易消化,忌辛辣和刺激性食物。严禁饮酒,并指导病人

阅读笔记

进食偏碱性食物,如牛奶、鸡蛋、马铃薯、各类蔬菜、柑橘类水果,使尿液的 pH 值在 7.0 或以上,减少尿酸盐结晶的沉积。

3. 保护关节指导　指导病人日常生活中应注意:①尽量使用大肌群,如能用肩部负重者不用手提,能用手臂者不用手指;②避免长时间持续进行重体力劳动;③经常改变姿势,保持受累关节舒适;④若有关节局部温热和肿胀,尽可能避免其活动。如运动后疼痛超过 1~2 小时,应暂时停止此项运动。

(王春梅　关凤英)

要点提示 / key points

1. 甲状腺激素是维持机体正常代谢,促进生长发育所必需的激素,分泌过少或过多分别可引起甲状腺功能减退(甲减)和甲状腺功能亢进(甲亢)。

Thyroid hormone is essential for maintaining normal metabolism and promoting growth and development. Too little or too much secretion can cause hypothyroidism and hyperthyroidism, respectively.

2. 甲减或甲状腺激素低于正常水平,应采用甲状腺激素替代治疗。

Hypothyroidismor lower-than-normal levels of thyroid hormone, is treated with thyroid hormonereplacement.

3. 甲亢或甲状腺激素高于正常水平,应采用硫脲类药物治疗,硫脲类药物可抑制甲状腺激素的产生,或与碘制剂合用,碘制剂可抑制甲状腺激素的产生或破坏部分腺体。

Hyperthyroidism, or higher-than-normal levels of thyroid hormone, is treated with thioamides, which block the thyroid from producing thyroid hormone, or combine with iodines which prevent thyroid hormone production or destroy parts of the gland.

4. 1 型糖尿病需终身采用胰岛素替代治疗,2 型糖尿病可采用口服降糖药治疗,包括磺酰脲类、二甲双胍、α- 糖苷酶抑制剂、噻唑烷二酮类以、格列奈类及新研制的 GLP-1 受体激动剂和 DDP-4 抑制剂。

T1DM needs a lifelong insulin replacement therapy, and T2DM can be treated with oral hypoglycemic agents, including sulfonylurea, metformin, alpha glucosidase inhibitor, TZDs, glinides, and newly developed GLP-1 receptor agonists and DDP-4 inhibitors.

5. 在口服降糖药控制不佳时采用胰岛素联合治疗或胰岛素替代治疗。

Insulin combination therapy or insulin replacement therapy should be used for the treatment of DM that is poorly managed by oral hypoglycemic agents.

6. 胰岛素和口服降糖药最常见的不良反应是低血糖,应教会病人熟知低血糖症状及处理方法。

The most common adverse reaction of oral antidiabetic agents is hypoglycemia, so that the patients should be taught to know well about the hypoglycemic symptoms and treatment methods.

7. 高脂血症可导致动脉粥样硬化,而动脉粥样硬化是导致心脑血管病的主要病理生理学基础,防治高脂血症对提高生活质量、延长寿命具有重要意义。

Hyperlipidemia can lead to atherosclerosis, and atherosclerosis is the main pathological and physiological basis of cardiovascular disease. Therefore, prevention and treatment of hyperlipidemia is of great significance to improve the quality of life and prolong life.

8. 高脂血症的药物治疗包括他汀类、胆汁酸螯合剂、烟酸类、贝特类和胆固醇吸收抑制剂。

阅读笔记

Pharmacotherapy of hyperlipaemiaincludes statins, bile acid sequestrants, niacin, fibrates and cholesterol absorption inhibitors.

9. 痛风是嘌呤代谢障碍或尿酸排泄障碍所致的一组异质性慢性代谢性疾病，以高尿酸血症为主要的临床特征，伴有反复发作的痛风性急性关节炎，间质性肾炎和痛风石形成。

Gout is a group of heterogeneous chronic metabolic diseases caused by purine metabolism or excretion of uric acid disorder, with hyperuricemia as the main clinical features, associating with recurrent episodes of acute gouty arthritis, interstitial nephritis and formation of gout stone.

10. 秋水仙碱是治疗痛风急性发作的特效药物，对急性痛风性关节炎有选择性的消炎作用，对慢性痛风无效。非甾体类抗炎药及糖皮质激素主要用于控制急性关节炎症状。

Colchicine is a specific drug for treatment of acute attack of gout. It has selective anti-inflammatory effect on acute gout arthritis, and is invalid for chronic gout. NSAIDs and glucocorticoids are mainly used to control the symptoms of acute arthritis.

11. 体内适当水平的钙可以保证神经冲动传递，防止肌肉痉挛，并提供静止和运动。摄取足够的维生素 D、甲状旁腺激素和降钙素也有助于这些功能。

Adequate levels of calcium in the body are necessary to protect transmit nerve impulses, prevent muscle spasms, and provide stability and movement. Adequate levels of vitamin D, parathyroid hormone, and calcitonin are also necessary for these functions.

12. 发生低血钙症时应立即使用钙剂，同时补充维生素 D。

Hypocalcemia is a serious condition that requires immediate therapy with calcium supplements, often concurrently with vitamin D.

13. 骨质疏松症是一种因骨量减少、骨组织显微结构退化为特征，导致骨脆性增高并易于发生骨折的全身性骨骼疾病。骨质疏松症可分为原发性和继发性两大类。

Osteoporosis is defined as a systemic skeletal disease characterized by low bone mass and micro-architectural deterioration of bone tissue, leading to increased bone fragility and susceptibility and then increase the risk of fracture. Osteoporosis can be divided into two major types: primary and secondary.

14. 根据药物作用的主要机制，可将抗骨质疏松症药物分为四类，即基础药物、骨转化抑制剂、骨形成促进剂和解偶联剂。

According to the mechanism, pharmacotherapy of osteoporosis includes basic drugs, bone absorption-inhibitor drugs, bone formation-acceleration drugs, and uncoupling agents.

15. 骨质疏松症治疗的基础药物主要包括钙剂、维生素 D 类制剂。二膦酸盐类直接抑制破骨细胞形成和骨吸收，是强有力的骨吸收抑制剂。阿仑膦酸钠是最常用的二膦酸盐。

The basic drugs of osteoporosis treatment mainly include calcium and vitamin D. Bisphosphonates directly inhibit osteoclast formation and bone resorption. They are potent inhibitors of bone resorption. Aledronate sodium is the most commonly administered bisphosphonates.

16. 选择性雌激素受体调节剂主要适用于无明显更年期症状、无血栓栓塞性疾病的绝经后骨质疏松症病人。常用药物雷洛昔芬。降钙素主要适用于高转换型骨质疏松症伴疼痛明显者。

Selective estrogen receptor modulators (SERMs) are mainly used in postmenopausal osteoporosis patients without obvious climacteric symptoms and no thromboembolic disease. Raloxifene is usually administered. Calcitonin is mainly applied to high conversion type osteoporosis with obvious pain.

17. 在药物治疗前需要排除继发性骨质疏松症的可能性，并完成骨折风险评估、病史采集、体格检查、BMD 及椎体影像学检查等。

Before commencing pharmacotherapy of osteoporosis, the possibility of secondary osteoporosis needs to be ruled out. And the fracture risk assessment, health history, physical examination, BMD and vertebral imaging examination should also be completed.

18. 抗骨质疏松药物治疗要注意提高病人的依从性,积极监测用药的安全性和有效性等。

In anti-osteoporosis drug treatment, the health care staff should pay attention to improve the patients' compliance, and actively monitor such factors as drug safety, effectiveness.

案例

55 岁女性病人,农民,2001 年 8 月因多饮、多食、消瘦,被诊断为 2 型糖尿病,给予二甲双胍、消渴丸等降糖治疗,效果不理想。2006 年因血糖持续增高,到当地县医院就诊,改用动物中效胰岛素注射,没有进行血糖监测,在自觉血糖高的情况下,就自行进行胰岛素的加量注射。半年前,病人频繁出现心慌、四肢乏力等症状,体重下降约 10kg,偶尔出现视物模糊,到糖尿病医院就诊。检查随机血糖低于 2.8mmol/L,立即给予葡萄糖注射液静点,同时给予 50% 葡萄糖注射液 20ml 口服,15 分钟后测血糖为 8.2mmol/L。实验室检查结果:血压 130/90mmHg,糖化血红蛋白 8.2%,TG0.88 mmol/L,TC5.84mmol/L,血液粘度、肝肾功能检查未见异常,下肢神经电生理示糖尿病周围神经病变(中度)。诊断为低血糖、2 型糖尿病、糖尿病周围神经病变、血脂异常。

治疗:解除病人低血糖状态后,采用胰岛素调节血糖,同时进行改善微循环、调节血脂、营养神经等治疗。经过 7 天的血糖监测和药物治疗,病人自我感觉良好,心慌、四肢乏力等症状消失,检查血糖波动在 4.9~8.1mmol/L。出院后嘱病人继续做好血糖监测,维持血糖稳定。

思考:

1. 本例病人出现了什么问题?

2. 针对病人出现的问题,护士应该如何对其进行健康教育?

第十一章　血液系统疾病药物治疗

学习目标

学生在学习完本章内容之后能够：

认识与记忆：

1. 说出不同类型贫血治疗常用药物及作用机制。

2. 说出出血性疾病治疗常用的各类药物及作用机制。

3. 阐述白血病治疗常用化疗方案及各类化疗药物的作用机制。

4. 阐述淋巴瘤治疗常用化疗方案。

理解与分析：

1. 解释治疗贫血常用药物的作用特点及不良反应。

2. 解释治疗出血性疾病常用药物的作用特点及不良反应。

3. 分析并说明白血病化疗方案中各类化疗药物的作用特点及不良反应。

综合与运用：

1. 评价贫血的药物治疗方案是否合理，运用所学知识为病人制定药疗监护计划并实施。

2. 评价出血性疾病的药物治疗方案是否合理，运用所学知识为病人制定药疗监护计划并实施。

3. 针对白血病及淋巴瘤采取的化疗方案，提出治疗期间可能发生的不良反应，运用所学知识为病人制定护理计划并实施。

　　血液与造血组织共同构成一个完整的动态平衡系统。血液在血管内保持液态流动，血细胞数量和功能稳定，以及血容量的维持是正常发挥血液生理功能的重要条件。血液流动性或造血功能的改变可导致多种疾病，如凝血亢进或纤溶能力不足，可引发血管内凝血，并形成血栓栓塞性疾病；凝血功能低下或纤溶亢进可引起出血性疾病；铁、铜、多种维生素及造血因子等造血必需物质缺乏，将导致造血功能障碍而发生贫血。近十年来，血液学，特别是血液恶性肿瘤学，是当今世界医学研究中最引人注目的学科之一。药物治疗是血液系统疾病的重要治疗

阅读笔记

303

方法,血液病专科护士需要掌握血液系统疾病常用药物治疗方法,如补充治疗、免疫治疗、抗肿瘤化学治疗及其相应的用药护理,以适应新技术、新疗法不断发展、应用带来的机遇与挑战。本章就贫血、出血性疾病及血液系统恶性肿瘤的药物治疗、护理及进展进行介绍。

第一节 贫　血

贫血(anemia)是人体循环红细胞容量减少,不能运输足够的氧至组织而产生的综合征。临床上常以外周血单位容积内血红蛋白(Hb)量,红细胞数和(或)血细胞比容代替红细胞容量来反映贫血程度,一般以 Hb 量低于正常参考值95%的下限作为贫血的诊断标准。各种疾病都可伴有贫血,如果许多原因不同的贫血,具有类似的临床表现和血液学特征,则可归纳为一种综合征。根据贫血的病因及其发病机制,可将贫血分为红细胞生成减少性贫血、红细胞破坏过多性贫血和失血性贫血三大类。

一、疾病简介

红细胞的生成主要取决于三大因素:造血细胞、造血调节和造血原料,这些因素中任一种发生异常均可导致红细胞生成减少,进而发生贫血。如造血干细胞异常所致再生障碍性贫血、肾功能不全使造血调节异常所致的肾性贫血及缺铁或铁利用障碍使造血原料不足导致缺铁性贫血。红细胞破坏过多性贫血即溶血性贫血;失血性贫血可根据病因分为凝血性疾病(如特发性血小板减少性紫癜、血友病、严重肝病)和非凝血性疾病(如外伤、肿瘤、结核、消化性溃疡、痔疮等)。慢性失血性贫血往往合并缺铁性贫血。临床上较常见以下类型的贫血:

1. 缺铁性贫血(iron deficiency anemia,IDA)　由于体内贮存铁缺乏所致,是我国最常见的贫血类型,引起此型贫血的原因最多见于慢性失血(如月经量过多、消化性溃疡、钩虫病等),其次是铁需要量增加而摄入不足(如婴幼儿、青少年发育期、妊娠及哺乳期妇女)或胃肠道铁吸收不良(如胃大部切除、萎缩性胃炎、慢性腹泻)。血象特征表现为红细胞呈小细胞低色素性。

2. 巨幼红细胞性贫血(megaloblastic anemia,MA)　由于叶酸和(或)维生素 B_{12} 缺乏所致,在我国该类贫血的发生多由叶酸缺乏所致,维生素 B_{12} 缺乏相对少见,罕见内因子缺乏所致的恶性贫血,血象特征表现为红细胞呈大细胞高色素性。

以上两种类型的贫血多因造血物质缺乏所致,采用药物治疗容易纠正,且疗效好。

3. 再生障碍性贫血(aplastic anemia,AA)　由于骨髓造血组织减少引起造血功能障碍。该类贫血病因、发病机制尚不清楚,目前多数学者认为发病与免疫异常有关。红细胞为正常细胞正常色素性。

二、药物治疗目的与原则

(一) 药物治疗的目的

贫血药物治疗包括对症治疗和对因治疗。对症治疗的目的是减轻重度血细胞减少对病人的致命影响,为对因治疗发挥作用赢得时间。对因治疗则是防止贫血的恶化和(或)复发的关键。

(二) 药物治疗的原则

贫血的治疗首先应明确和纠正病因,以尽快恢复红细胞容量,满足组织对氧的需求,缓解贫血症状。

1. 针对病因进行治疗　即治疗原发病,是贫血的根本性治疗。

2. 针对发病机制进行治疗

(1) 补充造血原料或造血调节因子:缺铁性贫血用铁剂治疗,缺乏维生素 B_{12} 或叶酸引起的巨幼红细胞贫血者补充维生素 B_{12} 或叶酸,治疗慢性再障选用雄激素,肾功能不全引起肾性贫

阅读笔记

血,用可刺激红细胞生成的药物,如促红细胞生成素等治疗。本节将主要介绍这一类药物。

（2）免疫抑制剂：急性再障多选免疫抑制剂如抗淋巴细胞球蛋白,溶血性贫血治疗多无有效抗贫血药,免疫抑制剂、糖皮质激素或达那唑（合成雄激素）治疗温抗体型自身免疫性溶血近期疗效较好。

3. 支持疗法　输血或红细胞及血浆是缓解贫血的有效办法,适用于急性失血所致贫血和慢性贫血。

三、药物分类及常用药物

临床用于补充造血原料和造血调节因子的常用药物包括：铁制剂、叶酸、维生素 B_{12}、雄激素及促红细胞生成素。

（一）铁制剂

铁是红细胞成熟阶段合成血红素的必需物质,缺铁性贫血时,由于体内贮存铁缺乏,血红蛋白合成不足,造成红细胞生长障碍。铁制剂治疗缺铁性贫血效果极佳,特别是对慢性失血、妊娠哺乳期妇女、婴幼儿喂养不当引起的缺铁性贫血。用药后不久一般症状迅速改善,5~10 天网织红细胞出现峰值,随后血红蛋白增加,达正常值常需 1~3 个月。常用的口服铁制剂有硫酸亚铁（ferrous sulfate）、枸橼酸铁铵（ferric ammonium citrate）、琥珀酸亚铁（ferrous succinate）,注射铁制剂有右旋糖苷铁（iron dextran）和山梨醇铁（iron sorbitex）,适用于严重贫血且亟待纠正缺铁的病人,或不能耐受口服铁制剂或铁制剂吸收不良（如胃大部切除、慢性腹泻）者。

（二）叶酸（folic acid）

属 B 族维生素,来源与铁相似,机体需从饮食中不断补充叶酸,否则易出现叶酸缺乏。叶酸可用于治疗各种原因引起的巨幼红细胞性贫血,如由于偏食、营养不良、婴幼儿喂养不当等所致摄入不足;妊娠、哺乳期妇女、长期发热等需要量增加,治疗时以叶酸为主,辅以维生素 B_{12},营养性巨幼细胞性贫血常合并缺铁,应同时补充铁剂。

（三）维生素 B_{12}（vitamin B_{12}）

含钴的维生素,是细胞合成核酸的重要辅酶,在体内参与核酸合成,蛋白质和脂肪的代谢;能维持中枢及周围有髓鞘神经纤维功能的完整性。人体维生素 B_{12} 完全来源于食物。动物肝、肾、心、肌肉等组织以及蛋、乳含维生素 B_{12} 丰富,蔬菜中含量极少。维生素 B_{12} 吸收后主要在肝脏贮存,其贮存量够用 3~6 年。因饮食中维生素 B_{12} 已超过生理需要量,且肝内有大量储存,故维生素 B_{12} 缺乏多与胃黏膜萎缩、内因子分泌缺乏或肠道吸收障碍有关。

（四）雄激素

天然雄激素主要是睾丸间质细胞分泌的睾酮（testosterone）,目前睾酮已能人工合成,并进一步合成新的衍生物。临床常用睾酮的衍生物有甲基睾丸素（methyltestosterone）、丙酸睾酮（testosterone propionate）等。目前临床对慢性再障的治疗用药中,仍以雄激素疗效较好。常用丙酸睾酮,成人剂量 50~100mg 肌注每日 1 次。口服合成衍生物如司坦唑醇（stanozolol）或去氢甲基睾丸素（methandienone）对部分病人效果不错。

（五）促红细胞生成素（erythropoietin,EPO）

促红细胞生成素是由肾脏近曲小管周围间质细胞产生的一种可调节红系干细胞生成的糖蛋白激素,能直接促进红细胞的生成。肾衰竭时促红细胞生成素产生减少是肾性贫血的主要原因。尽管输血由于起效快、价格低等有利因素在临床治疗中被广泛应用,但是它也存在诸多潜在危险,如感染、输血反应,严重时甚至引起死亡。而注射促红细胞生成素能有效避免输血并发症。因此,临床上促红细胞生成素不仅用于治疗肾性贫血,也被用于其他类型贫血的治疗。由于促红细胞生成素在体内的作用巨大而天然来源却十分有限,人们运用重组技术研制了重

阅读笔记

组人促红细胞生成素(recombinant human erythropoietin,rHuEPO),用于治疗慢性肾衰竭所致肾性贫血的治疗(包括非透析及透析病人)和癌症化疗所致贫血。

四、药物作用机制

(一) 铁制剂

1. **作用机制** 铁是合成血红素必不可少的物质。血红蛋白中的 Fe^{2+} 与 O_2 可逆结合,实现氧在组织和血液间的运输。机体缺铁时,网织红细胞成熟期中血红蛋白合成不足,但幼红细胞增殖能力不变,因此红细胞数量不减少,但红细胞中血红蛋白含量降低,形成小细胞低色素性贫血。

2. **体内过程** 补充铁剂后,其转运到骨髓并进入有核红细胞的线粒体内,与原卟啉结合形成血红素,后者再与珠蛋白结合形成血红蛋白,促进红细胞发育成熟。口服铁剂必须转换为亚铁离子 Fe^{2+} 形式才能经肠道吸收。铁剂在体内代谢的过程可分成三步:①胃酸及还原物如维生素C将有机 Fe^{3+} 转变为无机 Fe^{2+};②大部分 Fe^{2+} 通过肠黏膜进入血流,少部分 Fe^{2+} 被肠黏膜上皮细胞吸收,与去铁铁蛋白结合成为铁蛋白并贮存在细胞内;③入血的 Fe^{2+} 氧化成为 Fe^{3+} 与血浆 β_1 球蛋白结合,形成转运铁蛋白复合体,将铁运送到利用场所(骨髓、肌红蛋白等)及贮存场所(肝脾、骨髓)。铁剂肌内注射后,经淋巴转入血浆,不受胃肠道调控,可全部吸收,迅速纠正缺铁性贫血。

(二) 叶酸

1. **作用机制** 叶酸是细胞生长和增殖所必须的物质,在体内经叶酸还原酶和二氢叶酸还原酶作用,生成四氢叶酸。四氢叶酸是 DNA 合成过程中的重要辅酶,缺乏可导致 DNA 合成障碍,血细胞核内 DNA 合成速度减慢,胞质内 RNA 合成不受影响,故形成血细胞体积大而核发育较幼稚的状态,这些改变在红细胞系最为明显,造成巨幼红细胞性贫血。

2. **体内过程** 食物中叶酸和叶酸制剂主要在小肠上部吸收,吸收后迅速被还原为四氢叶酸;主要在肝中贮存。叶酸及其代谢产物主要经肾脏排出,也可由胆汁和肠道排出。

(三) 维生素 B_{12}

1. **作用机制** 维生素 B_{12} 在体内具有辅酶活性,通过使 5-甲基四氢叶酸转换成四氢叶酸而增加四氢叶酸在体内的循环利用,同时使同型半胱氨酸转化成蛋氨酸;当维生素 B_{12} 缺乏时,阻碍四氢叶酸的循环利用,使 DNA 合成受阻,血细胞的成熟分裂停滞,造成巨幼红细胞性贫血。

2. **体内过程** 口服维生素 B_{12} 在胃中必须与胃黏膜壁细胞分泌的内因子结合成复合物,使之免于在消化过程中遭受破坏,进入回肠被体内吸收。维生素 B_{12} 肌注吸收迅速约 1 小时达血药浓度峰值。恶性贫血需长期治疗,每月肌内注射维生素 B_{12} 一次;无内因子缺乏者可口服。

(四) 雄激素

1. **作用机制** 骨髓造血功能低下时,雄激素可通过促进肾脏分泌促红细胞生成素或直接刺激提高骨髓造血功能,改善贫血症状。

2. **体内过程** 睾酮入血后大部分与蛋白质结合。代谢物与葡糖醛酸或硫酸结合失去活性,经尿排泄。睾酮口服易吸收,但在肝脏中被迅速破坏,因此口服无效。睾酮的酯类化合物极性较低,溶于油液中肌内注射后,吸收缓慢,持续时间也较长,例如丙酸睾酮一次肌内注射可维持 2~4 天。甲睾酮不易被肝脏破坏,可经胃肠道和口腔黏膜吸收,在体内代谢较睾酮慢,口服有效,也可舌下给药,舌下含片 1 小时血药浓度达到峰值,口服片 2 小时达峰值。

(五) 促红细胞生成素

1. **作用机制** 促红细胞生成素一方面能够刺激骨髓红系祖细胞分化、增殖和成熟,增加红细胞数量及血红蛋白水平;另一方面能够稳定红细胞膜,增强红细胞携氧能力,从而提高机体对氧的结合、运输和供应能力。

2. 体内过程 皮下注射重组人促红细胞生成素 8~12 小时血药浓度达峰值,有效浓度可维持 12~16 小时,大部分经肝脏代谢;静脉注射 $t_{1/2}$ 为 4~13 小时,重复用药 $t_{1/2}$ 可缩短至 6 小时。肾性贫血的治疗给药方式以皮下注射更为理想,既可达到较好疗效,又可节约用量 1/4~1/3。

五、用药护理

(一)用药评估

1. 病史 详细了解病人贫血的原因,如消化性溃疡、小便带血、频繁鼻出血、咯血、月经血量过多、偏好素食、偏食、烹饪方法不当、怀孕、生长期儿童、生活工作环境接触毒物等;同时了解贫血的主要症状与体征,如面色、甲床、舌体苍白,头晕、耳鸣、活动后气喘、心悸、性欲减低等。

2. 用药史 列出所服用的处方药与非处方药,是否有导致增加铁消耗、抑制或破坏血红蛋白的药物;有无产生相互作用的药物;询问病人是否有铁剂、维生素 B_{12}、促红细胞生成素治疗及过敏史,有药物过敏症病史、有过敏倾向病人慎用。

3. 身体基本状况 如生命体征、体重,获得各种检查的基础值,必要时评估铁剂、叶酸、维生素 B_{12} 的血药浓度。

4. 治疗基线评估 应用 EPO 治疗前除评估病人体重、贫血的程度外,还需了解病人既往是否有血栓栓塞疾病病史,伴有高血压病人需评估病人血压控制情况。

5. 心理和社会情况 评估病人和家属对贫血药物及饮食治疗的知识。

(二)用药安全

1. 铁制剂

(1) 不良反应:口服铁剂均对胃肠道有刺激作用,常易引起恶心、呕吐、上腹不适、腹泻。注射铁剂偶可发生过敏反应,如头痛,肌肉关节疼痛,恶心,腹痛,发热,寒战等,重者可出现心悸,血压下降。铁剂有时可引起便秘,可能是铁剂与肠蠕动刺激物硫化氢结合,从而减弱肠运动所致。肌内注射局部可有疼痛,静注可能引起静脉周围疼痛甚至静脉炎。血色病、铁幼粒细胞性贫血等体内铁过高者,严重肝肾功能异常者及铁剂过敏者禁用;乙醇中毒、肝炎、胰腺炎、肠道炎症者慎用。

(2) 注意事项:铁剂的正确给药与指导:①给药时间:饭后半小时服用,既可减轻胃肠道刺激不良反应又可促进吸收;②服药方法:服用液体铁剂要指导病人使用用无毒塑料管吸服且服药后应立即漱口,以免铁液染蚀牙齿。缓释剂不可咬碎;③肌内注射:应采用深部注射给药,注射后要检查局部有无红肿,疼痛,若肌注部位存在硬结,要及时理疗、热敷以促进吸收;④警惕过敏反应:右旋糖酐铁的主要不良反应为过敏反应,可在给药后的几分钟内发生。静注时先注入 1~2 滴(从小壶内加入),观察 5 分钟,无不良反应再给全量。

2. 叶酸

(1) 不良反应:多无不良反应,偶见皮疹、瘙痒、荨麻疹等过敏反应,长期服用可出现厌食、恶心、腹胀等胃肠道症状。

(2) 注意事项:叶酸静脉注射较易产生不良反应,故不宜采用。注射剂仅供肌注,且不得与任何注射液混合注射。

(3) 药物相互作用:巴比妥类、苯妥英钠、口服避孕药、氯霉素等可降低叶酸药效。叶酸又可加速苯妥英钠代谢,并降低血药浓度,影响其抗癫痫效果。

3. 维生素 B_{12}

(1) 不良反应:维生素 B_{12} 可促进 K^+ 进入细胞内,引起低血钾。低血钾及使用强心苷的病人,应慎用并注意补钾。肌注偶可引起过敏反应,如皮疹、药物热,发生率较低,严重者可发生过敏性休克,注射维生素 B_{12} 后应该注意观察病人的药物反应,当发现过敏反应时,应立即停药,给予抗过敏或抗休克治疗。维生素 B_{12} 过敏、恶性肿瘤病人及家族遗传性球后视神经炎病人禁用。

(2) 药物相互作用:与考来酰胺、苯乙双胍(降糖灵)、氨基糖苷类抗生素、对氨基水杨酸、口服避孕药等合用可减少维生素 B_{12} 吸收;维生素 C 在体外试管中可破坏维生素 B_{12},故不能与维生素 C 混合于同一溶液中给药。

4. 雄激素

(1) 不良反应:再障病人长期应用雄激素可发生痤疮、声音变粗、闭经等男性化现象,或男性有性欲亢进。

(2) 注意事项:丙酸睾酮注射剂为油质,长期注射局部肌肉易出现肿块或脓肿,应更换部位进行深部肌内注射,同时注意评估注射局部有无硬块,一旦发现及时给予理疗。

5. 促红细胞生成素

(1) 不良反应:主要不良反应与红细胞数量快速增加、血黏滞度增高有关。少数病人用药初期可出现头痛、低热、乏力等,个别病人可出现肌痛、关节痛等,绝大多数不良反应经对症处理后可好转,不影响继续用药,极个别病例上述症状持续存在,应考虑停药。有时会有恶心、呕吐、食欲降低、腹泻的情况发生。心脑血管系统可表现为血压升高、原有的高血压恶化及因高血压脑病致头痛、意识障碍,甚至诱发脑出血。随着红细胞比容增高,血液黏度可明显增高,偶可促使血栓形成。治疗期间偶有肝损害发生,表现为谷草转氨酶(AST)和谷丙转氨酶(ALT)上升。极少数病人用药后可能出现皮疹或荨麻疹等过敏反应,包括过敏性休克。血压尚未控制的重度高血压病人,对哺乳动物细胞衍生产品及人血清白蛋白过敏者禁用;对有心肌梗死、肺梗塞、脑梗塞病人,有药物过敏症病史、有过敏倾向病人及运动员慎用;合并感染者,宜感染控制后再使用。

(2) 注意事项:EPO 配制与使用时,注意药瓶有裂缝、破损者,有混浊、沉淀等现象不能使用。药瓶开启后,应一次使用完,不得多次使用。

(3) 药物相互作用:治疗期间铁需求量增加,治疗期间铁剂的给予不应晚于治疗开始时,并在整个治疗期间持续补充。叶酸或维生素 B_{12} 不足会降低药物疗效。严重铝蓄积会影响疗效。

(三) 用药监测

1. 铁剂　铁不易从机体中被清除,过量蓄积可致铁中毒,轻者恶心、呕吐,重者休克、昏迷、死亡。对于长期大量服用铁剂的病人,尤其是注射铁剂治疗者,应严密监测铁中毒的表现,必要时查血清铁及转铁蛋白饱和度等,一旦发现服用过量,应立即救治,并采取催吐、洗胃等对症处理。

2. 叶酸　治疗效果良好者,给药后 24 小时可自觉症状好转,2~5 天血象改善,叶酸缺乏症状逐渐减轻。

3. 维生素 B_{12}　一般给药后 48 小时内血象即可出现变化,维生素 B_{12} 缺乏症状及神经系统症状可明显改善,3~4 天网织红细胞明显上升,4~6 周红细胞及血红蛋白升至正常。

4. 雄激素　人工合成衍生药物对肝功能损害较重,在治疗期间应定期检查肝功能。

5. 促红细胞生成素　初次使用或重新使用药物时,先使用少量,确定无异常反应后,再注射全量,如发现异常,应立即停药并妥善处理。用药后 2~6 周即可评价药物的有效性,病人 Hb 上升至 110~120g/L 即为达标,以红细胞比容增加到 30%~35% 较合适,如发现过度的红细胞生长(红细胞比容 >36%),应采取暂停用药等适当处理。高龄病人应用时,要注意监测血压及红细胞比容,并适当调整用药剂量与次数。

阅读笔记

（四）健康教育

1. 铁剂　叮嘱应用铁剂的病人及主要照顾者：①遵医嘱按时、按量服药，出现不适症状及时就诊；②避免餐后即刻饮浓茶，因茶叶中所含鞣酸可与食物中铁结合发生沉淀，影响铁的吸收；③服用铁剂后可引致黑色或褐绿色粪便，是由于铁剂在肠道细菌作用下变为硫化铁所致，非消化道出血，不必担忧或恐慌；④服用铁剂后便秘明显可食蜂蜜以缓解；⑤铁剂用至血红蛋白正常后，继续应用 3~6 个月，以补足贮存铁；⑥维生素 C、有机酸、动物性食物及某些单糖（果糖）可促进铁的吸收，治疗期间可适当摄入；⑦药物保管：家中铁剂应妥善保管，以免小儿误食。注射制剂应避光冷贮。

2. 维生素 B_{12}　维生素 B_{12} 片剂在饭后服用可增加吸收，因为食物可促进内因子分泌；饮酒可减少 B_{12} 吸收，应告知病人并建议服药期间戒酒。

3. 叶酸　服用大剂量叶酸时，尿液呈黄色，应告知病人不必担心。

4. 雄激素　使用前应向病人说明药物可致男性化现象，特别是女病人，使其有心理准备。治疗有效者可逐渐减量，药量减少或停药后副作用会减轻直至消失。

5. 促红细胞生成素　告知病人定期监测以下项目：①红细胞比容：用药初期每星期评估一次，维持期每两星期一次；②血清铁代谢的指标：如出现血清铁浓度下降，血清铁蛋白低于 100mg/ml，或转铁蛋白饱合度低于 20%，应遵医嘱每日补充铁剂；③血压：监测血压变化，必要时应减量或停药，并调整降压药的剂量；④观察有无血栓形成：若发现血栓形成迹象，应及时报告医生；⑤血钾：应用本药有时会引起血清钾轻度升高，应适当调整饮食，若发生血钾升高，应遵医嘱调整剂量。

Box 11-1【案例与思考】

案例：病人，男性，69 岁，因气短逐渐加重，门诊就诊。病人既往曾诊断为：肺动脉高压、高血压病、充血性心力衰竭、2 型糖尿病、慢性阻塞性肺疾病，饮酒 3 余年，已戒，吸烟 1 包／周，餐后喜饮浓茶，家族无相关疾病病史。

门诊查体：身高 175cm，体重 93kg，血压 138/88mmHg，脉搏 86 次／分，无颈静脉怒张，听诊呼吸音清，未闻及干、湿性啰音，心率 86 次／分，节律规整，腹部查体（−），双下肢轻度可凹性水肿。实验室检查：WBC3.0×10^9/L，血尿素氮（BUN）24mmol/L，血肌酐（Scr）1.7mg/dl（1503μmol/L），血钾 4.2mmol/L，血钠 141mmol/L，Hb98g/L，血清铁蛋白 18.9μg/L。初步诊断为：肾性贫血。

思考：

1. 治疗该病人贫血首选的药物及原因是什么？
2. 评估药物治疗贫血疗效的主要指标。
3. 治疗期间应定期监测或观察哪些指标？
4. 该病人应在饮食和生活方式上做出哪些调整？

（李湘萍　姚景鹏）

第二节　出血性疾病

出血性疾病（hemorrhagic disease）是指由于遗传性或获得性原因，引起止血、凝血及纤维蛋白溶解机制的缺陷或抗凝机制异常，造成以自发出血或轻微创伤后出血不止为主要表现的一

阅读笔记

组疾病。出血性疾病在临床上占血液系统疾病约 30%,该组疾病病因复杂,补充凝血因子、血小板及止血药物等治疗是其主要治疗手段。

一、疾病简介

正常人体具有完整的凝血系统和抗凝血系统。

凝血系统包括止血和凝血两个过程。止血过程的三个要素分别是:血管收缩、血小板量和(或)质、血液凝固,这三个要素缺少任何一个都会发生出血。止血机制及相关因素的作用见图 11-1。凝血过程通过内源性(血管内膜粗糙面激活ⅩⅡ因子)和外源性(组织损伤释放组织因子)两个途径启动,包括凝血活酶形成、凝血酶及纤维蛋白形成三个阶段,其中任一凝血因子缺乏或受到抑制,凝血功能即发生障碍,从而引起出血。血液凝固过程见图 11-2。

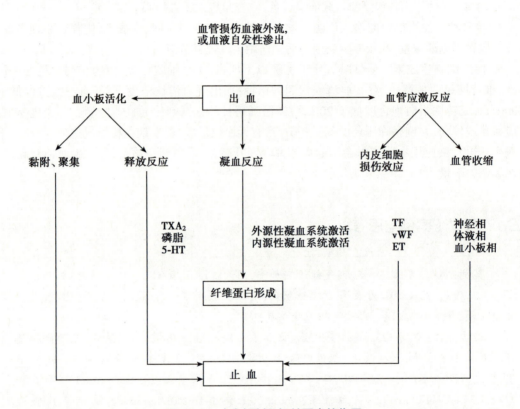

图 11-1　止血机制及相关因素的作用
TXA$_2$:血栓素 A$_2$;5-HT:5- 羟色胺;TF:组织因子;vWF:血管性血友病因子;ET:内皮素

抗凝血系统包括:①抗凝血酶Ⅲ(AT-Ⅲ):是最主要抗凝血物质,它可直接使凝血酶失去活性;②纤维蛋白溶解系统:其中纤溶酶原经过活化素等激活后,转化为纤维蛋白溶酶(纤溶酶),后者可将纤维蛋白或纤维蛋白原溶解为纤维蛋白降解产物(FDP)。纤溶过程见图 11-3。

人体内的凝血与抗凝血系统保持动态的平衡,才能维持血液在血管内循环流动,供应全身组织及细胞内氧和营养物质。当这对系统平衡遭到破坏,则会产生血栓、栓塞、出血性疾病并表现各种症状和体征。出血性疾病大体上可分为遗传性和获得性两大类,按照病因及发病机制可分为以下几种主要类型:①血管壁异常:如过敏性紫癜、药物性紫癜、维生素 C 及维生素 PP 缺乏症、老年型紫癜等;②血小板量或质的异常:如特发性血小板减少性紫癜、血小板无力症等;③凝血异常:如维生素 K 缺乏症、血友病 A、B 等;④抗凝及纤维蛋白溶解异常:主要为获得性疾病,如肝素使用过量、香豆素类药物过量、溶栓药物过量、舌咬伤等;⑤复合性止血机制异常:弥散性血管内凝血(DIC)、血管性血友病(先天性)。

阅读笔记

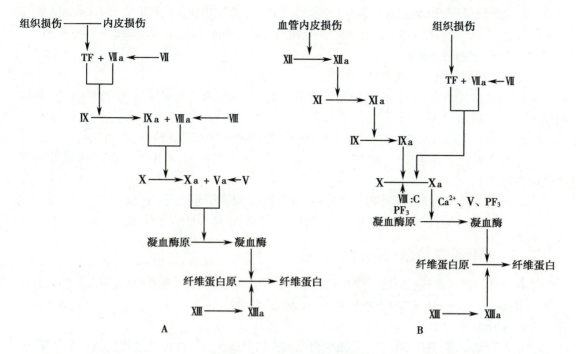

图 11-2　凝血反应模式图
A. 传统瀑布式凝血反应模式图；B. 新的凝血反应模式图

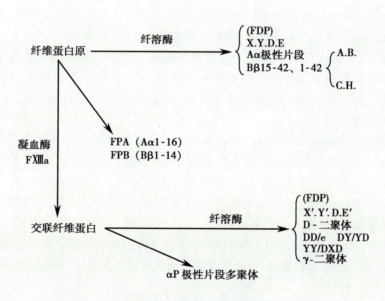

图 11-3　纤溶过程示意图

二、药物治疗目的与原则

出血性疾病的治疗主要包括：病因治疗、止血治疗、免疫治疗、血浆置换、手术治疗、中医治疗和基因治疗。病因治疗主要适用于获得性出血性疾病防治，包括治疗基础疾病及避免接触和使用可加重出血的物质及药物。免疫治疗主要用于某些免疫因素相关的出血性疾病，如特发性血小板减少性紫癜等。基因治疗则有望为遗传性出血性疾病病人带来希望。

（一）药物治疗的目的

出血性疾病种类繁多，发病机制各异，药物治疗应根据疾病的病因及发病机制采取相应措施。止血药物可用于多数出血性疾病的防治,而对于复合型出血性疾病 DIC 而言,病理过程终止的关键则是抗凝治疗。通过上述药物治疗使出血停止或减少出血,恢复凝血—抗凝平衡。

(二) 药物治疗的原则

出血性疾病药物治疗主要原则如下:

1. 单纯血管因素所致出血一般用增加毛细血管密度或改善血管通透性的药物治疗,如维生素 C、卡络柳钠、酚磺乙胺、糖皮质激素。

2. 可根据出血情况选用缩血管药物,如垂体后叶素、麻黄碱等治疗。

3. 紧急情况下,输注新鲜血浆是一种可靠的补充或替代疗法,因其含有除 TF、Ca^{2+} 以外的全部凝血因子。

4. 输注血小板用于各种原因引起的血小板量或质异常引起的严重出血。

5. DIC 抗凝治疗应在处理基础疾病的前提下,与凝血因子补充同步进行。

三、药物分类及常用药物

根据药物在出血性疾病治疗中起到的主要作用,将临床用于出血性疾病治疗药物分为:止血药(hemostatic agents)和抗凝血药(anticoagulants)两类。

(一) 止血药

止血药是一类可使出血停止或减少出血的药物。由于生理性止血过程包括血管收缩、止血栓形成及血液凝固三个过程,这三个过程相继发生并相互重叠,密切相关,而止血机制有赖于血管壁、血小板、凝血系统、抗凝系统、纤维蛋白溶解(纤溶)系统和血液流变学等结构与功能的完整性以及相互的生理性调节和平衡,因此,临床常用的止血药大体可划为以下几类:①促进凝血过程的止血药;②抗纤维蛋白溶解药;③缩血管药;④其他类。

1. 维生素 K(vitamin K)　维生素 K 具有甲萘醌基本结构的物质,是促进凝血因子活性的药物。其中维生素 K_1 在自然界中来源于番茄、绿叶蔬菜如菠菜等;维生素 K_2 在人体肠道细菌如大肠埃希菌可以合成,两者均为脂溶性维生素,需要胆汁协助吸收;维生素 K_3、K_4 为人工合成,属于水溶性维生素。

2. 氨甲苯酸(aminomethylbenzoic acid,p-AMBA)　又称对羧基苄胺。抗纤溶药物,临床多用于产后的出血,前列腺、肝、胰、肺等手术后的出血,因以上脏器内存在大量纤溶酶原激活因子。

3. 垂体后叶素(pituitrin)　缩血管药,作用于血管使其收缩,临床多用于呼吸道咯血、肝硬化静脉曲张破裂出血及产后子宫出血过多。

4. 凝血酶(thrombin)　凝血因子抑制剂,可促进凝血过程的局部止血药,必须直接与创面接触才能止血,主要用于毛细血管、小血管及实质性脏器局部止血以及凝血功能障碍出血的局部止血。

5. 止血宁(haemostatic-satin)　又称止血绫,促进凝血过程的止血药,临床应用广泛的局部止血药,止血快、效果明显。可直接用于体表和体腔内创面手术止血,但不能代替外科手术结扎止血。对凝血障碍者也有效。

6. 鱼精蛋白硫酸盐(protamine sulfate)　临床主要用于因肝素注射过量而引起出血,也用于自发性出血如咯血等。

(二) 抗凝血药

抗凝血药是一类能降低血液凝固速度以阻止血栓形成或使已形成血栓溶解的药物,包括能减少多种凝血因子,制止纤维蛋白形成的药物如肝素、口服抗凝血药香豆素类及纤维蛋白溶解药物(溶栓剂)。

阅读笔记

1. 肝素钠(heparin sodium)及低分子量肝素(low mocular weight heparin,LMWH)　注射用

抗凝血药。肝素在体内体外均有抗凝作用,临床上各种原因引起的 DIC,多早期采取肝素治疗,以防止纤维蛋白原和其他凝血因子的消耗,预防继发性出血。肝素钠最初从肝脏中获得故名肝素,临床应用广泛的低分子量肝素是从猪肠黏膜制备的肝素钠,通过可控亚硝酸作用而生成。

2. 香豆素类　口服抗凝药。本类药物包括双香豆素、醋硝香豆素、华法林(warfarin)、双香豆乙酯等。该类药应用与肝素相似,主要用于防治血栓栓塞性疾病。其特点是口服有效,发挥作用慢而持久,故轻症血栓性疾病或长期需要预防血栓形成疾病可以采用,急性血栓已形成多先采用肝素治疗后再用香豆素类药物维持。

3. 溶栓剂　本类药物包括链激酶(streptokinase)、尿激酶(urokinase)及组织纤溶酶原激活剂等。链激酶是从溶血性链球菌培养液中提取的,具有抗原性;尿激酶则是由人尿中分离获得,不具有抗原性;组织型纤溶酶原激活剂(tissuse-type plasminogen activator,t-PA)、阿替普酶(alteplase)和瑞替普酶(reteplase,r-PA)为第二、三代溶栓药,对纤溶酶原选择性比链激酶和尿激酶相对强,但大剂量也可引起出血。本类药物临床主要用于治疗新鲜形成的动、静脉内血栓及栓塞,以促血栓溶解。如深部静脉血栓形成、急性肺栓塞、急性心肌梗死等。

四、药物作用机制

(一) 止血药

1. 维生素 K

(1) 作用机制:主要参与肝内合成凝血因子 Ⅱ、Ⅶ、Ⅸ 和 Ⅹ,特别是凝血因子 Ⅱ 即凝血酶原的合成,维生素 K 缺乏时,肝内仅能合成无凝血活性的上述凝血因子的前体蛋白状态,从而造成凝血障碍、凝血酶原时间延长及皮肤黏膜出血。

(2) 体内过程:药物在肝内代谢,经肾脏和胆汁排出。维生素 K_1、K_2 为脂溶性,需要胆汁协助吸收,服后 6~12 小时起效,一般不用口服剂。维生素 K_1 注射后 1~2 小时起效,作用快,持续时间长,常采用肌内注射,严重出血可静脉注射。维生素 K_3、K_4 属水溶性,不需胆汁协助即可吸收,多采用口服。

2. 氨甲苯酸

(1) 作用机制:属于纤维蛋白溶解抑制药,能抑制纤溶酶激活因子,使纤溶酶原不能转变为纤溶酶,从而避免纤维蛋白或纤维蛋白原的溶解,达到止血效果。

(2) 体内过程:服药后 3 小时血药浓度即达峰值,8 小时血药浓度已降到很低水平;静注后有效血药浓度可维持 3~5 小时。

3. 垂体后叶素

(1) 作用机制:从牛、猪垂体后叶中提取的制品,内含催产素和加压素,能使血管收缩(特别对小动脉及毛细血管)及子宫收缩。

(2) 体内过程:血浆半衰期为 20 分钟,在肝和肾脏中被分解。

4. 凝血酶

作用机制:从猪血中提取,易溶于生理盐水。该药具有促进纤维蛋白原转化为纤维蛋白的作用,因而可达到速效止血的目的。而且还能促进上皮细胞的有丝分裂,加速创伤愈合,是一种速效的局部止血药。

5. 止血宁

(1) 作用机制:不溶于乙醇、丙醇或其他有机溶剂中,在水中膨胀并溶解成透明胶体溶液,故接触血液可大量吸收血液中水分,膨化并形成粘体堵塞毛细血管裂口,同时本药接触血小板可促使血小板黏附聚集,并有激活凝血因子作用。

(2) 体内过程:静注后 1 小时血药浓度达到峰值,作用持续 4~6 小时,大部分以原型从肾排

阅读笔记

泄,小部分从胆汁、粪便排出。

6. 鱼精蛋白硫酸盐

(1) 作用机制:是从鱼类成熟精子中提取的强碱性蛋白质的硫酸盐,带强阳电荷,在体内能与强酸性带阴电荷的肝素结合,使其失去抗血液凝固能力。

(2) 体内过程:一般均为静注,静注后 1 分钟见效。治疗肝素过量出血,用量与最后一次所用肝素剂量相当,即 1mg 可中和肝素 1mg,但每次不可超过 50mg。由于肝素在体内代谢迅速,故注射后间隔时间越长,则所需药量越小。

临床其他常用止血药物详见表 11-1。

表 11-1　临床其他常用止血药物

药物名称	作用机制	用法	不良反应及禁忌证
氨基己酸（amino caproic acid）	作用机制及临床应用与氨甲苯酸相同,止血效力小于对羧基苄胺	静脉注射或滴注,1 次 4~8g,8~12g/d	肾功能不全者慎用,有血栓形成倾向者禁用
氨基环酸（transamic acid）又称:凝血酸、止血环酸、抗血纤溶环酸	作用机制及临床应用与氨甲苯酸相同,止血效力最强,大于对羧基苄胺	静注或静滴每次 0.25g,1~2 次 / 日	使用过程可有头痛、头晕、胸闷、嗜睡或消化道反应,停药后,对症治疗可消失
酚磺乙胺（etamsylate）又称:止血敏	可增强血小板聚集及黏附功能,降低毛细血管通透性,使毛细血管壁抵抗力增强	肌注或静注,1 次 0.25~0.5g,2~3 次 / 日,	应稀释后静脉滴注
卡络柳钠（carbazochrome）又称:安特诺新、安络血	加强毛细血管壁抵抗力,降低其通透性,还可增进毛细血管断裂端的回缩作用而止血	肌注:成人 1 次 5~10mg,2~3 次 / 日。口服:成人每次 2.5~5mg,3 次 / 日	本药无类交感神经作用,不影响血压、心跳。药物为白色水溶液,若变为棕红色不得使用

(二) 抗凝血药

1. 肝素钠及低分子肝素钠

(1) 作用机制:肝素作用依赖于抗凝血酶Ⅲ（AT-Ⅲ）,可激活血浆中 AT-Ⅲ,AT-Ⅲ能与凝血因子Ⅱ、Ⅸa、Ⅹa、Ⅺa、Ⅻa 发生缓慢的化学性结合,并形成稳定的复合物,使其失去活性。故体内缺乏抗凝血酶Ⅲ者,肝素抗凝作用较差。低分子量肝素钠对凝血因子Ⅹa 和凝血酶的抑制增强,对血管壁、纤维蛋白溶解系统也有影响,从而协同达到抗血栓形成作用。

(2) 体内过程:一般静注后 10 分钟,血液凝固时间、凝血酶原时间均延长。皮下注射生物利用度高达 90%,主要由肾脏清除。

2. 香豆素类

(1) 作用机制:香豆素类化学结构与维生素 K 相似,竞争性干扰维生素 K 在肝脏参与合成凝血因子Ⅱ、Ⅶ、Ⅸ、Ⅹ,对已合成的四种凝血因子无影响,需等待原有凝血因子耗竭后才出现抗凝作用。

(2) 体内过程:香豆素类在体外无效,一般口服香豆素类 12~24 小时后才发挥作用,停药后凝血因子需恢复到正常水平,作用才消失。故作用维持时间长甚至达数月。华法林口服后吸收快且完全,主要在肝中代谢,由肾排出,药物活性半衰期为 40 小时,作用维持 2~5 日;醋硝香豆素大部分以原型经肾排出;双香豆素口服吸收慢且不规则,经肝代谢从尿排出,现已少用。临床常用香豆素类口服抗凝药物的体内过程及用法详见表 11-2。

阅读笔记

表 11-2　临床常用香豆素类口服抗凝药物的体内过程及用法

药物名称	剂量和用法（口服）	作用时间	
		开始（h）	持续（d）
华法林（warfarin）	首次 6~20mg，维持量 2~5mg/d	2~8	4~5
醋硝香豆素（acenocoumarol）	第 1 天 6~12mg，维持量 2~10mg/d	12~24	1.5~2
双香豆素（dicoumarol）	每次 0.1g，第 1 天 2~3 次 第 2 天 1~2 次，维持量 0.05~0.1g/d	12~24	4~6
双香豆乙酯（ethyl biscoumacetate，新双香豆素）	第 1 天 0.6~0.9g/d，分 2~3 次口服，以后 0.3~0.6g/d	8~12	2~3

3. 溶栓剂—链激酶、尿激酶、组织型纤溶酶原激活剂

（1）作用机制：链激酶、尿激酶及组织型纤溶酶原激活剂均能使纤维蛋白溶酶（纤溶酶）原被激活，并转化为纤维蛋白溶酶（纤溶酶），继之水解纤维蛋白及纤维蛋白原，使血栓溶解。组织型纤溶酶原激活剂在纤维蛋白存在时，激活纤溶酶原的作用比激活循环血中纤溶酶原快数百倍，可以通过赖氨酸结合部位与纤维蛋白特异性结合，能够在血栓局部激活纤溶酶原而产生选择性溶栓作用，对全身凝血与纤溶系统影响小。阿替普酶是用基因工程技术制备的重组 tPA，对纤维蛋白具有特异性的亲和力，可选择性地激活血凝块中的纤溶酶原，具有较强的局部溶栓作用。瑞替普酶是 t-PA 的"缺失型突变体"，其保留了较强的纤维蛋白选择性溶栓作用，同时 t-PA 与血栓结合较紧密，而瑞替普酶与血栓结合相对松散，该特点明显提高了瑞替普酶对血凝块的穿透力，增强了其溶栓能力。

（2）体内过程：链激酶半衰期约为 23 分钟；尿激酶半衰期约为 15 分钟；t-PA、阿替普酶无抗原性，但由于半衰期短（3~8 分钟），需要持续静脉给药；瑞替普酶与肝脏上清除受体结合力降低，血浆半衰期显著延长，约 11~16 分钟，可通过静脉推注直接给药，使用更方便。

五、用药护理

（一）用药评估

1. 病史　详细了解病人出血时间长短、周期、次数与出血量、部位与出血物性状。估计营养吸收状态，有无减少维生素 K 形成的不利因素。是否有血栓栓塞性疾病及其他凝血机制障碍疾病的病史，是否患有高血压、冠心病、癫痫等疾病。大量抗凝药物的应用易导致出血的发生，治疗前应重点评估病人是否有出血倾向及血友病、血小板减少症、严重高血压、溃疡病等病史。

2. 用药史　评估病人是否用过抗凝药，之前是否应用过止血药物，有无过敏反应；氨甲苯酸与口服避孕药合用有增加血栓形成的危险，女性育龄病人用药前应询问避孕方式；询问应用鱼精蛋白治疗的病人有无鱼类过敏史。

3. 身体基本状况　评估生命体征、皮肤颜色、温度、末梢循环状况等。

4. 治疗基线评估　收集相关化验检查的结果，如血常规、凝血时间、凝血酶原活动度、血型等。

5. 心理和社会情况　评估病人及家属对止血药和抗凝血药治疗不良反应的知识。

（二）用药安全

1. 维生素 K

（1）不良反应：口服维生素 K_3、K_4 易引起恶心、呕吐。肌内注射维生素 K_1，可引起局部红肿和疼痛。较大剂量维生素 K（30mg/ 次）可致新生儿溶血性贫血、高胆红素血症，对红细胞缺乏葡萄糖 -6- 磷酸脱氢酶（G6PD）的成人也可诱发急性溶血。

（2）注意事项：使用维生素 K 时应严防过量，过量时可诱发血栓栓塞。维生素 K_1 遇光易分

阅读笔记

解,应注意避光。

(3) 药物相互作用:与口服抗凝药(如香豆素类)并用,抗凝效果减弱。维生素 K_3 注射液禁忌与下列注射药配伍(可发生变色或沉淀):硫喷妥钠、环磷酰胺、垂体后叶素、水解蛋白、盐酸万古霉素、青霉素 G 钠、异丙嗪、氯丙嗪等。

2. 氨甲苯酸

(1) 不良反应:使用时剂量不可过大,应用过量可能形成血栓,甚至诱发心肌梗死,有血栓形成倾向者禁用。

(2) 注意事项:口服每日最大量为 2g。静注或静滴,1 日不超过 0.6g,速度要慢,以防发生低血压或心动过缓或其他心律失常。本药可抑制尿激酶,肾盂、输尿管有形成凝血块的可能,泌尿科手术后或肾功能不全者慎用。

3. 垂体后叶素不良反应:偶见过敏反应为面色苍白、心悸、出汗、胸闷、腹痛等表现。高血压、冠心病及癫痫病人禁用。

4. 凝血酶

(1) 不良反应:本药为蛋白质,少数情况下可出现过敏反应、荨麻疹、低血压等。

(2) 注意事项:药物在配置和使用时需注意:①溶解状态的凝血酶很快失去活性,使用时应现用现配;②使用时应注意避免遇热、酸、碱或重金属盐类,以免活性下降而失效;③本药严禁静脉、肌肉或皮下注射,否则可导致血栓、局部组织坏死。

5. 鱼精蛋白硫酸盐

(1) 不良反应:是一种弱抗凝剂,静注过量可抑制凝血活酶的形成和其功能。静注过快可致心动过缓、低血压、胸闷、呼吸困难、面潮红等。

(2) 注意事项:对鱼过敏者慎用。注射液应存放在 2~8℃处,粉末可存放在 15~30℃,不可冰冻。治疗自发性出血,连续应用不应超过 3 日。

6. 止血宁

注意事项:①用于创面止血时,应先用纱布吸干创面,然后按创面大小选取本药,再视出血量决定敷 1~3 层于创面,稍加压,使药片完全黏附于出血部位;②包装袋破损时禁止使用;③凡接触止血宁的器具和手套需干燥,外伤创面必须先清创消毒后再使用。

7. 肝素钠及及低分子肝素钠

(1) 不良反应:大剂量应用时可能引起出血。常见注射部位皮下血肿,极少见血小板减少症、皮肤坏死、过敏反应及注射部位外的出血。对本药过敏、急性胃、十二指肠溃疡、脑出血、中枢神经系统及眼、耳受伤或手术等病人禁用。

(2) 注意事项:低分子量肝素溶化后的溶液必须在 12 小时内使用,不可肌内注射。慎用于血小板减少症及血小板功能缺陷、严重肝肾功能不全、未能控制的高血压、高血压性或糖尿病性视网膜病者等。

8. 香豆素类

(1) 不良反应:用量过大易引起出血,早期可见牙龈出血,严重者尿血、消化道出血等,甚可致脑出血。少数病人可有荨麻疹、脱发、恶心、呕吐、粒细胞缺乏等。本药易通过胎盘并致畸胎。伴充血性心力衰竭、肝肾功能不良、糖尿病、维生素 K 缺乏、过敏性疾病等,使用口服抗凝剂要慎重。

(2) 药物相互作用:巴比妥类、苯妥英钠、利福平等药能促进肝微粒体酶活性,加速香豆素类代谢而降低抗凝作用。口服大量广谱抗生素(抑制肠道细菌,使维生素 K 生成减少)、阿司匹林、消炎痛、保泰松、双嘧达莫等均可使香豆素类药物抗凝作用增强。

9. 溶栓剂—链激酶、尿激酶、组织型纤溶酶原激活剂

(1) 不良反应:主要副作用为出血,可表现为皮肤黏膜出血、血尿、小量呕血、咯血。少数病

阅读笔记

人可出现过敏反应,表现荨麻疹、发热、皮疹等,其中链激酶(因具有高度抗原性)比尿激酶更易引起严重过敏反应,但罕见过敏休克。出血性疾病、严重高血压、溃疡病、新近手术和外伤史等禁用;房颤、肝肾功能不全等慎用。

(2) 注意事项:本类药物不得用酸性液体稀释,使用时现用现配,否则溶解后存放会失去活性,而使药效降低。不可肌注给药,否则可发生红肿,静注后穿刺部位应加压止血。

(3) 药物相互作用:使用本类药物期间,禁用肝素和口服抗凝药,且避免进行有创性检查及治疗。

(三) 用药监测

1. 维生素 K　应用期间观察及处理包括:①肌注维生素 K_1 时注意观察局部反应,发生局部红肿和疼痛者应及时停用,遵医嘱局部给予湿敷或药物外涂以改善症状,并向其说明反应会逐渐消失;②小剂量维生素 K 一般可恢复凝血酶原时间,使用维生素 K 时应经常测定凝血酶原时间,严防过量,维生素 K 过量出现毒性反应时,可用口服香豆素类(或采用肝素)解救;③静注速度要缓慢,监测血压及病人表现,发现低血压及时给予处理。

Box 11-2【知识拓展】

维生素 K_1 引起的皮肤反应及处理

维生素 K_1 引起的皮肤反应可分为 3 种:①维生素 K_1 静脉注射引起的过敏症;②维生素 K_1 肌注引起的局部皮肤反应;③局部外涂含维生素 K_1 的化妆品引起的过敏性接触性皮炎。

维生素 K_1 肌注引起的皮肤反应包括湿疹型和硬斑病样型。湿疹样型的潜伏期为 10~14 天,再次斑贴和皮内实验阳性反应潜伏期分别为 3~5 天和 1~2 天,临床表现为注射部位的瘙痒性红色斑块,质硬,皮疹持续数月之久。

维生素 K_1 肌注引起的局部皮肤反应的治疗首先是停用维生素 K_1,既往国内文献报道本病治疗上可给予外用糖皮质激素,系统性地给予抗组胺药、糖皮质激素治疗等。如病人皮疹无明显瘙痒,可停用维生素 K_1,仅给予硼酸溶液湿敷和多磺酸粘多糖乳膏外涂。如观察到局部斑块逐渐变平、颜色变淡,表明停用维生素 K_1 后,其肌注引起的局部皮肤反应无需系统用药也可较快好转,从而避免了应用糖皮质激素引起的不良反应。

摘自:维生素 K1 肌注引起局部皮肤反应 1 例 . 皮肤性病诊疗学杂志 .2013,20(1):50-51.

2. 垂体后叶素和凝血酶　在用药期间注意观察是否出现过敏反应,若发生过敏反应,应即刻停药,汇报医生并遵医嘱给予相应的抗过敏处理。

3. 鱼精蛋白　不可过量应用,在短时间内用量不超过 100mg。静注时速度应缓慢,注射后每 15~30 分钟测血压及脉搏 1 次,至少监护 2~3 小时。

4. 肝素　使用肝素治疗期间应:①定期监测凝血时间、凝血酶原时间、血小板计数,如凝血时间 >30 分钟或凝血酶原时间 >100 秒均表明用药过量。观察并询问病人皮肤及黏膜(口腔、鼻腔、消化道、泌尿道)有无出血,注意病人每日尿、便颜色,一旦发现自发性出血应立即停药。②出血严重时,可缓慢静注肝素特殊解毒剂硫酸鱼精蛋白,后者与肝素结合成稳定复合物使肝素失活。鱼精蛋白 1mg 可中和 100U 肝素,对鱼精蛋白过敏者慎用。亦可补充凝血因子输全血及血浆。③使用期间发生过敏反应如寒战、发热、荨麻疹、哮喘等,应及时停药,并通知医生,遵医嘱给予抗过敏处理。④皮下注射低分子肝素后注意观察有无皮下血肿,发现者嘱病人注意局部皮肤的保护,勿擦破,告知其一般数日后可逐渐吸收。

阅读笔记

5. 华法林　少数病人发生荨麻疹、脱发、恶心、呕吐、粒细胞缺乏等,应密切观察症状变化,较重反应者应立即停药,并给予对症治疗。给药 2 日后开始每天监测凝血酶原时间国际标准化比值(INR)维持在正常值的 2~3 倍左右。若发生出血应即刻停药,给予大量维生素 K 对抗或输全血。

6. 溶栓剂　使用本类药物期间:①必须定期做凝血时间和凝血酶原时间测定,一旦发现出血,对于少量出血遵医嘱给予对症治疗即可减轻;大量咯血或消化道大出血应即刻停药,并使用特效解毒剂 6- 氨基己酸、对羧基苄胺或输新鲜全血;②冠状动脉注射时,需密切观察病人出现再灌注性心律失常,发生率 80%,最常见的是室性心动过速及频繁室性早搏;③用药期间密切观察病人表现,若发生过敏反应,需立刻停药且给予抗过敏处理。临床可在应用链激酶前半小时给予异丙嗪 25mg,肌内注射,并给少量地塞米松 2.5~5mg 同时滴注,以防止引起寒战、发热等反应。

(四)健康教育

1. 嘱病人饭后服用维生素 K,以减轻对胃肠刺激。注意使用维生素 K 每次剂量要适宜,不可超过 30mg。

2. 告知长期服用华法林者须每周查 2~3 次凝血酶原时间。劝告育龄妇女服用华法林期间避免怀孕,已怀孕者应考虑终止妊娠。用于治疗栓塞性静脉炎时,应告诉病人为避免复发,需采用以下措施:①避免长时间固定一个姿势,每半小时应适当活动;②坐位时抬高双腿;③避免穿紧身裤、袜。上述措施可减轻静脉淤血,以减少血栓形成危险。

Box 11-3【案例与思考】

　　案例:病人,男性,70 岁,主因高热、咳嗽、咳黄痰 3 天于急诊就诊。病人 2 周前因"淋巴瘤"于外院住院并行化疗。急诊查体:T 38℃,BP 100/70mmHg,神清,两肺满布干湿啰音,心率 104 次 / 分,律齐,腹(−)。胸片提示双侧肺炎。急诊入院治疗。入院次日晨,护士测量病人血压为 70/30mmHg,咳痰,痰中带血,查房中发现其前胸皮下散在出血点,急查凝血功能,初步判断为弥散性血管内凝血(DIC),医嘱予肝素钠静脉点滴。

　　思考:

1. 医嘱予肝素钠治疗的目的是什么?

2. 肝素钠治疗弥散性血管内凝血的作用机制是怎样的?

3. 接受肝素钠治疗期间可发生的不良反应有哪些?

4. 静脉滴注肝素钠治疗期间,护士应采取的用药监测有哪些?

　　　　　　　　　　　　　　　　　　　　　　　　　　　　　　(李湘萍　姚景鹏)

第三节　血液系统恶性肿瘤

　　血液系统恶性肿瘤(hematopoietic malignancy,HM)是血液系统的常见病和多发病,主要包括急性髓细胞白血病(acute myeloid leukemia, AML),急、慢性淋巴细胞白血病(acute lymphoblastic leukemia, ALL,chronic lymphoblastic leukemia, CLL)、多 发 性 骨 髓 瘤(multiple myeloma, MM),霍奇金(Hodgkin's lymphoma,HL)和非霍奇金淋巴瘤(NHL)等。我国 2006 年的流行病学调查显示,由于环境污染等因素,HM 的发病率呈上升的趋势。HM 的传统治疗方法

为放疗、化疗和造血干细胞移植(hematopoietic stem cell transplantation, HSCT),但由于其各自的局限性,疗效尚不令人满意。近20年来,随着人类对肿瘤细胞生物学和遗传学认识的飞速发展,一系列与HM发病机制密切相关的基因、受体、抗原、细胞内关键物质相继被发现,引发了以这些靶向为目标的新型药物的研发。这一类新型药物被称为分子靶向治疗药物(molecular targeted therapeutic drugs, MTTD)。靶向治疗目前被认为是未来治疗HM中最具前景的手段。以伊马替尼和利妥昔单抗为代表的MTTD分别在慢性粒细胞性白血病(chronic myelocytic leukemia, CML)和CLL,HL,NHL的治疗中展现出令人振奋的疗效。本节重点介绍白血病和淋巴瘤的药物治疗、护理及进展。

一、疾病简介

(一)白血病

白血病(leukemia)是一类原因未明的造血干细胞的恶性克隆性疾病。我国急性白血病比慢性白血病多见,其中以急非淋白血病最多,其次为急淋白血病、慢粒白血病。成人中以急粒白血病最多见。儿童以急淋白血病较多见。临床常用的白血病分类方法如下:

1. 根据白血病细胞成熟程度和白血病自然病程分类　分急性和慢性两类。急性白血病(acute leukemia, AL)的细胞分化停滞在较早阶段,多为原始细胞及早期幼稚细胞,病情发展迅速,自然病程仅数月。慢性白血病(chronic leukemia, CL)的细胞分化停滞在较晚阶段,多为较成熟幼稚细胞和成熟细胞,病情发展慢,自然病程可达数年。

2. 按照主要受累细胞系列分类　将急性白血病分为急性淋巴细胞白血病与急性非淋巴细胞白血病,慢性白血病包括慢性髓系白血病(简称慢粒)和慢性淋巴细胞性白血病。急性非淋巴细胞白血病常见的临床类型包括:①急性粒细胞白血病未分化型(M_1);②急性粒细胞白血病部分分化型(M_2);③急性早幼粒细胞白血病(M_3);④急性粒 - 单核细胞白血病(M_4);⑤急性单核细胞白血病(M_5)。

(二)淋巴瘤

恶性淋巴瘤(也称为淋巴瘤)是我国最常见的十大肿瘤之一。根据《中国肿瘤登记年报》公布的数据,2003年至2013年,恶性淋巴瘤的发病率约为5/10万。淋巴瘤是免疫系统恶性肿瘤,也是最早发现的血液系统恶性肿瘤之一,按病理学改变分为霍奇金淋巴瘤(HL)和非霍奇金淋巴瘤(NHL)。

二、药物治疗的目的与原则

(一)药物治疗的目的

血液系统恶性肿瘤治疗的根本目的在于:彻底消除体内的肿瘤细胞,同时使正常造血功能得以恢复,使病人长期存活乃至治愈。化疗是实现这一目标的最主要手段。对于淋巴瘤而言,大多数HL预后较好,甚至可以治愈,治疗主要采用化疗加放疗的综合治疗。NHL多中心发生的倾向性使其临床分期的价值和扩大照射治疗作用不如HL,因此决定其治疗策略以化疗为主。淋巴瘤治疗目的是提高病人长期生存的生活质量,治疗方案的选择需考虑最大限度地减少治疗相关的远期并发症,通常根据病人的预后合理选择治疗。

(二)药物治疗的原则

目前常用的化疗药物,除肾上腺皮质激素外几乎都有抑制造血功能的不良反应,并且对肝、肾、肠道也有毒性作用,因此,化疗的总体原则是:①用药时要严密观察,随时调整剂量;②必要时加强支持治疗;③注意防治感染和出血,以保证化疗的顺利进行;④治疗方案宜个体化,根据白血病、淋巴瘤的类型、病情程度和客观条件灵活掌握。

阅读笔记

三、药物分类及常用药物

(一) 药物分类

处于增殖周期的细胞可分为 G_1、S、G_2 和 M 期,与之相对应的是处于静止期(G_0 期)的细胞。结合细胞增殖动力学概念可将化疗药物分为细胞周期特异性和非特异性药物:①周期特异性药物:对 G_0 期细胞不敏感,只能杀灭增殖周期中的某期细胞,如 S 期或 M 期细胞,前者如甲氨蝶呤、阿糖胞苷、羟基脲等;后者如长春新碱类药物,包括长春碱(vinblastin,VLB)、长春新碱(vincristine,VCR)和长春酰胺(vindesine,VDS)等;②周期非特异性药物:能与增殖期细胞及 G_0 期细胞产生 DNA 交叉联结反应,对肿瘤细胞杀伤力较强,但选择性差,以环磷酰胺、氮芥、丝裂霉素等为代表。周期特异性药物的药效主要有赖于药物作用于肿瘤细胞时间的长短;而周期非特异性药物的疗效则在更大程度上取决于所用药物的血药浓度高低,因此在用药方法上需要考虑这些因素。

(二) 常用药物

1. 白血病的化疗方案与常用药物

急性白血病的化疗过程分为两个阶段,即诱导缓解和缓解后(巩固强化)治疗。急淋白血病诱导方法主要为 VP:长春新碱(vincristine, VCR)、泼尼松(prednisone,Pred),VDLP:长春新碱(VCR)、柔红霉素(daunorubivin, DNR)、左旋门冬酰胺酶(L-asparaginase, L-ASP)、泼尼松(Pred),MVLD:甲氨蝶呤(methotrexate, MTX)、长春新碱(VRP)、左旋门冬酰胺酶(L-ASP)、地塞米松(dexamethasone, DXM)等;急粒白血病诱导方法主要为 DA:柔红霉素(DNR)、阿糖胞苷(cytarabine, Ara-C),HA:高三尖杉(Homoharringtonine, HHT)、阿糖胞苷(Ara-C);急性早幼粒细胞白血病多采用全反式维甲酸及阿糖胞苷等药物治疗。急性白血病常用联合化疗方案和化疗药物见表 11-3、表 11-4。对于慢粒白血病治疗应着重于慢性期早期,在明确诊断后,首选分子靶向药物酪氨酸激酶抑制剂(tyrosine kinase inhibitor,TKI)甲磺酸伊马替尼(imatinib mesylate,IM,格列卫,gleevec),可使病人 8 年无事件生存率达 81%,总体生存率可达 85%。此外,对于不适合应用 TKI 和异基因造血干细胞移植(allo-HSCT)的病人可选用干扰素、羟基脲(hydroxyurea,HU)、阿糖胞苷(Ara-C)、高三尖杉酯碱(HHT)等治疗。进展期(包括加速期和急变期)总体预后不佳,除 allo-HSCT 外,还可采用单用 TKI,联合化疗,干扰素治疗或其他治疗,疗效有限且不能持久。

表 11-3　治疗急性白血病常用化疗药物

药名	类别和药理作用	疗效		主要副作用
		急淋	急非淋	
长春新碱(VCR)	生物碱,抑制有丝分裂	+	±	末梢神经炎、消化道反应
泼尼松(Pred)	糖皮质激素,破坏淋巴细胞	+	−	库欣综合征、易感染、高血压、糖尿病、消化性溃疡、高尿酸血症
巯嘌呤(6MP)	抗嘌呤代谢,阻碍 DNA 合成	+	+	骨髓抑制、肝脏损害
硫鸟嘌呤(6TG)	同上	+	+	同上
甲氨蝶呤(MTX)	抗叶酸代谢,干扰 DNA 合成	+	±	口腔、胃肠道黏膜溃疡、骨髓抑制、恶心、呕吐、肝损害
阿糖胞苷(Ara-C)	抗嘧啶代谢,阻碍 DNA 合成	+	+	恶心、骨髓抑制、口腔溃疡
左旋门冬酰胺酶(L-ASP)	酶类,影响癌细胞蛋白合成	+	−	肝损害、过敏反应、高尿酸血症、出血、白细胞减少

阅读笔记

续表

药名	类别和药理作用	疗效 急淋	疗效 急非淋	主要副作用
柔红霉素（DNR）	抗生素，抑制 DNA、RNA 合成	+	+	骨髓抑制，心脏毒性，消化道反应
阿霉素（ADM）	同上	+	+	同上
高三尖杉酯碱（H）	生物碱，抑制 DNA、RNA 合成	−	+	骨髓抑制、心脏毒性、消化道反应
环磷酰胺（CTX）	烷化剂，破坏 DNA	±	+	骨髓抑制、脱发、恶心、出血性膀胱炎、肝损害
全反式维甲酸（ATRA）	肿瘤细胞诱导分化剂，使白血病细胞分化为具正常表型功能的血细胞	−	+	皮肤黏膜干燥，消化道反应、肝损害
羟基脲（HU）	抗嘧啶嘌呤代谢，阻碍 DNA 合成	−	+	消化道反应，骨髓抑制
依托泊苷（VP-16 又称足叶乙苷）	生物碱，干扰 DNA、RNA 合成	−	+	骨髓抑制、消化道反应

表 11-4 急性白血病常用联合化疗方案

治疗方案	药物	剂量（mg/d）	用法	说明
急淋				
VP	VCR	1~2	第 1 天，每周 1 次，静脉注射	此方案常见的副作用是骨髓抑制和消化道反应 完全缓解率 50%
	Pred	40~60	每日分次口服	
VDLP	VCR	1~2	第 1 天，每周 1 次，静脉注射	此方案最主要的副作用是骨髓抑制
	DNR	30~40	第 1~3 天，每周 3 次，静脉注射	4 周为一疗程，成人完全缓解率为 77.8%
	L-ASP	5000~10 000（U）	每日 1 次，共 10 天，静脉滴注	
	Pred	40~60	每日分次口服	
MVLD	MTX	50~100	第 1 天 1 次，静脉注射	每一疗程 10 日，至少 5 个疗程。MTX 可逐渐加量 难治性病人完全缓解率 79%
	VCR	1~2	第 2 天 1 次，静脉注射	
	L-ASP	2000（U）	第 2 天 1 次，静脉滴注	
	DXM	6.75	每日分次口服，共 10 日	
急非淋				
DA	DNR/ADM	40	第 1~3 天，每日 1 次，静脉注射	此方案的主要毒副作用是骨髓抑制和胃肠道反应 完全缓解率 60%
	Ara-c	150	第 1~7 天，每日 1 次，静脉滴注 7 天 1 个疗程，间歇 1~2 周	

续表

治疗方案	药物	剂量（mg/d）	用法	说明
HA	H	3~4	第 1~7 天,每日 1 次,静脉滴注	此方案主要的毒副作用是骨髓抑制
	Ara-c	100~150	第 1~7 天,每日 1 次,静脉滴注	完全缓解率 60%~65%

2. 淋巴瘤的化疗方案与常用药物

霍奇金淋巴瘤化疗一线首选方案为 ABVD,是公认的 HL 治疗的标准方案,包括阿霉素(adriamycin,ADM)、博来霉素(bleomycin,BLM)、长春碱(vincaleukoblastine, VLB)、达卡巴嗪(dacarbazine,DTIC),此方案常见的副作用是心脏损害如心力衰竭及肺纤维化。其次为 MOPP 方案,主要用于 ABVD 方案无效或复发难治的 HL,包括氮芥(mechlorethamine hydrochloride,HN$_2$)、长春新碱(VCR)、甲基苄肼(procarbazine, PCZ)、泼尼松(Pred),此方案可能会导致急性非淋巴细胞白血病及不育。为防止此方案诱发继发性白血病、不育症和继发性肿瘤的副作用,多采用 CTX(C:环磷酰胺)代替氮介成为 COPP 方案。绝大多数类型的非霍奇金淋巴瘤可选用 CHOP 方案,包括环磷酰胺(CTX)、阿霉素(ADM)、长春新碱(VCR)、泼尼松(Pred)。此方案常见的副作用有骨髓抑制、脱发、肝肾功能及心脏损害、低钾血症等。近年来,随着利妥昔单抗(rituximab,rituxan,美罗华)的出现,R-CHOP 逐渐成为主流,即在 CHOP 的基础上加靶向药物美罗华,用于治疗初期、晚期中度恶性 B 细胞 NHL,近期疗效较单用 CHOP 高,可提高缓解率和治愈率。恶性淋巴瘤常用联合化疗方案见表 11-5。

表 11-5　恶性淋巴瘤常用联合化疗方案

治疗方案	药物	剂量（mg/d）	用法	说明
HL				
ABVD	ADM	25/m^2	第 1,15 天,静脉滴注	28 天重复
	BLM	10IU/ 天	第 1,15 天,静脉滴注	
	VLB	6/m^2	第 1,15 天,静脉滴注	
	DTIC	375/m^2	第 1,15 天,静脉滴注	
MOPP	HN$_2$	6/m^2	第 1,8 天,静脉滴注	28 天重复
	VCR	1.4/m^2	第 1,8 天,静脉滴注	(一疗程结束后休息
	PCZ	100/m^2	口服,连续 14 天	14 天,共 6 疗程)
	Pred	40/m^2	口服,连续 14 天	
NHL				
CHOP	CTX	750/m^2	第 1 天,静脉滴注	每 21 天给药一疗程,
	ADM	50/m^2	第 1 天,静脉滴注	连用 6 疗程
	VCR	1.4/m^2	第 1 天,静脉滴注	
	Pred	100/m^2	口服,连续 5 天	

四、药物作用机制

从分子水平来看,近年来国内外多主张按其作用机制和作用点将抗肿瘤化疗药进行分类,本节按此药物分类方式就常用治疗药物作用机制分述如下:

（一）直接与 DNA 结合，阻止 DNA 复制的药物

本类药物基本属于周期非特异性药物。包括各种烷化剂、丝裂霉素和博来霉素、酰化剂、顺铂、卡铂和喜树碱及其衍生物等。

环磷酰胺（cyclophosphamide，CTX）

（1）作用机制：环磷酰胺在体外无烷化活性，又称潜伏型氮芥，进入体内后在肿瘤细胞内经肝微粒体细胞色素 P450 代谢成有活性的磷酰胺氮芥，后者对肿瘤细胞有细胞毒作用，具有较高的器官特异性。环磷酰胺可干扰 DNA 及 RNA 功能，尤以对前者的影响更大，它与 DNA 发生烷化，形成交叉联结，抑制 DNA 合成，S 期细胞对其最敏感。在血液系统疾病治疗中，对恶性淋巴瘤疗效显著，对多发性骨髓瘤、急性淋巴细胞白血病均有一定的疗效。

（2）体内过程：口服吸收良好，1 小时后血中药物达峰浓度。静注后快速分布到全身组织，$t_{1/2}$ 为 4~6.5 小时。17%~31% 的药物以原型由粪排出，30% 以活性型由尿排出。

（二）阻止核酸生物合成的药物

这类药物主要影响肿瘤细胞的酶系，使 DNA 和 RNA 的前体物质合成受阻，从而抑制 DNA 和（或）RNA 形成。主要包括甲氨蝶呤、羟基脲、6- 巯基嘌呤和阿糖胞苷等。它们主要作用于 S 期细胞，属于抗代谢类化疗药，为周期特异性药物。这类药物在影响肿瘤细胞核酸合成时，对体内快速增殖的更新型细胞也有抑制作用，因此，骨髓抑制等毒性反应几乎是它们的共性。

1. 甲氨蝶呤（methotrexate，MTX）

（1）作用机制：又称氨甲蝶呤，为抗叶酸类抗肿瘤药，化学结构与叶酸相似，其血浓度达 10^{-7}mol/L 时，阻断二氢叶酸还原为四氢叶酸，并阻断胸腺嘧啶的生物合成，导致 DNA 合成障碍。由于肿瘤细胞在增殖过程中特别需要嘌呤核苷酸，对于嘌呤缺乏仅能耐受 18 小时左右；而正常人体细胞利用嘌呤的功能则远较肿瘤细胞为强。因此，MTX 可有效抑制肿瘤细胞增殖。MTX 使白血病肿瘤细胞致死的有效血浓度为 10^{-6}mol/L，脑脊液中有效血浓度为 10^{-7}~10^{-6}mol/L。给予常规剂量 MTX（20~30mg/m^2）时血浆浓度可达 10^{-7}mol/L，而 MTX 对血脑屏障的透过率很低，脑脊液中的浓度为血浓度的 1%，不能达到杀伤白血病肿瘤细胞的有效浓度。给予大剂量甲氨蝶呤（HDMTX）（1~2g/m^2），可使血浆中 MTX 浓度大增（>10^{-4}mol/L），细胞内的 MTX 浓度达到有效水平以上，当血浆浓度达到 >10^{-4}mol/L 时，还能扩散到血运不良的残留肿瘤细胞部位，并可穿过血脑屏障、睾丸屏障等部位，而大大提高抗白血病肿瘤化疗药物的疗效。既往防治中枢神经系统（CNS）白血病常采取颅脑放疗，但可造成 CNS 不可逆的损害，尤其影响儿童病人智力发育和内分泌功能，并可引起脑瘤，故目前已开始用大剂量甲氨蝶呤（HDMTX）和大剂量阿糖胞苷（HDAra-C）疗法替代颅脑放疗。

（2）体内过程：口服吸收良好，1~5 小时血药浓度达最高峰，肌注为 0.5~1 小时。不易通过血脑屏障。部分经肝代谢，另有部分通过胃肠道代谢。主要经肾排泄，大部分以原型药排出体外；小部分药物通过胆汁排泄。

2. 阿糖胞苷（cytarabine，Ara-C）

（1）作用机制：通过抑制 DNA 多聚酶阻止细胞 DNA 合成，干扰细胞增殖；也可掺入 DNA 和 RNA 中干扰其复制，使细胞死亡。临床主要用于治疗各型急性白血病，特别是急粒和脑膜白血病，亦可用于恶性淋巴瘤联合化疗。

（2）体内过程：血浆半衰期为 3~15 分钟，鞘内给药后，半衰期可长达 2~10 小时。可透过血脑屏障，经肾、胆汁代谢。可肌注、静脉推注或滴注给药，100~200mg/d，3~5 次为一疗程，也可鞘内给药，每次 10~25mg，每周 1~2 次，预防用每 4~8 周一次。

3. 巯嘌呤（6MP）和硫鸟嘌呤（6TG）

（1）作用机制：属于抑制嘌呤合成的抗代谢周期特异性化疗药。化学结构分别酷似次黄嘌呤和鸟嘌呤，可竞争性抑制次黄嘌呤和鸟嘌呤的转变过程，从而抑制 DNA 的合成，对 S 期细胞

最为敏感。临床主要用于急性淋巴细胞、非淋巴细胞白血病和慢粒急变期治疗外,也可用于某些恶性淋巴瘤治疗。

(2) 体内过程:巯嘌呤和硫鸟嘌呤均为口服药,吸收良好,经肾代谢。半衰期分别为 60~90 分钟(6MP)、80 分钟(6TG)。其中,6MP 可透过血脑屏障,与别嘌醇同用可减少肾排泄而增效 2~4 倍。

4. 门冬酰胺酶(L-asparaginase,L-ASP)

(1) 作用机制:不直接影响核酸的生物合成,但能阻抑蛋白质的合成,因人体正常细胞能自行合成门冬酰胺而大多数肿瘤细胞则不能,因而应用此酶后细胞外液中的门冬酰胺水解成门冬氨酸,使肿瘤细胞缺乏门冬酰胺,导致蛋白质合成障碍,增殖受到抑制。多与甲氨蝶呤、阿糖胞苷等合用,以诱导缓解急性淋巴细胞白血病等,但其单独应用时缓解期短,不宜用作维持治疗,且易出现轻重不一甚至致死性过敏反应。

(2) 体内过程:可经肌肉或静脉途径吸收,静注血浆半衰期为 8~30 小时。静脉给药后的血浆起始浓度与使用剂量有关,每日用药可引起血浆药物浓度蓄积性增加。静脉滴注 10 000~15 000 单位,每日或隔日 1 次,10 次为一疗程。不能通过血脑屏障,注射后以肝、肾组织含量最高,尿中测不到门冬酰胺酶。

5. 羟基脲(hydroxyurea,HU)

(1) 作用机制:可通过抑制核苷酸还原酶,阻止胞苷酸转变为脱氧胞苷酸,从而抑制 DNA 的合成。对 S 期细胞有选择性杀伤作用。还可提高放射线的疗效。临床主要用于慢性粒细胞白血病,且有显著疗效。

(2) 体内过程:口服给药吸收良好。血中药物浓度在 1~2 小时内很快达到峰值,然后迅速下降。12 小时内排出 80%,24 小时已不能测出。半衰期在 1.5~5 小时,药物在肝、肾中代谢形成尿素由尿中排出。

6. 博来霉素(bleomycin,BLM)

(1) 作用机制:又名平阳霉素,为碱性多肽类广谱抗肿瘤抗生素。通过与铜或铁离子络合,使氧分子变成氧自由基,从而使 DNA 单链断裂,阻止 DNA 复制,干扰细胞分裂繁殖。临床用于恶性淋巴瘤治疗。

(2) 体内过程:口服无效。需经肌内或静脉注射。注射给药后,在血中消失较快,广泛分布到肝、脾、肾等各组织中,尤以皮肤和肺较多。部分药物可透过血脑屏障。血浆蛋白结合率仅 1%。主要经肾排泄,24 小时内排出 50%~80%。不能被透析清除。

(三) 影响转录的化疗药物

此类药物的主要药理作用是插入 DNA 双螺旋与其形成非共价结合,从而干扰 DNA 上遗传信息转录到依赖 DNA 的 mRNA 上,导致模板功能受到损耗,转录受阻。大多数抗癌抗生素均属此类,为周期非特异性化疗药。常用药物为:①放线菌素 D(更生霉素);②蒽环类抗生素。本节仅介绍在白血病治疗中常用的蒽环类抗生素。

蒽环类抗生素　包括柔红霉素(daunorubicin)、阿霉素(doxorubicin)、表阿霉素(表柔比星,pharmorubici)、米托蒽醌(mitoxantrone)、伊达比星(idarubicin)、吡喃阿霉素(perarubicin,吡柔比星)等。

(1) 作用机制:这类药物除抑制 DNA 依赖性 RNA 多聚酶外,还可在代谢过程中产生游离基,后者与氧作用产生超氧基。由于细胞膜和 DNA 对超氧基非常敏感,因而最易受超氧基作用而导致严重损伤。这些药物中的氨基葡萄糖能促药物进入细胞,特别是心肌细胞,因此,柔红霉素和阿霉素都具有明显的心肌毒性,而米托蒽醌因不含有氨基糖,因而心脏毒性较低;表阿霉素是阿霉素的主体异构体,其在体内清除较快而毒性较阿霉素低;伊达比星是 20 世纪 90 年代推出的治疗白血病的阿霉素衍生物,可口服且吸收良好是其特点;吡柔比星虽毒副反应

阅读笔记

小,但临床疗效似较逊。近年来以降低阿霉素心脏毒性提高靶向性为目的的白蛋白包裹阿霉素和脂质体包裹阿霉素都已问世,并在临床广泛应用。

(2)体内过程:本类药物主要经胆汁代谢,柔红霉素部分可经肾代谢。可静脉滴注或推注给药。阿霉素可腔内给药。柔红霉素总剂量不可超过600mg;阿霉素总剂量不可超过550mg/m²;表阿霉素总剂量不可超过1000mg/m²;在存在肝损害时,上述药物需减量应用;米托蒽醌剂量不可超过140~160mg/m²。

(四)影响微管蛋白和有丝分裂的药物

本类药物主要包括长春碱类、鬼臼毒类药(包括依托泊苷和替尼泊苷)、紫杉醇和喜树碱类。长春碱类药物,包括长春碱、长春新碱、长春地辛和长春瑞滨。这类药物的主要作用机制是在受体部位与纺锤线微管蛋白结合,影响微管蛋白装配,使有丝分裂停滞在中期。此外,它们也可以抑制tRNA与核糖体的结合。但4种药物在抗癌谱、毒副反应和抗癌活性上存在明显差异。长春新碱主要用于各种急慢性白血病、恶性淋巴瘤,由于骨髓抑制轻,临床应用广泛,往往是多种联合化疗中的组成部分;长春碱则主要用于淋巴瘤(尤其是霍奇金病)。

1. 长春碱(vinblastine,VLB) 属于细胞周期特异性抗肿瘤药,主要通过抑制微管蛋白的聚合,而妨碍纺锤体微管的形成,使核分裂停止于M期。血液系统疾病治疗中主要用于急性淋巴细胞性白血病及恶性淋巴瘤治疗。

2. 长春新碱(vincristine,VCR)

(1)作用机制:属于细胞周期特异性抗癌药,对M期细胞增生有延缓或阻滞作用。通过与有丝分裂中的微管蛋白结合,阻碍纺锤丝的形成,使核分裂停止在中期,引起核固缩或呈空泡状变化。主要用于儿童急性淋巴细胞白血病、霍奇金病、恶性淋巴瘤等治疗。

(2)体内过程:静注长春新碱后迅速分布于各组织,神经细胞内浓度较高,很少透过血脑屏障。在肝内代谢,在胆汁中浓度最高,主要随胆汁排出,粪便排泄70%,尿中排泄5%~16%。

Box 11-4【知识拓展】

长春新碱脂质体

长春新碱虽然抗肿瘤作用良好,但毒副作用大,主要是神经毒性,现在研究进展着眼于长春新碱脂质体方向,用来降低长春新碱的神经毒性。脂质体是一种定向药物载体,属于靶向给药系统的一种新剂型。它可以将药物粉末或溶液包埋在直径为纳米级的微粒中,这种微粒具有类细胞结构,进入人体内主要被网状内皮系统吞噬而激活机体的自身免疫功能,并改变被包封药物的体内分布,使药物主要在肝、脾、肺和骨髓等组织器官中积蓄,从而提高药物的治疗指数,减少药物的治疗剂量和降低药物的毒性。

摘自:中国药学杂志

3. 依托泊苷(etoposide,VP-16)

(1)作用机制:细胞周期特异性抗肿瘤药物,作用于DNA拓扑异构酶Ⅱ,形成药物-酶-DNA稳定的可逆性复合物,阻碍DNA修复。实验发现这复合物可随药物的清除而逆转,使损伤的DNA得到修复,降低了细胞毒作用。因此,延长药物的给药时间,可能提高抗肿瘤活性。

(2)体内过程:血浆半衰期为12小时,主要分布在胆汁、腹水、尿、胸腔积液和肺组织中。VP-16主要经尿排出。可用于静滴或动脉灌注,每次100mg,连用3~5天,3~4周后重复。口服软胶囊剂,每次50mg,每日3次,连用5日。3~4周后重复,至少治疗两个周期。

阅读笔记

（五）影响核糖体功能，组织蛋白质合成药物

本类药物以三尖杉碱酯类植物药物为代表。

高三尖杉碱酯（homoharringtonine, H）

（1）作用机制：抑制蛋白质合成的起始阶段，核 DNA 和胞质 RNA 减少、多聚核糖体解聚，并抑制有丝分裂。它对各期细胞均敏感，属周期非特异性化疗药。临床主要用于白血病，特别是急性髓细胞白血病治疗。

（2）体内过程：高三尖杉碱酯经肌内注射或口服吸收慢而不完全，主要用于静脉给药。静脉注射后，骨髓内的浓度最高，肌肉及脑组织最低。药物主要在肝内进行代谢，经肾脏及胆道排泄，少量经粪便排泄。临床通常静脉滴注，每日 2~4mg，6~10 天后停药 2 周。

（六）激素类

这类药物主要通过调节内分泌来治疗肿瘤，包括雌激素类、抗雌激素类、孕激素类、雄激素类、抗雄激素类、肾上腺皮质激素、抗肾上腺皮质激素。白血病治疗中较常用肾上腺皮质激素，其作用机制为：①大剂量时抑制核酸代谢，并在翻译水平抑制蛋白质合成；②抑制有丝分裂；③加强糖原异生、抑制肿瘤对葡萄糖的摄取，降低氧化代谢和无氧糖酵解，使肿瘤细胞和淋巴细胞的能量明显减少；④促进氧化 - 磷酸化作用脱节，抑制 ATP 高能磷酸键形成以及细胞色素酶系的活性。肾上腺皮质激素相关内容请参考本书相关章节。

（七）抗肿瘤靶点治疗

这类药物包括：①单克隆抗体：代表药物如利妥昔单抗（rituximab）、曲妥珠单抗（trastuzumab）、西妥昔单抗等；②表皮生长因子信号传导抑制剂：代表药物为伊马替尼（imatinib，格列卫 ,glivec）、吉非替尼、埃罗替尼等；③泛素蛋白酶体抑制剂：代表药物硼替佐米（bortezomil，万珂 ,velcade）；④新生血管形成抑制剂：包括血管内皮抑素（恩度）和沙利度胺（反应停）；⑤细胞分化诱导剂：亚砷酸（AS_2O_3，三氧化二砷）和全反式维甲酸。本节主要介绍用于淋巴瘤治疗的利妥昔单抗及白血病治疗的伊马替尼、亚砷酸和全反式维甲酸。

1. 利妥昔单抗（rituximab）

（1）作用机制：利妥昔单抗是一种人鼠嵌合性单克隆抗体，能特异性地与跨膜抗原 CD_{20} 结合。CD_{20} 抗原位于前 B 和成熟 B 淋巴细胞的表面，而造血干细胞、后 B 细胞、正常浆细胞或其他正常组织不表达 CD_{20}。95% 以上的 B 细胞性非霍奇金淋巴瘤瘤细胞表达 CD_{20}。利妥昔单抗与 B 细胞上的 CD_{20} 抗原结合后，引起 B 细胞溶解的免疫反应。

（2）体内过程：第一次输注利妥昔单抗后，外周 B 淋巴细胞计数明显下降，低于正常水平，6 个月后开始恢复，治疗完成后 9~12 个月之间恢复正常。目前，利妥昔单抗联合化疗是治疗 CD_{20} 阳性 B 细胞淋巴瘤的一线方案。

2. 伊马替尼（imatinib）

（1）作用机制：属于蛋白酪氨酸激酶抑制剂。在体内外均可在细胞水平上抑制 Bcr-Abl 酪氨酸激酶，能选择性抑制 Bcr-Abl 阳性细胞系细胞、Ph 染色体阳性的慢性粒细胞白血病和急性淋巴细胞白血病病人的新鲜细胞的增殖和诱导其凋亡。此外，伊马替尼还可抑制血小板衍化生长因子（PDGF）受体、干细胞因子（SCF），c-Kit 受体的酪氨酸激酶，从而抑制由 PDGF 和干细胞因子介导的细胞行为。用于治疗慢性粒细胞白血病（CML）急变期、加速期或干扰素治疗失败后的慢性期病人。

（2）体内过程：血浆半衰期 18~22 小时，其活性代谢产物半衰期为 40 小时，7 天内约可排泄所给药物剂量的 81%，大多由便中排泄。

3. 全反式维甲酸（all-trans-retinoic acid, ATRA）　可诱导带有 t（15；17）（q22；q21)/PML-RARα 融合基因的早幼粒白血病细胞分化成熟。主要用于急性早幼粒细胞白血病的治疗。ATRA+ 蒽环类药物联合化疗的 CR 率可达 70%~95%，同时降低"分化综合征"（differentiation

阅读笔记

syndrome, DS)的发生率和死亡率。

Box 11-5【知识拓展】

> #### 分化综合征
>
> 以往称为维甲酸综合征(retionic acid syndrome, RAS)是急性早幼粒细胞白血病病人经全反式维甲酸或三氧化二砷诱导治疗过程所引起的一种严重威胁生命的并发症。症状通常可表现为不明原因的发热、体重增加、周围性水肿、伴有胸膜腔和心包腔隙积液的呼吸困难、低血压和急性肾衰竭。目前DS的发病机制尚不清楚,可能与细胞因子大量释放和黏附分子表达增加有关。初诊时白细胞较高及治疗后迅速上升者易发生DS。
>
> 摘自:急性早幼粒细胞性白血病病人全反式维甲酸治疗相关分化综合征. 广东医学,2011,32(9):1129-1131.

4. 三氧化二砷(arsenic trioxide, ATO) 三氧化二砷(ATO)作为细胞分化诱导剂治疗早幼粒细胞白血病已获得成功,其作用机制可能是通过干扰巯基酶的活性,调控癌相关基因表达以及阻抑细胞周期的进程等途径,从而发挥其抗癌的生物学效应。对急性早幼粒细胞白血病细胞具有诱导分化,诱导凋亡并能杀灭和抑制其增殖的作用。ATRA+蒽环类的基础上加用砷剂(ATO)能缩短达到CR的时间,不能耐受蒽环类则采用ATRA+ATO双诱导。

五、用药护理

(一)用药评估

1. 病史 包括血液系统恶性肿瘤病史和既往病史,了解病人肿瘤发现时间、类型,由于化疗药物对身体的各个组织和器官均会有不同程度的影响,应评估各系统的基本情况。

2. 用药史 确定正在服用的药物有无可能与治疗肿瘤的药物存在相互作用。对曾经应用过抗肿瘤药物的病人,评估其对药物的反应,药物不良反应的严重程度,静脉给药部位的情况等。

3. 身体基本状况 如生命体征、体重、皮肤颜色、有无贫血及严重程度、体力及自理能力。对于正在使用强心药物的病人,要评估病人心率、心律、心音、体重、出入量等。

4. 治疗基线评估 根据药物治疗目的和作用的部位不同,治疗前要测量、评估各种检查的基础值。①对抑制骨髓造血功能的药物,应收集全血常规、血细胞计数和分类、凝血功能、重要部位组织培养结果,如尿、阴道、肠道、口腔、痰液、血液等;②应用具有肝、肾毒性药物应评估血液肝、肾功能指标,血液及尿液的各项相关化验值;③应用具有心脏毒性药物时,应测量病人用药前基线水平心电图及相关血液化验值;④应用对中枢神经系统有影响的药物时,要评估精神状态,抑郁和焦虑的程度。

5. 心理与社会情况 评估病人家庭情况,对疾病的应对方式、适应能力及经济上对治疗的承受能力等。同时还有评估病人及家属对抗肿瘤治疗的知识及对药物治疗所引起的不良反应的心理准备和应对能力。

(二)用药安全

1. 环磷酰胺(CTX)

(1)不良反应:主要包括:①泌尿道症状:主要表现为出血性膀胱炎,如尿频、尿急、尿痛、膀胱尿感强烈、蛋白尿、血尿,甚至排尿困难;②骨髓抑制:血象最低期一般在化疗开始后1~2周,血小板减少较少见,多表现为白细胞计数减少,对粒细胞的影响最明显,白细胞数一般于停药

阅读笔记

后 2 周内恢复;③胃肠道反应:发生率高,食欲降低是常见反应,还可表现为恶心、呕吐,静注或口服均可发生,大量静注 3~4 小时后即可出现,通常持续到化疗后 1~2 天;④脱发:发生率较其他烷化剂高,多发生于服药 3~4 周后,但停药后可再生细小新发;⑤心脏毒性:极大剂量时具有心脏毒性,可引起心肌病、局灶性穿壁性心肌出血及冠状动脉炎;⑥肝功能损害:偶可影响肝功能,出现黄疸及凝血酶原减少;⑦长期应用,男性可致睾丸萎缩及精子缺乏、精子无活力;妇女可致月经不调、闭经、卵巢纤维化或致畸胎;⑧有致癌、致畸和致突变作用,明显恶病质者、心功能不全、孕妇、哺乳期妇女禁用。有痛风病史、肝功能损害、感染、肾功能损害、有泌尿系结石史、以前曾接受过化疗或放射治疗及肝病病人慎用。

(2) 注意事项:药物配制时,可采用 40℃ 水浴加温,以促进药物溶解。CTX 不能用作腔内或局部注射,也不宜静滴。本药对组织有刺激作用,给药过程中需注意观察局部皮肤变化,一旦发现药液外溢应立即更换静脉通道,局部给予冷、热敷。

2. 甲氨蝶呤(MTX)

(1) 不良反应:最为突出的不良反应是骨髓抑制,主要表现为白细胞下降,对血小板亦有一定影响,严重时可出现全血下降、皮肤或内脏出血;此外可导致常见不良反应包括:①胃肠道反应:表现为口腔炎、口唇溃疡、咽炎、胃炎、恶心、呕吐、腹泻、便血甚至死亡。②肝功能损害:长期大剂量应用可致血清转氨酶升高,或药物性肝炎,小剂量持久应用可致肝硬化。③肾功能损害:常见于长期大剂量应用时,易引起肾小管病变或肾衰竭,出现血尿、蛋白尿、尿少、氮质血症、尿毒症等。④中枢神经系统毒性:可造成急性、亚急性和慢性神经毒性,鞘内或头颈部动脉注射剂量过大时,可出现头痛、背痛、呕吐、发热及抽搐等症状。⑤肺毒性:局限性肺炎,长期应用,部分病人可致肺纤维化,多在用药后 2 个月 ~5 年内发生,可能与所用剂量有关。⑥其他:妊娠早期使用可致畸胎、死胎,少数病人有月经延迟及生殖功能减退。还可见血中尿酸水平增高,偶见色素沉着、脱发、皮疹及剥脱性皮炎、骨质疏松性骨折等。肝、肾功能异常病人、孕妇和哺乳期妇女禁用。

(2) 注意事项:MTX 量的大小、静滴时间的长短、开始应用解救药物的迟早均与 MTX 的疗效、毒性相关,静滴时间越长毒性越大,开始用药解救时间越迟毒性越大。因此,应及早采取解毒治疗。毒性解救方案包括:①应在开始用药 4~8 小时后用甲酰四氢叶酸钙(CF)或甲基四氢叶酸以保护骨髓正常细胞。理论上滴注大量 MTX 后 18~24 小时予以 CF 解救最为理想,一般常用量为每次 9~12mg 肌注或静滴,每 4~6 小时 1 次,共用 10~12 次;②MTX 有直接肾毒性,酸性尿可加重肾损害,应指导病人用药期间大量饮水,并遵医嘱碱化尿液以降低肾毒性。

3. 阿糖胞苷(Ara-C)

(1) 不良反应:可出现严重的骨髓抑制,严重程度取决于剂量和疗程。5 天连续静脉滴注或 $50mg/m^2$~$600mg/m^2$ 快速注射后,呈双相白细胞抑制,与用药前细胞计数、剂量或疗程无关。血小板抑制在第 5 天出现,并在 12~15 天降至最低点,然后在以后的 10 天内迅速上升至用药前水平。此外可出现阿糖胞苷综合征,主要表现为发热、肌痛、骨痛、偶尔胸痛、斑丘疹、结膜炎和不适,通常发生在用药后 6~12 小时。皮质类固醇能预防和治疗此综合征。其他不良反应包括胃肠道反应,过敏反应、肝功能异常等,静脉注射可致静脉炎。鞘内注射后最常见反应是恶心、呕吐和发热,反应轻微且具有自限性。对阿糖胞苷过敏、孕妇和哺乳期妇女禁用。肝功能不全者慎用。

(2) 注意事项:输注溶液配制后应尽快开始输注,并在 24 小时内完成输注。用药期间注意观察病人生命体征的变化,如病人出现皮肤瘙痒、潮红等过敏反应的轻度症状,一般不需中断给药,可告知医生,遵医嘱给予组胺拮抗剂等抗过敏药物;如出现呼吸困难、血压下降,甚至过敏性休克,应立即停药,通知医生进行抢救。

阅读笔记

4. 巯嘌呤(6MP)和硫鸟嘌呤(6TG)　主要不良反应为骨髓抑制、胃肠道反应,少数病人可出现黄疸和肝功能损害。偶见高尿酸血症、口腔溃疡等。本药尚有致畸、致突变作用。孕妇和哺乳期妇女禁用。肝、肾功能不全者慎用。

5. 门冬酰胺酶（L-ASP）

（1）不良反应：常见不良反应主要包括①过敏反应：主要表现为突然发生的呼吸困难、关节肿痛、皮疹、皮肤瘙痒、面部水肿。严重者可发生呼吸窘迫、休克甚至致死。过敏反应一般在多次反复注射者易发生，某些过敏体质者，即使注射皮试剂量的门冬酰胺酶时，偶然也会产生过敏反应。②肝损害：通常在开始治疗的2周内发生，可能出现多种肝功能异常，包括转氨酶、胆红素等升高、血清白蛋白降低等。③胰腺炎：是最严重的不良反应之一，与药物抑制蛋白质合成有关。用药期间病人如感觉剧烈的上腹痛并伴有恶心、呕吐，应考虑急性胰腺炎，其中暴发型胰腺炎较危重，甚至可能致命。④胃肠道反应：包括食欲减退、恶心、呕吐、腹泻等。少见不良反应主要包括 a. 血糖过高：血糖过高病人有多尿、多饮、口渴症状，其血浆渗透压可能升高而血酮含量正常。高血糖病人应停用本药，或给适量胰岛素及补液可以减轻或消失，但少数症状严重的可以致死；b. 高尿酸血症：常发生在开始治疗时，由于大量肿瘤细胞快速破坏，致使释放出的核酸分解的尿酸量增多，严重的可引起尿酸性肾病、肾衰竭；c. 高热：取自大肠埃希菌的门冬酰胺酶含的内毒素可引起高热、畏寒、寒战，严重的甚至可致死；d. 精神及神经毒性：表现为程度不一的嗜睡、精神抑郁、精神错乱、情绪激动、幻觉，偶可发生帕金森综合征等；e. 其他：尚有白细胞减少、免疫抑制、口腔炎等。罕见不良反应为低纤维蛋白原血症、凝血因子Ⅴ和Ⅷ等减少致凝血障碍、颅内出血或血栓形成、下肢静脉血栓及骨髓抑制等。在哺乳期间接受治疗的妇女应停止哺乳。妊娠3个月内的孕妇避免使用。对本药有过敏史或皮试阳性者、有胰腺炎病史或现患胰腺炎者、现患水痘、广泛带状疱疹等严重感染者禁用。肝病、肾病、骨髓功能抑制者慎用。

（2）注意事项：治疗期间需采取措施以预防包括①门冬酰胺酶过敏，主要包括给药前评估：评估病人药物过敏史，并以10~20单位药物进行皮内试验，观察3~4小时，阴性者方可用药，有药物过敏史及皮试阳性者应在进行脱敏治疗后谨慎使用；在给药前及给药过程中联用氢化可的松或地塞米松，或减慢静脉滴注速度（以25~40滴／分为宜，尤其是首次给滴注时应缓慢）等方法，以减少过敏反应的发生；严密观察病情，给药第1个小时内进行心电监护，每5~10分钟测量血压、脉搏，做好护理记录，出现超敏反应立即停药，及时通知医生并参与抢救。余参见阿糖胞苷相关内容。②胰腺炎：在给药前3天至停药3~5天期间，指导病人饮食清淡，选取低脂、低蛋白、易消化饮食，停药后6天至2周，逐渐过渡至普食，注意观察病人有无皮肤苍白、冷汗、血压下降、休克或腹膜炎症状，一旦出现应立即停药并通知医生。③糖尿病：用药前详细了解既往有无糖尿病病史及家族史。对于血糖异常者，应在血糖正常后开始化疗，化疗期间定期监测血糖、尿糖，观察病人有无消瘦、多尿、多饮、嗜睡、呼吸加深、加快且呈烂苹果气味等酮症酸中毒的表现。④低蛋白血症：L-ASP可减少门冬酰胺和谷氨酰胺的产量抑制蛋白质的合成，引起低蛋白血症，表现为双下肢水肿、腹腔积液及阴囊水肿，常发生于停药后。用药过程中应观察病人有无水肿、胸痛、腹痛、腹胀等胸腔积液或腹腔积液的表现，及时通知医生予以处理。血浆白蛋白 <25g/L，或 25~40g/L，但伴有水肿、腹水时应及时补充白蛋白。

（3）药物相互作用：泼尼松、长春新碱可增强药物的致高血糖作用和引起的神经病变及红细胞生成紊乱的危险性，联合用药时需特别关注相关毒性反应并预防。

6. 羟基脲（HU）　不良反应主要为骨髓抑制，并有轻度胃肠道反应、皮肤反应、肾功能受损、肺水肿、中枢神经系统紊乱等。可致畸胎，孕妇和哺乳期妇女禁用；肝、肾功能不全者慎用。

7. 蒽环类抗生素

（1）不良反应：本类药物可导致的不良反应包括骨髓抑制、脱发、胃肠道反应、心脏毒性、黏膜炎、局部静脉炎等。其中，米托蒽醌、表阿霉素、吡柔比星心脏毒性较阿霉素轻。药物能透过胎盘,有导致流产的可能,因此严禁在妊娠初期的 3 个月内应用。对柔红霉素、阿霉素或表阿霉素过敏者禁用。

(2) 注意事项:这类药物属于强刺激的化疗药(发泡剂),小量药物外漏,即出现红斑、发红、肿胀、水疱、坏死等症状,进而发展成难治性溃疡,同时伴有强烈的疼痛,给病人造成痛苦,甚至延误治疗,影响预后。因此,需要特别注意预防药物的渗漏,可采取如下措施:①采用经外周静脉导入中心静脉置管(PICC)给药;②给药前先注入生理盐水,确认有回血,无渗漏后再注入化疗药;③输注后充分冲洗管路后再拔针;④给药过程中密切监护,出现局部反应则立即停止输液,按化疗外渗处理。

8. 博来霉素(BLM)　不良反应主要有发热、脱发、过敏性休克等。肺毒性最严重,可引起间质性肺炎或肺纤维化。对本药过敏者和水痘病人禁用。70 岁以上老年病人及肺、肝或肾功能损害者慎用,孕妇、哺乳期妇女慎用,发热病人、白细胞减少者慎用。

9. 长春新碱(VCR)

(1) 不良反应:主要毒性为末梢神经损害,表现为指、趾麻木、腱反射迟钝或消失、外周神经炎等;骨髓抑制及胃肠道反应较轻微。妊娠、哺乳期妇女及正在接受放疗的病人禁用。有痛风病史和有尿酸盐性肾结石者慎用。

(2) 注意事项:本药亦属于致死性化疗药物(强刺激/发泡剂),注意预防药液外渗。

10. 长春碱(VLB)　其主要不良反应及禁忌证同长春新碱类似,但骨髓抑制作用强于长春新碱,停药后迅速恢复。本药注射勿漏于血管外,如不慎将药液漏于血管外,应立即局部皮下注射 0.25% 硫代硫酸钠或生理盐水及冷敷 6~12 小时。

11. 依托泊苷(VP-16)

(1) 不良反应:主要包括骨髓抑制、胃肠道反应、脱发、手足麻木,头痛等神经毒性,有时可出现皮疹,红斑,瘙痒等过敏反应。其他不良反应可见发热,心电图异常,低血压,静脉炎等。重症骨髓功能抑制的病人及对该药有重症过敏既往史的病人禁用。肝肾功能损害及合并感染的病人,水痘病人应慎用。

(2) 注意事项:给药时应注意:①本药不能作皮下或肌内注射,以免引起局部组织的坏死;亦不能作胸腹腔注射和鞘内注射;②静脉给药时避免外漏,预防静脉炎的发生;③药物易引起低血压,因此,静滴宜缓慢,应在 30~60 分钟内滴完;④药物在 5% 葡萄糖注射液中不稳定,可形成微粒沉淀,应用生理盐水稀释溶解后及时使用;⑤用药前、用药中应观察药物是否透明,如果混浊沉淀,则不能使用;⑥口服胶囊应在空腹时服用。

12. 高三尖杉酯碱

(1) 不良反应:主要毒性为骨髓抑制、胃肠道反应和心脏毒性。较常见的心脏毒性有窦性心动过速,房性或室性期前收缩,及心电图出现 ST 段变化、T 波平坦等心肌缺血表现,极少数病人可出现"奔马律",程度不一的房室传导阻滞及束支传导阻滞、心房颤动等。少数病人可产生肝功能损害。孕妇、哺乳期妇女禁用,心脏病病人慎用,骨髓抑制病人、肝肾功能受损者、痛风及肾结石病人慎用。

(2) 注意事项:大剂量静脉推注可引起呼吸抑制,甚至死亡,需缓慢滴注。

(3) 药物相互作用:老年病人及已反复采用阿霉素或柔红霉素等蒽环类抗生素治疗的病人使用高三尖杉酯碱应慎用或不用,以免增加心脏毒性。

13. 伊马替尼(imatinib)

(1) 不良反应:不良反应的发生率与剂量有一定关系,多见于服药量≥600mg/d 时。最常见与药物治疗相关的不良事件有轻度恶心(50%~60%),呕吐,腹泻、骨骼肌痛及肌痉挛。水肿和水潴留的发生率分别为 47%~59% 和 7%~13%,大多数病人的水肿表现为眶周和下肢水肿,少数为胸腔积液、腹水、肺水肿和体重迅速增加。中性粒细胞减少(14%)、血小板减少(14%)和贫

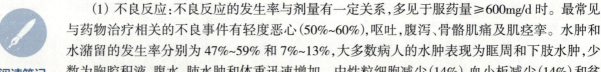

血(11%)、头痛(11%)等很常见；此外，常见的不良反应有：皮疹、皮肤干燥、脱发等；少见肝功能损害、高尿酸血症等。

(2) 注意事项：告知病人药物宜在进餐时服用，并饮一大杯水，治疗有效则应持续服用。开始规律服用药物后，需定期门诊复查，以便医生根据病程和经济情况适当调整检查期限。定期复查的项目包括：①治疗第 1 个月宜每周查 1 次全血象及细胞分类，第 2 个月每 2 周查 1 次，以后则视需要而定(如每 2~3 个月查 1 次)。若发生严重中性粒细胞或血小板减少，应调整剂量。②每 1~3 个月检查全套血液生化项目。③每 3~6 个月接受骨髓细胞形态学检查、Ph 染色体、融合基因(BCR/ABL)定量检查。④开始治疗前应检查肝功能(包括转氨酶、胆红素和碱性磷酸酶)，随后每月查 1 次或根据临床情况决定，必要时宜调整剂量。

14. 全反式维甲酸(ATRA)

(1) 主要不良反应：表现为口唇、皮肤干燥伴脱屑、消化道反应、头痛、颅内压增高、骨关节痛、肝功能损害等。分化综合征多见于 APL 单用 ATRA 诱导过程中，发生率为 3%~30%，可增加病人病死率，需对其早期诊断、早期预防及早期治疗。妊娠妇女、严重肝肾功能损害者禁用，不可与四环素、维生素 A 同时使用。

(2) 注意事项：治疗过程中需警惕并注意观察分化综合征(维甲酸综合征)表现，尤其是初诊时白细胞较高及治疗后迅速上升者，一旦发生任一可疑 DS 表现，应通知医生，暂时停服ATRA，给予病人吸氧，并遵医嘱给予利尿、地塞米松 10mg 静脉注射、白细胞单采清除和化疗等治疗。对于皮肤症状较重者，可停药 3~5 天或采用外涂护肤脂类化妆品补充失水油脂。

(3) 药物相互作用：与谷维素、VB_1、VB_6 等同服，可使头痛的症状减轻或消失。

15. 三氧化二砷(ATO)　在采取双诱导化疗中，除 ATRA 的不良反应及分化综合征外，ATO 的其他不良反应有肝功能损害、心电图 QT 间期延长等，相应护理内容请参考本章相应内容。

(三) 用药监测

1. 一般状况　给药期间应注意监测：①生命体征、意识状态及尿量；②血尿常规、肝肾功能等相关检查；③长春新碱治疗期间应密切注意外周神经系统症状。

2. 血象监测　每周应检查血象 1~2 次，血细胞短期内急骤下降者，应每日观察血象。如果白细胞和血小板数量过低必须立即停药。对于连续静滴或快速注射 CTX 者，应注意观察白细胞的双相抑制，并采用相应措施预防出血和感染。

3. 脏器功能监测　根据药物不良反应重点监测：①肝、肾功能：药物长期大剂量应用时易引起肝、肾功能损害，需在化疗期间测定肝、肾功能，询问病人排尿的改变，观察尿色、尿液性状，定期留尿送检，并准确记录出入量；②内分泌功能：定期监测血糖、血尿淀粉酶；③心功能：注意观察心脏体征如脉搏、心律，定期查心电图，注意与基线心电图进行对比，分析心电图改变，必要时查心功能；服用伊马替尼病人水肿和水潴留的发生率较高，因此需指导病人定期监测体重，尤其老年人及伴慢性心力衰竭者，如用药过程中体重出乎意料地快速增加，应在门诊就诊，并接受详细检查；约有 1%~2% 的病人发生严重水潴留(胸腔积液、水肿、肺水肿和腹水)，此时应暂停用药，遵医嘱用利尿剂或给予某些支持治疗。

4. 血药浓度　某些药物(如 MTX)血药浓度与骨髓抑制密切相关，用药期间还应监测血药浓度。

(四) 护理措施及健康教育

1. 骨髓抑制的护理　一般化疗后白细胞减少出现最早(约在 12~15 天下降到最低点)，其次为血小板，对红细胞影响较小。粒细胞明显减少往往可导致各种继发感染，而血小板减少则可造成黏膜、脏器甚至颅内出血，是导致病人死亡的直接原因。因此，化疗期间对于可造成明显骨髓抑制的药物除每周至少做血常规一次，了解骨髓抑制先兆。还应保证：①每次化疗前白

阅读笔记

细胞计数至少在 $3.5 \times 10^9/L$ 以上,血小板 $80 \times 10^9/L$ 以上;②当白细胞计数下降至 $2.0 \times 10^9/L$ 和血小板计数下降至 $10 \times 10^9/L$,或血常规或骨髓检查发现明显再生抑制时,应暂停化疗,并采取必要的措施:如进行保护性隔离,严格探视,预防交叉感染,注意无菌操作,预防人为造成感染;③血小板降低时注意预防出血,观察出血症状,尤其是颅内出血,如发现病人有躁动、抽搐时,应及时通知医生,女性病人月经期间应注意出血量和持续时间,必要时使用药物推迟月经;④穿刺时系扎止血带不宜过紧,时间不宜过长,以防皮下出血,穿刺完毕,应压迫局部 3~5 分钟,以防皮下出血;⑤增加营养,特别是蛋白质的摄入量;⑥粒细胞减少可遵医嘱应用粒细胞集落刺激因子(G-CSF),粒细胞巨噬细胞集落刺激因子(GM-CSF),血小板减少可用白介素 -11 或输注血小板。

2. 胃肠道反应护理　恶心、呕吐是化疗最常见的毒性反应,如环磷酰胺属于较强烈的致吐剂。为防治恶心、呕吐,可给予药物如盐酸托烷司琼预防和治疗化疗药物引起的恶心和呕吐,同时耐心解释,予以精神安慰,并根据呕吐发生的时间,调整病人的饮食。此外,服用黄体酮类药物有助于减轻食欲降低的症状。

3. 脱发的护理　脱发一般发生于用药后 3~4 周,应预先向病人说明药物可导致脱发,由于化疗药物未影响毛囊,故多在停药后 6~8 周再生。可建议女性病人在脱发期间选戴假发或质地柔软、舒适的帽子。

4. 肝脏毒性的护理　询问病人有无肝区胀痛等不适主诉,观察病人皮肤黏膜有无黄疸,及时发现异常并采取干预措施;遵医嘱给予保肝药物,如葡醛内酯、谷胱甘肽、维生素 C 等;建议病人饮食清淡,适量增加蛋白质和维生素的摄取。

5. 心脏毒性预防和观察　阿霉素可引起迟发性严重心力衰竭,有时可在停药半年后发生。有心肌损害时可出现心率增快,心律失常,传导阻滞或喷射性心力衰竭,这些情况偶可突然发生而常规心电图无异常迹象;柔红霉素所致心肌毒性,心电图变化多呈一时性和可逆性,如出现心律异常、气急和下肢水肿,则应警惕充血性心力衰竭的可能。心肌损害大多在开始治疗后 1~6 个月发生,有时可发生猝死,而常规心电图无明显改变,因此,应用柔红霉素和阿霉素期间及治疗后 1 年内均应严密观察心脏毒性,主要包括:①用药前评估:化疗前了解病人心脏病病史,检查心脏基础情况;②严密观察病情变化:重视病人主诉,监测心率、节律,必要时做心电图检查或给予心电监测;③记录药物的蓄积量:心肌毒性和给药累积量密切相关,阿霉素总量达 $450 \sim 550 mg/m^2$ 者,心脏毒性发生率约 1%~4%,总量超过 $550 mg/m^2$ 者,发生率明显增加,可达 30%;柔红霉素常在总累积剂量达按体表面积 $400 \sim 500 mg/m^2$ 时发生;④给药方式:延长静脉点滴时间,以减少心脏毒性,高三尖杉酯碱静脉滴注时应缓慢滴入 3 小时以上,以减少心脏毒性等不良反应;⑤使用保护心脏药物:如维生素 E、辅酶 Q_{10}、ATP;⑥避免联用增加心肌损伤药物:心脏毒性可因联合应用其他药物加重,高剂量的环磷酰胺和群司珠单抗可造成类似作用。

6. 神经毒性的护理　在联合用药时尤其应注意有无毒性的相加作用,用药期间应:①密切观察毒性反应,定期做神经系统检查,一旦出现应立即停药或换药,并遵医嘱给予营养神经的药物治疗;②出现肢体感觉或活动障碍时,可给予按摩、针灸、被动运动等,以加强康复;③创造安全的环境,避免磕碰、灼烫等伤害,同时给予一定的心理支持。

7. 出血性膀胱炎预防　环磷酰胺大剂量给药时,可采用预防措施包括:①水化利尿:鼓励病人多饮水,每日 3000~5000ml,达到水化利尿;② 预防性给药:在用药前 15 分钟及用药后每隔 4 小时,给予巯乙磺酸钠(mesna)。

8. 尿酸性肾病预防　给药期间鼓励病人尽量增加饮水量,使尿量达到 2000~3000ml/d 配合碱化尿液,促进尿酸的排出;还可口服碱性药物别嘌醇,减少尿酸合成,预防高尿酸血症和尿酸性肾病。

阅读笔记

9. 腹泻的护理　遵医嘱予止泻剂,并调理病人饮食,鼓励病人多饮水,必要时补液;大便次数增多或由化疗引起的菌群失调,应及时留取便标本送检。

10. 口腔溃疡的护理　黏膜溃疡是化疗药物最严重的表现之一。对口腔溃疡的护理应该:①应指导病人保持口腔清洁,三餐后予口腔护理;②采取预防口腔感染的措施:指导病人选择无刺激、无硬刺的食物;③给予病人 5%NaHCO₃ 及口泰溶液,嘱其间隔 1~2 小时,交替漱口,饭后 1 分钟内漱口,且漱口时间至少 2 分钟,每日 3 次;④注意对口腔感染早期表现黏膜白斑的观察。

（李湘萍　姚景鹏）

要点提示 / key points

1. 贫血通常分为三类:红细胞的生成降低、红细胞破坏增加及失血。

Anemia usually is grouped into three etiologic categories: decreased RBC production, increased RBC destruction, and blood loss.

2. 大多数缺铁性贫血的病人应采用口服铁剂治疗,且须对潜在的病因以纠正,以防复发。对于应采取口服铁剂治疗的病人忌用静脉铁剂治疗,可能会导致过敏反应。

In most patients, the iron deficiency should be treated with oral iron therapy, and the underlying etiology should be corrected so that the deficiency does not recur. Patients who are using oral iron should not take intravenous iron supplement because it may cause anaphylaxis.

3. 对于肾衰竭所致的贫血,促红细胞生成素的最佳反应需要足够的透析强度。

For paient with anemiawhich caused by renal failure, the optimal response to erythropoietin requires adequate intensity of dialysis.

4. 多数急性白血病的治疗包括三个步骤:诱导缓解、巩固强化和维持治疗。

Most treatment plans for acute leukemia have three stepsincluding induction, consolidation, and maintenance.

5. 诱导缓解阶段杀死血液和骨髓中的白血病细胞以诱导缓解。治疗包括化疗和糖皮质激素治疗。诱导缓解通常持续 4 周。对于费城染色体阳性的急性淋巴细胞白血病病人应选用酪氨酸激酶抑制剂治疗。急性早幼粒细胞白血病病人应接受蒽环类药物联合全反式维甲酸治疗,90% 达到完全缓解。

Induction therapy kills leukemia cells in the blood and bone marrow to induce remission. Treatments include chemotherapy and corticosteroids. Induction usually lasts four weeks. ALL patients with positive Philadelphia chromosome should be treated with a tyrosine kinase inhibitor. Patients with acute promyelocytic leukemia should be treated with anthracyclines plus all-trans retinoic acid, and 90% will achieve complete remission.

6. 化疗的常见副作用包括恶心和脱发。也可能发生严重的长期并发症,如心脏损伤,肺损伤,不育问题和其他癌症。

Common side effects of chemotherapy include nausea and hair loss. Serious long-term complications can also occur, such as heart damage, lung damage, fertility problems, and other cancers.

第十二章　皮肤病药物治疗

学习目标

学生在学习完本章内容之后能够：

认识与记忆：

1. 列举常见皮肤病治疗药物的种类。
2. 简述常见皮肤病药物治疗的目的与原则。
3. 简述常见皮肤病的临床表现。

理解与分析：

1. 理解皮肤病常用治疗药物的作用机制。
2. 理解常见皮肤病药物治疗的护理评估项目。
3. 理解常见皮肤病用药安全注意事项。

综合与运用：

1. 正确解释皮肤病治疗药物的主要作用。
2. 及时监测药物的重要不良反应。
3. 正确应用护理程序照顾皮肤病药物治疗的病人。

　　皮肤被覆于体表，是人体最大的器官，也是人体的第一道防线。皮肤病发病率高，一般病情大多较轻，除了引起身体不适，也常影响病人外观，给病人带来明显的心理影响。皮肤科疾病药物治疗主要采用外用药物，具有皮损局部药物浓度高、系统吸收少，疗效高而不良反应少的特点。作为皮肤科护士，在治疗过程中要根据医嘱为病人涂外用药、清创换药，严密观察皮损变化，及时向医生反馈信息，以便及时调整治疗方案。

阅读笔记

第一节　皮炎湿疹

　　皮炎以发痒的红色疹子为特征，疹子表面可能变成鳞屑剥落。皮炎可能因接触刺激性或易致过敏物质而引发，或因感染、药物、辐射所致，有时可能没有明显的原因。病因不明的初步诊断为湿疹，查明病因再确诊为某种皮炎，如接触性皮炎、特应性皮炎等。皮炎湿疹类皮肤病约占皮肤科门诊病例的 30% 以上。

一、疾病简介

1. 湿疹（eczema）　是一类由多种内因（慢性感染病灶、内分泌代谢紊乱、精神因素、遗传因素等）或外因（食物、生活环境、动物皮毛等）综合作用引起的表皮及真皮浅层的炎症性皮肤病，是皮肤科常见病，发病率为 3%~7%，其中 70% 以上的病人有家族史。临床表现具有瘙痒性、对称性、多形性、渗出性和复发性五大特点，严重影响病人的生活质量。

2. 接触性皮炎（contact dermatitis）　是由于皮肤或黏膜接触外源性物质后，在皮肤黏膜接触部位发生的急性或慢性炎症性反应。病人有痒感和烧灼感，重者有痛感。有自限性，病因祛除后，于数日至十余日可痊愈。详细询问发病前接触史，寻找可能致病物质，是诊断和治疗的关键。

3. 特应性皮炎（atopic dermatitis）　是一种与遗传过敏体质有关的特发性炎症性皮肤病。皮损呈多形性，病程缓慢、瘙痒剧烈，多具有家族发病的特点，大多数在婴儿、儿童期可自愈，但仍有约 10% 的病人可迁延到成人期。

二、药物治疗的目的与原则

（一）药物治疗的目的

皮炎湿疹类皮肤病的治疗目的是减少瘙痒、抑制炎症，保护和恢复皮肤的屏障功能，避免复发，提高病人生活质量。

（二）药物治疗的原则

治疗原则为：①病因比较明确，如接触性皮炎，应首先寻找可能的病因，积极祛除病因，然后对症治疗；②病因尚未确定，如湿疹、特发性皮炎，主要是对症治疗。根据皮损炎症情况，选择清洁、止痒、抗菌、抗炎、收敛及角质促进剂等各类外用药物及适当的剂型。剂型选择的主要原则为：使湿性的皮损变干燥，使干性的皮损变湿润。如急性炎症表现为渗出、起疱、水肿、瘙痒，选择溶液剂湿敷，然后应用散剂、洗剂、气雾剂。亚急性炎症表现为渗出减少、结痂、瘙痒，可选用乳膏、凝胶剂。慢性炎症表现为苔藓化、干燥、红斑、鳞屑、瘙痒，宜选软膏。

三、药物分类及常用药物

目前治疗皮炎湿疹类皮肤病的药物包括外用药物和系统使用药物两大类，以外用药物为主。

（一）外用药物

皮肤科常用外用药物按治疗作用分类（表 12-1）。

1. 糖皮质激素（glucocorticoids）　此类药物外用是小范围皮损的皮炎湿疹类皮肤病的首选。年幼或面部皮损病人应选用抗炎强度较弱、作用相对缓和、不易过敏的 1% 氢化可的松霜、0.1% 氢化可的松丁酸酯霜或 0.1% 莫米松糠酸酯霜。而其他部位的皮肤疾病，初始治疗应根据皮损性质选择适宜强度的：①轻度湿疹一般选弱效糖皮质激素如醋酸氢化可的松乳膏；②中度湿疹建议选择中效激素，如曲安奈德乳膏等；③重度肥厚性皮损建议选择强效糖皮质激素，如丙酸倍氯米松乳膏等，也可用复方倍他米松注射液或醋酸曲安奈德注射液在皮损内局部注射。苔藓化较明显者，可合用维 A 酸霜。

2. 钙调磷酸酶抑制剂（calcineurin inhibitors）　常用药物为他克莫司（tacrolimus）和吡美莫司（pimecrolimus），均为大环内酯类化合物，结构与作用机制与环孢素相似，但是分子量小，可以

阅读笔记

表 12-1　皮肤科常用外用药物种类及代表药物

种类	作用	代表药物
糖皮质激素	抗炎、抗过敏、止痒、免疫抑制、收缩血管、抗增生	0.25% 醋酸甲泼尼龙、1% 醋酸氢化可的松、0.5% 醋酸泼尼松龙、0.025% 醋酸氟氢可的松
钙调磷酸酶抑制剂	免疫抑制、抗炎、止痒	1% 吡美莫司乳膏、0.1% 他克莫司软膏
保护剂	保护皮肤,减少摩擦,缓解外来刺激	氧化锌粉、滑石粉、炉甘石洗剂、硅油
清洁剂	清除渗出物、鳞屑、痂壳及残留药膏等	生理盐水、植物油、1:1000 呋喃西林
止痒剂	通过麻醉、清凉或皮肤挥发散热、抗过敏等减轻局部痒感	5% 多塞平霜、1% 麝香草酚、2%~5% 利多卡因、5% 苯佐卡因、0.5%~1% 薄荷脑、盐酸苯海拉明、糖皮质激素
角质促成剂	促进角质正常化,收缩血管,减轻渗出和浸润	2%~5% 煤焦油、1%~3% 水杨酸、5% 硫磺
角质剥脱剂	可软化角质,使过度角化的角质层细胞松解、脱落	5%~10% 水杨酸、10% 尿素、各种焦油制剂、0.01%~0.1% 维 A 酸
抗菌药	杀灭或抑制细菌	3% 硼酸溶液、0.5%~3% 金霉素、1% 克林霉素、0.1% 黄连素、2% 莫匹罗星
抗真菌药	杀灭或抑制真菌	2%~3% 克霉唑、1% 益康唑、2% 咪康唑、2% 酮康唑、10%~30% 冰醋酸
抗寄生虫药	杀灭疥螨、虱、蠕形螨等	5%~10% 硫磺、2% 甲硝唑、25% 苯甲酸苄酯
抗病毒药	抗病毒	5%~10% 碘苷、3%~5% 阿昔洛韦
收敛剂	凝固蛋白质,减少渗出,抑制分泌,促进炎症消退	0.2%~0.5% 硝酸银、2% 明矾
遮光剂	吸收或阻止紫外线穿透皮肤	5% 二氧化钛、10% 氧化锌
脱色剂	减轻色素沉着	3% 氢醌、20% 壬二酸、10% 果酸
维 A 酸类药物	调节表皮角化和抑制表皮增生,调节黑色素代谢等作用	0.025%~0.05% 全反式维 A 酸、0.1% 他扎罗汀
抗炎药	减轻炎症反应,缓解疼痛	5% 或 20% 乌芬那酯、5% 乙氧苯柳胺

穿透皮炎损伤的炎性皮肤,外用于特应性皮炎,也适用于其他炎症性皮肤病。

(二) 系统使用药物

系统使用药物主要起止痒和抗过敏作用,可用 H_1 受体拮抗剂、三环类抗抑郁药等,辅助给予钙剂和维生素 C 降低毛细血管通透性。对用各种疗法效果不明显的病人,可以考虑短期使用糖皮质激素。合并感染时,应考虑加用相应的抗菌药物,除皮肤明显渗出外,不提倡使用抗菌药物预防感染。

1. H_1 受体拮抗剂 (H_1-receptor antagonists)　也称抗组胺药 (antihistamines),是临床上治疗皮肤黏膜变态反应性疾病最常用的抗过敏药。可选择性阻断 H_1 受体,缓解局限性水肿(组胺引起毛细血管扩张和通透性增加所致)、减轻皮肤瘙痒。第一代 H_1 受体拮抗剂还可透过血脑屏障,还具有镇静、催眠作用;第二代和第三代难以透过血脑屏障,几乎无镇静催眠作用。H_1 受体拮抗剂的药效学特点(表 12-2)。

阅读笔记

表12-2　常用 H₁ 受体拮抗剂的药效学特点

药物	药理作用					作用持续时间（h）
	外周 抗组胺	中枢		抗胆碱	其他	
		镇静	抗晕止吐			
第一代						短效
氯苯那敏（chlortrimeton）	+++	+	+/-	++	-	4~6
异丙嗪（promethazine）	+++	+++	++	+++	局麻	4~6
苯海拉明（diphenhydramine）	++	+++	++	+++	局麻	4~6
赛庚啶（cyproheptadine）	+++	++	+	++	抗 5-HT	4~6
第二代						长效
氯雷他定（loratadine）	+++	-	-	-	-	>24
特非那定（terfenadine）	+++	-	-	+	抗 5-HT	12~14
西替利嗪（cetirizine）	+++	+	-	-	-	20~24
依巴斯汀（ebastine）	+++	-	-	-	-	24
阿伐斯汀（acrivastine）	+++	-	-	-	抗 -5HT	8~12
咪唑斯汀（mizolastine）	+++	-	-	-	抗炎	7~13
酮替芬（ketotifen）	++++	-	-	-	抗炎	10~12
第三代						长效
地氯雷他定（desloratadine）	+++	-	-	-	-	>24
左旋西替利嗪（levocetirizine）	+++	+	-	-	-	20~24
非索非那定（fexofenadine）	+++	-	-	-	-	18~24

2. 三环类抗抑郁药多塞平（doxepin）　兼有 H₁ 和 H₂ 受体阻断作用，同时也是胆碱能受体和肾上腺素受体拮抗剂，其阻断 H₁ 受体的效价比苯海拉明和赛庚啶还要强。临床应用发挥止痒、镇静作用。

3. 糖皮质激素　皮炎湿疹类皮肤病一般不主张系统使用糖皮质激素。但是对于难治性病人或者泛发性湿疹、严重接触性皮炎或特应性皮炎，特别是皮肤有坏死倾向者，可以考虑短期使用，如泼尼松 15mg 或曲安西龙 12mg，早晨顿服；或者复方倍他米松（倍他米松二丙酸脂 5mg 和倍他米松磷酸二钠盐 2mg），肌内注射。待炎症控制后逐渐减量停用，一般用药3~7 天。

四、药物作用机制

（一）糖皮质激素

具有抗炎、抗过敏、免疫抑制和收缩局部血管等作用，是炎症性和瘙痒性皮疹一线外用药，也常用于增生性和浸润性皮炎。近年来发现，湿疹表面葡萄球菌和酵母菌的菌群增多，可能是湿疹的致病因素之一，因此采用糖皮质激素和抗真菌药物组成复方制剂，如 1% 硝酸益康唑和 0.1% 曲安奈德组成的乳膏治疗湿疹，有较好的疗效。

（二）钙调磷酸酶抑制剂

为非皮质类固醇类外用免疫抑制剂，主要作用机制为与细胞蛋白 FK506 结合蛋白结合，抑制钙调磷酸酶，阻止转录因子 NFAT（活化 T 细胞核因子）-1 的去磷酸化能力，阻止 T 细胞活化和增殖以及相关细胞因子的产生。相对于糖皮质激素类药物，该类药物最大的优势是很少引

阅读笔记

起皮肤萎缩,可以相对较长时间用于所有发病部位,特别是面颈部和其他柔嫩的皮肤部位。单独应用钙调磷酸酶抑制剂可以控制特应性皮炎的复发,特别适用于对糖皮质激素过度依赖的病人。

五、用药护理

(一) 用药评估

1. 健康史　年龄、过敏史、本病病程长短;药物、食物、化学性物质接触史;饮食习惯(是否偏食、是否经常食用海鲜或辛辣食物)、生活习惯、是否经常大量饮酒、吸烟等。

2. 临床表现　皮炎湿疹的临床表现复杂,主要评估以下项目:

(1) 评估皮损程度:①确定皮损位置及分布(四肢或躯干、暴露或遮盖部位、广泛或局限、对称或单侧、分隔或融合);②皮疹原发或继发;③皮损性状、渗出、糜烂情况、病程;④是否伴有瘙痒、疼痛,以及严重程度。

(2) 是否有并发感染、病人睡眠质量及情绪。

3. 皮肤专科检查　皮损分布部位评估;皮损面积评估;皮疹形态、发生时间及周期评估。

4. 心理社会因素　湿疹及特应性皮炎病人由于瘙痒严重,常常导致心情烦躁。病人多因病情反复发作,久治不愈才就医,依从性较差;但接触性皮炎病人起病急,损害严重,病人主要表现为恐惧,一般依从性好。

(二) 用药安全

皮炎湿疹以外用药物治疗为主,但是外用药物用药方法是否恰当,会影响治疗效果,护士应详细向病人说明用法及注意事项。外用药物用药前应先去除鳞屑及结痂,以促进药物吸收;湿敷范围不能超过体表总面积的 1/3,注意保暖;湿敷敷料应该不少于 6 层纱布,每日更换不少于 3 次;散剂、洗剂每日可多次使用;软膏、乳膏、糊剂每日 1~2 次为宜。糊剂一般不宜直接涂于皮肤,应先涂于纱布,然后盖在皮肤表面。

1. 糖皮质激素　长期局部使用可使皮肤干燥、出现红斑、皮下出血、局部多毛、皮肤色素沉着、唇周炎、类固醇痤疮、紫癜、毛细血管炎、皮肤萎缩等,尤其是继发感染。在开始治疗的几天内即可发生表皮改变,主要表现为细胞变小,通常停止给药可以逆转。真皮萎缩通常发生在几周后,几乎不可逆。腹股沟、生殖器和肛门周围最容易发生真皮萎缩。外用糖皮质激素时,应密切注意皮肤反应,如出现上述症状,应立即终止治疗。糖皮质激素联合封包对于增厚结痂的慢性皮损最有用,但封包时间不宜过长,每日不应超过 12 小时。长期大面积使用可增加系统吸收而产生全身不良反应。

因此,外用糖皮质激素应遵循以下治疗原则:①应使用效力相当的药物来控制病情:大多数皮肤病仅需使用中、低强度的糖皮质激素治疗。②用药间隔不易过短、疗程不易过长,一般每日 2 次即可,含强效激素的霜或软膏,则每日 1 次。尽量不超过 4 周,强效激素不超过 2 周。③在皮肤较薄部位,如脸部,比较容易发生副作用。这些部位尽可能使用氢化可的松或非氟化糖皮质激素,以减少不良反应发生。④慢性疾病应逐渐停止治疗,以减少局部皮损复发的机会。总之,长期局部应用糖皮质激素制剂需要密切关注皮肤的改变。

2. 钙调神经磷酸酶抑制剂　局部不良反应主要是短时间的烧灼和刺激感,极少能够经皮吸收。长期系统应用,可能有致癌性,不推荐用于孕妇、哺乳期妇女或有遗传性表皮障碍缺陷或者广泛红皮病病人。对儿童免疫系统发育的潜在作用尚不明确,由于其属于免疫抑制剂,因此 2 岁以下儿童也不推荐使用。

3. H_1 受体拮抗剂　最常见的不良反应是降低病人注意力,影响精细操作,引起嗜睡,尤其是第一代抗组胺药。饮酒或服用其他中枢抑制药(如镇静催眠药、抗抑郁药)可使嗜睡情况加重,需要做好用药教育。主要用法、用量及不良反应(表 12-3)。

阅读笔记

表 12-3　常用 H_1 受体拮抗剂的用法、用量及不良反应

药物	用法、用量	不良反应
第一代		
氯苯那敏	口服，每次 4mg，每日 3 次；肌内注射，每次 5~10mg，每日 1 次；静脉注射，每次 10mg，每日 1 次。	常见轻微口干、眩晕、恶心、嗜睡；较少见心悸；可诱发癫痫；老年病人易头晕、头痛、低血压，应慎用。
异丙嗪	口服，每次 12.5~25mg，每日 2~3 次；肌内注射，每次 25mg，每日 1 次；静脉滴注，每次 25~50mg，每日 1 次。	常见嗜睡；较少见视力模糊，头晕、口干、低血压、伴乏力、反应迟钝（儿童）。
苯海拉明	口服，每次 12.5mg，每日 2~3 次。	常见嗜睡、注意力不集中、疲乏、头晕、头昏、共济失调、恶心、食欲缺乏、口干等；少见气急、胸闷、咳嗽、肌张力障碍等。
赛庚啶	口服，每次 2~4mg，每日 2~3 次。	有困倦感，有一定的口干、口苦、痰液黏稠、便秘等。
第二代		
氯雷他定	口服，每次 10mg，每日 1 次。	推荐剂量，未见明显镇静。常见乏力、头痛、口干、胃肠道不适。
特非那定	口服，每次 30~60mg，每日 2 次。	胃肠道功能紊乱，皮疹，偶有心律失常。
西替利嗪	口服，每次 10mg，每日 1 次；晚饭前服用。	轻微且为一过性，有困倦、嗜睡、头痛、口干。
依巴斯汀	口服，每次 10mg，每日 1 次。	头痛、嗜睡、口干、腹痛、消化不良、鼻部不适等。
阿伐斯汀	口服：每次 8mg，每日 2~3 次。	罕见嗜睡；偶有皮疹；没有或仅有轻微的病症症状（胃肠道紊乱、头痛及嗜睡）。
咪唑斯汀	口服，每次 10mg，每日 1 次。	偶见思睡、乏力。
酮替芬	口服，每次 0.5~1mg，每日 2 次。	嗜睡、困倦、口干、恶心等。
第三代		
地氯雷他定	口服，每次 5mg，每日 1 次。	偶有眩晕、头痛等。
左旋西替利嗪	口服，每次 5mg，每日 1 次。	无镇静等中枢作用，无明显心脏毒性。
非索非那定	口服，每次 120~180mg，每日 1 次。	无嗜睡，有口干、头晕，偶见头痛、恶心，停药可消失。

（三）用药监测

密切监测瘙痒及皮损改善情况，以便及时调整药物治疗方案。首要监测剧烈瘙痒是否减轻，其次需要监测皮损是否缓解，有无继发感染，以及病人睡眠质量和情绪是否好转。

（四）健康教育

皮炎湿疹类皮肤病一般不危及生命，但是瘙痒严重，导致心情烦躁，影响病人的生活质量。湿疹久治不愈使大多数病人丧失治疗信心，依从性差。接触性皮炎病人因起病急，损害严重，主要表现为恐惧，但治疗较为积极，依从性好。因此，病人住院期间主要的健康教育是疾病知识的宣教和各种药物的使用指导，加强医患沟通，对于获得良好的疗效非常重要。

除了药物治疗之外，需要加强护理，避免过度搔抓；注意皮肤卫生，但洗澡时间尽量缩短，避免使用刺激性的洗浴用品和过高的水温，浴后立即全身使用润肤剂，保持皮肤湿润；避免易

阅读笔记

致敏和刺激性的食物,如酒、浓茶、鱼虾及辛辣刺激性食物;避免劳累和紧张;建议病人衣服应多用柔软棉织品。有活动性湿疹损害时,应注意预防继发性感染。

(高东雁　刘　健)

第二节　真菌性皮肤病

真菌性皮肤病是临床常见、易复发性皮肤病。根据真菌入侵组织深浅不同,分为浅部和深部感染两类,临床上绝大多数病人属于浅部真菌感染。

一、疾病简介

真菌性皮肤病(dermatomycosis)是由真菌引起的感染性皮肤病。浅部真菌病主要由毛癣菌属、小孢子菌属和表皮癣菌等癣菌引起,主要侵犯皮肤、毛发、指(趾)甲等,统称为癣(tinea)。深部真菌病常由白假丝酵母菌(白念珠菌)、新型隐球菌等感染引起,可累及皮肤黏膜,主要侵犯内脏器官和深部组织。长期使用广谱抗生素、皮质激素、免疫抑制药、抗肿瘤药,特别是HIV感染者,机体免疫功能低下者易致深部真菌感染,发病率虽低,但危险性大,常可危及生命。

二、药物治疗的目的与原则

(一) 药物治疗的目的
治疗目的是快速消除症状、控制真菌感染、防止复发及继发细菌感染。

(二) 药物治疗的原则
治疗原则是局部抗真菌药物为主,必要时系统应用抗真菌药物。当浅部真菌病继发细菌感染时,应首先抗细菌治疗,再行抗真菌治疗,局部皮损应按湿疹治疗原则处理。诊断明确后,首选杀菌药,坚持足量、足程用药,防止复发。

三、药物分类及常用药物

(一) 外用抗真菌药
真菌性皮肤病的外用抗真菌药包括吡咯酮类,如环吡酮胺(ciclopirox olamine)、联苯苄唑(bifonazole)、咪唑类(氯康唑,croconazole)、硫康唑(sulconazole)、噻康唑(tioconazole)、奥昔康唑(oxiconazole)、芬替康唑(fenticonazole)等,吗啉类(如阿莫罗芬)和硫脲类(如利拉萘酯)等。

1. 环吡酮胺　外用治疗各种皮肤浅表或黏膜的癣菌病。临床常用1%乳膏或溶液涂于患处,每日2次。甲癣宜先用温水泡软灰指甲,再削薄病甲,涂药包扎。疗程1~4周(甲癣需要13周)。偶见局部刺激、红肿,烧灼感,停药则症状消失。

2. 联苯苄唑　主要外用于体癣、股癣、手足癣、花斑癣等浅表皮肤真菌病。临床常用1%乳膏、凝胶或溶液剂,涂于患处,每日1次,疗程2~4周。偶见接触性皮炎。

此外,一些角质剥脱剂也有一定的抗真菌作用,如水杨酸、雷锁辛等。

(二) 系统使用抗真菌药物
此类药物包括多烯类抗生素类、丙烯胺类、棘白菌素类及三唑类等,能够有效治疗深部真菌感染的药物较少。

1. 多烯类抗生素类　主要为两性霉素B(amphotericin B),属于广谱抗真菌药,不易耐药,各种深部真菌病。静脉滴注,浓度不超过1mg/ml,必要时可加入地塞米松,按照每日0.5mg/kg~1mg/kg,每日或隔日1次,6~10周/疗程。

2. 丙烯胺类　主要为特比萘芬(terbinafine),可用于浅表真菌感染以及白假丝酵母菌感染。外用(1%霜剂)用于体癣、股癣、皮肤念珠菌病、花斑癣等,每日涂抹1~2次,疗程1~2周。口服,

阅读笔记

每次 250mg，每日 1 次，足癣、体癣、股癣疗程为 1 周；皮肤念珠菌病 1~2 周；指甲癣 4~6 周；趾甲癣 12 周（花斑癣口服无效）。

3. 棘白菌素类　主要为卡泊芬净（caspofungin）、米卡芬净（micafungin）、阿尼芬净（anidulafungin），目前不与其他药物产生交互耐受，主要用于曲霉菌病和假丝酵母菌病。卡泊芬净静脉滴注，首次给予单剂量负荷量 70mg，以后每次 500mg，每日 1 次。米卡芬净静脉滴注，每次 50~150mg，每日 1 次。阿尼芬净静脉滴注，每次 50~100mg，每日 1 次。

4. 三唑类　常用的是伊曲康唑（itraconazole）、氟康唑（fluconazole）、伏立康唑（voriconazole）。伊曲康唑用于深部真菌病，每次 100~200mg，顿服，一般连续服用 1 周，停药 3 周，为一个疗程。氟康唑用于各种浅部和深部真菌病，口服，每次 200mg，每日 1 次，症状消失后，仍需要使用 2 周左右，以免复发。伏立康唑用于假丝酵母菌病和曲霉菌病，主要用于进行性、危及生命的免疫功能损伤的 2 岁以上病人，静脉滴注，每次 4~6mg/kg，每日 2 次；口服，每次 200mg 每日 2 次。

四、药物作用机制

1. 吡咯酮类　主要通过抑制真菌金属离子依赖的过氧化物酶，破坏真菌细胞完整性发挥作用；特点为毒性低，渗透性强，能够深入皮肤各层，深入皮脂腺和毛囊导致真菌细胞死亡，对皮肤癣菌、酵母菌、霉菌等具有较强的抑菌和杀菌作用。

2. 联苯苄唑　低浓度通过抑制真菌麦角固醇合成，抑制真菌细胞活性而产生药效；高浓度与细胞膜磷脂特异性结合，杀灭真菌。特点是在皮肤存留时间长，吸收较少。

3. 多烯类抗生素　通过选择性的结合真菌胞膜上的麦角固醇，改变膜通透性，导致真菌细胞内容物外漏，发挥抑制真菌生长的作用。

4. 三唑类　通过影响麦角甾醇合成，使真菌细胞膜合成受阻，导致真菌细胞破裂而死亡。

5. 丙烯胺类　通过抑制真菌细胞麦角甾醇合成中鲨烯环氧酶，并使鲨烯在细胞内蓄积而起杀菌作用。人体细胞敏感性低于真菌的万分之一。对皮肤真菌有杀菌作用，对白假丝酵母菌有抑制作用。

6. 棘白菌素类　1,3-β-D- 葡萄糖合成酶的非竞争性抑制药，抑制葡聚糖合成酶，干扰真菌细胞壁合成，发挥杀菌作用，毒性较小。

五、用药护理

（一）用药评估

1. 健康史　寻找传染源，了解病人生活、工作环境，以明确诱因。

2. 临床表现　评估病人皮损，包括皮损发生部位、皮损性状、渗出、糜烂情况、病程。询问是否有并发感染。

3. 评估实验室检查　刮去皮损边缘或脓液做真菌检查，明确感染菌种。

4. 心理社会因素　真菌感染伴有瘙痒、疼痛和烧灼感等影响病人活动和生活。另外由于易复发或再感染，病人易失去信心，因此需要评估其心理状态。

（二）用药安全

两性霉素 B、伊曲康唑等抗真菌药物均有一定肝毒性，对于需要系统使用抗真菌药物时，须监测肝功能。治疗前应先检查肝功能，治疗期间每两周进行一次肝功能检查。伊曲康唑还有一定心脏毒性，需注意。

特比萘芬、卡泊芬净、米卡芬净等局部应用一般不良反应较少，偶有过敏反应，表现为局部瘙痒、皮疹等。系统给药主要不良反应为消化道反应（腹胀、食欲缺乏、恶心、轻度腹痛、腹泻等）和皮肤反应（皮疹），偶见味觉改变。

阅读笔记

(三) 用药监测

1. 初发或病灶局限的体癣病人适宜选择单纯外用药物治疗,具有起效快、安全性高、费用低等优点。

2. 对于局部治疗效果欠佳、反复发作、鳞屑角化型、受累面积较大、伴有某些系统性疾病(如糖尿病、艾滋病等)及不愿接受局部治疗的病人,适宜采用系统给予抗真菌药物治疗,具有疗程短、用药方便、不会遗漏病灶、病人依从性较高、复发率低等优点。

(四) 健康教育

真菌性皮肤病有一定传染性,应注意个人卫生,避免交叉感染。真菌性皮肤病治疗周期较长,坚持规范用药,增强病人依从性对于保障治疗效果非常重要。对于感染严重或深部真菌感染病人,外用药物治疗的同时,需要联合口服抗真菌药。

真菌感染一方面常伴有瘙痒等影响病人生活,另一方面因易复发或再感染,反复治疗易使病人对治疗效果失去信心,另外,一般真菌感染不危及生命,病人重视不够,尤其系统给药不能做到足够剂量、足够疗程,导致治疗不彻底,需要注意在健康教育中强调治疗的时间及彻底性。

(高东雁　刘　健)

第三节　病毒性皮肤病

一、疾病简介

病毒性皮肤病(viral skin infections)是指由病毒感染引起的以皮肤黏膜病变为主的一类疾病。不同病毒对组织的亲嗜性有差异,人乳头瘤病毒具有嗜表皮性,引起疣;疱疹病毒具有嗜神经和表皮性,引起单纯疱疹、水痘及带状疱疹;更多病毒呈广泛嗜性,导致包括皮肤在内的全身广泛组织损伤,如柯萨奇病毒引起手足口病等。

二、药物治疗的目的与原则

(一) 药物治疗的目的

多数病毒性皮肤病病程呈自限性,其治疗目的是缩短病程,防止继发细菌感染和全身播散,减少复发和传播。

(二) 药物治疗的原则

治疗原则是提高机体免疫功能,对症处理,必要时使用抗病毒药。水痘、疣、传染性软疣等轻者主要对症处理,重症尽早使用抗病毒药。病人应隔离,注意休息,保持皮肤清洁,注意水分和营养补充,避免因抓伤而继发细菌感染。

带状疱疹常常并有神经痛,其治疗原则是及时、足量、足疗程应用抗病毒药,辅以镇静止痛药物,目标是缓解急性期疼痛,限制皮损的扩散,预防或减轻神经痛及其他各种并发症,缩短病程。

三、药物分类及常用药物

(一) 抗病毒药

用于病毒性皮肤病的抗病毒药物包括一线和二线药物:一线治疗抗病毒药为鸟嘌呤腺苷类似物包括阿昔洛韦、伐昔洛韦和泛昔洛韦等;二线治疗抗病毒药包括膦甲酸钠及某些中药(如板蓝根等)。

1. 阿昔洛韦(aciclovir)　为广谱高效的抗病毒药。为最有效的抗Ⅰ型和Ⅱ型单纯性疱疹病毒药物之一,对水痘带状疱疹病毒、巨细胞病毒等其他疱疹病毒均有效。口服或静脉滴注给药,

阅读笔记

能广泛分布至各组织与体液中。口服,每次 200mg,每 4 小时 1 次,或者每日 1g 分 3~5 次给予。根据病情不同,短则几天,长者可达半年,肾功能不良病人酌情减量;静脉滴注,5~10mg/kg/ 次,每日 3 次,连用 5~10 天,应缓慢滴注(持续 1~2 小时),不可快速推注或肌内、皮下注射。阿昔洛韦凝胶,外用,涂抹于患处。

2. 伐昔洛韦(valaciclovir)　是阿昔洛韦的前体药物。其特点为吸收快,在胃肠道和肝脏内迅速转化为阿昔洛韦,其生物利用度是阿昔洛韦的 3~5 倍,半衰期更长,给药间隔延长。口服,每日 2 次,每次 200~300mg,疗程 7~10 天。

3. 泛昔洛韦(famciclovir)　对Ⅰ型和Ⅱ型单纯性疱疹病毒、水痘带状疱疹病毒、EB 病毒均有抑制作用,作用机制与阿昔洛韦相似。在胃肠道、血液中和肝脏内迅速转化为喷昔洛韦,在细胞内维持较长的半衰期。用于治疗带状疱疹和原发性生殖器疱疹。泛昔洛韦对免疫力正常病人的带状疱疹急性疼痛及 PHN 的治疗效果与伐昔洛韦相似。口服,每日 3 次,每次 250mg,治疗带状疱疹疗程为 7 天,原发性生殖器疱疹为 5 天。

4. 膦甲酸钠(foscarnet sodium)　特异性抑制病毒 DNA 聚合酶和反转录酶,对带状疱疹病毒有一定抑制作用,属于二线治疗药物。主要用于免疫缺陷或对阿昔洛韦、泛昔洛韦及伐昔洛韦耐药的单纯疱疹或带状疱疹病毒感染。静脉滴注初始剂量 60mg/kg,每 8 小时 1 次,缓慢滴注,至少需要 1 小时恒速滴注,不可给药太快,疗程 7~10 天。给药剂量、给药间隔、连续应用时间须根据病人的肾功能与耐受程度予以调节。维持量为每日 90~120mg/kg,静脉滴注 2 小时。常见不良反应有肾功能损害,电解质紊乱和静脉炎;偶见疲劳、寒战、不适、头痛、恶心、贫血、粒细胞减少、皮疹、口腔和阴茎溃疡等。少数病例出现低血糖或癫痫发作。

5. 酚丁安(ftibamzone)　对单纯疱疹病毒及水痘 - 带状疱疹病毒有一定抑制性,作用机制是抑制病毒蛋白质和 DNA 的合成。对浅表真菌也有一定抑制作用,适用于带状疱疹、单纯疱疹、尖锐湿疣、浅表真菌感染。1% 酚丁安软膏每日涂抹患处 2~3 次,疗程 3~4 周。

6. 鬼臼毒素(podophyllotoxin)　容易穿过细胞膜,能抑制正常皮肤角质生成细胞的一种细胞毒性药物。外用抑制人乳头瘤病毒感染上皮细胞的分裂增殖,使之坏死和脱落,适用于治疗外生殖器或肛周的尖锐湿疣。涂于患处 2 次,连续 3 天,停药观察 4 天为一疗程。

7. 阿糖腺苷(vidarabine)　为嘌呤核苷类,在细胞内转化为有活性的三磷酸阿糖腺苷,抑制病毒的 DNA 多聚酶而干扰 DNA 合成。脑脊液中分布较高,用于治疗单纯疱疹病毒性脑炎,可用于治疗免疫抑制病人的带状疱疹和水痘感染。但对巨细胞病毒无效。单纯疱疹病毒性脑炎给药方案为每日 15mg/kg,按照 200mg 药物溶解在 500ml 输液(预热至 35~40℃)中,连续静脉滴注,疗程为 10 日。带状疱疹感染为 10mg/kg,连用 5 日。

(二)治疗神经痛药物

治疗疱疹引起的外周神经痛的药物包括非甾体抗炎药(对乙酰氨基酚、双氯芬酸等)、麻醉性镇痛药(如曲马多、氢考酮等)及抗惊厥药(如加巴喷丁、卡马西平)。局部外用镇痛的药物包括局麻药(如利多卡因贴剂或凝胶剂)、非甾体抗炎药乳膏、辣椒碱软膏等。

(三)外用药

3% 硼酸溶液或冷水湿敷进行干燥和消毒,早期使用,每日数次,每次 15~20 分钟。水疱少时可涂炉甘石洗剂。皮疹晚期使用碘伏、聚维酮碘、呋喃西林、苯扎氯铵溶液湿敷,能去除结痂,预防继发感染。

四、药物作用机制

抗疱疹病毒一线药物为鸟嘌呤腺苷类似物抗病毒药,其作用机制为在感染病毒的细胞内,被单纯疱疹病毒特异性胸苷激酶磷酸化,生成三磷酸型,抑制疱疹病毒 DNA 多聚酶并掺入病毒 DNA 中,抑制病毒 DNA 合成。

阅读笔记

五、用药护理

(一)用药评估

1. **健康史** 询问既往是否发生过水痘,是否有感染源接触史,是否存在机体免疫力降低情况如感染、恶性肿瘤、系统性疾病(如糖尿病、红斑狼疮等)、外伤、过度劳累等,以明确病因。

2. **临床表现** ①了解皮损具体情况,红斑、丘疹、水疱出现时间、形态、部位等;②了解病人前驱症状,是否有瘙痒、疼痛、发热、全身不适等;③询问病人的继发症状,如食欲降低、睡眠障碍等。

3. **辅助检查** 血常规检查,白细胞计数略升高。评估肝肾功能,以便监测抗病毒药不良反应。

4. **心理社会因素** 病毒性皮肤病可呈进展趋势,病人对治疗效果易产生质疑;抗病毒药物有一定肾毒性,病人对治疗接受度较差。

(二)用药安全

抗病毒药常见恶心、呕吐、腹泻等胃肠道反应,可能导致病人脱水,尿量减少,增加抗病毒药肾损害的风险。

阿昔洛韦等抗病毒药有一定肾毒性,对肾功能受损的病人有蓄积作用,系统使用抗病毒药物时须监测肾功能。如肌酐大于 1.5mg/dl 禁用膦甲酸钠、西多福韦。尤其是首次静脉滴注阿昔洛韦时必须检测血清肌酐清除率。血清肌酐清除率降低的病人距下次进行阿昔洛韦输注的间期必须从 8 小时延长至 12 小时甚至 24 小时。对于体内脱水或肝、肾功能不全的病人,尤其容易发生。用药期间应注意补水,增加尿量。膦甲酸钠、西多福韦肾毒性更大,可能发生严重不可逆的肾功能损害,因此肾功能障碍者(肌酐大于 1.5mg/dl)禁用膦甲酸钠、西多福韦。阿糖腺苷常见恶心、呕吐等消化道反应,震颤、眩晕等中枢反应偶见。用量超过规定时,反应较为严重。不可静脉推注或快速滴注。

1. **水痘的药物治疗注意事项**

(1) 免疫功能低下者:此类病人如有水痘接触史,应预防性给予水痘 - 带状病毒免疫球蛋白。72 小时内最有效,10 天内仍可能缓解病情。所有免疫低下及免疫缺陷的水痘病人,包括目前口服糖皮质激素或在 3 个月内服用糖皮质激素超过 3 周的病人,发展为重症水痘和出现并发症的风险很高,应静脉注射抗病毒药阿昔洛韦。

(2) 12 岁以下免疫功能正常的儿童病人:应进行对症处理。瘙痒时,外用炉甘石洗剂或碳酸氢钠溶液等涂擦止痒,瘙痒严重时,加口服抗组胺药;疱疹破裂时,涂抗生素软膏预防继发感染;发热时,口服对乙酰氨基酚退热。因阿司匹林有引起瑞夷综合征的风险,应避免使用。

(3) 免疫功能正常青少年或成年病人:如果 24 小时内皮疹有发展,应口服抗病毒药;若病程正常、无并发症,抗病毒治疗并无意义,应进行对症处理。若病人病情恶化,须对症处理并立即进行抗病毒治疗;有并发症,特别是水痘性肺炎,病人需要住院综合治疗。糖皮质激素对水痘病程有不利影响,可导致病毒扩散,一般不应用。但是病程后期水痘已结痂,若并发重症肺炎或脑炎,中毒症状重、危及生命者可酌情使用。

(4) 孕妇:孕妇在患水痘时病情更严重而且更易发生并发症。妊娠前 20 周,应给予水痘 - 带状病毒免疫球蛋白,在接触病毒 10 天内有效。妊娠 20 周以后,推荐在发疹 24 小时内口服抗病毒药。

(5) 新生儿:母亲在围产期感染过水痘的新生儿,应预防性应用水痘 - 带状病毒免疫球蛋白。

2. **带状疱疹的药物治疗注意事项** 一般须尽早(72 小时以内)、足量、足疗程系统应用抗病毒药。通过抑制病毒的复制,限制带状病毒对神经的损害,可显著降低带状疱疹急性疼痛及

阅读笔记

后遗神经痛(posttherpetic neuralgia,PHN)的发生,缩短急性疼痛的持续时间和皮损愈合时间,但是不能够绝对避免。抗病毒疗法在没有系统性抗病毒治疗时不推荐单独使用糖皮质激素。补充治疗策略包括:抗抑郁药、抗惊厥药、止痛药及神经阻滞药。

抗抑郁药应早期使用,能够改善睡眠障碍,降低神经痛发生率,尤其是对于老年病人。阿米替林(amitriptyline)是治疗 PHN 的标准疗法,60 岁以上的带状疱疹病人可从 25mg 起始,在 2~3 周内逐渐增至 50~75mg。

除口服药物外,还可局部外用利多卡因凝胶治疗带状疱疹急性疼痛及 PHN。辣椒碱可以影响疼痛传递因子 P 物质的释放合成与贮藏。辣椒碱软膏外用,通过减少 P 物质,从而实现镇痛和止痒的功效。

Box 12-1【知识拓展】

带状疱疹感染神经痛镇痛药阶梯治疗方案

镇痛应采用阶梯治疗方案。①第一阶梯:非甾体类镇痛药。如对乙酰氨基酚每日 1.5~5g,分 3~4 次口服。也可使用双氯芬酸钠、塞来昔布。阿司匹林因可能导致雷氏综合征而禁用于青少年,成年人慎用;布洛芬无效。②第二阶梯:加服低效麻醉性镇痛药(如曲马多,每次 50~100mg,每日 2~3 次;可待因每次 30~60mg,每日 4~6 次)。③第三阶梯:适用于对基本治疗方法反应不佳的病人。除"外周"止痛剂外,还可给予高效阿片类镇痛药(如:丁丙诺啡舌下含服每次 0.2~0.8mg,每日 3 次;吗啡口服 5~15mg/ 次,15~60mg/ 日)。

对严重的神经痛,可以将第一或二阶梯联合一种抗惊厥药(如加巴喷丁(gabapentin),开始每次 100mg,每日 3 次,可以逐渐增加到每次 600~900mg,每日 3 次。每次 300~900mg,每日 3 次)。抗惊厥药能减轻针刺样痛,但对持续性疼痛无效。

3. 疣类皮肤病的药物治疗注意事项 皮损数目较少者采用物理治疗;较多者联合外用药物治疗;皮损数目较多或久治不愈者采用系统药物治疗。① 0.05%~0.1% 维 A 酸软膏,每日 1~2 次外涂,适用于治疗多发性寻常疣;②酚丁安软膏每日 1~2 次外涂,适用于带状疱疹、单纯疱疹、尖锐湿疣等。③鬼臼毒素、咪喹莫特(imiquimod)用于治疗肛周尖锐湿疣。另外,也可服用口干清热解毒、抗炎消肿的中药,辅助治疗。

4. 手足口病的药物治疗注意事项 无特效药治疗,对症和支持疗法为主。如口腔溃疡涂外用或者利多卡因漱口液等减轻疼痛,也可以服用板蓝根冲剂。

(三)用药监测

使用抗病毒治疗病人如果病情改善很慢或根本没有改善,一般即可认为出现耐药。水痘 - 带状疱疹病毒对阿昔洛韦、伐昔洛韦和泛昔洛韦耐药的原因可能是胸腺嘧啶脱氧核苷激酶(TK)基因突变或聚合酶基因发生突变。这种情况下,即使增加上述药物的剂量也无法产生治疗作用。对一线药物耐药的病人,可以选择静脉滴注膦甲酸钠,每次 40mg/kg,每日 3 次。但膦甲酸钠也可能对聚合酶基因突变的病例无效。耐膦甲酸钠的病人只能选择静脉滴注西多福韦,每周用药 1 次,持续 2 周,然后每 2 周用药 1 次。

(四)健康教育

疣类主要通过直接接触传染,水痘 - 带状疱疹病毒、单纯疱疹病毒可经呼吸道、口腔、生殖器黏膜、破损皮肤进入体内。病人的衣物、餐具及洗漱用品应单独摆放,不可与他人合用。

抓挠易致皮肤破损,尤其水痘、带状疱疹、单纯疱疹感染急性期易继发细菌感染,可出现深脓疱样溃疡。皮肤慢性后遗症可引起色素减退及色素脱失性瘢痕。罕见肉芽肿性反应及寻常

阅读笔记

型银屑病样表现。因此,护理应注意病人个人卫生,切不可抓挠皮肤,加强皮肤护理,特别是皮肤破损部位的处理在一定程度上可有效预防严重感染,减轻后遗症。阿昔洛韦在给药期间应给予病人充足的水,防止其在肾小管内沉淀,对肾功能造成损害。

(高东雁 刘 健)

第四节 细菌性皮肤病

细菌性皮肤病(bacterial skin infection)可以发生于全身皮肤,以头、面、颈、手等暴露部位最多见,轻微者可自愈,严重者可致残甚至危及生命。

一、疾病简介

正常皮肤表面存在有常驻菌(如表皮葡萄球菌等)及暂住菌(如金黄色葡萄球菌等)。根据细菌形态不同可将细菌性皮肤病分为球菌性皮肤病和杆菌性皮肤病,前者主要是葡萄球菌或链球菌感染所致,多发生在正常皮肤上;后者分为特异性感染(如皮肤结核和麻风)和非特异性感染(革兰阴性),特异性感染可由皮肤黏膜轻微损伤直接感染,也可由体内已存在的结核灶继发感染,非特异性感染常发生在原有皮肤病变的基础上。临床常见细菌性皮肤病主要包括脓疱疮、毛囊炎、疖、痈、丹毒和蜂窝织炎等,皮肤结核病、麻风、坏死性筋膜炎等临床较少见,但感染严重,致残率及致死率较高。

Box 12-2 【知识拓展】

细菌性皮肤感染的诱发因素

1. 金黄色葡萄球菌长期携带者	2. 糖尿病
3. 周围性血管疾病	4. 慢性肝病
5. 免疫缺陷性疾病	6. 外伤或烧伤
7. 长期应用糖皮质激素类药物	8. 酗酒或营养不良
9. 高温、多汗、搔抓	10. 肥胖
11. 卫生习惯不良	12. 衣物包裹过紧或异物刺激

二、药物治疗的目的与原则

(一) 药物治疗的目的

细菌性皮肤病治疗目的是治愈感染,阻止病情恶化,减少瘢痕形成,促进组织修复。

(二) 药物治疗的原则

细菌性皮肤病治疗原则轻症宜首选外用药物治疗,以杀菌、止痒、干燥、保护为原则,如脓疱疮、毛囊炎、疖和痈等。皮损广泛伴有发热等全身症状或营养不良、抵抗力低下者,除局部外用杀菌药物外,需早期、足量、足疗程系统给予抗菌药,减缓全身症状、控制炎症蔓延并防止复发。同时注意水电解质平衡,必要时输注血浆或丙种白蛋白增强免疫力。

三、药物分类及常用药物

(一) 外用药物

常用的抗菌药物有莫匹罗星、夫西地酸、杆菌肽、新霉素、红霉素等。

1. 莫匹罗星(mupirocin) 假单胞菌的酵解产物假单胞菌酸,对皮肤感染有关的金黄色葡

阅读笔记

萄球菌、表皮葡萄球菌、化脓性链球菌有很强的抗菌活性,对耐药金黄色葡萄球菌也有效,对流感嗜血杆菌、淋球菌有一定的抗菌作用,为局部外用抗生素。该药吸收很少,且吸收后可迅速代谢为无活性产物,并经尿排出。适用于多种细菌引起的皮肤感染和湿疹、皮炎、糜烂、溃疡等继发感染。

临床常用为 2% 软膏,涂于患处,也可用敷料包扎或覆盖。一日 3 次,5 天为一疗程。不良反应少见,偶见局部瘙痒或烧灼感。

2. 夫地西酸(fusidic acid) 对与皮肤感染有关的各种革兰阳性球菌,尤其对葡萄球菌高度敏感,对耐药金黄色葡萄球菌也有效,对某些革兰阴性菌也有一定抗菌作用。与其他抗生素无交叉耐药性。皮肤病理条件下,该药可透入深层皮肤,进入感染病灶部位而发挥作用。临床常用于各种细菌性皮肤感染,主要用于革兰阳性球菌引起的皮肤感染,如脓疱病、疖肿、毛囊炎、甲沟炎、寻常痤疮等。常用 2% 乳膏涂于患处,并缓慢摩擦;必要时可用多孔绷带包扎患处。一日 2~3 次,7 天为一疗程,必要时可重复一个疗程。

(二)系统治疗药物

主要选择青霉素类、头孢类、大环内酯类、喹诺酮类等,必要时依据药敏实验选择药物。

四、药物作用机制

莫匹罗星的抗菌作用是通过可逆性结合异亮氨酸合成酶,阻止异亮氨酸渗入,从而使细胞内异亮氨酸的蛋白质合成中止而起抑菌和杀菌作用。对金葡菌、表皮葡萄球菌、化脓性链球菌和 β 溶血性链球菌活性极佳,且对耐甲氧西林金葡菌有效。对厌氧菌、铜绿假单胞菌、粪肠球菌、真菌及皮肤常驻菌(如棒状杆菌、微球菌和丙酸杆菌)活性很低。局部外用吸收很少,皮肤代谢 <3%。因此,多数药物停留在皮肤表面发挥抗菌活性。对渗出性伤口疗效稍差,因为 95% 药物都结合于蛋白。

五、用药护理

(一)用药评估

1. 健康史 了解病人既往感染源接触史;有无外伤及感染、有无瘙痒性皮肤病、有无外界污染物接触史;有无机体抵抗力降低相关诱因,如糖尿病、结核、慢性肾炎、营养不良、血液病等。

2. 临床表现 ①了解皮损部位及程度;②局部皮温、有无隆起蔓延情况等;③了解是否有全身不适,如发热、局部烧灼感等;④询问继发情况,是否伴有全身感染、是否有淋巴结水肿、丹毒是否形成橡皮腿等。

3. 评估实验室检查 血常规中白细胞计数升高,中性粒细胞计数升高,可有血沉加快。

4. 心理社会因素 丹毒和蜂窝织炎起病急,病人可能出现寒战、高热及全身症状,病人易产生恐惧、焦虑情绪。

(二)用药安全

抗菌药常见不良反应如恶心、呕吐、腹泻、皮疹等。

1. 脓疱疮、毛囊炎、疖、痈的药物治疗注意事项 以外用药物治疗为主,未破损者可外用 10% 炉甘石洗剂、3% 碘酊,亦可外用莫匹罗星软膏,涂抹,每日 3 次,一般 7~10 天。脓疱较大应抽取脓液,脓疱破溃者可用 1∶5000 高锰酸钾溶液或 0.5% 新霉素溶液清洗湿敷,再外用莫匹罗星软膏。疖、痈早期切忌挤捏和早期切开,晚期已化脓者应及时切开引流。对于病情较重或外用药物久治不愈者,可系统给药治疗。可选用耐酶青霉素类、头孢类、大环内酯类或喹诺酮类抗生素,或者根据药敏试验选择抗菌药。喹诺酮类一般不用于 16 岁以下儿童。

2. 丹毒和蜂窝织炎的药物治疗注意事项　反复发作病人应注意查明并处理慢性病灶（如足癣等）。药物治疗以系统治疗为主,同时辅以外用药物治疗。系统给药应选择高效抗菌药,并遵循早期、足量、足疗程的治疗原则。丹毒首选青霉素,480 万 ~640 万单位,静脉注射,一般 2~3 天后体温恢复正常,应持续用药 2 周左右防止复发;青霉素过敏者可选用大环内酯类或喹诺酮类。蜂窝织炎发展较为迅速,病人宜选择抗菌谱较广的第二代或第三、四代头孢类抗生素,亦可选用喹诺酮类新一代大环内酯类如阿奇霉素等。

（三）用药监测

用药有效性首先体现在疼痛缓解,病人舒适度增加。其次,局部炎症消失,皮损恢复,病人焦虑感消除。体温下降,血常规检查恢复正常。

目前革兰阳性菌的耐药问题日益严重,临床要监测抗菌药治疗效果,必要时,根据药敏试验调整给药方案。无论局部外用还是系统给药,抗菌药使用都应该达到足够剂量与足够疗程,病人易因临床症状缓解而终止用药,不仅易导致疾病复发,而且促进耐药菌种的发展。

（四）健康教育

应注意简单隔离,及时消毒衣物及环境,减少疾病传播。注意皮肤清洁卫生、及时治疗瘙痒性皮肤病,防止各种皮肤损伤。病人勤洗手避免传染,每天清洁皮肤 2 次。避免抓挠,用温水洗浴,及时将脓疱引流。指导病人遵医嘱用药,不能擅自增、减、改、停抗菌药。

（高东雁　刘　健）

第五节　银　屑　病

银屑病俗称牛皮癣,是一类常见的原因不明的非传染性皮肤病,病程长,且不易彻底根治,易复发。

一、疾病简介

银屑病（psoriasis）是一种常见的慢性复发性炎症性皮肤病,其特征表现为鳞屑性红斑或斑块。银屑病病因及发病机制尚未完全明了,一般认为由遗传基因调控与环境因素共同作用致病。银屑病重要病理特征是由免疫系统介导的 T 淋巴细胞浸润真皮。根据临床特征一般分为寻常型、关节病型、脓疱型和红皮病型四种类型,其中 99% 以上为寻常型。

二、药物治疗目的与原则

银屑病病因不详,无特效治疗。治疗目的在于稳定病情,避免复发,提高病人生活质量。

药物治疗原则应遵循:针对不同的诱因及病情轻重,注意治疗方案个体化。皮损少而局限的寻常型银屑病仅需适当外用药物治疗,原则上不系统使用糖皮质激素、免疫抑制剂等可能导致严重不良反应的药物,以免加重或转化为其他型银屑病;急性进行期禁用高浓度、强刺激性外用药物,以免诱发红皮型银屑病;皮损广泛严重者给予综合治疗。

三、药物分类及常用药物

1. 糖皮质激素　银屑病主要外用糖皮质激素类药物,应避免全身应用糖皮质激素。急性期、浸润不明显的皮损、头面部和外阴部多用中弱效糖皮质激素,如 0.1% 糠酸莫米松乳膏或软膏;斑块型皮损可用中强效糖皮质激素乳膏,如 0.05% 地奈德乳膏;四肢及手足皮损可用强效糖皮质激素乳膏,如 0.25% 泼尼卡酯乳膏。毛发部位宜用酊剂或溶液剂,慢性肥厚性皮疹也可用封包疗法。

2. 维 A 酸类　具有调节表皮细胞分化和增殖、减少炎症等作用,用于治疗各种类型的银

阅读笔记

屑病。临床常外用他扎罗汀(tazarotene),系统治疗用阿维 A(acitretin)。

他扎罗汀为皮肤外用的维 A 酸类的前体药,在体内快速脱脂转化为他扎罗汀酸,作用于维 A 酸受体发挥作用,外用治疗银屑病。临床使用 0.1% 乳膏或 0.05% 凝胶剂,每晚临睡前半小时适量涂于患处,用药前,先清洗患处,待皮肤干爽后,将药物均匀涂抹于皮损上,轻轻揉擦促进药物吸收,之后,再用肥皂将手洗净。

阿维 A 是阿维 A 酯的代谢产物,水溶性更好,在脂肪组织中很少沉积,临床口服给药用于严重银屑病。阿维 A 酯由于脂溶性高,在皮下脂肪组织驻留时间过长而退市。阿维 A 起始治疗时为一次 25 或 30mg,每日 1 次,进主食时服用。开始有效后,可给予每日 20~30mg 维持剂量。如用药 4 周未达到满意疗效,且无毒性反应,每日最大剂量可逐渐增加至 60~75mg。服药期间或治疗后 2 个月内饮酒可发生高脂血症,应避免饮酒。

3. 维生素 D₃ 类似物　临床常用卡泊三醇(calcipotriol)、骨化三醇(calcitriol)、他卡西醇(tacalcitol)、马沙骨化醇(maxacalcitol)等软膏剂,一般外用,刺激性小,偶见皮肤瘙痒、发红、刺激感,为面部银屑病的首选外用药。每日 1~2 次,涂于患处,一般 2~3 周开始发挥作用。有效后可减少为每日 1 次。可与地蒽酚、维 A 酸类及糖皮质激素局部合用,可增加治疗银屑病的疗效。系统性治疗尚存在潜在毒性,临床试用与环孢素、阿维 A 或甲氨蝶呤联合应用,增强皮损改善效果,降低免疫抑制剂剂量。

4. 甲氨蝶呤(methotrexate, MTX)　是全身治疗银屑病的标准用药,但治疗量与中毒量很接近,开始剂量宜小。主要用于红皮病型银屑病、关节病型银屑病、急性泛发性脓疱型银屑病、严重影响功能的银屑病。通常每周口服给予甲氨蝶呤有效且可耐受。偶尔有依从性差的病人或口服出现恶心的病人,采用每周肌内注射给药。每周给药有两种方式:一次性服用,另一种每周分三次服用,间隔超过 24 小时。开始给药应相对保守,以避免骨髓抑制。小剂量开始,逐渐加到维持量。通常银屑病病人每周服用 10~15mg　MTX 即有效,总剂量很少超过 30mg。当达到最大疗效后,可以每周 2.5mg 的剂量递减,以达到控制疾病最小剂量。其他免疫抑制剂还包括环孢素 A、他克莫司、吡美莫司、霉酚酸酯等。

5. 地蒽酚(dithranol)　通过抑制酶代谢、降低增生表皮的有丝分裂活动,使表皮细胞生成速度和皮肤焦化速度恢复正常,缩小和消退皮损。每日 1 次,涂于患处,治疗寻常型银屑病及斑秃。对皮肤有一定刺激性,与尿素或焦油合用可减小刺激性,且不影响抗银屑病活性。糖皮质激素虽然可减少地蒽酚的刺激性,但是银屑病复发率升高,且可引起脓疱型银屑病反跳,故与皮质激素药合用时应谨慎。

6. 补骨脂素衍生物　甲氧沙林(methoxsalen)和三甲沙林(trioxysalen)能增强黑素细胞中酪氨酸酶作用,加速色素的形成,并可印制 DNA 合成、细胞分裂和表皮更替,后者作用更强,是临床常用的色素形成剂,与长波紫外线合用治疗白癜风及银屑病。接受长波紫外线照射 2 小时,口服甲氧沙林(20~50mg)或三甲沙林(0.3~0.5mg/kg),每周 2~3 次,至少间隔 48 小时。照射量从小量开始,逐渐增减剂量。皮肤色浅者,首次不超过 10 分钟;中等肤色者不得超过 20 分钟。治疗银屑病,需 8~10 次治疗后,才能出现明显疗效。有发生白内障及皮肤癌的可能。主要不良反应是皮肤色素沉着、瘙痒等。治疗期间不宜食用酸橙、无花果、香菜、芥末、胡萝卜等含呋喃香豆素类食物,以免增加光毒性。

7. 抗感染药物　细菌、病毒或真菌感染是银屑病发病的重要诱因,通过应用药物控制感染,可以达到治疗银屑病的目的。

8. 生物制剂　包括阿法西普(alefacept)、依那西普(etanercept)、英夫利昔单抗(infliximab)、阿达木单抗(adalimumab)、优特克单抗(ustekinumab),主要靶点是 T 细胞和细胞因子如 TNF-α 和 IL-12/23。适用于中度至严重寻常型银屑病及关节型银屑病。常见不良反应为注射部位局部反应,包括轻至中度红斑、瘙痒、疼痛和肿胀等。

阅读笔记

四、药物作用机制

1. 维A酸类　维生素A类似物,与细胞质维A酸结合蛋白(CRABP)结合,转运入核,与视黄酸受体(RAR)结合,参与多种基因转录过程。CRABP-Ⅱ主要存在于表皮,维A酸通过其调节表皮分化。

阿维A口服生物利用度随食物同服而增加,特别是脂类食物增加显著。阿维A主要分布在肝内,超过肝存储能力,会出现维生素A水平过高的中毒症状。阿维A半衰期约50小时,可以通过乳汁排泄。乙醇可间接加强阿维A再酯化为阿维A酯,大大延长阿维A在体内驻留时间,据此,欧洲将阿维A治疗后的避孕建议从2个月延长至2年,美国建议延长至3年。同时,服用阿维A期间应禁酒。

2. 维生素D₃类似物　与维生素D受体结合,抑制银屑病皮肤角质形成细胞的过度增生和诱导其分化,另外还有抗炎作用,同时降低了维生素D₃引起的高钙血症风险。

3. 甲氨蝶呤　二氢叶酸还原酶的强效竞争性拮抗剂,阻止二氢叶酸向四氢叶酸的转化,从而抑制细胞分裂,特别是正常细胞周期的S期(DNA合成)。甲氨蝶呤治疗银屑病的机制曾被认为是抑制角质形成细胞的过度增殖。但是最新研究发现,甲氨蝶呤对淋巴样细胞增殖抑制作用比对人类角质细胞增殖抑制作用强1000倍。因此现在多认为,甲氨蝶呤是通过影响淋巴细胞增殖及阻止活化T细胞移行至特定组织发挥治疗银屑病作用。

甲氨蝶呤可以口服、静脉、肌内及皮下注射给药。食物尤其是奶制品可降低儿童体内生物利用度,但成人不受食物影响。可以在肝脏中代谢为谷氨酰化的甲氨蝶呤,也具有二氢叶酸还原酶活性,同时毒性增加。主要经肾脏排泄,因此肾功能是影响该药不良反应的重要因素。

五、用药护理

(一) 用药评估

1. 健康史　银屑病存在遗传易感性。过敏史对疾病诊断无意义。

2. 临床表现　①大多数寻常型银屑病急性起病,迅速扩延全身。白色鳞屑、发亮薄膜和点状出血是诊断银屑病的重要特征,称为"三联征"。病人多自觉不同程度瘙痒。②关节病型银屑病为银屑病皮疹并伴关节及周围软组织疼痛、肿胀、压痛、僵硬和运动障碍,部分病人可有骶髂关节炎和(或)脊柱炎,病程迁延,易复发。晚期可有关节强直。③脓疱型银屑病常伴有发热、寒战、关节肿痛及白细胞增高等全身症状。可并发肝、肾损害,也可因继发感染、电解质紊乱导致病情严重甚至危及生命。④红皮型银屑病全身呈现弥漫性潮红浸润,大面积皮损中常有片状正常"皮岛"。

3. 皮肤专科检查　皮损分布部位、皮损面积评估、皮损外形评估等。

4. 心理社会因素　银屑病病因不明,病程长,且不易彻底根治,易复发,疾病对病人生活、工作、社交等影响巨大,病人易出现焦虑、恐惧、悲观等负面情绪。

(二) 用药安全

银屑病病程长,长期药物治疗不良反应多,易引发多种并发症。

1. 糖皮质激素　出现皮肤刺激感、皮疹等过敏反应时应停止。长期外用糖皮质激素时,可能导致表皮和真皮的萎缩、毛细血管扩张、持久性红斑、痤疮样疹、毛囊炎及皮肤色素沉着等。长期较大剂量使用糖皮质激素、免疫抑制剂等药物时,易诱发口腔念珠菌感染,应定期观察口腔黏膜情况,指导病人用生理盐水或复方硼砂溶液漱口。

2. 维A酸类　长期使用相对安全,持续治疗银屑病疗效显著。主要不良反应是皮肤干燥、瘙痒、红斑和灼热感,对日光敏感性增加,应避免在阳光下过多暴露。有致畸作用,禁用于孕妇、哺乳期妇女和对维A酸类过敏者。

阅读笔记

3. 维生素 D_3 类似物　最大顾虑是可能引起高钙血症或高钙尿症,一般停药 3 天可缓解。外用还有刺激性和光敏性。辅助外用糖皮质激素可降低刺激性发生的可能性。

4. 甲氨蝶呤等免疫抑制剂　此类药物有骨髓抑制等不良反应。应以确保病人的安全为前提。首次给药前,应对病人进行全面的评估。老年病人应进行肾功能监测。治疗过程中仔细监测血象、肝功能。

5. 补骨脂素衍生物　有发生白内障及皮肤癌的可能。主要不良反应是皮肤色素沉着、瘙痒等。治疗期间不宜食用酸橙、无花果、香菜、芥末、胡萝卜等含呋喃香豆素类食物,以免增加光毒性。

(三) 用药监测

寻常型银屑病药物治疗主要是外用药物治疗,中、重度采用外用和系统药物联合治疗、交替治疗、序贯和间歇治疗等。有效性主要体现在病人主诉瘙痒感减轻或缓解,因瘙痒引起睡眠障碍改善;其次是皮损逐渐恢复,病人焦虑情绪消除。

红皮型、关节病型、脓疱型银屑病及皮损广泛顽固的寻常型银屑病多用系统给药治疗。可以通过估算受累皮损面积或评估皮损特征(如鳞屑、红斑、隆起程度)来量化评价治疗效果。

(四) 健康教育

银屑病为慢性易复发性疾病,皮疹好转后不能掉以轻心,应遵从医嘱坚持长期、规律、合理用药,定期复查。

1. 鼓励银屑病病人进食高蛋白、高热量、高维生素、低脂肪饮食,忌食海鲜、辛辣刺激性食物,禁烟酒。

2. 指导病人规律生活,保持乐观情绪,避免各种诱因,如精神紧张、酗酒等。

3. 注意个人卫生,保持皮肤清洁,合理使用药浴辅助治疗。药浴时注意控制水温 36~38℃;治疗时间为 15~20 分钟。药浴过程中多巡视、观察病人反应,一旦发现不良反应,立即停止治疗。向病人讲解正确擦药方法及注意事项。

(高东雁　刘　健)

第六节　痤　疮

痤疮好发于 15~30 岁,主要发生在面部,虽然大多数病人均能自然痊愈或症状减轻,但是发病率极高且具有一定损容性,对青少年的心理和社交影响超过了哮喘和癫痫。

一、疾病简介

痤疮(acne),俗称青春痘,是一种毛囊皮脂腺的慢性炎症性皮肤病。发病原因主要与雄激素和皮脂分泌过多、毛囊皮脂腺开口处过度角化和毛囊内痤疮丙酸杆菌感染等因素有关。临床表现以粉刺、丘疹、脓疱、结节、囊肿等多形性皮损为特点,可持续数年,部分严重者可遗留色素沉着、持久性红斑、凹陷性或肥厚性瘢痕。

Box 12-3【知识拓展】

痤疮临床分级(Pillsbury 分类法)

痤疮主要根据形态学诊断,临床分级是痤疮治疗及临床评价的重要依据,但是痤疮具有多形性及易变性特点,很难进行客观评价。根据痤疮皮损性质和严重程度,分为 3 度 4 级,即:

1. Ⅰ级(轻度)黑头粉刺散在或多发,有散在炎性皮损。
2. Ⅱ级(中度)Ⅰ级加浅在性脓疱,炎性丘疹数目较多,仅限于面部。
3. Ⅲ级(重度)Ⅱ级加深在炎性皮损,发生于面、颈和胸背部。
4. Ⅳ级(重度～集簇性)Ⅲ级加囊肿,易形成瘢痕,发生在上半身。

二、药物治疗目的与原则

药物治疗目的在于控制症状,避免或减轻色素沉着或瘢痕形成。

药物治疗原则主要是去脂、对抗过度角质化、杀菌消炎及调节激素水平。药物治疗以局部用药为主,必要时全身用药,用药需足剂量、足疗程。同时配合清淡饮食、注意个人卫生;作息规律,劳逸结合,减轻精神压力。

三、药物分类及常用药物

1. 维 A 酸类分为外用维 A 酸类和系统性维 A 酸类。

(1) 外用维 A 酸类:临床用于治疗痤疮的外用维 A 酸类药物主要包括全反式维 A 酸(维 A 酸,tretinoin)、阿达帕林(adapalene)、他扎罗汀(tazarotene)的膏剂、凝胶剂或溶液剂。外用维 A 酸类能够抑制痤疮早期的皮损,是非炎性痤疮的一线药物,同时也是炎性痤疮的重要制剂,常与局部或系统抗生素或激素联合用药。

(2) 系统性维 A 酸类:FDA 批准用于痤疮治疗的只有异维 A 酸(isotretinoin),能缩小皮脂腺,抑制皮脂腺分泌和炎症反应,促进上皮细胞增生分化,促进角质溶解,抑制角化过程等作用。口服后头面部的油脂分泌明显减少。儿童和青少年建议异维 A 酸用 0.3~0.6mg/kg/d,一般 16 周一个疗程。如需要,停药 8 周后,可进行下一个疗程。

2. 维生素类能够抑制毛囊角化和脂质过氧化物形成,从而对抗过度角质化。如维生素 A、维生素 B_2、维生素 B_6、维生素 C、维生素 E 等。

3. 抗感染药物可控制痤疮的炎症或化脓感染,从而减轻病情。

外用常见制剂包括:①硫磺洗剂:有调节角质形成细胞的分化、降低皮肤游离脂肪酸等作用,对痤疮丙酸杆菌亦有一定的抑制作用;②壬二酸:霜剂外用能减少皮肤表面、毛囊及皮脂腺内的菌群,尤其对痤疮丙酸杆菌有抑制作用及粉刺溶解作用,对不同类型痤疮均有效;③二硫化硒:有抑制真菌、寄生虫及细菌的作用,可降低皮肤游离脂肪酸含量;④过氧苯甲酰:外用后可缓慢释放出新生态氧和苯甲酸,具有杀灭痤疮丙酸杆菌、溶解粉刺及收敛作用。

口服抗生素选择针对痤疮丙酸杆菌敏感、选择性分布于皮脂溢出部位的抗生素,应首选四环素类,其次大环内酯类,其他如磺胺甲噁唑 - 甲氧苄啶(复方新诺明)和甲硝唑也可酌情使用。其中,米诺环素和多西环素的抗菌活性高、耐药性低,并兼有明确的非特异性抗炎作用,因此是治疗痤疮首选药,常用剂量为每日 100~200mg,可以 1 次或分 2 次口服,疗程 6~12 周。

四、药物作用机制

维 A 酸类通过与视黄酸细胞核受体结合,调节基因转录而发挥生物活性。异维 A 酸对炎症反应、细胞分化、凋亡及皮脂腺活性均有影响;外用维 A 酸类作用于异常的毛囊表皮细胞,可减少毛囊堵塞,减少微小粉刺和非炎性痤疮皮损。外用维 A 酸类可抑制角质细胞的异常增生,减少炎性皮损数目,促进分化。外用维 A 酸类不直接抑制皮脂分泌或痤疮丙酸杆菌数量,但是可以提供不适合丙酸杆菌生长的有氧环境,从而抑制丙酸杆菌生长。

异维 A 酸口服生物利用度随食物同服(尤其是同牛奶、脂类)会增加,主要在肝脏内代谢。

阅读笔记

异维 A 酸水溶性较好,在脂肪组织中很少沉积,停药 1 个月后血中几乎检测不到。外用维 A 酸类几乎无全身吸收。

五、用药护理

(一) 用药评估

1. 健康史　询问病人家族史;病人既往饮食习惯,如是否大量摄入糖类和脂肪,而维生素 A 和锌摄入不足;询问病史、用药史、过敏史;有无接触某些化学物品如矿物油、碘、溴、锂等;病人心理状况、皮脂分泌情况,对于女性病人须了解痤疮与月经周期关系。

2. 临床表现　痤疮初期为白头粉刺,顶端氧化为黑头粉刺;合并感染为炎性丘疹;炎症加重丘疹顶端可出现小脓疱;脓疱破溃或吸收后留下色素沉着、结节或瘢痕;炎症经久不愈可形成聚合性痤疮。根据临床表现评估痤疮分级。

3. 辅助检查　评估实验室检查,病人体液免疫中血清 IgG 水平升高。评估组织病理检查,毛囊、皮脂腺出现慢性炎症。

4. 心理社会因素　评估痤疮皮损造成病人不适感,如炎症严重时出现的红、肿、热、痛影响病人生活质量;面部痤疮影响形象,同时痤疮相关知识缺乏,对年轻病人造成的心理压力。

(二) 用药安全

痤疮药物治疗以外用药物为主,必要时全身用药。其他配合物理治疗以及瘢痕处理。

外用药物首先应用清水洗脸,去除皮肤表面的油脂、皮屑和细菌的混合物。但不能过分清洗。常用温水、硫磺肥皂清洁皮肤以去除油腻、粉刺、皮屑及皮脂腺分泌物。皮损严重时,应用 75% 乙醇、1% 苯扎溴铵或 2.5%~3.5% 过氧化氢消毒局部皮肤。忌用油脂类、粉类护肤美容化妆品及含有糖皮质激素成分的软膏及霜剂。

其次,轻、中度痤疮专业清除粉刺后,外用维 A 酸或阿达帕林涂抹。外用维 A 酸类的使用方法通常为,在皮损形成之前,每日 1 次在整个发病区涂薄薄一层乳膏、凝胶或溶液,而不是点状涂于单个皮损部位。由于维 A 酸类具有光敏性,所以应该夜间使用,每晚 1 次。痤疮得到控制后,应继续应用,大多数临床研究发现,治疗 12 周后痤疮皮损大约会有 50% 改善。重度有脓肿形成的应切开引流,清洗;有囊肿、结节形成的,可局部注射糖皮质激素,再外用维 A 酸类和抗菌药。病情较重者,口服给药。由于暴发性痤疮或聚合性痤疮往往与过度的免疫反应和炎症有关,短暂使用糖皮质激素可以起到免疫抑制及抗炎作用,应在外用药物治疗的基础上,口服糖皮质激素。但应注意糖皮质激素本身抗炎诱发痤疮。

外用维 A 酸类全身吸收很少,主要引起局部不良反应。系统短期应用异维 A 酸通常是安全的,只要避免妊娠(致畸性),不良反应均轻微且可逆。最常见的不良反应为皮肤黏膜损伤,包括有唇炎、皮肤黏膜干燥、皮炎瘙痒、痤疮加重和皮肤脆性增加等。少数病人使用维 A 酸后会产生抑郁症状。有抑郁病史或家族史的病人用药要谨慎,一旦发生情绪波动或出现任何抑郁症状,应立即停药。

在育龄妇女中系统使用维 A 酸类时,特别应注意致畸胎作用。尤其妊娠前三个月,口服异维 A 酸可引起严重的胚胎异常;如果在治疗过程中怀孕,自然流产率为 20%~30%,必须采取流产处理。育龄妇女在停药后的 2 年内应采取避孕措施。

儿童与青少年长期使用维 A 酸类时,可能引起骨质疏松、骨骺闭锁、骨生长迟缓及骨膜与肌腱钙化等,发生率均 <15%,因此每 6~12 月应做 X 线检查腰部与长骨。虽然出现骨质变化的症状很少见,但对于部分出现韧带和腱钙化的病人,应限制其长期使用。

维 A 酸类不宜与四环素、多西环素、米诺环素同时应用,可增加发生假性脑瘤的危险性。与维生素 A 合用,可诱发维生素 A 过多样毒性反应。大环内酯类、唑类药物可抑制维 A 酸代谢导致潜在毒性增加。抗结核药物利福平、抗惊厥药物苯妥英、苯巴比妥、卡马西平降低维 A

阅读笔记

酸血药浓度。

（三）用药监测

维 A 酸类是目前唯一类对痤疮及许多角化异常疾病最有效的药物,系统给予异维 A 酸时只要加强监测不良反应,能够取得良好的治疗效果。一般前 3~6 个月每月进行临床评估,此后每 3 个月一次。主要评估病人反应、改善程度以及不良反应,进行常规皮损检查。在临床用药过程中,病人需要理解在治疗初始的 4~6 周,整体皮损情况可能恶化,此后皮损逐渐改善,在第 4~5 个月,多数病人皮损完全或几乎完全消除。另外,停用异维 A 酸后,痤疮复发,仍可采取传统治疗方法。如需要第二个疗程异维 A 酸治疗,治疗成功率与第一个疗程相似。

（四）健康教育

1. 痤疮治疗皮损改善后,仍应给予巩固治疗,以去脂和抗角化治疗为主,坚持外用维 A 酸类药物。

2. 养成规律生活习惯,减轻不必要的心理负担,以免引起神经内分泌紊乱。

3. 注意良好饮食习惯,多食蔬菜和水果,足量饮水,保持排便通畅。戒烟酒,忌高脂、高糖、辛辣食物。

4. 注意皮肤清洁,预防新的粉刺形成,切忌自行挤压粉刺,以免化脓发炎。

（高东雁　刘　健）

要点提示 / key points

1. 外用药物是皮肤科疾病药物治疗的特色。

Topical medication is the characteristic of the pharmacotherapy for dermatosis.

2. 皮炎湿疹药物治疗的目标是止痒抗炎。以外用药物为主,主要包括糖皮质激素类、止痒剂、抗炎药、保护剂、清洁剂、角质促成剂、角质剥脱剂、抗菌药等。其中糖皮质激素外用是炎症性和瘙痒性皮疹的常用选择,注意合理使用,减少不良反应发生。系统用药主要应用 H_1 受体拮抗剂,辅以钙制剂、维生素 C 等。

The goals of drug therapy for eczema and dermatitis is to relive the itch and alleviate the inflammation. The therapy mainly relies on the topical agents which are glucocorticoids, antipruritics, antiinflammatory drugs, protective agents, cleaning agents, keratoplastics, keratolytics, antibacterial and so on. Topical corticosteroids are mostly used in inflammatory and itching skinrash, so we should pay attention to rationally use them avoiding the adverse reactions. Systemic drug therapy is mainly H_1-receptor antagonists with calciumagents and vitamine C.

3. 真菌性皮肤病初发或病灶局限常单用外用药物,包括环吡酮胺、联苯苄唑、咪唑类药物。系统使用抗真菌药物包括:多烯类抗生素、三唑类、丙烯胺类及棘白菌素类等。真菌性皮肤病易复发或再感染且一般不危及生命,病人依从性较差。

The primary or local lesion of dermatomycoses is often the use of topical drugs, including ciclopirox olamine, bifonazole, imidazoles. The systemic drugs include polyene macrolide antibiotics, trizaoles, allylamines and echinocandins etc. Fungal infections of the skin are easy to relapse or reinfection and not life-threatening. The compliance of the patients is usually poor.

4. 水痘、疣、传染性软疣等病毒性皮肤病主要对症处理,重症尽早使用抗病毒药。带状疱疹应是及时、足量、足疗程系统使用抗病毒药,辅以止痛药物。抗病毒药主要包括阿昔洛韦、伐昔洛韦和泛昔洛韦,以及膦甲酸钠、某些中药(板蓝根等)。

Viral infections of the skin, such as varicella, verruca, molluscum contagiosum, are treated primarily with topical agents. In the case of severe infection, treatment may be with systemic drug therapy. Herpes zoster should be treated with systemic antiviral drugs as early as possible, using

阅读笔记

full-dose and long-term treatment, combined with analgesics. Antiviral drugs include acyclovir, valaciclovir, famciclovir, and foscarnet, and some Chinese medicine (Radix Isatidis etc.)

5. 细菌性皮肤病常用外用抗菌药物包括莫匹罗星、夫西地酸、左氧氟沙星、新霉素、红霉素、杆菌肽、磷霉素等。系统治疗药物主要选择青霉素类、头孢类、大环内酯类、喹诺酮类等。

Bacterial infections of the skin commonly use topical antibiotics including mupirocin, levofloxacin, fusidic acid, erythromycin, neomycin and bacitracin, phosphonomycin etc. Systemic drugs mainly include penicillins, cephalosporins, macrolides and quinolones.

6. 银屑病主要外用糖皮质激素类药物，应避免全身应用糖皮质激素。其他外用药物包括维生素 D_3 类似物、地蒽酚、维 A 酸类。系统药物治疗以甲氨蝶呤为主，其他包括补骨脂素衍生物、生物制剂等。

Psoriasis is mainly treated with topical glucocorticoids and should avoid the systemic treatment. Other topical agents include vitamin D_3 analogues, dithranol and tretinoins. Systemic treatment is used with methotrexate, psoralen derivatives and biological agents.

7. 痤疮轻者仅以外用药物治疗即可，选择亲水性基质，避免使用油性基质制剂重者，外用治疗基础上，加口服维 A 酸类；暴发性痤疮，外用治疗基础上，系统给予糖皮质激素，必要时需要合用抗菌药控制细菌感染。

Mild acne may only be treated with topical drugs in the hydrophilic matrix avoiding the oil matrix preparations. Severe acne is treated with systemic tretinoins on the basis of topical drugs and acne fulminans is treated with systemic glucocorticoids and topical therapy, if necessary, combined with antibiotics.

阅读笔记

第十三章 特殊感染性疾病药物治疗

学习目标

学生在学习完本章内容之后能够：

认识与记忆：

1. 列举性传播疾病的重点药物的分类。

2. 列举治疗艾滋病的重点药物的分类。

理解与分析：

1. 理解及掌握性传播疾病药物的作用特点。

2. 鉴别不同药物在性传播疾病中的应用。

3. 理解及掌握艾滋病药物的作用特点。

4. 鉴别不同药物在艾滋病中的应用。

综合与运用：

1. 根据具体病例讨论性传播疾病及艾滋病的药物治疗目的及原则。

2. 根据具体病例应用性传播疾病及艾滋病药物治疗的护理要点。

性传播疾病及艾滋病为法定报告的一类特殊感染性疾病。近年来，性传播疾病中的淋病报告发病率呈下降趋势，而梅毒、艾滋病（acquired immune deficiency syndrome，AIDS）发病率和人类免疫缺陷病毒（human immunodeficiency virus，HIV）感染率呈上升趋势。了解此类疾病的致病特点，掌握药物治疗原则，进行专业的用药监测及安全评估为护理工作者的职责所在。另外，此类疾病为一种"行为病"，护理工作者还应该加强对病人的健康教育，以防止疾病进一步传播。

第一节　性传播疾病

阅读笔记

性传播疾病（俗称性病）是一组常见的传染病。近年来，性病逐渐呈现出流行范围扩大和发病年龄降低的趋势,且无症状或轻微症状病人增多及耐药菌株数增多。据世界卫生组织(WHO)报道,性病及与之相关的如不育、异位妊娠、宫颈癌和成人过早死亡已成为发展中国家成人寻求医疗保健的 5 大原因之一。目前此类疾病主要采用药物治疗,临床专科护士需要了解疾病用药的相关知识,以指导病人用药,帮助病人预防和及时治疗,早日康复。

一、疾病简介

主要病变发生在生殖器部位,通过性接触、类似性行为及间接接触传播的疾病,统称为性传播疾病(sexually transmitted diseases,STDs),传统观念又称为性病(venereal disease)。常见的有淋病、梅毒、衣原体感染、生殖器单纯疱疹病毒感染、人类乳头瘤病毒感染及性病性淋巴肉芽肿和软下疳等。各种能引起性病传播的病原体有 20 多种。中国常见的性传播疾病常见病原体有:①病毒,可引起尖锐湿疣、生殖器疱疹等,常见的有单纯疱疹病毒、人类乳头瘤病毒、传染性软疣病毒、巨细胞病毒、EB 病毒、肝炎病毒等;②衣原体,可引起性病性淋巴肉芽肿、衣原体性尿道炎、宫颈炎,主要是各种血清型的沙眼衣原体;③支原体,可引起非淋菌性尿道炎,包括解脲支原体、人型支原体等;④螺旋体,可引起梅毒,主要的致病微生物为苍白螺旋体(梅毒螺旋体);⑤细菌,可引起淋病、软下疳,常见的有淋病双球菌、杜克雷嗜血杆菌、肉芽肿荚膜杆菌、加特纳菌、厌氧菌等;⑥真菌,可引起外阴阴道念珠菌病,致病微生物主要为白色念珠菌。

二、药物治疗的目的及原则

(一) 药物治疗的目的

性病有很多种,有的易治愈,有的不易治愈。易治愈的性病通常是由细菌、衣原体、支原体、螺旋体等病原体引起的,如淋病、非淋菌性尿道炎、梅毒(早期梅毒)、软下疳等。这些性病使用合适的抗生素治疗,均可达到临床和病原学治愈的目的。难以治愈的性病主要是由病毒感染引起,如生殖器疱疹等。目前的抗病毒药物对引起这些性病的病毒一般只能起抑制作用,因此这些性病虽然可以达到临床治愈目的,但是病毒仍可能潜伏在人体中,这就是为什么部分病人生殖器疱疹或尖锐湿疣容易复发的缘故。

(二) 药物治疗的原则

药物治疗的原则包括:①明确诊断、及时用药;②选用针对性强的药物,有可能做药敏检查的病原体,最好根据药敏结果用药;③能选用口服药者,先用口服药,必要时选用注射药物;④治疗周期依据不同疾病而异;⑤注意合并感染其他疾病的治疗;⑥减少或不使用预防性药物。对于性病的治疗,不能只强调药物对病原体的作用,同时必须提高病人的免疫力和去除感染因素,方可有效控制感染。

三、药物分类及常用药物

(一) 抗微生物类药物

由于性传播疾病大多数是由细菌、衣原体、支原体、螺旋体及病毒等多种病原体感染引起,故治疗主要为抗生素、抗菌药及抗病毒等抗微生物药物。

常用药物有:①β- 内酰胺类抗生素:包括青霉素类、头孢菌素类及碳青霉烯类,主要针对革兰阳性球菌感染,对梅毒、淋病、非淋菌性尿道炎等都有很好的疗效;②喹诺酮类抗菌药:包括环丙沙星、氧氟沙星及左氧氟沙星等,对淋病及衣原体感染有效;③大环内酯类:包括阿奇霉素、罗红霉素等,对淋病、衣原体感染有效;④四环素类:包括米诺环素、多西环素等,主要用于治疗性病淋巴肉芽肿和非淋菌性尿道炎;⑤氨基糖苷类:主要为大观霉素,治疗梅毒和淋病有较好疗效,尤其对耐青霉素类和耐四环素类的菌株有效,疗效高;⑥抗疱疹病毒药:包括阿昔

阅读笔记

洛韦、泛昔洛韦、伐昔洛韦等,主要治疗生殖器疱疹;⑦干扰素:治疗尖锐湿疣时可肌注干扰素辅助。

(二)治疗性病的外用药

生殖器疱疹、皮损可以使用抗病毒药物的外用制剂;尖锐湿疣可以外用鬼臼毒素、三氯醋酸、咪喹莫特等治疗。此外:多种性传播病在男女外阴部、生殖器官都可引起皮疹,伴随瘙痒、疼痛、流脓、异味等,下列外用药可以帮助止痒去痛、清污去味、改善创面环境。

常用药物有:①高锰酸钾:有强氧化作用,除臭杀菌,可用于冲洗阴部创面及阴道,浓度为0.1%~0.5%。溶液应新配,久置或加温可迅速失效。②3%过氧化氢溶液:为强氧化剂,具有消毒、防腐、除臭及清洁作用,可用于消除性病溃疡糜烂面的脓痂皮。③氯己定:本药具有相当强的广谱抑菌、杀菌作用,无局部皮肤刺激作用,亦不染色,可用于性病局部病灶的清洗消毒,浓度用1:2000水溶液。④紫药水:有较好的杀菌作用,且无刺激性及毒性,可用于性病局部糜烂、溃疡及皮肤感染。⑤1%苯扎溴铵溶液:杀菌力强,对皮肤及组织无刺激性,用于洗涤或冲洗外阴,可以止痒、杀菌、消炎。本药不可与普通肥皂同时应用。⑥2%碘酒:有较强的杀菌作用,用于皮肤局部消毒。治疗软疣时可用镊子夹住丘疹根部,挤出软疣小体,再涂以2%碘酒。⑦强氧化离子水:用于局部冲洗、湿敷,具有减轻炎症反应和抑菌的作用。

常见STDs的药物用药方法见表13-1。

表13-1　性传播疾病的药物治疗

疾病 (infections)	治疗 (treatment)	注释 (comments)
淋病(gonorrhea)	头孢克肟400mg口服1日1次或 头孢曲松125mg肌内注射1日1次或 环丙沙星500mg口服1日1次或 左氧氟沙星250mg口服1日1次或 氧氟沙星400mg口服1日1次加服 阿奇霉素1g口服1日1次或 多西环素100mg口服1日2次,疗程7天 替代方案: 大观霉素2g肌内注射1日1次	
梅毒(syphilis)	一期、二期,或潜伏梅毒<2年: 成人:苄星青霉素G 240万U,肌内注射1次 儿童:5万U/kg,肌内注射,单剂量最高240万U 晚期或潜伏疾病>2年或时间未知: 成人:苄星青霉素G 240万U,肌内注射,3次给药,间隔1周 儿童:5万U/kg,肌内注射,3次给药,间隔1周	对青霉素过敏的非妊娠病人 多西环素100mg口服1日2次,疗程14天或四环素500mg口服1日4次,疗程14天 对青霉素过敏的妊娠病人脱敏后使用青霉素进行治疗
衣原体感染 (chlamydial infection)	阿奇霉素1g口服1日1次或 多西环素100mg口服1日2次,疗程7天 替代方案: 红霉素碱500mg口服1日4次,疗程7天或 琥乙红霉素800mg口服1日4次,疗程7天或 氧氟沙星300mg口服1日2次,疗程7天或 左氧氟沙星500mg口服,疗程7天	妊娠病人可使用阿莫西林,红霉素或阿奇霉素

阅读笔记

续表

疾病 (infections)	治疗 (treatment)	注释 (comments)
生殖器疱疹 (genital herpes)	首次感染治疗 7~10 天： 阿昔洛韦 400mg 口服 1 日 3 次或 阿昔洛韦 200mg 口服 1 日 5 次或 泛昔洛韦 250mg 口服 1 日 3 次或 伐昔洛韦 1g 口服 1 日 2 次 复发治疗 5 天： 阿昔洛韦 400mg 口服 1 日 3 次或 阿昔洛韦 200mg 口服 1 日 5 次或 泛昔洛韦 125mg 口服 1 日 2 次或 伐昔洛韦 500mg 口服 1 日 2 次或 伐昔洛韦 1g 口服 1 日 1 次 抑制性治疗： 阿昔洛韦 400mg 口服 1 日 2 次或 泛昔洛韦 250mg 口服 1 日 2 次或 伐昔洛韦 500mg 或 1000mg 口服 1 日 1 次	治疗 10 日后未痊愈可延长疗程
人乳头状瘤 病毒（human papilloma virus）	病人使用： 普达非洛 0.5% 溶液或凝胶 3 天,后 4 天无治疗 咪喹莫特 5% 药膏每周 3 次,最长至 16 周 携带者使用： 10%~25% 鬼臼树脂复方安息香酊按需 1 周 1 次 80%~90% 三氯醋酸或二氯乙酸按需 1 周 1 次	溶液和凝胶分别使用药棉拭子和手指涂于(软)疣,连续 3 天,后 4 天停止治疗,重复 4 个周期 治疗 6~10 小时后所在区域用温和的肥皂水或清水冲洗 暴露于空气使其干燥,应用 1~4 小时后清洗掉 只可涂于疣体,并待药物干燥。疣体变为白色外观,使用滑石粉或碳酸氢钠中和未反应的酸

四、药物作用机制

（一）β- 内酰胺类抗生素

包括青霉素类（penicillins），头孢菌素类（cephalosporins）如头孢克洛（cefaclor）、头孢克肟（cefixime），碳青霉烯类（carbapenems）如亚胺培南（imipenem）等。

1. 作用机制　细菌具有细胞壁,而人类细胞则不具有。β- 内酰胺类抗生素通过干扰细菌细胞壁肽聚糖的合成,使细胞壁缺损,水分由外环境不断渗入高渗的菌体内,致使细菌膨胀,变形死亡,而发挥杀菌作用。β- 内酰胺类抗生素最终使细菌裂解死亡是由于细胞壁自溶酶的活性增加,产生自溶或胞壁质水解。自溶酶的活性可能与维持细菌细胞的正常功能与分裂有关。近来发现较多的淋病奈瑟菌对本药耐药,故不作首选药。

2. 体内过程　青霉素 G 口服吸收少而不规则,易被胃酸及消化酶破坏,不宜口服,常作肌内注射,吸收迅速且完全,注射后约 0.5~1.0 小时达血药峰浓度,血浆蛋白结合率 46%~55%。能广泛分布在全身各部位,几乎全部以原型经尿迅速排泄。除部分头孢菌素类药物可供口服（如头孢拉定、头孢氨苄等）外,多数药物均需注射给药,吸收后分布较广,多数以肾排泄为主,但头孢哌酮等少数药物主要以胆汁排泄。第一代头孢菌素的半衰期较短,第二、三代的半衰期有所延长,如头孢曲松长达 8 小时。

阅读笔记

(二) 喹诺酮类抗菌药

此类药物包括环丙沙星(ciprofloxacin)、氧氟沙星(ofloxacin)、左氧氟沙星(levofloxacin)、洛美沙星(lomefloxacin)等。

1. **作用机制** 主要通过抑制细菌 DNA 拓扑异构酶,从而阻碍 DNA 的复制、转录,最终导致细菌死亡。细菌 DNA 拓扑异构酶包括拓扑异构酶 I、II、III 和 IV,拓扑异构酶 I 和 III 主要参与 DNA 的松解,对氟喹诺酮类药物不敏感;拓扑异构酶 II 又称 DNA 回旋酶,参与 DNA 超螺旋的形成,拓扑异构酶 IV 则参与细菌子代染色质分配到子代细菌中。DNA 回旋酶和拓扑异构酶 IV 是氟喹诺酮类药物的主要作用靶点,在革兰阴性菌中主要为 DNA 回旋酶,在革兰阳性菌中主要为拓扑异构酶 IV。真核细胞含与细菌的拓扑异构酶 II 类似功能的 DNA 拓扑异构酶,但对喹诺酮类药物不敏感。

2. **体内过程** 大部分品种口服吸收迅速而完全,服药后 1~2 小时内达到血药峰浓度,生物利用度均达 80%~95%。血浆蛋白结合率低,大多在 14%~30%。但在组织和体液分布广泛,在肺、肝、肾、膀胱、前列腺、卵巢、输卵管和子宫内膜的药物浓度要高于血药浓度。少数产品在肝脏代谢或经粪便排出,大多数主要是以原型经肾小管分泌或肾小球滤过由肾脏排出。少数 $t_{1/2}$ 较短,如诺氟沙星和环丙沙星仅 3~5 小时,而左氧氟沙星、莫西沙星、司氟沙星、加替沙星和曲伐沙星则在 6~11 小时之间,以司氟沙星最长,可达 18 小时。相对较长的 $t_{1/2}$ 可准许每日给药一次。

(三) 大环内酯类抗生素

此类抗生素包括红霉素(erythromycin)、罗红霉素(roxithromycin)、阿奇霉素(azithromycin)等。

1. **作用机制** 大环内酯类均能不同程度地抑制细菌蛋白质的生物合成,它们紧密结合于细菌核糖体 50S 亚基的 23S rRNA 上肽酰转移酶中心的肽链移位通道入口处,从而抑制了肽酰基转肽作用和干扰了 mRNA 的移位反应,致使细菌蛋白质生物合成受阻,细菌生长繁殖受抑。因细菌与哺乳动物体内的核糖体不同,故大环内酯类对哺乳动物核糖体几乎无影响。除红霉素外其他各种制剂均能口服吸收,食物干扰红霉素和阿奇霉素的吸收,但能增加克拉霉素的吸收。

2. **体内过程** 大环内酯类抗生素能广泛分布到除脑组织和脑脊液以外的各种组织和体液,阿奇霉素的血浆浓度较低,主要集中在中性粒细胞、巨噬细胞、肺、痰液、皮下组织、胆汁和前列腺中,然后再从这些组织缓慢释放,使其组织 $t_{1/2}$ 可达 3 天。红霉素和阿奇霉素主要以活性形式聚积和分泌在胆汁中,部分药物经肝肠循环被重吸收。克拉霉素及其代谢产物主要经肾脏排泄,肾功能不良病人应适当调整用药剂量。

(四) 四环素类抗生素

此类抗生素主要为多西环素(doxycycline),四环素类为快速抑菌剂,高浓度时对某些细菌呈杀菌作用,属广谱抗生素。

1. **作用机制** 四环素类的抑菌机制为抑制细菌蛋白质合成。四环素类可与细菌核糖体 30s 亚基结合,抑制氨酰基 tRNA 与 mRNA 核糖体复合物 A 位结合,从而抑制肽链延长和细菌蛋白质的合成。另外,四环素类也能引起细菌细胞膜通透性增加,使细菌细胞内核苷酸和其他重要物质外漏,从而抑制细菌 DNA 的复制。不同四环素类在临床治疗效果上的差异,主要是由于这些环上不同的取代基造成的药动学差异所致。

2. **体内过程** 四环素类口服能吸收但不完全,各药物吸收率差别较大,多西环素和米诺环素最高(95%~100%)。四环素类(多西环素和米诺环素除外)与食物同服则减少吸收;应避免与二价和三价阳离子物质同服,因其与二价和三价阳离子形成不吸收的络合物,也应避免与铁制剂、含钙、镁和铝的食品或抗酸药同服。四环素类的血浆蛋白结合率差异较大(40%~80%),分布容积大于体液容积,故其组织分布广泛,所有四环素类都能透过胎盘屏障并集中在胎儿骨骼和牙齿。除多西环素和米诺环素主要在肝代谢外,其余四环素类抗生素主要以原型经肾小

阅读笔记

球滤过,从肾排泄。四环素类的 $t_{\frac{1}{2}}$ 差别较大,长效类多西环素、米诺环素 $t_{\frac{1}{2}}$ 可达 16~18 小时。

(五)氨基糖苷类抗生素

氨基糖苷类抗生素主要为大观霉素(doxycycline)。

1. 作用机制　氨基糖苷类抗生素能作用于细菌体内的核糖体,与核糖体 30s 亚基结合,导致 A 位的破坏,进而抑制蛋白质合成的起始、肽链延伸以及终止阶段等多个环节,并破坏细菌细胞膜的完整性。另外,氨基糖苷类抗生素通过离子吸附作用附着于细菌菌体表面,造成细胞膜缺损,使膜通透性增加;氨基糖苷类抗生素导致翻译错误所形成的异常蛋白质也可能插入细胞膜,增加膜的通透性,使胞内 K^+、腺嘌呤核苷酸、酶等重要物质外漏,产生快速杀菌作用。

2. 体内过程　氨基糖苷类抗生素的极性较大,脂溶性小,口服很难吸收,仅作肠道消毒用。全身给药多采用肌内注射,吸收迅速而完全。氨基糖苷类的血浆蛋白结合率均较低,在组织内主要分布在细胞外液。在大多数组织中浓度都较低,而在肾皮质和内耳内、外淋巴液中浓度较高,这是其引起肾毒性和耳毒性的原因。氨基糖苷类主要以原型经肾小球滤过排泄,$t_{1/2}$ 约为 2~3 小时,肾衰竭病人可延长 20 倍以上,从而导致药物蓄积中毒。

(六)抗疱疹病毒药

主要为阿昔洛韦(acyclovir, ACV)、泛西洛韦(famciclovir)、伐昔洛韦(valacyclovir)等。

1. 作用机制　阿昔洛韦和泛昔洛韦等在感染细胞内,被单纯疱疹病毒基因编码的特异性胸苷激酶磷酸化为三磷酸型,与三磷酸脱氧鸟苷(dGTP)抑制疱疹病毒竞争 DNA 多聚酶,从而抑制病毒的 DNA 复制。三磷酸阿昔洛韦掺入病毒 DNA 链中,使 DNA 延长终止,生成无功能 DNA。阿昔洛韦与疱疹病毒胸苷激酶有高度亲和力,因此对病毒复制有高度选择性抑制作用,而对宿主细胞影响较少。

2. 体内过程　口服吸收差,生物利用度较低,血浆蛋白结合率低,易透过生物膜,约 90% 由肾排出,血浆 $t_{1/2}$ 平均为 1.5~6.0 小时。

五、用药护理

(一)用药评估

护理评估主要包括一般情况评估和疾病评估。一般情况评估需要了解病人的年龄、性别、职业、心理状况、既往史、药物过敏史、相关实验室检查以及对疾病的诊治经过。疾病评估应根据所患性病进行,根据疾病动态表现判定用药效果,主要包括:①病人的生命体征、一般营养状态、意识、饮食、睡眠等;②皮损部位、数量、损害严重程度、分泌物量、是否有疼痛和瘙痒等症状及其严重程度;③评估病人的心理状况;④评估病人是否需要性伴侣同时治疗,以防交叉感染。

(二)用药安全

1. 用药不良反应及禁忌证　注意观察由抗生素引发的伪膜性结肠炎、合并真菌感染、胃肠不适、皮疹、头晕头痛、过敏、中枢系统功能紊乱、肝肾功能变化、血液系统变化,以及外用药物的局部刺激作用等不良反应。一旦发现及时对症处理并报告医生。性传播疾病药物治疗常见药物剂量、不良反应及禁忌证,见表 13-2、13-3、13-4、13-5、13-6、13-7 及 13-8。

表 13-2　治疗成人及儿童淋球菌感染的药物给药剂量、不良反应及禁忌证

药物名称及剂量	不良反应	禁忌证
头孢曲松		
成人:250mg 单一剂量肌内注射 新生儿眼炎:25~50mg/kg 单一剂量,静脉注射或肌内注射,剂量最大不超过 125mg	伪膜性结肠炎,(皮)疹,胃肠不适,血液学异常	已知对头孢曲松过敏病人 慎用于对青霉素过敏病人 新生儿高胆红素血症病人慎用,尤其是早产儿

阅读笔记

续表

药物名称及剂量	不良反应	禁忌证
儿童:125mg 单一剂量肌内注射或 50mg/kg 静脉注射或肌内注射每日 1 次,连续 10~14 天 儿童(<45kg 伴菌血症或关节炎): 50mg/kg:最大不超过 1g,静脉注射或肌内注射每日 1 次,连续 7 天 儿童(>45kg 伴菌血症或关节炎): 50mg/kg,最大不超过 2g,静脉注射或肌内注射每日 1 次,连续 10~14 天		
头孢克肟 400mg 一次口服	伪膜性结肠炎,胃肠不适, 皮疹,头晕头痛	已知对头孢菌素类抗生素过敏 慎用于对青霉素过敏病人及肾损伤、胃肠疾病病人 慎用于透析及连续卧床腹膜透析病人
环丙沙星 500mg 一次口服	伪膜性结肠炎,光过敏,头晕,坐立不安,胃肠不适	已知对环丙沙星和氟喹诺酮过敏
氧氟沙星 400mg 一次口服	皮疹,荨麻疹,心动过速,吞咽、呼吸困难。光敏,血管性水肿,头晕头昏	妊娠 已知对氧氟沙星和氟喹诺酮过敏 慎用于肝肾功能不全病人
左氧氟沙星 250mg 一次口服	同上	同上
大观霉素 成人:2g 单一剂量肌内注射 儿童:40mg/kg(最大剂量 2g)单一剂量肌内注射	注射部位疼痛,荨麻疹,一过性皮疹,瘙痒,头晕,头痛,胃肠不适,寒战,发热,神经过敏,失眠,罕见的过敏反应,低血红蛋白,血尿素氮及丙氨酸转氨酶增高	对大观霉素过敏病人 慎用于过敏体质病人
头孢唑肟 500mg 肌内注射	嗜酸性粒细胞增多,血小板增多;头痛,头晕及耳鸣	对头孢唑肟过敏病人 慎用于对青霉素过敏或过敏体质病人或胃肠不适病人
头孢噻肟 500mg 肌内注射	伪膜性结肠炎,皮疹,瘙痒发热及胃肠不适	对头孢噻肟或其他头孢菌素类过敏病人 慎用于对青霉素过敏或肾功能不全病人或胃肠不适病人

阅读笔记

续表

药物名称及剂量	不良反应	禁忌证
头孢替坦 1g 肌内注射	伪膜性结肠炎,胃肠不适及过敏反应	对头孢菌素类过敏病人 慎用于对青霉素过敏或胃肠不适病人
头孢西丁 + 丙磺舒 2g 肌内注射,1g 口服	头孢西丁:伪膜性结肠炎,血栓性静脉炎,皮疹,瘙痒,嗜酸粒细胞增多,发热,呼吸困难,低血压,胃肠不适 丙磺舒:头痛、头晕、胃肠不适,过敏反应,急性痛风性关节炎,肾病综合征,尿酸结石	头孢西丁:对头孢西丁或其他头孢菌素类过敏病人 慎用于对青霉素过敏或胃肠不适病人 丙磺舒:丙磺舒过敏病人 儿童 <2 岁,血恶病质,尿酸肾结石 慎用于消化性溃疡病人
依诺沙星(从此项开始以下的药物不常使用) 400mg 一次口服	伪膜性结肠炎,胃肠不适及过敏反应,头晕头痛	对依诺沙星过敏,肌腱炎,使用依诺沙星或氟喹诺酮类导致肌腱断裂者
洛美沙星 400mg 一次口服	严重光敏反应,伪膜性结肠炎,头晕头痛及过敏	对洛美沙星或氟喹诺酮类过敏
诺氟沙星 800mg 一次口服	伪膜性结肠炎,头晕头痛,光敏反应,过敏及胃肠不适	对诺氟沙星过敏,肌腱炎,使用依诺沙星或氟喹诺酮类导致肌腱断裂者
阿奇霉素 2g 口服 不复杂的咽部淋球菌感染:1g 一次口服	胃肠不适,腹部疼痛 伪膜性结肠炎,血管性水肿,阻塞性黄疸	对阿奇霉素、红霉素或其他大环内酯类抗生素过敏 对肝肾功能不全者慎用
多西环素 100mg 口服,每日 2 次,连续 7 天	严重感染,光敏反应,胃肠不适,肝毒性	妊娠,哺乳,对任何四环素类过敏病人

表 13-3　新生儿眼炎的预防给药剂量、不良反应及禁忌证

药物名称及剂量	不良反应	禁忌证
硝酸银 1% 水溶液一次应用	长期应用可引起轻度化学性结膜炎,可引起角膜烧灼或致盲	已知对硝酸银过敏
红霉素 0.5% 眼用软膏一次应用	过敏反应	已知对红霉素过敏

阅读笔记

表 13-4　治疗梅毒的药物给药剂量、不良反应及禁忌证

药物名称及剂量	不良反应	禁忌证
非过敏成人 苄星青霉素 G 一期、二期病人及早期潜伏梅毒:240 万 U 肌内注射,共 2 次 晚期潜伏梅毒、感染时间未知或三期梅毒:720 万 U;总计给药三次,每次 240 万 U 每隔一周肌内注射	过敏,荨麻疹,喉部水肿,发热,嗜酸粒细胞增多,血清病样反应,溶血性贫血,白细胞减少,血小板减少,神经病变,肾病	已知对青霉素或普鲁卡因过敏病人
非过敏儿童 一期、二期及早期潜伏梅毒:5 万 U/kg 肌内注射直至成人剂量 240 万 U 一次给药 晚期潜伏梅毒、感染时间未知:5 万 U/kg 肌内注射直至成人剂量 240 万 U 每隔一周肌内注射(总计 15 万 U/kg,最高至成人剂量 720 万 U)	同上	同上
非妊娠的,青霉素过敏病人 多西环素 100mg 口服,每日 2 次,连续 2 周 晚期潜伏梅毒: 100mg 口服,每日 2 次,连续 4 周(如感染年龄 <1y,连续给药两周)	严重感染,光过敏,胃肠不适,皮疹,血恶病质,肝毒性	妊娠期,哺乳期,对四环素过敏

表 13-5　治疗神经毒的药物给药剂量、不良反应及禁忌证

药物名称及剂量	不良反应	禁忌证
水剂青霉素 G 总剂量 1800~2400 万 U/ 天,以 300~400 万 U 静点,每 4 小时一次,连续 10~14 天	同青霉素	对青霉素过敏
普鲁卡因青霉素 G 240 万 U 每天 1 次肌内注射,加丙磺舒 500mg 口服,每日 4 次,两者均连续给药 10~14 天	同青霉素 丙磺舒: 头晕、头痛,胃肠不适,过敏反应,急性痛风,关节炎,肾病综合征,尿酸结石	对青霉素或丙磺舒过敏 儿童 <2y,血恶病质,尿酸结石

表 13-6　治疗衣原体感染药物给药剂量、不良反应及禁忌证

药物名称及剂量	不良反应	禁忌证
阿奇霉素 成人:1g 单一剂量口服 妊娠:1g 单一剂量口服 儿童(≥45kg,<8y):1g 单一剂量口服 儿童(≥8y):1g 单一剂量口服(或多西环素,剂量如下)	胃肠不适,腹部疼痛,伪膜性结肠炎,血管性水肿,阻塞性黄疸	已知对阿奇霉素或其他大环内酯类抗生素过敏,慎用于肝肾功能不全病人

阅读笔记

续表

药物名称及剂量	不良反应	禁忌证
多西环素		
成人:100mg 一日 2 次,连续 7 天 儿童(≥8y):100mg 口服,一日 2 次,连续 7 天	二重感染,光敏性,胃肠不适,小肠结肠炎,皮疹,恶病质,肝脏毒性	妊娠期,哺乳期,对四环素过敏
阿莫西林		
妊娠:500mg,一日 2 次,连续 7 天	过敏反应,伪膜性结肠炎,胃肠不适,皮疹,荨麻疹,阴道炎	阻塞性黄疸病史,肝功能不全,对青霉素过敏病人
氧氟沙星		
300mg 一日 2 次,连续 7 天	皮疹,荨麻疹,心动过速,吞咽、呼吸困难,光敏性,血管性水肿,头晕,头痛	妊娠期,对氧氟沙星或喹诺酮类过敏,慎用于肝肾功能不全
左氧氟沙星		
500mg 每日 1 次,连续 7 天	同上	同上
红霉素		
成人:500mg 一日 4 次,连续 7 天 妊娠:500mg 一日 4 次,连续 7 天 或 250mg 一日 4 次,连续 14 天 儿童:1 日总量 50mg/kg/d 口服,一日 4 次,连续 10~14 天	胃肠不适,伪膜性结肠炎,肝功能不全,心律失常,腹部疼痛,食欲减退,中枢系统功能紊乱,荨麻疹	对红霉素过敏 慎用于肝功能不全病人以及儿童体重 <45kg

表 13-7　治疗生殖器疱疹药物给药剂量、不良反应及禁忌证

药物名称及剂量	不良反应	禁忌证
阿昔洛韦		
首次临床发作:400mg,一日 3 次,连续 7~10 天,或 200mg 一日 5 次,连续 7~10 天 复发病人:200mg,一日 3 次,连续 5 天,200mg,一日 5 次,连续 5 天,800mg 一日 2 次,连续 5 天 日常抑制疗法:400mg,一日 2 次 严重疾病:5~10mg/kg,静脉点滴每隔 8 小时一次,连续 5~7 天或临床症状缓解	胃肠不适(恶心,呕吐),头痛,中枢系统功能紊乱,皮疹,抑郁,眩晕,关节痛,疲劳,耐药	对阿昔洛韦过敏病人 慎用于肾功能不全,妊娠期,哺乳期病人
泛昔洛韦		
首次临床发作:250mg,一日 3 次,连续 7~10 天 复发病人:125mg,一日 2 次,连续 5 天 日常抑制疗法:250mg,一日 2 次	头痛,疲劳,胃肠不适 长期使用:瘙痒,皮疹,感觉异常	泛昔洛韦过敏病人 妊娠期,哺乳期病人 慎用于肾功能不全病人
伐昔洛韦		
首次临床发作:1g 口服,一日 2 次,连续 7~10 天 复发病人:500mg 口服,一日 2 次,连续 5 天 日常抑制疗法:500mg 口服,每日 1 次(1 年发作 <9 次)或 1000mg 口服,每日 1 次	胃肠不适,头晕,头痛,腹部疼痛	伐昔洛韦过敏病人 儿童禁用 慎用于肾功能不全病人以及妊娠期,哺乳期病人

阅读笔记

表 13-8　治疗生殖器疣药物给药剂量、不良反应及禁忌证

药物名称及剂量	不良反应	禁忌证
普达非洛溶液或凝胶 0.5%一日2次，连续3d，停药4d，共4个周期	胃肠不适（恶心，呕吐），头痛，中枢系统功能紊乱，皮疹，抑郁，眩晕，关节痛，疲劳，耐药	对鬼臼毒素过敏病人 慎用于肾功能不全，妊娠，哺乳病人
咪喹莫特乳剂 5%乳剂一周 3次，最长 16周	轻度至中度局部炎症反应	咪喹莫特孕期安全性尚未建立
鬼臼树脂安息香酊 10%~25%	局部刺激	鬼臼树脂孕期安全性尚未建立 由于潜在的全身吸收作用，故慎用于阴道
三氯乙酸或二氯乙酸 80%~90%	迅速分布可损伤邻近组织 疼痛	

2. 药物相互作用

（1）β-内酰胺类抗生素：①经肾小管分泌排泄的药物如保泰松、丙磺舒、吲哚美辛、阿司匹林等，可竞争性地抑制青霉素经肾小管分泌排泄，使其血药浓度增高，抗菌作用增强，作用时间延长；②大环内酯类抗菌药物、四环素类、氯霉素类等抑菌药与青霉素合用，可产生拮抗效应，降低青霉素杀菌作用。但其属不合理用药，应避免之；③与氨基糖苷类抗生素合用，抗菌谱扩大，且有协同抗菌作用，但不可混合使用；④头孢菌素类抗生素与其他具有肾毒性的如氨基糖苷类抗生素、强效利尿药等药物合用时，可加重肾脏损害。

（2）喹诺酮类抗菌药：氟喹诺酮类能抑制咖啡因、华法林和茶碱在肝脏的代谢，同服时可增加它们的血药浓度而引起不良反应。此类药物可与一些金属离子络合而减少其肠道吸收，故应避免与抗酸药及抗贫血药等同服。氟喹诺酮类不宜与 H_2 受体阻滞剂合用。尿碱化药可降低喹诺酮类药物在尿中的溶解度，导致结晶尿和肾毒性。

（3）大环内酯类抗生素：大环内酯类可竞争性抑制卡马西平代谢，后者可通过诱导肝微粒体氧化酶降低大环内酯类作用。可抑制细胞色素 P450 酶，增加茶碱、口服抗凝血药、环孢霉素和甲泼尼龙等药物的血浓度，引起相应不良反应。可清除肠道灭活地高辛的菌群，导致地高辛肝肠循环，在体内存留时间延长。与阿司咪唑或特非那定等抗组胺药合用可增加心脏毒性，引起心律失常。

（4）四环素类抗生素：二价、三价阳离子、H_2 受体阻断药及抗酸药均可减少四环素类的吸收。与苯乙双胍合用，可产生大量乳酸，造成酸中毒。与呋塞米等强效利尿药合用易产生高氮质血症。

（5）氨基糖苷类抗生素：氨基糖苷类抗生素与两性霉素、一代头孢菌素、多黏菌素或万古霉素等合用能增加肾毒性。苯海拉明、美克洛嗪、布克利嗪等抗组胺药可掩盖氨基糖苷类抗生素的耳毒性。氨基糖苷类抗生素能增强骨骼肌松弛药及全身麻醉药引起的肌肉松弛作用，可导致呼吸抑制。

（6）抗疱疹病毒药：阿昔洛韦与干扰素或甲氨蝶呤合用，可引起精神异常；与肾毒性药物合用可加重肾毒性；β 内酰胺类药物和丙磺舒可增高阿昔洛韦的血药浓度。齐多夫定和其他细胞毒药物可增强更昔洛韦的骨髓抑制毒性；肾毒性药物可减少更昔洛韦排泄；普鲁本辛和阿昔洛韦可降低更昔洛韦的肾清除率。

（三）用药监测

1. 严格遵照医嘱，避免乱用药及不规则用药　很多病人症状一旦缓解或消失就停止治

阅读笔记

疗,不能完成全疗程治疗;或者盲目用药,使治疗不彻底;还可能导致耐药,给进一步治疗带来困难。确保病人完全遵循医嘱服从药物治疗方案,可以提高药物的有效性、降低复发率,并减少耐药出现的风险。对于淋菌、支原体、衣原体等导致的感染,治疗前最好进行药敏试验,根据结果选择最佳药物;如果病人治疗后复发,可以补做药敏试验以科学调整用药。

2. 追踪性伴侣和夫妻同治　配偶/性伴侣未及时治疗可造成双方反复感染,导致疾病久治不愈。因此,强调夫妻或性伴侣同查同治,以便消除传染源和防止循环传染。同时应该注意毛巾、澡盆、衣物等密切接触用品的隔离、专人专用以及消毒工作,防止交叉感染。性病病人在治愈前要禁止性生活,以防止疾病进一步传播扩散。

3. 定期复查　如梅毒完成正规治疗后,早期梅毒应随访2~3年,第一年内应每间隔3个月、第二年每间隔6个月做非梅毒螺旋体抗原的血清学检测,如从阴性转为阳性或者滴度升高四倍,应进行复治。晚期梅毒、神经梅毒需要随访复查至少3年,脑脊液异常者需要每6个月行脑脊液检查至 VDRL 转阴且细胞数正常;淋病正规治疗后第 7~10 天及第 14 天前后做淋菌检查(培养和涂片),来评价治疗效果和预防复发;对于沙眼衣原体感染,使用多西环素和阿奇霉素治疗者一般无需复检,使用红霉素治疗后需要复检,对于症状不消失、治疗不规范、有再感染和隐性感染可能者,也建议复查。停药后 2 周可进行抗原检测,或停药后 3~4 周进行 PCR 检测,女性病人建议 3~4 个月后再复查一次;HSV 和 HPV 感染主要为症状体征随访,其中尖锐湿疣应至少随访至治疗结束后 6 个月;软下疳在治疗开始后 3~7 日复查;腹股沟肉芽肿的建议随访期为 2 年。

(四) 健康教育

1. 用药和生活护理　向病人详细讲解药物的功效、机制、用法、用量,强调遵医嘱坚持治疗的重要性,不可擅自停药或盲目用药。告知病人常见的药物不良反应,一旦发现及时向医务人员报告,以便及时处置。告知病人在治疗过程中的注意事项、衣物用具消毒的方法,以及正确的隔离方法。

2. 健康教育　①向病人及家属宣教性传播疾病的一般知识,使病人对疾病了解,消除顾虑心理,配合治疗,从而提高依从性;②告知病人疾病具有传染性,治愈前应避免发生性行为。同时向病人普及高危性行为的危害性,提倡洁身自好、使用安全套、降低性伴数量、减少高危性行为;③动员病人的性伴侣进行性传播疾病相关检查,阳性者应同时治疗,避免交叉感染;④如有必要,告知病人应避免妊娠。

(陈 立　宋 洋)

第二节　艾　滋　病

艾滋病预防与控制是全球关注的公共健康问题。世界卫生组织估计全世界将有 33 亿人口感染艾滋病毒,其中包括 2 亿小于 15 岁的青少年被感染。近年来我国艾滋病发病进入快速增长期,西南、西北地区的 HIV 感染者主要为吸毒人群,中部地区以有偿供血人员及流动人口为主,而东南部沿海地区及大城市主要以性工作者为主,并且疫情有从高危人群向一般人群传播的趋势。护理人员需掌握疾病相关知识。

一、疾病简介

艾滋病是感染人类免疫缺陷病毒(human immunodeficiency virus, HIV)而引起的慢性传染病,称为获得性免疫缺陷综合征(acquired immune deficiency syndrom, AIDS)。HIV 是反转录病毒,分为 HIV-1 型和 HIV-2 型,其中 HIV-2 型较 HIV-1 型传染效率低,主要流行于西非,而目前人们所指的 HIV 都是指 HIV-1,广泛分布于世界各地。

二、药物治疗的目的及原则

(一) 药物治疗的目的

在 1987 年齐多夫定批准前,HIV 感染的治疗集中在减少 HIV 机会性感染的发生,从而降低其引起的艾滋病病人较高的发病率和死亡率,而不是抑制病毒本身。今天,在对艾滋病毒生命周期深刻理解的基础上,高效的治疗方案是联合使用几种药物抑制 HIV 的复制和恢复宿主 $CD4^+$ 细胞的数量以及免疫能力。这种药物联合治疗方案通常被称为鸡尾酒疗法(highly active antiretroviral therapy,HAART)。

(二) 药物治疗的原则

目前的医治水平对于艾滋病的治疗尚不能达到清除病毒的最终目的,只能是最大限度地、持久地抑制病毒复制,以恢复和保护机体免疫功能,降低 HIV 相关并发症的发病率和死亡率,并提高生活质量。通过对病毒复制的持续抑制,使之达到难以检测的水平,并达到以下 5 个目标:最大限度、持续性抑制病毒载量,恢复保存免疫系统功能,提高生活质量,减少 HIV 相关并发症的患病率及病死率,及预防 HIV 传播。

三、药物分类及常用药物

目前已有 6 大类 30 余种药物通过美国食品药品监督管理局(FDA)认证,不同的药物分别作用于 HIV 复制的不同时期及不同环节(图 13-1)。这些药物是核苷和核苷酸反转录酶抑制剂(nucleosides reverse transcriptase inhibitors,NRTIs)、非核苷类反转录酶抑制剂(NNRTIs)、蛋白酶抑制剂、融合抑制剂、CCR5 辅助受体拮抗剂和整合酶抑制剂。常用抗 HIV 和 AIDS 药物的用药方法(表 13-9)。

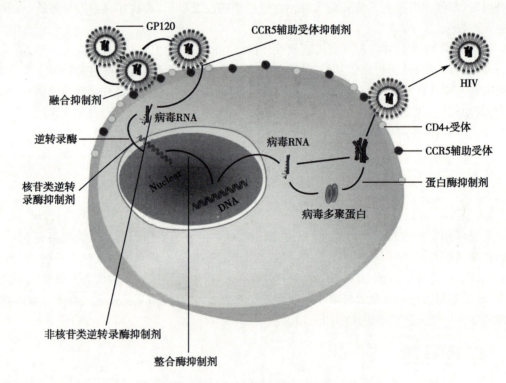

图 13-1　抗 HIV 和 AIDS 药物的作用位点

阅读笔记

表 13-9 治疗 HIV 和艾滋病的药物给药剂量及途径

药物名称 （drug name）	给药剂量及途径 （dosage/route）	适应证 （indication）
非核苷类反转录酶抑制剂（nonnucleoside reverse transcriptase inhibitors）		
地拉韦啶	成人：400mg 口服，一日 3 次	可用于成人艾滋病联合用药方案
依法韦伦	成人：600mg 每天口服；儿童：根据年龄及体重调整剂量	与其他抗反转录病毒药物联合治疗儿童及成人艾滋病
依曲韦林	成人：餐后 200mg 口服，一日 2 次	用于治疗已知病毒复制情况并对标准治疗耐受的成人艾滋病病人
奈韦拉平	成人：200mg 每日，口服 14 日，调整为 200mg 每日，一日 2 次 儿童：4mg/kg 体重，口服 14 日后，4~7mg/kg 体重口服，一日 2 次	与其他抗反转录病毒药物联合治疗儿童及成人艾滋病
利匹韦林	成人：25mg 每日，进食同时口服	可用于成人艾滋病联合用药方案
核苷类反转录酶抑制剂（nucleoside reverse transcriptase inhibitors）		
阿巴卡韦	成人：300mg，口服，一日 2 次 儿童：8mg/kg，口服，一日 2 次	与其他药物联合用于治疗成人及儿童艾滋病
去羟肌苷，双脱氧胞苷	成人：250~400mg 每日口服，或 125~200mg 口服，一日 2 次 儿童：120mg/m² 口服，一日 2 次	作为联合用药治疗成人及儿童艾滋病晚期感染
恩曲他滨	成人：200mg 每日，口服，或 240mg 口服液每日；3 个月龄 ~17 岁儿童：6mg/kg，口服，最大剂量 240mg	用于治疗 HIV-1 感染病人的联合治疗药物
拉米夫定	成人：150mg，口服，一日 2 次；慢性乙型肝炎病人：100mg，口服，一日 1 次；3 月龄 ~16 岁儿童：4mg/kg，口服，一日 2 次	与其他抗反转录病毒药物联合治疗成人和儿童艾滋病毒感染
蛋白酶抑制剂（protease inhibitors）		
阿扎那韦	成人：口服 400mg，每 8 小时 1 次	作为联合用药治疗 HIV 感染
地瑞那韦	成人：600mg 口服，一日 2 次，与利托那韦联合应用时 100mg 口服，每日 2 次	用于标准治疗后进展的晚期 HIV 疾病病人，作为联合治疗的一部分必须包含利托那韦
福沙那韦	成人：1400mg 每天，口服联合利托那韦 100mg/d，或 700mg 口服一日两次与 100mg 利托那韦口服一日 2 次	作为联合用药治疗成人 HIV 感染
印地那韦	成人：口服 800mg，每 8 小时 1 次	作为联合用药治疗成人 HIV 感染
洛匹那韦	成人三个胶囊或 5ml 口服，一日 2 次；6 月龄 ~12 岁儿童：10~12mg/kg 口服，一日 2 次	
利托那韦	成人及 2 岁以上儿童，600mg 口服一日 2 次	作为联合用药治疗 HIV/AIDS 感染的成人及儿童
沙奎那韦（软胶囊或硬胶囊）	硬胶囊：成人 200mg 片剂三片口服，一日 3 次 软胶囊：成人 200mg 片剂六片口服，一日 3 次	作为联合用药治疗成人 HIV 感染病人

阅读笔记

续表

药物名称 (drug name)	给药剂量及途径 (dosage/route)	适应证 (indication)
替拉那韦	成人：与 200mg 利托那韦联合应用，每日口服 300mg	与利托那韦联合应用治疗成人 HIV 感染
融合抑制剂（fusion inhibitor）		
恩夫韦地	成人：90mg 一日 2 次皮下注射 6~16 岁儿童：2mg/kg 一日 2 次皮下注射	可用于联合治疗已知 HIV 病毒复制情况并已采用抗反转录病毒疗法的病人
CCR5 辅助受体拮抗剂（CCR5 coreceptor antagonist）		
马拉韦罗 （maraviroc）	成人：150mg 口服，一日 2 次	作为联合用药治疗 HIV 感染
整合酶抑制剂（integrase inhibitor）		
拉替拉韦	成人：400mg 口服，一日 2 次	作为联合用药治疗 HIV 感染

四、药物作用机制

（一）核苷类反转录抑制剂（NRTIs）

核苷类反转录抑制剂（NRTIs）为第一类用于治疗 HIV 感染的药物，在美国共有 6 种核苷类反转录抑制剂上市，包括阿巴卡韦（abacavir，ABC）、扎西他滨（zalcitabine，DDC）、恩曲他滨（emtricitabine，FTC）、拉米夫定（lamivudine，LAM）、司他夫定（stavudine，d4T）及齐多夫定（zidovudine，ZDV）。

1. 作用机制　NRTIs 是合成 HIV 的 DNA 反转录酶底物脱氧核苷酸的类似物，必须在靶细胞进行磷酸化后才能够被活化，这种胞内活化导致活性的三磷酸核苷衍生物的生成，激活型 NRTIs 与细胞本身的核酸终止酶竞争，从而干扰病毒 RNA 向 DNA 的转录，最终终止病毒 DNA 的继续产生。本类药物与其他药物联合用于治疗成人或儿童艾滋病。见表 13-10。

2. 体内过程　除了阿巴卡韦是由乙醇脱氢酶和谷氨酸转移酶所代谢，其他所有的 NRTIs 均需通过肾脏排出，因此，如果病人患有肾功能不全需要调整给药量，以防止不良反应的发生。当肌酐清除率低于 50mL/min 时，即需要调整给药量。

Box 13-1【经验分享】

在 2003 年底，人们在 HIV 感染病人初始治疗的临床研究发现，当病人接受每日一次 NRTI 三联（双脱氧胞苷肠溶微球 / 拉米夫定 / 替诺福韦酯）治疗后，HIV 病毒抑制失败率较高，并同时检测到病毒发生核苷类反转录酶抑制剂（NRTI）耐药相关突变。在这些研究的基础上，故不推荐联合使用替诺福韦与双脱氧胞苷和拉米夫定去治疗从未接受过抗艾滋病毒治疗病人及既往接受过抗 HIV 病毒治疗病人，目前正接受该治疗方案的病人亦需考虑改变方案。在类似研究中发现，病人接受硫酸阿扎那韦和替诺福韦酯治疗后，显示病毒的抑制率下降和病毒对药物应答的降低，这可能表明病毒对阿扎那韦产生耐药。因此美国食品和药物管理局建议，应使用高剂量阿扎那韦用来克服联合使用替诺福韦而导致的药物浓度降低。

（二）非核苷类反转录抑制剂（NNRTIs）

非核苷类反转录酶抑制剂（NNRTIs）是一类对 HIV-1 反转录酶具有高度选择性的非竞争性抑制剂。常用药物包括地拉韦啶（delavirdine），依法韦仑（efavirenz），奈韦拉平（nevirapine），依曲韦林（etravirine）等。

1. 作用机制　NNRTIs 主要作用于 HIV 反转录酶，可与酶活性中心的邻近部位相结合，使之构象改变从而抑制酶的活性。在此过程中，NNRTIs 不需要被细胞内的酶激活。

2. 体内过程　地拉韦啶胃肠道吸收迅速，1 小时内可达峰值水平，主要经肝脏细胞色素 P450 酶代谢，通过尿液排出体外。依法韦仑胃肠道吸收迅速，3 至 5 小时达到峰值水平，主要经肝脏细胞色素 P450 酶代谢，经尿液和粪便排泄，$t_{1/2}$ 为 52~76 小时。依曲韦林胃肠道吸收迅速，2.5 至 5 小时达到峰值水平，主要经肝脏代谢，经粪便和尿液排泄，$t_{1/2}$ 为 21~61 小时。奈韦拉平被推荐用于成人和年龄超过 2 个月的儿童。快速经胃肠道吸收，达峰值水平需 4 小时，$t_{1/2}$ 为 45 小时。

（三）HIV 蛋白酶抑制剂

HIV 蛋白酶抑制剂显著改变了这种致命的病毒性疾病。曾在 1995 年推出的一年内，使美国因艾滋病死亡的人数明显下降。常用药物包括利托那韦（ritonavir，RTV）、沙奎那韦（saquinavir，SQV）、福沙那韦（fosamprenavir，FSV）、印地那韦（indinavir，IDV）、奈非那韦（nelfinavir，NFV）、替拉那韦（tipranavir，TPV）等。

1. 作用机制　本类药物都是可逆性 HIV 天冬氨酸蛋白酶抑制剂，天冬氨酸蛋白酶负责将病毒多聚蛋白裂解成一些关键酶（如反转录酶、蛋白酶和整合酶）和一些结构蛋白，是传染性病毒成熟所必需，HIV 粒子不成熟且不具感染性。与肾素和组织蛋白酶 D/E 等其他人类蛋白酶相比，蛋白酶抑制剂对 1 型艾滋病毒和 2 型艾滋病毒的亲和力要高出至少 1000 倍，这很好地解释了其对病毒的选择性毒性。该抑制作用防止病毒颗粒的成熟并产生非传染性病毒颗粒。

2. 体内过程　所有蛋白酶抑制剂均为细胞色素 P450 的底物并且个别药物还可被其他 P450 酶代谢，只有少部分以原型从尿液排出，因此即使肾功能损害病人也无必要做剂量的调整。蛋白酶抑制剂的分布可能因为其为 P- 糖蛋白药外排泵的底物而受影响。这种泵在脑内毛细血管内皮细胞的存在可能会限制蛋白酶抑制剂进入中枢神经系统。HIV 蛋白酶抑制剂大都与血浆蛋白结合，特别是 α_1- 酸糖蛋白。这在临床需引起重视，因为在受外伤和手术的时候，α_1- 酸糖蛋白的浓度会反应性增加。

（四）融合抑制剂

融合抑制剂于 2003 年开始用于临床。恩夫韦地（enfuvirtide）是目前唯一的临床用药。

1. 作用机制　与其他抗 HIV 病毒药的作用不同，融合抑制剂可阻止病毒与人体细胞膜的融合，从而阻止 HIV-1 病毒进入细胞。HIV 病毒与宿主细胞表面结合使跨膜糖蛋白 gp41 发生构象变化而使细胞膜融合，恩夫韦地是 36 氨基酸链可与 gp41 结合，从而抑制其构象变化。

2. 体内过程　恩夫韦地作为一种肽类药物，必须皮下注射给药，4~8 小时达峰值。在肝脏代谢后，被回收在组织中并不排出体外。$t_{1/2}$ 为 3.2~4.4 小时。

（五）CCR5 辅助受体拮抗剂

CCR5 辅助受体拮抗剂是 2007 年用于临床的另一类抗艾滋病新药。

1. 作用机制　因为艾滋病毒既可能表达 CCR5 辅助受体亦可能表达 CXCR4 辅助受体，或者二者均表达，其与 gp41 共同促进艾滋病毒通过膜进入细胞。马拉维若可阻断 CCR5 辅助受体，因而阻止病毒进入宿主细胞。用前需测试病毒是否只表达 CCR5 辅助受体，或者二者均有，只有 CCR5 表达病毒可以用马拉维若治疗。

2. 体内过程　马拉维若口服吸收良好，被作为口服制剂使用。经肝脏细胞色素 P450 酶代谢，主要通过粪便排泄，$t_{1/2}$ 为 14~18 小时。

阅读笔记

（六）整合酶抑制剂

雷特格韦（raltegravir，RAL）是第一个新型整合酶抑制剂抗反转录病毒药物，2007年末引入临床。

1. 作用机制　雷特格韦抑制病毒特异性酶的整合酶活性，整合酶是病毒复制所必需的一种编码酶。阻断该酶可抑制 HIV-1 前病毒的形成，从而导致病毒载量下降，活性 $CD4^+$ 细胞增加。

2. 体内过程　雷特格韦胃肠道吸收迅速，3 小时达峰值，经肝脏代谢，主要通过粪便排泄，$t_{1/2}$ 为 9 小时。

五、用药护理

（一）用药评估

首先，评估使用这些药物的注意事项及禁忌证。例如：是否对抗病毒药物有过敏史，是否存在可能导致肝功能或肾功能不全的疾病从而影响药物的代谢和排泄，女性病人是否是妊娠或哺乳期，从而可能对胎儿或婴儿产生不利影响。其次，对病人进行体格检查，建立基础资料用以评估药物治疗的有效性，以及与药物治疗相关的不良反应的发生情况；评估病人的体温、定向力和反射功能水平，用以评估药物对中枢神经系统的影响；检查皮肤的颜色、温度和皮疹用以监测药物不良反应在皮肤上的体现，同时监测体温观察是否有感染发生。最后，通过实验室检验评估肝、肾功能、全血细胞计数监测骨髓功能、$CD4^+T$ 淋巴细胞计数以确定疾病的严重程度和药物治疗的有效性。

（二）用药安全

用药过程中需要监测：由药物引发的胃肠道、中枢神经系统或皮肤的急性疼痛；与使用药物相关的感觉或运动中枢神经功能失调；因为药物使用导致的胃肠道功能紊乱和营养失衡；监测营养状况，如果胃肠道反应严重，可采取适当的措施，以保证营养，包括少量多餐及均衡营养，提供蛋白质和其他营养物质。提供安全防护措施，例如，使用适当的照明，提供协助装置，以保证在中枢神经系统发生不良反应时，保护病人免受伤害。如出现严重皮疹，尤其是伴随着水疱、大疱，以及发热等系统症状，可能存在药物导致的过敏反应，需停止用药，考虑更换疗法，以避免潜在的严重反应。在治疗前和治疗过程中定期监测肝功能和肾脏功能，以决定是否需要调整剂量或需要其他辅助治疗。长期用药者，还需要注意乳酸酸中毒、脂肪营养障碍综合征、骨骼矿质密度降低和心血管相关疾病等情况。表 13-10 列出了常用药物的分类、不良反应、禁忌证及使用注意事项。

表 13-10　常用抗艾滋病毒感染的药物概述

药物分类	不良反应	禁忌证	注意事项
核苷类反转录酶抑制剂			
阿巴卡韦	过敏反应（发热，皮疹，不安，疲乏，恶心，呕吐，呼吸系统症状），可增加心肌梗死风险	过敏体质病人，中重度肝脏损伤病人，给药后过敏反应明显病人	用药与进餐无关，过敏反应可能致命，需立即停用，不可再次使用该药物，应用前需 HLA-B*5701 筛查，临床上可选用阿巴卡韦与拉米夫定复方制剂（Epzicom），以及阿巴卡韦与齐多夫定及拉米夫定复方制剂（Trizivir）
双脱氧胞苷，去羟肌苷（Didanosine）	胰腺炎，周围神经病变，乳酸酸中毒合并肝硬化，肝硬化致门脉高压	与别嘌醇或利巴韦林联合应用	进餐前 30 分钟后或进餐后 2 小时服用，肾脏功能不足病人需调整药量

阅读笔记

续表

药物分类	不良反应	禁忌证	注意事项
恩曲他滨	皮肤色素沉着,加重未持续用药且双重感染乙型肝炎病人症状	过敏体质病人	用药与进餐无关,肾功能不足病人需调整用药剂量,临床上可选用恩曲他滨与替诺福韦复方制剂,或恩曲他滨、替诺福韦及拉米夫定复方制剂
拉米夫定	加重未持续用药且双重感染乙型肝炎病人症状	过敏体质病人	用药与进餐无关,肾功能不足病人需调整用药剂量,临床上可选用齐多夫定与拉米夫定复方制剂(Combivir),或拉米夫定与阿巴卡韦复方制剂(Epzicom)或拉米夫定、齐多夫定及阿巴卡韦复方制剂(Trizivir)
司他夫定	周围神经病变,胰腺炎,肝硬化乳酸酸中毒,脂肪萎缩,高脂血症	过敏体质病人	用药与进餐无关,不能与齐多夫定合用,肾功能不足病人需调整用药剂量
替诺福韦酯	恶心,呕吐,腹泻,头痛,无力,肾功能不足,骨密度降低,加重未持续用药且双重感染乙型肝炎病人症状	过敏体质病人	用药与进餐无关,肾功能不足病人需调整用药剂量,临床上可选用恩曲他滨与替诺福韦复方制剂(Truvada),或恩曲他滨、替诺福韦及依法韦仑复方制剂(Atripla)。
齐多夫定	恶心,头痛,萎靡不振,骨髓抑制,肝硬化乳酸酸中毒,指甲色素沉着	过敏体质病人	用药与进餐无关,不能与利巴韦林合用,肾功能不足病人需调整用药剂量,临床上可选用齐多夫定与拉米夫定复方制剂(Combivir),或拉米夫定与阿巴卡韦复方制剂(Epzicom)或拉米夫定、齐多夫定及阿巴卡韦复方制剂(Trizivir)
非核苷类反转录酶抑制剂			
地拉夫定	头痛,皮疹,肝功异常	过敏体质病人	用药与进餐无关,抗酸剂抑制其吸收,至少间隔一小时以上服用
依法韦仑	中枢神经系统反应(幻觉,异常梦境,眩晕,注意力不集中,欣快症,困惑),皮疹,肝功检查异常,苯二氮䓬类及大麻素筛查假阳性,致畸作用	过敏体质病人,怀孕时禁用,与多种药物相互作用,见表13-11中的药物配伍禁忌	睡前口服服用药物,临床上可选用恩曲他滨、替诺福韦及依法韦仑复方制剂(Atripla)
蛋白酶抑制剂	该类药物副作用:脂肪代谢障碍,胃肠道不耐受,肝毒性,高脂血症(阿扎那韦非冲击疗法除外),高血糖,增加血友病病人出血危险。		

续表

药物分类	不良反应	禁忌证	注意事项
安泼那韦	皮疹,头痛,口周感觉异常	过敏体质病人,口服液含有丙二醇,怀孕妇女及 <4 岁以下儿童禁用,肝脏或肾脏衰竭病人,与双硫仑或甲硝唑合用,与多种药物相互作用,见表 13-11 中的药物配伍禁忌	避免高脂饮食,肝功能不足病人需调整剂量
阿扎那韦	PR 间期延长,肾结石	过敏体质病人,蛋白酶抑制剂治疗病人应避免与质子泵抑制剂合用。与多种药物相互作用,见表 13-11 中的药物配伍禁忌	进食时服用,如与替诺福韦合用时必须使用利托那韦增加药效,当与酸中和剂合用时密切观察,肝功能不足病人需调整剂量
地瑞拉韦	皮疹,头痛	与多种药物相互作用,见表 13-11 中的药物配伍禁忌	进餐时服用,必须与利托那韦合用
福沙那韦	皮疹,头痛,肾结石	过敏体质病人,与多种药物相互作用,见表 13-11 中的药物配伍禁忌	用药与进餐无关,安泼那韦前体药物,肝功能不足病人需调整剂量
茚地那韦(Crixivan)	肾结石,高胆红素血症,头痛,头晕,金属味,皮疹	同上	当在非冲击疗法中使用时应在进餐前 1 小时或进餐后 2 小时服用;当与利托那韦合用时与进餐时间无关,每日饮用 1.5 升液体避免肾结石,肝功能不足病人需调整剂量
洛匹那韦/利托那韦(Kaletra)	PR 间期延长或 QT 间期延长,无力	同上	进餐时服用,与依法韦仑或奈韦拉平合用病人需要调整剂量
那非那韦	腹泻	同上	进餐时服用
利托那韦	口周或外周感觉异常,味觉异常,乏力		进餐时服用,与多种药物相互作用
沙奎那韦	头痛	同上,严重的肝脏功能	进餐时服药,必须与利托那韦合用
替拉那韦	肝毒性(肝功能失代偿和重型肝炎)皮疹,致命性和非致命性颅内出血	同上,中重度肝损伤	用药与进餐无关,必须与利托那韦合用
融合抑制剂			
恩夫韦地	注射部位局部反应,增加细菌性肺炎发生率,过敏反应	过敏体质病人	稀释后药品冰箱保存,并在 24 小时内使用

阅读笔记

续表

药物分类	不良反应	禁忌证	注意事项
聚合酶抑制剂			
雷特格韦	恶心,腹泻,头痛,肌酸激酶升高,发热	过敏体质病人	用药与进餐无关,当与利福平合用时,雷特格韦800mg口服一日2次。
CCR5 拮抗剂			
Maraviro	肝毒性,咳嗽,头晕,皮疹,体位性低血压	严重肾功能损害或肾终末期疾病的强效CYP450 3A抑制剂或诱导剂同时使用发生药物相互作用,禁忌组合见表13-11	用药与进餐无关

　　HIV 在抗病毒治疗过程中易发生突变,从而产生耐药性,且停药后病毒可恢复其繁殖能力,因而主张科学联合用药,通常采用三联或四联,联合治疗药物选择的标准是:①经证实有效;②协同作用;③无交叉耐药;④无蓄积毒性;⑤应用实用性。*Box* 13-2 描述了治疗 HIV 感染的固定联合用药方案需要注意的事项,表13-11 介绍了抗 HIV 药物的合用禁忌。

Box 13-2【知识拓展】

　　采用联合用药方案治疗 HIV 感染的病人每天都需要服用大量的药物。按时每天服用如此大量的药物片剂或胶囊是一个非常艰巨的任务。因此,为了提高病人的依从性减轻病人负担,人们已经开始努力生产具有治疗 HIV 作用的复方药物。双汰芝(Combivir)是一种含有150mg 拉米夫定和300mg 齐多夫定的复方制剂。病人可每日服用2次,每次一片。这是一种固定配比剂量的复方制剂,因此不能用于因肾脏功能或副作用需要降低剂量使用的病人。

　　Trizivir 是一种含有阿巴卡韦300mg,拉米夫定150mg 和齐多夫定300mg 的复方制剂。病人可每日服用2次,每次一片。这是一种固定配比剂量的复方制剂,因此不能用于因肾脏功能或副作用需要降低剂量使用的病人。服用该复方制剂的病人应被告知,服用阿巴卡韦可能存在严重的过敏反应,应给予药物反应预警症状的书面通知清单,并保持随访观察。

　　2004年,两种新型 HIV 治疗复方制剂获批,Epzicom(含有600mg 阿巴卡韦和300mg 拉米夫定)每日服用一次,一次一片。Truvada(含有200mg 恩曲他滨和300mg 替诺福韦)也是每日服用一次,一次一片。病人在使用复方制剂前首先应对复方中每种抗病毒药物的治疗敏感且稳定。Atripla 建议用于 18 岁以上病人且对复方中每种抗病毒药物的治疗敏感且稳定。

表 13-11　非抗反转录病毒药物与抗 HIV 药物的合用禁忌

分类 / 药物	药物合用禁忌	备注
非核苷类反转录酶抑制剂	圣约翰草	引起病毒学反应无应答
	环戊哌嗪利福霉素	引起肺结核治疗失败

阅读笔记

续表

分类 / 药物	药物合用禁忌	备注
依法韦仑	西沙必利,匹莫齐特,咪达唑仑,三唑仑	引起药物毒性反应
依曲韦林	利福平,卡马西平,苯妥英钠,苯巴比妥	降低依曲韦林药物浓度
蛋白酶抑制剂	辛伐他汀,洛伐他丁	增加横纹肌溶解发病率
	西沙必利,匹莫齐特,咪达唑仑,三唑仑,麦角生物碱类	引起药物毒性反应
	阿夫唑嗪,沙美特罗,氟替卡松糖皮质激素,西地那非(当用于治疗肺动脉高压)	
	利福平	引起病毒学无应答
	利福喷汀圣约翰草	引起肺结核治疗失败 引起病毒学无应答
阿扎那韦	质子泵抑制剂	当与非冲击疗法阿扎那韦连用时,导致阿扎那韦药物浓度降低
	依立替康	引起药物毒性反应
达芦那韦	卡马西平,苯妥英钠,苯巴比妥	引起药物毒性反应 引起苯妥英钠苯巴比妥药物浓度降低
福沙那韦	口服避孕药	导致避孕失败
沙奎那韦	大蒜油补充剂	可能导致病毒学无应答
马拉韦罗	利福喷汀圣约翰草	引起肺结核治疗失败 引起病毒学无应答

(三)用药监测

用药期间确保病人完全遵循医嘱,服从药物方案,以保证药物联合治疗方案,提高药物的有效性并减少耐药病毒株出现的风险。坚持规律用药,若有相应要求,需保证药物治疗所需的确切的有效浓度。

用药治疗同时需要监测疗效,主要使用的方法为血浆病毒载量监测,一般治疗一个月病毒载量可以下降一个对数级别,3~6 个月可下降至无法检出。病毒载量的控制目标在 50 拷贝/ml 以下;CD4$^+$ 淋巴细胞计数不但用于确定开始用药的时机,也可作为评价疗效的指标,治疗有效时 CD4$^+$ 细胞计数可上升超过 30%,或者治疗后一年 CD4$^+$ 细胞计数高于 100/μl。此外临床症状也可作为治疗有效的指标,多数病人临床症状缓解;需注意也有一些病人因免疫功能恢复而发生免疫重建炎症综合征,表现为感染性或炎症性并发症症状加重,难以和药物不良反应以及机会性感染鉴别。治疗监测中如发现耐药可能(病毒载量高于 500~1000 拷贝/ml 或者用药 1 年后 CD4$^+$ 细胞增加数量低于 150/μl),应考虑更换联合疗法中的药物。

(四)健康教育

1. 用药指导　教给病人药物使用及效果的相关知识,包括抗病毒药物不能达到病原学治愈的事实,以提高病人对药物治疗的认识及依从性。提醒病人注意仍需采取适当的预防措施,以防止疾病通过性接触、血液制品等途径传播。并提供以下用药指导:定期就医;制定计划在正确时间按时服用各种药物;定期进行血液化验以监测药物的有效性和毒性情况;了解服药后会出现胃肠不适,恶心,呕吐等情况,并保证足够的营养;如有头晕或嗜睡的情况发生,应避免

阅读笔记

驾驶或其他危险任务,如出现极度疲劳、头痛、呼吸困难,需向卫生保健部门报告。

2. 疾病预防指导　广泛开展宣传教育和综合治疗,应通过传媒、社区教育等多种途径使群众了解艾滋病的病因和感染途径,采取自我保护措施进行预防,尤其应加强性道德的教育。保障安全的血液供应,提倡义务献血,禁止商业性采血;严格血液和血制品的管理,严格检测献血者以及精液、组织、器官提供者的 HIV 抗体。注射、手术、拔牙等应严格无菌操作,推广使用一次性注射用品,不共用针头、注射器。加强静脉药瘾者注射用具的管理。对医疗器械如胃镜、肠镜、血液透析器械应严格消毒,防止医源性感染。加强对高危人群的艾滋病疫情监测,严格取缔卖淫和嫖娼活动。

3. 疾病知识指导　使病人充分认识本病的基本知识,传播方式、预防措施及保护他人和自我健康监控的方法。对 HIV 感染者实施管理,包括:①定期或不定期的访视及医学观察;②病人的血、排泄物和分泌物处理 0.2% 次氯酸钠或漂白粉消毒液进行消毒;③严禁献血,捐献器官、精液;性生活应使用避孕套;④出现症状、并发感染或恶性肿瘤者,应住院治疗;⑤已感染 HIV 的育龄妇女应避免妊娠、生育,以防止母婴传播。HIV 感染的哺乳期妇女应人工喂养婴儿。

Box 13-3【知识拓展】

　　获得性免疫缺陷综合征(AIDS)在 20 世纪 80 年代被诊断时,病人往往是同性恋者,静脉注射(静脉)药物使用者,以及卫生条件和营养习惯较差的虚弱人群。最初大多卫生保健从业人员认为该病是一种机会性感染综合征,反复的感染导致免疫系统的消耗。直到几年后,人类才发现免疫缺陷病毒(HIV)。艾滋病病毒感染在许多非洲国家异常猖獗。感染也已蔓延至有良好的营养和卫生习惯的非同性恋或静脉吸毒者,病毒一旦进入人体,将感染 T 细胞,并导致免疫功能缺陷。当病人被诊断为艾滋病病毒感染后,护士面临着巨大的挑战,她们需为病人和关系密切的其他人提供治疗、用药指导及预防知识指导,如解释感染和传播途径,使他们了解药物使用原则,T 细胞水平,药物不良反应,以及疾病预期进展。病人也将需要在一段时间内,进行随时的电话咨询,以获得相应的医疗及心理支持。

　　目前大量的新药不断被发现以及固定、有效的联合用药方案的制定,死亡病例较过去大大减少,但是病人每一天的用药数量很大,带来巨大的经济压力以及生活困扰。目前正在研究新型艾滋病疫苗,为未来防止这种疾病提供了希望。

(陈立　宋洋)

要点提示 /key points

1. 性传播疾病(性病)是一组常见的传染病,包括淋病、梅毒、衣原体感染、生殖器单纯疱疹感染、人类乳头样病毒感染等。

Sexually transmitted diseases (STDs) are a group of common infectious diseases, including gonorrhea, syphilis, chlamydia infection, genital herpes simplex infection, human papillomavirus infection and so on.

2. 能引起性病传播的病原体有 20 多种,包括病毒、衣原体、支原体、螺旋体、细菌以及真菌等。

There are more than 20 types of pathogens that can cause sexually transmitted diseases, including viruses, chlamydia, mycoplasma, spirochetes, bacteria and fungi, etc.

阅读笔记

3. 由于性病大多数是由病原体感染引起,故其治疗药物主要为抗生素类、抗病毒等抗微生物药物和外用药。抗微生物药物主要包括β-内酰胺类抗生素、喹诺酮类抗菌药、大环内酯类、四环素类、氨基糖苷类以及抗疱疹病毒药。另外多种性传播病在男女外阴部、生殖器官都可引起病变,引起瘙痒、疼痛、流脓、异味等,可以使用外用消毒防腐药止痒去痛、清污去味。

Most sexually transmitted diseases are caused by the pathogen infection, therefore, the treatment of STDs are primary antimicrobial drugs such as antibiotic and antiviral drug. Antimicrobial drugs include beta-lactam antibiotics, quinolone antibacterial, macrolides (MIs), tetracycline, aminoglycoside and anti-herpes-virus drugs. In addition, a variety of sexually transmitted disease can cause pathological changes in male and female genitals reproductive organs, which cause itching, pain, suppurate, abnormal flavor, etc. Disinfectants and antiseptics can be used for alleviating itch and pain, cleaning and deodoring.

4. 性病病人的护理包括多个方面,对病人的心理护理、疾病知识普及、用药指导和宣教对于提高依从性,增强治疗效果至关重要。护理过程中要注意防护和隔离;确保病人按照医嘱足疗程用药治疗,注意药物不良反应。治疗后应加强随访工作。

Venereal patients care includes multiple aspects. It is very important for psychological care, knowledge of the disease popularizing, medication guidance and education to improve the patients' compliance and enhance the treatment effect. Nurses should pay attention to the protection and isolation. It also should be ensured that patients are given adequate doses of drug as prescribed. The drug adverse reaction also calls for attention. At last, the follow-up work after treatment should be strengthen.

5. 艾滋病又称获得性免疫缺陷综合征(acquired immune deficiency syndrome, AIDS),是由人类免疫缺陷病毒(human immunodeficiency virus, HIV)所引起的慢性致命性传染病,全球AIDS 的流行仍在继续,HIV 感染和死亡的数字居高不下。

The acquired immune deficiency syndrome (AIDS) is a chronic infectious disease caused by the human immunodeficiency virus (HIV). The global AIDS epidemic is continuously increasing and the infection rate of HIV and mortality of HIV infected patient are staying in a really high level.

6. 目前尚无根治措施,综合治疗中抗病毒治疗是关键。抗病毒药物分为:核苷类反转录酶抑制剂(Nucleosides Reverse Transcriptase Inhibitors, NRTIs),非核苷类反转录酶抑制剂(NNRTIs)、蛋白酶抑制剂、融合抑制剂、CCR5 辅助受体抑制剂和整合酶抑制剂六大类。

Up to date, there is no cure for HIV/AIDS. Antiviral therapy still is the key strategy for the treatment of HIV infected patient. Antiviral drugs are classified as six groups, including nucleoside reverse transcriptase inhibitors (Nucleosides Reverse, Transcriptase Inhibitors, NRTIs), non-nucleoside reverse transcriptase inhibitors (NNRTIs), protease inhibitors, fusion inhibitors, CCR5 coreceptor inhibitors, and integrase inhibitors.

7. HIV 在抗病毒治疗过程中易发生突变,从而产生耐药性,因而主张联合用药,通常采用三联或四联,可发挥协同作用,将病毒繁殖抑制至最低。

During the process of antiviral treatment, HIV is prone to mutation, resulting in drug resistance. Therefore, the combination treatment is recommended. Usually triple or quadruple treatment combination is applied in practice. This combination treatment can play a synergistic role in the inhibition of virus propagation.

8. HIV 感染者和病人的护理工作,应重视心理护理,帮助病人正确认识疾病,树立治疗信心,提高依从性;用药护理应强调用药指导,力争规律、长期、足量给药,注意不良反应并及时处理;应定期随访病人;护理工作还应重视对职业暴露的防护。

阅读笔记

The care for HIV/AIDS patients should focus on the psychological care to help the patients to develop a correct understanding of the disease, build up the confidence and improve compliance. Nursing of medication should emphasize the medication guideline and guarantee the regular, long-term and enough doses. In addition, the adverse reactions should be paid attention to and timely manipulated. Patients should be followed up regularly. Attention should also be paid in nursing practice.

案例

病人,男,51 岁,汉族,无诱因出现发热(39~39.5℃)、咳嗽、伴头痛 8 天入院。病人曾于外院就诊,经头孢菌素类、罗红霉素、克林霉素等抗生素治疗后无明显好转。查体:双肺呼吸音粗,右肺呼吸音稍减弱,可闻及少量湿性啰音。辅助检查:胸部 CT 示两肺炎症少许,头颅 MRI 示多发腔隙性脑梗死。血常规:WBC:3.95×10^9/L;N:77.7%;CRP:40mg/L;血沉:44mm/h;CD 系列 CD4:1.99%(参考值 4.5%~48.8%),CD8:58.8%(参考值 18.5%~42.1%),CD4/CD8:0.03〔(参考值(1.02~1.94):1)〕。痰培养:铜绿假单胞菌,4+,HIV 抗体筛查,结果为阳性。疾控中心行 HIV 抗体确证试验,结果阳性。血培养:新生隐球菌。明确诊断为:隐球菌菌血症、腔隙性脑梗死、肺部感染。

问题:

1. 病人患有何疾病?
2. 应该采用哪几种药物?
3. 用药期间需要如何监测药效?
4. 用药后如何观察用药安全问题?

阅读笔记

第十四章　肿瘤药物治疗

学习目标

学生在学习完本章内容之后能够：

认识与记忆：

1. 阐述常用化疗药物作用机制。
2. 简述常用化疗药物治疗的目的及原则。
3. 简述常用化疗药物不良反应。

理解与分析：

1. 说明常用化疗药物的类别及特点。
2. 阐明每一类肿瘤的化疗方案。
3. 分析化疗药物的相互作用。

综合与运用：

1. 正确实施用药监测。
2. 监护病人药物毒性反应。
3. 正确护理接受化疗病人。
4. 通过查阅文献，了解肿瘤药物治疗新进展。

恶性肿瘤是严重威胁人类健康和生命的常见病和多发病，药物治疗肿瘤的目的是阻止肿瘤细胞的增殖、浸润、转移、直至最终杀灭肿瘤组织。目前所使用的绝大多数化疗药物主要是利用药物抑制细胞增殖和肿瘤生长的效应发挥抗癌作用。奥沙利铂、多西他赛、卡培他滨、培美曲塞等新兴抗癌药物相继应用于临床，伴随着化疗方案的不断优化，肿瘤化疗的效果已明显提高，以曲妥珠单抗、西妥昔单抗等为代表的分子靶向药物治疗也日益受到重视。了解常用化疗药物及其作用特点，有助于护士分析化疗药物的相互作用，实施用药监测、开展药物毒性监护和用药护理。

阅读笔记

第一节　肺　癌

目前,手术切除是治疗肺癌的主要方法,化疗是除了手术外的一个重要治疗手段,广泛应用于手术前后及晚期不能手术的肺癌病人。采取有效的化疗,可控制癌细胞转移,起到缓解症状、提高病人生活质量的作用。

一、疾病简介

肺癌(lung cancer)是临床上致死率最高的恶性肿瘤之一,多数发生于各级支气管黏膜及其腺体的上皮细胞,分为非小细胞肺癌(non-small cell lung cancer,NSCLC)与小细胞肺癌(small cell lung cancer,SCLC),其中 NSCLC 最为常见,约占肺癌总人数的 80%~85%,其余 15%~20% 为 SCLC。NSCLC 发病时大部分病人为晚期,骨转移是肺癌晚期最常见的并发症之一。NSCLC 从病理分型上有鳞癌、腺癌及大细胞癌。SCLC 虽然发病率不高,但肿瘤生长迅速,侵袭性强,极易早期转移,且一般仅在治疗初期对放化疗敏感。病人确诊时多为晚期或已出现远处转移,无法进行手术治疗,即便可行手术治疗,病人 5 年生存率也仅为 10%~25%。

二、药物治疗的目的与原则

(一) 药物治疗的目的

肺癌化疗的目的是:①用于手术和放疗局部治疗前,使局部肿瘤缩小,使部分局部晚期病人也可以手术治疗,同时也可以减少手术或放疗造成的损伤;②清除或抑制可能存在的微转移灶,以提高治愈率,改善预后;③对于晚期不宜手术的病人,利用化疗以减轻病人痛苦,提高生活质量和延长寿命。

(二) 药物治疗的原则

肺癌的化疗应根据肺癌的类型和病人的全身情况合理选用药物,并根据单纯化疗还是辅助化疗选择给药方法,决定疗程的长短以及哪几种药物联合应用、间歇给药等,以提高化疗的疗效。非小细胞肺癌对化疗不敏感,要根据病人的耐受性、药物毒性以及是否配合其他疗法来选择药物;小细胞肺癌疗效相对较好,应进行强化性联合化疗。

对于鳞癌病人,可选择的治疗药物比较局限。目前的治疗方法主要以铂类联合第三代化疗药物方案为优,顺铂联合多西紫杉醇(多西他赛)是晚期鳞癌的标准化治疗方案。有铂类禁忌证的病人可考虑使用不含铂类的联合化疗方案。以吉西他滨或紫杉醇为代表的第三代化疗药物联合铂类的二联化疗能使病人明显受益,已成为当前一线治疗中晚期 NSCLC 的标准方案。

对于肺鳞癌病人,在一线治疗失败后可继续在多西他赛、厄洛替尼、吉西他滨等药物中选用一线治疗时未采用的药物。其中以多西他赛应用最广,一直被认为是晚期肺鳞癌二线治疗的最有效方案。对非鳞癌肺癌,一线治疗失败后,则可继续在培美曲塞、厄洛替尼、吉西他滨等药物中选择,贝伐单抗、培美曲塞(多西他赛或长春瑞滨)联合奥沙利铂二线治疗肺癌是安全有效的。

晚期非鳞 NSCLC 病人的一线治疗可以考虑贝伐单抗、紫杉醇和卡铂,尤其是表皮生长因子受体(epithelial growth factor receptor,EGFR)突变阳性病人。贝伐单抗、培美曲塞、卡铂的诱导治疗后行贝伐单抗、培美曲塞的维持治疗极为适合晚期非鳞 NSCLC 病人。

除了化疗方案的个体化选择以外,各种单抗类靶向药物如抗血管内皮生长因子(vascular epithelial growth factor,VEGF)单抗及抗 EGFR 单抗联合化疗在 NSCLC 的治疗中也崭露头角。但因其会导致肺鳞癌病人出血风险增加,故目前只推荐应用于非鳞 NSCLC 病人中。

阅读笔记

三、药物分类及常用药物

目前临床上常用的肺癌化疗药物包括铂类、植物碱类、抗代谢药及靶向治疗药物等。

(一) 药物分类

1. 金属铂类化合物　为作用于 DNA 化学结构的药物,包括顺铂(DDP)、卡铂和奥沙利铂。

2. 植物碱类　一类为干扰微管蛋白质合成药,包括紫杉类(紫杉醇 PTX,多西他赛 DTX)、长春碱(长春新碱 VCR,长春瑞滨 NVB)、鬼臼碱;另一类为拓扑异构酶抑制剂:依托泊苷(VP-16)、羟基喜树碱(HCPT)、伊立替康(CPT-11)等。

3. 抗代谢药　为影响核酸合成的药物,包括抗嘌呤、嘧啶合成药和阿糖胞苷等。

4. 靶向治疗药物　一类为小分子酪氨酸激酶抑制剂,如吉非替尼和厄罗替尼;另一类为单克隆抗体(mAb),如贝伐单抗、帕尼单抗和西妥昔单抗。

(二) 常用药物及治疗方案

1. NSCLC 化疗方案　包括:① GP(吉西他滨 + 顺铂)方案:GEM 1000mg/m^2(第 1 天,第 8 天)+DDP75mg/m^2(第 1 天),静脉滴注;② NP(长春瑞滨 + 顺铂)方案:NVB 25mg/m^2(第 1 天,第 8 天)+DDP 75mg/m^2(第 1 天),静脉滴注;③ TP(紫杉醇 + 顺铂)方案:PTX 175mg/m^2(第 1 天)+DDP 75mg/m^2(第 1 天),静脉滴注;④ DP(多西他赛 + 顺铂)方案:DTX 75mg/m^2(第 1 天)+DDP 75mg/m^2(第 1 天),静脉滴注;⑤ MP(培美曲赛 + 顺铂)方案:MTA 500mg/m^2(第 1 天)+DDP 75mg/m^2(第 1 天),静脉滴注。以上方案均 21 天为 1 个周期。根据病人病情需要化疗 4~6 个周期。

2. SCLC 化疗方案　包括:① EP(依托泊苷 + 顺铂)方案:VP-16 80~120mg/m^2(第 1~5 天)+DDP 60~80mg/m^2(第 1 天),静脉滴注,21 天为 1 个周期;② IP(伊立替康 + 顺铂)方案:CTP-11 60mg/m^2(第 1、8、15 天)+DDP 60mg/m^2(第 1 天),静脉滴注,28 天为 1 个周期。根据病人病情需要化疗 4~6 个周期。

3. 肺癌骨转移治疗方案　主要为 GP(吉西他滨 + 顺铂)方案,联合应用唑来膦酸 4mg/ 次,静脉滴注,每 28 天用药 1 次。

四、药物作用机制

(一) 铂类

1. 顺铂(diaminodichloroplatin,DDP)　本药属细胞周期非特异性药物,DDP 主要作用部位在 DNA 的嘌呤和嘧啶碱基,具有细胞毒性,可抑制癌细胞的 DNA 复制过程,并损伤其细胞膜上结构,有较强的广谱抗癌作用。静脉注射后开始在肝、肾、大小肠及皮肤中分布最多,18~24 小时后肾内积蓄最多。顺铂排泄较慢,1 日内尿中排出 19%~34%,4 日内尿中仅排出 25%~44%,在全剂量注入后的 5 日内,仅有 27%~43% 排出体外。

2. 卡铂(carboplatin,CBP)　为第二代铂类配合物,作用机制类似顺铂,但抗恶性肿瘤活性较强,毒性较低。

3. 奥沙利铂(oxaliplatin,OXA)　为第三代铂类抗癌药,能使肿瘤内的 DNA 链形成链间和链内交链,从而中断 DNA 合并,产生抗瘤疗效。

(二) 植物碱类

1. 喜树碱类药物

(1) 盐酸拓扑替康(topotecan hydrochloride,TPT):属于 S 期细胞周期特异性药物,在细胞 DNA 复制前期,拓扑替康特异性地与 DNA 单链断端上的拓扑异构酶 I 结合,形成稳定的复合物,阻止拓扑异构酶 I 对单链断端的修复,致使 DNA 双链结构破坏而导致肿瘤细胞死亡。口服给药吸收迅速,生物利用度为 35%。

(2) 伊立替康(irinotecan,CPT-11):伊立替康是半合成的水溶性喜树碱衍生物,与现有抗肿

阅读笔记

瘤药物无交叉耐药性。静脉注射 CPT-11 后,大部分药物迅速转化为活性代谢产物 SN-38。药物主要分布于胃肠道、肝、肾及分泌腺,本药主要经胆道排泄,粪便中排出超过 60%,尿中 24 小时排泄率 CPT-11 和 SN-38 分别为 19.9% 和 0.25%。

2. 紫杉类药物 紫杉类(紫杉醇、多西他赛)及长春碱类(长春新碱、长春瑞滨)药物作用机制较为相似,均是通过加强微管蛋白聚合作用和抑制微管解聚作用而形成稳定的非功能性微管束,进而破坏肿瘤细胞的有丝分裂,最终达到抑制肿瘤细胞增殖的目的。

(1) 紫杉醇(paclitaxel,PTX):其抗癌的具体机制是通过抑制细胞有丝分裂,阻止细胞分裂增殖。紫杉醇脂质体是一种新型抗微管药物,能促进微管蛋白聚合,抑制解聚,保持微管蛋白稳定,抑制细胞有丝分裂,具有显著的放射增敏作用,可将供应肿瘤细胞的营养物质阻断,抑制肿瘤生长。

(2) 多烯紫杉醇(docetaxel,DOC):又名多西他赛,是一种半合成的紫杉醇类药物,作用部位主要在细胞微管。主要通过加强微管蛋白聚合作用和抑制微管解聚作用,其 C13 位上的酯侧链能特异结合到微管 β 位上,引起微管聚合,从而形成较为稳定的非功能性微管束,使细胞不能进行正常的有丝分裂而停止在 G_2/M 期,从而使肿瘤细胞发生坏死和凋亡而发挥抗肿瘤作用。除了干扰有丝分裂,还具有诱导癌细胞凋亡和抗肿瘤血管生成的作用。多西他赛的作用机制同紫杉醇,与紫杉醇无交叉耐药性,抗癌活性高于紫杉醇。多西他赛在细胞内的浓度比紫杉醇高出 3 倍之多,并且在细胞内的滞留时间也相对较长,其心血管毒性和神经毒性较紫杉醇发生率低。

3. 长春碱类

(1) 长春新碱(vincristine,VCR):是从长春花中提取出的一种双吲哚型生物碱,主要抑制微管蛋白的聚合,从而影响纺锤体微管的形成,使有丝分裂停止于中期(M 期)。

(2) 长春瑞滨(vinorelbine,NVB):又名去甲脱水长春碱,是一种半合成的第四代长春碱类抗肿瘤药物,主要作用是通过与微管蛋白结合阻滞微管蛋白聚合形成微管和诱导微管解聚,促使癌细胞停滞于有丝分裂中期,导致癌细胞死亡。作用类似长春新碱,但神经毒性较长春新碱要轻。其代谢产物 50%~70% 由胆管排出,故肾功能异常的病人可用此药。通过将长春瑞滨制备成长循环热敏脂质体(LCTL),并结合病变部位加热可以增强其抗肿瘤效果,降低其毒副作用。

4. 植物苷类 依托泊苷(etoposide/vepesid,VP-16)为细胞周期特异性药物,主要作用于 S 末期及 G_2 期,为有丝分裂抑制剂,其作用位点是拓扑异构酶Ⅱ,形成依托泊苷 - 酶 -DNA 稳定的可逆性复合物,干扰 DNA 拓扑异构酶Ⅱ的功能,使 DNA 损伤后难以重新修复。由于依托泊苷与 DNA 拓扑异构酶Ⅱ的结合是可逆的,并作用于细胞周期中持续时间较长的 S 期、G_2 期,因此血药浓度持续时间长短比峰浓度更重要,且高峰浓度与严重的骨髓抑制有关,故一般采用静脉滴注,而不用静脉推注。

(三) 抗代谢药

1. 培美曲塞(pemetrexed) 是在经典的抗代谢类药物甲氨蝶呤和氟尿嘧啶基础之上研制的新一代抗代谢药。通过破坏细胞内叶酸依赖性的正常代谢过程,抑制细胞复制,从而抑制肿瘤的生长。静脉给药后培美曲塞主要以原型从尿路排泄,在给药后的 24 小时内,70%~90% 的培美曲塞还原成原药的形式从尿中排出。培美曲塞总体清除率为 91.8mL/min(肌酐消除率是 90ml/min),对于肾功能正常的病人,体内半衰期为 3.5 小时;随着肾功能降低,清除率会降低,但体内剂量会增加。

2. 吉西他滨(gemcitabine,GEM) 是嘧啶类细胞周期特异性抗代谢类药物,是新一代阿糖胞苷类似物,是脱氧胞苷的水溶性类似物,属核糖核酸还原酶抑制剂,其主要作用于细胞周期的 G_1 期和 S 期,阻止 G_1 期向 S 期进展,使肿瘤细胞 DNA 链合成停止,进而促使肿瘤细胞 DNA 链断裂、细胞死亡。吉西他滨在细胞内经过核苷激酶的作用转化成具有活性的二磷酸核苷（dFdCDP）与三磷酸核苷（dFdCTP），后者可以显著抑制核苷酸还原激酶活性，致使合成 DNA 所必需的三磷酸脱氧核苷的产生受到抑制，阻碍 DNA 合成和修复，引起细胞凋亡。本药静脉给药，分布快而广；$t_{1/2}$ 为 0.5~1.5 小时，几乎不与血浆蛋白结合；进入体内被脱氧胞苷脱氨酶在肝脏、肾脏、血液和其他组织中快速而完全代谢，从尿中排泄，约 5~11 小时清除完毕，每周用药 1 次无蓄积。

（四）靶向治疗药物

靶向治疗药物按作用机制分为两类：一类为小分子酪氨酸激酶抑制剂，抑制 EGFR 胞内区酪氨酸激酶活性；另一类单克隆抗体与 EGFR 胞外区结合，阻断依赖于配体的 EGFR 活化。上述药物通过不同途径阻断 EGFR 介导的细胞内信号通路，从而抑制肿瘤生长、转移和血管生长，并促进肿瘤细胞凋亡，提高化疗敏感性。

（五）双磷酸盐类药物

治疗肺癌骨转移的常用药物唑来膦酸是第 3 代双膦酸盐，是如今效果最强的双膦酸盐。该药物具有独特的含氮杂环结构，为焦磷酸盐分子的稳定类似物，可取代骨质中的焦磷酸盐成分与羟基磷灰石晶体结合，有效抑制溶骨性病理变化，诱导细胞凋亡，从而阻止骨的分解和恶性生长，具有预防和治疗骨疼痛和骨相关事件的作用。唑来膦酸对肿瘤也有一定的抑制作用，可延迟病理性骨折发生时间。唑来膦酸具有起效快、作用时间长、病人容易耐受等优点。

五、用药护理

（一）用药评估

抗肿瘤药物不良反应发生率高、毒副作用严重，应重视用药评估和实时监督工作。每一周期后进行 CT 和（或）MRI 检查，评价其疗效，详细记录病灶情况，每周进行血常规检查，每两周检查一次尿常规和肝肾功能。所有病人均进行实体瘤客观疗效评定标准进行评估，疗效评定为四部分，包括完全缓解、部分缓解、稳定和进展。有效率为完全缓解率＋部分缓解率；疾病控制率为完全缓解率＋部分缓解率＋稳定率。①完全缓解（complete response，CR）：可见病灶完全消失，维持时间超过 4 周；②部分缓解（partial response，PR）：可见病灶两个最大垂直直径乘积缩小 >50%，维持时间超过 4 周；③稳定（stable disease，SD）：可见病灶两个最大垂直直径乘积缩小 25%~50%，无新病灶出现；④进展（progressive disease，PD）：可见病灶两个最大垂直直径乘积增大 >25%，或有新病灶出现。总有效率 ＝（CR 例数 ＋PR 例数）/ 总例数 ×100%。

由于拓扑异构酶 I 的活性不仅存在于生长活跃的细胞内，在生长缓慢乃至静止期的肿瘤细胞中均可发现其活性存在，因此拓扑替康对增殖缓慢以及化疗药物普遍耐药的实体瘤具有潜在的作用。多项临床研究均显示其与紫杉醇、铂类无交叉耐药，目前被认为是对铂类与紫杉醇治疗失败的晚期卵巢癌病人的有效药物。顺铂为铂的金属络合物，抗癌作用的主要靶点为 DNA，在鸟嘌呤胞嘧啶位点与 DNA 发生交联，阻止其复制和转录，造成细胞死亡。二者作用机制不同，联合使用具有协同抗肿瘤作用。

（二）用药安全

1. 顺铂　此药在治疗期间，多数病人会出现严重的消化道反应，主要表现为严重的恶心呕吐。长期治疗的病人，从第二疗程开始，可有骨髓抑制、耳鸣、高音听力减退等反应。大剂量使用的病人，可出现肾脏毒性反应，一般总量 >0.3g/m^2 可见神经毒性。偶有病人会出现心电图 ST-T 波改变，肝损害及过敏等反应。

2. 卡铂　与顺铂相比，卡铂的恶心呕吐、肾毒性、耳毒性、神经毒性等副作用更轻，但骨髓抑制较重。在肺癌尤其是肺鳞癌的临床试验中，卡铂联合多西他赛表现出了良好的疗效，其剂量限制性毒性主要为中性粒细胞减少和血小板降低。

3. 奥沙利铂　主要是咽喉感觉异常致吞咽困难，发音不良和呼吸困难、贫血、中性粒细胞

阅读笔记

减少、血小板减少、腹泻、恶心、呕吐、脱发,肝酶升高、过敏反应、耳毒性、肾功能障碍等。

4. 紫杉醇 主要为骨髓抑制、白细胞减少严重、脱发、恶心、呕吐、腹泻、周围神经病变、皮疹、瘙痒、偶致低血压、心动过缓、心律不齐等。

5. 多西他赛 以骨髓抑制及过敏反应较突出,也可引起恶心、呕吐、体液潴留、脱发、乏力、黏膜炎、关节痛、肌肉痛和低血压。过敏反应是紫杉醇和多西他赛最严重的不良反应,通常在给药后 5~10 分钟内发生。轻度过敏最常见的症状是手、足、臂、胸等部位出现红斑,严重过敏者出现低血压、支气管痉挛、呼吸困难,甚至休克。

6. 依托泊苷 以骨髓抑制较明显,还有消化道反应与脱发。在葡萄糖溶液中不稳定,可形成细微沉淀,因此应使用生理盐水稀释,静脉内推注可出现低血压,故应静脉点滴给药,至少半小时。

7. 吉西他滨 不良反应以骨髓抑制、肝脏转氨酶异常与胃肠反应为主,其次为轻度蛋白尿、血尿,偶见不明原因肾功能不全;也可见流感样症状、水肿、脱发、过敏皮疹、嗜睡、低血压等。

8. 拓扑替康 主要毒性为骨髓抑制,表现为中性粒细胞和白细胞减少,并有不同程度的血红蛋白减少及血小板降低。但该毒性反应具有一过性、可恢复性和无累积性的特点,非血液学毒性轻微。总体上看,盐酸拓扑替康的耐受性良好,可为多数病人接受。拓扑替康作用机制与顺铂、依托泊苷、环磷酰胺、紫杉醇、阿霉素等这些抗肿瘤药物不同,联合使用具有协同抗肿瘤作用。联合用药毒副作用不会增加。

9. 心血管不良反应 主要见于紫杉烷类、蒽环类药物,心血管不良反应限制了它们在临床的应用,一旦用到累积剂量,则可能发生心功能异常,如无症状心电图异常、心律失常、心肌炎、急性心梗、心力衰竭等,常导致化疗无法完成。此外,分子靶向药物也可出现包括高血压、左心室射血分数下降、心肌缺血/梗死、QT 间期延长等。年老及伴有心血管疾病者更易发生这些不良反应,故对这些病人应特别慎重并进行必要的监控,同时避免与蒽环类药物等可影响心血管功能的化疗药物联用。

10. 神经系统毒性 最显著者当属奥沙利铂,以周围神经毒性较常见,如自主神经功能障碍、感觉异常、神经性耳聋等,治疗常因此被迫中断,目前尚未出现能取代奥沙利铂治疗作用的药物。采用抗神经毒性保护治疗是一种很实用且简单有效的方法,如应用维生素类、核苷酸类、还原型谷胱甘肽等抗神经毒性药物。

11. 吉非替尼、厄洛替尼等药物 对皮肤、毛发和指甲具有特殊的毒副反应,最常见的包括痤疮样皮疹、皮肤瘙痒、手足综合征、脱发和色素沉着等,其中最突出的是类似痤疮的皮疹,一般在用药后两周内出现,多见于头皮、面部、颈部、胸背部等部位。

12. 化疗诱发恶心与呕吐(chemotherapy-induced nausea and vomiting,CINV) 是化疗最常见的不良反应之一,铂类化疗药物可引起病人剧烈的恶心呕吐,未用止吐药时,其导致急性呕吐的发生率接近 100%。持续的恶心、呕吐等反应将严重影响肿瘤病人的精神状态以及生活质量,甚至导致病人放弃任何抗肿瘤治疗。因此,有效控制恶心、呕吐反应是保证化疗顺利进行的重要措施。

13. 化疗相关性口腔黏膜炎 是肺癌化疗中不良反应之一,其自然愈合时间较长,可影响病人进食,导致营养失调,还可引起感染,给病人带来极大的痛苦,重组人粒细胞刺激因子(recombinant human granulocyte colony-stimulating factor,RHG-CSF)可有效促进口腔溃疡面愈合,可能与其有刺激皮肤黏膜,促进造血前体细胞增殖、分化、成熟作用有关。

(三)用药监测

化疗前查血常规、肝肾功能、心电图及胸部 X 片,评估病人的心理状况。留置中心静脉导管(peripherally inserted central catheter,PICC)导管者,应检查导管是否处于工作状态。化疗前

阅读笔记

护理人员要备好氧气、心电图仪和急救药品。

紫杉醇和多西他赛易引起过敏反应，为预防和减少过敏反应发生，用药前首先要询问病人有无过敏史，并且要求白细胞和血小板在正常范围内。若有过敏史及化验不正常者，应慎用紫杉醇和多西他赛。在用药前常须先给予大剂量地塞米松和 H_2 受体拮抗剂，但仍有约 5% 病人出现程度不等的过敏反应。滴注时严格控制滴速，输液开始时滴速 10~15 滴 / 分，护士专人守护。观察 15 分钟无过敏反应发生，滴速可调至 60 滴 / 分，出现过敏反应按医嘱给予急救处理。若出现面色潮红、血压稍降的情况，可以减慢输注速度，若出现呼吸紧促、血压低、喉头发紧的情况要立即停药，给予处理，并且下次不能再应用此药，还要告知家属和病人注意。

用药期间需密切观察病情变化，如在使用伊立替康过程中出现腹胀、便秘时需警惕肠麻痹发生，及时予以对症处理。在禁食、胃肠减压、腹部按摩的基础上使用山莨菪碱(654-2)等药物治疗，同时应注意保证病人睡眠充足，以防自主神经功能紊乱；注意调节饮食，进食易消化、富含粗纤维的食物，以保持排便通畅；化疗期间需水化治疗，可通过静脉补液或多饮水；观察病人排便、排气情况，一旦发现有肠梗阻，应积极配合医生做出相应的处理。

用药后 2~3 天复查病人血象，出现白细胞尤其是粒细胞下降时，感染的几率将增加，因此应做好保护性隔离。血小板降低时要注意观察病人有无出血现象，如牙龈出血、皮下淤血等，嘱病人少活动、慢活动、用软毛刷刷牙，避免意外碰撞。避免服用阿司匹林等含乙酰水杨酸类的药物，注意监测出血、凝血时间。

抗血管内皮生长因子(VEGF)单克隆抗体贝伐单抗主要影响血管内皮细胞生成和增殖，可显著增加所有级别高血压的发生率，其对血压的影响具有剂量依赖性，高剂量组的发生率显著高于低剂量组，故对有高血压病史者要慎用。对于血压过高的病人，在用药前应遵循个体化的原则给予抗高血压药控制血压，同时建议在用药期间监测血压。贝伐单抗会明显增加动脉血管栓塞(arterial thromboembolism，ATE)和静脉血管栓塞(venous thromboembolism，VTE)的风险，ATE 主要包括脑梗死、短暂脑缺血发作、心肌梗死等，临床应用时应注意观察。为防止血栓栓塞的发生，在治疗期间应鼓励病人多下床活动，定时对下肢进行局部按摩，并密切监测病人的血压及血栓栓塞相关症状的情况，特别是年龄大于 65 岁的老年病人。多数靶向药物在肝脏内代谢，肝毒性的具体表现包括胆红素升高、转氨酶升高等，建议对使用靶向药物的病人进行肝功能监测。

(四)健康教育

化疗后会出现食欲减退、恶心、呕吐的现象，这是化疗后通常都会出现的情况，程度因人而异。在用药阶段告知病人及家属在此期间需要进食清淡、易消化的食物。可以选择各种蔬菜、水果、豆类等植物性膳食，主食应选用粗粮，如南瓜粥、山楂、萝卜、酸梅汁等促进消化。富含硒的食品可以明显减轻化疗药物所致的胃肠道反应。应让病人多吃煮、炖、蒸等易消化的食物，不吃或少吃油炸的食物。由于化疗期间病人的消化功能减退和食欲下降，营养严重低于机体需要量，所以每日食物摄入的总热量尽可能不低于正常人的最低要求，饮食应以高蛋白高热量为主如鸡蛋、牛奶、猪肉、豆制品、香蕉、芒果等。化疗期间病人应多喝水，每日饮水不少于1500ml，既有利于纠正水电解质紊乱，又可加快体内化疗毒物的排出。发热、腹泻或出汗时要适当补充食盐，心肾功能不全者应控制水和钠的摄入。

晚期肺癌病人常接受含铂联合方案的化疗，由于顺铂等化疗药物的严重消化系统不良反应，导致病人在治疗期间热量和营养素常常摄入不足，尤其是氮的摄入严重缺乏，同时病人在荷瘤状态下产生的炎症因子以及肿瘤细胞本身的副产物都可能导致机体耗能增加、脂肪和骨骼肌的蛋白质分解亢进，尤以骨骼肌消耗明显。故肺癌病人在化疗中或化疗后常常出现比化疗前更为明显的消瘦和营养不良，严重时可出现恶病质。特别是老年肺癌病人常常伴有营养不良、抵抗力下降等，在机体一般状况较差的情况下进行化疗可能会进一步破坏机体的免疫功

阅读笔记

能,有些病人甚至因不能耐受化疗而停止治疗。由于营养不良、血浆蛋白水平降低,机体对化疗药物的吸收、分布、代谢及排泄均产生障碍,明显影响了化疗药物的药代动力学,导致化疗药物的毒性增加,机体耐受性下降,抗肿瘤疗效也受到明显影响。积极营养支持治疗可以使原本无法接受化疗的恶性肿瘤病人重新获得化疗机会,能够在一定程度上改善病人的营养状况、免疫功能、生活质量,减少化疗的不良反应,提高化疗完成率和疗效。

在口服吉非替尼、厄洛替尼等靶向治疗药物之前应先告知病人服药后可能出现的皮肤不良反应相关症状,并叮嘱病人养成良好的生活习惯且避免日晒。病人对于皮肤不良反应一般可耐受,其防治首先应确定病变程度,轻度及中度不良反应可进行简单的临床处理,不需要更改药物剂量;经处理后不能缓解的重度皮疹病人则考虑减量或者停药。

Box 14-1【知识拓展】

化疗药物对护士的危害及防护

护士由于在护理操作过程中会接触多种化疗药物,可能产生职业危害,导致血小板减少、白细胞减少、脱发、皮肤损害、妊娠并发症与不良妊娠结局、月经异常与脱发等,远期影响则包括致癌、致畸及致突变危险。因此,了解化疗药物对护士的危害途径,并采取针对性防护措施具有重要意义。

1. 配制药液时 目前,我国部分医院对化疗药物的危害性尚未引起充分重视,没有提供专门的化疗药物配制设备和配制室,护士配制化疗药物多是在普通的治疗室进行。不符合职业卫生防护要求,未能按化疗药物配制操作规程执行,可能会造成药物包装破损或其他导致化疗药物外漏与挥发,从而造成周围环境污染。

2. 输注药液时 护士在执行化疗药液输液或注射等临床操作时,会存在药液不慎溅在皮肤上或眼内的危险。注射器内多余的药液被挤出;用过的安瓿或瓿盖通常剩有药液,直接投入垃圾中,都可能导致药液散发到空气中;未将化疗药液放在专用的塑料袋内集中封闭处理,也会使药液污染环境而被吸收;将化疗药与其他药品放入同一药柜或冰箱混放,可能会造成周围环境污染。

因此,医院管理者应高度重视,完善制度和防护措施,定期对护士进行健康检查,尤其是密切接触肿瘤化疗药物的护士,加强岗前职业安全防护知识培训,增强护士的防护意识,规范操作行为。

(欧阳艳琼 周文斌)

第二节 乳 腺 癌

乳腺癌的治疗已从单纯的手术切除发展为全身性综合治疗,新辅助化疗成为乳腺癌综合性治疗中的一个重要部分,为不可切除或切除困难的局部晚期乳腺癌病人带来更多的治疗机会。在晚期转移性乳腺癌的治疗手段中,化疗、内分泌治疗和靶向治疗占据了重要的位置。

Box 14-2【知识拓展】

乳腺癌已不再是一种单一疾病,2007 年 St Gallen 会议共识根据腋窝淋巴结、激素受体、肿瘤大小、病理组织学分级、年龄、HER-2 状态和肿瘤周边脉管是否浸润等因素,把

阅读笔记

乳腺癌病人分为低危、中危和高危三个等级。①对于低危病人,当时指南不推荐辅助化疗;②对于中危病人,根据激素受体情况可考虑化疗;③而对于高危病人,应常规给予化疗。对病人制订治疗方案时需要考虑病人风险/获益比。当时临床病理特征,例如腋窝淋巴结状态仍然是复发转移最重要的预后因子。

2013年St Gallen共识根据基因分析或者免疫组化结果可以分为不同亚型,而这些亚型有着不同的生物学特性,对局部和全身治疗效果不同。为方便临床运用,共识强调根据临床病理,结合基因分析结果来进行亚型分类。根据激素受体、HER-2和Ki67状态分为四大类:LuminalA型、LuminalB型、HER-2阳性型、三阴性型。①LuminalA型:雌激素受体(estrogen receptor,ER)和孕激素受体(progesterone receptor,PR)阳性,HER-2阴性,Ki67<14%;②LuminalB型分为LuminalB型(HER-2阴性):ER阳性和HER-2阴性、且PR阴性或Ki67≥15%,和LuminalB型(HER-2阳性):ER阳性和HER-2过表达,无论PR和Ki67状态;③HER-2阳性型:HER-2过表达,ER和PR阴性;④三阴性型:ER和PR阴性,HER-2阴性。一般情况下,亚型分类决定全身治疗策略。LuminalA型乳腺癌通常存在内分泌依赖,化疗敏感性差;LuminalB型,虽然ER阳性,但内分泌依赖性较差,需要化疗;三阴性乳腺癌不依赖内分泌治疗,目前没有明确有效的分子靶向治疗,更需要化疗;HER-2阳性型适合用化疗联合曲妥珠单抗治疗。但是在决定术后辅助化疗时还是要强调临床病理分期的重要性,如腋窝淋巴结阳性,尤其是3个以上阳性淋巴结,21基因或70基因检测复发风险高等因素依然是决定化疗的重要因素。

一、疾病简介

乳腺癌(breast cancer)在女性恶性肿瘤中占第一位,且其发病率有逐年增高的趋势,我国女性乳腺癌高发年龄为40~49岁,60%病人为绝经前女性。乳腺癌的病因不明,其发病危险因素包括内分泌因素、家族史、生活方式、放射物及精神创伤史等,雌激素受体阳性的乳腺癌发病率近几十年呈上升趋势。随着人群乳腺癌筛查的加强,连同辅助治疗方法的改善,使得近20年来乳腺癌死亡率有了一定程度的下降。

二、药物治疗的目的及原则

(一) 药物治疗的目的

乳腺癌术前辅助化疗的目的是为了提高手术切除率和保乳手术率。术后辅助化疗目的就是消除体内残存肿瘤细胞和微转移肿瘤,减少乳腺癌的复发转移,提高治愈率。

(二) 药物治疗的原则

联合化疗仍然是早期乳腺癌的首选辅助化疗方案,复发或晚期乳腺癌的全身治疗主要以延长无进展生存期及提高生活质量为目的,而非治愈性,因此,应优先选择毒性小的治疗方案,只要情况允许,毒性较小的内分泌治疗优于细胞毒治疗;即使在有内脏转移的病人,内分泌治疗仍是激素受体阳性病人的首选治疗。

中国抗癌协会乳腺癌诊治指南与规范(2013版)指出下列情况具备1个因素即可考虑首选化疗:①激素受体阴性;②有症状的内脏转移;③激素受体阳性但对内分泌治疗耐药的病人;④年龄<35岁。国际专家共识认为序贯单药和联合化疗都是可以选择的方案,与单药化疗相比,联合化疗通常有更好的客观缓解率和疾病进展时间,然而联合化疗的毒性较大且生存获益有限。序贯使用单药能降低病人需要减小剂量的可能性。因此,需要使肿瘤迅速缩小或症

阅读笔记

状迅速缓解的病人选择联合化疗,耐受性和生活质量作为优先考虑因素的病人选择单药序贯化疗。

三、药物分类及常用药物

(一) 药物分类

1. 常用单药 包括蒽环类、紫杉类、抗代谢药等。

(1) 蒽环类:此类药物主要作用于核酸转录,常用药物包括多柔比星、表柔比星、吡柔比星等。

(2) 紫杉类:此类药物主要干扰微管蛋白质合成,常用药物包括紫杉醇、多西他赛、白蛋白结合紫杉醇、长春碱以及长春瑞滨等。

(3) 抗代谢药:此类药物主要影响核酸合成,常用药物包括卡培他滨、吉西他滨、雷替曲塞等。

(4) 其他:其他有效的单药还包括环磷酰胺、依托泊苷和氟尿嘧啶等。

2. 内分泌治疗药物 常用阿那曲唑、来曲唑、依西美坦、他莫昔芬和托瑞米芬等。

(1) 芳香化酶抑制剂包括非甾体类(阿那曲唑和来曲唑)和甾体类(依西美坦)。

(2) 雌激素受体调变剂(他莫昔芬和托瑞米芬)。

(3) 雌激素受体下调剂(氟维司群)。

(4) 黄体酮类药物(甲地黄体酮)。

(5) 雄激素(氟甲睾酮)。

(6) 雌激素(乙炔基雌二醇)。

(二) 常用药物和治疗方案

美国国立综合癌症网络(National Comprehensive Cancer Network,NCCN)指南推荐首选含紫杉类和蒽环类的化疗方案。

1. 以蒽环类为主的方案 通常对于未使用过蒽环类的病人,可以采用蒽环类为主的联合化疗如 CEF、CAF、AC、EC 方案(C:环磷酰胺,A:多柔比星,E:表柔比星,F:氟尿嘧啶)。CMF 方案是第一个被证实能使乳腺癌病人术后获益的治疗方案,被用作早期乳腺癌的标准化疗方案近 30 年。目前 NCCN 指南推荐的含蒽环类的方案首选 EC 方案(表柔比星 $120mg/m^2$,第 1 天;环磷酰胺 $600mg/m^2$,第 1 天,每 21 天为 1 个疗程)。

2. 蒽环类与紫杉类联合方案 例如 TAC(T:多西他赛)、TEC 方案。

3. 蒽环类与紫杉类序贯方案 例如 AC → T/P(P:紫杉醇)或 EC → T。

4. 不含蒽环类的联合化疗方案 适用于老年、低风险、蒽环类禁忌或不能耐受的病人,常用的有 TC 方案、TX 方案(多西他赛、卡培他滨)、CMF 方案(M:甲氨蝶呤,F:氟尿嘧啶)及 NX 方案(长春瑞滨 $25mg/m^2$,第 1、5 天;卡培他滨 $1000mg/m^2$,第 1~14 天,每 21 天为 1 个疗程)。

四、药物作用机制

(一) 蒽环类药物

柔红霉素、阿霉素、表柔比星(Epirubicin Hydrochloride,E-ADM)是指含有蒽环的一类药物,属于抗肿瘤抗生素类,蒽环类药物属细胞周期非特异性药物,主要有三种作用机制:①通过嵌入 DNA 双链的碱基之间,形成稳定复合物,抑制 DNA 复制与 RNA 合成,从而阻碍快速生长的癌细胞的分裂;②抑制拓扑异构酶 II,影响 DNA 超螺旋转化成为松弛状态,从而阻碍 DNA 复制与转录;③螯合铁离子之后促进破坏 DNA 和细胞膜的自由基的生成。

(二) 抗代谢药

1. 5- 氟尿嘧啶(fluorouracil,5-FU) 为 S 期特异性药物。它在体内转变为 5- 氟尿嘧啶脱

阅读笔记

氧核苷,可以抑制胸腺嘧啶核苷酸合成酶,阻断尿嘧啶脱氧核苷酸转变为胸腺嘧啶脱氧核苷,干扰 DNA 的生物合成,并可干扰 RNA 的合成。

2. 卡培他滨(capecitabine,CPA) 是化学合成的 5-FU 的衍生物,属氟尿嘧啶类新一代口服药物,主要作用于 S 期的细胞周期非特异性药物,能抑制胸腺嘧啶核苷合成酶,使胸苷酸合成减少,从而抑制 DNA 及 RNA 合成。卡培他滨的细胞毒性作用具有较高的选择性和靶向性,具有独特的激活机制,有"选择性肿瘤内活化"特点,它有选择性的在肿瘤内进行活化,在病人的肿瘤组织中氟尿嘧啶具有很高的浓度但在身体内不会有高浓度的氟尿嘧啶,对病人正常细胞的损害相对较轻,大大降低了毒副作用。一天两次口服卡培他滨的药物代谢规律与 5-FU 连续静脉灌注相似,与静脉注射 5-FU 有同样的治疗效果,口服给药方式方便,避免因静脉给药导致的血管刺激等不良反应,且具有低毒、长效、高效、用药方便等特点,不良反应更少。

3. 环磷酰胺(cytoxan,CTX) 为最常用的烷化剂类抗肿瘤药,进入体内后,在肝微粒体酶催化下分解释出烷化作用很强的氯乙基磷酰胺,而对肿瘤细胞产生细胞毒作用。环磷酰胺是双功能烷化剂及细胞周期非特异性药物,可干扰 DNA 及 RNA 功能,尤以对前者的影响更大,它与 DNA 发生交叉联结,抑制 DNA 合成,对 S 期作用最明显。

(三)内分泌治疗药物

1. 阿那曲唑和来曲唑为高效、高选择性、非甾体类芳香化酶抑制剂,使雄甾烷二醇不能转化成雌酮,减少循环中雌二醇水平,抑制乳腺癌发展,却无孕激素、雄激素及雌激素等有关的作用,也毋须同时补充皮质激素。用于他莫昔芬及其他抗雌激素疗法无法控制的绝经后妇女的晚期乳腺癌。依西美坦为甾体类芳香化酶抑制剂。

2. 他莫昔芬和托瑞米芬属雌激素受体调变剂,为抗雌激素类药物,能与雌激素受体结合,阻断雌二醇对乳腺癌的促进作用。

3. 氟维司群属雌激素受体下调剂。

4. 甲地黄体酮属黄体酮类药物,是一种高效黄体酮,作用比黄体酮强 75 倍。

5. 氟甲睾酮属雄激素,对抗雌激素,促进蛋白质合成,大剂量促进腺垂体分泌促性腺激素,较大剂量可刺激骨髓造血功能,促进红细胞生成,尚能增加远曲小管水、钠再吸收和保留钙。

6. 乙炔基雌二醇属雌激素,促进女性性器官及副性征正常发育,子宫内膜增生并促进子宫收缩,促进阴道上皮细胞增生,并增加细胞内糖原储存量,小剂量刺激、大剂量抑制腺垂体的促性腺激素和催乳素的分泌,并有抗雄激素的作用。

五、用药护理

(一)用药评估

首次化疗前应充分评估病人重要脏器的功能,包括血常规、肝肾功能、心电图等。以后每次化疗前也应常规检测血常规和肝肾功能;使用心脏毒性药物前应常规做心电图和(或)左室射血分数(left ventricular ejection fraction,LVEF)测定;其他检查应根据病人的具体情况和所使用的化疗方案等决定。

(二)用药安全

1. 蒽环类药物 此类药物以其严重的心脏毒性而著称。毒性主要与病人终生累积剂量有关。因此,在治疗的过程中,医生会根据药物种类及病人情况计算所适用的终生剂量,当剂量达到上限的时候,一般来说会停止继续使用蒽环类药物。目前,EC 方案病人的依从性和安全性更好。EC 方案的病理完全缓解率(pathologic complete remission,pCR)也高于 TEC 方案。TEC 的骨髓抑制、中性粒细胞减少性发热、腹泻及肝损害的发生率均高于 EC。EC 方案相对疗程较短,有较好的耐受性,表柔比星也由于其更轻的毒副反应,从而使 EC 较之 AC 成为更理想

阅读笔记

的临床选择。此外,即使在以蒽环类药物为基础的新辅助化疗方案中加用曲妥珠单抗,似乎也并未导致更多的心脏毒性。这些结果有力地显示了蒽环类药物在新辅助化疗中的基础地位。

2. 紫杉类　对于蒽环类耐药或使用蒽环类产生累积剂量、心脏毒性的转移性乳腺癌,如果既往未使用过紫杉类,可考虑以紫杉类为基础的联合化疗,主要是多西他赛联合卡培他滨方案,能显著改善生存期,但同时有明显的毒副作用。紫杉醇单药治疗联合贝伐单抗显著提高病人无进展生存期,且毒副反应未见增加,故目前紫杉醇单药治疗联合贝伐单抗是可行的一种联合治疗方案。

3. 白蛋白结合型紫杉醇单药　应用于多线化疗治疗失败、多药耐药的晚期难治性乳腺癌,有较好的疗效且总体耐受性好,可作为多线治疗失败耐药的难治性乳腺癌病人的挽救方案。

4. 雷替曲塞联合长春瑞滨　对老年乳腺癌病人,含紫杉类药物的化疗方案为其首选化疗方案,但临床上 20%~30% 病人对紫杉类药物存在原发或继发性耐药,而且老年病人对铂类毒副反应大,耐受性差。采用雷替曲塞($3mg/m^2$ 静脉滴注,第 1 天)联合长春瑞滨($25mg/m^2$ 静脉滴注,第 1 天,第 8 天)方案,治疗经紫杉类药物治疗失败的老年复发转移乳腺癌病人,21天为 1 个周期,完成 2 个周期后进行疗效评价,每周期化疗后评价不良反应。此方案不仅疾病控制率高,而且毒副反应可耐受,安全性良好。

5. 长春瑞滨联合卡培他滨(NX 方案)　用于晚期乳腺癌的一线治疗,安全性、有效性已经得到认可,是非蒽环 - 紫杉联合的一个选择,对于既往接受过蒽环类药物治疗的病人更为有效。尤其对于进展迅速的内脏转移病人,虽然单药治疗毒性更小,但选择联合治疗更为合适,因为其起效更加迅速。即使对于预后较差的乳腺癌肝转移病人应用含卡培他滨治疗方案同样可以获得较好的疗效及耐受性。

6. 骨髓抑制　为最常见的毒性反应,消化系统最常见的不良反应是恶心、呕吐。环磷酰胺的代谢产物可导致严重的出血性膀胱炎、大量补充液体可避免,但需要注意的是,当大剂量环磷酰胺(按体重 50mg/kg)与大量液体同时给予时,可产生水中毒,可同时给予呋塞米以防止。环磷酰胺可引起生殖系统毒性,如停经或精子缺乏,妊娠初期时使用可致畸胎。肝肾功能异常时可使环磷酰胺毒性加强,药酶诱导剂如巴比妥类、皮质激素,及肝药酶抑制剂如别嘌呤醇等对环磷酰胺的代谢、活性和毒性均有影响,合用时应注意。

7. 曲妥珠单抗　国内外指南一致推荐曲妥珠单抗为早期乳腺癌术后标准治疗方案,主要用于人表皮生长因子受体 -2(HER-2)过度表达的乳腺癌病人,可以降低乳腺癌的复发率。曲妥珠单抗较严重的不良反应是当其与蒽环类药物联合应用有可能影响心脏射血功能和增加充血性心力衰竭的风险。因此,身体状态好、无心脏方面疾病、乳腺癌进展快、分期晚的病人可以选用蒽环 + 曲妥珠单抗联合应用的方案,对于心脏功能差的病人尽量选用无蒽环类方案。对HER-2 阳性乳腺癌行新辅助化疗时应联合曲妥珠单抗治疗,方案应选择指南推荐优选方案,如含蒽环类的联合方案,但曲妥珠单抗与蒽环类联合使用不应超过 4 个周期。

8. 拉帕替尼　与帕妥珠单抗同为靶向治疗药物,拉帕替尼联合曲妥珠单抗比两药单用,可获得更高的 pCR,并且没有增加不良反应。2014 年 NCCN 指南推荐曲妥珠单抗和帕妥珠单抗联合应用为 HER-2 阳性乳腺癌新辅助治疗的优选方案之一。

9. 新辅助化疗方案　三阴乳腺癌(雌激素受体、孕激素受体和原癌基因 Her-2 均为阴性)新辅助化疗可获得较高的 pCR,紫杉联合蒽环类行 AP 方案时 pCR 为 22%,而行剂量密集的AC→P 方案 pCR 可高达 61%,是目前常用的新辅助化疗方案。TCH(紫杉类、卡铂、赫赛汀)方案也可作为三阴性乳腺癌新辅助化疗的一种备选方案。

(三)用药监测

1. 用药前全面评估　详细询问病史,尤其有无药物过敏史和慢性疾病史,化疗前进行护

阅读笔记

理体格检查,全面评估病人的身高、体重、体表面积,告知化疗的不良反应,签署化疗知情同意书。育龄妇女应妊娠试验阴性并嘱避孕。

2. 心功能监测 曲妥珠单抗首次治疗前签署治疗知情同意书并进行心功能检查(心脏超声或同位素扫描,以前者应用更为普遍),首次治疗后观察 4~8 小时。每 3 个月监测 1 次左室射血功能(left ventricular ejection function,LVEF)。治疗中若出现 LVEF<50%,应暂停治疗,并跟踪监测 LVEF 结果,直至恢复 >50% 方可继续用药。若不恢复、或继续恶化或出现心力衰竭症状,则应当终止曲妥珠单抗治疗。

3. 不良反应监测

(1)骨髓抑制:是化疗常见的一个不良反应,主要表现为白细胞、中性粒细胞和血小板减少,化疗过程中要严密监测血象变化,每周检查 2 次。如果白细胞低于 3.0×10^9/L,血小板低于 100×10^9/L,中性粒细胞低于 1500/mm³,应停止化疗。

(2)心肌损害:蒽环类及紫杉醇类药物能通过累积和剂量依赖的方式引起心肌损害。主要表现为心率改变、无症状短暂性心动过缓和低血压,化疗前心电图显示房室传导阻滞、心律失常或有充血性心力衰竭、心绞痛史及过去 7 个月内有心肌梗死史者禁用紫杉醇类药物。化疗前后及化疗期间应注意监测病人心功能的变化,如心电图、心脏生化指标、超声心动图的变化等。化疗时除注意药物用量外,联合应用维生素 E 和辅酶 Q_{10} 等药物能够预防心脏损害。

(3)静脉炎:长春瑞滨静脉炎发生率高,化疗药物对病人血管具有刺激性,易造成静脉炎,药物外渗还有可能导致局部组织坏死。对于外周血管不好的病人,可提前行颈内深静脉置管术或 PICC 置管术,从外周血管用药的病人,用长春瑞滨前后均用地塞米松加生理盐水冲洗。要加强巡视,及时发现有无药物外渗。静脉推注药物时要边推边抽回血,滴注药物时定时应抽回血并询问病人有无疼痛感与烧灼感。

(4)尿路刺激征:环磷酰胺的代谢物对尿路有刺激,如尿频、尿急、膀胱尿感强烈、血尿,甚至排尿困难,这些泌尿道症状系化学性膀胱炎所致,应鼓励病人多饮水,增加尿量以减轻症状。

(5)其他:他莫昔芬治疗期间注意避孕,并每半年至 1 年行一次妇科检查,通过 B 超了解子宫内膜厚度。芳香化酶抑制剂和促黄体生成素释放激素类似物可导致骨密度下降或骨质疏松,因此在使用这些药物前常规推荐骨密度检测,以后在药物使用过程中,每 6 个月监测一次骨密度,必要时给予维生素 D、钙片和双膦酸盐治疗。环磷酰胺代谢产物有较强刺激性,可引起膀胱炎、血尿等。注意让病人多饮水。同时监测尿常规,及时了解血尿情况。

(四)健康教育

1. 抑郁 乳腺癌是易发抑郁的癌症之一,病人在确诊后及在治疗期间出现抑郁、悲观、慌乱和失去理智等心理改变,特别是术后躯体形象受损,其心理压力较其他癌症更为突出,易产生负面情绪;年轻女性病人担心第二特征的缺失,表现出自卑、忧虑、甚至对生活失去信心;老年病人一方面要承受疾病的折磨痛苦不堪,另一方面因疾病花钱成为家庭的负担和子女的包袱而内疚。因此,要向病人及家属介绍乳腺癌的生物学特点和化疗的重要性、化疗药物的作用和目的,讲解药物的使用方法、注意事项、不良反应等,纠正其对化疗不良反应的片面认识,使其对化疗建立信心,充分调动病人抗病的内在动力,增加病人对化疗的耐受性,减轻化疗的不良反应。

2. 癌因性疲乏 化疗中常产生癌因性疲乏(cancer-related fatigue,CRF),这是一种虚弱、缺乏激情及易受累的主观感受,极大地影响病人的康复和生活质量。乳腺癌病人的 CRF 程度显著高于其他癌症病人,而化疗又可导致 CRF 的发生率增加和程度加重。因此,医护人员应适时地加强对病人的关心指导和心理干预,通常采用交谈法和冥想放松法,前者通过向病人系统讲解 CRF 的相关知识,请病友讲述治疗、抗病的经历、经验与康复过程,增强病人的治疗信心;后者以语言引导为主,音乐背景为辅,使病人通过沉思冥想放松身心,减轻 CRF 对病人病情产

阅读笔记

生的负面影响。

3. 胃肠道反应　最常见，表现为食欲不振、恶心、呕吐、腹泻、便秘等。病人在饱餐后或空腹时不能化疗，最好在饭后 2 小时应用化疗药物。化疗前 2~3 小时服用地西泮，化疗前半小时应用甲氧氯普胺、托烷司琼等止吐药物以进行提前预防，与地塞米松合用可增强止吐效果。指导病人进易消化饮食，少量多餐，进食速度不宜过快，就餐时可听些轻松舒缓的音乐。进食前后用温水漱口，保持口腔卫生。化疗中鼓励亲友陪伴，多与病人交谈，分散其注意力，使病人心理得以支持。如果出现恶心，应保持原有体位，减少活动，不要突然剧烈运动，嘱病人多做深呼吸，可尝试分散注意力，如看电视、听音乐等。对于轻度反应病人要创造良好治疗环境，保持病房空气清新，及时清理呕吐物。呕吐后立即漱口，给予舒适体位；对反应严重者要遵医嘱及时给予止吐药并静脉输液以避免继发的水、电解质紊乱。注意观察呕吐物的颜色，性质和量，并做好护理记录。严重时应通过静脉补充营养，也可给予耳穴贴压，针灸内关、外关、足三里等穴位治疗。

4. 预防感染　指导病人进食高蛋白、高能量、高维生素清淡饮食，必要时静脉补充营养。防止跌倒和外伤，避免受凉感冒。加强口腔及肛周的护理，用生理盐水或 4% 碳酸氢钠溶液漱口，便后用 1/5000 高锰酸钾溶液坐浴，认真执行消毒隔离制度，严格无菌操作，减少侵入性操作。保持病房内空气清新，每日用紫外灯消毒，减少探视，入室人员要戴口罩，避免交叉感染。严重骨髓抑制的病人在采取保护性隔离措施的同时，给予升白细胞的生物制剂。

5. 静脉炎的预防及护理

(1) 血管的选择和保护：乳腺癌术后因淋巴回流障碍导致上肢水肿，因此传统上患肢外周静脉给药属禁忌，而下肢血液循环缓慢，药物在局部停留时间长，更易对静脉局部造成损伤，故除双侧乳腺癌手术病人外，化疗通常在健侧上肢进行。通常选择前臂内侧或左右侧弹性好、较直、较粗的静脉血管交替使用，这些部位有利于针头的固定，减少机械性损伤，且这些部位血流量较大，有利于减少药物对血管壁的刺激。不要在同一部位长时间注射药物，输注药物前可将上肢置于温水中浸泡或按摩、热敷，以使上肢血管软化、充盈。

(2) 血管并发症的护理：药物一旦发生外渗，立即停止静脉输液，利用原路用 5ml 注射器回抽渗出液体，拔出针头，用拇指按压，不可揉搓。再在外渗周围 2~3cm 处用 2% 利多卡因 5ml+地塞米松 5mg+0.9% 生理盐水 10ml 实行环形封闭，总量根据外渗范围调整。覆盖无菌纱布，局部冷敷 12~24 小时。抬高患肢 48 小时，禁止在外渗区域周围及远端再行各种穿刺注射，告知病人禁止外渗部位在阳光下暴晒。

（欧阳艳琼　周文斌）

第三节　胃　　癌

胃癌是消化系统最常见的恶性肿瘤，化疗在胃癌的治疗中占了重要的地位。联合化疗是晚期胃癌病人的首选治疗方法，目前推荐 ECF（表柔比星、顺铂、5- 氟尿嘧啶）方案、DCF（多西他赛、顺铂、5- 氟尿嘧啶）方案及其改良方案。

Box 14-3【知识拓展】

沙利度胺与免疫化疗

现代医学早已证明恶性肿瘤本身发生、发展就与机体整体防御功能衰退即免疫监视功能低下关系密切，其中尤以细胞免疫监视功能低下为主，加上细胞毒类化疗药又损伤免疫系统,运用免疫增强剂仍是现代医学辅助肺癌化疗的主要方法。随着肿瘤生物学与肿瘤免疫学的发展,免疫治疗和化疗联用在多种肿瘤治疗中取得了更优效果,一旦两者联用机制得到进一步研究证实,免疫化疗将成为未来肿瘤化疗的发展趋势。

沙利度胺(反应停)是一种曾有"前科"的致畸药物,医学界乃至寻常人群一旦提及此药,第一反应就是"谈药色变",然而药物的治疗作用是多方面的,不能一直停留在沙利度胺致畸作用而放弃该药物。

沙利度胺治疗恶性肿瘤的机制可能有以下几个方面:①通过抑制由 VEGF、碱性成纤维因子(bFGF)诱发的血管生成,减少肿瘤血供,从而抑制肿瘤生长;②沙利度胺可以刺激 NK 细胞增殖,同时诱导淋巴细胞分泌 γ- 干扰素(IFN-γ)和白介素 -2(IL-2),从而起到杀伤肿瘤细胞的作用;③沙利度胺具有诱导肿瘤细胞凋亡及阻滞肿瘤细胞生长于 G_1 期的作用;④沙利度胺可以抑制能促进肿瘤生长的转录因子 kB(NF-kB)与 DNA 结合,阻断其转录活性,从而发挥抗肿瘤作用;⑤沙利度胺可下调血管内皮细胞黏附分子表达,从而抑制肿瘤生长。

一、疾病简介

胃癌(gastric cancer)是指发生在胃上皮组织的恶性肿瘤,是我国常见的恶性肿瘤之一,任何年龄均可发生,以 50~60 岁多见,男女发病率之比为 3∶1。胃癌的病因尚不明确,目前认为与饮食因素、亚硝酰胺、霉菌毒素、遗传因素、幽门螺杆菌感染、精神心理等因素有关。绝大部分早期胃癌病人没有明显的症状和体征,大约 2/3 病人在确诊时已属于不可切除的进展期,即使是早期胃癌根治术后的病人,术后复发及转移率也很高。

二、药物治疗的目的及原则

(一) 药物治疗的目的

胃癌术前化疗能使肿瘤原发灶缩小,降低肿瘤分期,提高手术切除率,减少播散和术后复发,降低手术切除难度,增加手术安全性和有效性。对于局部晚期胃癌病人,通过术前新辅助化疗可达到根治性切除的目的。术后化疗用于消灭残存的微小肿瘤,防止复发与转移,提高 5 年生存率。

(二) 药物治疗的原则

目前,全身化疗仍是进展期胃癌治疗的重要手段,有单药化疗、两药联合、三药联合等方法。单药化疗一般不推荐用于晚期胃癌,不过,单药化疗毒性反应低,治疗相关死亡率亦较低,适用于那些体质状况差、无法耐受强烈化疗的病人,尤其适用于强烈化疗间歇期的维持治疗。

联合化疗比单药化疗具有生存优势,是进展期胃癌病人积极治疗的主要手段。特别是老年Ⅳ期胃癌,生存期短,对化疗的耐受性差,所以需要合理的联合用药,使其发挥最大疗效并避免其毒性反应。

三、药物分类及常用药物

在美国 NCCN 指南中,目前 DCF 方案、ECF 方案及其改良方案被推荐用于胃癌化疗,首选联合多西他赛的 DCF 方案(多西他赛、顺铂、5- 氟尿嘧啶),但 DCF 方案毒性过强,容易引起骨髓抑制,所以 DCF 方案通常用于基础状态较好的病人。在英国,通常首选 EOX 方案(表柔比星联合奥沙利铂及卡西他滨)。除英国外的其他欧洲国家,多首选联合紫杉醇的三联化疗方案。

阅读笔记

1. 铂类化合物　以顺铂为代表。
2. 植物碱类药物　常用的有紫杉醇和多西他赛。
3. 氟尿嘧啶类药物　以卡培他滨（CAP）和替吉奥（S-1）为代表的口服氟尿嘧啶类药物已成为5-FU的替代药物，同时由于其使用方便更成为理想的维持治疗药物。
4. 蒽环类药物　常用阿霉素、表柔比星等。

四、药物作用机制

1. 以顺铂为代表的铂类化合物作用机制见本章第一节。
2. 紫杉醇和多西他赛的作用机制见本章第一节。
3. 氟尿嘧啶类药物
（1）卡培他滨的作用机制见本章第一节。
（2）替吉奥胶囊（S-1）是一种新型氟尿嘧啶类口服抗癌药物，能够选择性抑制肝二氢嘧啶脱氢酶，阻止5-FU在体内的分解代谢，使5-FU在血浆和肿瘤内能够更长时间地保持较高的稳定血药浓度，从而增强了抗肿瘤活性，取得与5-FU持续静脉滴注类似的疗效。较静脉注射氟尿嘧啶，口服替吉奥可维持较好的血药浓度，抗癌作用强，同时可降低药物毒性，给药途径方便，依从性较好。替加氟可在人体内转化成5-FU发挥药效，吉美嘧啶和奥替拉西钾对替加氟代谢过程中的相关酶有抑制作用，可使血浆和肿瘤组织中的替加氟浓度维持在相对较高的水平，进而使5-FU的有效浓度更加持久，同时该药可影响5-FU在胃肠道的分布，减小5-FU对胃肠道的毒性作用。
4. 蒽环类药物的作用机制见本章第二节。

五、用药护理

（一）用药评估

首次化疗前应充分评估病人重要脏器的功能，包括血常规、肝肾功能、心电图等。以后每次化疗前也应常规检测血常规和肝肾功能；使用心脏毒性药物前应常规做心电图和（或）左室射血分数（LVEF）测定；其他检查应根据病人的具体情况和所使用的化疗方案等决定。

2011年，NCCN胃癌临床实践指南明确提出将氟尿嘧啶类联合铂类作为胃癌术后辅助化疗的标准方案。目前临床上存在多种奥沙利铂与5-FU联合的化疗方案，中国报告的含铂类联合化疗方案中，奥沙利铂占68%，呈现超过顺铂（32%）的趋势。当病人无法接受含铂化疗方案时，可采用伊立替康代替铂类药物。

以多西他赛为基础的两药联合方案（DC或DF）联合DDP、氟尿嘧啶或卡培他滨治疗胃癌，有较好的抗肿瘤活性且明显降低了毒性，提高了治疗的耐受性。美国食品药品管理局（FDA）已于2008年批准DCF方案（多西他赛75mg/m² 静滴，第1天；顺铂25mg/m² 静滴，第1~3天；5-FU500mg/m² 静滴，第1~5天，每3周重复）作为进展期胃癌的一线治疗方案，ECF（表阿霉素50mg/m² 静滴，第1天；顺铂60mg/m² 静滴，第1天；5-FU200mg/m² 静滴，第1~21天，每21天重复）及其改良（奥沙利铂、卡培他滨）方案中，因为表阿霉素有心脏毒性，其应用有很多争议。经多项Ⅲ期临床试验证实，ECF方案优于FAMTX方案（5-FU+ADM+MTX）、ELF方案（5-FU+LV+VP-16）和MCF方案（5-FU+DDP+MMC）等，是目前欧洲最常使用的三药联合治疗晚期胃癌的标准化疗方案。

（二）用药安全

1. 顺铂　在晚期胃癌化疗中骨髓抑制作用明显，毒副反应重，目前奥沙利铂作为一线用药有替代顺铂的趋势，疗效好，病人可以耐受其毒性反应。而且，奥沙利铂与5-FU有协同效应，能明显抑制胃癌细胞株的生长。以奥沙利铂为基础，联合氟尿嘧啶及其衍生物的化疗，在胃癌

阅读笔记

病人及老年病人一线治疗中疗效确切,安全性、依从性均较好,不良反应发生率低,可作为老年胃癌病人辅助化疗方案的有效选择。在年龄大于 65 岁的病人中,5-FU+OXA 方案在有效率和疾病进展时间均显示了明显的治疗效果和生存获益。

2. 多西他赛 在治疗转移或局部晚期胃癌中的疗效确切,但其较高的不良反应,尤其是血液毒性,限制了它的应用。紫杉醇代替多西他赛与氟尿嘧啶类联合(PCF方案)治疗晚期胃癌,有效率可达48%~51%,生存期达到11~14个月,被 NCCN 指南推荐。因紫杉醇对肾脏毒性很小,首选用于肾功能不全的病人。

3. 替吉奥 + 顺铂方案 该方案病人的中位生存期显著延长,病理缓解率显著提高,因此,替吉奥与顺铂两药联合的方案已经成为日本治疗进展期胃癌的标准方案,具有较好的安全性和疗效。吉替奥或卡培他滨联合伊立替康治疗晚期胃癌也取得了良好的效果,对于晚期、体质差或耐药的病人,是更理想的化疗方案,安全可靠。

4. 伊立替康联合 5-FU 在转移性胃癌病人的二线化疗中显示了较好的疗效和安全性,伊立替康首选作为二线或者三线治疗。伊立替康可以上调胸苷磷酸化酶,与卡培他滨联合有协同作用。

5. 阿霉素 主要副作用是心脏毒性,心脏毒性可出现一过性心电图改变,表现为室上性心动过速、室性期前收缩及 ST-T 改变,一般不影响治疗。少数病人可再现延迟性、进行性心肌病变,表现为急性充血性心力衰竭,与累计剂量密切相关,大多出现在总量大于 $400mg/m^2$ 的病人,这些情况偶尔可突然发生而常规心电图无异常迹象,阿霉素引起的心脏病变多出现在停药后 1~6 个月,心脏毒性可因联合应用其他药物加重。表柔比星疗效与阿霉素相等或略高,而毒性尤其是心脏毒性低于阿霉素。因化疗或放疗而造成明显骨髓抑制的病人、已用过大剂量蒽环类药物的病人、近期或既往有心脏受损病史的病人均不得使用表柔比星。表柔比星可与其他抗肿瘤药物合用,但表柔比星用量应减低。

(三) 用药监测

PCF 方案常见的毒副作用有过敏反应、骨髓抑制、神经毒性、心血管毒性等,在临床应用时必须做好前期预防给药,在使用紫杉醇滴注前 12 小时、6 小时分别给予地塞米松 20mg,紫杉醇滴注前 30 分钟给予西咪替丁 400mg,并需严密观察,使用紫杉醇期间每 15 分钟测量血压、脉搏、心率。

伊立替康引起的腹泻呈双相,分为早期腹泻和迟发性腹泻,早期腹泻发生在静脉滴注过程中或静脉滴注后较短时间内,而迟发性腹泻发生于静脉滴注 24 小时以后。早期腹泻是伊立替康引起的乙酰胆碱综合征中最常见的表现,以滴注后很快出现腹泻或伴有痉挛性腹痛、出汗为特征。迟发性腹泻为剂量限制性毒性,在用药 24 小时后至下一疗程之间的任何时间均可能发生,一般发生于治疗后 10 天左右。

表柔比星和其他细胞毒药物一样,因肿瘤细胞的迅速崩解而引起高尿酸血症,应检查血尿酸水平;骨髓抑制可引起白细胞及血小板减少,应严密监测血象;由于表柔比星经肝脏系统排泄,故肝功能不全者应减量,以免蓄积中毒。在表柔比星治疗期间应严密监测心功能,以减少发生心力衰竭的危险,而且与任何具有潜在心脏毒性药物联合用药时应慎重,在每个疗程前后都应进行心电图检查。对接受表柔比星治疗的病人,心电监护是非常重要的,可以通过无创伤性的技术如心电图、超声心动图来评估心脏功能。如有必要,可通过放射性核素血管造影术测量射血分数。

(四) 健康教育

1. 化疗前评估 评估病人的身心状况,告知病人用药的目的。化疗前充分向病人解释,让病人有一定的心理准备,帮助其克服恐惧心理,积极配合治疗。

2. 营养支持 通过身高、体重、皮褶厚度、氮平衡、血清蛋白含量、血清转铁蛋白确定病人营养状况,针对病人自身建立个性化营养补充计划,胃癌病人化疗时已经部分或切除全胃,消化吸收能力显著低于正常人,进行营养补充应避开化疗药物作用高峰时间,食物以稀软易消化为主,少食多餐,可通过肠外营养补充,必要时给予白蛋白。

3. 防止药物外漏　在阿霉素、表柔比星静脉滴注时应防止药物漏出血管外,以免引起组织损害和坏死。小静脉注射或反复注射同一血管会造成静脉硬化,建议以中心静脉输注较好,静脉给药用灭菌注射用水稀释,浓度不超过 2mg/ml;建议先注入生理盐水检查输液管通畅性及注射针头确实在静脉之后,再经此通畅的输液管给药。以此减少药物外溢的危险,并确保给药后静脉用盐水冲洗。

4. 常见不良反应的护理

(1) 恶心呕吐的护理:胃肠道反应是最常见的不良反应之一,化疗前后均应遵医嘱给予格拉司琼,也可给予胃复安 10mg 肌注,异丙嗪 25mg 肌注,同时嘱病人放松心情。给病人高蛋白、高热量、高维生素、易消化的食物,忌食用油腻、辛辣食物,食物尽量适合病人口味,改进烹调方法,以促进食欲,增强体质。

(2) 口腔黏膜的护理:鼓励病人多饮水,饭后可用淡盐水或生理盐水漱口,注意观察口腔黏膜的动态变化。一旦发生口腔溃疡应停用牙刷刷牙,使用生理盐水棉球口腔护理,2 次 / 日。严格清洁口腔后,将维生素 E 涂于口腔内各处的溃疡面上。维生素 E 具有抗氧化活性,能阻止不饱和脂肪酸的过氧化反应,且具有稳定细胞膜的作用,提高免疫力,促进机体的能量代谢。还可增强细胞活力,并改善溃疡局部的血液循环,从而促进溃疡的愈合,还能较长时间保持口腔湿润,病人较易接受。

(3) 骨髓抑制的护理:严密监测病人外周血细胞各成分的变化。由于血细胞降至最低的时间为 15 天,应从化疗第 10 天血细胞低于正常值时即采取保护性隔离,严格执行消毒隔离制度及无菌操作规程,紫外线消毒 2 次 / 日,消毒时防止损伤病人皮肤及眼睛,可用被单遮盖。注意卫生习惯,每次便后清洗肛门,保持肛周清洁,密切观察体温的变化,当血小板减少至 $5 \times 10^9/L$ 时,会有出血的危险,注意观察有无牙龈出血、鼻衄,并观察大小便颜色,禁挖鼻孔,避免外力损伤,必要时输新鲜血。

(4) 脱发的护理:化疗药物可损伤病人皮肤毛囊而导致脱发,是化疗常见的不良反应。脱发能影响美观,使病人情绪低落。应做好心理护理,向病人说明脱发是可逆的,一般在停药后 1~2 个月头发再生。化疗前可用头皮降温的方法在用药前 5~10 分钟头部放置冰帽,至用药 30~40 分钟,可防止药物对毛囊的刺激,预防脱发。鼓励病人戴帽或假发,以满足其自我形象需求。

(欧阳艳琼　周文斌)

第四节　肝　癌

化疗是一种传统的肝癌治疗方法,由于大多数肝癌发现时已为晚期,不能手术切除,故肝癌的化疗有一定地位。但肝癌是一种对抗癌药敏感性极低的癌症之一,可能与多药耐药(multi-drug resistance,MDR)基因有关,所以肝癌的化疗效果较差。一般来说,化疗药物经肝动脉插管灌注疗效较好,而全身治疗则收效甚微。

Box 14-4【知识拓展】

肝癌治疗展望

在我国的肝癌诊疗规范中,系统化疗已经被列入了晚期肝细胞癌一线治疗。2013

阅读笔记

年,国家食品药品监督管理总局也批准了奥沙利铂治疗晚期肝癌。2015 年 NCCN 指南也把含奥沙利铂的系统化疗作为晚期肝癌治疗的选择之一。

经肝动脉血管介入治疗是目前肝癌治疗应用最广泛的手段,主要有肝动脉栓塞(transcatheter arterial embolization,TAE)、经肝动脉化疗栓塞术(transcatheter arterial chemoembolization,TACE)及肝动脉放射栓塞(transcatheter arterial radioembolization,TARE)等。TACE 是中晚期肝细胞癌的治疗首选,能清除肝内微小转移灶和癌栓,进而将不可切除的癌肿转化为可切除肿瘤,以便于手术操作。

与其他肿瘤一样,肝癌的治疗也提倡多学科合作。早期肝癌提倡手术切除或肝移植、部分适合的病人行局部射频消融术,中期肝癌手术＋灌注化疗或局部消融等介入手段,晚期肝癌提倡系统治疗包括靶向、化疗、免疫治疗。肝癌治疗的同时,也需要积极行抗病毒治疗、保肝利胆、预防并发症。免疫哨卡(immune checkpoint)抑制剂在黑色素瘤、肺癌、肾癌的治疗取得了成功,也极大地启发和鼓舞了肝癌的研究。

一、疾病简介

肝癌(hepatic cancer)是指发生于肝细胞和肝内胆管上皮细胞的癌变,具有起病隐匿、潜伏期长、高度恶性、进展快、易转移、预后差等特点。我国是肝癌的高发区,近年来,其发病率呈现出明显的增加态势,也呈现出年轻化趋势。临床治疗肝癌的有效方法为手术治疗,但由于发病隐匿,确诊时病人多已为中晚期,很多病人失去了最佳的手术治疗时机,不得不选择化疗等姑息治疗手段。

二、药物治疗的目的及原则

(一) 药物治疗的目的

单独化疗在肝癌治疗中的价值有限,其与手术、介入等方法联合应用仍是治疗肝癌的主要手段,药物治疗的目的是控制肿瘤生长、缓解症状、延长生命和改善生活质量。

(二) 药物治疗的原则

肝癌的全身化疗又称系统性化疗,主要通过口服、肌内、静脉给予单药或联合给药用于不能手术的肝癌病人,但因肝癌细胞对化疗药物敏感性差,加之中晚期肝癌病人本身肝功能不全,许多传统的细胞毒药物都曾试用于肝癌,但有效率都比较低,且不良反应重,使化疗在肝癌的治疗中应用较少,也没有公认的标准化疗方案和药物。联合使用化疗药物可以增加治疗效果,但仍然无法显著延长平均生存时间,且有增加毒副作用的风险。

三、药物分类及常用药物

常用的肝癌的化疗药有铂类、阿霉素(ADM)、表阿霉素(EPI,表柔比星)、丝裂霉素(MMC)、氟尿嘧啶(5-FU)、博莱霉素(Bleomycin,BLM)等。

1. 铂类药物　本类药物为重金属的复合物,可与 DNA 结合,干扰 DNA、核糖核酸与蛋白的合成,阻止癌细胞的快速分裂。顺铂、卡铂和奥沙利铂是常用的肝癌化疗药物之一。

2. 蒽环类药物　本类药物作用于核酸转录,对增殖细胞群的各期,以及 G_0 期细胞都有杀伤作用。阿霉素(ADM)曾被认为是最有效的肝癌化疗药物,表阿霉素治疗肝癌的缓解率较其他化疗药物稍优,也是目前临床应用较多的肝癌化疗药物之一。

3. 抗肿瘤抗生素　本类药物能抑制 DNA 合成,可引起 DNA 单链断裂和染色体断裂,是一种细胞周期非特异性的药物。其中丝裂霉素(MMC)常用于肝癌介入化疗、栓塞化疗。

阅读笔记

4. 氟尿嘧啶类药物　本类药物在体内经活化途径生成氟尿嘧啶脱氧核苷酸,抑制胸苷酸合成酶的活性,使脱氧胸苷酸缺乏,DNA 合成障碍。常用药物包括 5- 氟尿嘧啶(5-Fu)、替加氟等。

四、药物作用机制

1. 奥沙利铂和吉西他滨的作用机制见本章第一节。

2. 丝裂霉素 C 为细胞周期非特异性药物,可使细胞的 DNA 解聚,同时阻碍 DNA 的复制,从而抑制肿瘤细胞分裂。

3. 博莱霉素为细胞周期非特异性药物,与铁的复合物嵌入 DNA 的 G-C 碱基对之间,同时末端三肽氨基酸的正电荷和 DNA 磷酸基作用导致超氧或羟自由基的生成,引起 DNA 单链和双链断裂,它不引起 RNA 链断裂。

五、用药护理

(一)用药评估

临床上多种化疗药物联合应用可提高疗效,例如 FAM 方案(原发性肝癌常用化疗方案)中阿霉素、氟尿嘧啶、丝裂霉素的联合应用,BAF 方案(FAM 的改良方案)中阿霉素、氟尿嘧啶、博莱霉素的联合。口服药物也是传统的化学治疗给药方法,由于肝癌的血供来自肝动脉与门静脉,在增生活跃的癌肿周边部分,更主要是接受门静脉的血供。口服吸收虽不完全,但口服给药能在门静脉造成较高的血药浓度,因此,口服药物治疗肝癌尚有独到之处。此外,口服给药还有使用方便的优点。

丝裂霉素(MMC)曾被广泛应用于各种消化道肿瘤,近年发现 MMC 治疗胃肠道肿瘤的效果欠佳,且可能引起严重的毒副反应(如延迟性骨髓抑制、肾脏损害、微血管病性溶血性贫血),MMC 在胃肠道肿瘤的化疗中已较少采用,但仍常用于肝癌介入化疗、肝动脉栓塞化疗。

单用氟尿嘧啶(5-FU)对肝癌疗效不确切,5-FU 单药治疗肝癌的有效率多在 20% 以下,病人生存期为 2~5 个月。5-FU 的衍生物替加氟(呋喃氟尿嘧啶)自 60 年代应用临床以来,发现其副作用为 5-FU 的 1/7~1/4,化疗指数为 5-FU 的 2 倍,对肝癌治疗的有效率可达 30% 以上,病人生存期延长、肿块明显缩小、甲胎球蛋白(AFP)水平下降,对原发性肝癌具有一定的疗效。

目前,吉西他滨联合奥沙利铂即 GEMOX 方案行肝动脉化疗栓塞术(transcatheter arterial chemoembolization,TACE)是治疗晚期肝癌较为有效、安全性较好的化疗方案。奥沙利铂作为一种第三代铂类药物,不仅充分发挥了抑制细胞 DNA 合成与修复的作用,而且还被证实为可以与吉西他滨形成协同作用的化疗药物,这有利于降低肿瘤对铂类的耐药性,而且抗肿瘤的效果得到增强。

(二)用药安全

1. 阿霉素(ADM)　该药心脏毒性在化疗药物中最为严重,可引起早搏、ST-T 改变、迟发性心肌损害,甚至导致不可逆性心力衰竭。ADM 的终身累积剂量宜控制在 500~550mg/m^2 以内,一般不致发生严重的心脏损害。对于 70 岁以上、原有心脏疾患、曾用过大剂量 CTX、曾行纵隔放疗者,ADM 的总量应 <450mg/m^2。

2. 丝裂霉素 C　该药主要毒性为持久的骨髓抑制,表现为白细胞和血小板减少。恶心、呕吐、腹泻等亦有发生。最危险的毒性表现为溶血性尿毒综合征,系药物诱导的上皮损害,大于 50mg/m^2 总量的病人可发生急性溶血、间质性肺炎和肾小球损害;当总剂量高于 70mg/m^2 时,肾衰的发生率高达 28%,对此无有效的治疗方法。肾功能损害或凝血性疾病病人禁用丝裂霉素 C。

3. 博莱霉素　该药常见的不良反应有恶心、呕吐、口腔炎、皮肤反应、药物热、食欲减退、脱发、色素沉着、指甲变色、手足指趾红斑、硬结、肿胀及脱皮等。肺炎样症状及肺纤维化症状,表现为呼吸困难、咳嗽、啰音、间质水肿等。老年病人、肺部经过放射治疗者及肺功能不良者慎

阅读笔记

用博莱霉素。

4. 联合用药　鉴于化疗药物的毒性和应用的效果差强人意,化疗药物联合分子靶向化疗药物被开始用于临床研究。卡培他滨 + 奥沙利铂 + 贝伐单抗治疗肝癌,显示良好的耐受性和适度的抗肿瘤效应,而毒副作用仅为轻度的周围神经毒性和疲乏,具有有效和安全的特点。GEMOX 方案联合西妥昔单抗对肝癌有效,而治疗期间的毒副作用轻微,主要包括血小板减少、中性粒细胞减少、贫血、神经毒性。

(三) 用药监测

所有病人在治疗前检测血常规、肝肾功能、AFP、心电图、胸腹部 CT 或 MRI。化疗后每周复查血常规,每周期化疗结束复查肝肾功能。每 2 个周期化疗后复查病灶情况。如出现Ⅵ度血液学毒性或Ⅲ度及以上非血液学毒性,在下一个周期化疗中可将药物剂量减少 25%,但最多减量 2 次。

(四) 健康教育

TACE 护理:TACE 治疗前,应详细向病人介绍手术目的、优点、手术方法、过程以及术后不良反应以减少病人恐惧和焦虑心理,使病人配合。术前指导病人床上排便方法,常规做普鲁卡因皮试。介入治疗属于侵入性操作,局部穿刺和插管对动脉均有损伤,加之肝癌病人常见凝血功能障碍,故加强术后穿刺点的护理,穿刺处沙袋压迫 4~6 小时,绝对卧床 24 小时,患肢制动 12 小时,严密观察穿刺部位有无出血及血肿、下肢血运、足背动脉搏动情况及右下肢皮肤颜色、温度、感觉。告知病人避免增加腹压动作如打喷嚏,咳嗽时需用手压迫穿刺部位防止出血,若出现手术侧趾端苍白、小腿剧痛,皮温下降,感觉迟钝则提示可能出现股动脉血栓,当及时告知医生给以相应处理。病人应饮水 >2000ml,以促进化疗药物及造影剂排泄,减轻肝肾损害。

(欧阳艳琼　周文斌)

第五节　结 直 肠 癌

近年来,随着新辅助化学治疗方案的不断出现,晚期结直肠癌的治疗方式得到较大发展,尤其是在化疗方案的选用上。目前临床较常见的化疗方案包括奥沙利铂联合替吉奥方案、XELOX 方案(奥沙利铂 + 卡培他滨)、西妥昔单抗联合卡培他滨方案等。

Box 14-5【知识拓展】

BMI 与结直肠癌

美国胃肠病学会(ACG)和肥胖终结者协会(CEO)联合呼吁,强调体重指数(body mass index,BMI)和结直肠癌之间可能存在的致命联系。考虑到美国日益增加的肥胖率和各种科研证据显示的肥胖会增加患结直肠癌的风险,于是两个组织联手行动,其目的就是希望能够让人们知道:当今美国癌症中的第二大杀手结直肠癌,其主要的危险因素就是肥胖,而对于高 BMI 指数的人群,结直肠癌的筛查是相当重要的。

"膳食和其他可控危险因素,能够解释 90% 结直肠癌病人的发病原因,近四分之一的结直肠癌病人,可以通过一个良好的生活习惯来避免患病",美国胃肠病学会主席 Lawrence R. Schiller 解释说。肥胖终结者协会创始人 Stephanie Silverman 告诉人们:"肥胖,是结直肠癌等严重疾病的危险先兆。代谢综合征和结直肠癌间死亡率之间存在的联系,2 型糖尿病患结直肠癌风险较高,这两点向我们表明,肥胖导致的胰岛素抵抗和高胰岛素血症,也许参与到了结直肠癌的发病过程。"

阅读笔记

一、疾病简介

结直肠癌(colorectal cancer)包括结肠癌和直肠癌,近年来,我国结直肠癌的发病率上升趋势非常明显。由于起病隐匿,早期诊断率低,确诊时大多已发展为中晚期,有近 1/3 的病人在初次就诊时就已发生转移,致使失去最佳手术时机,手术治疗后,结直肠癌病人的五年生存率可达到 70% 左右,近一半的病人会复发及转移,所以术后对病人进行辅助化疗至关重要。

二、药物治疗的目的及原则

(一) 药物治疗的目的

结直肠癌进行化疗的目的:①可以切除或可能切除的结直肠癌病人,在手术前给予药物治疗,以提高手术根治性切除率;②局部进展期中低位直肠癌,以提高保肛率、降低局部复发率;③完整切除术后的结直肠癌病人,包括有不良预后因素的Ⅱ、Ⅲ期病人,以及转移灶完整切除术后的病人,降低复发率;④术后复发、转移或失去手术治疗机会的晚期结直肠癌病人,治疗目标为延长总生存期。

(二) 药物治疗的原则

目前手术治疗仍然是结直肠癌唯一的根治手段。但是大部分病人由于发病隐匿,早期症状不明显,确诊时已进展至中晚期或出现转移,已失去最佳手术治疗的时机。对一些病人,特别是中晚期的病人单纯的手术治疗也不足以达到完全根治的目的,况且晚期结直肠癌病人大多体质差,病情进展快,约有半数病人在手术、放疗后 5 年内会发生复发或转移。因此临床多采用以化疗为主的综合治疗方案,旨在提高局部肿瘤控制率,延长病人生存时间,改善生存质量。

迄今,氟尿嘧啶(FU)仍处于化疗方案的基石地位,随着奥沙利铂和伊立替康的引入,联合化疗的地位得以确定。病人一般状况能够耐受药物治疗时,多采用以氟尿嘧啶类药物为基础的联合方案,特殊情况可以考虑单药,化疗过程中要定期评估疗效,注意观察不良反应,及时防治;应用抗表皮细胞生长因子抗体(西妥昔单抗)前必须测定 KRAS 基因状态,KRAS 基因野生型病人才考虑使用。

三、药物分类及常用药物

1. 铂类　常用药物为奥沙利铂。
2. 抗代谢药　常用药物包括 5-FU,CAP、替吉奥、雷替曲塞等。
3. 植物碱类　常用药物为伊立替康。
4. 靶向治疗药物　包括西妥昔单抗和贝伐珠单抗。

四、药物作用机制

对于结直肠癌病人,奥沙利铂属敏感性化疗药物范畴,通过产生烷化结合物作用于 DNA 形成,DNA 链内和链间交联,从而抑制 DNA 的合成和复制,进而诱导细胞凋亡,对结直肠癌细胞株有明显的抑制作用。

雷替曲塞为新一代水溶性胸苷酸合酶抑制剂,该药通过细胞膜外还原型叶酸盐载体系统将本药主动摄入细胞内,而后迅速代谢为多谷氨酸类化合物抑制胸苷酸合酶的活性,并能在细胞内潴留,长时间发挥作用。与 5-FU 相比,具有更强的抗人结肠直肠癌细胞系的活性,它与人结肠癌细胞株的亲和力是 5-FU 的 6 倍。雷替曲塞主要消除途径是以药物原型形式从肾脏排出,患有轻、中度肾功能不全的病人的半衰期明显延长。

五、用药护理

(一) 用药评估

自 20 世纪 90 年代以来,随着奥沙利铂、伊立替康、卡培他滨、替吉奥、雷替曲塞等新药和新方案的出现,晚期结直肠癌疗效已得到显著改善,晚期结直肠癌病人的治疗进入一个新的时代。仅接受最佳支持治疗晚期结直肠癌病人的中位总生存时间(median overall survival,MOS)为 4~6 个月,5-FU 使病人的 MOS 延长至 11~12 个月。90 年代以后,CPT-11 和 OXA 两种化疗药物的出现使病人的 MOS 已经达到 20 个月。伊立替康与 5-FU/LV 或卡培他滨联合使晚期结直肠癌病人的总生存有了明显的提高。

伊立替康(CPT-11)在晚期大肠癌中疗效确切,被 FDA 批准为晚期大肠癌标准的一线治疗,奥沙利铂或伊立替康联合 5-FU/LV(亚叶酸钙)优于 5-FU/LV 单药,FOLFOX(奥沙利铂、亚叶酸钙、氟尿嘧啶)、FOLFIRI(伊立替康、亚叶酸钙、氟尿嘧啶)或 CAPEOX(奥沙利铂、卡培他滨)均可作为晚期结直肠癌病人的一线化疗方案,疾病进展后可互换作为二线方案。卡培他滨可以代替 5-FU/LV 与奥沙利铂联合作为晚期结直肠癌病人的一线化疗方案。

雷替曲塞联合奥沙利铂对 5-FU 产生耐药性的转移性结直肠癌效果肯定,许多国家将雷替曲塞代替 5-FU 作为晚期结直肠癌的一线用药,在病人无法接受联合化疗时,可单药用于治疗不适合 5-Fu/ 亚叶酸钙的晚期直肠结肠癌病人。

(二) 用药安全

奥沙利铂主要不良反应为神经毒性,并且大多是可逆性的,对病人骨髓的抑制轻,不需要进行水化,没有肾毒性以及对胃肠道的影响小。

雷替曲塞主要不良反应为骨髓抑制(粒细胞减少、贫血、血小板减少),粒细胞减少分 4 级:白细胞数 $3.0~3.9 \times 10^9$ 为 Ⅰ 级,$2.0~2.9 \times 10^9$ 为 Ⅱ 级,$1.0~1.9 \times 10^9$ 为 Ⅲ 级,$<1.0 \times 10^9$ 为 Ⅳ 级。其他不良反应为 Ⅲ 度腹泻及 Ⅲ~Ⅳ 度转氨酶升高,恶心及呕吐。转氨酶升高多为轻中度,经观察或对症支持治疗后可以有效缓解,提示雷替曲塞对老年人具有较高的安全性。由于老年病人心脏储备能力差,且大部分患有心脏基础疾病,雷替曲塞的心脏毒性较弱,而且雷替曲塞使用方便,仅需 15 分钟快速静脉注射,与氟尿嘧啶相比较,住院周期短,病人依从性高,疲劳的发生率低,病人的生存质量高,特别适用于老年病人尤其既往有心脏疾病的病人。需要注意的是,严重肝损伤病人使用时应注意,重度肾功能损害者禁用。

多年来静脉用 5-FU 一直是转移性结直肠癌化疗的主要药物,延长滴注时间并联合生物调节剂 LV(亚叶酸钙)可提高安全性和有效性,但长期中心静脉插管可能增加导管相关感染的风险,并且延长住院时间。

5-FU 发生中性粒细胞降低的比例较高,而卡培他滨不良反应以手足综合征为主要表现,5-FU 不良反应的治疗费用明显高于卡培他滨的治疗费用,而静脉输注 5-FU 需要静脉导管的置入,需要全程住院治疗和监护,卡培他滨可以避免静脉导管的置入,消除静脉插管引起的并发症,同时大部分疗程可以在家治疗。总体上讲,卡培他滨在安全性和经济性上较 5-FU 有明显的优势。对于不能耐受强化联合化疗的病人,卡培他滨是一线单药治疗的理想药物,其反应率、疾病进展时间和总生存期优于 5-FU/LV,主要不良反应是胃肠道反应和手足综合征,腹泻、恶心和脱发等不良反应的发生率明显低于 5-FU/LV。

(三) 用药监测

应用雷替曲塞联合奥沙利铂毒副作用主要体现为转氨酶升高,均表现为 Ⅰ~Ⅱ 度升高,转氨酶的升高通常是无症状、可逆的,与疾病无关,经积极保肝治疗后均可恢复至正常,且不影响化疗药物的继续应用。

奥沙利铂主要的不良反应为外周感觉神经损伤,其神经毒性是剂量累积性的,累积剂量

阅读笔记

增加而加重,参照 WHO 化疗药不良反应分级标准分为 0~Ⅳ度,0 度无感觉异常或 / 和感觉迟钝;Ⅰ度为遇冷引起短时间肢体末端感觉障碍和(或)感觉异常,伴或不伴有痛性痉挛,症状不超过 1 周;Ⅱ度为感觉异常和(或)感觉迟钝在化疗间歇期持续存在,症状不超过 3 周;Ⅲ度为感觉异和(或)感觉迟钝在化疗间歇期持续存在,症状超过 3 周;Ⅳ度为感觉异常和(或)感觉迟钝导致一定的功能障碍。在使用一定疗程后病人可能由于无法耐受的神经毒性需要暂停化疗或减量,因此临床上出现了需要中断化疗的问题。在停药后 12 周逐渐恢复,呈可逆性。

(四)健康教育

1. **急性乙酰胆碱综合征的护理** CPT-11 治疗时出现流涎增多、瞳孔缩小、流泪、出汗、潮红、腹痛等症状,即为急性乙酰胆碱综合征。在给予硫酸阿托品 0.25mg 肌内注射后症状可得到缓解,同时及时更换潮湿的衣裤、床单位,保持病人的舒适度。CPT-11 治疗前 30 分钟给予硫酸阿托品 0.25mg 肌内注射,可预防此不良反应。

2. **延迟性腹泻的护理** CPT-11 比较严重的副作用是延迟性腹泻,即化疗结束后 24 小时出现的腹泻。因此,CPT-11 化疗前预先在病人身边准备洛哌丁胺(易蒙停)4mg,并告知病人如应用 24 小时后出现第 1 次稀便或异常肠蠕动时,立即口服洛哌丁胺 4mg,同时报告医护人员。每 2 小时给予洛哌丁胺 2mg 口服,直至末次稀便后 12 小时,但洛哌丁胺使用时间不能超过 48小时。嘱病人饮用大量液体如碳酸水、苏打水、汤汁等,但要避免进食果汁、乳制品、新鲜水果与蔬菜等可加速肠道蠕动的食物或饮料,停止口服缓泻剂。密切观察病人出入液体量,如饮水量较少,给予静脉补液,防止出现脱水或电解质紊乱。监测体温变化,如出现畏寒、发热,及时报告医生,必要时给予抗生素控制感染。

3. **手足综合征的护理** 卡培他滨可能发生手足综合征,发生手足综合征但无生命危险的病人,当诊断明确后,应在医生指导下调整卡培他滨的剂量,甚至停药。对Ⅰ级手足综合征病人的治疗主要是以护理和生活指导为主,Ⅱ级手足综合征要求做好生活护理,暂停化疗,口服大剂量维生素 C,可以减少手足综合征的发生,同时缓解症状。对于干燥的四肢皮肤,同时给予尿素霜涂抹,疗效好的病人手足综合征的发生率也高,这可能与病人用药时间有关,因此对于疗效好的病人,更应及时处理和积极预防。

4. **神经系统毒性的护理** 奥沙利铂的神经系统不良反应包括急性和累积性不良反应,表现为感觉迟钝或异常,遇冷加重。因此指导奥沙利铂的病人:①告知病人化疗开始至结束后 48小时,禁止饮用冷水或用冷水洗漱,禁止接触冰冷物品,防止遇冷引起急性神经毒性反应;②从化疗当天开始指导病人带毛绒手套,避免接触床档、输液架等金属物,以免遇冷而加重肢端麻木感;③指导病人用热水洗漱,水果用热水浸泡加温后食用,避免低温刺激而诱发喉肌痉挛;④加强保暖,防止受凉,药物外渗时不能按常规冰敷。肢端麻木较重者,可采用每日热水浸泡、按摩、热敷等措施来减轻四肢的麻木刺痛感。

(欧阳艳琼　周文斌)

第六节　宫　颈　癌

宫颈癌作为最常见的妇科恶性肿瘤,严重威胁广大妇女的健康。手术和放疗是治疗宫颈癌最主要的方法,而且疗效十分显著,但无论是手术技巧还是手术方法的改进,无论是放疗设备还是放疗技术的进步,都没有显著改善宫颈癌的 5 年生存率。30 年前,化疗在宫颈癌中的作用仅局限于晚期、转移性病人的姑息治疗,自上世纪 80 年代起,随着铂类药物的应用,改变了宫颈癌对化疗耐受的传统概念。近年来,随着新的有效的化疗药物不断问世,化疗在宫颈癌治疗中的地位日益得到重视,化疗已成为宫颈癌辅助治疗的重要组成部分。

阅读笔记

Box 14-6【知识拓展】

人乳头状瘤病毒疫苗

2006 年美国食品及药品管理局（FDA）批准全球第一个专门针对人乳头状瘤病毒（human papillomavirus，HPV）疫苗 Gardasil 在美国上市，这种疫苗可预防 70% 的宫颈癌，是一种针对 HPV-6、HPV-11、HPV-16 和 HPV-18 这 4 型病毒的 4 价疫苗，其中 HPV-16 和 HPV-18 是会引起宫颈癌的高危型 HPV。

2014 年，Gardasil 9 获批上市，这是一种九价重组人乳头状瘤病毒疫苗，增加了 HPV-31、33、45、52 和 58 五种病毒亚型，这些病毒引起了约 20% 的宫颈癌。Gardasil 9 适用于 9~26 岁的女性和 9~15 岁的男性，以预防 HPV-16、18、31、33、45、52 和 58 型引起的宫颈癌、外阴癌、阴道癌和肛门癌，以及 HPV-6 和 11 型引起的生殖器疣。新疫苗有望预防约 90% 的宫颈癌、外阴癌、阴道癌和肛门癌。

一、疾病简介

宫颈癌（cervical cancer）是指发生在子宫阴道部及宫颈管的恶性肿瘤，是发展中国家最常见的恶性肿瘤之一，其发生率占妇科肿瘤的榜首，人乳头瘤病毒（HPV）感染是宫颈癌发生的主要危险因素。早期宫颈癌多无症状，进展期病人可出现异常阴道流血、排液等。晚期病灶侵及盆腔结缔组织、骨盆壁、压迫输尿管或直肠等可出现尿频尿急、肛门坠胀、下肢肿痛等。传统的治疗方式为手术或放疗，放疗适用于各种期别的宫颈癌，但器官损伤却难以逆转，手术主要用于治疗早期病人。

二、药物治疗的目的及原则

（一）药物治疗的目的

新辅助化疗（neo-adjuvant chemotherapy，NACT）的治疗目的是缩小原发肿瘤，便于手术切除和减少亚临床转移；辅助治疗（adjuvant therapy）的目的在于巩固手术治疗的效果；姑息治疗的目的是减轻症状，延长生存时间，改善生存质量。

（二）药物治疗的原则

目前临床上化疗在宫颈癌治疗中的应用包括：新辅助化疗（neo-adjuvant chemotherapy，NACT）是在术前或放疗前的化疗，以铂类或其他药物为基础的化疗以增加放疗效果；辅助治疗（adjuvant therapy）在术后给予放疗或化疗或联合放化疗；姑息治疗常用于晚期宫颈癌。临床上多采用 CCRT 作为中晚期宫颈癌的标准一线治疗方案，目前常用的 CCRT 药物有顺铂和多西他赛。

三、药物分类及常用药物

（一）药物分类

1. 细胞周期非特异性药物（cell cycle nonspecific agents，CCNSA）　代表药物包括顺铂、卡铂及奥沙利铂。

2. 细胞周期特异性药物（cell cycle specific agents，CCSA）

（1）抗肿瘤植物药：包括紫杉醇和多西他赛等紫杉醇类药物，长春新碱和长春瑞滨等长春碱类药物，拓扑替康和伊立替康等喜树碱类药物。

（2）嘧啶类似物：包括吉西他滨和 5- 氟尿嘧啶等。

（二）常用药物及治疗方案

NCCN 建议对复发或转移性宫颈癌采用顺铂单药、顺铂联合氟尿嘧啶或以铂类为基础的

阅读笔记

联合用药方案,包括顺铂+紫杉醇、卡铂+紫杉醇、顺铂+拓扑替康、顺铂+吉西他滨。紫杉醇+卡铂/奥沙利铂显示出高效低毒的特点,但广泛临床推广仍需进一步验证。其他铂类联合方案,包括联合拓扑替康、伊立替康、吉西他滨等,亦显示出较高的有效率,能显著改善生存率。总体而言,单药化疗疗效相对较差,联合化疗疗效相对较好,而且大体都是以铂类为基础的化疗方案。

对早期宫颈癌病人,在术前接受 2~3 个周期的 TIP 方案(顺铂 75mg/m²,紫杉醇 175mg/m²,异环磷酰胺 5000mg/m²,腺癌病人用表柔比星 80mg/m² 代替异环磷酰胺,每 3 周为一个周期)化疗。

对局部晚期宫颈癌病人,美国国家癌症研究所已将 DDP 为基础的 CCRT 列为标准治疗,以单药 DDP(每周 40mg/m²,6 周)最为多见,也有应用 DDP(每 3 周 40~70mg/m²,第 1 天)和多西他赛(每 3 周 60mg/m²,第 1 天)的联合疗法。

对宫颈癌复发最有效的单药已被证明是顺铂,联合化疗方案中最常用的是 BIP 方案(博莱霉素+异环磷酰胺+顺铂/卡铂)和 TP 方案(紫杉醇+顺铂/卡铂)。目前,TP 方案是复发、转移宫颈癌的推荐化疗方案,临床应用最广。美国妇科肿瘤学组织研究证实顺铂+紫杉醇对复发和转移宫颈癌治疗有效,对局部晚期宫颈癌也疗效显著。对宫颈鳞癌采用 BIP 方案,第 1 天博来霉素 20mg/m² 和顺铂 70mg/m²(或卡铂 350mg/m²),第 2~6 天异环磷酰胺 2000mg/d,静脉用药。对宫颈腺癌采用 TP 方案,第 1 天紫杉醇 135mg/m² 静脉化疗,第 2 天顺铂 70mg/m²(或卡铂 350mg/m²)。另外,更多的 TP 方案,包括紫杉醇/多西紫杉醇+卡铂/奥沙利铂方案对复发或转移宫颈癌也表现出高效性及低毒性。美国 FDA 已于 2006 年将拓扑替康(0.75mg/m²/d,第 1~3 天)+DDP(50mg/m²/d,3 周)推荐用于不适用于手术和(或)放疗的 IVB 期、复发宫颈癌病人。

四、药物作用机制

细胞周期非特异性药物能杀灭增殖周期各时相细胞,其效应曲线接近直线,在机体毒性耐受情况下,对恶性肿瘤的杀伤能力随药物浓度增加而增加。最常见的药物为铂类药物。顺铂是第 1 代铂类抗肿瘤药物,是研究较早的一种放疗增敏剂,其放疗增敏作用已得到公认,机制主要有以下几方面:①顺铂引起亚致死性 DNA 损伤,放射引起可逆性 DNA 损伤,两者形成协同作用,顺铂或放射的单独作用都不足以使细胞彻底死亡,但两者联合形成的协同作用对肿瘤细胞有致命的损伤;②放射和顺铂能产生协同作用,因为两者作用的最佳细胞周期均为 G_1 期;③分次放疗中,小剂量顺铂可抑制放疗期间肿瘤细胞致死性损伤的恢复。

细胞周期特异性药物仅对增殖周期的某些时相敏感,剂量反应曲线是一条渐近线,即在小剂量时类似直线,达到一定剂量时则效应不再增加。长春碱类药物主要抑制微管蛋白的聚合,从而影响纺锤体微管的形成,使有丝分裂停止于中期(M 期)。喜树碱类药物能与拓扑异构酶 I 及 DNA 形成三元复合物,诱导 DNA 单链和双链的断裂,使 DNA 螺旋链松解,属于 S 期细胞周期特异性药物。嘧啶类似物通过阻碍核糖核苷酸还原酶作用,不能生成脱氧核苷酸,阻碍 DNA 合成和修复,阻断脱氧核糖尿苷酸转化为胸苷酸,从而干扰细胞 DNA 的合成,并可干扰 RNA 的合成。

吉西他滨和 5- 氟尿嘧啶作用机制见本章相关章节。

五、用药护理

(一)用药评估

像所有其他肿瘤一样,首次化疗前应评估病人重要脏器的功能,包括血常规、肝肾功能、心电图、胸部 X 线检查等;并行妇科检查及盆腔 B 超。以后每次化疗前也应常规检测血常规和肝肾功能。单药顺铂(每周 50mg/m²,3 周)已成为治疗早期宫颈癌病人的标准方案。对既往无化

阅读笔记

疗史或铂类敏感的病人而言,可继用铂类(顺铂、卡铂、奈达铂)为主的化疗;对于那些初次治疗时已采用过铂类的病人,疗效较差,追加剂量虽能提高反应率,但同时也增加不良反应,并对总生存率无明显影响。因此,应考虑使用非铂类药物。

紫杉醇、异环磷酰胺、表柔比星等用于早期宫颈癌化疗;对局部晚期宫颈癌病人,以单药DDP 为基础的 CCRT 列为标准治疗,也有应用 DDP 联合多西他赛治疗,其不良反应主要为可耐受的急性造血系统和胃肠道毒性。

TP 方案(紫杉醇 + 顺铂 / 卡铂)是复发、转移宫颈癌的推荐化疗方案,美国妇科肿瘤学组研究证实顺铂 + 紫杉醇对复发和转移宫颈癌治疗有效,对局部晚期宫颈癌也疗效显著。

(二) 用药安全

对顺铂和吉西他滨联合用药的Ⅲ期临床试验显示,能明显延长局部晚期宫颈癌病人的总生存率和无进展生存率,但是,也伴随着不良反应的明显增加。伊立替康联合顺铂则显示更低不良反应,有效率为 65.0%(完全缓解率为 10.0%),毒性能耐受。

新辅助化疗临床常用方案包括以铂类为主的 IP 方案(异环磷酰胺 + 顺铂)和 TIP 方案(紫杉醇 + 异环磷酰胺 + 顺铂)。这些药物的联合应用可获得 80% 的有效率,这就意味着接近这个数字的病人有机会在新辅助化疗后接受手术治疗,且副作用相对较轻,耐受性也较好。随机Ⅲ期临床资料显示,与 IP 方案相比,TIP 三药联合化疗能明显改善病理缓解率,而且其无进展生存率和总生存率也显著提高。因此,对于术前 NACT 的病人,可选用 TIP 方案。但是,该方案不适用于 70 岁以上妇女或由于梗阻导致肾功能异常的病人。

顺铂不良反应大,特别是肾毒性、胃肠道反应、神经毒性、耳毒性、骨髓抑制等。顺铂的肾毒性是主要的限制性毒性,故临床应用时必须同时进行水化、应用利尿药及巯基化合物以减少肾脏损害。其次为胃肠道反应,严重的恶心、呕吐是病人不能完成化疗的主要原因之一。神经毒性主要表现在听神经损害和末梢神经损害导致的手、脚套样感觉减弱或丧失。卡铂最常见的不良反应为Ⅲ~Ⅳ度中性粒细胞减少、贫血、血小板减少症。骨髓抑制为剂量限制毒性,可辅助应用升血小板药物和集落刺激因子等。奈达铂胃肠道反应轻,恶心、呕吐的发生率明显低于顺铂,未出现严重的肝肾功能损害,其不良反应以骨髓抑制为主,血小板减少是奈达铂的主要限制性毒性,经对症处理后能恢复,未出现因血小板减少而引起的出血;白细胞减少经重组人粒细胞集落刺激因子治疗后可恢复,不影响继续治疗,且无治疗相关死亡。奥沙利铂的剂量限制性毒性是感觉神经毒性,主要表现为急性末梢神经损害和累积的感觉神经障碍,急性喉痉挛的发生率为 1%~2%,故应减少冷空气等对咽喉的刺激,一旦出现喉痉挛应及时抢救。

5- 氟尿嘧啶主要不良反应为骨髓抑制,但多为可逆性,另外常见恶心、呕吐、口腔炎、胃炎、腹痛、腹泻等胃肠道反应。长春瑞滨毒副作用主要表现为胃肠道反应、骨髓抑制、静脉炎和末梢神经毒性等。吉西他滨常见不良反应为骨髓抑制、胃肠道反应、肝及肾功损害、过敏反应、类流感症状、神经毒性等。

异环磷酰胺应与巯乙磺酸钠同用以减少膀胱炎和血尿的发生,应确保无泌尿道阻塞,并应给予充分的水分。巯乙磺酸钠的用量相当于 20% 的异环磷酰胺量,于注射异环磷酸胺的 0 小时、4 小时、8 小时注射。主要限制剂量的毒性是对骨髓的抑制作用,大多数病例均有恶心、呕吐及脱发。异环磷酰胺与甲氨蝶呤、氟尿嘧啶及阿糖胞苷有协同作用,肝、肾功能不良者禁用,以往化疗曾引起骨髓明显抑制的病人应适当减量。

拓扑替康联合顺铂出现严重的不良反应之一是血栓栓塞并发症,其他不良反应包括白细胞减少、中性粒细胞减少、淋巴细胞减少、淋巴囊肿、凝血功能障碍、胃肠道反应、疲劳以及中性粒细胞减少性发热,甚至有些病人在治疗过程中还需要输血。伊立替康主要毒性是中性粒细胞减少,通常需要粒细胞克隆刺激因子的支持。伊立替康联合顺铂的有效率随伊立替康剂量增加而有所增加,但同时增加骨髓抑制发生率。

阅读笔记

多西他塞或紫杉醇均直接抑制胰岛素颗粒分泌,可导致血糖异常升高,环磷酰胺则可能通过抑制 DNA、干扰 RNA 功能,从而影响胰岛素功能。

(三)用药监测

化疗前详细询问病史,尤其有无药物过敏史和慢性疾病史,化疗前进行护理体格检查,全面评估病人的身高、体重、体表面积,告知化疗的不良反应,签署化疗知情同意书。每个化疗周期结束后,复查肝肾功能、血常规及心电图等检查,间歇期每周复查血常规 1 次。

紫杉醇发生严重过敏反应最常表现为支气管痉挛性呼吸困难、荨麻疹和低血压。预防性用药可治疗前给予地塞米松、苯海拉明及 H_2 受体阻滞药等药物,且用药初期须密切观察。另外,骨髓抑制为主要剂量限制性毒性,常表现为全血细胞减少。神经毒性亦为剂量限制性毒性,轻度表现为轻度麻木和感觉异常,发生严重的神经毒性需立即停药治疗。多西他赛最常见的化疗不良反应包括疲劳、恶心、腹泻和口角炎。另外,骨髓抑制亦较常见,多为粒细胞减少性发热、Ⅲ~Ⅳ度中性粒细胞减少和血小板减少。

长春新碱不良反应发生时间最短为注射后 2 分钟,发生时间最长者达 44 天。其中最常见为麻痹性肠梗阻,主要表现为腹胀、腹痛、恶心、呕吐,肛门停止排气排便、肠鸣音减弱或消失。麻痹性肠梗阻的发生可能与长春新碱导致病人自主神经系统失调、副交感神经亢进有关,故神经系统毒性是其主要的剂量限制性毒性。

(四)健康教育

宫颈癌病人在手术后面临一系列生活和社会上的问题,易产生负面情绪,年轻女性病人担心第二特征的缺失,表现出自卑、忧虑、甚至对生活失去信心。老年病人一方面要承受疾病的折磨痛苦不堪,另一方面因疾病花钱成为家庭的负担和子女的包袱而内疚。因此,要尊重关心病人,取得病人的信任,解决他们存在的心理问题,增强他们战胜疾病的信心。用药前向病人及家属详细讲解药物的名称、剂量、使用方法、药物作用、注意事项、不良反应等,更正对化疗不良反应错误的理解,使其对化疗建立信心。

(欧阳艳琼 周文斌)

要点提示 / key points

1. 化学药物治疗是一种全身性治疗,选择性低,安全范围小,在杀灭肿瘤细胞的同时,对正常组织、器官亦可导致明显的毒副作用,合理选用化疗药物至关重要。

Chemotherapy is a systemic treatment with low selectivity and small safety range. While killing tumor cells, normal tissues and organs can be injured because of side effects. It is crucial to select anticancer drugs reasonably.

2. 新辅助化疗能够减小肿瘤体积,消除微小病灶,降低临床分期,从而提高了根治性手术的切除率。

Neoadjuvant chemotherapy can reduce tumor volume, eliminate small lesions and reduce clinical staging, thus improving the resection rate of radical surgery.

3. 联合化疗抗肿瘤的疗效优于先后使用相同药物的疗效,联合化疗还可以延长病人的生存期。

Combination chemotherapy's anti-tumor effect is better than the use of any single agent. Also, combination chemotherapy can prolong the survival time of patients.

4. 分子靶向治疗是癌症治疗的新方法,它们特异性靶向作用于癌细胞,而不是作用于正常组织细胞,特异性作用于治疗的分子靶点而发挥作用。

Molecular targeted therapy is a new method for cancer treatment, which specifically targets to the cancer cells and not to normal cells.

阅读笔记

5. 细胞周期非特异性药物的疗效在很大程度上取决于所用药物血药浓度的高低,属浓度依赖性药物。而细胞周期特异性药物的药效主要有赖于药物作用于肿瘤细胞时间的长短,属时间依赖性药物。

The effect of cell cycle nonspecific agents depends on the blood concentration of drug to a large extent, and they are concentration-dependent. The effect of cell cycle specific agents mainly depends on the duration of pharmacological action, and they are time-dependent.

6. 我国所有的化疗方案中有 70%~80% 以铂类药物为主或有铂类药物参加配伍,奥沙利铂最具代表性,抗癌效果最为突出。特别是在治疗结肠癌、肺癌、乳腺癌方面均有较好的治疗效果。

Of all regimes of chemotherapy, plaitnum-based chemotherapeuitc regimens is popular, accounting for 70%~80%. The most representative agent is oxaliplatin because of its prominent anticancer effect, especially in the treatment of colon cancer, lung cancer, and breast cancer.

7. 抗肿瘤药物均存在不同程度不良反应,消化系统不良反应最为常见,其次是骨髓抑制以及心脏毒性、过敏反应、神经毒性、肾脏损害等,临床护士要及时观察这些不良反应,以便早期对症护理。

Antitumor drugs have different adverse reactions. The adverse reaction of digestive system is the most common one, followed by bone marrow suppression and cardiac toxicity, allergic reactions, neurotoxicity, and kidney damage. Clinical nurses should timely observe these adverse reactions in order to early implement symptomatic care.

案例

病人,女,42 岁,因"右乳癌术后近 4 月"于 2015 年 6 月 24 日在全麻下行右乳改良根治术,术后石蜡病理示:(右乳)浸润性导管癌。于 2015 年 7 月 5 日起行 3 次 CEF(CTX 0.8g+EPI 130mg+5-FU 0.75g)方案化疗,前 3 次化疗后病人一般情况可;第 4 次化疗前病人谷丙转氨酶 62U/L,谷草转氨酶 54U/L,按照原计划行化疗,予以天晴甘美保肝治疗,化疗后一周复查肝酶指标均正常;第 5 次化疗前病人谷丙转氨酶 85U/L,谷草转氨酶 57U/L,故予以天晴甘美保肝 1 周后继行化疗,化疗后一周复查肝功能指标均正常。现收治入院行第 6 疗程方案,化疗前检查病人谷丙转氨酶 27U/L,谷草转氨酶 24U/L,按原计划进行化疗,于 2015 年 10 月 22 日下午行右颈静脉穿刺术,置管深度 12cm,无渗血渗液,固定妥。病人诉乏力,对肝功能深表忧虑。否认有药物过敏史,家族遗传病史,慢性病史及传染病史。查血常规:白细胞 $7.0 \times 10^9/mm^3$。

问题:

1. 简述病人目前 CEF 化疗方案中每种药物的名称、种类及作用特点。
2. 简述 CEF 化疗方案的不良反应。
3. 当前病人最突出的护理问题是什么(请写出 2 个)?
4. 列举出相应的护理措施。

阅读笔记

第十五章　女性健康用药

学习目标

学生在学习完本章内容之后能够：

认识与记忆：

1. 阐述雌、孕激素避孕的作用机制。
2. 说明药物紧急避孕的方法。
3. 解释妊娠期和哺乳期药物的使用原则。
4. 比较子宫兴奋药和松弛药在产妇分娩前后的应用。

理解与分析：

1. 理解激素替代药物在治疗绝经过渡期和绝经后症状中的作用。
2. 举例说明常见阴道炎类型及相应药物治疗的方法。
3. 分析护理人员在女性健康用药中的作用。

综合与运用：

1. 正确监测女性用药的主要作用及重要不良反应。
2. 运用护理程序对实施药物治疗的女性进行护理及健康指导。

女性一生从胚胎形成到衰老,经历避孕、妊娠、分娩、哺乳到绝经等不同阶段,为保持健康状态,会接触各种药物治疗,如避免意外妊娠使用避孕药物,妊娠期需注意药物对胎儿的影响等。此外,育龄期妇女可有生殖道感染性疾病、痛经、子宫内膜异位症等健康问题;绝经过渡期妇女会因雌激素下降引起潮热等各种不适。本章介绍女性健康相关药物治疗,学习女性健康用药相关知识,将有助于更好维护和促进女性健康,对个人、家庭和社会产生积极影响。

第一节　避　孕

计划生育对控制人口数量,提高人口素质具有重要意义。避孕(contraception)指在保障使

阅读笔记

用者知情的条件下,选择安全有效的措施达到避孕目的,是实现计划生育的重要举措。常见的避孕方法包括药物、器具或自然避孕法。其中,药物避孕是女性避孕的主要措施之一,在择时怀孕、优生优育方面也有积极的调控作用。本节主要介绍激素避孕相关知识,以指导此类药物的合理使用。

Box 15-1【案例与思考】

> **案例:**李女士,28岁,每天抽烟一包,想咨询自己是否为口服避孕药的适用对象。请思考需要收集的信息及可选择的避孕药类型。

一、激素避孕简介

妊娠是受精卵形成到胎儿胎盘从母体子宫内娩出的自然过程。高效安全的避孕节育技术和方法,避免意外妊娠,是促进女性健康的重要措施。激素避孕(hormonal contraception)是通过女性甾体激素调节月经周期内激素水平,进而达到避孕的一种方法,可口服、注射及植入用药。口服药物避孕出现于20世纪50年代,具有安全有效、使用方便等特点,是女性有效避孕的重要方法。

二、激素避孕的目的与原则

(一)激素避孕的目的
激素避孕通过阻断妊娠的不同环节,达到暂时避孕的生育调节目的。

(二)激素避孕的原则
激素避孕需要遵循如下原则:

1. 保障妇女完全知情　选择避孕药时要考虑女性有知情权,保证避孕咨询服务的准确性和可及性。

2. 严格掌握适应证　妇女使用口服避孕药,可减少意外妊娠,提高生殖健康。应严格掌握适应证,注意避孕药慎用和禁用情况,如心脏病、高血压、胰岛素依赖型糖尿病等。及时监测药物的不良反应,必要时停药。

3. 根据避孕需求选择药物　明确避孕药物的效果和特点,指导妇女权衡不同避孕药的优缺点,根据妇女的避孕需求选择有效药物,强调正确使用。

4. 兼顾女性的经济负担　选择避孕药时考虑女性的经济承受能力、个人的实际情况、与自身及伴侣的接受程度等,在经济条件允许的情况下,尽量选择新型避孕药。

三、药物分类及常用药物

甾体激素避孕药分为口服避孕药、注射避孕针、缓释避孕药及避孕贴剂,常见种类见表15-1。

(一)口服避孕药
口服避孕药(oral contraceptives,OCs)包括短效口服避孕药、复方长效口服避孕药和探亲避孕药。目前普遍应用的是含雌、孕激素的复方制剂。生育年龄无禁忌证的健康妇女均可服用。鉴于复方长效口服避孕药含雌激素剂量大,不良反应明显,此类药物已趋于淘汰。

1. 短效口服避孕药　常用剂型为薄膜包衣片,使用方法:①单相片:整个周期中雌、孕激素剂量固定。国产避孕药自月经周期第5日起,每晚1片,连服22日。一般停药后2~3日可见撤药性出血,犹如月经来潮,若停药7日后月经尚未来潮,则应开始下一周期用药。进口避

阅读笔记

表 15-1　妇女常用甾体激素避孕药种类

类别			名称	成分		剂型	给药途径
				雌激素含量(mg)	孕激素含量(mg)		
口服避孕药	短效片	单相片	复方炔诺酮片(口服避孕片1号)(1/4量)	炔雌醇 0.035	炔诺酮 0.6	薄膜片	口服
			复方甲地黄体酮片(口服避孕2号)(1/4量)	炔雌醇 0.035	甲地黄体酮 1.0	片	口服
			复方左炔诺黄体酮片	炔雌醇 0.03	左炔诺黄体酮 0.15	片	口服
			复方去氧孕烯避孕片	炔雌醇 0.03	去氧孕烯 0.15	片	口服
			去氧孕烯炔雌醇片	炔雌醇 0.02	去氧孕烯 0.15	片	口服
			复方孕二烯酮片	炔雌醇 0.03	孕二烯酮 0.075	片	口服
			炔雌醇环丙孕酮片	炔雌醇 0.03	环丙黄体酮 0.1	片	口服
			屈螺酮炔雌醇片	炔雌醇 0.03	屈螺酮 3.0	片	口服
		双相片	去氧孕烯双相片				
			第一相(第1~7片)	炔雌醇 0.04	去氧孕烯 0.25	片	口服
			第二相(第8~21片)	炔雌醇 0.03	去氧孕烯 0.125	片	口服
		三相片	复方左炔诺黄体酮三相片				
			第一相(黄色第1~6片)	炔雌醇 0.03	左炔诺黄体酮 0.05	片	口服
			第二相(白色第7~11片)	炔雌醇 0.04	左炔诺黄体酮 0.075	片	口服
			第三相(棕色第12~21片)	炔雌醇 0.03	左炔诺黄体酮 0.125	片	口服
	探亲避孕药		炔诺酮探亲避孕片		炔诺酮 5.0	片	口服
			甲地黄体酮探亲避孕片1号		甲地黄体酮 2.0	片	口服
			炔诺黄体酮探亲避孕片		炔诺黄体酮 3.0	片	口服
			C53号抗孕片		双炔失碳酯 7.5	片	口服
	紧急避孕药		左炔诺黄体酮片	无保护性交后72h内首次,12h后重复一次(口服,1片/次)			
			米非司酮	无保护性交后120h内1次(口服,1片/次)			
长效针	单方		醋酸甲羟黄体酮避孕针(Depo-Provera)		甲羟黄体酮 150.0	针	肌注
			庚炔诺酮注射液		庚炔诺酮 200.0	针	肌注
	复方		复方己酸羟黄体酮(避孕针1号)	戊酸雌二醇 2.0	己酸羟黄体酮 250	针(油剂)	肌注
			复方甲地黄体酮避孕针	17β-雌二醇 5.0	甲地黄体酮 25	针(混悬剂)	肌注
			复方庚炔诺酮避孕针	戊酸雌二醇 5.0	庚炔黄体酮 50	针	肌注
			复方甲羟黄体酮注射针	环戊丙酸雌二醇 5.0	醋酸甲羟黄体酮 25	针	肌注

阅读笔记

续表

类别		名称	成分		剂型	给药途径
			雌激素含量（mg）	孕激素含量（mg）		
缓释避孕药	皮下埋植剂	Norplant I		左炔黄体酮 36×6		皮下埋植
		Norplant Ⅱ		左炔黄体酮 75×2		皮下埋植
	缓释阴道避孕环	甲硅环		甲地黄体酮 250		阴道放置
		D-炔诺黄体酮避孕环 LNG		左炔诺黄体酮 100		阴道放置
	微球和微囊避孕针	庚炔诺酮微球针剂		庚炔诺酮 65 或 100	针	皮下注射
		左炔诺黄体酮微球针剂		左炔诺黄体酮 50	针	皮下注射
		肟高诺酮微囊针剂		肟高诺酮 50	针	皮下注射
	避孕贴剂	Ortho Evra	炔雌醇 0.75	17-去酰炔肟酯 6	贴片	皮肤外贴

孕药首次服药在月经的第一日，连服 21 日，停药一周后再服药（不论月经何时来潮）；②双相片：前 7 片含孕激素剂量小，后 14 片剂量明显增加，雌激素的剂量在整个周期中变化不大，服法同上；③三相片：第一相，含低剂量的雌激素和孕激素，每日 1 片，共 6 片。第二相，雌孕激素剂量均增加，每日 1 片，共 5 片。第三相，孕激素量再次增加而雌激素减至初始水平，每日 1 片，共10 片。三相片配方合理，避孕效果可靠，控制月经周期的效果良好，突破性出血和闭经发生率显著低于单相片，且恶心、呕吐、头晕等副作用少。

2. 探亲避孕药（vacation pill）　又称速效避孕药或事后避孕药，适用于两地分居的夫妇短期探亲时避孕，不受月经周期限制，无论何时开始服用均能发挥避孕作用，有效率在 98% 以上。该药分为孕激素类制剂、雌孕激素复合制剂及非孕激素制剂。孕激素类制剂、雌孕激素复合制剂在月经周期的任何时间都可服用，于探亲前一日或当日中午服用 1 片，以后每晚服 1 片，至少连服 10~14 日。非孕激素制剂（C53 号避孕药）则应在第一次房事后立即服用 1 片，次晨加服 1 片，以后每次房事后即服 1 片。

3. 紧急避孕药（emergency contraception，morning-after pill）　是指在无保护性生活，或避孕失败（如阴茎套破裂、阴茎套滑脱）或特殊情况性交（如被强奸）后 3 日内，妇女为防止非意愿妊娠而采用的避孕方法。紧急避孕药有甾体激素类和非甾体激素类，甾体激素类避孕药只能对一次无保护性生活起保护作用，同时在本周期内不应再有性生活，避孕套避孕除外。

（二）长效避孕针

长效避孕针是长效避孕方法之一。其主要成分为经酯化的孕激素（如己酸黄体酮、庚炔诺酮等），经肌内注射后药物在局部沉淀、储存、缓慢释放而发挥长效作用，有效率达 98%。目前国内供应的种类包括单纯孕激素类和雌、孕激素复合制剂类。单纯孕激素类药物易引发月经紊乱，而雌、孕激素混合制剂则较少引发月经紊乱。长效避孕针的应用方法与其作用时间长短有关：复方己酸黄体酮及复方甲地黄体酮为每月注射一次，而醋酸甲羟黄体酮避孕针为每 3 个月注射一次。

（三）缓释避孕药

控制药物释放制剂又称缓释系统（delivery system）。缓释避孕药通常为一次性给药，通过药物的缓慢释放维持恒定的血药浓度。目前国内外比较常用的有皮下埋植剂、缓释阴道避孕环、微球和微囊缓释避孕针、避孕贴片及释药宫内节育器。

1. 皮下埋植剂（implant）　是一种缓释系统避孕药，是长效避孕的方法之一。第一代产品称为 Norplant I,有 6 个硅胶囊,每个含左炔诺黄体酮(LNG)36mg。第二代称为 Norplant Ⅱ,有 2 根硅胶棒,每根含 LNG 70mg。1994 年批准国产皮下埋植剂有左炔诺孕酮硅胶棒 I 型和Ⅱ型。用法:于月经周期前 7 日内在上臂内侧作皮下扇形插入。可避孕 5 年,有效率达 99% 以上。优点是不含雌激素,可随时取出,恢复生育功能快,不影响乳汁质量,使用方便。副作用主要是少量不规则阴道流血或淋漓出血,少数可有闭经。一般 3~6 个月后可逐渐减轻或消失。流血时间过长或不规则流血、不能耐受而又不愿终止使用者可应用含炔雌醇 30~35μg 的复方短效口服避孕药 22 日,或中药调理等方法治疗。

2. 缓释阴道避孕环　避孕原理与皮下埋植相同,将避孕甾体激素装在载体上,制成环状放入阴道,通过阴道黏膜上皮直接吸收药物进入血液循环产生避孕效果。国内生产的硅胶阴道环,又叫甲硅环,为直径 4cm、具有弹性的空芯软硅胶环,空芯内含甲地黄体酮 250mg,体外测定每日释放 113μg,可连续使用 1 年,累积妊娠率 2.4%。缓释阴道避孕环使用方法简便,一次放入可避孕较长时间,可自己放入或取出,其避孕效果好且安全。少数使用者会出现月经紊乱,月经异常者可达 2.01%,环脱率约为 2%。

3. 微球和微囊避孕针　近年来新兴的一种新型缓释避孕针,为具有生物降解作用的高分子聚合物与甾体避孕药混合或包裹而成的微球或微囊,使用方法为皮下注射,可缓慢释放避孕药,载有避孕药的高分子聚合物将在体内降解、吸收,不必取出。种类有庚炔诺酮微球针剂、芳高诺酮微球针剂等。需每 3 个月皮下注射一次,可避孕 3 个月。该方法避孕效率高,可接受性尚需多中心临床试验证实。

(四)避孕贴剂

避孕贴剂的储药区含有避孕激素,当其黏附于皮肤后,药物会按一定的剂量及比例释放入血,从而达到避孕作用。美国批准上市的产品 Ortho Evra 贴片含炔雌醇 0.75mg 与 17- 去酰炔肟酯 6mg,应于月经第 1 日使用。前者每 24 小时释放 20μg,后者释放 150μg。每周 1 片,连用 3 周,停药 1 周。

四、药物作用机制

(一)作用机制

女性甾体激素避孕药的种类、剂量、给药途径、用药方法不同,其发挥作用的环节亦有所不同。主要通过控制生殖过程中的三个环节实现:即抑制卵子产生;阻止精子与卵子结合;使子宫环境不利于精子获能、生存,或者不适宜受精卵着床和发育。

1. 抑制排卵　甾体激素避孕药通过干扰下丘脑 - 垂体 - 卵巢轴的正常功能达到抑制排卵的效果。避孕药可抑制下丘脑释放促性腺激素释放激素(GnRH),减少垂体分泌卵泡刺激素(FSH)和黄体生成素(LH),同时还可直接影响垂体对 GnRH 的反馈作用,导致排卵前 LH 高峰消失,故无法排卵。

2. 对生殖器官的直接作用　避孕药中的孕激素使宫颈黏液量减少、高度黏稠、拉丝度减少、不利于精子穿透,也会干扰雌激素效应,抑制子宫内膜增殖,导致腺体小而直、螺旋动脉发育不良、不适于受精卵着床。持续的雌、孕激素作用,可改变输卵管正常的分泌和活动,进而改变受精卵在输卵管内的运行速度,干扰受精卵着床。

(二)体内过程

1. 雌激素类药　天然雌激素如雌二醇很少在消化道吸收,且易在肝脏灭活,口服效果远较注射差。雌二醇在血液中大部分与性激素结合球蛋白结合,也可与白蛋白非特异性地结合,结合率在 50% 以上,在进入细胞前与血浆蛋白分离。部分以与葡糖醛酸或硫酸结合的形式从肾脏排出,也可经胆道排泄并形成肝肠循环,而后进入血循环,再作用于靶器官。经皮给药 3 小时后,即可释放治疗水平的雌二醇。其控释剂的达峰时间为 22 小时,血药峰浓度达 43.8pg/

阅读笔记

mL,在7日内可维持一个有效而平稳的血药浓度水平。人体皮肤平均渗透量为每日 $50\mu g$。停药后24小时,血清雌二醇水平即恢复至给药前水平。半衰期为1小时。雌三醇是雌二醇的主要代谢产物。雌三醇亦有雌激素作用,其作用强度远小于雌二醇,但大于雌酮。雌三醇的半衰期为20小时左右。

人工合成的炔雌醇、炔雌醚或己烯雌酚等在肝内破坏较慢,口服效果好,作用较持久,但胃肠道反应重,药物吸收慢。油溶液制剂或与脂肪酸化合成酯,肌内注射,可以延缓吸收,延长其作用时间。炔雌醇口服可经胃肠道迅速吸收,60~90分钟后达血药峰浓度。吸收半衰期为0.28~0.37小时。妇女口服 $30\sim100\mu g$ 后生物利用度为40%左右,有明显的个体差异,其首关效应可达58%。药物经血液和组织液转运到靶细胞,能与血浆蛋白中度结合,也能与组织中特异性受体蛋白在雌激素反应组织中结合,形成活化的复合体而具有多种功能。本药在肝内代谢,主要代谢产物为炔雌醇硫酸盐,经肠肝循环可被再吸收。口服给药末端相消除半衰期为6~20小时。血浆中90%以上的炔雌醇呈结合型,为其硫酸盐和血清蛋白的结合物。药物分泌到乳汁中的含量甚低,其中约60%随尿液排泄。

炔雌醚口服后迅速吸收,在血液内维持高浓度,然后以原型储存于脂肪组织中。数日后药物自脂肪库中缓慢释放,并代谢为炔雌醇和葡糖醛酸苷炔雌醚,以炔雌醇形式发挥作用。口服后作用可维持7~10天。本药具蓄积效应。其母体化合物的消除半衰期为120小时,代谢产物炔雌醇半衰期为28.8小时。无论口服或静脉给药,其代谢产物均主要经肾脏排泄,也可随乳汁分泌。

己烯雌酚吸收后经血液和组织液运转到靶细胞,能与血浆蛋白中度或高度结合,并与组织内特异性受体蛋白在雌激素反应组织中结合形成活化的复合体。主要在肝脏缓慢代谢灭活,经肠肝循环可再吸收。代谢产物随尿和粪便排泄。

2. 孕激素类药 黄体酮口服后在胃肠及肝内迅速破坏,效果差,故采用注射给药或舌下给药、阴道、直肠给药。血浆中的黄体酮大部分与蛋白结合,其中,约48%与CBG结合,约50%与血浆蛋白结合。孕激素受体含量受雌激素的调节,其绝大部分作用都必须在雌激素作用的基础上才能发挥。主要在肝脏降解,约12%代谢为孕烷二醇,其代谢产物主要与葡糖醛酸或硫酸结合,从肾排出。口服100mg后,2~3小时达血药峰浓度,迅速代谢并失活,72小时后消失,半衰期约为2.5小时。肌内注射后迅速吸收,注射100mg,6~8小时血药浓度达到峰值,以后逐渐下降,可持续48小时,72小时消失。经阴道黏膜吸收迅速,2~6小时血药浓度达到峰值。

人工合成的炔诺酮、甲地黄体酮等作用较强,是避孕药的主要成分,在肝内代谢且破坏较慢,口服易吸收,经4~6小时血浓度达到峰值,$t_{1/2}$ 为27~35小时,主要代谢物从尿中排泄。油溶液肌内注射可发挥长效作用。炔诺酮生物利用度平均为64%。口服后0.5~4小时血药浓度达到峰值,作用持续至少24小时。药物血浆蛋白结合率约80%,半衰期为5~14小时,大部分药物与葡糖醛酸结合,随尿排出。甲地黄体酮口服160mg后吸收迅速,血药浓度升高较快,2~3小时后可达到峰值,吸收半衰期为2.5小时。肌内注射后能在局部组织中储存,吸收缓慢而起长效作用。85%以上与血浆蛋白结合。大部分药物以葡糖醛酸结合物形式经肾脏排泄,消除半衰期为32.5小时。

雌、孕、雄激素的作用见表15-2。

五、用药护理

(一)用药评估

避孕药物为女性甾体激素,使用前应进行详细评估。评估妇女身体健康状况,测量血压、体重,进行腹部、乳房及盆腔检查。注意评估妇女的脂代谢、凝血功能、月经周期、子宫内膜、心血管系统疾病等。了解其避孕方式及使用情况,评价其对避孕药物的心理接受程度和可能的

阅读笔记

表 15-2 雌、孕、雄激素的作用

雌激素作用	孕激素效应	雄激素效应
恶心 乳房增大(导管和脂肪组织) 水潴留导致的周期性体重增加 白带 宫颈外翻 高血压 胆汁胆固醇浓度升高 平滑肌瘤生长 毛细血管扩张 肝细胞腺瘤或肝细胞癌(少见) 脑血管病(少见) 血栓并发症包括肺栓塞(少见) 刺激乳腺瘤形成(非常少见) (大部分 <50μg 乙炔基雌二醇的 口服避孕药不会引起雌激素介 导的负效应或并发症)	无论是含有雌激素还是孕激素成分的口服避孕药都可能引起以下副作用: 乳房触痛 头痛 高血压 心肌梗死(少见)	所有的复合口服避孕药物都对睾丸激素的产生存在抑制作用,这对痤疮、油脂皮肤、多毛症有治疗作用。孕激素成分既有雄激素样作用也有促孕作用。 促进食欲增加体重 抑郁,疲倦 降低性欲和/(或)性交快感 痤疮、油质皮肤 乳房触痛或乳房增大 增加低密度脂蛋白水平 降低高密度脂蛋白水平 降低糖酶耐受度,增加胰岛素抵抗 瘙痒症

依从性。进行避孕药风险/获益评估,兼顾妇女妊娠率和用药安全性,包括血栓性事件等。

(二)用药安全

1. 用药注意事项

(1)短效口服避孕药:①需按时服药,不可随意更改服药时间,以保证避孕效果;②避孕药多为糖衣片,避孕药含在糖衣中,如糖衣潮解或脱落,药物的剂量就不足,会影响避孕效果,或引起不规则子宫出血;③呕吐或腹泻会影响药物的吸收,可能导致避孕失败,宜加用外用避孕工具;④服用其他存在相互作用的药物时,则尽量不选用避孕药。

(2)紧急避孕药:①紧急避孕药是一次性用药,其剂量要比常用的口服避孕药剂量大,若在服药 4 小时内发生呕吐,应补服相同剂量的药物,并加服止吐药;②服完紧急避孕药后,在本次月经周期中,不能再有无防护性生活,必须采取避孕措施;③紧急避孕是一次性补救措施,不能代替经常性的避孕方法,服药来月经后,必须采取经常性的避孕措施;④紧急避孕药可以预防妊娠,但仍有约 2% 的妇女会失败,其效果不如常规避孕方法,所以不能代替经常性口服避孕药;⑤服药后,如果月经不来超过 1 周者,必须复诊做妊娠试验。

(3)长效避孕针:①使用避孕针要定期检查乳房,发现乳房肿块应停止使用;②为保证避孕效果和减少月经的改变,应按时注射,并要将药液抽净,注射时作深部肌内注射;③避孕针因气温低有块状物析出时,可放在温水中,让其溶解、摇匀后使用;④在使用避孕针过程中,经常随访观察效果及副作用,出现副作用,应及时检查与处理。

2. 药物协同及拮抗 OCs 与其他药物相互作用的机制涉及以下几个方面:①促进或抑制药物在肝脏的代谢;②干扰激素的肝肠循环,干扰药物的胃肠道吸收;③两种药物竞争相同的代谢酶或诱导相反的生物学作用。

(1)利福平:利福平是一种强效肝酶诱导剂,促进肝微粒体药物代谢酶的活性,可使口服避孕药的主要成分炔雌醇和炔诺酮的代谢加快,降低血药浓度,而导致避孕失败;还能使子宫内膜部分脱落,出现出血淋漓不尽等症状。使用利福平期间若需口服避孕药,应加大剂量,或改用其他避孕措施。

(2)抗生素:临床上发现导致使用 OCs 避孕的妇女发生意外妊娠的抗生素主要是青霉素和四环素类抗生素。目前为止,尚缺乏确切的药物代谢动力学依据以证实抗生素的使用可降低

OCs 的避孕效果。

（3）抗癫痫药：OCs 中的雌激素经肝微粒体酶细胞色素 P450 酶系统清除。抗癫痫药物是该酶的诱导剂，它可以通过增加口服避孕药的肝脏清除率，降低其避孕效果。反之，口服避孕药也可以通过诱导葡萄糖苷酸转移酶，使其促进拉莫三嗪的代谢，致其血浆浓度降低 50%，可使癫痫不易控制。这两种药物同时服用的主要危险是导致意外妊娠或癫痫发作。

（4）抗真菌药物：灰黄霉素与避孕药并用时，可改变肝微粒体酶的活性或干扰肝肠循环，从而使炔雌醇的血药浓度下降而导致避孕失败。伊曲康唑与复方口服避孕药同时服用时可出现月经间期出血和意外妊娠。而氟康唑能增加口服避孕药中炔雌醇的浓度。

（5）抗抑郁药：OCs 中的雌激素成分有抗抑郁功效或增强抗抑郁药活性的作用。三环类丙咪嗪与口服避孕药同时服用时，在肝中竞争相同的代谢酶，使三环类抗抑郁药在体内代谢的速度减慢，增加丙咪嗪的毒性，故在服用口服避孕药期间，应减少三环类抗抑郁药的剂量。

（6）抗凝血药和止血药：含雌激素的避孕药可使多种非活性凝血因子增加，从而使华法林、双香豆素的抗凝血作用大大降低。当口服避孕药与抗纤溶药（如：6- 氨基己酸、对氨甲基苯酸）合用时，可增强凝血作用，故两者应避免合用。如必须合用时，应适当减少抗纤溶药的剂量。

（7）维生素：OCs 与维生素 A 合用会使血浆中维生素 A 的浓度升高，长期合用应警惕维生素 A 中毒。与维生素 B_6 合用时，雌激素可促进维生素 B_6 的消耗和排泄。避孕药可使机体对维生素 B_2（即核黄素）的需要量加大，还可使维生素 B_{12}、叶酸、维生素 C 吸收减少并加速其灭活和代谢，因而在服用避孕药时，需要适当的补充这些维生素。反之，由于维生素 C 的存在，雌激素被硫化，代谢减少，从而导致雌激素的血药浓度增加。

（8）其他药物：与具有酶促作用的药物如甲丙氨酯和保太松合用时，会削弱避孕效果。与某些解热镇痛药如对乙酰氨基酚合用时，两药的剂量均应加大。与哌替啶、糖皮质激素等合用时，两种药效皆有增强的同时毒性也增加。此外，糖皮质激素可拮抗避孕药中的雌激素与孕激素作用，使避孕效果减弱。临床工作中发现，口服避孕药可影响降压药的疗效，甚至加重病情。

3. 不良反应

（1）类早孕反应：服药后可出现恶心、头晕、乏力、困倦、食欲缺乏、乳胀、白带增多等类早孕反应，由雌激素刺激胃黏膜所致。轻者不需处理，坚持服药数日后，症状可自行减轻或消失；重者可口服维生素 $B_6$10mg，每日 3 次，连服 7 日。若治疗无效，可停药并更换制剂或改用其他避孕措施。

（2）阴道流血：少数妇女服药期间出现不规则少量非经期阴道流血，称突破性出血。多因漏服、迟服或不定时服用避孕药物所致，此外，可能与药片质量受损、服药方法错误及个体体质差异等因素有关。处理方法：①点滴出血者，不需特殊处理；②出血量较大者，需每晚加服炔雌醇 1~2 片（0.005mg~0.01mg），与避孕药同时服至 22 日停药；③若阴道流血量等同月经量或流血时间接近月经期者，应作为一次月经处理，停止用药，在流血第 5 日再开始按规定重新服药。重者也可考虑更换避孕药。

（3）月经过少或闭经：1%~2% 的妇女服药后可出现月经量明显减少，甚至闭经。绝大多数经量过少或停经者，停药后月经能恢复正常。也可采取以下方法：①月经过少者可每晚加服炔雌醇 1~2 片（0.005mg~0.01mg），与避孕药同时服用 22 日后停药；②停药后仍无月经来潮且排除妊娠者，应在停药第 7 日开始服用下一周期避孕药，以免影响避孕效果；③连续停经两个月者，应考虑更换避孕药种类。若更换药物后仍无月经来潮或连续发生停经 3 个月时，应停药观察，及时就医，查明原因，等待月经复潮。停用避孕药期间，需采取其他避孕措施。

（4）体重增加：少数妇女长期服用短效口服避孕药后会体重增加，这与避孕药中的孕激素成分有弱雄激素活性作用或雌激素可引起水钠潴留有关，不需治疗，应注意均衡饮食，合理安排生活方式，适当减少盐分的摄入并结合有氧运动以减轻这一副作用。

阅读笔记

（5）皮肤色素沉着：少数妇女服药后颜面部皮肤出现蝶形淡褐色色素沉着，停药后症状减轻或自行消退。

（6）其他症状：偶有头痛、乳房胀痛、复视、皮疹或性欲改变等症状，可对症处理，严重者需停药。

4. 禁忌证　药物避孕的禁忌证包括：①严重心血管疾病，因避孕药中孕激素对血脂蛋白代谢有影响，可加速冠状动脉粥样硬化发展。雌激素使凝血功能亢进并增加血浆肾素活性，易使冠状动脉粥样硬化者易并发心肌梗死，并增加高血压脑出血的发病率。②急慢性肝炎或肾炎。③血液病或血栓性疾病。④内分泌疾病如糖尿病需用胰岛素控制者、甲状腺功能亢进者。⑤恶性肿瘤、癌前病变、子宫或乳房肿块病人。⑥哺乳期不宜使用，因避孕药中的雌激素可抑制乳汁分泌，影响乳汁质量。⑦月经稀少或年龄 >45 岁者。⑧原因不明的阴道异常流血。⑨精神病生活不能自理者。

5. 远期安全性

（1）与肿瘤的关系：避孕药中所含的孕激素可预防子宫内膜过度增生，并对子宫内膜有一定的保护作用，长期服用复方口服避孕药能降低子宫内膜癌的发病率；研究显示长期服用复方口服避孕药也可降低卵巢癌的风险。长期服用甾体激素避孕药是否会增加宫颈癌与乳腺癌的发生率，尚存在争议。

（2）与日后生育和子代发育的关系：约80% 长期服用甾体激素避孕药的妇女可于停药后 3 个月内恢复排卵，一年内恢复者达 95%~98%。服用甾体激素避孕药的妇女停药后妊娠，不增加胎儿畸形的发病率。应用长效甾体避孕药者，停药 6 个月后妊娠更安全。

（3）与心脑血管疾病的关系：小剂量甾体激素避孕药可降低患心脑血管疾病的风险，特别是对于年龄 <35 岁且无吸烟史、无高血压史或服药期间血压正常的妇女，脑卒中及心肌梗死的发病率更低。但长期应用甾体激素避孕药可增加脑卒中及心肌梗死的发病率。应用较大剂量的雌激素可诱发血栓性疾病。通常认为雌激素每日的安全剂量在 50μg 以下。

（4）与机体代谢的关系：部分妇女长期应用甾体激素避孕药后可出现糖耐量减低，但空腹血糖值正常、尿糖阴性，停药后胰岛功能及糖耐量均可恢复正常。雌激素可使低密度脂蛋白（LDL）降低、高密度脂蛋白（HDL）升高，孕激素可使高密度脂蛋白降低。高密度脂蛋白的增高可预防动脉硬化，对心脏和血管有保护作用，低密度脂蛋白则作用相反。因此，有心血管疾病潜在危险因素（高龄、长期吸烟、高血压等）的妇女不宜长期服用甾体激素避孕药。甾体激素避孕药对蛋白代谢的影响较小，停药后可恢复正常。

Box 15-2【知识拓展】

珀尔指数

珀尔指数（Pearl index）又称避孕指数，是国际上通用的用来衡量某种避孕方法可靠性的指标，显示的是某种避孕方法的年失败率。如果 100 位成年妇女采用某方法避孕，1 年时间内，有 1 名妇女怀孕，该方法的珀尔指数即为 1。珀尔指数越高，表示避孕的失败率就越高。反之，珀尔指数越低，所采用的避孕方法就更可靠。避孕失败不仅因为避孕方法无效，也可能是因为使用方法不当。因此珀尔指数可以起到提示作用。当个人或夫妇为自己挑选避孕方法时，珀尔指数有其使用价值。

（三）用药监测

1. 监测出血强度与出血模式　监测药物避孕者阴道出血常见五种情况：①没有阴道出血；②点滴样出血：少于正常月经量；③少量阴道出血：少于正常月经量；④正常量阴道出血：类

阅读笔记

似正常月经出血情况;⑤大量阴道出血:阴道出血多于正常月经量。计算其出血天数和出血的发作次数。

2. 监测周期控制参数　包括:①撤退性出血:有无撤退性出血,撤退性出血发作的持续时间、撤退性出血发作的最大强度,以及撤退性出血发作的开始时间;②经间期出血:有无经间期出血,经间出血发作的次数和最长持续时间,经间期出血的天数,以及经间期出血发作的最大强度。

3. 确定 OCs 妇女的机体状况　主要监测以下几个方面:①脂代谢、凝血功能和碳水化合物的代谢;②子宫内膜的评价以活检为主,超声检查为辅;③对卵巢抑制程度和恢复情况的监测,包括促性腺激素、性激素、卵巢超声等。

(四) 健康教育

1. 明确药物禁忌证　有禁忌证的病人不能服用避孕药,如脑血管疾病或冠心病、高血压未治疗、糖尿病合并血管问题、大于45岁且抽烟、已怀孕或可能怀孕、肝脏疾病、肠吸收不好等。而有偏头痛、月经稀少、忧郁症的病人如非必需,也尽量不要服用。

2. 定时定量正确服药　保持血液激素处于稳定水平对避孕效果非常重要,应提高口服避孕妇女的依从性,不可随意更改服药时间和剂量,在每天的同一时间服用避孕药。如服药时间相差太大,不但会引发频繁的突破性阴道出血,也将影响避孕效果。

3. 注意药物相互作用　在服用避孕药的同时服用其他药物可能会影响避孕效果,也可影响其他药物疗效,如使用利福平、抗生素、抗惊厥药、解热镇痛药、安眠药、抗抑郁剂等。此时应询问病人的用药情况,必要时更换避孕措施。

4. 监测不良反应　服药期间应观察有无恶心、头晕、头痛、乏力、食欲缺乏、乳房胀痛、阴道流血、月经过少或闭经、皮肤色素沉着、体重增加、复视等不良反应的发生,应及时对症处理,严重者需停药。

5. 哺乳期避孕　产后母乳喂养可以起到避孕的效果,但产后不论哺乳与否、月经恢复与否都要指导病人避孕。哺乳期不宜口服复方避孕药,因为复方避孕药中的雌激素会影响乳汁分泌。可采用单纯孕激素长效避孕针,产后 6 周即可开始注射,或采用避孕套。产后 42 天、顺产后 3 个月或剖宫产后 6 个月都可放置宫内节育器。

6. 随访　一般于用药后 3~4 月开始进行第 1 次门诊随访检查,检查时应特别警惕头痛、视力模糊、胸痛、腿痛等症状;了解避孕妇女的用药情况、用药过程中的问题;体格检查包括血压、体重等。如无异常,需在继续服药 6 个月后检查 1 次,而后每年随访 1 次,随访内容包括:盆腔检查、防癌涂片、乳房检查及血压检查等。在避孕过程中,如有异常体征应及时就诊。

7. 恢复妊娠　口服避孕药的妇女如想再次怀孕应咨询医生。一般停药 1~2 月后,月经、排卵才可恢复。停药后应采取其他避孕措施,待有 2~3 次正常月经周期后才能怀孕。如在正常月经建立前怀孕,则很难准确计算妊娠的开始时间。

(张银萍　张春利)

第二节　孕产妇用药

妊娠和分娩期的母儿是不可分割的整体,产后母亲需进行母乳喂养,这些特殊时期的孕产妇的用药,除了要考虑药物对妇女自身的影响外,还必须考虑对胎儿及乳儿的影响。临床研究显示,新生儿畸形的发生与孕妇长期滥用药物之间存在一定的联系,尤其在妊娠早期 3 个月内的用药更为重要。药物的致畸作用与药物种类、剂量及用药时间长短、药物的物理化学特性以及用药时孕(胎)龄等因素密切相关。因此,孕产妇在妊娠、分娩或产褥期的用药既要保证对孕产妇本身无明显的毒副作用,又要确保对胎儿及新生儿无直接或间接的不利影响。

阅读笔记

Box 15-3【案例与思考】

> **案例**：28 岁女性病人，因咽痛伴低热就诊。体温 38℃，心率 85 次 / 分，呼吸 25 次 / 分，WBC6.5×10⁹/L，诊断为上呼吸道病毒感染。医嘱利巴韦林 0.5g，维生素 C2g，5% 葡萄糖氯化钠注射液 500ml，qd×3 天，静脉滴注，口服感冒药。病人取药时咨询孕期用药注意事项，引起药师警觉。药师立即与处方医生联系，建议去掉处方中的利巴韦林，改用其他药物。医生接受建议，避免了不良反应的发生。
>
> **思考**：
> 妊娠期间必须使用相关药物时，需要监测的不良反应有哪些？

一、孕产妇用药简介

妊娠期间，胎儿各器官对药物的敏感性在妊娠的不同时期有很大的差别。受孕前 8 周，胚胎的各个器官都在迅速发育，大多数细胞处于分裂过程，对药物非常敏感。药物毒性或病毒感染常可破坏新生的细胞，从而导致器官发育停滞或畸形。因而胎儿器官形成期的用药应特别慎重。哺乳是一个重要的生理过程，它可为婴儿提供充足的营养并加强其抵抗能力。几乎所有的药物均能进入乳汁并被婴儿吸收。但多数药物仅有少量经乳汁分泌，对乳儿无明显影响。少数药物经乳汁的排出量较大，如红霉素、地西泮等。现已证明多数药物在哺乳期可以安全应用，或者药物的有利作用超过潜在的不良反应。仅有少数药物在哺乳期是禁用的。哺乳期妇女的用药应充分考虑药物从乳汁排出的情况及对乳儿可能产生的影响。

二、药物治疗的目的与原则

（一）药物治疗的目的

孕产妇在妊娠、分娩或产褥期的用药既要保证达到治疗的目的，对孕产妇本身无明显的毒副作用，又要确保对胎儿及新生儿无直接或间接的不利影响。

（二）药物治疗的原则

1. 用药尽量避开妊娠早期　孕产妇用药应在医务人员的指导下进行；若仅为解除一般性的临床症状或病情较轻容许推迟治疗者，则尽量推迟到妊娠中、晚期再治疗。若妊娠早期必须使用药物治疗时，应尽量避免使用 C 类和 D 类药物（FDA 妊娠期药物风险分类说明）（表 15-3）。

表 15-3　FDA 妊娠期药物风险分类

类别	具体内容
A 类	人群的对照研究显示无害，已证实此类药物对人胎儿无不良影响，最为安全。
B 类	动物实验证明对胎儿无害，但尚无在人群中的研究，或动物实验证明有不良反应，但在高质量的人群对照组研究中未发现不良反应。
C 类	不能排除危害性，动物实验可能对胎儿有害或缺乏研究，在人群中尚无相关研究，但对孕妇的益处大于对胎儿的危害，多数妊娠期常用药物属于此类。
D 类	对胎儿有危害，市场调查或研究证实对胎儿有害，但对孕妇的益处大于对胎儿的危害，孕期妇女应权衡利弊，当利大于弊时，该药物仍可使用。
X 类	妊娠期禁用，在人群或动物研究或市场调查中均显示对胎儿的危害程度超过对孕妇的益处，属妊娠期禁用药。

阅读笔记

2. 谨慎选择治疗药物 选用经临床充分验证的药物。在不影响临床治疗效果的情况下，应选择对胚胎和胎儿危害小的药物；按照最小有效剂量、最短有效疗程原则用药，避免盲目大剂量、长期及联合用药；妊娠期局部用药有效者应避免全身用药。

近临产期或分娩期用药时，要考虑药物通过胎盘对胎儿及出生后新生儿的影响。母亲将疾病带给胎儿时，应选用胎儿、羊水的药物浓度与母体的药物浓度相接近的安全药物。用药时应根据病情随时调整用量，及时停药，必要时进行血药浓度监测。

哺乳期妇女用药应选用进入乳汁最少、对新生儿影响最小的药物；可在服药后立即哺乳，并尽可能将下次哺乳时间推迟，避开药物高峰期，还可根据药物的半衰期调整用药与哺乳的最佳间隔时间；应用的药物剂量较大或疗程较长，有可能对乳儿产生不良影响时，应检测乳儿的血药浓度；若必须用药，又不能证实该药对新生儿是否安全时可暂时停止哺乳；若应用的药物也能用于治疗新生儿疾病，则一般不影响哺乳。

3. 充分权衡用药利弊 有些药物虽可能对胎儿有影响，但可治疗危及孕妇健康或生命的疾病，则应充分权衡利弊后使用。应严格掌握药物适应证，尽可能选择已明确对乳儿较安全的药物，对于必须使用对乳儿影响不明确的药物时，最好暂停哺乳。

三、药物分类及常用药物

(一) 抗感染用药

1. 青霉素类 青霉素类最为常用，除过敏反应外，在妊娠期用药对胎儿影响极小。常用药物有青霉素 G、氨苄西林、氧哌青霉素、羧苄西林等，属 FDA 分类 B 类药物，安全性高，哺乳期适用，但应注意新生儿肠道菌群改变、对新生儿的直接作用(如过敏)、发热时干扰血培养结果 3 个方面的作用。

2. 头孢菌素类 常用抗生素，妊娠期用药对胎儿影响也极小。常用药物有头孢拉定、头孢噻肟钠、头孢曲松钠、头孢哌酮钠，均属 FDA 分类 B 类，安全性高。哺乳期适用。

3. 红霉素 属大环内酯类抗生素，抗菌谱与青霉素相似，并对支原体、衣原体、螺旋体、放线菌素等有抑制作用。FDA 分类属 B 类。

4. 林可霉素 林可霉素及克林霉素在 FDA 分类中属 B 类，孕期可以应用。

5. 甲硝唑 用于治疗厌氧菌感染和滴虫性阴道炎，动物实验显示对啮齿动物有致畸作用而要慎用，但对人类无此作用。故 FDA 分类属 B 类，孕期可用，但大剂量属 D 类，孕晚期因与胆红素和血浆蛋白发生竞争性结合，容易导致新生儿出生后发生新生儿黄疸、溶血性黄疸和核黄疸，故在近足月时禁用。

6. 抗结核药 在 FDA 分类中乙胺丁醇属 B 类，而异烟肼、利福平、利福霉素、对氨基水杨酸钠均属 C 类，故在妊娠期合并结核病者仍可在指导下使用。

7. 抗真菌药 常用的抗真菌药主要用于抗念珠菌，其中克霉唑、制酶菌素，FDA 分类属于 B 类药，如用于阴道塞药，由于其吸收量极小，因此咪康唑也可用于孕妇，属 FDA 分类 C 类。

8. 抗病毒药 除利巴韦林(病毒唑)属 FDA 分类 X 类外，其中阿昔洛韦、甘昔洛韦等均属 C 类，故妊娠妇女有必要时仍可应用。而抗 AIDS 病的齐多夫定亦属 C 类，可用于妊娠期的 AIDS 病人。

(二) 子宫兴奋药与子宫抑制药

1. 缩宫素 缩宫素(oxytocin，催产素)是由下丘脑室旁核、室上核神经元产生的激素原(前激素)裂解生成的神经垂体激素。临床应用的缩宫素为人工合成品或从牛、猪的垂体后叶提取分离的制剂，一单位(U)相当于 $2\mu g$ 缩宫素，并含有微量的升压素。催产和引产使用小剂量 2.5U。催产使用的指征为正常胎位、头盆相称、无产道异常的宫缩乏力者滞产时应用；引产使用的指征为死胎、过期妊娠或患有心脏病、结核病者需提前终止妊娠时应用。用法为 5% 葡萄

阅读笔记

糖稀释至 500ml,8~30 滴 / 分(输液泵控制滴速)。产后止血使用较大剂量(5~10U),皮下或肌内注射。

2. 麦角生物碱　为麦角酸的衍生物,可分为胺生物碱类和肽生物碱类。胺生物碱类以麦角新碱(ergometrine,ergonovine)、甲麦角新碱(methylergometrine)为代表,易溶于水,对子宫的兴奋作用强而快,维持时间短。肽生物碱类以麦角胺和麦角毒为代表,难溶于水,对血管作用显著,起效缓慢,但维持时间长。可有效治疗产后、刮宫或其他原因引起的子宫出血和子宫复旧不良。麦角生物碱除了激动和阻断 5-HT 受体外,还可作用于 α 肾上腺能受体和DA 受体。

3. 前列腺素　用于终止早期或中期妊娠或用于足月引产,由于 PGs 兴奋妊娠中期子宫的作用较强,故在中期进行引产效果较好。早期流产:阴道栓剂(20mg/ 次,3~5 小时 / 次,预计 17小时),卡孕与米非司酮等序贯用,应用于终止早期妊娠;过期妊娠、葡萄胎和死胎引产时可羊膜腔内给药。

4. 利托君　防治早产,先采用静脉滴注的方式,取得疗效后,口服维持疗效。盐酸利托君注射液(安宝)可预防妊娠 20 周以后的早产。

(三) 解热镇痛类药物

妊娠期可用,属于 FDA 分类 B 类的解热镇痛类药物,包括布洛芬(ibuprofen),双氯芬酸(diclofencac),吲哚美辛(indomethacin),但是吲哚美辛妊娠 34 周后用药,可造成胎儿动脉导管狭窄或关闭,故孕晚期不用。属于 FDA 分类 C 类的阿司匹林(aspirin),妊娠期可用,但长期大剂量应用有致畸报告。在妊娠晚期需注意此类药物对凝血机制的影响。

(四) 镇痛及镇静药物

巴比妥类药物中,苯巴比妥在 FDA 分类中属 B 类,无论妊娠早、中及晚期均可应用。而异戊巴比妥及司可巴比妥属 C 类,亦可使用。地西泮(安定)动物实验可致畸,在 FDA 中属 D 类,而在妊娠晚期可发生胎儿心率减慢,新生儿 Apgar 评分降低及肌张力减弱,故应谨慎使用。哌替啶(杜冷丁)在产前或产时对新生儿有轻度抑制作用,预计分娩时间小于 4 小时上午产妇可使用,如有中毒成瘾而大量应用时对胎儿有害。FDA 分类属 B/D。

(五) 激素类药物

肾上腺皮质激素泼尼松(强的松)及泼尼松龙(强的松龙)均为 FDA 分类的 B 类药,倍他米松及地塞米松为 C 类药,妊娠期亦可用。性激素药物雌二醇及孕激素属 D 类。在早孕阶段发生先兆流产保胎时可用黄体酮。口服避孕药属 FDA 分类的 X 类,可使胎儿畸形,故口服避孕药避孕失败者应终止妊娠。

(六) 抗过敏类药物

氯苯那敏为第一代抗组胺药,FDA 分类属 B 类,妊娠期可用。西替利嗪为第二代选择性外周 H_1 受体拮抗剂,FDA 属 C 类。妊娠期可将第一代药物作为首选,如不能耐受,则除早孕期外,可选西替利嗪。此外,左旋西替利嗪对 H_1 受体有很好的亲和力,能有效阻滞炎症变态反应递质生成,亦可考虑使用。

(七) 降压药

妊娠期用降压药除需注意药物对母体的影响外,尚须顾及胎儿的安全性。多数降压药缺乏孕期应用的数据。常用孕产妇降压药硫酸镁属 FDA 分类 B 类,在晚期妊娠合并妊娠高血压疾病时应用,需注意在临产后大量应用时,出生的新生儿可发生嗜睡、肌张力减弱等现象。用于妊娠高血压疾病的肼曲嗪(apresoline)属 FDA 分类 B 类,甲基多巴(methyldopa)属 FDA 分类C 类。

(八) 利尿剂

孕产妇常用的利尿剂包括呋塞米(速尿)及甘露醇,均属于 FDA 分类 C 类。多用于妊娠高血压疾病或妊娠合并心脏病。

四、药物作用机制

(一) 子宫兴奋药物

1. 缩宫素

(1) 作用机制:促进子宫收缩。小剂量(2~5U)可加强子宫(特别是妊娠末期)的节律性收缩,即刺激子宫底部产生节律性收缩,对子宫颈有松弛作用,促使胎儿顺利娩出;大剂量(5~10U)可致子宫持续性强直收缩,不利于胎儿娩出。另外还有促进乳汁分泌和降压作用。

(2) 体内过程:为多肽类激素,口服易被胰蛋白酶破坏而失效,故宜采用胃肠外给药途径。肌内注射吸收良好,3~5分钟起效,作用维持20~30分钟;静脉注射起效快,维持时间短(静脉滴注以维持疗效)。吸收后主要经肝、肾代谢,经肾排泄,极少量呈原型,半衰期受各种因素影响,差异较大,一般为5~12分钟。

2. 麦角生物碱

(1) 作用机制:引起子宫收缩(以麦角新碱最为显著),与缩宫素相比,该药作用强而持久,较大剂量即可引起子宫强直性收缩,且对子宫体和子宫颈的作用无显著差异,因此只适用于产后止血及子宫复原,不应用于催产和引产。具有收缩血管的作用,麦角胺、麦角毒可促进末端血管收缩(大剂量反复应用可引起血栓和肢端坏疽),此外还可阻断β受体。

(2) 体内过程:麦角新碱,代谢和排泄较快,维持时间短暂。麦角胺与麦角毒口服吸收慢而不规则,麦角胺口服量要比肌注量大8~10倍,20分钟左右才出现作用,但作用维持较久。口服本药即可迅速吸收,约在1.5小时后达到血药浓度峰值。由于肝脏的首关代谢作用,共有25%~50%的药物进入血液循环。血浆清除半衰期约为4小时。活性物质很快就可代谢排出。

3. 前列腺素

(1) 作用机制:地诺前列酮(PGE2)和地诺前列素(PGF2α)在妊娠各期都有兴奋子宫的作用,分娩前的子宫尤为敏感,其在妊娠初期和中期的药效较缩宫素强;PGE2和PGF2α可引起与生理性阵痛特性相似的子宫收缩,在增强子宫平滑肌节律性收缩的同时,尚能使子宫颈松弛。

(2) 体内过程:地诺前列酮(PGE2)在吸收后,迅速在肺、肾、肝和其他组织中代谢,半衰期仅数分钟。一次经过肺脏,可使90%的PGE2失活;一次经过肝、肾,可被除去80%。PG在体内,先被15-羟基脱氢酶代谢失活,在经过一系列代谢过程最后主要经尿液排泄。地诺前列素(PGF2α)通过羊膜腔内给药后吸收缓慢进入体循环,在羊水中$t_{1/2}$为3~6小时,静脉注射时$t_{1/2}$短于1分钟。羊膜腔内注射40mg后,血药浓度峰值为3~7μg/ml,持续6~10小时,多用于过期妊娠、葡萄胎和死胎的引产,在肺与肝内通过酶降解而活性消失,代谢产物主要从肾脏排出,约5%随粪排出。

(二) 子宫抑制药物

1. 利托君

(1) 作用机制:选择性$β_2$肾上腺素受体激动药,特异性抑制子宫平滑肌,降低妊娠或非妊娠子宫的收缩强度,并可降低频率,缩短子宫收缩时间。

(2) 体内过程:口服易吸收,但首关消除明显,生物利用率约为30%;血浆蛋白结合率约为32%,可通过胎盘屏障。本药在肝脏代谢后经尿排泄,部分以原型随尿排出。

2. 硫酸镁

(1) 作用机制:肌内注射或静脉滴注,具有中枢抑制和骨骼肌松弛作用,扩血管作用及抑制子宫平滑肌收缩作用。

(2) 体内过程:肌内注射后20分钟起效,静脉注射几乎立即起作用。作用持续30分钟,治疗先兆子痫和子痫有效血镁浓度为2~3.5mmol/L,治疗早产的有效血镁浓度为2.1~2.9mmol/L,

个体差异较大。肌注和静脉注射，药物均由肾脏排出，排出的速度与血镁浓度和肾小球滤过率相关。

（三）促胎肺成熟药物

1. 地塞米松

（1）作用机制：肾上腺皮质激素类药，具有抗炎、抗过敏、抗休克作用。糖皮质激素与呼吸道上皮细胞和肺间质纤维细胞特异性受体结合，产生多种糖皮质激素相关蛋白，其中部分作用于肺泡Ⅱ型细胞，促进肺表面活性物质的合成与释放；还可加速肺抗氧化酶系统的发育成熟，减少脂质过氧化物在胎肺的积聚，增加肺的依从性和最大肺活量，改善肺泡功能。

（2）体内过程：易自消化道吸收，也可经皮吸收，肌内注射地塞米松磷酸钠或醋酸地塞米松后分别于 1 小时和 8 小时后达到血浓度峰值。血浆蛋白结合率低于其他皮质激素类药物，约为 77%，易于透过胎盘而几乎未灭活。地塞米松生物半衰期约 190 分钟，组织半衰期约为 3 天，65% 以上的药物在 24 小时内从尿液中排出，主要为非活性代谢产物。

2. 盐酸氨溴索

（1）作用机制：盐酸氨溴索是临床上广泛使用的化痰药。大剂量盐酸氨溴索主要通过母体对胎儿起作用，促进胎儿肺表面活性物质的生成，影响其胎肺的成熟度及发育度。

（2）体内过程：口服后胃肠吸收良好，作用迅速，0.5~3 小时血药浓度达到峰值，作用持续达 9~10 小时，35%~50% 进入肠肝循环，亦即吸收后经由肝脏代谢，代谢物又经胆道排入小肠，于小肠中再水解成溴环己胺醇，再次被吸收。氨溴索从血液向组织的分布迅速且显著，肺、肝、肾分布较多，其他组织分布较少。血浆蛋白结合率约 90%。氨溴索主要通过肝代谢，72 小时可完全由尿排出。血浆 $t_{1/2}$ 为 4~5 小时。

（四）药物对胎儿和母乳喂养的作用

药物对胎儿、新生儿产生不良影响的主要因素包括药物本身的性质、剂量、使用时间、用药途径以及胎儿或新生儿对药物的敏感性，其中最重要的因素是给药时的胎龄。

1. 药物的性质　脂溶性药物渗透性最大，易透过胎盘。离子化程度越高的药物（渗透性越低），越不容易透过胎盘。分子量越小的药物，如止痛剂、镇静剂、安眠药等，越易转运至胎盘。

2. 药物的剂量　胎儿对药物的反应因人而异，轻者可无反应，重者可导致死亡，其药效与剂量有很大关系。小剂量有时只造成简单的机体损害，而大剂量却可致胎儿死亡，用药持续时间长和重复用药都会加重对胎儿的损害。

3. 药物敏感性　药物对机体的损害与遗传因素有关，同样的药物在不同的动物与人身上可有不同的反应。不同的人因遗传因素不同，对药物的反应也不尽相同。

4. 用药时的胎龄　与损害性质有密切关系。受精后 2 周内、孕卵着床前后，药物对胚胎的影响是"全"或"无"："全"表现为胚胎早期死亡导致流产，"无"则表现为胚胎、胎儿继续发育，无异常。受精后 3~8 周，胚胎的器官开始并迅速发育直至第 3 个月。此期是器官发育最活跃的时期，也是药物最易干扰胚胎组织细胞正常分化的时期。任何一组细胞都可因受到药物的影响出现与胚胎其他细胞不相适宜的分化时相，造成畸形。妊娠早期被认为是药物致畸的敏感期。

表 15-4　已知的致畸药物及主要危害

药物或化学物质	对胎儿的主要危害
乙醇	生长迟缓、智力低下，心、肾、眼等多器官病变
烷化剂（环磷酰胺、白消胺、苯丁酸氮芥、氮芥）	多发畸形、生长迟缓
抗代谢药（氨蝶呤钠、氮尿苷、氟尿嘧啶、巯嘌呤、甲氨蝶呤）	多发畸形、生长迟缓

续表

药物或化学物质	对胎儿的主要危害
卡马西平	中枢神经缺陷增加
一氧化碳	脑萎缩、智力低下、死胎
香豆素类抗凝血药	中枢神经、面部及骨骼畸形
己烯雌酚	女婴生殖道异常、阴道癌
铅	发育迟缓
锂	心血管畸形率增加
甲基汞、硫酸汞	头、眼畸形；脑瘫、智力低下等
多氯化联苯	多器官缺陷
青霉胺	皮肤弹性组织变性
苯妥英	颜面畸形、发育迟缓、智力低下
维生素 A 酸内用	早期流产、多发畸形
三甲双酮	多发畸形
沙利度胺（反应停）	肢体畸形；心、肾等气管缺陷
四环素	损害胎儿骨骼、牙齿；多种先天性缺陷
丙戊酸	发育迟缓、多发畸形

五、用药护理

（一）用药评估

孕产妇用药不当会引起胎儿畸形、流产、死胎及新生儿死亡等不良后果，所以应充分评估在妊娠期、分娩时和产褥期出现的各种异常情况。孕产妇用药时，应首先评估其身体健康状况、免疫能力以及对外界的应激状况，测量血压、体重，进行腹部检查，乳房及盆腔检查。注意评估胎儿的健康与发育状况。注意筛选对胚胎、胎儿、新生儿无任何损害，又对孕产妇所患的疾病或产科异常情况最有效的药物。

（二）用药安全

1. 缩宫素

（1）用药注意事项：①用于催产时必须指征明确，以免产妇和胎儿发生危险；②静脉滴注时需使用滴速调节器控制用量，滴速应根据病人的具体情况而定；③遇有子宫收缩乏力，注药时间不宜超过 6~8 小时；④下列情况慎用：用高渗盐水中止妊娠的流产、胎盘早剥、严重的妊娠高血压综合征、心脏病、临界性头盆不称、子宫过大、曾有宫腔内感染史、受过损伤的难产史、子宫或宫颈曾经手术治疗（包括剖宫产史）、宫颈癌、部分前置性胎盘、早产、胎头未衔接、臀位、胎位或胎儿的先露部位不正常、妊娠期妇女年龄大于 35 岁；⑤骶管阻滞时用缩宫素，可发生严重的高血压，甚至脑血管破裂；⑥用药前和用药时需检查及监护：子宫收缩的频率、持续时间及程度；妊娠期妇女脉搏及血压；胎儿心率；静止期间子宫肌张力；胎儿成熟度；骨盆大小及胎先露下降情况；出入液量的平衡，尤其是长时间使用缩宫素时。

（2）药物协同及拮抗：①与麦角制剂、麦角新碱合用时，有增加子宫收缩作用；②环丙烷等碳氢化合物吸入全麻时，使用缩宫素可导致产妇出现低血压，窦性心动过缓或（和）房室节律失常。恩氟烷浓度 >1.5%，氟烷浓度 >1% 吸入全麻时，子宫对缩宫素的效应减弱。恩氟烷浓度 >3%，可使本药效应消失，并可致子宫出血；③其他缩宫药与缩宫素同时用，可使子宫张力过

阅读笔记

高,产生子宫破裂或(和)宫颈撕裂。

(3) 不良反应:不良反应较少,很少发生过敏反应,偶有恶心、呕吐、血压下降等情况。大剂量时,可导致子宫强直性收缩,压迫子宫肌层血管,阻断胎盘的血流量,可导致胎儿窒息而死或产妇子宫破裂,故要严格掌握用量和静脉滴注速度。

(4) 禁忌证:禁用于对本药过敏者、三胎以上的经产妇(易发生子宫破裂)、横位、骨盆过窄、产道受阻、明显头盆不称及胎位异常、脐带先露或脱垂、完全性前置胎盘、前置血管、胎儿窘迫、宫缩过强、需立即手术的产科急症或子宫收缩乏力长期用药无效病人。

2. 麦角生物碱

(1) 用药注意事项:①注射麦角新碱可引起恶心、呕吐及血压升高等,伴有妊娠高血压综合征产妇应慎用;②偶见变态反应,严重者出现呼吸困难、血压下降;③麦角流浸膏中含有麦角毒和麦角胺,长期应用损害血管内皮细胞;④麦角制剂禁用于引产和催产,血管硬化及冠心病病人忌用。

(2) 药物协同及拮抗:与缩宫素合用时,有增加子宫收缩作用。

(3) 不良反应:注射麦角新碱可引起恶心、呕吐、血压升高等症状,伴有妊娠毒血症的产妇应慎用。偶见过敏反应,严重者可出现呼吸困难的症状,长期应用可损害血管内皮细胞。

(4) 禁忌证:孕妇、心血管疾病人忌用。

3. 前列腺素

(1) 用药注意事项:①因同时兴奋胃肠平滑肌,可引起恶心、呕吐、腹痛、腹泻等;② PGF2α能收缩支气管平滑肌,诱发哮喘,故不宜用于支气管哮喘病人;③ PGE2能升高眼压,不宜用于青光眼病人;④用于引产时注意事项与缩宫素相同。

(2) 不良反应:兴奋胃肠平滑肌引起恶心、呕吐、腹痛、腹泻等症状。

(3) 禁忌证:禁用于对前列腺素过敏者、多产妇、多胎妊娠、胎位异常、头盆不称、瘢痕子宫和有不明原因的阴道出血者。

4. 利托君

(1) 用药注意事项:①禁用于妊娠不足20周和分娩进行期的孕妇;②不良反应多与β受体激动有关,表现为心率加快,收缩压升高及舒张压下降。有严重心血管问题的病人禁用;③可以升高血糖及降低血钾,故糖尿病病人及使用排钾利尿剂的病人慎用。能通过胎盘屏障使新生儿心率改变和出现高血糖,应密切监护;④静脉注射时,还可有震颤、恶心、呕吐、头痛和红斑以及神经过敏、心烦意乱、焦虑不适等不良反应。口服还可有心率增加、心悸和震颤、恶心和颤抖、皮疹和心律失常等不良反应;⑤与糖皮质激素合用,可出现肺水肿,极严重者可导致死亡。

(2) 不良反应:静脉注射时,还可见震颤、恶心、呕吐、头痛、红斑以及神经过敏、心烦意乱、焦虑不适等不良反应。口服还可使心率增加、引发心悸、震颤、恶心、颤抖、皮疹和心律失常等不良反应。

(3) 禁忌证:禁用于延长妊娠对孕妇和胎儿构成危险的情况,包括:分娩前任何原因的大出血,特别是前置胎盘及胎盘剥落;子痫及严重的先兆子痫;胎死腹中;绒毛膜羊膜炎;孕妇有心脏病及危及心脏功能的情况;肺性高血压;孕妇甲状腺功能亢进;未控制的糖尿病;重度高血压;对本品中任何成分过敏者。

5. 硫酸镁

(1) 用药注意事项:①应用硫酸镁注射液前须查肾功能,如肾功能不全应慎用,用药量应减少;②有心肌损害、心脏传导阻滞时应慎用或禁用;③每次用药前和用药过程中,定时做膝腱反射检查,测定呼吸次数,观察排尿量,可抽血查血镁浓度值。如果出现膝腱反射明显减弱或消失,或呼吸次数每分钟少于14~16次,每小时尿量少于25~30ml或24小时少于600ml,应及时

阅读笔记

停药;④用药过程中突然出现胸闷、胸痛、呼吸急促,应及时听诊,必要时胸部 X 线摄片,以便及早发现肺水肿;⑤如出现急性镁中毒现象,可用钙剂静注解救,常用 10% 葡萄糖酸钙注射液10ml 缓慢注射;⑥保胎治疗时,不宜与肾上腺素 β 受体激动药如利托君同时使用,否则容易引起心血管的不良反应。

(2) 药物协同及拮抗:与硫酸镁配伍禁忌的药物有硫酸多粘菌素 B、硫酸链霉素、葡萄糖酸钙、盐酸多巴酚丁胺、盐酸普鲁卡因、四环素、青霉素和萘夫西林(乙氧萘青霉素)。

(3) 不良反应:①静脉注射硫酸镁常引起潮红、出汗、口干等症状,快速静脉注射时可引起恶心、呕吐、心慌、头晕,个别出现眼球震颤,减慢注射速度,症状可消失;②过量硫酸镁会引起呼吸抑制、血压剧降和心搏骤停;③连续使用硫酸镁可引起便秘,部分病人可出现麻痹性肠梗阻,停药后好转。

(4) 禁忌证:心脏传导阻滞;心肌损伤;严重肾功能不全,肌酐清除率低于 20ml/min;肠道出血病人;经期妇女;急腹症病人及孕妇禁用本药导泻。

6. 地塞米松

(1) 用药注意事项:①结核病、急性细菌性或病毒性感染病人应用时,必须给予适当的抗感染治疗;②长期服药后,停药前应逐渐减量;③糖尿病、骨质疏松症、肝硬化、肾功能不良、甲状腺功能低下病人慎用。

(2) 药物协同及拮抗:与巴比妥类、苯妥因、利福平同服,本品代谢促进作用减弱。与水杨酸类药合用,增加其毒性。可减弱抗凝血剂、口服降糖药作用,应调整剂量。与利尿剂(保钾利尿剂除外)合用可引起低钾血症,应注意用量。

(3) 不良反应:地塞米松等糖皮质激素在应用生理剂量替代治疗时无明显不良反应,不良反应多发生在应用药理剂量时,而且与疗程、剂量、用药种类、用法及给药途径等有密切关系。常见不良反应有以下几类:医源性库欣综合征、感染、精神症状等。

(4) 禁忌证:对本品及肾上腺皮质激素类药物有过敏史病人禁用,特殊情况下权衡利弊使用,注意病情恶化的可能。高血压、血栓症、胃与十二指肠溃疡、精神病、电解质代谢异常、心肌梗死、内脏手术、青光眼等病人一般不宜使用。

7. 盐酸氨溴索

(1) 用药注意事项:不能与 pH 值大于 6.3 的其他溶液混合,因为 pH 值增加会导致产生氨溴索游离碱沉淀。

(2) 药物协同及拮抗:与抗生素(阿莫西林、头孢呋辛、红霉素、强力霉素)协同治疗可升高抗生素在肺组织浓度。

(3) 不良反应:轻微的上消化道副作用,主要为胃部灼热、消化不良和偶尔出现的恶心、呕吐。过敏反应极少出现,主要为皮疹。

(4) 禁忌证:对本药过敏者禁用。

(三) 用药监测

1. 监测胎儿生长发育情况 产妇产检,了解胎儿系统器官生长发育情况,发现药物可能的不良反应。

2. 孕产妇器官功能监测 监测血压、心率、心电图、肝肾功能、血常规等指标。对疗效进行评估,定期监测药物不良反应,根据评估结果调整药物剂量及治疗方案。

3. 血液及乳汁药物浓度监测 孕产妇用药过程中,必要时需进行血液及乳汁药物浓度的监测,及时确定可能对孕产妇及胎儿或新生儿产生的影响。

(四) 健康教育

1. 提高孕产妇用药依从性 孕产妇用药需要严格遵从医嘱,孕妇需要进行药物治疗时,可能会因担心药物对胎儿产生影响而耽误用药,导致病情恶化,危及母儿的生命。保障孕产妇

阅读笔记

用药知情权,提高孕产妇用药的依从性,在治疗疾病、改善病情的同时最大程度降低对妊娠和哺乳的影响。

2. 明确不同孕期阶段用药的影响　受精后2周内,药物对胚胎的影响表现为胚胎死亡或流产或者胚胎正常发育。受精后3~8周,器官形成期是致畸敏感期,此期应避免使用药物,或谨慎安全用药。如有服药史,可在怀孕16~20周进行产前诊断(包括B超),进一步了解胎儿生长发育情况,排除胎儿畸形。受精9周后,胎儿此期已完成器官的基本分化,唯有神经系统、生殖器官和牙齿仍在继续分化。药物影响这些系统的发育,表现为宫内生长受限、低出生体重儿和行为异常,早产率增加。孕妇在分娩前最后1周内应尽量避免用药,药物可能在新生儿体内蓄积并导致药物过量。

3. 注重母乳喂养安全　哺乳期妇女随意用药,可能会给乳儿带来药源性疾病。如确须用药,可在服药后立即哺乳,并尽可能避开血药高峰期进行,还可根据药物的半衰期调整用药与哺乳的最佳间隔时间;哺乳期妇女应用的药物剂量较大或疗程较长,可能影响母乳喂养时,应检测乳汁及血液中的药物浓度;使用不能证实对新生儿具有安全性或确有不良作用的药物,以及药物对乳儿有不良作用时,均应暂停母乳喂养。注意观察乳儿(尤其是新生儿)可能的不良反应,特别是肝、肾、脑等损害情况,以便及时处理,使危害减到最低限度。

4. 建立孕产妇临床用药目录遴选体系　定期对所在机构药品供应目录中孕产妇用药情况进行评估;孕产妇处方应予以特殊标示提醒,为孕产妇临床合理用药配备具有专业资质的调剂和临床药学人员;收集和整理各类孕产妇用药风险资料;保障临床用药安全;发现不良反应,及时组织处理并向上级卫生、药政部门汇报。

(张银萍　张春利)

第三节　绝经与激素替代

围绝经期(perimenopausal period)是指妇女绝经前后的一段时期,包括从出现与卵巢功能下降有关的内分泌、生物学和临床特征起至绝经,即末次月经后一年。围绝经期女性可出现各种不适的临床症状。现阶段中国每年有近1千万的女性进入50岁,已有1.6亿的围绝经期女性,其中60%~70%有绝经相关症状。到2030年左右,大于60岁的老年人将占全国人口的1/4左右,同时绝经妇女将达到2.8亿。绝经妇女的身心健康和生活质量已然成为重要的公共健康问题。

Box 15-4【案例与思考】

> **案例:**病人,50岁,以"月经紊乱半年"为主诉就诊。病人近半年来月经周期不规律,经期持续时间长,经量较以往增多,伴有夜间潮热。近2个月来食欲、睡眠差;自觉心中郁闷,爱发无名火,事后又后悔不已,对此感到焦虑不安;工作时思想不能集中,记忆力减退。既往月经规律,3~4/28天。生育史:孕1产1,避孕方式为宫内节育器。妇科检查:外阴阴道正常,宫颈光滑,子宫后位,正常大小,双附件未及肿物。诊断为"绝经综合征",嘱其激素替代治疗。
>
> **思考:**
> 1. 病人的用药评估、用药指导应该怎样进行?
> 2. 在治疗过程中应注意监测的不良反应有哪些?

一、疾病简介

绝经综合征（climacteric syndrome or menopausal syndrome，MPS）指绝经前后出现的一系列躯体及精神心理等方面的绝经相关症状。围绝经期最早的变化是卵巢功能的衰退，继后下丘脑-垂体功能退化。最常见症状为月经改变，表现为月经周期、经期和经量的改变。绝经前后多数妇女开始出现雌激素缺乏相关症状。早期多为血管舒缩症状，如潮热、出汗；精神神经系统症状和躯体症状，如情绪控制力下降，睡眠差，易醒或不容易入睡，思维涣散，注意力分散等。绝经数年之后逐渐出现泌尿生殖系统萎缩性变化，易发生炎症，如各种阴道炎，也可见阴道干涩、小便频数等；由于体内激素水平变化常会导致远期危害，包括心脑血管疾病、骨质疏松及阿尔茨海默病等。绝经症状平均持续 3~5 年，少数仅持续 1 年，个别历时更长。约有 50%~75% 的妇女有明显症状，15% 左右的妇女经历较严重的绝经症状，并需要药物治疗。绝经（menopause）分为自然绝经和人工绝经。自然绝经指卵巢内卵泡生理性耗竭所致的绝经；人工绝经指两侧卵巢经手术切除或由于放射治疗所致的绝经。人工绝经更易发生绝经综合征。激素治疗（hormone therapy）或激素替代治疗（hormone replacement therapy，HRT）是针对围绝经期和绝经后相关健康问题的重要措施。

二、药物治疗的目的与原则

（一）药物治疗的目的

机体因缺乏性激素出现绝经症状，激素治疗的目的是缓解绝经不适症状，并预防可能会发生的远期健康问题。

（二）药物治疗的原则

出现绝经症状并存在其他疾病时，排除禁忌证后，在控制合并疾病的同时应用激素治疗，并根据个体情况选择治疗方案。

1. 个体化用药　应在综合考虑年龄、子宫及卵巢功能情况、绝经期具体症状、治疗目的和危险性的前提下，制定个体化的治疗原则。

2. 最低有效剂量原则　在综合评估治疗目的和风险的前提下，采用最低有效剂量，激素治疗的期限不需要限制。但是应用激素治疗期间，应至少每年进行一次个体化危险/受益评估，评价是否继续激素治疗或调整方案。

三、药物分类及常用药物

激素替代治疗（hormone replacement therapy，HRT）主要指卵巢功能衰退的妇女在有适应证的前提下，个体化给予低剂量的雌和（或）孕激素药物治疗。目前国内主要有雌激素和孕激素两大类药物，国外尚有雄激素制剂。本节主要介绍常用的雌激素类药、孕激素制剂、复方制剂和替勃龙。

（一）药物分类

1. 雌激素制剂　卵巢分泌的天然雌激素主要是雌二醇。临床常用药品多系女性机体合成的雌二醇，它是一种可口服、高效、长效的甾体衍生物，主要种类有炔雌醇、戊酸雌二醇等。近年来，因其方便、长效、不良反应较少等优点而被广泛应用。尼尔雌醇是雌三醇的衍生物，是一种长效雌激素，此外还有一些人工合成的结构简单、具有刺激素样作用的非甾体类同型物，如己烯雌酚等。多数雌激素易从皮肤和黏膜吸收，故可制成贴片，经皮给药。也可制成霜剂或栓剂用于阴道而发挥局部作用。雌激素可有效改善潮热、出汗、失眠、抑郁、焦虑等绝经相关症状，改善泌尿生殖道的萎缩症状，减少骨密度丢失，降低全身各部位骨折发生率；降低总胆固醇，降低低密度脂蛋白。

阅读笔记

2. 孕激素制剂　天然孕激素主要是指卵巢黄体分泌的黄体酮,黄体酮在体内的含量极低,妊娠 3~4 个月后,因黄体萎缩而由胎盘分泌,直至分娩。根据其化学结构,可将临床上使用的孕激素分为两大类:天然孕激素和人工合成孕激素。临床上应用的孕激素化学结构主要有 17α- 羟黄体酮类和 19- 去睾酮类两类。孕激素可有效改善潮热、出汗、失眠、抑郁、焦虑等绝经相关症状,改善泌尿生殖道萎缩症状。

3. 组织选择性雌激素活性调节剂　替勃龙本身不属于雌激素或孕激素,其有效成分是 7-甲异炔诺酮,口服代谢后转化为 3 种化合物,并产生雌、孕激素活性和较弱的雄激素活性。替勃龙是一个具有组织特异性的甾体,其在不同组织内可产生不同的激素作用,在骨骼、大脑中产生雌激素效用,而在子宫内膜和乳腺组织则无激素效应。替勃龙对治疗情绪异常、睡眠障碍和性欲低下有较好的效果,对乳腺的刺激较小,可能具有较高的乳腺安全性。因其在子宫内膜处具有孕激素活性,因而未行子宫切除的绝经妇女应用此药时不必加用其他孕激素。

(二)常用药物及方法

激素补充治疗以补充雌激素为核心,有子宫的妇女为保护子宫内膜需要加用孕激素。可采用单纯雌激素、单纯孕激素及雌、孕激素联合用药。

1. 单纯孕激素补充治疗　适用于绝经过渡期出现的无排卵性月经紊乱。天然黄体酮:黄体酮胶丸(100mg/ 粒,3~6 粒 / 日);黄体酮胶囊(50mg/ 粒,3~4 粒 / 日)。合成孕激素地屈黄体酮 10~20mg/d 或醋酸甲羟黄体酮 4~6mg/d,每个月经周期使用 10~14 天。

2. 单纯雌激素补充治疗　适用于子宫全切的妇女。口服天然雌激素:结合雌激素 0.3~0.625mg/d 或戊酸雌二醇(每片 1mg,1~2 片 / 日);合成雌激素尼尔雌醇片(每片 1mg,2mg 和 5mg,1 片 / 日)。雌二醇皮贴(每日释放 17-β 量 50μg,1/2~1 贴 /7d);雌二醇凝胶(连续应用,每日经皮涂抹 1.25g,含 17-β 量 0.75mg)。

3. 雌、孕激素序贯用药　适用于有完整子宫、围绝经期或绝经后期仍希望有月经样出血的妇女。通过模拟月经生理周期,在用雌激素的基础上,每月加用孕激素 10~14 天;按雌激素的应用时间又分为周期序贯和连续序贯,前者每周期停用雌激素 2~7 天;后者连续应用雌激素。雌激素多采用戊酸雌二醇 l~2mg/d 或联合雌激素 0.3~0.625mg/d,也可采用半水合雌二醇贴(1/2~1)贴 /7d 或雌二醇凝胶 1.25g/d 经皮涂抹;孕激素多采用地屈黄体酮 10mg/d 或微粒化黄体酮胶丸 100~300mg/d 或醋酸甲羟黄体酮 4~6mg/d。也可采用复方制剂,在周期序贯方案中,可采用戊酸雌二醇片 / 雌二醇环丙黄体酮片复合包装,按 1 片 / 天服用,用完 1 盒后停药 7 天,再开始下 1 个周期的治疗;连续序贯方案可采用雌二醇 / 雌二醇地屈黄体酮片(1/10 或 1/5 剂量),按序 1 片 / 天,用完一盒后直接开始下一盒,中间不停药。

4. 雌、孕激素连续联合用药　适用于有完整子宫、绝经后期不希望有月经样出血的妇女。该法每日均需联合应用雌、孕激素,一般连续给药。雌激素多采用:戊酸雌二醇 0.5~1.5mg/d 或结合雌激素 0.30~0.45mg/d 或半水合雌二醇贴 1/2~1 贴 /7d 或雌二醇凝胶 1.25g/d 经皮涂抹;孕激素多采用:地屈黄体酮 5mg/d 或微粒化黄体酮胶丸 100mg/d 或醋酸甲羟黄体酮 1~3mg/d,也可采用复方制剂如雌二醇屈螺酮片 1 片 / 天。

5. 连续应用替勃龙　推荐 1.25~2.50mg/d,适合于绝经后不希望来月经的妇女。

Box 15-5【知识拓展】

雌激素的局部阴道应用

绝经后期的妇女常存在阴道干燥、疼痛、性交困难、尿频、尿急等泌尿生殖道萎缩的症状,12%~15% 的 50 岁以上妇女有上述症状。阴道局部应用雌激素能明显改善泌尿生殖道萎缩的相关症状。

局部用药适应证：目的仅为改善泌尿生殖道萎缩症状，以及针对肿瘤手术、盆腔放化疗及其他一些局部治疗后引起的症状性阴道萎缩和阴道狭窄者，推荐阴道局部用药。

局部用药方法：阴道用药，每日 1 次，连续使用 2 周，症状改善后，改为每周用药 2~3 次。

局部用药注意事项：应用不经阴道黏膜吸收的雌激素，如普罗雌烯阴道片和乳膏时，理论上无需联合孕激素。现有证据表明，短期（3 个月内）局部小剂量应用可经阴道黏膜吸收的雌激素 - 结合雌激素软膏（活性成分：0.625mg/g）和雌三醇乳膏（活性成分：1mg/g）治疗泌尿生殖道萎缩时，通常不需要联合孕激素，但尚无资料说明上述药物长期（>1 年）局部应用的全身安全性问题，长期使用者应监测子宫内膜情况。

四、药物作用机制

（一）雌激素制剂

1. 作用机制　首先与靶细胞核内的雌激素受体特异性结合形成复合物，继而作用于 DNA，影响 mRNA 转录和蛋白质的合成，并产生不同的生物效应。

2. 体内过程　口服雌激素经胃肠道吸收，易在肝内破坏，生物利用度低，故需注射给药。其代谢产物雌酮和雌三醇大部分以葡糖醛酸或硫酸酯形式随尿液排出；部分经胆汁入肠，进入肠肝循环。人工合成的乙炔衍生物经吸收后贮存于脂肪组织而后再缓慢释放，不易被肝胆代谢，故口服疗效好，维持时间长。经酯化的衍生物如戊酸雌二醇，肌内注射后吸收缓慢，作用维持时间长。己烯雌醇口服后在肝内代谢缓慢，故疗效好，维持时间长。

（二）孕激素制剂

1. 作用机制　首先与靶细胞核内的雌激素受体特异性结合并形成复合物，继而作用于 DNA，影响 mRNA 转录和蛋白质的合成，从而产生不同的生物效应。

2. 体内过程　黄体酮因口服后可经胃肠道黏膜吸收和肝脏代谢而失效，需注射或舌下给药。其衍生物口服有效，代谢缓慢；17 位带酯链的孕激素往往制成油剂或微晶体混悬剂进行肌内注射，吸收缓慢，长期有效。其代谢物主要是孕二酮，多与葡糖醛酸结合，并由肾排出；人工合成的高效炔诺酮、甲地黄体酮等在肝脏破坏较慢，可口服给药，油溶液需肌内注射，因其局部吸收缓慢故药效持久。

（三）组织选择性雌激素活性调节剂

替勃龙是一个具有组织特异性的甾体，其在不同组织内可产生不同的激素作用，在骨骼、大脑中产生雌激素效用，而在子宫内膜和乳腺组织则无激素效应。像其他的甾体化合物一样，7- 甲基异炔诺酮也是在肝脏内代谢，转化成多种代谢产物由粪、尿排出。其中一些代谢产物可能与该药的生物活性有关。

五、用药护理

（一）用药评估

详细了解病史，完成体格检查及相应的辅助检查，评估是否有应用激素的适应证、禁忌证或慎用情况。

1. 评估围绝经期相关症状

围绝经期相关症状的评估包括血管舒缩、睡眠障碍、神经精神症状、心脑血管、肌肉关节、

阅读笔记

皮肤感觉、泌尿生殖道等状况。了解相关体格检查及辅助检查情况,特别是心、肝、肾、乳腺及盆腔脏器的检查。

还需要评估实验室检查情况,包括血尿常规、血液生化检查(包括肝肾功能、血糖、血脂、凝血功能等)、内分泌激素测定(FSH、E_2)、心电图、宫颈细胞学检查、盆腔 B 超、乳腺钼靶或 B 超。可选做骨密度测定、运动功能分析、人体代谢分析等。

2. 明确适应证、禁忌证与慎用情况

评估病人的绝经相关症状,了解病人是否属于以下 HRT 的适应证:①绝经相关症状,如月经紊乱、潮热、多汗、睡眠障碍、疲倦、情绪障碍如易激动、烦躁、焦虑、情绪高涨或情绪低落等;②泌尿生殖道萎缩的相关症状,如阴道干涩、疼痛、性交痛、反复发作的阴道炎、排尿困难、反复泌尿系统感染、夜尿多、尿频和尿急;③低骨量和绝经后骨质疏松。

排除以下 HRT 的禁忌证:①已知或怀疑妊娠;②原因不明的阴道出血;③已知或怀疑患有乳腺癌;④已知或怀疑患有性激素依赖性恶性肿瘤;⑤(最近 6 个月内)患有活动性静脉或动脉血栓栓塞性疾病;⑥严重肝、肾功能障碍;⑦血卟啉症、耳硬化症;⑧已知患有脑膜瘤(禁用孕激素)。

明确病人 HRT 的慎用情况:慎用情况并非禁忌证,是可以应用 HRT 的,但是在应用之前和应用过程中,应咨询相关专业的医生,共同确定应用 HRT 的时机和方式,同时采取比常规随诊更为严密的措施,监测病情进展。包括子宫肌瘤、子宫内膜异位症、子宫内膜增生症、尚未控制的糖尿病及严重的高血压、有血栓形成倾向、胆囊疾病、癫痫、偏头痛、哮喘、高催乳素血症、系统性红斑狼疮、乳腺癌良性疾病、乳腺癌家族史等。

(二) 用药安全

1. 用药注意事项

(1) 在应用 HRT 期间,个体情况随时可能发生变化,因此需要对适应证、禁忌证进行不断地再评估,并严格遵医嘱用药。

(2) 避免不恰当地评估 HRT 的利与弊,避免因不必要的顾虑而不敢用药,从而使广大绝经妇女失去了从 HRT 获益的最佳时期;避免未经问诊和体格检查就随意开处方或自行服药。

(3) 掌握应用 HRT 的原则,有子宫的妇女应加用孕激素,一般不宜用无对抗的雌激素治疗。每天用 1 次激素的病人应在固定时间用药。选定的药物制剂、服药剂量、给药方案和给药途径要便于病人记忆,方便使用。

2. 不良反应

(1) 雌激素制剂常见不良反应有厌食、恶心、呕吐及头昏等,宜从小剂量开始,逐渐加量;大量使用可引起子宫内膜过度增生,诱发子宫出血,故患有子宫内膜炎者慎用。雌激素可增加子宫癌的发病率;长期大量使用可致水钠潴留,可引起高血压、水肿并加重心力衰竭;除前列腺癌病人及绝经期后乳腺癌病人外,其他肿瘤者皆禁用;雌激素主要于肝内代谢,肝功能不良者慎用。

(2) 孕激素制剂偶见恶心、呕吐、头痛或乳房胀痛。19- 去睾酮类大量使用可致肝功能障碍,使女性胎儿男性化,大量黄体酮可引起胎儿生殖器官畸形。

(3) 组织选择性雌激素活性调节剂替勃龙,对治疗情绪异常、睡眠障碍和性欲低下有较好的效果,对乳腺的刺激较小,可能具有较高的乳腺安全性。因其在子宫内膜处具有孕激素活性,因而有子宫的绝经妇女应用此药时不必加用其他孕激素。

3. 安全性

个体化的激素补充治疗,应在综合考虑治疗目的和风险的前提下,选择能达到治疗目标的最小有效剂量。迄今为止,国内外指南均没有对激素补充治疗的期限做出限制。应用时应至少每年进行 1 次个体化受益 / 风险评估,应根据评估情况决定是否继续激素补充治疗,在受益大于危险时,可继续治疗。一旦出现危险大于受益的情况,应先停止治疗,进行相关治疗后再评估是否继续治疗。

停药的指征:①应用过程中发现乳腺癌、性激素依赖性恶性肿瘤;②有活动性静脉或动脉血栓栓塞性疾病;③严重肝、肾功能障碍;④基础病变进展或需行手术治疗;⑤不明原因阴道出血等。

若出现以下情况,需酌情考虑是否停药:①原发的子宫肌瘤有增大的趋势;②子宫内膜异位症病人出现疼痛症状进展或出现子宫内膜异位囊肿;③子宫内膜异常增生;④糖尿病或高血压控制不佳;⑤胆囊炎或胆囊结石病情加重者;⑥癫痫、偏头痛、哮喘等发作频率增加者,需酌情停药;⑦系统性红斑狼疮等免疫系统疾病处于疾病活动期者,必须停药。

(三) 用药监测

激素补充治疗需要严密进行用药监测,首次剂量方案实施后应在4~8周时复查,以后每3~6个月复查。监测血压、体重变化情况及症状缓解状况。有阴道流血的妇女要区分是性激素补充治疗引起的药物撤退性流血,还是器质性疾病引起的出血,必要时行内膜活检及诊断性刮宫术,排除内膜过度增生或子宫内膜癌的情况。无阴道流血的妇女也应定期行阴道超声检查测定子宫内膜厚度。

乳房状况监测:①使用性激素补充治疗过程中,出现明显乳房胀痛则应酌情减药或停药;②若乳房小叶增生加剧应考虑停药或行进一步检查;③有可疑肿块时,必须行进一步检查,明确诊断;④心血管监测,骨量监测骨吸收指标及骨形成指标监测,必要时随时监测骨密度,肝、肾功能监测。

(四) 健康教育

1. 知识宣教　向围绝经期妇女介绍围绝经期相关知识,帮助其正确应对围绝经期出现的各种不适症状,消除不良情绪,树立信心。

2. 生活指导　根据机体运动功能选择个体化运动方式,制定提高整体运动能力的个体化运动锻炼方案;生活规律,劳逸结合,睡眠充足,结合自身的爱好选择有益身心的文娱活动。

3. 饮食指导　根据人体代谢的需要确定碳水化合物、蛋白质、脂肪、维生素、矿物质和微量元素等营养成分的每日需要量,再根据饮食频率和部分食品绝对量调查结果计算得到各种营养成分的每日摄入量,确定个体营养需要量、摄入量及补充量。多吃含钙食物,戒除烟酒。

4. 药效观察　使用激素补充治疗时需遵医嘱,在服药过程中要定期随访和复查。服药过程中如出现潮热、出汗消失,停药后第3~5日症状又出现,则说明剂量合适;若服药后,症状不减轻,则说明剂量不足;在服药期间若有出血、乳房胀痛,则说明剂量过大,应及时按医嘱减量或停药,并接受进一步检查。

5. 心理指导　指导家属关心、体贴围绝经期妇女,随时关注其变化,如有异常及时就医。

(张银萍　张春利)

第四节　阴　道　炎

阴道炎(vaginitis)是妇科的常见病和多发病,是由病原微生物感染引起的多种阴道黏膜疾病的总称。其中,滴虫性、细菌性和念珠菌性阴道炎在临床中最为常见,绝经期妇女体内雌激素水平下降,阴道上皮细胞变薄,易发生阴道炎性疾病,绝经后妇女罹患老年性阴道炎的比例约为30%,故老年性阴道炎也不容忽视。目前,阴道炎治疗药物主要有口服和阴道局部用药两种给药途径,其中阴道局部用药由于具有局部药物浓度高、制剂剂量小及安全有效等特点,临床评价较高。本节将结合临床各种阴道炎病症,简要总结常用治疗药物。

阅读笔记

Box 15-6【案例与思考】

　　案例：病人，女性，23岁，去药店购买OTC类抗真菌药希望缓解阴道症状，她认为症状因阴道感染真菌所致，向售货员咨询抗真菌药物的选择。主诉有过两次阴道真菌感染，最近一次发生在一年前，被诊断为念珠菌性阴道炎并进行抗真菌治疗。目前症状有外阴和阴道瘙痒，阴道刺痛，外阴烧灼感，伴有稠厚的白色阴道分泌物，呈凝乳样，并因为性交痛而无法性交。此次症状与前次阴道感染的表现相似，无其他严重的健康问题。现正在口服四环素治疗痤疮，口服炔雌醇避孕。月经周期规则，末次月经止于4天前。
　　思考：
　　1. 病人阴道炎症状有效的药物治疗有哪些？
　　2. 需要监测的不良反应有哪些？

一、疾病简介

　　女性阴道的自然防御功能受到破坏时，病原体便易于侵入人体，导致阴道炎症的发生。正常情况下有需氧菌及厌氧菌寄居在阴道内，形成正常的阴道菌群，当各种条件改变如pH值改变、雌激素减退等将阴道与菌群之间的生态平衡打破，就可形成条件致病菌。阴道炎是女性生殖系统最常见的感染性疾病，临床上常见有：细菌性阴道病、念珠菌性阴道炎、滴虫性阴道炎、老年性阴道炎。临床表现主要有外阴、阴道瘙痒，有灼热感，阴道分泌物增多，或见血性白带，尿频、尿急、尿痛等，具有发病率高、反复发作、难以治愈等特点。

二、药物治疗的目的与原则

(一) 药物治疗的目的

　　阴道炎治疗的目的在于减轻临床症状，治疗阴道感染，预防尿道旁腺、尿道及膀胱，甚至肾盂感染。

(二) 药物治疗的原则

　　1. 个性化治疗　根据病人的不同情况，采用个性化治疗方案。
　　2. 规范用药　规范用药减少不良反应和副作用，增强治疗效果。初次发作者要彻底治愈。
　　3. 配偶同治　女方治疗的同时，应同时治疗其配偶。同时使用避孕套，减少性伴侣间的相互感染。

三、药物分类及常用药物

(一) 滴虫性阴道炎

　　1. 甲硝唑　用于治疗阿米巴原虫、阴道毛滴虫及厌氧菌感染。有活动性中枢神经系统疾病和血液病者禁用。属FDA妊娠B类药物。滴虫性阴道炎常伴有泌尿生殖系统及肠道内的滴虫感染，单纯局部用药，不易彻底消灭滴虫，应尽量选择全身用药。甲硝唑2g，顿服；或200mg，每日3次，共用7天。局部用药亦有疗效，但较口服稍差。甲硝唑200mg，每晚放入阴道1次，共用7~10天。
　　2. 替硝唑　用于治疗阴道毛滴虫、阿米巴原虫及厌氧菌感染。有活动性中枢神经系统疾患和血液病者禁用。属FDA妊娠B类药物。替硝唑2g，顿服，疗效优于甲硝唑，胃肠道等的不良反应较轻。
　　3. 硼酸　2%~4%水溶液可用于皮肤、黏膜、伤口、口腔、阴道、膀胱等冲洗消毒，4%乙醇

阅读笔记

液可用于中耳炎及外耳道炎症的治疗,5% 软膏用于皮肤干裂、烧伤、烫伤、湿疹等。

(二)外阴阴道假丝酵母菌病(外阴阴道念珠菌病)

1. 制霉菌素 用于阴道和皮肤的假丝酵母菌(白色念珠菌)感染。本品对全身真菌感染无治疗作用。属 FDA 妊娠 B 类药物,5 岁以下儿童不推荐使用。制霉菌素 10 万 U,每晚 1 次,置于阴道深部,共用 10~14 日;或 50 万 U,每晚 1 次,置于阴道深部,共用 7 日。

2. 克霉唑 用于治疗隐球菌脑膜炎、肺部真菌感染和真菌败血症,以及胃肠道、泌尿道及生殖道真菌感染。属 FDA 妊娠 B 类药物,妊娠末期 3 个月阴道给药未发现对胎儿有不良影响,哺乳期外用可分泌入乳汁,但未见不良影响。克霉唑 500mg,单次阴道用药;或 100mg,每晚 1 次,置于阴道深部,共用 7 日。

3. 咪康唑 用于皮肤癣菌、酵母菌、念珠菌等引起的皮肤、指甲感染;阴道或阴茎龟头真菌感染;眼部曲菌或其他真菌感染。本品霜剂广泛用于阴道真菌感染的治疗,如念珠菌性阴道炎,治愈率约达 90%,对曾用过其他抗真菌无效的病人仍可有效,且治疗时间也较短。其稀释溶液(0.2%~0.5%)可安全地用于膀胱、气管内和创面真菌的冲洗。本品属 FDA 妊娠 C 类药物,妊娠期禁用,1 岁以内小儿不宜用,过敏体质者慎用。硝酸咪康唑 400mg,每晚 1 次,置于阴道深部,共用 3 日;或 200mg,每晚 1 次,共用 7 日。

4. 氟康唑 用于治疗全身性及黏膜念珠菌感染、隐球菌感染、小孢子菌属感染及毛癣菌属感染等。属 FDA 妊娠 C 类药物,孕妇和儿童慎用。全身用药,适用于未婚无性生活的女性、外出不方便局部用药者和月经将来潮者。氟康唑 150mg,顿服 1 次。

5. 伊曲康唑 临床主要应用于深部真菌所引起的系统感染。亦可用于外阴阴道念珠菌病和曲菌病。妊娠期妇女及哺乳期妇女禁用。伊曲康唑 200mg,顿服 3 日。

6. 美帕曲星 用于白色念珠菌阴道炎和肠道念珠菌病,也可用于阴道或肠道滴虫病。本品在肠道内与甾醇类物质结合可形成不吸收的物质,可用于治疗良性前列腺肿大。

(三)细菌性阴道病

1. 克林霉素 适用于革兰阳性菌和厌氧菌引起的各类感染性疾病。口服 300mg,每日 2 次,共 7 天;2% 乳剂阴道涂布,每晚 1 次,共 7 天;或 100mg 阴道栓,每晚 1 次,共 3 天。

2. 氯林可霉素 对厌氧菌及加德纳菌均有效,用法为口服每次 300mg,每日 2 次,连服 7 天,有效率可到 97%,尤其适用于妊娠期细菌性阴道炎病人及甲硝唑治疗失败或不能耐受者。也可用阴道上药,即 1% 或 2% 氯林可霉素油膏涂擦阴道,每日 1 次,7 日为一疗程。

四、药物作用机制

(一)甲硝唑

1. 作用机制 硝基在无氧环境中可被还原成氨基而发挥抗厌氧菌作用,对大多数厌氧菌有强大抗菌作用,但对需氧菌和间性厌氧菌无作用。

2. 体内过程 口服和静脉用药的体内药物分布相似。口服吸收良好(>80%),单次给药按体重给予 15mg/kg,而后每 6 个小时连续给药 7.5mg/kg,其稳态血药浓度平均峰值为 25μg/ml,谷浓度为 18μg/ml。静脉点滴 20 分钟或口服 1~2 小时血药浓度达到峰值。$t_{1/2}$ 约为 8 小时。在体内经侧链氧化或与葡糖醛酸形成结合物而被代谢,有 20% 的药物则不被代谢,其代谢物也有一定活性。大部分甲硝唑及其代谢物由尿排泄(占总量的 60%~80%),少量由粪排出(6%~15%)。

(二)替硝唑

1. 作用机制 抑制病原体 DNA 合成、并能快速进入细胞内。对原虫(阿米巴原虫、阴道滴虫等)和厌氧菌有高度选择性,与甲硝唑同属硝基咪唑类。

2. 体内过程 口服吸收完全,单次口服 150mg 后 3 小时血药峰浓度为 4.91μg/L,单次口

阅读笔记

服 2g 后 72 小时血药浓度维持在 1.3μg/L。与甲硝唑相比,该药吸收快,血药浓度较高,持续时间较长。口服和静脉给药的 $t_{1/2}$ 为 12~14 小时,16%~25% 的给药量由尿排出。

(三)制霉菌素

1. 作用机制 广谱抗真菌药物,对多种深部真菌有较强的抑制作用。可与真菌细胞膜上的甾醇成分相结合,引起细胞膜通透性的改变,致其重要细胞内容物漏失而发挥抗真菌作用。对细菌和立克次体等无作用,对念珠菌的作用较好。

2. 体内过程 口服后不易吸收,给常用口服量后血药浓度极低,对全身真菌感染无治疗作用,几乎全部自粪便排出,皮肤黏膜局部用药也不吸收,注射剂毒性大,所以只限于局部用药。

(四)克霉唑

1. 作用机制 广谱抗真菌药物,对各种皮肤癣菌均具有抑制作用,对深部真菌和其他细菌无效。可抑制真菌麦角甾醇等固醇的生物合成;可损伤真菌细胞膜并改变其通透性,致细胞内重要物质漏失;也可抑制真菌甘油三酸和磷脂的生物合成;也可抑制氧化过程和过氧化酶的活性,引起过氧化物在细胞内过度积聚,致真菌亚细胞结构变性和坏死。还可抑制白色念珠菌的芽胞转变为具侵袭性的菌丝。

2. 体内过程 口服吸收差,口服 3g 后 3 小时血药浓度达到峰值 1.29μg/ml,6 小时后为 0.78μg/ml,连续给药时由于肝酶的诱导作用,血药浓度反而降低。$t_{1/2}$ 为 4.5~6 小时。1% 以下的药物以原型从尿液中排出。

(五)咪康唑

1. 作用机制 为高效、安全、广谱抗真菌药,对深部真菌和一些浅表真菌,以及葡萄球菌、链球菌及炭疽杆菌等革兰阳性菌均有较强的抑制作用。具体药理机制同克霉唑。

2. 体内过程 口服吸收差,口服 1g 后血药峰值浓度仅为 1μg/L,单次静注 200mg 后血药峰度为 1.6μg/ml。$t_{1/2}$ 为 20~24 小时,血清蛋白结合率为 90%。主要经肝脏代谢灭活,10% 的代谢产物和 1% 的药物以原型从尿液中排出,口服量 50% 由肾脏排出。

(六)氟康唑

1. 作用机制 抗真菌谱较广,对深部真菌如白色念珠菌、球孢子菌属、着色真菌属及孢子丝菌属均有抗菌作用。主要是通过高度选择性干扰真菌的细胞色素 P450 的活性,达到抑制真菌细胞膜上麦角固醇的生物合成的效果。

2. 体内过程 氟康唑口服和静注在体内的药物分布相似。口服吸收效果良好,口服吸收率 >90%,体内分布广泛,可通过血脑屏障,大部分(80%)经肾由尿液排出。血药浓度达峰时间为 1~2 小时。$t_{1/2}$ 为 30 小时。血浆蛋白结合率为 11%~12%。

(七)伊曲康唑

1. 作用机制 具有三唑环的合成唑类抗真菌药,抗菌谱与氟康唑相似,对深部真菌和浅表真菌均有抗菌作用。主要通过高度选择性干扰真菌的细胞色素 P450 的活性,达到抑制真菌细胞膜上麦角固醇的生物合成的作用。三唑环结构使本品对人体细胞色素 P450 的亲和力降低,而对真菌细胞色素 P450 仍保持较强的亲和力。

2. 体内过程 为高脂溶性化合物,与食物同时服用可增加吸收,口服 200mg 后 5 小时血药浓度为 0.3μg/ml。$t_{1/2}$ 为 20~30 小时。血浆蛋白结合率为 99%。主要在肝脏代谢灭活,从尿液和胆汁中排出,口服量 3%~18% 由粪便排出。

(八)美帕曲星

1. 作用机制 为抗深部真菌药,对白色念珠菌有较强的抑制作用,其作用是通过与霉菌细胞膜的甾醇结构形成复合物达到破坏膜的通透性的作用。

2. 体内过程 透过肠膜吸收入血,被吸收的药物在肝、肾、肺内有较高的浓度,并由尿液

阅读笔记

排泄,对阴道真菌感染有效。未吸收的药物则由粪便排出体外。停药后 30 小时从体内消除,在体内不蓄积。对滴虫亦有抑制作用。

(九) 克林霉素

1. 作用机制　为林可霉素的衍生物,抗菌活性较强。作用于敏感菌核糖体的 50S 亚基,通过阻止肽链的延长,抑制细菌细胞的蛋白质合成。

2. 体内过程　口服吸收快而完全(约 90%),进食对吸收的影响不大。克林霉素在胎血中的浓度比林可霉素大,在乳汁中的浓度可达 3.8μg/ml,孕妇及哺乳期妇女使用本品时应注意其利弊。蛋白结合率高(90%)。口服的达峰时间为 0.75~1 小时,$t_{1/2}$ 为 2.4~3 小时,24 小时内 10%由尿排出,3.6% 随粪便排出。

Box 15-7【知识链接】

影响阴道生态平衡的因素

在正常阴道菌群中,以乳酸杆菌占优势。它对维持阴道菌群正常有着关键作用。但以下情况可扰乱阴道生态系统的平衡:

- 月经期前后雌激素水平降低,会导致阴道内 pH 值上升有利于细菌生长。妊娠受高雌激素的影响,会刺激部分厌氧菌生长。
- 避孕工具、避孕药有利于细菌的生长。
- 药物如广谱抗生素、抗癌药物及免疫抑制剂等,会影响阴道内的环境。
- 妇女感染淋病、梅毒、艾滋病等,会导致阴道内原有菌群失调。

五、用药护理

(一) 用药评估

用于获得与阴道感染相关的信息:①近来有哪些症状? 是否第一次发生? 若不是,是否与之前的症状表现一样? ②近来有被诊断为阴道炎吗? 是哪种类型? ③如果曾经患阴道炎,服用过哪些药物? 用药多长时间? 效果如何? 是否有副作用? ④是否怀孕? 有无其他并发症? 是否正在用药? ⑤有过敏史吗? ⑥是否使用阴道制剂(例如女性卫生喷雾剂或阴道冲洗)? ⑦有性生活吗? 采用何种方法避孕? 性伴侣用避孕套吗? 同时必须询问有关紧身衣、尼龙内裤和游泳的问题。

(二) 用药安全

1. 滴虫性阴道炎

(1) 用药注意事项:尽量采用全身用药,主要应用甲硝唑及替硝唑,局部可同时应用弱酸性液(如硼酸水)清洗外阴。治疗期间禁止性交,同时治疗性伴侣。妊娠期可使用甲硝唑全身治疗;哺乳期间可选择甲硝唑全身或局部治疗,虽无甲硝唑对婴儿有不良反应的报告,但建议用药后24 小时内暂停哺乳。

(2) 药物协同及拮抗:甲硝唑可通过减缓口服抗凝血药(如华法林等)的代谢,加强其作用,使凝血酶原时间延长;西咪替丁等肝酶诱导剂可加速本品在体内的代谢,从而降低药效;本药可抑制乙醛脱氢酶,因而可加强乙醇的作用,导致双硫醒样反应。在用药期间和停药后 1 周内,禁用含乙醇饮料或药品。

替硝唑有抑制乙醛脱氢酶作用,可加强乙醇的效应,服药后饮酒或服用含乙醇饮料可出现双硫醒样反应,可引起腹部痉挛、灼热感及呕吐。因而,在使用该药过程中应避免饮酒。本品与抗凝药同时使用时,能增强抗凝药的药效,应注意凝血酶原时间并调整给药剂量。

阅读笔记

（3）不良反应：消化道反应是甲硝唑最为常见，包括恶心、呕吐、食欲缺乏、腹部绞痛等；神经系统症状有头痛、眩晕，偶有感觉异常、肢体麻木、共济失调、多发性神经炎等，大剂量可致抽搐。少数病例发生荨麻疹、潮红、瘙痒、膀胱炎、排尿困难、口中金属味及白细胞减少等症状，均具有可逆性，停药后可自行恢复。替硝唑不良反应少而轻微，偶有消化道症状、个别有眩晕感、口腔金属味、过敏性皮疹、头痛、可逆性粒细胞和红细胞减少。

2. 念珠菌性阴道炎

（1）用药注意事项：①积极治疗糖尿病，及时停用广谱抗生素、雌激素及皮质类固醇激素；②局部或全身应用抗真菌药物。为提高用药效果，可用2%~4%碳酸氢钠液坐浴或阴道冲洗后用药；③对有症状的男性及时进行检查及治疗，避免女性重复感染；④妊娠合并感染者，为避免胎儿感染，应坚持局部治疗，禁用口服唑类药物，可选用克霉唑栓剂等，以7日疗法效果为佳；⑤治愈标准：应在治疗后1~2周及3~4周后（或月经后）复查，经2次连续检查阴性者，方视为治愈。

（2）药物协同及拮抗：咪康唑与香豆素或茚满二酮衍生物等抗凝药合用时，可增强此类药物作用，导致凝血酶原时间延长。与环孢素合用会使环孢素血药浓度增高，肾毒性发生的危险性增加。利福平和异烟肼可增强本品的代谢，增加肝脏毒性。与苯妥英钠合用可引起两种药物代谢的改变。与降糖药合用时，可抑制后者的代谢并致严重低血糖症。禁止与西沙必利、阿司咪唑或特非那定合用，防止发生心律失常。

（3）不良反应：制霉菌素口服后可发生恶心、呕吐、腹泻等症状，减量或停药后症状迅速消失。局部应用后可引起过敏性接触性皮炎。个别病人阴道应用后可引起白带增多。

咪康唑静脉给药者，常见胃肠道反应、头晕、皮疹、发热及寒战等，严重时应停药。长期大剂量静滴可致血栓性静脉炎和肝酶升高。静滴前必须稀释，若将未稀释药品注入体内可致心动过速或心律失常。

3. 细菌性阴道病

（1）用药注意事项：①无症状者无需治疗，但拟进行妇科手术者应进行治疗；②可采用全身用药或局部阴道用药治疗；③妊娠期可使用甲硝唑进行全身治疗。哺乳期间可选择甲硝唑全身或局部治疗，虽无甲硝唑对婴儿有不良反应的报告，但建议用药后24小时内暂停哺乳。

（2）药物协同及拮抗：克林霉素具有阻滞神经肌肉的作用，可提高其他神经肌肉阻滞剂的药效，凡使用这些药物的病人应慎用克林霉素。与红霉素、氯霉素之间有拮抗作用。与新生霉素、卡那霉素、氨苄西林、苯妥英钠、巴比妥酸盐、氨茶碱、葡萄糖酸钙及硫酸镁存在配伍禁忌。与阿片类镇痛药合用，可使呼吸中枢抑制现象加重。

（3）不良反应：克林霉素最常见的不良反应为过敏反应，注射可产生局部刺激、诱发肝功能异常，最严重的是引起伪膜性肠炎。

（三）用药监测

1. 临床症状/体征监测　分为外阴瘙痒、外阴疼痛、阴道壁充血和水肿程度以及阴道分泌物量，具体标准见表15-5。

表15-5　临床症状/体征评分标准

症状体征	0分	1分	2分	3分
外阴瘙痒	无	偶有发作，可被忽略	能引起重视	持续发作，坐立不安
外阴疼痛	无	轻度，病人需经提醒方能忆起有症状	中度，有症状主诉但不影响生活	重度，有症状主诉且影响日常生活
阴道壁充血和水肿	无	<1/3的阴道壁充血	1/3~2/3阴道壁充血	阴道壁充血、抓痕、皲裂、糜烂量多，有溢出
阴道分泌物量	无	较正常稍多	量多，无溢出	

阅读笔记

2. 阴道微生态评估　阴道分泌物 pH 值、革兰染色清洁度、菌群的多样性以及优势菌。

3. 临床治愈效果监测　滴虫性阴道炎易于月经后复发,故治疗应在每次月经后复查分泌物,经连续检查 3 次阴性者为治愈。念珠菌性阴道炎应在治疗后 1~2 周及 3~4 周后(或月经后)复查,经 2 次连续检查阴性者为治愈。细菌性阴道炎应在治疗后 1~2 周及 3~4 周后(或月经后)复查。

4. 药物安全性的监测　一般包括肝功能(谷丙转氨酶、谷草转氨酶、谷氨酰转肽酶等)、肾功能(血肌酐、尿素氮等)、血常规(红细胞总数、血红蛋白、白细胞总数、血小板计数等)、尿常规(尿白细胞、尿红细胞、尿蛋白等)。

(四) 健康教育

1. 提高阴道炎病人依从性　阴道炎若在急性期没有得到彻底的治愈,往往会经久不愈、反复发作。然而有很多病人因各种原因不遵医嘱,导致用药依从性差,直接影响到病人的治愈率。根据影响依从性的因素,可以从以下方面改善依从性:①优化治疗方案:治疗上要根据病人的疾病情况,制定科学的治疗方案;②加强病人健康教育:提高病人对自身疾病的认识,提高长期治疗的依从性,尽可能减少病人因对疾病及药物的认识不足而自行停药的现象;③健全家庭和社会的支持:加强与病人家属的沟通,加强老年人用药管理,帮助提醒并督促服药,提高依从性。同时针对路途遥远、就诊不便、病情较稳定的病人,开设简易门诊,简化就医程序,加强依从性。

2. 加强个人卫生　以科学的方法保持阴部清洁与干燥,尽量选购透气效果良好的布质贴身衣物,通过综合而有效的方法防止病原体的生长与繁衍。在日常的阴部护理工作中还要做好常用生活物品的换洗,避免阴部发生重复感染。

3. 做好药物护理　口服药物多为抑菌药和抗菌药,常引起恶心、呕吐等不良反应,使用前护理人员需向病人说明不良反应的情况,并嘱咐病人于吃饭过程中或饭后服药,以最大限度的减少不良反应;此外,护理人员还应督促病人按时、按量服药,以达到最佳的治疗效果。

阴道用药多为栓剂、片剂或丸剂,常于晚上临睡前用药以免药物下移,嘱病人为食指戴上消毒指套,将药物放置于阴道后穹窿部;若阴道用药为霜剂或膏剂,嘱病人将送药管消毒后,送至阴道后穹窿部,再螺旋式外退送药管的过程中推药,直至送药管退出阴道外口。若病人阴道出现局部性的异常瘙痒,嘱病人切莫抓挠以免感染,并遵医嘱给予病人止痒药物。

4. 指导病人配合检查　做分泌物培养之前,告知病人取分泌物前 24~48 小时避免性交、阴道灌洗或局部用药。分泌物取出后应及时送检并注意保暖,否则滴虫活动力减弱,会造成辨认困难。

5. 指导病人正确阴道用药　告知病人各种剂型的阴道用药方法。滴虫性阴道炎以酸性药液冲洗阴道后再塞药为原则;念珠菌性阴道炎为提高用药效果,可用 2%~4% 碳酸氢钠坐浴或阴道冲洗后再用药;老年性阴道炎可采用 1% 乳酸或 0.5% 醋酸冲洗阴道,1 次 / 日,以增加阴道酸度,抑制细菌生长繁殖。在月经期应暂停坐浴、阴道冲洗及阴道用药。

(张银萍　张春利)

要点提示 / key points

1. 甾体激素避孕药主要通过抑制排卵以及对生殖器官产生直接影响发挥避孕作用。

The primary mechanism by which the steroid hormone contraceptives prevent pregnancy is through inhibition of the ovulation and the direct effects on reproductive organs.

2. 常用甾体激素避孕药有口服避孕药、注射避孕针、缓释避孕药,其中口服避孕药最为常用。

阅读笔记

Steroid hormone contraceptives usually include oral contraceptives (OCs), contraceptive injections and delivery system contraceptives. The most commonly used contraceptives are the OCs.

3. 避孕药的选择宜因人而异。服药时间较长者应定期检查。

The appropriate option of steroid hormone contraceptives is individualized. Those women who take pills for long time need to do the regular check.

4. 激素补充治疗以补充雌激素为核心,尚有子宫的妇女需同时添加孕激素,建议尽量选择天然或接近天然的药物。

Estrogen supplement is the core in hormone replacement therapy. Woman with a uterus should simultaneously add progesterone. It is recommended to select the natural or near-natural drugs.

5. 应用激素补充治疗前应严格评估,制定个体化的用药方案。

Strict evaluation should be applied before the Hormone Replacement Therapy, and the individualized medication should be established.

6. 妊娠期妇女应选择对胚胎和胎儿危害小的药物,哺乳期妇女用药应考虑药物经乳汁对新生儿的影响。

Pregnant women should choose the less harmful drugs for the embryo or fetus. During lactation period women should consider the effect of drugs on the newborn through breast milk.

7. 阴道炎是女性生殖系统最常见的感染性疾病。阴道炎的药物治疗包括全身治疗和局部用药。

Vaginitis is the most common infectious diseases in the female reproductive system. Pharmacotherapy of vaginitis includes systemic therapy and local therapy.

案例

黄女士,37 岁,1 周前无明显诱因外阴瘙痒、白带多、有臭味、尿痛,考虑为"阴道炎",给予"氨苄西林胶囊、甲硝唑片"等口服,外用"洁尔阴"冲洗,2 天来病情无明显好转,反而加重,外阴见许多红色丘疹,瘙痒,以"阴道炎;外阴湿疹"收住院治疗,自发病以来病人不思饮食,精神欠佳。体格检查显示:T:37.0℃,P:80 次 / 分,R:22 次 / 分,BP:120/80mmHg。

问题:

1. 黄女士的治疗方案,还需要收集哪些资料?

2. 进行药物治疗时,需要监测哪些不良反应?

3. 针对黄女士的情况,制定相应的健康教育计划。

阅读笔记

第十六章 健康促进相关用药

学习目标

学生在学习完本章内容之后能够：

认识与记忆：

1. 列举烟草依赖常用药物的分类。

2. 简述肥胖症的药物治疗原则。

理解与分析：

1. 举例说明烟草依赖常用药物的作用特点。

2. 理解肥胖症常用药物的相互作用及不良反应。

3. 分析旅行常见问题的药物治疗措施。

综合与应用：

1. 应用烟草依赖、肥胖症的用药评估方法、用药监测、用药指导及健康教育对病人进行整体护理。

2. 帮助病人选择恰当的旅行常见问题的药物治疗方案与预防措施。

健康促进相关用药包括烟草依赖、肥胖症、旅行安全等用药，以促进疾病的预防和个体健康。本章主要介绍烟草依赖、肥胖症、旅行安全的药物治疗原则、各类药物的作用特点及药物间的相互作用与不良反应。通过本章的学习，使学习者能够正确开展烟草依赖、肥胖症、旅行常见问题等用药前护理评估，规范各类药物的给药方法，做好用药监测、用药指导和健康教育，并且能够对烟草依赖、肥胖症、旅行者进行用药的整体护理。

第一节 烟 草 依 赖

阅读笔记

吸烟是众多疾病的危险因素，包括心血管疾病、癌症及肺部疾病等，被世界卫生组织（WHO）称为人类 20 世纪的瘟疫。烟草依赖需要反复的、长期的干预，才能达到戒烟的目的,以降低或消除吸烟导致的健康危害。药物治疗是目前烟草依赖者彻底戒烟的有效手段之一。

Box 16-1【案例与思考】

> **案例**:王先生,男,46岁,有28年吸烟史,每天吸烟1.5包。作为一家大型营销公司的总监,工作压力非常大。通常结束一天的工作后,常与同事去酒吧。在家中常是久坐不动的生活方式,如躺在沙发上看电视。2年前他尝试过"冷火鸡疗法"(突然完全戒烟)模式,坚持了大约1年的时间,但从未尝试过任何药物戒烟。在之前的戒烟过程中,他变得非常焦虑、烦躁和抑郁,出现失眠,无法集中精神工作。既往有高血压病史10年,未坚持服药。多年来他的家人一直鼓励他戒烟,他自己也在考虑戒烟。今天,王先生向你咨询戒烟相关问题。
>
> **思考**:
> 1. 该病人适宜采用的药物治疗方案是什么?
> 2. 你能预见到这种药物治疗可能出现的不良事件吗?
> 3. 如何对该病人进行健康教育?

一、烟草依赖简介

烟草依赖(tobacco dependence)是一种慢性疾病,其国际疾病分类(ICD-10)编码为F17.2,参照国际疾病分类(ICD-10)中关于烟草依赖的诊断条件,烟草依赖的临床诊断标准为:在过去1年内体验过或表现出下列6项中的至少3项,则可以做出诊断。①强烈渴求吸烟;②难以控制吸烟行为;③当停止吸烟或减少吸烟量后,出现戒断症状;④出现烟草耐受表现,即需要加大吸烟量才能获得过去吸较少量烟可获得的吸烟感受;⑤为吸烟而放弃或减少其他活动及喜好;⑥不顾吸烟的危害而坚持吸烟。烟草依赖表现在躯体依赖和心理依赖两个方面:躯体依赖,表现为吸烟者在停止吸烟或减少吸烟量后,出现一系列难以忍受的戒断症状,包括吸烟渴求、焦虑、抑郁、不安、头痛、唾液腺分泌增加、注意力不集中、睡眠障碍等。心理依赖又称精神依赖,表现为主观上强烈渴求吸烟。烟草依赖者出现戒断症状后若再吸烟,会减轻或消除戒断症状,破坏戒烟进程。

二、药物治疗的目的及原则

(一)药物治疗的目的

烟草依赖治疗的目的是控制吸烟者持续的吸烟欲望,摆脱烟草依赖,处理戒断症状,防止复吸的发生。

(二)药物治疗的原则

要根据吸烟者的戒烟意愿阶段,提供不同的干预和治疗方法。任何戒烟措施中都应包含以下3类治疗:戒烟建议、戒烟咨询及药物治疗。

三、药物分类及常用药物

WHO建议使用的烟草依赖辅助药物中,一线药物包括尼古丁替代疗法(nicotine replacement therapy,NRT)类药物、安非他酮和伐尼克兰。二线药物是指在一线药物无效时可选用的药物,包括可乐定和去甲替林。

阅读笔记

(一) 一线药物

1. 尼古丁替代疗法类药物   FDA 批准了 5 种尼古丁替代药物:尼古丁咀嚼胶剂、尼古丁透皮贴片、尼古丁糖锭、尼古丁鼻喷剂、尼古丁吸入剂。

(1) 尼古丁咀嚼胶剂(nicotine gum):由包含在树脂中的尼古丁同合成的离子交换混合物组成的可咀嚼口胶,剂型为 2~4mg,单药治疗或联合其他尼古丁替代药物治疗有良好的效果。该药物的优点是使用者可自行操控剂量,有行为取代的效果,但缺点是需适当的咀嚼技巧以取得疗效,装义齿者使用困难。

(2) 尼古丁透皮贴片(nicotine transdermal patches):主要成分为尼古丁,为圆形带衬垫的贴剂,除去衬垫,可见均匀的近似于无色的黏性表面,此表面下为淡黄色活性物质层。该药物的优点是能够提供稳定浓度的尼古丁,容易使用;缺点是尼古丁释放缓慢,渴求香烟时无法调节剂量。

(3) 尼古丁糖锭(nicotine lozenge):是由尼古丁与带甜味剂、轻薄薄荷味的离子交换树脂的混合物,是一种特殊的尼古丁传递系统。该药物的优点是起效迅速,释放均匀,提高了尼古丁的稳定性,解决了尼古丁易挥发、遇光或空气易氧化等问题,且尼古丁的释放不受 pH 值的影响;提高了生物利用度,减少了因口服给药对胃肠道的刺激,并避免了首关效应;含化时间延长,符合吸烟者的习惯,利于帮助戒烟;服用方便。

(4) 尼古丁鼻喷剂(nicotine nasal spray):一种尼古丁水溶剂,应用一种计量泵喷到鼻黏膜上。每喷约含 50μl 的药液,含有 0.5mg 的尼古丁。该药物的优点是使用者可自行控制剂量,吸收迅速,可达到的尼古丁浓度最高;缺点是对鼻腔刺激性大,有哮喘及过敏性鼻炎者应避免使用,使用不当可能有成瘾性。

(5) 尼古丁吸入剂(nicotine inhaler):使用喷雾剂时,气雾传递到口和咽部,通过此处的黏膜将尼古丁吸收。该药物的优点是使用者可自行控制剂量,有以手至口的行为取代作用;缺点是需经常抽吸。

尼古丁替代疗法类药物常用剂型、剂量及疗程(表 16-1)。

表 16-1   尼古丁替代疗法类药物

剂型	剂量		疗程
尼古丁咀嚼胶剂 (nicotine gum) 2mg,4mg	第 1~6 周:2mg/1~2h 第 7~8 周:2mg/2~4h 第 9~12 周:2mg/4~8h		至少 12 周
尼古丁糖锭 (nicotine cozenge) 2mg,4mg	1~6 周:1 片 /1~2h 7~9 周:1 片 /2~4h 10~12 周:1 片 /4~8h		推荐 12 周
尼古丁透皮贴片 (nicotine transclermal patches) 5mg,10mg,15mg 16h 释放	>10 支烟 /d 15mg/d×6 周 10mg/d×2 周 5mg/d×2 周 不推荐用在吸烟量≤10 支 /d		10 周
nicoderm CQ 7mg,14mg,21mg 24h 释放	>10 支烟 /d 21mg/d×6 周 14mg/d×2 周 14mg/d×6 周	≤10 支 /d 14mg/d×6 周 7mg/d×2 周	8~10 周
普通贴片(剂型 habitrol) 7mg,14mg,21mg 24h 释放	>10 支烟 /d 21mg/d×4 周 14mg/d×2 周 14mg/d×6 周	≤10 支 /d 14mg/d×6 周 7mg/d×2 周	8 周 6 周(没有剂量减少)

阅读笔记

续表

剂型	剂量		疗程
普通贴片（剂型 prostep） 11mg,22mg 24h 释放	>15 支烟 /d 22mg/d×6 周	≤15 支 /d 11mg/d×6 周	
尼古丁鼻喷剂 Nicotrol NS	1~2 剂 / 小时（8~10 剂 / 日）		3~6 个月
可测定喷剂 0.5mg 尼古丁溶解在 50µl 水中	1 剂为 2 喷（每鼻孔一喷）；每喷释放 0.5mg 尼古丁到鼻黏膜最好的结果，起始至少应用 8 剂 / 日，不要超过 5 剂 / 小时或 40 剂 / 日		3~6 个月 后逐渐降低使用剂量
尼古丁吸入剂	6~16 支烟 /d，个人起始剂量最少 6 支烟 /d。 吹气后 20min，尼古丁将逐渐消失		达到 6 个月
Nicotrol 吸入剂 10mg 药筒释放 4mg 吸入尼古丁蒸汽	打开药筒药物能够持续释放 24h		

2. 安非他酮（bupropion）　是一种具有多巴胺能和去甲肾上腺素能的抗抑郁药，1997 年被用于辅助戒烟。临床试验显示安非他酮的戒烟效果劣于伐尼克兰。对于患有抑郁症或精神分裂症的病人，有更多的证据表明安非他酮的临床疗效优于伐尼克兰。由于病人意愿或不良反应等因素不能选择使用伐尼克兰时，可以选择安非他酮；也适用于患有抑郁症或精神分裂症的病人。安非他酮用药开始第 1~3 天为 1 次 150mg，每日 1 次，连续使用 3 天，随后第 4~7 天改为 1 次 150mg，每日 2 次。两次用药间隔时间大于 8 小时，第 8 天开始为 1 次 150mg，每日 1 次或 2 次。疗程 6~12 周或者更长，可同时使用尼古丁替代品。本品的最大推荐剂量为每日 300mg，分 2 次服用。由于连续服药 1 周安非他酮的血药浓度才能达到稳态，所以应该在吸烟病人计划停止吸烟之前一周开始使用。在服药的第 2 周设定一个目标戒烟日（通常是服药第 8 天）。若治疗 7 周后仍不见效则停止服用，停药时无需逐渐减量。

3. 伐尼克兰（varenicline）　一种用于帮助成年吸烟者戒烟的药物。伐尼克兰也是烟碱样乙酰胆碱受体的拮抗剂，故可减轻戒烟过程中的戒断症状。适用于成人戒烟。伐尼克兰有 0.5mg 和 1mg 两种剂型，需用水整片吞服，餐前餐后均可服用。使用推荐剂量，最初 4 周的治疗（包括剂量滴定）吸烟者开始使用伐尼克兰后需在 1~2 周内戒烟，具体时间应根据病人对该戒烟药物的感知效果确定，但不能超过 2 周。推荐使用剂量经过一周的剂量调整后 1 次 1mg 每日 1 次，具体如下：第 1~3 天 0.5mg，每日 1 次；第 4~7 天 0.5mg，每日 2 次；第 8 天开始 1mg，每日 2 次，直至 4 周疗程结束；接下来的 8 周：1mg 每日 2 次，直至 8 周疗程结束；对于已在 12 周内成功戒烟的病人，继续使用 12 周，使用剂量为 1mg，每日 2 次。

（二）二线药物

1. 可乐定（clonidine）　也可用于戒烟辅助治疗，但暂未通过 FDA 的批准，故 DHHS/PHS 指南推荐作为二线治疗药物。有报道，可乐定可减轻戒断症状。可乐定与安慰剂对比可增加戒烟成功率。可乐定通常在戒烟日前 3~7 天开始使用，口服初始剂量为 0.1mg，每日 2 次；然后增至 0.75mg，每日 1 次。此外，可乐定还有透皮贴片，剂量为 0.1mg~0.2mg/ 日，用法同尼古丁透皮贴片。治疗疗程一般为 3~10 周，随后逐渐递减剂量，以减少可乐定撤药反应，尤其对于高血压和糖尿病病人。

2. 去甲替林（nortriptyline）　与可乐定相似，去甲替林可用于戒烟辅助治疗，但亦暂未通过 FDA 批准。去甲替林戒烟成功率是安慰剂的 2 倍。去甲替林的初始剂量为 25mg/ 日，逐渐增至 75~100mg/ 日，疗程为 12~24 周。

阅读笔记

四、药物作用机制

(一) 尼古丁替代疗法类药物

尼古丁替代疗法类药物主要通过向人体释放尼古丁,代替或部分代替吸烟者通过吸烟获得的尼古丁,从而减轻或消除戒断症状。尼古丁替代疗法类药物因其剂型的不同,在体内的过程也有差异。

1. 尼古丁咀嚼胶 由包含在树脂中的尼古丁同合成的离子交换混合物组成的可咀嚼口胶,允许尼古丁缓慢释放且通过口腔黏膜缓慢吸收。尼古丁血药浓度的峰值大约在咀嚼口胶后 30 分钟后出现,然后缓慢下降。

2. 尼古丁糖锭 由尼古丁与带甜味剂的轻薄薄荷味的离子交换树脂的混合物,是一种特殊的尼古丁传递系统,尼古丁血药浓度的峰值大约出现在应用糖锭后 30~60 分钟,之后浓度逐渐下降。

3. 尼古丁鼻喷剂 是一种尼古丁水溶剂,应用一种计量泵喷到鼻黏膜上,尼古丁鼻喷剂中的尼古丁比其他 NRT 剂型吸收更快,应用喷剂后 5~15 分钟,尼古丁的血药浓度达到峰值。

4. 尼古丁吸入剂 使用时气雾传递到口和咽部,通过此处的黏膜将尼古丁吸收,只有约 5% 的尼古丁会到达下呼吸道。随着吸入治疗的加强(20 分钟内吸气超过 80 次),大约传递了 4mg 的尼古丁,其中有 2mg 得以吸收。吸入 30~45 分钟后,尼古丁的血药浓度达到峰值,然后缓慢下降。

(二) 安非他酮

安非他酮的作用机制可能包括抑制中枢神经系统多巴胺及去甲肾上腺素的重摄取,以及阻断尼古丁乙酰胆碱受体,从而降低了尼古丁的需求量,减轻戒断症状。

安非他酮在戒烟中的作用与边缘系统和伏隔核主管"快乐"与"奖赏"的多巴胺神经元激活有关。同时,安非他酮对尼古丁乙酰胆碱受体有拮抗作用。实验数据表明,安非他酮的绝对生物利用度为 5%~20%,它通过代谢产生 3 个主要代谢产物,其中一个代谢产物为羟基安非拉酮,由细胞色素 P450 的同工酶 CYP2B6 活化产生。安非他酮和它的代谢产物的 87% 从尿液中排出,10% 在粪便中排出,其中 1% 的原型从尿中排出。安非他酮的半衰期为 21 小时,它的代谢产物半衰期波动于 20~27 小时,稳定的血药浓度分别持续 5 天和 8 天。

(三) 伐尼克兰

伐尼克兰是一种选择性结合 $\alpha_4\beta_2$ 尼古丁乙酰胆碱受体的部分激动拮抗剂,通过阻滞尼古丁与 $\alpha_4\beta_2$ 尼古丁乙酰胆碱受体结合(拮抗剂效应),阻断受体兴奋所接到的活性(激动剂效应),从而导致多巴胺的释放,减轻"渴求"及尼古丁戒断症状。

伐尼克兰具有以下作用特点:①给药后快速吸收;②血清血药浓度在 4 小时内达到峰值;③4 天后血清达到稳态血药浓度;④没有代谢产物;⑤药物原型从尿液中排出;⑥半衰期大约为 17 小时。

五、戒烟的护理

(一) 用药评估

1. 烟草依赖严重程度的评估 对于存在烟草依赖的病人,可根据以下两个量表(表 16-2、表 16-3)评估其严重程度。烟草依赖评估量表和吸烟严重度指数(heaviness of smoking index, HIS)的累计分值越高,说明吸烟者的烟草依赖程度越严重,该吸烟者从强化戒烟干预,特别是药物治疗中获益的可能性越大。

阅读笔记

表 16-2　法氏烟草依赖评估量表
(Fagerström test for nicotine dependence,FTND)

评估内容	0分	1分	2分	3分
您早晨醒来后多长时间吸第一支烟?	>60分钟	31~60分钟	6~30分钟	≤5分钟
您是否在许多禁烟场所很难控制吸烟?	否	是		
您认为哪一支烟最不愿意放弃?	其他时间	晨起第一支		
您每天吸多少支卷烟?	≤10支	11~20支	21~30支	>30支
您早晨醒来后第1个小时是否比其他时间吸烟多?	否	是		
您患病在床时仍旧吸烟吗?	否	是		

0~3分:轻度烟草依赖;4~6分:中度烟草依赖;≥7分:重度烟草依赖

表 16-3　吸烟严重度指数

评估内容	0分	1分	2分	3分
您早晨醒来后多长时间吸第一支烟?	>60分钟	31~60分钟	6~30分钟	≤5分钟
您每天吸多少支卷烟?	≤10支	11~20支	21~30支	>30支

一般≥4分为重度烟草依赖

2. 吸烟者戒烟意愿的评估　根据 Prochask 和 Diclemente 提出的"改变阶段模式(stages of change model)",在任何时候,吸烟者要么出于无戒烟准备、未确定或准备戒烟阶段,在每一个阶段吸烟者有着不同的需要,应采取不同的干预方法。

(二) 用药安全

1. 尼古丁替代疗法类药物

(1) 用药注意事项:稳定型心血管疾病的病人可使用各种剂型的尼古丁替代药物,但近期发生心肌梗死、不稳定型心绞痛、严重心律失常和脑血管事件的病人应该谨慎使用。尼古丁替代药物间断给药(口服剂型)更佳,保证每天低剂量的尼古丁摄入,可避免长期的尼古丁暴露。尼古丁替代药物可用于妊娠妇女,但应优先使用非药物戒烟疗法。目前还没有足够的证据证明尼古丁替代疗法对妊娠妇女的安全性。当尼古丁达到一定浓度,可通过乳汁由母体进入婴儿体内,但乳汁中分泌的尼古丁对胎儿可能是没有危害的,应鼓励哺乳期的妇女继续哺乳,但应采取措施把二手烟对婴儿的危害降至最小。由于尼古丁替代疗法类药物对妊娠妇女及哺乳期妇女的安全性不确定,这些人群应该在医生或其他专业人员的监护下使用尼古丁替代药物。

(2) 不良反应:不同剂型尼古丁替代药物的不良反应不同。尼古丁咀嚼胶常见的不良反应包括下颌肌肉酸痛、乏力、口腔溃疡、呃逆、嗳气、咽喉不适、恶心;尼古丁糖锭常见不良反应有呃逆、消化不良、口干、恶心、口腔及咽喉不适/疼痛,主要见于吞咽或咀嚼含片的病人;尼古丁透皮贴片常见的不良反应包括瘙痒、灼热、刺痛、红斑,通常较轻,在移除透皮贴片后24小时内缓解,部分保留24小时的病人可能会出现睡眠障碍;尼古丁鼻喷剂常见不良反应包括鼻或咽喉不适、鼻炎、打喷嚏、咳嗽、流泪、头痛、眩晕,75%以上的病人会出现上述症状,使用1周后可适应;尼古丁吸入剂常见不良反应包括咽喉不适、咳嗽、头痛、眩晕,使用1周后可适应。

(3) 禁忌证:颞颌关节疾病、义齿、眩晕病人禁用尼古丁咀嚼胶;全身湿疹、特异性皮炎、银屑病、不稳定型心绞痛、心肌梗死急性期、妊娠妇女禁用尼古丁透皮贴剂;防腐剂过敏者、鼻炎、鼻窦炎病人禁用尼古丁鼻喷剂;薄荷醇过敏者禁用尼古丁吸入剂。

2. 安非他酮

(1) 用药注意事项:安非他酮不能与单胺氧化酶抑制剂合用,后者可增加安非他酮的急性

阅读笔记

毒性(如抽搐、精神状态改变)。不宜与肝药酶诱导剂或抑制剂合用。不宜长期用药,因其可加剧精神症状,诱发癫痫。安非他酮与 NRT 联合应用可能是安全的,安非他酮在孕期应用风险属 B 级用药,在孕妇中的应用没有进一步的研究,所以只适用于非药物治疗无效的病人。

(2) 不良反应:常见的不良反应包括口干、失眠;偶见不良反应:紧张、注意力集中困难、皮疹、便秘;罕见不良反应:抽搐。

(3) 禁忌证:有癫痫病史或具有癫痫发生危险因素、贪食症或神经性厌食症、过去 14 天中服用单胺氧化酶抑制剂者禁用。

3. 伐尼克兰

(1) 用药注意事项:尚无伐尼克兰联合其他药物治疗烟草依赖的系统研究,不推荐伐尼克兰和尼古丁替代药物联合使用。伐尼克兰可能恶化伴有重度精神障碍病人的精神症状,因此对这类病人使用伐尼克兰时应该严密监控。

(2) 不良反应:恶心、便秘、异常梦境、头痛、注意力集中困难、嗜睡、视力障碍;有报道伐尼克兰可导致神经精神症状(如情绪改变、精神错乱、幻觉、自杀念头、自杀企图等)。

(3) 禁忌证:既往有精神病史、情绪或行为不稳定、有自杀念头者禁用。

(三) 健康教育

1. 用药指导　使用尼古丁替代疗法是为了达到尼古丁的最大吸收量。尼古丁替代疗法类药物不同剂型在使用时应向病人做具体的指导。

(1) 尼古丁咀嚼胶:应指导病人在使用咀嚼胶前 15 分钟内避免饮用降低口腔 pH 值的饮料,如咖啡、果汁和碳酸饮料。使用咀嚼胶的同时避免进食或者饮水。通过正确咀嚼减轻或避免其副作用。因为尼古丁离子交换树脂比普通咀嚼口胶更黏稠,可能粘在补牙的填充物、牙桥、义齿、牙冠以及畸牙矫正架上。如果过度黏附影响牙齿,应停用尼古丁咀嚼胶并就诊于牙医。同时应该提醒病人,咀嚼口胶太快会导致尼古丁过度释放,从而引起轻度的头痛、恶心、呕吐、咽喉刺激、呃逆以及消化不良。

(2) 尼古丁糖锭:应该在口中慢慢溶解。当尼古丁从离子交换树脂中释放,病人口中会出现麻辣感,此时应该不断更换糖锭在口腔中的位置,这样才能有效降低口腔黏膜的刺激症状。如果应用正确,糖锭会在 30 分钟内溶解完全。同时要告知病人糖锭不能咀嚼和吞食,因为这样会增加胃肠道相关的副作用。

(3) 尼古丁透皮贴片:不论选择何种贴片,都应指导戒烟者将贴片贴在干净、干燥没有毛发的皮肤上,一般贴在身体上部或上臂外侧,应该在每日基本相同的时间用药。为减少局部皮肤反应,贴片部位应每日更换,相同的部位每周不应重复应用 2 次。应用贴片后应明确贴片与皮肤是否接触良好,特别是边缘部位。每次更换不同部位可减少皮肤反应的发生。

(4) 尼古丁鼻喷剂:在第一次应用鼻喷剂之前,尼古丁的喷雾泵必须准备好。晃动此装置直至产生可见的喷雾(大约 6~8 次)。使用过程中,病人应轻度将头后仰,将喷雾剂头部深插入鼻孔中。按动喷雾泵时,病人不能吸气或吞咽,因为这样会增加喷雾对局部的刺激。病人用药后,应该休息 5 分钟后再开车或操作大型机器。

(5) 尼古丁吸入剂:指导病人表浅吸气,以将咽喉部的刺激减到最小。尼古丁吸入剂的传递释放是温度依赖性的,若温度低于 15℃,尼古丁的释放将会降低。在寒冷的环境下,病人应将吸入器和"药筒"放在温暖的位置。与此相反,在温暖的环境下,每次吸气将有更多的尼古丁释放。在炎热的气候环境下使用吸入剂,尼古丁的血药浓度会达到最高,但是不会超出正常水平。尼古丁吸入剂的有效性会因酸性的食物、饮料而降低,因此,应该告知病人在应用吸入剂前 15 分钟,不要进食或饮用饮料。

2. 烟草戒断症状缓解方法的指导

针对戒烟后烟草戒断症状及出现的原因,可指导病人采用以下方法进行缓解(表 16-4)。

阅读笔记

表 16-4　戒烟后烟草戒断症状的控制

症状	原因	期限	缓解方法
胸部紧缩感	紧缩感可能由于身体对尼古丁需要而产生的紧张感,或是咳嗽引起的肌肉疼痛	几天	使用放松技术 尝试深呼吸 咀嚼尼古丁口胶
便秘、胃痛	短期内胃肠运动减弱	1~2 周	多喝水 增加蔬菜、水果和谷物的摄入量
咳嗽、咽干、流涕	机体正在排出阻塞气道限制呼吸的黏液	几天	多饮水 起初的几周避免紧张
对烟草的渴望	尼古丁是一种成瘾性物质,戒断时会产生需求的欲望	常见于 2~3 天,偶尔持续几个月或几年	等待这种作用的结束(持续只有几分钟) 分散注意力 运动(慢走)
注意力不集中	机体需要适应没有持续尼古丁刺激的状态	几周	调整工作负荷 开始几周内避免紧张
头晕	机体得到更多的氧	1~2 天	加强自我保护 体位变化应小心
疲劳	失去尼古丁这一刺激性物质	2~4 周	睡眠休息 避免过度工作 应用尼古丁代替治疗
饥饿感	饥饿感能够被烟草的需求所混淆,这种感觉产生于口腔对某物质的需求感	达到几周	饮水或低能量液体 准备一些低能量的小吃
失眠	尼古丁影响脑电波及睡眠模式,吸烟夜间咳嗽和做梦是比较常见的	1 周	下午 6 点后禁止咖啡因的摄入 应用放松技术
易怒	机体对尼古丁的需求不能满足产生愤怒	2~4 周	散步 尝试洗热水澡 应用放松技术

3. 增强吸烟者戒烟动机的指导

可在药物治疗的基础上,采用"5Rs"法增强吸烟者的戒烟动机(Box 16-2),"5As"法帮助吸烟者戒烟(Box16-3)。

Box 16-2【知识拓展】

—— **"5Rs"法增强吸烟者的戒烟动机** ——

- 相关(Relevance):使吸烟者认识到戒烟与其自身和家人的健康密切相关。
- 危害(Risk):使吸烟者认识到吸烟的严重健康危害。
- 益处(Rewards):使吸烟者充分认识到戒烟的健康益处。
- 障碍(Roadblocks):使吸烟者知晓和预估戒烟过程中可能会遇到的问题和障碍。
同时,让他们了解现有的戒烟干预方法(如咨询和药物)可以帮助他们克服这些障碍。
- 反复(Repetition):反复对吸烟者进行上述戒烟动机干预。

阅读笔记

Box 16-3【知识拓展】

"5As"法帮助吸烟者戒烟

- 询问（Ask）并记录所有就医者的吸烟情况。
- 建议（Advise）所有吸烟者必须戒烟。
- 评估（Assess）吸烟者的戒烟意愿。
- 提供戒烟帮助（Assist）：向吸烟者提供实用的戒烟咨询；向吸烟者提供戒烟资料，介绍戒烟热线；推荐有戒烟意愿的吸烟者使用戒烟药物。
- 安排（Arrange）随访：吸烟者开始戒烟后，应安排随访至少 6 个月，6 个月内随访次数不宜少于 6 次。随访的形式可以是要求戒烟者到戒烟门诊复诊或通过电话了解其戒烟情况。

（马雪玲　孙瑞阳）

第二节　肥　胖　症

世界卫生组织已于 21 世纪初发表声明，提出肥胖问题已经是一个全球性的问题，严重危害个人健康。本病作为代谢综合征的主要组分，常与多种疾病，如 2 型糖尿病、血脂异常、高血压、冠心病、卒中和某些癌症密切相关。通过降低能量摄入，增加能量消耗可达到控制体重的目的。控制体重的策略强调以行为、饮食、运动为主的综合治疗，也可辅以药物治疗或手术治疗。本节主要介绍肥胖症的药物治疗。

一、肥胖简介

肥胖症（obesity）是多种因素相互作用所引起的以体内脂肪堆积过多和（或）分布异常，并造成体重增加的一种慢性代谢性疾病。肥胖症分单纯性肥胖症和继发性肥胖症两大类。临床上无明显内分泌及代谢性病因所致的肥胖症，称单纯性肥胖症。若继发于某些疾病（如下丘脑 - 垂体的炎症、肿瘤、创伤、库欣综合征、甲状腺功能减退症、性腺功能减退症等）的肥胖症，则称为继发性肥胖症，约占肥胖症的 1%。计算皮下脂肪厚度或内脏脂肪量，是评估体内脂肪分布最准确的方法，如 CT 或 MRI，但不作为常规检查。临床实践中较为常见的肥胖测量方法有体重指数（BMI）、理想体重（IBW）、腰 / 臀比（WHR）、腰围（WC）、身体骨密度测量法、生物电阻抗测定法等。

二、药物治疗的目的及原则

（一）药物治疗的目的

药物治疗的治疗目的是减轻体重且长时间保持在理想水平。适度的减掉 5%~10% 的体重可减少肥胖所引起的血管相关性疾病，包括改善血糖、血压及血脂水平。

（二）药物治疗的原则

药物治疗肥胖症时，所有的药物治疗都要以合适的饮食限制、运动治疗为基础。药物减轻体重的作用因人而异，但所有通过使用药物降低的体重都不应超过原始体重的 10%。对于 BMI 指数在 40kg/m^2 及以上，食物、运动、药物治疗无效的病人，或 BMI 指数在 35kg/m^2 及以上伴随肥胖相关并发症的病人，应该考虑手术治疗。

三、药物分类及常用药物

脂肪酶抑制剂奥利司他是经美国食品药物管理局批准的作为长期维持体重的一线药物。

阅读笔记

食欲抑制剂二乙胺苯丙酮等为二线药物,但应考虑其成瘾性和不良反应。目前三线治疗尚无药物列入。

(一)一线药物

脂肪酶抑制剂,奥利司他(orlistat),适用于显著肥胖的病人,包括有并发 2 型糖尿病、冠心病和脑卒中危险的肥胖者。

(二)二线药物

食欲抑制剂是肥胖症治疗的二线药物,包括二乙胺苯丙酮(diethylpropion),苯二甲吗啉(phendimetrazine)和苯丁胺(phentermine)等。该药适用于所有肥胖症病人。

具体药物用法和剂量见表 16-5。

表 16-5　减肥药物治疗

药物名称	用法和剂量	特殊考虑
一线药物:脂肪酶抑制剂		
奥利司他	处方药:120mg,3 次 /d,与饭同服 非处方药:60mg,3 次 /d,与饭同服	可减少脂溶性维生素 A、D、E、K 的吸收
二线药物:食欲抑制剂		
二乙胺苯丙酮	开始剂量:25mg,饭前 长期服用:75mg/d	易成瘾,推荐从最低剂量开始
苯二甲吗啉	开始剂量:7.5~35mg, 2~3 次 /d,餐前一小时 剂量范围:35~105mg/d 长期服用:105mg/d,早餐前	
苯丁胺	18.75~37.5mg/d	

四、药物作用机制

脂肪酶抑制剂的作用机制是通过有选择的强效抑制胃肠道中的胰脂酶,阻碍了食物中三酰甘油的分解,使食物中 30% 的脂肪不被消化吸收而经粪便排出,从而达到减肥并降低血浆中胆固醇的目的,并有改善 2 型糖尿病肥胖病人的血糖与血脂异常的效果。

食欲抑制剂的作用机制是通过刺激下丘脑释放儿茶酚胺特别是去甲肾上腺素和多巴胺来降低食欲。药物吸收不受食物影响,主要通过肾脏排出。

五、用药护理

(一)用药评估

1. 身心状况　肥胖症病人如何选择最合适的药物取决于多种因素。需考虑病人目前身体情况,以及病人心理情况。根据结果,可有针对性地为病人选择合适的药物。

2. 用药史　用药前应评估病人的用药史,如有无既往药物滥用情况和药物依赖情况。评估目前有无使用可引起体重显著增加的药物,比如用于治疗精神病,抑郁症,癫痫症和糖尿病的药物。

(二)用药安全

所有的药物治疗都要配合适当的饮食限制及合理的体力活动,以减少热量吸收,增加热量消耗。

1. 脂肪酶抑制剂

(1)注意事项:使用奥利司他时,应告知病人,若餐中含有脂肪,应该在餐后 1 小时以内服用奥利司他,以减少不良反应。餐中的脂肪不超过30%,如果一餐未进脂肪则不应服药。奥利司他的最大剂量是360mg/天。药物须在25℃下,干燥处保存。

(2) 不良反应:奥利司他的肝毒性作用罕见。病人如果出现肝损伤表现如疲劳、发热、黄疸、小便短赤、恶心、呕吐、腹痛时,应停止用药并咨询医生。一般不良反应出现在治疗的第1周,12周后发生率降低。不良反应的表现主要是胃肠道症状如腹痛、排便次数增多、软便及油脂性便等。

(3) 相互作用:服用奥利司他的病人应注意复合维生素的补充,在服药后2小时及以后服用维生素以保证其吸收。服用华法林的病人应慎用奥利司他,因为奥利司他可以阻止维生素K的吸收导致凝血时间比增加。

(4) 禁忌证:吸收不良综合征、胆汁淤积的病人禁用;12岁以下病人禁用。

2. 食欲抑制剂

(1) 注意事项:药物剂量应根据个人反应而定,但是推荐从最低剂量开始,一般根据减轻的体重和不良反应的耐受程度增加剂量。作为短效剂,半衰期在9.1到9.8小时之间,这种药物一天服用3次,但是缓释药物类一天服用一次。

(2) 不良反应:服用食欲抑制剂时,应注意可能会导致从事需要高度集中注意力工作的能力的下降(如开车或操作一些重的机器)。有时导致尿频,视物模糊,性欲的改变。食欲抑制剂带来的不良反应包括对中枢神经系统(CNS)的刺激,如失眠,震颤和头痛。除此之外,服用二乙胺苯丙酮和苯二甲吗啉还可以带来心悸、心动过速、口干的不良反应。

(3) 相互作用:糖尿病病人慎用这类药物,因热量摄入的减少会降低病人的血糖水平,因此需要酌情调整胰岛素和(或)其他口服降糖药的用量。

(4) 禁忌证:单胺氧化酶抑制剂使用者、甲亢、糖尿病、心脑血管疾病病人和12岁以下病人禁用。

(三) 用药监测

1. 脂肪酶抑制剂　因为奥利司他较难吸收,应告知病人,排气后容易排出油性的脂肪便,可造成尴尬,应采取预防措施。食用脂肪过多会导致胃肠道反应加重。研究显示病人服用奥利司他时增加天然纤维的摄入,可以显著降低病人胃肠道反应的频率和严重程度。

2. 食欲抑制剂　服用食欲抑制剂的病人,一周内体重下降不能高于0.5~1kg。且经验证据表明,同期结合健康咨询通过强化饮食和生活习惯的改变,更有助于减肥和维持体重。因其不良反应包括心血管功能的改变如血压升高和心动过速,因此应该每两周或每一个月测血压和心率一次。对于先前存在高血压的病人,监测频率应增加。

(四) 健康教育

1. 疾病预防指导　告知病人肥胖有损健康,因此应以预防为主。应注意平时多进行身体锻炼,避免久坐等不良生活方式。鼓励病人采取健康的生活方式,尽可能使体重维持在正常范围内,特别是有肥胖家族史的儿童,产后及绝经期妇女,中年男性或病后恢复期等高危人群,尤其应注意早指导、早干预。预防肥胖应从儿童期开始,加强对学生的健康教育。

2. 疾病知识指导　向病人说明肥胖对健康的危害,使病人了解肥胖症与心脑血管疾病、糖尿病等的密切关系。指导病人养成良好的饮食习惯,科学地安排饮食,强调减少热量摄入和限制饮酒的重要性。

3. 病情监测指导　指导病人每天自我监督并记录饮食和运动情况,每周监测体重和腰围。应评估病人的体重下降的情况,BMI指数的下降,腰围与臀围比值的改变。

4. 管理病人的情绪反应　肥胖症病人比较痛苦的一方面就是它带来的情绪的波动。超重的人可能会遭受来自社会的侮辱、歧视,这些可能会导致抑郁,因此需注意病人的情绪反应,及时疏导。

阅读笔记

(马雪玲　孙瑞阳)

第三节　旅 行 用 药

旅行医学是一个跨学科和跨专业的领域,主要聚焦于游客传染病的预防以及管理病人的健康状况。因此,旅行用药应由受过专业训练的专家来执行,用药时必须考虑到病人在旅行时可能面临的风险或感染,如晕动症、高原反应、时差反应,以及旅行中潜在的外源性感染。本节就旅行中的安全问题,介绍其药物治疗及预防。

一、旅行常见的安全问题

(一)晕动症

晕动症(motion sickness),即晕车病、晕船病、晕机病和由于各种原因引起的摇摆、颠簸、旋转、加速运动等所致疾病的统称。在旅行中由于特定的车辆原因导致恶心、呕吐等不适,特别是没有严重疾病的情况下导致呕吐。中国是世界"晕动症"发生率最高的国家之一,80%的人都曾经历过不同程度的晕动反应。目前没有彻底治愈的方法,但选择有效的抗晕药能够很好地缓解痛苦。

(二)高原反应

高原反应(altitude sickness)是当旅行海拔高于2500~3500米时常见的一种症状。由于海拔升高氧气含量下降,会引起头痛、疲劳、失眠、呼吸困难等症状。长期暴露于高海拔的地区会增加对红细胞的刺激引起红细胞增生而引起红细胞增多症。

(三)时差反应

时差反应(jet lag)是顺应人体昼夜节律的生物钟的改变引起的。是人们在跨越不同时区时,人体的生物钟与当地时间不同步所引起的。跨越1~2个时区可能不会引起多大的改变,但是当多于3个甚至以上时区时,通常都会造成影响。时差反应的程度与走的方向也有关,一般向东比向西更加严重。此外,旅行之前休息的情况和饮水情况也会影响。时差反应的典型症状包括:头痛、疲倦、睡眠形态紊乱和胃肠功能改变。

(四)旅行感染性疾病

1. 疟疾(malaria)　该病是发病率和死亡率最高的一种寄生性疾病。据报道全世界每年有三亿五千万至五亿的人感染,一百万人死于疟疾。在美国,去过非洲、亚洲和拉丁美洲等疟疾多发病的地区的人易患病。疟疾是由一种寄生于人类的疟原虫所引起的,共有四种类型的疟原虫:恶性疟原虫、间日疟原虫、三日疟原虫和卵形疟原虫,所有类型的疟疾都是通过雌性疟蚊的叮咬传播的。

2. 黄热病(yellow fever)　该病属于人类黄病毒类单链RNA病毒,可以导致病毒性出血。根据WHO报道,每年有二十万人感染,三万人死亡。黄热病的发病呈典型的热带分布,如美国中部、南部和非洲。它可以通过伊蚊的叮咬传播。其他血型传播的途径还包括:静脉输液、针刺伤和静脉用药。

3. 登革热(dengue fever)　该病在南太平洋、亚洲、非洲、加勒比、拉丁美洲等100多个热带国家流行,根据世界卫生组织统计,全球五分之二的国家都有登革热感染。据报道,每年大概有五千万的感染者。登革热是由与免疫相关的登革热病毒感染引起的,分为1、2、3、4型。感染其中任何一种都可以获得该种的终身免疫。病人一生中最多可以被感染4次,主要通过埃及伊蚊的叮咬传播。

二、旅行安全问题的药物治疗及预防

(一)晕动症

对于易患晕动症的人群,往往需要药物来预防和治疗,常见药物包括茶苯海明、异丙嗪、东

莨菪碱等。

1. 茶苯海明(dramamine)　苯海拉明与氨茶碱的复合物,兼具抗组胺及镇静作用。茶苯海明片为非处方药,用药时须按剂量服用,孕妇、新生儿及早产儿禁用。茶苯海明片可与食物、果汁或牛奶同服,以减少对胃刺激。常见的不良反应包括反应迟钝、嗜睡、注意力不集中等,应避免驾驶飞机、车、船及从事高空作业、机械作业。

(1) 预防性用药:茶苯海明片应在出发前 30 分钟服药,成人用量 50mg,7~12 岁儿童用量25~50mg,1~6 岁儿童用量 12.5~25mg;

(2) 治疗用药:茶苯海明片每 4 小时服药 1 次,一日用量不得超过 30mg,7~12 岁儿童一日不得超过 200mg,1~6 岁儿童一日不得超过 150mg。

2. 异丙嗪(promethazine)　为吩噻嗪类衍生物,具有抗组胺、止吐、抗晕动及镇静催眠作用。异丙嗪片为处方药,因药品不良反应及注意事项较多,应遵医嘱服药,新生儿及早产儿禁用。

(1) 用法及用量:异丙嗪片用于防止晕动症时要及早服药,可与食物或牛奶同时服,以减少对胃黏膜的刺激。成人常用量:一次 25mg,必要时每日 2 次;小儿常用量:每次按体重0.25~0.5mg/kg 或按体表面积 7.5~15mg/m²;必要时每隔 12 小时一次,或 12.5~25mg,每日2 次;

(2) 慎用异丙嗪的人群:急性哮喘、膀胱颈部梗阻、骨髓抑制、心血管疾病、昏迷、闭角型青光眼、肝功能不全、高血压、胃溃疡、前列腺肥大症状明显者、幽门或十二指肠梗阻、呼吸系统疾病、癫痫病人、黄疸、各种肝病以及肾功衰竭及 reye 综合征。

3. 东莨菪碱(scopolamine)　颠茄类生物碱,具有中枢抗胆碱作用。东莨菪碱贴剂为非处方药。东莨菪碱贴片应在出发前 5~6 小时贴于耳后无发的皮肤上,成人一次 1 贴,儿童 10 岁以上一次 3/4 贴,10 岁以下一次 1/2 贴。东莨菪碱贴用药后,可能出现口渴、视力模糊、嗜睡、心悸、面部潮红、头痛等不适反应,特别是老年人。青光眼、前列腺肥大、严重心脏病、器质性幽门狭窄或麻痹性肠梗阻病人禁用;哺乳期妇女禁用。

(二) 高原反应

病人可以阶段性地使用乙酰唑胺类的药物来预防急性高原反应,但应避免同时使用呼吸抑制剂。乙酰唑胺(acetazolamide)是碳酸苷酶抑制剂,减少肾小管近端对碳酸氢盐的重吸收,以改善代谢性酸中毒,刺激通气改善大脑血液循环。

(三) 时差反应

在跨域多个时区之前,病人应该好好休息,健康饮食。在旅行前 1~2 天花几个小时适应目的地的时间可以帮助减少时差反应的程度。旅行途中,尤其是坐飞机旅行时,不要喝含有乙醇和咖啡因的饮料,这样会加重时差反应。可以选择大量喝水,对预防脱水有帮助。

(四) 感染性疾病

1. 疟疾　在去疟疾高发的地方前,应向初级卫生保健提供者和国际卫生的专家请教相关知识,遵医嘱使用药物预防疟疾感染。疟疾包括防蚊和药物预防。在氯喹敏感的地方,选择氯喹作为治疗药物;在氯喹不敏感的地方,甲氟喹就作为首选药物。

2. 黄热病　游客去发病率高的地方时应向国际卫生的专家请教,接种黄热病疫苗和防蚊。一旦感染,采用对症支持治疗为主,如休息、喝水、止痛和退烧药物,注意禁用阿司匹林等非甾体类抗炎药。

3. 登革热　目前没有预防该病的药物和疫苗,唯一的预防途径就是防止蚊虫叮咬。有登革热症状的病人应求助于国际卫生专家。主要治疗措施包括:休息、饮水、预防脱水等。登革热没有特异的治疗方法,对乙酰氨基酚可以缓解登革热病人的疼痛和发热,剧烈的疼痛可以使用阿片类止痛剂。注意禁用阿司匹林等非甾体类抗炎药。

阅读笔记

三、旅行前的评估

旅行前的评估,包括医疗的评估,疫苗的接种,必备的药物和目的地的医疗支持相关信息。为了出行安全,不论是国内还是国际游都应该遵守一些常规的程序。

1. 用药评估　所有的游客都应列一份自己身体状况和目前药物的清单以应对紧急情况。这张清单应该与其他物品区分开来,因为当游客无法提供信息时,它就是卫生保健机构寻找信息的重要途径。国内外的旅行都应准备一个医药箱,包括常用的急救用品和游客自身特殊的药品。处方药物应放置在其原有的贴名标识的容器中并随身携带,不应放在托运的行李中。常见的非处方药也应保持随身携带,包括止痛剂,止泻药,抗组胺药等。根据目的地的状况,考虑携带防晒霜和驱虫剂。

2. 疫苗接种　包括适龄的疫苗、甲肝和乙肝疫苗以及目的地特殊的免疫治疗。地域改变,疫苗也会不同,所以应该向国际旅行医学的专家咨询以确保接种该地所需的疫苗。最新的疫苗信息可登录疾病控制和预防中心的网站上查询(Box 16-4),旅行者在出行前都应在此网站咨询关于目的地的情况以确保旅途安全。

Box 16-4【知识链接】

────── **与旅行医学相关的网站** ──────

以下罗列了一些能够帮助执业医生和准备出游的游客的网站:
- 国际旅行医学学会
- 美国热带医学和卫生学会
- 疾病控制与预防中心(CDC)
- 2012年疾控中心国际旅行健康信息
- 国际旅行医疗救助协会
- 国际旅行医学学会
- 运输安全局

四、特殊人群旅行的用药指导

(一)患有糖尿病的旅客

需要评估可能中断病人行程的事故,如航班延误、穿越不同时区、医疗保健的有效性和可靠性。药品和食物应该放在随手可得的地方,而不应放在托运的行李中或是后备箱。零食也应与药品和其他供给放在一起。

病人应该向他们的家庭医生获得书面的诊断,证明他们确实患有糖尿病,并准备一份所需物品和药品的清单。可以佩戴一些具有诊断作用的手链和项链,标注患有糖尿病,需要治疗,还有在遇到意外时可以联系的电话。

出国旅行的病人可能还会发现胰岛素的剂量也会有差异(由100个单位变到40或是80个单位)。当糖尿病人跨越不同时区时,胰岛素的剂量就会有所不同。当所到达的目的地跨越了3个甚至是4个时区,就会错过当地的吃饭时间。与普通旅游相比,向东跨越多个时区,时间就会缩短,胰岛素的剂量就需要适当减少;而向西走,则需增加胰岛素的剂量。然而,这个方法却不是所有条件下都适用。如Box 16-5跨越时区胰岛素调整示例。

阅读笔记

Box 16-5【经验分享】

跨时区胰岛素调整示例

一名男性病人,早上需要注射 10 个单位的长效和 10 单位普通胰岛素,晚上需要 8 个单位长效和 10 个单位普通胰岛素。该病人以下列行程从费城飞往伦敦:

星期一下午 7:55 出发次日早上 6:50 到达

星期六上午 11:20 出发下午 3:20 到达

星期一下午 7:55 从纽约出发,病人在晚餐前正常吃饭,于伦敦时间星期二早上 6 点 50 到达。旅行时间是 6 小时 55 分钟,仅过了 6 个小时,他需要调整到伦敦时间。早餐应该用 5 个单位(原剂量的 1/2)长效胰岛素及 10 个单位(原剂量)普通胰岛素,晚餐采取 4 个单位(原剂量的 1/2)长效胰岛素和 10 个单位(原剂量)普通胰岛素。到了星期三,病人应恢复正常的旅行前的剂量。如果旅行过程中多吃了小吃,则应考虑多加胰岛素。

星期六上午 11:20 离开伦敦。在星期六返程的航班上,旅客用了正常的早餐剂量。飞行时间是 8 小时,下午 3:20 到。如果飞行中加了小吃,应额外增加胰岛素。晚餐时病人可以恢复正常的剂量。如果旅行当中有停留,病人吃了全餐,应采取 1/2 的长效剂量加全部的普通剂量。星期日上午病人可以恢复正常的胰岛素剂量。

(二) 患有心脏或肺部疾病的旅客

心血管疾病病人在出行前要掌握能补充氧气的途径,学会自我管理和调整药物,做心电图,了解如何预防血栓。带有起搏器、除颤仪和其他医疗仪器的病人最好携带医疗器械的标识卡。需要吸入氧气的乘客,必须考虑到航班延误,取消或是来去机场的途中便携式氧气都能有充足的氧气补给。

肺部疾病的病人如果需要携带氧气、喷雾或是有关医疗器材上飞机,则应咨询交通运输安全管理局。出行前病人还应考虑到何处供给氧气,如何应对哮喘,慢性阻塞性肺病和有效预防深静脉血栓的措施。

(三) 孕妇

孕妇每天坐车旅行的时间不应超过 6 小时。旅行当中最危险之一的就是车祸,病人上车时需要全程系好安全带,并且不时停下来走动,以预防血栓。对于妊娠 32~36 周的孕妇来说,飞机出行是安全的,但是出行前仍需再次核对,因为个别航空公司会有特殊的限制旅游。病人飞行全程中都应按照规定起身或伸展,当坐下时,需确保系好安全带。同时,还应保证孕妇有充足的水分,穿着合适的衣服和鞋子。

孕妇在旅行时,应该保证食物和水的安全,病人不应前往疟疾的流行区域。在旅行前,妇产科医生就应对孕妇做检查和评估。孕期不能接种卡介苗、麻疹腮腺炎、风疹病毒、水痘疫苗等。

(马雪玲　孙瑞阳)

要点提示 /key points

1. 烟草依赖药物治疗的一线药物包括尼古丁替代疗法(NRT)类药物、安非他酮和伐尼克兰。二线药物是指在一线药物无效时可选用的药物,包括可乐定和去甲替林。

The first-line drugs for tobacco dependent patients includes Nicotine Replacement Therapy(NRT), Bupropion, Varenicline. The second-line drugs refer to the drugs that can be used when first-line drugs are ineffective, including Clonidine and Nortriptyline.

2. 戒烟用药前的评估,包括烟草依赖严重程度的评估及吸烟者戒烟意愿的评估。

阅读笔记

Assessments of tobacco dependence include the test for nicotine dependence and the willingness of quitting smoking.

3. 肥胖症的测量标准：体重指数（BMI）、理想体重（IBW）、腰／臀比（WHR）、腰围（WC）等。

The diagnostic criteria of obesity include the body mass index（BMI）, ideal body weight（IBW）, waist/hip ratio（WHR）, and waist circumference（WC）, etc.

4. 肥胖症的药物治疗包括一线药物脂肪酶抑制剂及二线药物食欲抑制剂等。

The drug of obesity includes lipase inhibitors for the first-line therapy and appetite inhibitors for the second-line therapy.

5. 旅行中常见的安全问题有晕动症、高原反应、时差反应，以及旅行感染性疾病如疟疾、黄热病、登革热等。

The common concerns for the general traveler include motion sickness, jet lag, malaria, yellow fever, and dengue fever, etc.

案例

李女士，34 岁，女，职业为办公室秘书。前来诊所寻求减肥的药物治疗。她提到曾数次尝试节食减肥，但每次停止节食，体重即回升。几年前尝试了"芬 - 芬"（"芬氟拉明"联合"芬特明"）疗法，有一定疗效，但当听说其会引起心血管方面的损害时，她停止了药物治疗，并进行了身体监测，心脏无病变。身高 167cm，体重 81kg。实验室检查指标均正常。血压高时可达 138/87mmHg。无其他用药，无药物过敏史，仅服用避孕药。无吸烟、酗酒史。BMI 指数为 29kg/m²。诊断为：肥胖症。

问题：

1. 该病人适宜采用何种药物治疗？为什么？
2. 基于所选择的药物，如何为该病人进行健康教育？

阅读笔记

参考文献

1. 陈新谦,金有豫,汤光.新编药物学.北京:人民卫生出版社,2011.
2. 陈灏珠.实用内科学.北京:人民卫生出版社,2009.
3. 陈大川.肺结核诊断的研究进展.临床肺科杂志,2016,21(1):145-148.
4. 程德云.临床药物治疗学.第4版.北京:人民卫生出版社,2012.
5. 杜广清.戒烟治疗临床药师指导手册.北京:人民卫生出版社,2014.
6. 冯娟,靳海峰,王飙落,等.以奥沙利铂为基础的方案在胃癌化学治疗中的价值分析.中华消化杂志,2013,33(4):226-230.
7. 丰有吉.妇产科学.第3版.北京:人民卫生出版社,2015.
8. 葛均波,徐永健.内科学.第8版.北京:人民卫生出版社,2013.
9. 桂莉,贺茜,陶红.临床用药护理.上海:上海科学技术出版社,2008.
10. 郭继鸿,胡大一.中国心律学2016.北京:人民卫生出版社,2016.
11. 黄人健,李秀华.护理学高级教程.北京:人民军医出版社,2011.
12. 侯敏敏,陈悦,郏明蓉.宫颈癌的新辅助化疗.实用妇产科杂志,2013,29(4):246-249.
13. 蒋敏.TH17细胞及其功能状态在中性粒细胞哮喘发病中的作用及相关分子机制.广西医科大学,2013.
14. 姜远英.临床药物治疗学.第4版.北京:人民卫生出版社,2016.
15. 李立,廖星,赵静,等.中国小儿急性上呼吸道感染相关临床指南的解读.中国中药杂志,2017,42(8):1510-1513.
16. 李继平.护理管理学.第3版.北京:人民卫生出版社,2012.
17. 李子禹,苗儒林,季加孚.胃癌规范化新辅助化疗.中国实用外科杂志,2014,34(7):629-632.
18. 廖端芳,姚继红.药物治疗学.科学出版社,2009.
19. 廖二元,莫朝晖.内分泌学.第2版.北京:人民卫生出版社,2010.
20. 林潇,胡倩,姚和瑞.转移性乳腺癌的化疗策略.中华临床医师杂志(电子版),2015,9(6):966-971.
21. 龙威,黄高忠.社区获得性肺炎的诊断和治疗进展.实用老年医学,2015,29(01):73-76.
22. 陆舜,虞永峰,纪文翔.2015年肺癌诊疗指南:共识和争议.解放军医学杂志,2016,41(1):1-6.
23. 吕萌,黄晓军.血液系统恶性肿瘤治疗研究热点.中华血液学杂志,2016,37(11):1001-1011.
24. 吕晓红.肥胖症.北京:中国医药科技出版社,2016.
25. 彭晓卉.护士在药物治疗中的护理监护作用.中国药事,2015,29(2):201-203.
26. 宋艳玲,邹晓清,赖兰萍.护理风险管理中给药差错的原因分析与防范措.现代护理,2005,11(11):876-877.
27. 苏定冯,陈丰厚,缪朝玉,等.心血管药理学.第4版.北京:人民卫生出版社,2011.

28. 唐春利. 慢性支气管炎合并肺气肿的临床现状分析及治疗进展. 中国处方药, 2017, 15(5): 28-30.

29. 头面痛学组(中华医学会疼痛学分会). 中国偏头痛诊断治疗指南. 中国疼痛医学杂志, 2011, 17(2): 65-86.

30. 王玉琴. 护理药物治疗学. 北京: 北京大学医学出版社, 2012.

31. 韦萍. 小儿缺铁性贫血治疗的研究进展. 中国妇幼保健, 2016, 31(19): 4087-4089.

32. 吴晶, 贾丽魏, 胡娟. 住院病人护理给药差错的常见原因分析与对策. 国际护士节护理大会. 2013.

33. 吴欣娟. 实用皮肤性病科护理及技术. 北京: 科学出版社, 2008.

34. 肖激文, 张国庆, 刘杰, 等. 实用护理药物学. 第 2 版. 北京: 人民军医出版社, 2007.

35. 肖顺贞, 杨丽珠. 护理药理学. 第 4 版. 北京: 北京大学医学出版社, 2014.

36. 徐静, 周翔. 护理风险管理中给药差错的影响因素. 中国医刊, 2016, 51(4): 31-33.

37. 杨竞群, 杨建英, 王红英. 护士在药物治疗中的作用. 国外医学护理学分册, 2000, 19(8): 361-362.

38. 杨世民, 药事管理学. 第 6 版. 北京: 人民卫生出版社, 2016 年.

39. 杨宝峰, 陈建国. 药理学. 第 3 版. 北京: 人民卫生出版社, 2015.

40. 药典编委会. 中华人民共和国药典. 第二部化学药卷. 北京: 中国医药科技出版社, 2010.

41. 姚文飞, 屠春林, 付玉华, 赵开顺, 余艳芳, 胡建荣. 肺康复对慢性阻塞性肺疾病急性加重期住院病人的疗效. 中国康复理论与实践, 2017, 23(1): 101-105.

42. 叶文琴, 王筱慧, 张玲娟. 现代临床内科护理学. 北京: 人民军医出版社, 2009.

43. 尤黎明, 吴瑛. 内科护理学. 第 6 版. 北京: 人民卫生出版社, 2017.

44. 张桂英. 护士在临床药物治疗中的作用. 中国医药指南, 2010, 8(4): 146-147.

45. 张澍, 杨新春. 心律失常合理用药指南. 北京: 人民卫生出版社, 2016.

46. 张幸国, 胡丽娜. 临床药物治疗学各论. 下册. 北京: 人民卫生出版社, 2015.

47. 张学军. 皮肤性病学第 8 版. 北京: 人民卫生出版社, 2013.

48. 张银萍, 徐红. 妇产科护理学(双语教材). 北京: 人民卫生出版社, 2006

49. 赵志刚, 临床安全合理用药案例分析 500 例. 北京: 人民卫生出版社, 2009 年.

50. 朱榆红. 神经病学双语教材. 北京: 军事医学科学出版社, 2011.

51. 江开达. 精神药理学. 北京: 人民卫生出版社, 2011.

52. 周恩相. 早期乳腺癌辅助化疗如何"量身订制". 中华临床医师杂志(电子版), 2015, 9(6): 890-892.

53. 中国高血压防治指南修订委员会. 中国高血压防治指南 2010. 中华高血压杂志, 2010. 19(8): 701-743.

54. 中华医学会心血管病学分会, 中华心血管病杂志编辑委员会, 抗血小板治疗中国专家共识. 中华心血管病杂志, 2013, 41(3): 183-196.

55. 中华医学会心血管病学分会, 中华心血管病杂志编辑委员会, 中国心力衰竭诊断和治疗指南 2014. 中华心血管病杂志, 2014, 42(2): 98-110.

56. 中华医学会心血管病学分会, 中国生物医学工程学会心律分会, 胺碘酮抗心律失常治疗应用指南. 中华心血管病杂志, 2008, 36(9): 769-774.

57. 中华医学会心血管病学分会, 中国生物医学工程学会心律分会, 中国医师协会循证医学专业委员会, 中国老年学学会心脑血管病专业委员会, 《心律失常紧急处理专家共识》专家工作组. 心律失常紧急处理专家共识. 中国医刊. 2013: 70-89.

58. 中华医学会肝病学分会, 中华医学会感染病学分会. 慢性乙型肝炎防治指南. 2015 年版. 实用肝脏病杂志, 2016, 19(3): V-XM.

59. 中华医学会肝病学分会, 中华医学会感染病学分会. 《丙型肝炎防治指南》2015 年更新版. 实用肝脏病杂志, 2016, 19(4): IX-XXII.

60. 中华医学会外科学分会胰腺外科学组. 急性胰腺炎诊治指南(2014). 中国实用外科杂志, 2015, 35(1): 4-7.

61. 中国抗癫痫协会. 临床诊疗指南癫痫病分册. 2015 修订版. 北京: 人民卫生出版社, 2015.

62. 中华医学会神经病学分会帕金森病及运动障碍学组. 中国帕金森病治疗指南(第 3 版). 中华神经科杂志, 2014, 47(6): 428-433.

63. 中华医学会皮肤性病学分会银屑病学组. 中国银屑病治疗指南(2008 版). 中华皮肤科杂志, 2009, 42(3): 213-214.

64. 中国抗癌协会癌症康复与姑息治疗专业委员会(CRPC), 中国临床肿瘤学会抗肿瘤药物安全管理专家委员会(ASMC)肿瘤治疗相关呕吐防治指南(2014 版). 临床肿瘤学杂志, 2014, 19(3): 263-265.

65. 中国抗癌协会乳腺癌诊治指南与规范. 2013 版. 中国癌症杂志, 2013, 23(8): 637-684.

66. 中华医学会血液学分会红细胞疾病(贫血)学组.再生障碍性贫血诊断与治疗中国专家共识.2017年版.中国血液净化,2017,38(1):1-5.

67. Al-Mohaissen A,Ignaszewski J,Frohlich,J,et al. Statin-associated muscle adverse events:update for clinicians. Sultan Qaboos Univ Med J,2016,16(4):e406-e415.

68. American Diabetes Association(ADA). Standards of medical care for patients with diabetes mellitus. Diabetes Care,2011,34(Suppl 1):511-561.

69. Arcangelo P. & Peterson M. eds. Pharmacotherapeutics for advanced practice:a practical approach (3rd ed.). Philadelphia:Lippincott Williams & Wilkins,2013.

70. Arcangelo P. &Peterson M. eds. Pharmacotherapeutics for advanced practice(Vol. 536). Philadelphia:Lippincott Williams & Wilkins,2006.

71. Arcangelo P & Peterson M. Pharmacotherapeutics for Advanced Practice (3rd edition).Beijing:Lippincott Williams & Wilkins,2012.

72. Arcangelo P. Pharmacotherapeutics for Advanced Practice. Lippincott Williams & Wilkins,2013.

73. Avallone A,Gennaro D,Silvestro L,et al. Targeting thymidylate synthase in colorectal cancer:critical re-evaluation and emerging therapeutic role of raltitrexed. Expert Opin Drug Saf,2014,13(1):113-129.

74. Bensouilah J. Pregnancy Loss:A guide to what complementary and alternative medicine can offer. Taylor & Francis,2011.

75. Binder B & Nemeroff B. The CRF system,stress,depression and anxiety-insights from human genetic studies. Mol Psychiatry,2010,15:574-588.

76. Blackburn S. Maternal,Fetal,& Neonatal Physiology. 4th ed. Louis,MO:Saunders Elsevier. 2012.

77. Brewer A,Gibbs K,& Smith Jr. Targeting glucose metabolism for healthy aging. Nutr Healthy Aging,2016,4(1):31-46.

78. Cardoso F,Costa A,Norton L,et al. ESO-ESMO 2nd international consensus guidelines for advanced breast cancer(ABC2) dagger. Ann Oncol,2014,25(10):1871-1888.

79. Carroll D,& Williams C. Pre-travel vaccination and medical prophylaxis in the pregnant traveler. Travel Med Infect Dis,2008,6,259-275.

80. Cavacuiti A. Principles of addiction medicine:The essentials. Lippincott Williams & Wilkins. 2012.

81. Charles B,Beckmann H,Laube D,et al. R. Obstetrics and Gynecology. 7th ed. Baltimore:Lippincott Williams and Wilkins. 2014.

82. Cherry B. & Jacob S. Contemporary Nursing. 5th ed. C.V. Mosby Co. 2011.

83. Clark A. Pharmacology. 5th Edition. Baltimore:Lippincott Williams &Wilkins. 2012.

84. Crupi R,Marino A and Cuzzocrea,S. New therapeutic strategy for mood disorders. Curr Med Chem,2011,18(28):4284-4298.

85. Dean C. & Shortman A. Hyperemesis Gravidarum-The Definitive Guide. Spewing Mummy. Spewing Mummy. 2014.

86. Decherney H. & Pernoll,L. Current Obstetric & Gynecologic Diagnosis & Treatment. McGraw-Hill Companies,2000.

87. Eschbach J,DeOreo,P,Adamson,J,et al. 2001. IV. NKF-K/DOQI clinical practice guidelines for anemia of chronic kidney disease. Am J Kidney Dis.,2001,37(1 SUPPL.1).

88. Fournier C,DeRubeis J.,Hollon,D,et al. Antidepressant drug effects and depression severity:a patient-level meta-analysis. JAMA,2010,303(1):47-53.

89. Gabbe G. Obstetrics:Normal and Problem Pregnancies.7th ed. Elsevier Health Sciences. 2016.

90. Geng J,Li X,Lang X,et al. Combination of cetuximab and rapamycin enhances the therapeutic efficacy in hepatocellular carcinoma. Technol Cancer Res Treat,2014,13(4):377-385.

91. Goodwin J,Ballman V,Levine M. Twenty-twenty hindsight:an adjuvant breast cancer trial through the retrospect scope. J Chin Oncol,2014,32(22):2284-2286.

92. Haenisch B. & Bonisch H. Depression and antidepressants:insights from knockout of dopamine,serotonin or noradrenaline re-uptake transporters. Pharmacol Ther,2011,129(3):352-368.

93. Heinemann L,Fleming A,Petrie,R,et al. Insulin pump risks and benefits:a clinical appraisal of pump safety standards,adverse event reporting,and research needs:a joint statement of the European Association for the Study of Diabetes and the American Diabetes Association Diabetes Technology Working Group. Diabetologia,2015,58(5):862-870.

94. Hellemans G.,Sliwowska H.,Verma P,et al. Prenatal alcohol exposure:fetal programming and later life vulnerability to

stress, depression and anxiety disorders. Neurosci Biobehav Rev, 2010, 34: 791-807.

95. Hong S, Jeon Y., Kang Y, et al. Comparison of neoadjuvant adriamycin and docetaxel versus adriamycin, cyclophosphamide followed by paclitaxel in patients with operable breast cancer. J Korean Surg Soc, 2013, 85 (1): 7-14.

96. Jakubowicz J, Blecharz P, Skotnicki P, et al. Toxicity of concurrent chemoradiotherapy for locally advanced cervical cancer. Eur J Gynaecol Oncol, 2014, 35 (4): 393-399.

97. James A, Oparil S., Carter L., et al. 2014 evidence-based guideline for the management of high blood pressure in adults: report from the panel members appointed to the Eighth Joint National Committee (JNC 8). JAMA, 2014, 311 (5): 507-520.

98. Karch M. Focus on Nursing Pharmacology. Wolters Kluwer Health|Lippincott Williams & Wilkins, 6th Edition. 2013: 547-634.

99. Last R., Ferenc D, Menzel R. Hyperlipidemia: drugs for cardiovascular risk reduction in adults. Am Fam Physician, 2017, 95 (2): 78-87.

100. Leclerc I., Woltersdorf W., da Silva Xavie G., et al. Metformin, but not leptin, regulates AMP-activated protein kinase in pancreatic islets: impact on glucose-stimulated insulin secretion. Am J Physiol Endocrinol Metab, 2004, 286 (6): E1023-1031.

101. Levine N., Bates R., Bittl A., et al. 2016 ACC/AHA Guideline focused update on duration of dual antiplatelet therapy in patients with coronary artery disease. Circulation, 2016, 134 (1): e192-e194.

102. Mann J. & Currier M. Stress. Genetics and epigenetic effects on the neurobiology of suicidal behavior and depression. Eur Psychiatry, 2010, 25 (5): 268-271.

103. McMurray J., Adamopoulos S., Anker, D, et al. ESC Guidelines for the diagnosis and treatment of acute and chronic heart failure 2012. Eur J Heart Fail. 2012, 14 (8): 803-869.

104. Medeiros-Domingo A., Bhuiyan A., Tester J., et al. The RyR2-encoded ryanodine receptor/calcium release channel in patients diagnosed previously with either Catecholaminergic polymorphic ventricular tachycardia or genotype negative, exercise-induced long QT syndrome: a comprehensive open reading frame mutational analysis. J Am Coll Cardiol, 2009, 54 (22): 2065-2074.

105. Michael P., Leland H.N., & Carol Q. Pharmacology for nurses: A pathophysiologic approach (3rd ed). Columbus: Pearson 2012.

106. Osterberg L & Blaschke T. Adherence to medication. N Engl J Med, 2005, 353 (5), 487-497.

107. Park H., Jung H., Im A., et al. Phase III, multicenter, randomized trial of maintenance chemotherapy versus observation in patients with metastatic breast cancer after achieving disease control with six cycles of gemcitabine plus paclitaxel as first-line chemotherapy: KCSG-BR07-02. J Clin Oncol, 2013, 31 (14): 1732-1739.

108. Priori G., Blomström-Lundqvist C., Mazzanti A., et al. 2015 ESC guidelines for the management of patients with ventricular arrhythmias and the prevention of sudden cardiac death: the task force for the management of patients with ventricular arrhythmias and the prevention of sudden cardiac death of the European Society of Cardiology (ESC) endorsed by: Association for European Paediatric and Congenital Cardiology (AEPC). Eur Heart, 2015, 36 (41): 2793-2867.

109. Qi X, Shen Z, Lin, F, et al. Paclitaxel-based versus docetaxel-based regimens in metastatic breast cancer: a systematic review and meta-analysis of randomized controlled trials. Curr Med Res Opin, 2013, 29 (2): 117-125.

110. Qin S, Bai Y, Lim Y, et al. Randomized, multicenter, open-label study of oxaliplatin plus fluorouracil/leucovorin versus doxorubicin as palliative chemotherapy in patients with advanced hepatocellular carcinoma from Asia. Clin Oncol, 2013, 31 (28): 3501-3508.

111. Roffi M., Patrono C., Collet P., et al. 2015 ESC Guidelines for the management of acute coronary syndromes in patients presenting without persistent ST-segment elevation: Task Force for the Management of Acute Coronary Syndromes in Patients Presenting without Persistent ST-Segment Elevation of the European Society of Cardiology (ESC). European Heart Journal, 2016, 37 (3), pp.267-315.

112. Rosenstock J., Bergenstal R., Defronzo A., et al. Efficacy and safety of Technosphere inhaled insulin compared with Technosphere powder placebo in insulin-naive type 2 diabetes suboptimally controlled with oral agents. Diabetes Care, 2008, 31 (11): 2177-2182.

113. Roston M., Vinocur M., Maginot R., et al. Catecholaminergic polymorphic ventricular tachycardia in children: analysis of therapeutic strategies and outcomes from an international multicenter registry. Circ Arrhythm Electrophysiol, 2015, 8 (3):

633-642.

114. Scott J. Sitagliptin: a review in type 2 diabetes. Drugs, 2017, 77 (2): 209-224.

115. Shao Y, Shau Y, Chan Y., et al. Treatment efficacy differences of Sorafenib for advanced hepatocellular carcinoma: a Meta-Analysis of randomized clinical trials. Oncology, 2015, 89 (6): 857-860.

116. Shulman N., Cirrincione T., Berry A., et al. Comparison of doxorubicin and cyclophosphamide versus single-agent paclitaxel as adjuvant therapy for breast cancer in woman with zero to three positive axillary nodes: CALGB 40101 (Alliance). J Chin Oncol, 2014, 32 (22): 2311-2317.

117. Stumvoll M., Goldstein B.J., van Haeften W. Type 2 diabetes: principles of pathogenesis and therapy. Lancet, 2005, 365 (9467): 1333-1346.

118. Suzuki T., Remington G., Mulsant H., et al. Treatment resistant schizophrenia and response to antipsychotics: a review. Schizophrenia research, 2011, 133 (1): 54-62.

119. Swain M., Kim S., Cortés J., et al. Pertuzumab, trastuzumab, and docetaxel for HER2-positive metastatic breast cancer (CLEOPATRA study): overall survival results from a randomized, double-blind, placebo-controlled, phase 3 study. Lancet Oncol, 2013, 6 (14): 461-471.

120. Symonds P., Gourley C., Davidson S., et al. Cediranib combined with carboplatin and paclitaxel with metastatic or recurrent cervic cancer (CIRCCa): a randomized double-blind, placebo-controlled phase 2 trail. Lancet Oncol, 2015, 16 (5): 1515-1524.

121. Thomas I., Metformin B. A review of its history and future: from lilac to longevity. Pediatr Diabetes, 2017, 18 (1): 10-16.

122. Van der WerfC, Wilde A. Catecholaminergic polymorphic ventricular tachycardia: disease with different faces. Circ Arrhythm Elec-trophysiol, 2015, 3: 523-525.

123. Van der WerfC, Zwinderman H., Wilde A. Therapeutic approach for patients with catecholaminergic polymorphic ventricular tachycardia: state of the art and future developments. Europace, 2012, 14 (2): 175-183.

124. Wang J, Wen X, LiW, et al. Risk factors for stroke in the Chinese population: a systematic review and Meta-analysis. Stroke Cerebrovasc Dis, 2016, S1052-3057 (16): 30599-30607.

125. Waters D., Boekholdt S.M. An evidence-based guide to cholesterol-lowering guidelines. Can J Cardiol, 2016, S0828-282X (16): 31046-31047.

126. Weinstock S., DuBose N., Bergenstal M., et al. Risk factors associated with severe hypoglycemia in older adults with type 1 diabetes. Diabetes Care, 2016, 39 (4): 603-610.

127. Wu FL., Wu EC., Chang, YC., et al. Factors affecting the ability of people with diabetes to avoid hypoglycemia. Nurs Res, 2017.

128. Zaanan A., Williet N., Hebbar M., et al. Gemcitabine plus oxaliplatin in advanced hepatocellular carcinoma: A large multicenter AGEO study. Hepatol, 2013, 58 (1): 81-88.

中英文名词对照索引

Z